U0879302

高等医学院校"三全育人"体系研究及实践探索

主　　编　云长海　张宝林

编　　委　（按姓名汉语拼音排序）

白艳晶　迟殿元　崔　莹　冯晓蕾　傅嫣然　郝莉洁
纪　慧　李　峰　李　双　梁　笑　梁玉清　刘柏人
刘春苗　吕　莹　马　倩　满新玲　孟令军　任晓旭
沈　博　宋运娜　孙士明　孙晓雪　滕　辉　王　峰
王克娜　魏大勇　文　丽　肖锋刚　肖　文　谢志平
徐清刚　云长海　张宝林　张冬梅　张　浩　张　也
赵　宁

学术秘书　李　双

编委单位　齐齐哈尔医学院

北京大学医学出版社

GAODENG YIXUE YUANXIAO “SANQUAN YUREN” TIXI YANJIU JI SHIJIAN TANSUO

图书在版编目（CIP）数据

高等医学院校“三全育人”体系研究及实践探索 / 云长海，张宝林主编．—北京：北京大学医学出版社，2023.6

ISBN 978-7-5659-2908-3

Ⅰ．①高…　Ⅱ．①云…②张…　Ⅲ．①医学院校 - 思想政治教育 - 研究 - 中国　Ⅳ．① G641

中国国家版本馆 CIP 数据核字（2023）第 081876 号

高等医学院校“三全育人”体系研究及实践探索

主　　编： 云长海　张宝林
出版发行： 北京大学医学出版社
地　　址：（100191）北京市海淀区学院路 38 号　北京大学医学部院内
电　　话： 发行部 010-82802230；图书邮购 010-82802495
网　　址： http：//www.pumpress.com.cn
E-mail： booksale@bjmu.edu.cn
印　　刷： 北京信彩瑞禾印刷厂
经　　销： 新华书店
责任编辑： 赵　欣　　**责任校对：** 靳新强　　**责任印制：** 李　啸
开　　本： 850 mm × 1168 mm　1/16　　**印张：** 34.25　　**字数：** 980 千字
版　　次： 2023 年 6 月第 1 版　2023 年 6 月第 1 次印刷
书　　号： ISBN　978-7-5659-2908-3
定　　价： 166.00 元

前 言

党的十八大以来，习近平总书记对高校思政工作非常重视，特别是提出了高校培养什么人、怎样培养人和为谁培养人等根本问题。2016年12月，习近平总书记在全国高校思想政治工作会议上提出了一系列关于高校育人的思想内容，这其中就包括高校“三全育人”实践的基本理论、规则遵循，即要坚持把立德树人作为中心环节，把思想政治工作贯穿教育教学全过程，实现全程育人、全方位育人。中共中央、国务院于2020年10月印发了《深化新时代教育评价改革总体方案》，指出要让育人的意识落实到各环节、各方面、各领域，实现时时育人、处处育人、人人育人、事事育人，真正把立德树人的根本任务转变为全体教职员工的行动自觉。

2018年以来，齐齐哈尔医学院以中国特色社会主义理想信念、价值理念、道德观念为引导，以特色大医文化为支撑，开展有大爱、有情怀、有温度的思想政治教育，构建全面、系统、立体的思想政治工作格局，打造人人育人、事事育人、时时育人、处处育人的育人环境，打通各类人员、各门课程、各项活动、各个环节育人的“最后一公里”，做到全员育人有规范、全过程育人连网络、全方位育人成体系，为学院全面提高人才培养能力、建设一流本科教育提供强大的政治、思想和文化保证。我校先后印发《中共齐齐哈尔医学院委员会“三全育人”实施方案》《中共齐齐哈尔医学院委员会关于进一步加强和改进思想政治理论课教育教学工作实施方案》《齐齐哈尔医学院“课程思政”质量提升工作方案》，切实构建课程、科研、实践、文化、网络、心理、管理、服务、资助、组织“十大育人体系”。

我们编写的《高等医学院校“三全育人”体系研究及实践探索》立足于高等医学院校的医学人才培养、大医文化的特殊性，编写内容中既包括“三全育人”的概念内涵、“全员育人”“全过程育人”“全方位育人”等理论探索，又包括一个个真实的案例，特别是包括了近年来的“三全育人”实践事例。编写人员来自高教研究与教学质量评估中心、宣传部、组织部、人事处、学生工作处、后勤管理处、基础医学院、医学技术学院、马克思主义学院、三所附属医院等单位和部门，他们均主持“齐齐哈尔医学院三全育人教研专项”。

“三全育人”是一个庞大且复杂的育人体系，编者无论在“三全育人”实践研究过程中，还是在总结经验过程中，疏漏和不足之处在所难免，敬请指正。

云长海　张宝林

齐齐哈尔医学院

2022年10月

目 录

第一章

高等医学院校“三全育人”体系概述

第一节　高等医学院校“三全育人”的提出与发展

一、“三全育人”的历史由来

2018年，教育部在《关于开展“三全育人”综合改革试点工作的通知》文件中提出了“三全育人”的概念。“三全育人”即全员、全过程、全方位育人，体现了高等教育立德树人的内在要求。“三全育人”综合改革既是对当下育人项目、载体、资源的整合，更是对长远育人格局、体系、标准的重新建构。做好试点工作，不仅要巩固优势、扩大影响，更要破立并举、善于创新。通过改革试点，构建一体化育人体系，为办好中国特色社会主义大学、培养德智体美劳全面发展的社会主义建设者和接班人贡献力量。

习近平总书记在全国高校思想政治工作会议上强调：“要坚持把立德树人作为中心环节，把思想政治工作贯穿教育教学全过程，实现全程育人、全方位育人，努力开创我国高等教育事业发展新局面。”“三全育人”内涵丰富，兼具理念引领和实践导向。具体来说，“全员育人”强调的是育人支持系统，是最具能动性的育人要素，包括学生本人、家庭成员、学校教职员工、社会力量等；“全过程育人”强调的是育人的时空轨迹，是最具可塑性的，从时间上来看包括从学生入学到毕业，从空间上来说包括对学生开展教育、管理、资助帮扶等各个环节；“全方位育人”强调育人成效的全面性，既包括第一课堂、第二课堂、网络空间等立体育人场域，也包括德育、智育、体育、美育、劳育的全面育人指向。

“三全育人”理念不是亘古就有的传统思想，也不是从国外吸收借鉴的思想，但是“三全育人”的理念与国内外德育教育的发展具有一脉相承的关联。因此，追溯“三全育人”的历史发展轨迹，就不能忽视国内外教育文化这个大背景。

（一）中国“德育”的起源与发展

1．原始宗教教育

原始宗教活动在氏族时期极为普遍，有自然崇拜、图腾崇拜、鬼魂崇拜、祖先崇拜、巫术占卜等多种形式，都含有不同程度的教育因素，其中一些活动便体现了“德育”。

鬼魂崇拜：原始时期的人们对生死缺乏科学的认识，认为死亡只是灵魂离开肉体，肉体虽死，灵魂永在。在灵魂不死观念的支配下，人们制定了丧葬、祭祀等一系列宗教仪式，表达对死者的怀念和崇敬。这些活动也灌输了尊敬长辈、加强氏族团结的思想。

祖先崇拜：人们把自己的祖先神化，产生祖先崇拜，举行祭祖仪式，祈求祖先保佑。这种祖先崇拜活动有两个特点：一是重视血缘关系。明确上下辈分，追念共同的祖先。二是宣扬祖先的功德。祖先都是创业传世、品德高尚、垂危后人的存在。祭祀活动能加强亲缘关系，唤起氏族团结的感情，激励建功立业的精神，对氏族成员有深刻的教育作用。

氏族公社末期学校教育萌芽：“孝”成为道德教育的新内容。由于生产力的发展，男子成为农业等主要生产部门的主力，社会地位相应提高，遂使父权制代替了母权制。这时，私有制已经产生，一夫一妻制的个体家庭已经成为社会的基本单位，私有财产由儿子继承。这种社会变化，要求维护以男子为主体的父权制和私有财产的继承权，形成新的道德观念，强调孝道。进行孝的教育，就反映了这种需要。

2．夏、商的教育

夏代的人伦道德教育：《礼记·表记》中记载，“夏道尊命，事鬼敬神而远之”。这种宗教教育以敬天尊祖为中心。人伦道德教育也是学校教育的重要内容。《孟子·滕文公上》指出，古代的学校有共同任务，“皆所以明人伦也”。朱熹注解说：“父子有亲，君臣有义，夫妇有别，长幼有序，朋友有信。此人之大伦也。庠序学校，皆所以明此而已。”

商代的思想政治教育：奴隶主贵族为了加强统治的需要，极力提倡宗教迷信，把本族的祖先作为至高无上的神，尊神和孝祖实际就成为了同一件事。“孝”成为奴隶主贵族最强调的基本道德准则，遵守孝道才能继承王位，不守孝道在政治上就要受到制裁。《尚书·太甲》记载，太甲不守居丧之礼，被认为是违反孝德的行为，贵族们把他放逐到一个称为桐的地方进行反省，待他悔过之后，才接他回来当政。伊尹教训他今后要“奉先私孝”，一切遵守祖训，不忘祖宗的恩德，这才是孝。“孝”为社会准则，也成为思想教育的中心内容，体现在文字上就是“教”字从“孝”。教育的内容和方法从“教”字上就可以显现出来，当时是在棍棒体罚的威胁下，教下一代尽“孝”。孔丘曾说：“夫孝，德之本也，教之所由生也。”这也概括了商代教育的实际情况。把“孝”作为思想教育的中心内容，是奴隶主教育的重要特点。

3．西周的礼制教育

《礼记·表记》记载：“周人尊礼尚施，事鬼敬神而远之，近人而忠焉。”统治者利用宗教迷信作为愚民工具，加强天命宣传，还强调要遵守礼制。礼是关于贵族君臣、父子、兄弟、夫妇、朋友之间上下尊卑关系的规定，是关于贵族的衣食住行、丧葬婚嫁等一切行为的规则，以及政治、军事、法律制度的总称。相传周礼是由姬旦（史称周公）所制定的，它包括五类：吉、凶、君、宾、嘉。不同的等级有相应的礼制，贵族的礼制不用于奴隶，所以说“礼不下庶人”。礼的社会政治受到高度重视。统治者认为，礼制源于天命，遵守礼制，也就是“敬德”。只有“敬德”，才能保民，才能巩固奴隶主贵族的专政。

4．春秋战国时期：百花齐放，百家争鸣

春秋战国时期私学的发展，在中国古代教育发展史上占有重要的地位。私学使教育对象由贵族扩大到平民，教学内容与社会现实生活有了较为广泛的联系。特别是教育理论上的成就，呈现百家争鸣的盛况。其中，儒家通过《中庸》这部传世书籍，总结了这一时代的教育思想和教育经验，阐述了教育的作用、道德教育体系、德育教学原则和方法等方面的理论，奠定了中国古代德育的理论基础。以孔子为代表的儒家思想肯定了道德教育的意义，并提出了教育的目标是培养“德”与“才”，进一步提出教育的最终目标是为政治、国家服务。

5．汉代的孝德教育是德育的核心内容

汉代是我国古代道德教育发展的重要时期，汉代德育思想的内容主要包括：价值观属性的孝德经学教育、世界观属性的天人关系教育、规范属性的封建纲常教育、养成属性的楷模典范教育。孝德教育是汉代德育的核心内容。汉王朝是中国历史上第一个推行“以孝治天下”的封建帝国，至此，孝德教育被纳入君主的治国方略之中，从刘邦起就“重孝”，后来“孝”成为汉初的辅助治国思想：惠帝表彰“孝悌”，吕后“举孝授官”，文帝设置孝经博士。独尊儒术后，汉武帝把“孝治天下”正式确立为汉王朝的治国方针和准则，后继统治者们基本承袭了这项国策。经学教育是汉代德育的主体内容，经学教育具有价值观教育的属性，尽管古代还没有价值观的概念，但教育内容的价值观属性不容置疑。汉代把孝德经学作为德育的内容，具有统一思想的明确取向，汉代的孝德经学教育，用现代的术语说就是核心价值观念体系教育，它最根本的价值在于引导人们树立有利于统治阶级的统治价值观。

6．唐代教育中的德育教育

中央官学设有国子监、弘文馆、崇文馆等，各州县设有学馆。从教育内容上，官学分为经学教育、实科教育和职业教育三大类。经学教育以传统儒学为主，这是唐代官学教育的主体。实科教育在国子监下设置律学教育、书学教育和算学教育等。

从唐代开始，私学得到快速发展，私学不仅继承了培养人才的任务，而且其发展也促使产生了一种新的教育组织形式——书院。唐、宋时期的私学可以分成两类：蒙学和书院。

蒙学也称“小学”，主要以未成年孩童为教育对象，教育内容为识字、写字和道德教育，没有规定具体学习年限，教学组织形式主要为个别教学。还进一步改进了前人的教材，编写了大量蒙学课本，如《太公家教》《三字经》《百家姓》《千家诗》。“大学”教育机构主要是书院，以私人创办的书院为主，书院的管理制度较为严密，数量众多，分布广泛。

唐朝中央经学的课程分为三种：专业课、必修课与选修课。其必修课为《孝经》和《论语》。《孝经》围绕“孝文化”为中心，集中阐述了儒家对于“孝道”的追求，而《论语》则集中记录了孔子及其弟子的言行，集中体现了孔子的政治主张、伦理思想、道德观念及教育原则。这两本书都围绕着封建伦理道德展开。在唐代，对学生和教师进入学习或工作岗位之初的考查中，也是将道德品行、忠孝节义排在第一位。教师的选取以“其学官委中书门下，选行业堪为师范者充”，甚至对于已经入学的学生，若是在校期间“自有悖慢师长，强暴斗打，请牒府县锢身，递送乡贯”，足以见得对道德品行的看重。

7．宋元时期：强化伦理道德教育

宋代在文化政策上遵循尊孔崇儒，提倡佛、道德政策，这对以儒家思想为主体，糅合佛、道的理学思想的形成起到了推动作用。

宋代教育体系最大的突破在于民间书院的大规模兴起，宋代书院不同于官学，多以民间筹集资金兴建，教学目标也不同于官学以科举为目标，更突出对人格完善的追求、学术自由、师生相互砥砺的学术风气，这使得教学方法、教材、培养目标能够围绕着修身、养德的儒家伦理道德来制定，贯穿于人的成长过程中。“学为圣人”使学生自觉地把书院作为不断完善自我、实现个人终极思想的重要平台，学生能够充分表达自己的文化心态，学生有较强的归属感和继承性。宋元时期，无论是官学还是私学都十分重视德育教育，对人才的培养更体现出先立人、后成才的理念。将德育的内容渗透于宋代教育体制的各个方面、各个阶段的教学计划和培养目标中，使得当时的德育教育呈现出立体化的模式。

8．明清时期：倡导知行合一，崇尚经世致用

明清时期的德育思想在知行观上强调知行合一，认为在生活实践、教育实践当中，知和行是一个相互包含、相互渗透的过程。王夫之主张道德教育必须在生活实践中进行。

为了提高道德教育的有效性，清代道德教育采取了官方道德教育和民间道德教育两种实施方式。前者并非限于精英教育，还包括大众教育，其责任主体是官学中的官员、教师和乡约；后者的主要责任主体并不一定是传统观念所要求的父家长，而是根据“贤者”和“长者”两条原则及教育者与受教育者在生活上的密切接触程度来具体确定的。它们虽然在侧重点、出发点、道德教育原则、道德教育的具体操作方式上有所不同，但目的都是灌输清代统治思想，塑造清代社会所需要的道德人格，维持清政府的统治。

为了适应清代的统治思想和社会意识形态，清政府道德教育的内容主要限于儒家伦理思想，尤其是程朱理学，其具体内容在各个时期各有不同。清初学者颜元指出：“圣王之治世也，以三物教万民而宾兴之。学者学六德、六行、六艺。”其中的“三物”是指正德、利用和厚生；“六德”是指知、仁、圣、义、忠、和；“六行”是指孝、友、睦、姻、任、恤；“六艺”是指礼、乐、射、御、书、数。这些方面无疑构成了清代政府道德教育的重要内容。不过，它们却被人们赋予了不同的意义。在清代前期，它们被当作个人内在道德精神的构成要素，因此，清政府就“六德”“六行”“六艺”等方面而进行的道德教育，其目的在于塑造个人的内在道德精神，在于强调个人的自律。在清代中期，它们被视为伦理制度的内容，如凌廷堪、焦循、阮元等认为儒家伦理学说的中心是“礼”而非“理”，并据此提出了以“礼”代“理”的教化思路，即以礼学代替理学，力图把清政府道德教育的关注点从提高人的道德素质转到外在的制度建设上，以便让所有人共同遵守清代的道德规范。

9．近代道德教育

中国教育近代化的历史轨迹，一般认为从洋务教育开始。中国教育经历了近代化与封建主义的多次交锋，最终在民国时期完成了从传统教育向资产阶级新教育的转变。

严复“鼓民力”“开民智”“新民德”的“三育论”：严复受达尔文的进化论和斯宾塞社会学说的影响，认为一个国家的强弱，取决于那个国家的民力强弱、民智高下和民德的好坏。中国最大的忧患不是政治经济制度，而是愚、贫、弱。教育的任务就是教人以自强，给民以智慧。救国之道，“惟急从教育上着手”。

严复提出三育救国：“一曰鼓民力，二曰开民智，三曰新民德。”“鼓民力”就是要发展体育，要使国民有健康的身体；“开民智”就是要废除八股，学习西学，启发国民的智慧，要具有实际的知识本领；“新民德”就是用资产阶级的民主、自由、平等的道德观念，代替封建的伦理道德。总之，以资产阶级的德、智、体三育武装国民，取代以儒学为中心的封建教育。

蔡元培“五育并举”的教育方针：1912年初，蔡元培发表《对教育方针之意见》，提出军国民教育、实利主义教育、公民道德教育、世界观教育和美感教育“五育”并举的教育思想，成为制定民国初年教育方针的理论基础。军国民教育主张将军事教育引入学校和社会教育之中，让学生和民众受到一定的军事教育和训练。实利主义教育即“以人民生计为普通教育之中坚”，密切教育与国民经济生活的关系，加强职业技能的培训，使教育能发挥提高国家经济能力和改善人民生活水平的作用。公民道德教育的基本内容主要是法国资产阶级革命时期所标榜的自由、平等、博爱。世界观教育为蔡元培所独创，并被作为教育的最高境界。世界观教育就是要培养人们一种立足于现象世界，但又能超脱现象世界而贴近实体世界的精神境界。美感教育与世界观教育紧密联系，是世界观教育的主要途径。蔡元培认为“五育”不可偏废，根据当时流行的德、智、体三育的说法，在上述“五育”中，军国民教育为体育，实利主义教育为智育，公民道德教育为德育，美感教育可以辅助德育，世界观教育将德、智、体三育合而为一，是教育的最高境界。五育尽管各自的作用不同，但均是“养成共和国民健全之人格”所必需的，是统一整体中不可分割的有机部分。但同时他又指出，五育并不是平分秋色、没有重点的，而必须以公民道德教育为根本。

民国提出“五育并举”的教育方针，实际包括了德、智、体、美要素，体现了民国政府对受教育者全面发展的思想理念，以道德教育为核心，把受教育者培养成具有健全人格的国民作为首要任务，以实利教育和军国民教育来引导智育和体育，使教育能在振兴民族经济、抑制军阀政治、捍卫国家主权方面发挥重要的作用。

中国教育源远流长，是世界上唯一没有中断文化的文明古国。我国古代各时期的教育观都或多或少地强调了教书与育人、知识传授与价值引领之间的关系，为“三全育人”教育理念的提出奠定了理论和实践基础。

（云长海）

（二）国外育人思想回顾与梳理

1. 美国学者的相关研究

（1）杜威的生活教育理论中对全方位育人的相关研究

美国教育学家杜威在20世纪30年代提出了生活教育理论，区别于传统教育的“课堂中心”“教材中心”“教师中心”的“旧三中心论”，他提出了“学生中心”“活动中心”“经验中心”的新三中心论，即主张家庭、社会、学校结合的三位一体的教学方法，体现出了教育的全方位性。

杜威认为，教育即“生活”“生长”和“经验改造”。教育能传递人类积累的经验，丰富人类经验的内容，增强经验指导生活和适应社会的能力，从而把社会生活维系和发展起来。广义地讲，个人在社会生活中与人接触，相互影响，逐步扩大和改进经验，养成道德品质和习得知识技能，就是教育。由于改造经验必须紧密地和生活结为一体，而且改造经验能够促使个人成长，杜威便总结说“教育即生活”“教育即生长”，教育即为“经验改造”。杜威认为“道德是教育的最高和最终的目的”“道德过程和教育过程是统一的”。在杜威看来，德育在教育中占有重要地位。杜威极力强调道德才是推动社会前进的力量。在实施方面，杜威首先主张“由活动中培养儿童的道德品质”，其次，要求结合智育达到德育的目的。再则，他很注重教育方法在道德教育中的作用。

（2）美国公民教育内容

美国为培养公民的国家认同感，使他们在意识形态上与美国本土意志保持一致，也为促进美国人民思想的进步，就需要采取一系列的思想教化，这些教化就构成了美国公民教育的基本内容。

爱国主义教育：“一个高度移民的国家是非常容易出现社会制度混乱的，但是美国爱国主义责任感、使命感的教育深入到每一个移民到美国的民众心中。”美国的公民教育非常强调爱国主义色彩，将美国公民的民族意识与国家意识相结合是美国公民教育的一大特色，典型的实践形式是设立相关的纪念日。以美国的“总统日”（“总统日”主要是为了纪念林肯和华盛顿）为例，设立“总统日”的目的就是宣扬美国的爱国主义，学习英雄模范的光辉事迹。在这一天，无论是学校还是社会都会对美国公民进行广泛的教育，通过对总统英勇事迹的学习来强化公民对美国历史的认同感和责任感。经过实践证明，这类主题日活动确实大大增强了公民的爱国主义情怀。

宗教教育：宗教教育是西方大多数国家都存在的一种现象，美国也是一个热衷宗教教育的国家。对于美国的宗教教育可以追溯到建国前北美殖民地时期，这一时期主要强调的是对基督教徒的培养，通过开办教会的形式向人们灌输宗教思想，引导人们信仰宗教。建国后，宗教教育更是迅速发展，而且已经渗透到政治经济的各个方面，直至今天，美国的宗教信仰也得到了普通大众的认可，信教群众不断增多，这也为美国的公民教育增添了一些神圣色彩。可见宗教教育已经成为美国公民不可或缺的一部分，而且深刻地影响着美国历史的发展。

品德教育：品德教育主要是指美国的自由、平等思想以及教育公民要有良好的道德品质。品德教育在美国可谓无处不在：学校、社会、家庭等场所都存在着品德教育，如在学校中，教师通过言传身教的形式教育学生正确做人；让孩子在家庭中承担更多的责任与义务；社会中以宣扬自由、平等的思想观念的方式使公民始终充满对自由、平等生活的向往。可以说品德教育的广泛开展是美国人才辈出的一个关键因素。

总的来看，品德教育、爱国主义教育和宗教教育构成了美国公民教育的基本内容，这三者之间虽然不存在内在的联系，但却对美国公民产生了深远的影响，并且在意识形态方面的教化真正使美国公民成为了“美国人”。

2．苏联和俄罗斯学者的相关研究

苏联和俄罗斯学者对于本国思想政治教育的研究主要体现在当局对于思想政治教育所制定的一系列相关的制度和政策及其对政策的解读和建议上。

（1）苏霍姆林斯基“培养全面发展的人”的思想

苏联学者苏霍姆林斯基在研究苏联德育时曾提出了“培养共产主义建设者”“培养全面发展的人”等思想。他认为要把青少年培养成为“全面和谐发展的人，社会进步的积极参与者”。而培养这种人需要实现教育的全面发展，即应使“智、体、德、劳和美深入地相互渗透和相互交织在一起，使这几个方面的教育呈现一个统一的、完整的过程”。

苏霍姆林斯基（以下简称苏氏）主要思想提出，要把全体学生培养成个性全面和谐发展的人，这是苏氏始终坚持的一个明确的奋斗目标。他的关于人的全面和谐发展的教育理论是其教育思想的精华。苏氏认为，教育就是要培养全面发展的、和谐的个性；认为实现人的全面、和谐的发展是建设共产主义的最重要的任务之一。苏氏所理解的全面发展，首先包含多方面的意思，就是必须要使德、智、体、美、劳等方面都得到发展，忽视哪一方面都是不可以的。其次，更体现在发展的深度与广度上，即明确要求各个方面需要发展到何种程度。他认为，只有通过教育使受教育者在智力、品德、身体、劳动、美感等方面都具备一定条件，或达到一定要求，才称得上全面发展。关于全面发展教育理论的实施，苏氏认为有两点最为重要：一是创设良好的环境，二是建立和谐的师生关系。

（2）对思想政治教育的高度重视

俄罗斯学者从思想政治教育和传统文化的交融问题上做了相关研究，他们对思想政治教育高度重视，并且取得了比较有价值的研究成果，但是在研究思想政治教育的成因分析、系统研究、理论拓展和实践层面等方面还存在着一些问题。伊德·梅德韦杰夫于 2013 年接受中国学界采访时说道：“普京总统挽救了俄罗斯联邦，俄罗斯作为一个民主国家，也需要一个强而有力的中央政权。”他认为俄罗斯首先应该有一个强大的政府执政，在政治稳定的基础上，加大力度发展经济文化等事业，其中思想政治教育尤为关键。弗尼·舍甫琴科提出：俄罗斯更应该坚持走社会主义道路，坚持马克思列宁主义指导思想，更符合俄罗斯的历史传统和民族自豪感。此外，俄罗斯人文科学研究院院长普利亚耶夫以及人文科学研究院通讯院舍利亚平在 2001 年的《当代俄罗斯民族国家意识形态形成的趋势》中论述了俄罗斯不存在“非意识形态化”。总之，苏联和俄罗斯学者的相关研究偏重于本国的思想政治教育探索。

3．德国学者的相关研究

（1）赫尔巴特教育理论体系的两个理论基础

约翰·弗里德里希·赫尔巴特是 19 世纪德国哲学家、心理学家，是科学教育学的奠基人。赫尔巴特指出，教育理论体系有 2 个基础，即伦理学和心理学。教育学作为一门科学，是以实践哲学和心理学为基础的，前者说明教育目的，后者说明教育的途径、手段与障碍。

首先，教育目的应该依据伦理学。道德是人类的最高目的，也是教育的最高目的。因此，实践哲学，即伦理学，应该成为教育学的基础。就教育学的实践哲学这一基础来讲，有 5 种道德观念：一为“内心自由”的观念。这一观念要求个人的意志和行为摆脱外来的一切影响，而服从“理性”所指引的善的方向。二为“完善”的观念。这一观念要求意志本身在深度、广度和强度三个方面有最大限度的发展。三为“仁慈”的观念。这一观念要求个人意志与他人意志和谐一致，当个人意志与他人意志发生冲突时，服从他人的意志。四为“正义”的观念。这一观念要求当两种或数种意志发生冲突时，须根据人们自愿协调所制定的守法观念解决争端。五为“公平”的观念。这一观念要求当某人的意向有利于或有害于他人的意向时，必须有适当的报偿，使善有善报，恶有恶报，以求公平。

在以上的5种道德观念中，“内心自由”和“完善”的观念是针对个人的道德修养而言，而“仁慈”“正义”和“公平或报偿”的观念则是指个人与他人或社会发生关系时所应遵循的原则。这5种观念包含着意志道德的一切类型，并是巩固世界秩序的“永恒真理”。

其次，教育方法的确定必须依据心理学。因此，心理学也就成为教育学的基础。世界是由无数个“实在”所组成的。人的心灵也是一种“实在”。心灵自身的活动，便是观念。其基本含义是指事物呈现于感官、在意识中留下的印象。说明新观念形成过程的理论，就是“统觉”的理论。所谓统觉，是指在原有观念的基础上，吸收、融合、同化新观念，并构成观念体系的过程。某种知识引起学生的观念，并和学生的旧有观念相结合，就可以进入学生的意识领域。于是，知识就被学生所理解；否则，就不能被学生理解。因此，统觉过程也就是新旧知识互相融合的过程。在教学过程中，教育应利用学生原有的旧观念，使学生获得新观念。

（2）德国的政治教育

德国学者的相关研究主要致力于德国的政治教育，其中也包含了民主德国的思想政治教育研究。代表人物有公民教育的先驱兴斯泰纳（1854—1932年）、文化教育学派的杰出代表李特（1880—1962年）和斯普特朗（1882—1963年）。

当代教育学家包括赫尔曼、伯纳德、瓦尔特等学者，德国学者研究的主要方面包括政治社会化理论、政治教育基本原理、政治教育教学方法论和政治教育史论等。德国历来重视对公民的道德素质、思想观念和政治素养等方面的教育，二战以前，德皇威廉二世颁发了《关于进一步加强普鲁士教育工作的最高指示》，1919年又颁布了《魏玛宪法》，明确规定德国所有学校都要追求道德教育、公民意识、德意志民族性和民族和解等教育目标。

1949年德国分裂以后，联邦德国快速建立起政治教育体系，以赫尔曼为代表的“冲突教育”和以伯纳德为代表的“理性教育”为理论流派，20世纪80年代联邦德国政治教育理论以道德教育理论、环境教育理论和和平教育理论为主，丰富了德国政治教育理论。民主德国则始终以培养爱国主义、国际主义、社会主义、人道主义和同世界各族人民友好精神的公民为目标。德国利用宗教进行政治教育，包括家庭教育、学校教育、教会教育和社会教育。

4. 法国学者的相关研究

（1）卢梭“自然主义教育”观点

卢梭在《爱弥儿》中表示，自然教育的最终培养目标是“自然人”。按照他的论述，“自然人”这个概念是相对于“公民”“国民”等概念来说的。卢梭选择“自然人”而不是公民作为培养的目标，显然是由于他的人性论、社会发展观，特别是他对封建制度的批判。“公民”与“自然人”的对立主要表现在以下方面。

第一，自然人是能独立自主的人，他能独自体现出自己的价值。而公民的一切仰赖于专制社会，失去了自身的独特价值。由于天性的发展受到压制，因而自然教育无法，也不应当以培养这样的公民为职责。第二，在自然的秩序中，所有的人都是平等的；而社会之中，公民是有等级的。“归于自然”的教育当然不培养等级的人，不造就王公贵族或奴隶。他警告说，社会正处于难以预测的变迁的前夜，身份和地位是靠不住的，皇冠可能落地，爵位可能丧失。只有自然人无需为此烦恼，更无需为维持地位和身份而施展阴谋诡计。第三，自然人又是自由的人，他是无所不宜、无所不能的，而国家公民在社会中常常是某种专业化的职业人，他被囿于他的职业而失去自由。

（2）法国现代公民教育

法国现代公民教育以公民道德教育课作为学校课程的名称贯穿在其学校教育中，“自由”“平等”“博爱”的文化传统呈现出了公民教育的价值内核。有学者专注研究在公民教育中融合民族传统，研究表明只有民族的，才是最有特色和最有说服力的。

5．日本公民教育

（1）美军占领时期的公民教育

二战后，美国全面占领日本期间，在日本推行教育改革，日本公民教育的基本内涵随之变化。根据日本战后新宪法和平与民主的主题，日本国会于1947年出台了规定教育目标的《教育基本法》和规定学校制度的《学校教育法》，两大纲领性文件的诞生，推动了日本新教育制度的确立。多元文化融入公民教育课堂，多样化教学手段和多元价值观念接踵而来，公民教育内容开始把目光从军国主义的“集体”转换到个体。这期间的公民教育主要要求是：唤醒个体自尊感和独立；聚焦明辨与正义；培育责任和务实。

（2）“去美化”的公民教育

20世纪50年代两种社会制度较量激化，美国开始改变对日政策。以签订《日美安全保障条约》为标志，两国从依附关系转为军事盟友关系，日本利用美国的支持，大力发展经济，开启了经济大国之路。此后20年是日本经济发展的腾飞阶段，国民生产总值仅次于美国。在此背景下，日本公民教育提出要以培养可推动社会经济发展、家庭幸福和睦、个人能力突出的具有“完美人格”的国民为目标，对日本国民作为个体、家庭成员和社会人各方面都提出了具体要求。日本的公民教育开始强调体现日本国家特殊性和为日本现代化服务的民族主义与功利主义。

（3）“面向21世纪”的公民教育

1980年以来，随着美苏两极争霸格局崩溃，世界政治经济势力重组合并，国际政治形势发生了深刻变革。经济实力得到实质性飞跃的日本，开始在多极化世界格局中进一步争夺政治话语权。特别是20世纪90年代以后，日本逐渐将“经济大国”这一国家目标转变为“政治大国”和“军事大国”这一战略目标。这阶段的日本公民教育，更注重强调民族主义，重视日本公民教育的普及度，认为日本文化具有“世界普遍意义”的“卓越”，并声称要创造出影响世界的文化和制度，使21世纪成为“日本世纪”。

日本公民教育内容以爱国主义为核心，包括个性化教育、人生观教育、国际化教育和劳动教育，主要通过社会宣传教育、利用高校进行学校教育、配合家庭做好家庭教育三种方式进行。

（三）“三全育人”理念的萌芽与提出

1．萌芽期——“三育人”的提出

教书育人古已有之。韩愈曾说“师者，传道、授业、解惑也”。韩愈这里强调了老师的工作职责，即传授知识和本领、解答疑惑。新中国从办学伊始就秉承了教书育人的古风，并且根据新的历史条件赋予了它新的内涵。新中国建立初期，国家百废待兴，对人才的需求可谓是非常迫切，以毛泽东为核心的党的第一代中央领导集体意识到教育的重要性和迫切性，对中国的旧教育制度进行了改革，确立新中国初期“民族的、科学的、大众的文化教育”地位。1950年8月2日，中国教育工会第一次全国代表大会提出了“教书育人，管理育人，服务育人”的口号，形成了最初的“三育人”概念。它涵盖了三类职能岗位工作：教育教学工作、管理工作、服务工作。1957年，毛泽东同志在《关于正确处理人民内部矛盾的问题》中指出：“思想政治工作，各个部门都要负责任。共产党应该管，青年团应该管，政府主要部门应该管，学校的校长教师更应该管。”这里实际上就有了全员育人思想的萌芽。

2．发展期——“三育人”的纵深发展

党的十一届三中全会召开之后，中国社会发展进入了一个新的历史时期，党和国家的教育方针也随之发生了变化。邓小平提出“教育要面向现代化，面向世界，面向未来，要培养有理想、有道德、有文化、有纪律的社会主义四有新人”。“三个面向”和“四有新人”成为我国教育发展的目标，“教书育人，管理育人，服务育人”逐步成为教育工作者的共识。党的十四届六中全会后，为了进一步适应市场经济体制改革，中国教育工会持续深化“三育人”活动，在全国范围内开展了以加强师德建设为核心的“树师表形象，创文明校风，为实现跨世纪宏伟目标做贡献”活动，大力推进教师队伍建设和精神文明建设，将“三育人”的理念持续推向纵深发展。1998 年评出了全国十大“师德标兵”，为教育战线精神文明建设起到良好的推动作用。

1999 年，中共中央、国务院颁布了《中共中央国务院关于深化教育改革全面推进素质教育的决定》（以下简称《决定》）。《决定》从社会主义现代化建设的全局出发，对 21 世纪的教育改革和发展做出了全面部署，在我国的教育发展史上具有里程碑意义，实现了从应试教育到全面推进素质教育的转变，克服了过去教育观念和教育实践中存在的种种片面性，尤其是扭转了只重视智育，轻视德育、体育和美育的局面。国家主席江泽民指出，“要以培养学生的创新精神和实践能力为重点，努力造就有理想、有道德、有文化、有纪律的德育、智育、体育、美育等全面发展的社会主义事业建设者和接班人”。全面推进素质教育，必须在抓紧科学文化素质教育的同时，更加重视思想政治素质教育。《决定》指出，“要更新旧的教育观念，改革对教书的理解”。教书不仅仅指传授学生书本知识，还应培养学生的创新精神和实践能力，同时“素质教育还应加强师德教育，提高教师的能力和水平是‘三育人’工作新的内容”。

3．成熟完善期——明确提出“三全育人”

2004 年 8 月 26 日，《中共中央国务院关于进一步加强和改进大学生思想政治教育的意见》（中发〔2014〕16 号文件）正式颁布，文件提出了进一步加强和改进大学生思想政治教育的指导思想、基本原则、主要任务和有效途径，提出了一系列新思想、新思路、新举措。如要“坚持教育与管理相结合”“坚持教育与自我教育相结合”等基本原则，通过“服务育人，管理育人”“主动占领网络思想政治教育新阵地”等促进大学生全面发展。在中发〔2014〕16 号文件的指引下，全国上下掀起了对全员育人、全过程育人、全方位育人的研究热潮，研究的范围更加广泛，该教育模式构建实施的途径和方式更为全面。2005 年 1 月 17 日，在全国加强和改进大学生思想政治教育工作会议上明确提出了“全员育人、全方位育人、全过程育人”的口号。党的十八大以来，以习近平同志为核心的党中央不断发展完善“三全育人”理念，使其走向成熟。

二、医学院校“三全育人”的概念及内涵

（一）医学院校培养目标与“三全育人”理念的契合

1．培养目标不断优化

随着我国经济发展方式转变和产业结构升级，医疗卫生事业成为我国经济发展中最活跃、最具发展前景的产业集群，对应用型医疗卫生人才产生了巨大的需求。医学人才培养目标也随之不断优化。《国务院办公厅关于加快医学教育创新发展的指导意见》（国办发〔2020〕34 号）中指出，以新内涵强化医学生培养，加强救死扶伤的道术、心中有爱的仁术、知识扎实的学术、本领过硬的技术、方法科学的艺术的教育。医学生从入学开始，要经过在校 5 年本科的医学教育，到毕业后参加 3 年住院医生规范化培养，才能成为一名通科医生。这个过程是医学生的成长过程，也是医生职业身份的形成过程。医学教育的最高目标是医学职业身份的形成。因而，构建医学教育的途径，从道术、仁术、学术、技术、艺术五个方面强化医学教育培养过程，对于培养更优秀的医学生很有指引和借鉴价值。

高等医学教育的培养目标随着社会的不断发展也不断进行优化。1981 年卫生部颁布的《高

等医学院校五年制医学专业教学计划》提出的培养目标为“培养德、智、体全面发展的又红又专的医师”。1987年原国家教委颁布《全国普通高等学校医药本科专业简介》，其中临床医学专业（clinical medicine）的业务培养目标是培养从事临床医疗工作的通科医师。1998年教育部颁布《普通高校本科专业介绍》，临床医学专业业务培养目标是为本专业培养具备基础医学、临床医学的基本理论和医疗预防的基本技能，能在医疗卫生单位、医学科研等部门从事医疗及预防、医学科研等方面工作的医学高级专门人才。2004年教育部《临床医学专业教学基本要求》中指出，医学本科人才培养总目标：培养掌握基础医学和临床医学的基本知识、基本理论和基本技能，能够从事诊治疾病的医师，以及从事医学教育和科学研究的宽口径医学专门人才的一类专业。2008年教育部、卫生部关于印发《本科医学教育标准 - 临床医学专业（试行）》的通知（教高〔2008〕9号）中指出，本科临床医学专业教育的目标是培养具备初步临床能力、终身学习能力和良好职业素质的医学毕业生。2014年最终形成适应中国国情的临床医师岗位胜任力通用模型，由八大核心要素组成：临床技能与医疗服务、疾病预防与健康促进、信息与管理能力、医学知识与终身学习能力、人际沟通能力、团队合作能力、科学研究能力和核心价值观与职业素养。

纵观1998年以前的医学专业培养目标，结合医学教育专业现状，可以发现，我们在专业培养目标的具体要求上没有全面适应社会需求。我们十分重视基础医学、临床医学的基本知识与技能，但是忽视了医学模式的转变。面对医学模式由生物医学模式向生物 - 心理 - 社会医学模式的转变，社会对医生的培养目标提出了更高的要求，如医生职业道德要求、医学伦理学要求等。因此，医学生培养目标也要在探索中不断优化。

2.“三全育人”理念要与培养目标相契合

相对于其他学科而言，医学专业有其鲜明的特殊性，它所直面的是人的生命，守护和保障人类的最高利益。而医学生担负着守护人类生命和健康的神圣使命，践行“竭尽全力除人类之病痛，助健康之完美，维护医术的圣洁和荣誉，救死扶伤，不辞艰辛，执着追求，为祖国医药卫生事业的发展和人类身心健康奋斗终生”的医者誓言。医学院校的培养目标在不断优化的过程中，培养仁心仁术的医学人才、加强医生职业道德和医学伦理学逐渐受到关注和重视。“三全育人”是高校贯彻立德树人根本任务的关键之举，特别是医学院校，加强和提高医学生思想政治教育的实效性，真正实现“全员”“全过程”“全方位”育人，不仅能够培养出医学知识扎实、医疗技术高超、医德医风高尚的新时代医学人才，而且还能真正培育出“下得去”“用得上”“留得住”的基层医务工作者，真正为实现“健康中国”和中华民族伟大复兴中国梦助力。

（二）医学院校“三全育人”的概念及核心要义

1.“三全育人”的概念解析

医学教育（medical education）是培养医学实践者的教育活动，或者是培养一名医生的教育过程。医学的服务对象是人，医疗服务关系到人的生命，医学是非常特殊的职业，因此，医学教育更具有特殊性。

党的十八大以来，以习近平同志为核心的党中央围绕培养什么人、怎样培养人、为谁培养人这一根本问题，全面加强党对教育工作的领导。在全国教育大会上，习近平总书记指出：“培养德智体美劳全面发展的社会主义建设者和接班人，加快推进教育现代化、建设教育强国、办好人民满意的教育。”中共中央、国务院《关于加强和改进新形势下高校思想政治工作的意见》提出，坚持全员、全过程、全方位育人。围绕这些要求，高校要把坚持立德树人作为根本任务，融入思想道德教育、文化知识教育、社会实践教育各环节，加强学校思想政治工作，把思想价值引领贯穿在教育教学全过程和各环节中，推进教育改革，形成教书育人、科研育人、实践育人、管理育人、服务育人、文化育人、组织育人的长效机制。

（1）全员育人，强调的是施教者的范围

对学生进行思想政治教育，不仅仅是学校的事，家庭、社会乃至学生自身都是思想政治教育的施教者。“全员育人”指高校全体教职工都应该参与育人工作，强化育人意识和育人责任，自觉将育人要求和育人要素落实到各群体、各岗位上去，通过多种途径对大学生进行思想政治教育。这里的“全员”既包括党员领导干部、思想政治理论课教师、辅导员班主任、心理健康教育教师、就业指导教师等党建和思想政治工作队伍，也包括直接对学生进行知识教育的全体专业课教师，以及间接对学生产生价值影响的管理教辅人员和后勤服务人员等，同时也应涵盖学生自身、校友和校外人士，形成全学校、家庭、社会、学生“四位一体”的育人共同体。全员育人的要素是人，强调育人主体由“单”变为“全”，拓宽范围，与学生成长相关的群体都要有育人意识，承担育人职责，发挥育人作用。教师的本职是教书育人，既要向学生传播科学文化知识、正确的思想、真理，又要塑造学生的品格、品行、品位，帮助学生健康成长、成人。教师无疑已成为全员育人的主体。而对育人对象产生教育影响的不仅包括学校的教师主体，还有学校的管理、服务岗位上的教职工和学生群体，以及以父母为中心的有血缘关系的亲属团体和社会主体。传统思想中主要强调教师“传道、授业、解惑”的职责和任务，忽视了其他主体对学生成长的影响和引导，导致对学生的思想政治引导过多集中于学校、课堂，形式单一，效果有限。“全员育人”扩大了育人范围，形成育人共同体，客观上也推动了社会成员道德意识的加强。

（2）全过程育人，从时间维度提出的育人要求

强调对大学生的思想政治教育是一个贯穿始终的过程。将立德树人的要求融入学校教育教学、学生成长成才、教师成长发展的全过程，建立大学生从入学到毕业、就业的全过程的育人环节，甚至可以推进到大中小学一体化发展，建立长时段、可持续、贯穿式的育人链条。学生从一进校门到毕业，从每个学期开学到结束，从双休日到寒暑假，学校都应精心安排思想政治教育，不能出现空白点，思想政治教育要贯穿于大学生就学全过程。

全过程育人，强调遵循学生成长规律，体现了对大学生阶段的特点及心理变化的关注。人的身心发展具有顺序性、阶段性和特殊性等特征，不同年级学生的身心发展、学习需求、思想道德具有不同特征，新生更关注大学生活的适应，毕业生更关注就业、升学等，应该对不同阶段的学生开展不同类型的思想教育工作，针对学生的特点和需求，有的放矢，既强调学生从基础教育到高等教育的衔接性和持续性，又强调遵循学生成长规律，深入研究学生身心发展特点，做好阶段性育人工作；强调教育内容、方法、载体等要素的适当选择、灵活运用，使育人主体和育人对象达成思想上的交流、情感上的共鸣，使育人对象在德、智、体、美、劳方面得到全面发展。

（3）全方位育人，从空间维度提出的育人要求

全方位育人，是指形成从上到下的纵向育人空间，通过多种有效的教育方式和手段，形成由内而外的横向育人空间。打通校内校外、课内课外、线上线下等通道，充分利用各种教育资源和载体，将思想政治教育渗透到课堂教学、科学研究、学生管理和社会实践等各方面，实现育人工作的协同联动。具体来说，全方位育人就是以立德树人为中心，使育人主体协同配合，充分利用各种育人资源、育人要素，营造有利的育人环境，带领学生走入各种含有育人功能的环境中，使学生德、智、体、美、劳等各方面得到全面发展。

全方位育人具有丰富的内涵，包括教育教学思维方法的立体性，教育教学方式与手段的多样性、层次性，教育教学内容的全面性、系统性与整体性等。教育教学思维方法的立体性是强调在思想政治教育过程中，要教育学生多角度、全方位、全面、整体、综合地看问题，就是要跳出点、线、面的限制，能从上下左右、四面八方去思考问题的思维方式，也就是要“立起来”思考问题。教育教学方式和手段的多样性是强调要充分运用各种方式和手段开展思想政治教育工作，教育教学的方式和手段既不能过于单一，也不能过于落后与守旧。教育教学方式和手段的层次性是强调

我们在思想政治教育工作中使用的方式和手段要有系统性和层次性，针对不同的教育对象和不同的教育内容要选择不同系统和层次的方式和手段，不能随意使用。教育教学内容的全面性、系统性与整体性是强调思想政治教育的内容应该是全面的、成体系的，而且能相互改变，联系成为一个整体，而不是片面的、碎片化的，甚至相互割裂、相互孤立的。

从对“三全育人”的内涵剖析可以看出，“三全育人”作为一种教育理念，并不局限于德育这个范畴，而是指在整个教育过程中，教育者对受教育者进行的一种立体的、全方位的教育。从宏观层面来说，“三全育人”是党和国家推进新时代高校思想政治工作的战略性方针。教育部做出“三全育人”综合改革试点的工作部署，既是对高校思想政治工作规律的深刻总结，也是从落实高校立德树人这一根本任务出发，围绕“如何育人”这一主题进行的全局思考、系统设计、整体推进。将“三全育人”上升为教育政策方针，主要是着眼于完善和优化教育行政部门和高校现行的育人政策设计，从政治方向、政策导向和价值取向上要求高校积极推行“三全育人”改革，将“三全育人”贯穿于办学和治校的各领域、教育教学各环节、人才培养各方面，构建“十大育人”体系。

从中观层面来说，“三全育人”是指高校从责任主体、经费支持、队伍建设、制度保障、评价监督等方面构建的思想政治工作体制机制。高校是否建立了科学、合理、务实、有特色的“三全育人”体制机制，并将其贯穿于学科体系、教学体系、教材体系、管理体系建设中，关乎“三全育人”的氛围营造、路径选择、格局形成和成效取得。高校是落实“三全育人”的中枢系统，只有充分发挥高校“三全育人”体制机制的功能，才能统一育人共识、整合育人资源、形成育人合力。

从微观层面来说，“三全育人”侧重于指导高校教师将这一理念和方法贯穿于教育教学全过程。只有高校教师从思想深处意识到自己应尽的育人职责，将“三全育人”的理念自觉融入工作中，并深入把握“三全育人”的方法论要领，“三全育人”才能落到实处。因此，从这个意义上讲，“三全育人”的精髓在于其先进的理念价值和方法论意义。形成“三全育人”格局，关键是理念要深入人心、方法要深得要领。

2.“三全育人”的核心要义

三全育人是一项系统工程，“三全育人”重心在“全”，要求实现“教”与“育”、“管”与“育”、“服”与“育”的融会贯通，这是其深刻的内在含义。

（1）育人为本，致力于培养有健全人格和全面素质的时代新人

育人为本是教育的生命和灵魂，是教育的本质要求和价值诉求。育人为本的教育思想，要求教育不仅要关注人的当前发展，还要关注人的长远发展，更要关注人的全面发展；不仅要关注被育之人、育人之人，还要关注所服务之对象——国家和人民，为国家服务、为人民服务，不断满足国家和人民群众的需要。“育人为本、德育为先”是实施教育的主导思想。

高等教育作为最高层次的国民教育，集中代表了一个国家发展的水平和潜力，肩负着人才培养、科学研究、社会服务、文化传承创新、国际交流合作的重要使命。其中人才培养是高等教育安身立命的根本所在。伴随中国特色社会主义进入新时代，我国高等教育迎来了从“大”到“强”、从规模增长到质量提升的历史飞跃，高校人才培养面临着新的更高的要求。如何建立同党和国家事业发展要求相适应、同人民群众期待相契合、同我国综合国力和国际地位相匹配的世界一流高等教育，培养大批拥护中国共产党领导和我国社会主义制度、立志为中国特色社会主义奋斗终生的有用人才，是新时代我国高等教育发展面临的重大问题。对此习近平总书记指出，必须把社会主义建设者和接班人作为教育工作的根本任务和教育现代化的方向目标，努力构建德、智、体、美、劳全面培养的教育体系，形成更高水平的人才培养体系。

（2）体现高等教育立德树人的内在要求

“三全育人”理念是在新时代背景下，对大学生全面培养和高校思想政治教育工作的全面思

考。虽然“育人”之中必然地包含了生活和生产的知识教育，但就“三全育人”而言，其重心所在则是育人之“德”。这里的“德”是广义的，不仅包含了个人修身自律的品德，营造良好家教家风之私德，还包括遵守社会优良生活和生产秩序之公德，乃至关心国家和民族命运、推动国家和民族发展的大德。因此，这里的“德”离不开对人生价值的选择，离不开看待世界和社会的立场、观点和方法。从根本意义上说，“三全育人”所要育的“德”，就是要在思想观念层面培育教育对象树立正确的世界观、人生观和价值观，培育教育对象切实把握好其成长、成才和成人的人生“总开关”。全面贯彻党的教育方针，落实立德树人根本任务，培养德智体美劳全面发展的社会主义建设者和接班人，不仅是党的二十大报告中十分重要的要求，更是新时代下高校教育发展的前进方向。世界一流大学的核心是为社会培养出一流的人才。推进高等教育“三全育人”，归根结底是要把立德树人融入思想道德教育、文化知识教育、社会实践教育各环节，贯穿基础教育、职业教育、高等教育各领域，体现在学科体系、教学体系、教材体系、管理体系各方面，全员、全过程、全方位锻造堪当民族复兴大任的时代新人。

（3）构建跨时空、全领域、全要素的人才培养体系

我国不断推进现代化教育进程，不仅是为社会源源不断地输送创新型发展人才的重要举措，更是我国实现人才强国和人力资源强国的重要内容之一。2018 年 10 月，教育部、国家卫生健康委员会、国家中医药管理局启动实施《卓越医生教育培训计划 2.0》，对“新医科”建设进行全面部署。“新医科”具有理念新、背景新和专业新三大特点，“新医科”时代的到来，意味着我国高校的人才培养模式面临新的挑战。传统的教育教学方法及人才培养模式已经不能满足当前社会的发展和变革。因此，以创新人才培养模式为主导，将课堂教育教学内容进行深化，并不断对高校教学方式方法进行优化和创新，才可以为高校提供和营造更加有力的环境。与此同时，在创新人才模式的构建过程中，还需要进行不断的完善和细化，在互联网信息技术大背景的依托下，通过大数据及人工智能等增加高校课堂的个性化和人性化教学，积极将互联网与高校人才培养教育进行促进和融合，继而提升高校教育教学质量，为高校提供多样性的发展可能。

“三全育人”提倡全员、全过程、全方位的育人体系，坚持“十体系联动”，构建课程育人、科研育人、实践育人、文化育人、网络育人、心理育人、管理育人、服务育人、资助育人、组织育人的十大育人体系，实现了育人资源共享、育人力量汇聚，体现了对人才培养体系的创新，通过构建跨时空、全领域、全要素的立体、复合型人才培养体系和模式，健全人才培养机制，保证人才培养效果。

（4）满足人民群众对教育的共性和个性需要

教育是现代社会中人们的最大需要之一。教育发展必须不断满足人民群众日益增长的科学文化教育需要，特别是要满足人民群众渴望子女接受优质教育的需要，切实保障人民群众及其子女接受良好教育的权益，努力办好让人民满意的教育，办好让人民满意的学校，让教育发展的成果惠及全体人民，真正体现出发展为了人民、发展依靠人民、发展成果由人民共享。让所有人都能够享有公平的受教育机会是教育最崇高的理想。教育公平是社会主义教育的本质要求。保障人人享有公平的受教育权利和机会，使全体人民学有所教，是教育工作义不容辞的责任。教育的最高境界是满足每个人的个性需要和他们的期望。1994 年，联合国教科文组织通过的《萨拉曼卡宣言》首次提出了“全纳教育”的概念，就是为每个人提供一个有效的教育机会，同时符合每个学生或学习者不同的需求，也就是要让每个人获得他所需求的有效的学习机会。“三全育人”的教育理念要求教育既要了解社会和文化的多样性，也要了解每个人、每个学生都有不同的个性，使教育能够满足每一个学生的需求和他们的期望。

（三）“三全育人”理念对医学院校育人的指导意义

青年兴则国家兴，青年强则国家强。大学生担负着实现中华民族伟大复兴的责任与使命。“三全育人”既是教育理念，也是行动指南。要牢牢把握新时代“三全育人”的理论特征和时代价值，在树立理念、掌握方法上下足功夫，把握“三全育人”的特征，构建“三全育人”体制机制，形成“三全育人”人才培养格局。

1．是实现“立德树人”根本任务的必然要求

第一，“三全育人”是新时代高等医学教育发展的必然要求。在2020年抗击新型冠状病毒感染肺炎的战役中，医务工作者成为全民敬仰的“偶像”。这些医务工作者在以习近平总书记为核心的党中央的坚强领导下，力挽狂澜，拯救了人民，挽救了生命，同时也让世人见证了中国特色社会主义制度的优越性以及党和国家高度负责、尊重生命的治国理念。高等医学教育作为培养祖国未来医学领域人才的基地，必须将医学教育和国家发展要求相适应、同人民群众期待相契合。立足我国基本国情，遵循医学教育发展规律，坚持改革创新，注重医学人才培养质量，要坚持以完善人格、开发人力、培育人才、造福人民为工作目标，为祖国培养出更多优秀的医学人才，在实现中华民族伟大复兴的中国梦的征途上，更好地为“健康中国”助力，为人民生命健康保驾护航。

第二，“三全育人”是医学院校实现内涵式发展的力量之源。人才培养质量是衡量学校办学质量的试金石，培养的学生能否适应社会需求与岗位要求也成为促进学校发展的最大动力。办好人民满意的教育，必须加快深化教育改革，作为医学院校就必须由外延式（只注重扩大学生数量）转变为内涵式（注重提高学生的培养质量）。充分调动全体教职员工的积极性，强化责任担当，激发敬业之心，以饱满的态度、精细的服务滋润学生；尊重教育规律与学生成长成才规律，做好顶层设计与规划，满足学生群体及个体发展需要，帮助学生实现个人成长，进而实现学校的人才培养目标；从道德品质、知识基础、思维能力、身心素质等多方面入手，通过十大育人方位培养学生，以达到提高医学院校学生培养体系、全方位培养学生，最终达到提高医学院校培养质量，实现学校内涵式的高质量发展。

第三，“三全育人”是新时代医学生自身发展的内在需求。随着“00后学生”成为高校学生主体，他们自身的特点呈现出开放程度高、掌握信息量大、思想变化快、个体意识强等新特点，同时体现出主体性、选择性、独立性、观点多样性等鲜明特征，在发展上呈现政治需求现实、文化需求多样、社会交往广泛、成功需求强烈等特征。医学院校在教育与培养过程中，必须遵循和把握学生成长规律，尊重学生的主体性，在育人和育才两个维度上下功夫。即要在医学教育过程中，满足学生对中医学与现代医学知识的需求，注重培养学生终身学习的能力，同时还要在教育教学过程中满足学生对人文素养教育的需求，帮助学生解决在求学期间出现的学业指导、思维能力、心理健康、素质拓展、就业帮扶等各个方面的困难及要求，最终使学生能够拥有好品质、好习惯、好能力，使每个医学生都能成为新时代医学教育培养出来的人才。

2．是马克思主义中国化在高校的实践需要和实现路径

第一，“三全育人”的实施对促进大学生的健康成长、宣传马克思主义中国化的最新理论成果具有重要指导意义。2014年12月，习近平总书记在第二十三次全国高等学校党的建设工作会议上强调：“高校肩负着研究宣传马克思主义、培养中国特色社会主义事业建设者和接班人的重大任务”。他指出，“办好中国特色社会主义大学，要坚持立德树人，把培育和践行社会主义核心价值观融入教书育人全过程；强化思想引领，牢牢把握高校意识形态工作领导权”。“三全育人”的实施，是高校对大学生进行健康成长的引导，同时也是基于中国特色社会主义理论发展与实践的选择。

第二，“三全育人”的实施为马克思主义中国化在高校的实施提供了路径。当前阶段信息化已成为时代的潮流和趋势。信息化既为社会发展提供了重要机遇，也为人民的生活、行为方式和思想观念带来了重大冲击。在高校，互联网技术的普及和发展，既为师生的思想教育工作带来机遇，也提出了诸多挑战。特别是青年成为运用互联网和新媒体的主要力量，网络对他们的思想和行为产生了极大的影响。网络媒体也为消极负面的思想传播提供了机会和平台，“三全育人”的实施是加强高校思想政治教育、深化和创新马克思主义中国化内涵的重要路径

第三，“三全育人”的实施是以立德树人为根本任务实现教书育人工作的重要途径。高校要以理想信念教育为核心，深入进行树立正确的世界观、人生观和价值观教育；以爱国主义教育为重点，深入进行弘扬和培育民族精神教育；以基本道德规范为基础，深入进行公民道德教育；以大学生全面发展为目标，深入进行素质教育。也就是说，高校既担负着高等教育的育人责任，也承担着社会主义教育方向的树人重任。在实施“三全育人”的过程中，加强大学生能力素质的提升，同时促进大学生的全面发展。

3．是高等教育育人本质的内在需要

第一，长期以来，教育作为一种特殊的社会实践活动，是实现人的发展的重要途径。高等教育是教育环节中的一个重要阶段，是个体实现“成人”的“黄金时期”。高等教育的对象是人，通过教化让人获得知识的提升，实现文化的继承和个体的发展。归根结底，高等教育的实质就是以育人为目标，让人获得成长并实现价值。

第二，“全员育人、全过程育人、全方位育人”德育机制的实践有助于发挥学校、家庭、社会在教书育人、管理育人、服务育人方面的作用，有助于学生的全面发展和综合素质的提升。高校“三全育人”工作是一项富有创新性和创造性的工作体系，在立德树人的教育细化中，将社会主义核心价值观进行有效融人，才可以将教育理论根植于高校教学课程中，促使其落地生根并枝繁叶茂。这也是全面建设创新型社会主义接班人的重要内容。“三全育人”体现了立德树人的内在要求，顺应了人才培养的发展趋势，契合了思政工作的发展规律，对努力构建德、智、体、美、劳全面培养的教育体系，形成了更高水平的人才培养体系。加强党对教育工作的全面领导，统筹协调家庭、学校、政府、社会各方面的育人责任，具有十分深远的意义。

第三，“三全育人”是新时代党和国家从培养社会主义建设者和接班人的战略高度出发对高等教育提出的重大命题。作为新时代高等教育发展的创新理念和实践模式，“三全育人”不仅反映了党和国家对教育本质和教育规律的深化认识，也是对“培养什么人、怎样培养人、为谁培养人”这一根本问题的生动解答，体现了高等教育立德树人的内在要求，顺应了人才培养的发展趋势，契合了高校思想政治工作的发展规律。

第二节　高等医学院校“三全育人”的理论基础与实现路径

一、“三全育人”的理论基础

（一）马克思“人的全面发展理论”

1．“人的全面发展理论”的基本内涵

人的全面发展理论是马克思主义理论体系的重要组成部分，是马克思主义为人的社会化提出的最高目标，也是马克思主义追求的根本价值目标。马克思将人的全面发展定义为：“人以一种全面的方式，也就是说，作为一个完整的人，占有自己的全面的本质。”那么，何谓“全面的本质”？马克思告诉我们，人的本质是丰富的、多层次的，是在人的需要、劳动、能力、社会关系

和个性的全面发展的历史过程中不断生成的，人本质上是在一定社会关系中通过活动实现其需要、发挥其能力和表现其个性的存在物。因而，人的全面发展，其具体含义就是人的需要、人的劳动、人的能力、人的社会关系以及人的个性等方面的全面发展。

总体来说，人的全面发展是指每个社会成员的体力和智力获得全面发展和自由运用，二者充分、统一的发展，还包括人的才能、志趣、道德、情感、意志、性格等多方面，根本是指人的劳动能力的全面发展。马克思在《共产党宣言》中说：共产主义“是这样一个联合体，在那里，每个人的自由发展是一切人的自由发展的条件”。在《资本论》中马克思再一次称共产主义是“以每个人的全面而自由的发展为基本原则的社会形式”。

人的全面发展是人的能力的全面发展。人的能力的全面发展是马克思关于人的全面发展思想中强调最多的一个价值目标。马克思指出：“任何人的职责、使命、任务，就是全面地发展自己的一切能力。”恩格斯也指出，人的全面发展就是要“使社会全体成员的才能得到全面的发展”。这里所说的人的能力既包括体力和智力，又包括自然力和社会力，还包括现实能力和潜在能力等。人的全面发展就是人将自身的各种潜能最大限度地发挥出来，它是人的本质的全面丰富和展开。

人的全面发展是人的社会关系的全面发展。马克思认为，人总是在一定的社会关系中生存和发展的。“社会关系实际上决定着一个人能够发展到什么程度”“一个人的发展取决于他直接或间接进行交往的其他一切人的发展”，也正是在社会交往中，人与人之间在心理、情感、信息诸方面得到交流、受到启发，从而丰富自己、发展完善自己。

人的全面发展是人的需要的全面发展。需要是人对物质和精神生活条件依赖关系的自觉反应。在马克思看来，人是有生命且具有需要的人，需要是人的本性，是人活动的动力和目的，需要的满足程度与人的本质的实现程度有直接关系。人的全面发展是以一定需要的满足为前提的，因此，人的全面发展包括人的所有需要的满足和发展。

人的全面发展是人的个性的全面发展。个性的发展是马克思关于人的全面发展的本质内容。人的个性主要表现为兴趣、爱好、性格、心理、气质、行为特点等。马克思认为，人的个性是与“个人的行动或活动”相联系的，是现实的个人在活动中表现出来的特异性。人的行动或活动具有自主性、能动性和创造性，而每个人活动的自主性、能动性和创造性就构成了人的个性的基本内容。马克思认为，个人的发展应该是全面、自由、和谐的。可是，在资本主义异化劳动状态下，少数人的发展是以牺牲大多数人的发展为代价的。只有在共产主义社会里，才能做到每个人的自由发展是一切人自由发展的条件。因此，在马克思看来，自由个性的充分发展，既是人全面发展的综合体现和最高目标，也是人全面发展的最根本内涵。

2．“人的全面发展理论”的教育意义

人的全面发展理论是马克思主义理论的重要组成部分，也是现代教育的根本目的和价值取向。人的全面发展理论对现代教育有着重要的指导意义。

树立以人为本的教育理念。以人为本的教育理念既是时代发展、社会进步的迫切需要，也是人的全面发展的必然要求。以人为本，就是在教育活动中要充分肯定人的价值，确立人的主体地位，坚持一切从人出发，尊重人、理解人、关心人，充分调动和激发教育对象的积极性和创造性。这种教育理念要求教育者在教育目的和手段上要体现对学生的人文关怀，实行人性化管理和服务；要求教育者放下架子，走进教育生活，走进学生的心灵；还要求教育者以开放的心态尊重、理解学生，与学生构建平等的交往关系。

现代教育理论认为，人是教育的中心，也是教育的目的；人是教育的出发点，也是教育的归宿；人是教育的基础，也是教育的根本。教育者应该成为学生的贴心人和引路人，而不是高高在上的“导师”和“权威”，要尊重学生的主体地位、独立人格和基本权利。

全面实施素质教育。如前所述，教育是促进人全面发展的基本途径与方法之一，而这种教育必然是素质教育。素质教育是依据人的发展和社会发展的实际需要，以全面提高人的基本素质为目的，以尊重人的主体性和主动精神，注重开发人的智慧和潜能，注重形成人的健全个性为根本特征的教育。素质教育的基本内涵包括三个方面：第一，素质教育是面向全体学生的教育。它要求抛弃应试教育只重视少数人成才的人才观，面向全体学生，对每一个学生负责，使每个受教育者都成为对社会有用的人。第二，素质教育是促进学生全面发展的教育。不仅注重人的科学文化素质和身心素质的培养，也不忽视人的道德品质和审美情操的养成。它要求学生的思想道德素质、科学文化素质、身体心理素质、审美素质等都得到全面和谐的发展。第三，素质教育是促进学生个性发展的教育。它要求正确对待每个学生的个性差异，全面分析每个学生，给每个学生创造良好、宽松、适合其个性发展的外在氛围，善于发现和开发学生的潜质，使每个学生的个性得到充分自由的发展。教育与生产劳动相结合，是马克思主义教育学说的基本原理之一，是对教育与社会实践关系的本质揭示。纵观人类教育发展史，没有劳动的教育和没有教育的劳动都是造成人的身心片面发展的主要原因。马克思说“生产劳动同智育和体育相结合，它不仅是提高社会生产的一种方法，而且是造就全面发展的人的唯一方法”“生产劳动给每一个人提供了全面发展和表现自己全部体力和脑力能力的机会”。从马克思的论述中可以看出，“教育与生产劳动相结合”的思想要求脑力劳动者和体力劳动者在学习过程中都要通过“教育”和“劳动生产”来健全个人的综合素质。生产劳动，准确地说就是社会实践，包括人类现实活动的方方面面，既有具体的生产操作，又有科学认识、人际交往等。社会实践是人类本性的现实表现，也是人类本性实现的现实过程。受教育者只有亲历社会实践，才能最终把潜在的心理品质转化为现实的人格特征，实现教育目的。与生产实践相结合是现代教育的内在要求，也是现代社会发展对人才提出的具体要求。这种要求提示，现代教育无论在课程体系的设置、教育内容的选择，还是教学方法的改革上都要体现这一教育思想。

创建终身教育体系。现代社会知识的不断创新和科学技术的飞速发展，向我们原有的知识结构和技术技能提出了新的挑战。能应对这一挑战的方法只有一个，即不断地学习。因此，创建终身教育体系是社会发展的必然选择。终身教育体系学习将贯穿于社会各个方面和人的一生中，成为每个公民和社会发展的必需；它不仅着眼于解决人们当前的生存与发展问题，而且通过终身学习满足人持续发展的需要。

综上所述，可以将人的全面发展理论作为高校全过程、全方位培养人才的理念指导，对大学生实施“以招生宣传为起点，且教育过程一直延续至学生毕业、就业”的全程性培养，并在此过程中，始终坚持以人为本，尊重学生个性，因材施教；利用课内外一切教育条件，大力开展素质教育，促进学生全面发展。

（二）“隐性课程”理论

1．“隐性课程”理论概述

“隐性课程”（hidden curriculum）指学生在学校情境中无意识地获得经验、价值观等意识形态内容和文化影响，是学校情境中以间接的、内隐的方式呈现的课程，是学校政策及课程计划中未明确规定的、非正式和无意识的学校学习经验，是相对于“显性课程”而言的。学界对隐性课程的研究主要涉及学校的物质环境、制度环境以及人际心理环境（如校舍建筑、教室环境布置、各种庆典仪式、校纪校规、课堂规则、校风班风、校园文化、师生关系、性别角色差异等）对学生心理发展的潜在影响。

隐性课程是20世纪60年代课程研究领域出现的概念，1968年美国教育社会学家杰克逊在其专著《班级生活》中首次提出隐性课程的概念。隐性课程是当今西方课程领域中崛起的一个重要研究课题，也是当代课程研究的一个重要方面。在我国，把隐性课程正式纳入课程之列加以考虑则是从20世纪80年代开始的。隐性课程的提出，改变了传统课程的观念，从空间结构看，课程的范畴不再只是表述单一的知识选择和组织的问题，而需要考虑相关的背景因素以及动态的因素，从而使课程设计走向结构化、立体化和动态化；从时间结构看，学生的学习已不单单局限于有限的几门学科的课堂学习，而是扩展到学校的整个生活中。

（1）“隐性课程”的特点

隐性课程不会在课程计划或学校政策中显现，但却是学校教育实践和教育结果中必不可少且有效的组成部分，包括学校正式课程中隐含的教育因素、学校的物质环境和精神环境、学校的管理体制和制度、教师的人格及学校的领导风格等，这些因素看似无形，但却对学生有着重要的影响。

隐性课程是无计划的、无组织的学习活动，学生参与这类课程通常是无意识地接受隐含于其中的经验。这类课程主要是通过学校的自然环境和社会环境得以实施进行的，学生通过这类课程的学习获得的多为非学术性的知识、态度和价值观等。因此，隐性课程具有内隐性、导引性、潜在性、无意识性、价值影响性等特点。

（2）“隐性课程”的研究范围

人际交往有着巨大的教育潜力，建立学校师生之间、同学之间和谐的人际关系是隐性课程的重要内容。人总是通过周围的人去学习和认识自己，学生从别人对他的态度中发展了自我观念，将别人对自己的评价和自己对自己的评价加以平衡，并对别人的评价做出选择、有所批判，学生也正是在这个基础上形成自己的小圈子、游戏的团体和伙伴关系，学生所处的这种非正式群体中特有的价值观和行为方式对学生的影响是不可小视的，它对学生的学习成绩、抱负、个性的形成有极大的影响。同样，和谐的师生关系对学生的发展也有重要影响。只有师生关系和谐，学生才会亲其师、信其道，才会朝着教师期望的方向发展，才会产生教学相长的互补效应。

学校和班级中长期形成的制度与非制度文化的作用是巨大的，它使生活在其中的人潜移默化地受到影响，使新到这个环境的师生会自觉不自觉地接受这种熏陶，克制和改变原来不适应新环境的行为作风。学校的制度文化主要包括学校规章制度、学校机构体制、教师的职业道德规范、师生的行为准则等；非制度文化包学校领导的工作方式和工作作风，教职员工特别是教师的思想意识、价值观念、理想信念、思维方式、行为方式、教学风格、教学方式，学生在学校生活中各种人际交往所形成的思维方式、价值观和行为方式，以及良好的师生关系、校风、班风等。一所学校、一个班级如果具有有条不紊的教学秩序、活泼紧张的生活作风、强烈求知的读书风气，它就会使生活在其中的人身心愉快、精神焕发，使他们自然产生一种集体的荣誉感、自豪感、归属感，并成为他们前进不息的一种动力。同时这种精神面貌一旦形成，也会使生活在其中的人自觉要求维护它。而破坏和污染这种精神环境的人和事便自然地受到大家的抵制和谴责。这些都说明学校、班级中长期形成的制度文化与非制度文化构成了隐性课程中一种不可缺少的因素。

学校物质环境是构成学校整体文化的一个重要因素。学校物质文化对学生的心理产生着一定的影响，如学校宿舍是否实用、安适并便于人际关系、学校卫生设施是否足够学生使用等，都会影响学生对学校的看法并产生一种心理上的反应，同时也会随之影响学生的价值观念和态度。因此，应强调学校物质环境的教育作用，以收到潜移默化的效果。

2．“隐性课程”对教育改革的启示

（1）重视课程结构的优化

隐性课程的特色是重视改善校园的物质文化环境和社会心理环境，以完善学生的经验结构，而学校是一个独特有序的生活世界，学生不仅从书本上获取知识，还要从学校的物质文化环境和社会心理气氛中获取有关审美的和理性的知识，以丰富自己的经验结构，促进人性的完善和个性的发展。因此，把隐性课程纳入学校课程体系之中，优化课程结构，正是隐性课程研究给予我们的重要启示。我们应力争建立学科课程、活动课程和隐性课程相协调的大课程体系，实现课程结构的优化，发挥课程系统的高效优质功能。

（2）重视态度、价值观等非学术性发展性目标教育

隐性课程“论道而不说教”，它与非学术性要求紧密相连，强调态度、价值观等方面的形成。要明确态度、价值观等非学术性发展性目标，将这些发展性目标落到实处，通过隐性课程激发起学生积极的情感活动，建立起和谐融洽的校园人际关系，促进学生人格的完善和发展。

（3）重视教职工特别是教师素质的提高

隐性课程的研究特别指出了教师在学生学习过程中的重要作用，尤其是对那些非预期的生活经验的学习，更需要教师具备较高的素质加以引导。教职员工特别是教师的人格、行为和工作作风也时时刻刻影响着学生，所以，教职员工特别是教师的人格修养、工作方式和日常生活中的行为，都必须为学生做出榜样，真正做到教书育人、管理育人、服务育人，潜移默化地教育学生。学校应该加强教师的进修，提高教师的专业素质；同时加强教职工的培训与管理，提高其服务育人的意识。

（4）重视对学生道德情感的熏陶

任何人的情感总是在一定的情境中产生的，隐性德育课程恰好提供了现实的情境让学生体验感悟，从而使学生发展起良好的道德情感。学校可以通过创设和利用有教育意义的情境、氛围，使学生受到熏陶感染，例如校园的物质环境、精神氛围，班级中的规范和风气，都能净化心灵、陶冶情操，促进良好品行习惯的养成。物质环境给人以整齐美观、清新舒适、乐在其中的感觉，能使人产生积极健康的心态；制度的规范能使人在学习、交往之中形成习惯，激发合作、互助；良好的精神氛围能够融洽师生关系、同学关系，让人积极进取、乐观向上。师生交往、同学交往之中的情感交流，会形成学校特有的人际情感环境；教师对学生的关怀、期待、爱心容易感染学生，引起情感共鸣，从而使学生产生积极的情感体验；同学间的友谊、互助也可以使学生直观地感受到生活中的真、善、美，可以领悟到人与人间真诚、友爱和理解的可贵。学校情境不仅使学生产生清新舒适之感，还会使学生产生对集体、对学校的归属感、认同感，从而使其激发热爱生命、热爱生活之情；学校的集体生活也是陶冶学生情感、培养学生情操的重要途径，有利于学生在积极向上的集体生活中激发出健康的情绪体验。

（5）重视对学生道德行为的规范

隐性德育课程具有一种内驱力，制约着学生的思想、言行。集体的风气和舆论，会对个体产生群体压力，而各种制度、规章、礼仪更是直接规范、约束个体言行的准绳。由于学校中的物质环境、制度设置、师生交往等都渗透着学校的道德要求与教育意识，是一个有情感色彩的具体生动的德育，因此可以通过暗示、舆论、角色榜样等方式对学生的心理施加影响，规范学生道德行为。

二、医学院校“三全育人”过程中面临的问题与挑战

（一）“三全育人”网络体系不健全

随着时代的高速发展，对大学生思想政治教育工作越来越重视。自习近平总书记在全国高校思政工作会议上再次提出“三全育人”以来，全国各高校纷纷行动，探索“三全育人”模式。习近平总书记指出，“思想政治工作从根本上说是做人的工作，必须围绕学生、关照学生、服务学生”，但少数人还是认为学生思想政治教育工作是思政课教师和思想政治辅导员的工作，与自身本职工作无关。没能使得不同的育人主体形成有效联动，产生协同效应，没有发挥出教育合力。也

没能在医学生培养过程中，把握教书育人规律、学生成长规律、思政教育规律，存在着思想政治教育工作单打独斗的现象，没有真正建立和实现“大思政”的格局。

（二）“三全育人”教育理念不清晰

学生的教育培养不仅依靠学校，还要求社会、家庭扮演重要的角色。就学校而言，全员则是指高校校园内所有的教职员工，包括授课教师、科研人员、机关行政人员、思政辅导员队伍、后勤工作人员、物业服务人员等校内一切直接或间接与学生相关的人。就目前而言，由于三全育人体系构建的不完善，导致部分人员理念落后、行动滞后、观念更新不及时。缺乏“全员”育人的理念，没把工作中融入育人环节中，使育人和工作相分离，导致在工作中缺少温度，没能让学生在学习之余感受到潜移默化、润物无声的教育氛围。

注重专业教育，落实人文教育。医学院校专业性强，根据教育部高等教育司《普通高等学校本科专业目录和专业介绍》统计，医学生在本科教育阶段要进行近 80 门的医学基础、医学专业课程的学习，此外还需进行 12 ~ 18 个月的临床见习、实习等临床技能培训。专业学习任务繁重，故而医学院校在培养高素质医疗人才过程中往往只注重专业教育，并未将医德教育系统地贯穿在整个教育教学全过程中，甚至部分院校仅仅依赖学校思想政治教育课程代替医德教育。医学院校要更加全面、系统地加强医学生人文教育的深度和广度，培养出既有专业本领过硬的“精医”，更具备高尚品德修养的“德医”。

（三）“三全育人”的方式方法不新颖

医学院校目前的医德教育实施方法仍依赖传统的课堂教学方式，教师站在讲台上讲，学生坐在椅子上听；教师按照教学大纲规矩授课，学生按照学习要求被动地接受。这样的传统教育方式不仅没有让教师获得教学成就感，也没有让学生获得知识的获得感。医学院校仅将医德教育局限在通识教育课程中的思想道德修养课程、医学伦理学的部分章节课程教学中，未能有效地将医德教育课程融入医学基础课、专业课和临床见习（实习）技能培训中，致使医德教育内容没有真正反映出现代社会的时代特点，不能够真正塑造医学生对医疗卫生行业的道德认知，缺乏社会现实性。此外，医学院校医德教育考核评价体系相对不健全，仅把通识教育课程中思想道德修养课程、医学伦理学的考试成绩作为考核评价的标准，没有把正确的道德认知、自觉的道德养成、积极的道德实践紧密结合起来，也没有在医学生进入临床实习阶段将实践教学内容纳入考核评价体系，这往往致使医学生仅仅注重理论课程的考试成绩，而忽视了平时的道德行为规范，这也使医德教育考核评价体系在医德教育中并未真正起到激励和浸润的作用。

在加强医学生思想政治教育过程中，绝大多数高校通过增加思政课课时数、开展主题教育活动、提升校园文化等方法来提高教育水平。但面对新时代对高等医学教育提出的新要求、学生成长的新需要，这些方式与方法显然满足不了教育强国与医学教育的实际需求。课程思政、服务育人、科研育人、网络育人等方法在思想政治教育过程中，掌握得还不够熟练与细致，在思想政治教育软硬件配套上，还存在短板与不足。特别是在抗击新冠疫情期间，通过线上进行教学，大多数教师只能够简单地完成教学任务，育人方面的办法与内容就少之又少，效果则更不明显。

三、医学院校“三全育人”的实现路径

面对新时代提出的新问题，必须下大力气加以整改与落实，才能最终实现高等医学院校的终极办学目标与人才培养目标。破解“三全育人”的现实困境，推动“三全育人”走实走深，需要在全面总结“三全育人”工作所取得的成效、经验的基础上，明晰路径，推动“三全育人”体系

机制建设，形成全员合力、全过程贯通、全方位参与的生动局面，发挥最佳的育人效能。

（一）统筹协调，做好“三全育人”顶层设计

把习近平新时代中国特色社会主义和医学院校“热爱祖国、忠于人民、恪守医德、尊师守纪”的鲜明特色、独特的文化情怀植入教育教学各环节和人才培养各方面，切实提高思想政治工作的亲和力和针对性，构建具有医学院校特色的一体化思想政治工作体系，凸显医学院校“大学至善，大医精诚”的理念，理顺疏通所有育人环节，完善纵向的顶层设计方案；将各个具体实施阶段真正缝合，形成具体可行的育人通道及模式；挖掘和梳理全校资源，做好全方位的协同整合，汇聚广大教师的力量，推动各领域、各环节、各方面的育人资源和育人力量的协同、贯通与融合，培养出合格的社会主义事业的建设者和接班人。

做好顶层设计是为了消除在认识问题上的差异性，党委统筹协调各类资源，通过借鉴其他院校的优秀经验，统一对“三全育人”的认识。高校做好“三全育人”顶层设计工作，一是要编制合理的目标规划，二是要统筹协调校内教育资源。2019 年，学院出台《中共齐齐哈尔医学院委员会“三全育人”实施方案》，从整体上对三全育人工作进行了规划和设计；2021 年，增设三全育人教学研究专项项目，引导全院教师围绕全员育人有规范、全过程育人连网络、全方位育人成体系、课程育人、文化育人、网络育人、实践育人、心理育人、科研育人、管理育人、服务育人、资助育人、组织育人等开展研究，树立思想政治工作生命线意识，统筹推进理论研究与经验总结，形成具有推广价值的研究成果。

首先，坚持党委统筹，编制符合学校自身的“三全育人”目标规划。制定目标规划是高校党委做好顶层设计的第一步。目标分为近期目标和长远目标，高校要根据学校实际情况，就全员育人、全过程育人、全方位育人制定近远期目标，有了目标才能朝着目标前进。在近期目标规划上，高校可以先试着把易于参与高校立德树人的人员，例如辅导员队伍、高校党政管理人员等囊括到全员育人范畴，全方位地鼓励学生开展各类活动，增强高校第二课堂立德树人的作用；在远期目标上，把后勤服务人员通过一定的培训和学习，让其参与到育人工作中，开发立德树人网络第三课堂，通过细化高中毕业至大学毕业各阶段，把立德树人工作贯穿到各个阶段。高校在编制目标规划时，要遵循“三全育人”工作循序渐进的原则，要体现合理性和可行性。其次，坚持党委协调校内一切教育资源。开展以立德树人为基础的“三全育人”工作是高校的一项重要任务，涉及高校全体成员、全部职能部门和全部教学平台，这就需要坚持党委统筹协调教育资源。习近平总书记指出，“办好我国高等教育，必须坚持党的领导，牢牢掌握党对高校工作的领导权，使高校成为坚持党的领导的坚强阵地”。我国是独立自主的社会主义国家，发展的是中国特色社会主义的教育事业，实行的是党委领导下的校长负责制，高校的一切事务都在党的领导下，行政单位逐一贯彻落实。立德树人工作，立足当代，功在千秋，必须认识其深刻内涵和外延，党委统一牵头学习贯彻习近平总书记关于教育和人才培养的重要论述，制定符合学校发展和社会需求的人才培养体系，深化对立德树人教育方针的认识，把“立德”放在首位，保证“树人”的正当性和价值性。坚持党委统一协调校内一切教育资源就是要坚持党委对人力资源、财务资源和其他一切资源的统一调度。这样做的目的是在构建“三全育人”过程中，某个环节出了错，学校党委首先要明白、要清楚认识。根据不同的需求合理分配资源，保证“三全育人”工作落实到位。

（二）全员参与，形成高校立德树人育人主体合力

高校立德树人的主体包括教师和学生、家长和社会力量。“三全育人”中全员育人就要是建立高校思政课教师、学工队伍、行政管理队伍和家庭成员齐抓共管的育人合力，通过积极推进学生主动学习和自我教育，全力开展立德树人工作。首先要坚决维护学校党委的统一领导，深化认识，

要加强思政课教师队伍建设、辅导员队伍建设，提高高校职工育人意识，还要调动家庭成员参与到立德树人工作中，把不同领域、不同层次的育人合力聚集到一起，共同致力于高校学生立德树人工作。

在明晰育人职责的前提下，必须打破传统的育人思维观念，要真正形成职能部门、教学部门、学生管理、后勤服务、实习见习医院之间联动与协调的格局，将育人这一永恒主题真正入脑、入心，成为各部门落实工作职责的主轴和主线。要积极发挥思想政治辅导员、思政课教师在医学生教育培养过程中的主力军作用。坚持发挥思政理论课的主渠道、主阵地作用，为医学生思想政治教育打下坚实的基础；要教育引导广大教师以德立身、以德立学、以德施教，激发教职工从事自己教育事业的热情和潜能。在授课过程中，积极发挥课程思政的引领作用，特别要将医者仁心的医学理念融入专业课教学之中，尤其是在抗击新型冠状病毒感染肺炎期间，广大医护人员用实际行动诠释了医者大爱无疆的高尚情怀，可以将此作为课程思政的永恒话题；还要发挥职能部门、后勤等服务育人的功能，切实履行育人职责，以强有力的措施，正确引导，协调推进，切实凝聚部门员工的育人共识，发挥部门的实际育人功能，满足新时代医学生的实际需求，以达到理想的育人实效；要抓住实习医院实践育人这关键的一环，提升带教教师的育人能力和水平，见习实习期间是学生身体力行、耳濡目染的重要过程，这一期间带教教师与医生对医学生良好医德医风的形成发挥着潜移默化的作用。完成实习医院育人工作也是形成育人工作环路的关键环节，是学生角色转变的有力助推器。

强化育人意识和育人责任，多主体参与形成育人合力。由校领导、学生工作部、团委、各教学单位党委、一线辅导员、马克思主义学院教师共同组成授课队伍，为学生讲授基础理论课程，切实增强理论课程指导的针对性和有效性。集结金牌讲座，由附属医院援鄂医疗队、创业创新人才、学生青年讲师团等带来别开生面、主题多样的实践讲座类课程，丰富学生的技能储备，引导学生带着问题去认知社会，强化责任感与使命感。教育主体实现从单一队伍向教育力量集合转变，形成学校、社会、学生的育人共同体。

传承优良家风，发挥家庭教育的作用。习近平总书记在第一届全国文明家庭代表会上强调：“广大家庭都要重言传、重身教、教知识、育品德、身体力行、耳濡目染，帮助孩子扣好人生的第一粒扣子，迈好人生的第一个台阶”。习近平总书记的重要讲话也指明了优良家风对高校学生的重要作用。优良的家风对下一代的思想政治、道德品质、人格特征、心理素质等方面有着重要的意义，对学校立德树人工作也会起到强有力的助推作用。传承优良家风，发挥好家庭教育的重要作用就是给学生的未来打底色，就是引导广大学生家长树立民主的教育理念、倡导构建和谐的家庭氛围、引导家长优化自身人格形象，主动配合高校立德树人工作，全力助推子女成长成才。要引导树立民主的教育观念。平等民主的家庭教育观是优良家风的表现之一，父母首先要尊重孩子，孩子才能在心理上接受父母的说教，接受父母对孩子潜移默化的熏陶，这对孩子形成正确的人生观、价值观和世界观有着独特而不可替代的重要作用。传统的权威型家庭教育观重视孩子的智育发展，忽视了发展德育教育，很多家长不明白德育在孩子成长道路上的重要作用，高校在开展立德树人工作时要积极引导家庭改变以往“重智轻德”的传统理念，积极调动家庭的教育力量，发挥家庭的立德树人作用。

（三）全方位展开，助推高校立德树人多方联动

随着时代的发展，新时代高校立德树人工作的内涵也变得更加丰富，成为一个更加完整的体系，但无论选择什么样的教育方式、手段，其目的都是促进高校学生自由而全面的发展，即对学生进行全方位的思想政治教育。高校现阶段要完成对学生的全方位立德树人工作，就是要坚持三个课堂，以第一课堂为主线，开辟第二课堂，拓展第三课堂，三个课堂相互联系、相互补充，覆

盖课堂、实践和网络三个维度，推动三个课堂联动，把立德树人这个主题贯穿于三个课堂中，以其不同的性质、不同的方式、不同的特点全面促进高校立德树人工作和党的教育方针同向共行、和学校内涵式发展同频共振，以及加强和学生成长需要无缝对接，从而形成全面和谐的立德树人环境，增强大学生的参与感，让思想政治教育渗透到学生的方方面面，有效地提高立德树人的实效性。

1．加强第一课堂，筑牢立德树人主阵地

推行“思政课程”和“课程思政”是构筑立德树人第一课堂的重要举措。2019 年 3 月 18 日，习近平总书记在全国学校思想政治理论课教师座谈会上明确提出了“课程思政”。推行“课程思政”和“思政课程”不仅是高校立德树人方法的丰富，也是载体的丰富。二者的有机结合是保证构筑立德树人大格局的重要手段。基于立德树人的高校全方位育人，第一重要任务就是坚守第一课堂主阵地。坚持三个课堂高效联动，关键在第一课堂，第一课堂是灌输理论知识和强化思想认识的重要环节，是有效开展第二课堂和保障第三课堂立德树人工作的重要基础性工作，发挥好第一课堂的重要作用就是要巩固思想政治课程的育人功能和专业课知识中的思政元素，即推动思政课程和课程思政，全面构筑立德树人大格局。

2．开辟第二课堂，建立立德树人大平台

习近平总书记在全国高校思想政治工作会议上强调，“高校要注重以文化人、以文育人，广泛开展校园文化创建，开展形式多样、内容积极、格调高雅的校园文化活动，广泛开展各类社会实践”。这体现了党中央对高校第二课堂建设的高度重视，也体现了高校第二课堂的重要地位。高校第二课堂是以第一课堂的内容为主线，在第一课堂之外，由教师指导开展的和学生学习相关的一切活动的总和，是大学课堂的重要组成部分。高校立德树人要努力开辟第二课堂，就是要建设和党的教育方针同频共振的校园文化，鼓励学生开展各类活动，从而全面构建高校立德树人大平台。

第二课堂是高校立德树人的重要手段，必须坚持把立德树人贯穿其中，在校园文化建设、学生活动开展方面和党的教育方针保持一致，让立德树人元素深入融入第二课堂，全面构筑第二课堂立德树人大平台。

3．拓展第三课堂，开拓立德树人新空间

面对“00 后”学生群体，传统的育人方式与方法已渐渐“落伍”。教育的发展必须适应学生的需求。同样的道理，思想政治教育工作也必须与时俱进。特别是医学生育人过程，理论教学与实践教学紧密结合，更应该抓住主要矛盾，来破解存在的育人难题。要抓住互联网 + 育人新模式，在学生管理过程中，要积极通过微信公众平台、钉钉平台、QQ 群、微博等媒介方式，对学生进行思想政治教育，关注学生学业、心理、就业等需求，通过网络平台帮助学生解决实际困难，积极利用网络平台传播主旋律、传递正能量。在开展教学与实践过程中，要将课内的知识教育、技能传授与课外实践的知识内化、技能强化、社会认知、价值引领等功能深度融合，有效利用校内各类实践教学平台，广泛整合校内外实习实训基地、实习教学医院等实践教学基地。通过开展大学生社会实践、专业实习、创新实训等育人活动，实现第一课堂与第二课堂、校内实训与校外实习等方面的有序联动。

互联网的快速发展，为高校立德树人工作营造了新的环境，提供了新媒体载体。新媒体和传统大众媒体相比较，其优势是转变了传统大众媒体一对多的传播方式，具有教育的实时性、交互性、高度集成性等特点。相对于传统媒体而言，新媒体具有快捷性强、交互性好、信息量丰富、传播范围广等优势，突现了大众传播的特点，彰显了信息时代的特征。互联网的发展是一把“双刃剑”，在给人们带来便捷的同时，也给新时代教育带来了新的挑战。各种思潮通过互联网给高校思想政治教育带来了新的难题，对主流意识形态造成了冲击，如何应用互联网开展高校立德树人工作，坚守好网络第三课堂阵地是亟待解决的问题。以立德树人为基础的高校全方位育人工作要求坚守好网络第三课堂阵地，充分利用网络平台丰富立德树人方法，用网络手段开展思想政治教育，用学生喜闻乐见的方式把立德树人工作贯穿其中，努力把互联网发展成为新时代立德树人的重要阵地。

互联网进高校，对传统的教育方式产生了深刻的影响，高校要抓住这个机遇，在高校工作方式中，特别是在课堂教学和立德树人主要工作中融入新媒体元素，创新高校立德树人方式，融入学生喜闻乐见和愿意主动接受的网络话题。现阶段我国高校大学生进入“00后”阶段，学生普遍成为“低头族”，学生也常利用手机等媒介消食“快餐文化”，进行“碎片式阅读”，此类现象比比皆是。高校要利用学生的这些特点，借助于新媒体网络，用图文并茂的形式向学生推送各种最能让他们接受的思政教育内容，用主流思想影响大学生。

加强学生的网络道德意识。以互联网和大数据为主要代表的信息时代，信息碎片化、视觉化、平面化、去思想化等各种错误思潮涌集。高校是培养社会主义事业建设者和接班人的重要阵地，要始终坚持马克思主义和中国特色社会主义的指导地位，不容其他任何思潮的挑衅，加强学生的网络道德意识就是使他们在纷繁复杂的网络生活中把握住社会历史前进的方向，认清历史发展大趋势，自觉用马克思主义和中国特色社会主义武装自己的头脑，自觉抵制各种不良信息的影响，树立远大理想信念，始终把实现中华民族伟大复兴放在重要位置，用自己的行动回报伟大的祖国。

（四）以教学改革为契机，深化教育平台建设

近些年，伴随着高等教育改革的深入前行，医学院校也在不断尝试医德教育教学改革。在社会主义核心价值体系引领下，医德教育的目标和内容都应进行相应的调整和改变。

首先，要积极完善和充实医德教育教学体系。一是要充分用好课堂教学这个主渠道，突出“课堂思政”建设力，坚持在改进中加强，提升医德教育的亲和力、吸引力和感染力，满足不同学生成长发展的需求和期待；同时其他专业课程都要守好一段渠、种好责任田，使各类课程与医德教育课程同向同行，形成协同效应，做到“入心田”。二是要加快构建具有医学院校特色的医德教育教材体系，突出人才培养方案引导力，将道德教育、伦理教育、意识形态教育、历史教育、哲学教育、法律教育、学术道德教育等元素纳入教材内容中，推出更多高水平教材，创新学术话语体系。其次，强化医德教育师资队伍的建设。“打铁还需自身硬”，作为教育主体的教师自身素养不足就难以通过自己的言传身教来引导学生。一是强化“内部培育”。选派思想政治素质高、业务能力强、教学效果好的优秀专职教师担任医德教育教学工作，如兼职思想政治教育辅导员、班主任、学生党支部书记等；选送医学专业教师到人文与管理学院、文学院等进修培训，扩大医学专业教师的思政课程知识面，增强其在医学专业课程教学中更多地融入医德教育元素；组织思想政治课程教师或人文课程教师选修医学专业课程，将思想政治教育课程、教学过程与医学专业知识内容相结合。二是适当“外部引智”。聘请校外有关专家、学者、名师等开展专题讲座、沙龙论坛等，激发学生的学习兴趣，增强教学的吸引力，提高医德教育的课堂教学质量。最后，革新教学方式方法。推进大班上课、小班研讨的教学模式，以翻转课堂、慕课教学、角色扮演、主题辩论、案例探论等学生喜闻乐见的教学形式为主，加强渗透式、多样化的教学方法，将医德教育潜移默化地植入教学活动中。

（五）以先进典型和校园文化为引导，强化人文素养的培育

近几年，医德教育的理论体系不断得到充实和完善，医学生也越来越重视医德修养，临床一线也涌现出一批可歌可泣的优秀医生的先进事迹，如中国妇产科学的开拓者林巧稚、“最美医生”中国麻醉学科的先行者罗爱伦等，还有“最美乡村医生”“感动中国年度人物”等一批批优秀的医生。医学院校要选择树立身边现实生活中看得见、摸得着、群众认可、社会好评的典型，营造

浓厚的榜样示范氛围，达到医德教育“润物细无声”。一是唱好正能量“主题曲”。通过开展著名国医大师、抢险救灾英雄等主题讲座、先进事迹报告会，尤其是“国际护士节”“中国防灾减灾日”“中国医师节”等特殊节日，组织医学生观看救灾抢险的相关影片，在医院急救现场等身临其境地体验医德情感，增加医学生对职业的认同感和自豪感，树立强烈的责任感，加深医学生对职业的使命感。二是深入挖掘“领头雁”。以国之名医和中国消除贫困感动奖获得者姚尚龙教授、让世界听到中国麻醉最强音的黄宇光教授等为榜样，充分发挥身边先进典型的标杆引领作用，切实用身边人、身边事进一步加深医学生对职业的使命感。

校园文化是学校精神、学校环境和学校形象的集中体现，健康积极向上的校园文化对学生德育的形成有着极其重要的影响。医学院校在校园文化建设过程中要充分融合医德教育，丰富社会实践育人平台，在实现“接地气”的同时也要“创品牌”。一是强化新生入学医德教育，把牢“入口关”，充分发挥宣传育人多渠道，利用校园橱窗、广播、网络等渠道，引导新生参观校园、校史馆、人体标本陈列馆、遗体捐献站、医学长廊等，大力营造医学院校的校园文化氛围。二是发挥誓言育人效应。举行医学生誓言宣誓、团日活动进行共青团员宣誓、党员大会进行新党员入党宣誓等仪式，增强学生的使命感和荣誉感。三是突出“第二课堂”作用力。坚持环境育人，开展“我身边的榜样”、传统文化大讲堂、中华经典诵读、文化节、科技节、体育节等，为学生提供文化盛宴，积极打造文化育人的牵引作用。四是突出社会服务融合力。坚持开展“学雷锋”“青年红色筑梦之旅”“三下乡”医疗服务、社会志愿服务等活动，助推学生深度融合社会服务，激励学生树立医德义务和医德责任感。

（六）学习借鉴国外有益经验

1．立德树人工作必须以民族文化传统为底色

法国首创公民教育并取得了举世瞩目的成就，法国公民教育对我国思想政治教育启示最重要的一个方面就是高校立德树人工作要认同和坚守文化传统。与西方其他国家相比，法国在历史上以其独特的思辨使法兰西大地成为西方“民主”的发源地，法兰西对“人权”的重视等文化传统就注定对其公民教育会产生影响。法兰西第三共和国建立之后，法国政府颁布了《费里法》，要求在公立学校开设公民道德教育课程，其包括：法兰西民族和国家的历史，了解法国民主政治制度，明晰公民的义务和权利，特别教育其学生认同法兰西对世界所做的贡献等。其传统的人权教育是至高无上的，在 18 世纪启蒙运动中，孟德斯鸠、伏尔泰、卢梭等启蒙思想家为反抗封建阶级提供了强有力的思想武器，随着法国资产阶级革命的爆发，《人权宣言》应运而生，因此法国无论在什么时候都有着义无反顾的革命精神。法国公民教育通过文化传统培育民族下一代，他们认同和坚守在历史中沉淀下来的民族自豪感，“高卢雄鸡”是每一代人的追求。反观我国，五千年文明塑造了华夏儿女的民族性格，传统文化也成了中华民族的精神命脉，是涵养民族价值观的重要源泉。习近平总书记强调：一个国家、一个民族的强盛，总是以文化兴盛为支撑的，中华民族伟大复兴需要以中华文化发展繁荣为条件。我国是世界文明古国，有着五千年的文化底蕴，有从古代流传至今的优秀传统文化，有从革命年代发展来的革命文化，也有以创新为核心的时代文化，我国是从来不缺文化的国家，新时代做好高校立德树人工作，就是要始终围绕着民族文化传统，构建起学生认同、教师接受的立德树人课程，让立德树人工作得到更多的认同，增强教育的亲和力。

2．隐性思想政治教育是开展立德树人的重要维度

欧美国家在思想政治教育方面做得出色的就是隐性思想政治教育，让公民在隐性思想政治教育中建立起和国家意识形态相符的人生观和价值观。在美国，政府建立起美国主义的宏观的德育环境，让置身其中的公民感受到无形的思想政治教育。美国现代教育学家杜威曾提出：德育是最高的教育，教育就是每个人在社会中人与人接触，人与人影响、环境与人影响的过程。美国白宫、帝国大厦、拉什莫尔山国家纪念公园、胡佛大坝、航天航空博物馆等多处参观点，都是美国政府把国家意志观念融入环境中的典型案例。在美国加州，每一条街道都是以重要历史人物名字命名的，公共环境成了美国进行思想政治教育的大环境，这些能够唤起民族精神和历史自豪感的环境都是美国思想政治教育的鲜活教材。在西方，利用教会进行隐性思想政治教育也是值得借鉴的宝贵经验。捷克教育学家夸美纽斯在其《大教学论》中指出：教会与国家的改革在于青年得到合适的教导。西方做意识形态最成功的就是利用宗教和教会进行意识形态传播。在德国，利用宗教进行意识形态教育，称其为教会教育，德国学校最早是从教会演变而来的，早期受到教会的控制，后来的德国也保留了这个传统，德国教会教育在无声中把德国政治教育传播给人民，让民众树立爱国主义和普遍的公民意识，做到了政治教育“润物细无声”的作用。英国公民教育也是很注重隐性教育，对大学生的心理健康教育和宗教教育是十分隐晦和私密的，在极为重视道德教育的今天，英国把宗教教育列为一项必修课程，如今英国的宗教教育更加尊重学生的主体性，让学生在牧师的指导下，构建起正确的价值观念。还有澳大利亚的公民学和公民资格教育都是贯穿全程，在无形中影响学生。

在中国特色社会主义进入新时代的今天，基于立德树人的高校“三全育人”工作也可以借鉴西方的一些经验，通过隐性教育和显性教育双管齐下，才能建立全方位的立德树人格局。

（李　双）

第二章

医学院校全员育人行为规范的研究与实践——以齐齐哈尔医学院为例

第一节　全员育人行为规范的内涵与理念

一、全员育人行为规范的内涵

坚持以立德树人为中心环节，推进全员育人，既是贯彻落实全国高校思想政治工作会议精神的必然要求，也是高校内涵式发展的题中应有之义。

全员育人有广义和狭义之分。广义上的全员育人是指由学校、家庭和社会以及学生组成的“四位一体”的育人机制。狭义上的全员育人是指学校全体教职工为了实现育人目标，在从事本职工作的过程中，以一定的形式，对学生进行有直接或间接影响的教育过程。行为规范是社会群体或个人在参与社会活动中所遵循的规则、准则的总称，是社会认可和人们普遍接受的具有一般约束力的行为标准。

本文论述的全员育人行为规范，是指学校全体教职工为了实现育人目标，在教育活动过程中所遵循的具有一般约束力的行为标准，也就是上文所述狭义全员育人的行为规范。全员育人行为规范对全体教职员工（教师及教辅人员、管理人员、工勤人员）具有引导、规范和约束的作用。

二、全员育人行为规范的理念

较长时期以来，高校存在教师在教学过程中“只教书不育人”的问题和现象，学校其他岗位的管理人员和工勤人员缺乏育人意识，行为上无育人自觉，没有参与到育人工作中去，重教轻育或只教不育的问题和现象普遍存在，全员育人问题亟待解决。

2016 年 12 月，习近平总书记在全国高校思想政治工作会议上提出，要加强师德师风建设，坚持教书和育人相统一，坚持言传和身教相统一，坚持潜心问道和关注社会相统一，坚持学术自由和学术规范相统一，引导广大教师以德立身、以德立学、以德施教。高校全体教职员工只有坚持“四个相统一”，扎实推进师德师风建设和全员育人，才能完成塑造灵魂、塑造生命、塑造新人的时代重任。

全员育人是一个言传身教、以身示范的教育过程。心理学研究发现，人与人进行交流时，只有 30% 的信息量通过语言来表达，而另外 70% 都是由肢体动作和面部表情等第二语言系统来传达的。从广义上来说，学校的所有教职员工都是学生的老师，有的是上讲台的老师，有的是不上讲台的老师。无论是上讲台的老师，还是不上讲台的老师，都需要恪守积极乐观、健康向上的人生态度，并把这种态度渗透到自己的言行中，传递给学生，把言传与身教统一到“培养什么人，怎样培养人，为谁培养人”的伟大教育事业中。

古语道：“不教之教，无言之诏。”老师的良好行为和高尚风格即是不教之教、无言之诏，“不教之教”胜于“教”。言传与身教之所以相统一，是因为它们在教育功能上都具有知识教育、道德示范、人性陶冶等特点。因此学校要根据各类教职员工不同的工作性质、特点、范围，制定出适合他们身份、标准明确、易做易行的育人行为规范，使各类教职员工能够从使命操守出发，从细节做起，用规范的一言一行、一举一动做到为人师表、率先垂范，传递正能量，完成立德树人根本任务。

第二节　医学院校教职员工日常行为的基本要求

高校教职员工解决的是培养什么人、怎样培养人、为谁培养人的问题。因此，医学院校教职员工解决的是培养什么样的医学生、怎样培养出合格的医学生、为谁培养医学生的问题。医学院校教职员工日常行为就是要按照这样的目标和任务进行规范。

一、医学院校教职员工日常行为的总体要求

医学院校教职员工要按照“为人民服务，为中国共产党治国理政服务，为巩固和发展中国特色社会主义制度服务，为改革开放和社会主义现代化建设服务”的要求，坚持立德树人，对受教育者加强社会主义核心价值观教育，增强受教育者的社会责任感、创新精神和实践能力，在受教育者中进行爱国主义、集体主义、中国特色社会主义的教育，进行理想、道德、纪律、法治、国防和民族团结的教育，继承和弘扬中华优秀传统文化、革命文化、社会主义先进文化，吸收人类文明发展的一切优秀成果，培养德智体美劳全面发展的社会主义建设者和接班人。

二、医学院校教职员工日常行为的具体要求

医学院校教职员工日常具体行为要围绕符合医学生培养目标的“三导向”进行规范，即以“职业精神”为导向培养学生优良的人文素质，以“执业能力”为导向培养学生精诚的专业素质，以“社会适应”为导向培养学生健康的身心素质。要通过课堂、环境、管理、服务等教育影响，使学生强化专业思想，热爱医学事业，建立专业的自豪感和神圣感；要通过知识的传授和环境的熏陶，使学生拥有仁爱之心，追求精诚之术，勇于担当“除人类之病痛、助健康之完美”的重任；通过日常所见所听的感染，使学生坚定做生命守护者、疾病管理者、健康照顾者、康复教育者的自信，传承和弘扬“敬佑生命、救死扶伤、甘于奉献、大爱无疆”的职业精神。

三、齐齐哈尔医学院全员育人行为规范

齐齐哈尔医学院为深入贯彻习近平新时代中国特色社会主义思想，落实党的教育方针，大力弘扬和践行社会主义核心价值观，切实让每一个岗位的教职员工都扛起育人责任，形成关心学生、关爱学生、关照学生、关怀学生的全员育人格局，按照《中共齐齐哈尔医学院委员会“三全育人”

实施方案》关于“全员育人有规范”的目标要求，依据全国文明校园建设标准和“好干部五条标准”、“四有好老师”标准、“新时代高校教师职业行为十项准则”等，结合工作实际，制定全员育人行为规范，主要内容是：

1．管理人员全员育人行为规范：亲切热心；宽厚耐心；诚挚细心；尽责尽心。

2．教师和教辅人员全员育人行为规范：装容周正；言行雅正；诚信公正；治学端正。

3．工勤人员全员育人行为规范：着装统一；笑脸如一；用语归一；质量第一。

第三节　全员育人行为规范的研究与实践

一、管理人员全员育人行为规范的研究与实践

高校的行政管理人员活跃在管理服务工作的一线，工作性质平凡而具体，工作内容繁杂而琐碎，但工作岗位至关重要且必不可少。行政管理人员在进行日常管理服务工作的同时，也担负着“管理育人”这一义不容辞的重任。因此，工作中应始终坚持以学生为本，树立管理育人观念，落实管理育人工作，发挥管理育人作用；为学生服务过程中，要拥有优质高效的工作、积极热情的态度、文明的风尚和模范的行为，在精神上、思想上和道德上给学生以潜移默化的影响，使学生在接受服务的同时得到良好的教育。

（一）亲切热心

落实首问负责制，在接受学生来访和咨询时，无论是否属于本部门以及本人职责范围内的事，都不得以任何借口推诿、拒绝或搪塞，必须主动、热情地接待、答复或指引到相关部门去办理，使之迅速、简捷地得到解决。

做好管理育人工作是高校行政管理人员积极参与学校全员育人，构建一体化管理的有效途径之一。在践行“全员育人，教学、管理一体化”的过程中，教学管理人员要认真落实管理育人理念，全方位、多角度地积极发挥管理育人作用，升华管理育人工作。

1．以身作则，身体力行

以身作则是管理育人的基础。高校行政管理人员是教育队伍的重要组成部分，管理人员同时也是教育者，是不上讲台的教师，必须时时检点自己，所言所论必须身体力行，要求学生做的必须率先垂范。管理人员必须清楚，听其言而观其行并非教师的“专利”，学生也时刻在以敏锐的目光关注教师的言行。发展中的学生年轻而纯真，最容易潜移默化、自然而然地去模仿他们身边的人。在教学管理过程中，教学管理人员要用自己的模范行为影响学生，用高尚的情操、坚定的意志陶冶学生，用崇高的人格、良好的形象感染学生，通过身教和言教的有机结合来提高学生的综合素质，以期学生见贤思齐，效仿榜样，达到育人的效果。

2．规范制度，落实具体

规范制度是实现管理育人的有力保障。加强学生管理，提高工作质量，离不开制度约束，“没有规矩何以成方圆”。规范化的管理不仅能提高工作效率，还能间接地激励学生的素质提升。在服务的同时按制度要求管理学生，就是培养学生的自觉性和纪律性，教育学生增强事业心和责任感，提高学生的自我约束能力。每个行政部门都有一整套严格、切实可行的制度和工作规范，是管理育人不可忽视的一个重要方面，如果问询问题，一拖再拖，师生就会感到失望，服务承诺没有履行，教育学生关心集体、关心他人就会显得苍白无力。只有不断使管理制度规范化、落实具体化，

才能强化育人功能。教学管理人员要根据工作职责，积极、主动、创造性地实施管理，落实首问责任制。

（二）宽厚耐心

在面对学生时，时刻牢记自己第一身份是教师，第一责任是教育。要耐心服务学生，主动帮助学生解决实际困难。严于律己，清正廉洁。

高校行政管理人员要坚持极端负责的工作作风。牢记“天下大事必作于细”，在办事服务中一丝不苟、严谨细致、精益求精，于细微之处见精神，在细节之间显水平。

有爱才有责任。好老师应该懂得，选择当老师就选择了责任，就要尽到教书育人、立德树人的责任，并把这种责任体现到平凡、普通、细微的教学管理之中。正是因为爱教育、爱学生，很多老师才有了用一辈子备一堂课、用一辈子在三尺讲台默默奉献的力量，才有了在学生遇到危难时挺身而出的勇气，才有了敢于攻克新知新学的锐气。老师责任心有多大，人生舞台就有多大。

1．沟通情感，增进了解

情感沟通是实践管理育人的有效手段。管理人员与学生之间增进了解、加强沟通、建立感情既有利于教学管理人员及时了解信息，改进工作，提高服务质量，也有利于学生树立主人翁意识和社会责任感。这样不仅可以体现教学管理以学生为中心，还可以让学生们体会到教学管理人员工作的艰辛与不易，看到教学管理人员的朴实和才干，更可以让学生学会换位思考，对教学管理人员工作给予更多的理解和支持，更好地达到育人的目的。

2．重视细节，管理得当

“学校无小事，处处有教育；教师无小事，处处是楷模；管理无空白，处处能育人。”细节成为学校教育质量和教育管理水平的有力表现形式。在校学习的学生最关心的除了教学，就是吃、穿、住、用。吃得好不好，住得是否舒心，直接影响他们的学习情绪和生活状态。细节是一种关注，教学管理人员应该越来越注重细节管理，以人为本，抓住各种时机为学生排忧解难，提供一切可能的帮助。教学管理人员细致的管理和服务虽说替代不了课堂教学，但为营造和谐良好的一体化育人的氛围起到了积极的作用。

管理人员要践行“一线规则”，深入基层、深入师生了解存在的困难和问题，并推动解决。要格外关注家庭经济困难、学业就业困难学生帮扶、有心理健康问题学生疏导等方面的工作，做好特殊群体学生的关爱服务。发挥党支部的战斗堡垒作用，积极开展“结对帮扶”活动；每个党支部帮扶一名困难学生；开展“携手共建”活动，每个党支部与一个班级开展共建活动。

（三）诚挚细心

时刻牢记学生是校园的生命，坚持以学生为中心的教育思想，爱生如子，细心倾听，理解学生，想学生之所想，急学生之所急，把握沟通技巧，讲求语言艺术。

有爱才有理解。要做到尊重学生、理解学生、宽容学生。离开了尊重、理解、宽容同样谈不上教育。“学而不厌、诲人不倦”，有教无类，因材施教，教也多术，就是要求老师具有尊重、理解、宽容的品质。这本身就是一种伟大的教育力量。受到尊重、得到理解、得到宽容，是每一个人在人生各阶段都不可缺少的心理需要。一些调查材料反映，尊重学生越来越成为好老师的重要标准。好老师应该懂得既尊重学生，使学生充满自信、昂首挺胸，又通过言传身教教育学生尊重他人。

对学生的人文关怀是以“学生为本”的重要思想的具体体现。学生是处于发展中的人，具有生命的整体性和发展的能动性。这就要求教育工作者要着眼于“人的发展”，关心学生的未来与学生的发展需要相结合，在解决过去和当下问题的基础上，为他们的发展创造条件、提供机会，促进他们全面发展。在教学管理工作中，要尊重学生人格，发展学生个性，培养学生的实践能力。除了严格规范的管理，还应以平和、宽容的心态，耐心引导学生，让学生正确对待自己、他人和社会，正确对待困难、挫折和荣誉，树立正确的人生观、价值观和世界观。学生从老师的言行中感受到的人性的关爱和心灵的温暖会为他们今后的成长和未来发展起到积极的作用。

1．关心爱护学生，创造沟通交流语境

没有爱，就没有教育。教师的爱，对学生的发展也是一种巨大动力。有了这种爱，师生之间才能建立起感情，才能激起学生对教师的亲近感和仰慕心理，从而把这种情感迁移到所教授的知识上。教师只有爱学生，平等对待学生，理解倾听学生的心声，才能更深入学生的内心，更好地与学生交流沟通。教师的爱心能驱使教师以最大的耐心和韧劲克服教学中遇到的各种困难，挖掘自身潜能，创新教育方法，取得良好教育的效果。

一般情况下，教师与学生谈话应该尽量采用第三或者第一人称，慎用第二人称。例如，在图书馆发现一位学生不慎将水杯弄倒，湿了图书。如果这时只是简单通知学生赔款，则可能达不到教育效果。

走到这个学生跟前，拍拍他的肩膀说："来我帮你一起擦拭干净。"不管什么原因水泼洒到图书上，此时责备是解决不了问题的。这里留给学生更大空间，任何事物和个体都可以做主语，"图书"成了此次师生沟通的主语，刚刚打的热水，走路时不小心热水溢满杯，烫到了手，杯子脱手，热水溅落图书上了，所以情况不同，教育语气和教育方法就不同。教师和学生之间的谈话应尽量避免主观感受，保持平等。教师的谈话不带情绪，就事论事是解决问题的良好开端。

2．尊重、欣赏学生，搭建沟通交流平台

要善于赞赏学生的学习成果，让学生在成功中增强自信，享受成功的快乐。美国心理学家威廉·詹姆斯说："人性最深刻的原则就是希望别人对自己加以赏识。"每位学生都希望自己的成绩与优点能得到教师的认可与尊重。教师要善于发现学生身上的优点和闪光点，并及时表达欣赏之意。教师不要吝啬赞美的语言，它会给学生带来极大的鼓舞。"你提的问题十分有价值！""你的想法很有创意，老师也没想到。"

这些语言虽然简单，却能鼓舞学生的斗志，增强学生的自信，开发学生的潜能。作为回应，学生会以自己的行为回报教师的赏识。学生存在很大的个体差异，通常开朗外向的学生能够直言不讳地与老师沟通，而内向腼腆的学生则不容易做到。教师要了解学生内心，主动搭建交流平台，掌握沟通方法。老师主动发出沟通信息是对学生的理解和信任；老师陈述自己的相关经历，让学生在听老师讲述时暂时放下自己的不悦，消除防卫心理；老师在陈述过程中，可以将问题解决的方法渗透其中，暗示学生可以使用老师的解决方法。

3．观察、体察学生，掌握沟通交流时机

每个人的情绪总是通过种种外表行为表现出来的，尤其是青少年，更容易将喜怒哀乐挂在脸上。这时，管理人员就要不失时机地进行沟通，及早发现问题并及早解决。例如，找到班上因为谈恋爱而严重影响到学业的同学和她聊天。"我很理解你们之间存在的这种美好的感情，但是不能顾此失彼。"特别是对于女生，更应斟酌沟通的艺术，以情动人是比较有效的方法。

4．倾听、亲近学生，创新沟通交流方式

要善于控制自己的情绪，对学生的缺点、错误进行耐心的教育；要能正确处理师生矛盾，要能设身处地地为学生着想，理解学生的意见和要求，满足学生的正当需求。人总会犯错误，可贵的是知错改过，所谓"浪子回头金不换"，在犯错误之后，教师应帮助他们寻找改正途径，而不是一味责难。在要求学生方面，要学会换位，把自己与他们融为一体去理解。

5．感动、感恩学生，强化沟通交流效果

教师不仅要放下架子，走到学生中，成为他们中的一员，更要能够从学生中走出来，成为指点他们的师长。在适当的时机和场合，可以有选择地公开一点自己的“秘密”，比如自己学生时代的事，这样能减少与学生的代沟，在学生面前增加一点“透明度”，让学生看到一个更亲和、更亲切的教师。教师在教学管理活动中，给学生多方面的知识、多方面的服务。当代学生对知识的渴求是广泛的，书本上的知识远远满足不了他们的需求，所以教师自己不仅要有渊博的知识，而且还要引导他们在广阔的知识海洋中自己汲取知识，给学生全方位的服务。

学生需要答案的时候，教师总应该在第一时间教给他；学生遇到困难的时候，教师总是在第一时间出现；学生遇到危机的时候，教师总要在第一时间帮助他，这样，教师就会成为学生心目中的“英雄”。自然而然地，教师与学生之间就会形成一种良好、默契的师生关系。这样既可以满足学生对教师的好奇心，拉近师生之间的距离，增加学生对老师的信任和尊重，又可以让学生感到老师更实在、更有人情味，从而增进师生情感，以便教师更好地与学生沟通。

总之，沟通是一门艺术。师生沟通的途径很多，方法各异，关键是教师不要错过任何可以沟通的机会。沟通无处不在，一场推心置腹的谈话、一个鼓励的眼神都可以达到沟通交流的目的。在平时的教育教学管理中，教师要善于利用多种渠道与不同类型的学生进行沟通。

（四）尽责尽心

心系学生，爱校如家，带头遵守学院各项规章制度，在不良行为面前敢抓敢管、敢于碰硬，在难题面前敢闯敢试、敢为人先，在风险面前能挺身而出、敢于作为、敢于担当。

高校行政管理人员在高校管理事务中起着主导作用，他们是由学校党政部门组织在一起的人员，社会对这类人员在职业态度、行为、言谈上都有着较高的期望。因为此类人员直接与学生接触，在日常生活中会潜移默化地影响着学生。

做好管理者，要有道德情操。管理者的人格力量和人格魅力是成功教育的重要条件。“师也者，教之以事而喻诸德者也。”老师对学生的影响，离不开老师的学识和能力，更离不开老师为人处世、于国于民、于公于私所持的价值观。一个老师如果在是非、曲直、善恶、义利、得失等方面老出问题，怎么能担得起立德树人的责任呢？管理人员必须率先垂范、以身作则，引导和帮助学生把握好人生方向，特别是引导和帮助学生扣好人生的第一粒扣子。

世界上的事就怕“认真”二字，共产党人最讲认真。认真的精神，其实质就是一种担当的精神。高校行政管理人员要敢于担压，对于违背原则的事情，不管压力来自哪里，都要敢于较真、坚决反对；要敢于担责，只要于工作有利，就不遗余力、不计个人得失地认真做好；要敢于担难，对矛盾和问题不敷衍、不回避，着力攻坚克难，认真研究解决。

高校行政管理人员要坚持廉洁自律的道德操守。必须筑牢思想防线，加强主观世界改造，强化自我修炼、自我约束、自我塑造。平时工作生活要谦虚谨慎，大事上泾渭分明，小事上从严把握，自重、自省、自警、自励，清白做人，踏实做事。

1．增强爱岗敬业精神

爱岗敬业是中华民族传统美德。事实上，作为高校行政管理人员，爱岗敬业是其职业道德建设的核心内容，也是最低标准。高校行政管理人员应该抓住其职位的优势，完成个人价值的实现。由于行政管理人员职业的特殊性，在学生群体中，尤其在大学生评优评先上具有一些意见性的优势，行政管理人员必须公平、公正、公开地对其进行客观评价，履行正常程序推选出符合实际情况的优秀学生，杜绝学生向高校行政管理人员行贿等行为的发生。充分发挥管理人员在学生面前的引导模范作用。增强行政管理人员的爱岗敬业意识。

2．树立乐业意识

乐业意识，顾名思义指的是对自己的工作产生乐在其中的意识，享受自己的工作。其来自于人们对自身职业的规划和职业理想与价值的追求。行政管理人员要意识到自身所在岗位的重要性，肩负起对学生的责任。身为一名高校行政管理人员，职责的要求、各种烦琐的问题都会给从业人员带来烦恼，因此，具备乐业精神能很好地处理其中的相互关系，为学生起到良好的模范作用。

二、教师和教辅人员全员育人行为规范的研究与实践

师德师风是评价教师队伍素质的第一标准。长期以来，广大教师牢记使命、不忘初心、爱岗敬业、教书育人、改革创新、服务社会，作出了重大贡献，党和国家高度肯定，学生、家长和社会普遍尊重。但是，也有个别教师放松自我要求，不能认真履职尽责，甚至出现严重的违反师德行为，损害教师队伍整体形象。

制定教师职业行为准则，明确新时代教师职业规范，针对主要问题、突出问题划定基本底线，是对广大教师的警示提醒和严管厚爱，是深化师德师风建设，造就政治素质过硬、业务能力精湛、育人水平高超的高素质教师队伍的关键之举。

（一）装容周正

穿着整洁、美观大方，妆容得体、庄重典雅，体现出自信、稳重、干练、清新、儒雅的精神风貌，为学生做出良好的形象示范。

教师的职业形象，是学生和家长对具体教师的印象和评价，是教师在品质、学识、才能、情趣、礼仪等方面的素养的综合体现。既有内在的内容，又有外在的表现。每个教师都要有一对翅膀，一个承载着学识才能，另一个承载着高尚的品质。教师的道德修养、文化水平、审美情趣、文明程度等是通过教师的言谈举止和外表具体展现的。具体来说包括四个方面的内容：仪容、仪表、仪态、谈吐。

1．仪容整洁自然

在人际交往中，每个人的仪表都会引起交际对象的特别关注，并将影响到对方对自己的整体评价。在个人外表中，仪容是重中之重。

（1）头发要勤于梳洗和修剪，这样有助于保养头发，消除异味和异物。男教师的头发应前不覆额，侧不过耳，后不及领；女教师的发型要根据自己的职业要求（端庄、保守些，不能强调个性、时尚、前卫、怪异）、个人条件（脸型、体型、年龄和气质）来修剪，切忌用头发遮盖住面容。

（2）面容是人的外貌中最动人之处，教师的面容也是学生关注的部位，因此面容的修饰尤为重要。男教师应养成经常修面剃须的良好习惯，包括修鼻毛，做到整洁大方；女教师的面容修饰主要是化妆。一是积极美容（健康的身体，乐观的心态，合理的饮食，充足的睡眠），展现自然美；二是淡雅、自然的妆容，达到“妆成有却无”的效果；三是化妆或补妆要在私人场所进行，不要在公共场所众目睽睽之下修饰。

（3）体型。人的体型关系到姿态美和衣着美，如一个中部崛起的人，无论是站、坐、行都会有缺憾。站姿的挺拔，坐姿的端庄，行姿的洒脱或轻盈，都会因体型的缺憾不能尽显风采。体型匀称，体现出健康、沉稳和活力。

2．仪表简洁端庄

仪表主要指衣着和妆饰要符合教师的职业标准。着装也是透视个人形象的重要窗口，体现人的性格、气质、文化及身份，更重要的是他的修养。

衣服是用来衬托人的，不是用来显示人的富有和高贵的。所以教师在挑选服饰时要弄清人与服饰的关系，注意服装的选择，遵循着装的原则，彰显自己的仪表魅力。

（1）整洁性原则。“整齐清洁的服装是无言的介绍信”。整洁的服装给自己以自信，给别人以

尊重。应整齐、完好、干净，不允许有褶皱、残破、污渍印迹。比如女老师夏天穿的长筒丝袜，就要注意不要有刮破和褶皱。男老师的衬衫衣领和袖口也不要露出破损和污垢。

（2）整体性原则。着装协调才能展示美，这就需要精心搭配和整体考虑。如穿西装时穿运动鞋或布鞋，穿西服套裙时穿前后都露的凉鞋等都是不协调的，没有遵循约定俗成的搭配。

（3）职业性原则。按照社交着装中的“TPO 原则”，即着装要符合时间、地点、场合（目的）。我们要重视的是工作时间、作为教育者的身份的着装。基本要求是简洁、端庄。“简洁”就是不要张扬和繁琐。“端庄”就是衣着款式不要怪异，色彩不要过于花艳。女教师的衣着要避免“露（领口不要过低，一般要穿有袖子的衣服，不要穿紧身、露身形、露内衣轮廓的衣服，不要穿露脐、露腰装）、透（穿能透视内衣、内裤的服装是不雅和缺乏自重的表现，要注意质地）、短（主要指裙装，一般不短于膝盖）”，男教师的衣着要避免“敞（外衣敞胸）”。这体现的是自尊自重、为人表率的教师风范。

不能穿拖鞋、或无跟鞋、懒汉鞋。佩饰如首饰、胸花、包、丝巾、领带夹、手表等搭配，属于社交礼仪，如想了解，可以查阅相关资料。

（4）个性原则。包括体形、肤色、年龄、气质。

3. 仪态优雅大方

仪态包括身姿体态（尤其注意站姿和行姿）、手势动作、面部表情等。它是人际交往中传递信息的一种方式，是内涵极为丰富的体态语，其作用不亚于有声语言。在这里先讨论体态语的要求，体态中“站”和“行”是教师的常态姿势。

（1）站姿。视觉效果是挺拔。基本要求是头端肩平，挺胸收腹。要避免以下姿态：懈塌、含胸、驼背、撮下巴、斜靠门或墙站立、两腿交叉站立、手叉腰间或放在衣裤袋中。

（2）行姿。行姿以良好的站姿为基础，男士要稳健，女士要轻盈。注意上身要挺直放松，行走有节奏，双臂摆幅合适。如拎包或持物，不可两手同时摆动。要避免以下几种姿势：晃肩，脚步拖沓，内外八字步。

（3）坐姿、蹲姿文雅自然，即文明优雅。女士的坐姿规范很重要，主要注意三点：背部要挺直；双手放置别随意；用坐姿表达尊敬。穿裙装的女士应在落座前用手拢一拢裙子，落座后双膝并拢。避免以下姿势：侧靠、瘫坐，叉腿抖腿，脚勾椅腿，晃脚，4 字形迭腿等。应避免以下姿势：面对或背对他人下蹲，要侧身而蹲；不要前俯后撅，要屈膝。

（二）言行雅正

为人师表，以身作则，举止文明，作风正派，自重自爱；带头践行社会主义核心价值观，弘扬真善美，传递正能量；不得通过课堂、论坛、讲座、网络及其他渠道发表、转发错误观点，或编造散布虚假信息、不良信息。

教师是人类灵魂的工程师，是人类文明的传承者、传播者。新时代对教师落实立德树人根本任务提出新的更高要求，进一步增强教师的责任感、荣誉感，规范教师的职业行为，明确师德底线。为人师表，以身作则，仪表端庄，举止文明，作风正派，尊重同事，团结协作，规范使用自媒体，自重自爱；不得以非法方式表达诉求、干扰正常公共管理和教育教学秩序、损害学校和他人利益，不得在工作时间从事炒股、经营微商、网上购物、玩游戏等与工作无关的事务，不得与学生发生任何不正当关系，严禁任何形式的猥亵、性骚扰等侵害行为。

作为一名教师，要对教师职业抱着一颗敬畏之心，为人师表，行为世范，举止文明，作风正派。对于言行雅正这一点，是语言美、行为正、合规范。语言美，教师的语言是教学的主要手段，通过教学语言，完成传道授业解惑和与学生沟通的目的。教师要做到吐字清晰、音韵准确、抑扬顿挫、和谐悦耳，让学生在一种优美和谐的氛围中学到知识，受到教育，这样才能收到较好的教学效果。除此之外，教师还要尽量让自己的语言生动、有感染力，吸引学生的注意力，更好地完成教学任务。行为正，教师的行为要符合职业道德规范的要求，有端正的教学态度，严肃认真地对待教学中的每一项工作，全心全意地做好教学工作。认真备课上课，组织好课堂教学，精心指导学生，关心爱护学生，对学生一视同仁，不讽刺挖苦学生。合规范，就是教师的思想道德和教育教学行为要符合职业行为规范，遵纪守法，热爱祖国，热爱教育事业，贯彻执行党的教育方针，树立正确的人生观和价值观，有正确的教育思想和端正的教学态度等。作为一名教师，说话行为要典雅纯正，合乎规范，才能胜任教书育人的职责。

（三）诚信公正

坚持原则，处事公道，光明磊落，为人正直；不徇私舞弊，不假公济私，不弄虚作假，不索要、收受学生及家长的财物。做学生锤炼品格的引路人，做学生学习知识的引路人，做学生创新思维的引路人，做学生奉献祖国的引路人，做“有理想信念、有道德情操、有扎实学识、有仁爱之心”的好老师。

孟子说“诚者，天之道也；思诚者，人之道也”，此言道出了诚信的重要性。在他看来，诚信是一种责任，一种美德，一种力量。

教师要重点从以下几个方面来践行教师的公正。

1．严格要求自身方面

教师要有高尚的师德。选择了教师这个职业，就意味着比别人有更多的讲究之处。德高为师，身正为范。教育的最终目的是育人，育人靠教师。“无能”不能当好教师，“无德”不能当教师，师德并重才能当好教师，教师要教好书，成为“经师”，而且要成为学生成长和身心健康的指导者，成为“人师”。教师担负着培养下一代的重任，教师的公正与否，潜移默化地影响着学生。要实现教育公正，首先要求教师成为一个公正的人。一个自私或有偏见的教师很难做到教育公正。一个明哲保身、不能坚持真理的教师也难做到真正的教育公平。所以，要求教师对人对己公正，比别人更要有宽阔的胸怀和高度的使命感，同时还必须有一定的自制力和抵抗压力、坚持公正的勇气。没有对教育意义的深刻领悟和使命感，没有无私奉献的情怀，不具有较高人生境界者很难完全实现公正原则。一个师德高尚的教师，必然对学生充满爱心，“师爱”铸成的教师，必然具有强烈的责任心和科学的学生观。他会全面地爱每一个学生，做到爱无差等；他会了解学生，理解学生，信任学生，尊重学生；他会严格要求学生，爱而不溺。

找准教师的定位。虽说教师应当讲求无私奉献，但要把握好分寸。教师与任何人一样，是一个活生生的人，同样有家庭，同样需要生存。教师应当对得起自己，所以必须有一种对自己的公正。它包括对教师自尊、荣誉以及合理的经济利益等合法权益的要求和维护。教师对自己的公正不仅是“我—我”关系，也是教师与社会的关系。在中国社会中，也许是人们对教师的职业期望较高，一方面，社会在舆论上普遍赞同提高教师的地位和待遇，但另一方面，人们包括教师本身往往又认为教师应当羞于言利，只做蜡烛，只问耕耘。要求教师做苦行僧，无论是社会还是教师本身，都是一种不公正，因此，这一心态应当予以纠正，要教师自身转变观念，从维护自己的各种合理利益做起。

教师应树立现代教育理念。**树立爱的大教育观**。爱就是教育，没有爱就没有教育。爱是打开学生感情大门的钥匙。当学生知道你是真诚地热爱他们时，他们感情的大门、智慧的大门就会向你打开。任何教育都应建立在爱的基础上，教师对学生的热爱、对所教学科的热爱、对科学的崇尚，会激发起学生对教师的尊敬、对学习的执著探索和对科学的追求。**教学观**。现代社会倡导自由、平等、和谐理念，教育教学更是如此。教师应建立师生合作的、民主的教学环境，以学生为中心，积极创设智力操作活动，将有意义的接受性学习和教师指导下的学生探索性学习结合起来，创设启发诱导的环境，提供材料、工具和线索，引导学生观察、操作、思考，培养学生“手脑并用”的能力，教会学生学习，启迪学生智慧，以最大限度地发展每个学生的知识、才能和情感，力争使其在自己的基础上获得最大的发展。**提高自身教育素养。**教师对自己所教的学科要有广博的知识。教师要提高自己的教育素养，就是要读书，读书，再读书。要有读书的兴趣，要喜欢博览群书，要能在书本面前坐下来，深入地思考；要懂得各种研究学生的方法、扎实的心理学基础、教师的语言修养；要有应对突发事件的机智。

处理好与同事、领导的关系。教师之间的关系必须保持适当的“度”，这是一种“同事公正”。教师在与领导的关系上，除了管理关系，人格上是完全对等的，最关键的是要在工作上服从分工，相互配合，在人格上相互理解，彼此尊重。教师与同事的关系，主要是要公正地评价自己和他人的工作，并在此基础上做到相互配合，共同完成教育使命。

2．公正客观地教育学生方面

对每个学生持民主与尊重的态度，同等对待。教师对学生的公正的主要含义是在教育活动中，对不同性别、年龄、出身、智力、个性、相貌以及关系密切程度不同的学生能够做到一视同仁、同等对待，不以个人的私利和好恶作标准。教师对待学生应做到不偏心、不偏爱、不偏袒、同等对待，对于身心有缺陷的学生或后进生不能歧视。平等地对待每一个学生，不能当作空话大话来讲。

尊重学生还表现为尊重学生人格、人身不受侵犯的权利。无论在任何情况下，教师都不能讽刺、挖苦、嘲笑和打击学生。要与学生建立起平等、民主与合作的关系，与学生交换意见，采纳他们的合理意见、建议和要求。

公正合理地对学生进行爱的教育。教师要给所有学生提供平等的爱的教育。野蛮产生野蛮，仁爱产生仁爱，这就是真理。“爱”是公正的原则，正如俄罗斯谚语“漂亮的孩子人人爱，而爱难看的小孩才是真正的爱”。教师教育学生，必须是爱与严相结合。爱是出于教师对祖国和民族未来的热爱、对教育事业的热爱，出于一种高尚的道德感、责任感；严是严中有爱、严中有理、严中有方、严中有度。教师应深入了解学生，潜心研究教育自身规律，选择公正合理态度和方法教育学生，绝对不能偏袒任何一位学生，要就事论事，调查清楚，再做出公正的批评教育，使孩子认识自己的错误，感觉到教师的爱，从而使情感获得发展。

实事求是，赏罚分明。平常人与人之间打交道时，经常提及要“对事不对人”，这才是一个正人君子的本色。教育学生更应如此。赏罚本身往往是次要的，学生在意的主要是赏罚所体现出的教师对他们的评价。卢梭曾说过：“我们不能为了惩罚孩子而惩罚孩子，应当使他们觉得这些惩罚正是他们不良行为的自然后果。”教育公正要求教师对学生的赏罚必须以教育为前提，在实施中做到赏罚有据、赏罚有度、赏罚公平，才能做到尊重与要求相统一。要求教师做到“尊重与要求相统一”，教师一方面要根据学生的实际因材施教，但另一方面在制度上又不能允许有特殊学生的存在。

因材施教，点面结合。面向全体，点面结合，是个教育机会均等的问题。加上受教育对象是一个个活生生的人，在各方面都存在差异，应当针对个体选择最有效的施教方式。教师理所当然为了全班的整体水平提高，给某些后进同学适当地补课，并对其他个别学生给予关照也是必要的；给一些特别聪慧的优等生创造提高的条件，如适度的“开小灶”，也是公正的。只有这样因人制宜才不至于耽误每一个学生的发展，是一种爱无差等的实质上的公正。教师在落实一视同仁、爱无差等公正原则做法时要考虑到学生在个性、知识水平和智力程度等方面的差异，因材施“爱”、因材施“罚”。因为公正的原则既是“平等的应当平等地对待”，也是“不平等的应当不平等地对待”。教师应当正确做好以全体学生的发展为基础为目标的因材施教，点面结合，杜绝超越限度，置大多数学生于不顾的某些所谓的“抓重点”是有背教育公正的错误做法。

要公正客观地处理学生中的各类矛盾冲突。学生在学习和生活中，偶尔产生矛盾，甚至发生冲突是在所难免的。教师践行公正原则，应主持公道，必须调查研究，分析原因，寻求相称的解决办法，妥善处理，要做到“公平如秤”，不偏袒一方、责难一方。

（四）治学端正

严谨治学，力戒浮躁，潜心问道，勇于探索，坚守学术良知，反对学术不端；不得抄袭窃、篡改侵吞他人学术成果，或滥用学术资源和学术影响。坚持教书和育人相统一，坚持言传和身教相统一，坚持潜心问道和关注社会相统一，坚持学术自由和学术规范相统一。

严谨治学是指某人对于科研和学术问题具有实事求是的态度和精神。严谨治学是指教师在求知和传授知识和学问的过程中要做到严密谨慎、严格细致。教师作为人类思想文化的传播者和智力资源的开发者，重要的是要严谨治学，遵循提高业务水平方面的准则，因为它是教师完成教育教学任务、担当教育使命必须具备的条件。教师是专门为社会培养人才的人，承担着有目的、有计划、有组织的教育教学任务，将人类长期积累起来的科学文化成果和宝贵的精神财富，包括文化科学技术知识、文学艺术，以及思想观点、道德规范等吸收过来，加以总结，然后传授给年轻一代，使他们在较短的时间内能够掌握系统的科学文化知识，适应现存社会的实践活动，接替老一辈的工作，延续社会的发展。教师承担的这一重任决定了教师必须钻研业务，努力提高自身的业务水平和业务能力。这个问题的道德意义就显得特别突出。

老子所著《道德经》第六十四章有言：“合抱之木，生于毫末；九层之台，起于累土；千里之行，始于足下”。寥寥数言蕴涵了至简至深的道理，告诉人们若想成就一番事业，须从第一步开始，扎实做好每一件事情，从始至终秉持“如履薄冰，慎终如始”的态度；同时，这几句话也传达出如何迈出第一步的重要性，如果第一步迈得不妥或是方向不对，也会对事业的发展产生负面影响。建立严谨的治学态度是重要的第一步。所谓严谨，“严”字体现在严肃、严格、严密这几个方面，“谨”字则体现在谨慎上。具体而言，严谨的治学就要求我们要时刻以严肃、谨慎的态度，以严格、严密的标准对待治学。下面，从四个方面来论述为什么建立严谨的治学态度是重要的第一步。

做到了严谨治学，才会做出真实可靠的学术成果，学术成果发表后也必然会对自己所做出的无论大小的科学贡献感到自豪。其实古人早就教导我们，做任何事情，要想达到较高的境界，肯定要有乐在其中的感觉才行。王国维曾说过，古今之成大事业、大学问者，必经过三种境界：“昨夜西风凋碧树，独上高楼，望尽天涯路。”此第一境也。第二种境界是“衣带渐宽终不悔，为伊消得人憔悴”，第三种境界是“蓦然回首，那人却在灯火阑珊处”。做学术研究，要想达到物我两忘，真正以追求科学真理为己任，也必然要经历这三个境界。

学术和科研领域的不端行为泛滥，不只是学术诚信和学术公信的问题，其可能造成损害国家信用的严重后果。

就学术和科研本身而言，造假、作弊和学术剽窃等行为必然会殃及科研行业的整体信誉。在造假者大量存在的同时，还有着更多的学风严谨、严于律己、在学术上埋头钻研的科研工作者和学术研究者。造假者在自毁信誉的同时，也吞噬了别人的信用。

对于学术不端者，其或换了一个“包装”，新瓶装旧酒；或四处取材、东拼西凑；更有甚者，则是以钱权交易换取学术上的荣誉……这类注了水的科研成果，何来创新可言？何谈科技竞争力？更大的危害还在于败坏了学术风气。少量研究者也放弃了自己坚守的阵地，情愿或不情愿地加入到学术不端的群体。

进一步说，大量学术不端行为的存在，将会大大降低国家权威信息的可信度。在信息时代，各种信息混杂，信息的权威性、真实性就需要以信用作支撑。如果信用上出了纰漏，存在着瑕疵，信息的可靠性自会遭到质疑。信用受损造成的直接后果是大量真实的、重要的信息也就湮没在了可信可不信的“不信”中了。

高校教师需要树立起强烈的自律意识，严格要求自己，坚守学术道德。同时也需要构建起学术信用体系，建立较为规范的信用净化机制，加大对学术不端者的惩处力度。再者需要完善和强化学术监督检查制度，要采取“零容忍”政策，严格要求，严厉约束，发现一起处理一起，不能护短。还应公开曝光，决不让弄虚作假、剽窃抄袭行为有立足之地。

三、工勤人员全员育人行为规范的研究与实践

依照《中共齐齐哈尔医学院委员会“三全育人”实施方案》，以社会主义核心价值观、“工匠精神”“四零服务”“新时代高校教师职业行为十项准则”等为基本依据，制定工勤人员“三全育人”行为规范，完善工勤人员育人承诺制度，建立健全工勤人员“三全育人”培训、考核、监督、奖惩办法，确保每一名工勤人员都树立育人育才意识，传播敬业诚信精神。

（一）着装统一

上岗须统一穿着整洁的工作服，佩戴胸卡及身份标识，保持职业、饱满的工作状态。

着装礼仪主要是指人们在各种场合所应该穿着的服装打扮等，是一门实用性礼仪。高校工勤人员着装应避免过于鲜艳，着装过于鲜艳是指工勤人员在正式场合的着装色彩较为繁杂，过分鲜艳，如衣服图案过分繁琐以及标新立异等问题。着装过于杂乱是指不按照正式场合的规范化要求着装。杂乱的着装极易给人留下不良的印象，容易使人对规范化程度产生疑虑。在学校，身体的某些部位是不适宜暴露的，比如胸部、肩部、大腿。在学校通常要求不暴露胸部，不暴露肩部，不暴露大腿。在学校，工勤人员的着装不可以过于短小，比如不可以穿短裤、超短裙，非常重要的场合不允许穿露脐装、短袖衬衫等。特别需要强调的是，男士在正式场合身着短裤是绝对不允许的。

高校工勤人员着装应符合身份，鉴于每一位员工的形象均代表其所在单位的形象及规范化程度，也反映了个人的修养和见识，因此工勤人员的着装必须与其所在单位形象、所从事的具体工作相称，做到男女有别、职级有别、身份有别、职业有别、岗位有别，即“干什么，像什么”。

（二）笑脸如一

为学生服务时，要始终面带微笑、言语温和，充分展现阳光温暖、积极乐观的精神风貌。

学校工作人员的微笑拥有着无穷的教育魅力，工勤人员微笑着面对学生，能给学生一种宽松的师生交往人际环境，能使学生感受到教师的理解、关心、宽容和激励。工勤人员的微笑不仅是自己阳光健康心理的体现，更能鼓励学生很好地学习，培养学生愉快的心理，从而使学生健康地成长。

教育最需要微笑，学生也需要微笑的校园工作人员。只要工勤人员能做到持之以恒、春风化雨，慢慢地，工勤人员和学生之间一定会建立起民主、平等的师生关系，形成良好、和谐的心理气氛。这时，学生就会把工勤人员当作知心朋友，敞开心扉，让他们走进学生的内心世界，倾听他们的心声，帮助他们解决实际问题。

微笑是给学生传递信心的信息，工勤人员要充分用微笑服务，不要打断学校领导和教师的发言。让我们养成认真倾听别人意见的好习惯。养成了这样的习惯，在说话和办事中就会逐渐很有条理性和逻辑性，表达的内容就会有知识性。

微笑虽然只是一种面部的表情，但是它却拥有一种很强的力量，不管是对自己还是对身边的

人，都有一定的影响。那么如何保持微笑，让微笑成为一种习惯呢？

首先要有良好的心态。想要脸上拥有微笑，拥有一个好的心态很重要。不管在生活中还是工作中，总会遇到一些困难，很多人因此就会害怕、苦恼，这样也就不会拥有发自心底的笑容。只有好的心态，才会把一切当作再普通不过的事情，这样才会拥有真心的微笑。

要有积极向上的生活态度，很多时候态度决定一个人的生活水准，有积极向上的生活态度才会有阳光灿烂的生活，生活得平顺了，好心情自然也就能够不期而遇了。想要把微笑养成一种习惯，就要经常性地微笑，哪怕一个人照镜子也要多加练习，只有这样才会养成一种习惯，才会自然而然地去微笑。微笑是一个人素养的表现，一个有素养的人，才会拥有不由自主微笑的习惯，不管是对自己、对朋友还是对陌生人。在他们的潜意识里，微笑是做人的一种礼貌，也是人与人之间的互相尊重。因此他们会经常把微笑挂在脸上，会不定时地微笑。微笑会让一个人的生活更加美好。经常微笑的人不但能够让自己的心情很愉悦，而且会有一种强大的魔力，吸引着人们不由自主地去靠近他、接近他。

对别人保持微笑是人成功的密码。要知道发自内心的微笑是最迷人的，但长时间的工作会让身体变得疲劳，从早到晚一直保持微笑并不是一件容易做到的事。因此，我们还要掌握以下三种保持微笑的方法：

第一，要学会“过滤”烦恼。在进人工作岗位之前，将烦恼与不快抛开，以最好的心情和精神面貌迎接客户的光临。工勤人员必须学会疏导和淡化烦恼，每时每刻均保持一种轻松的心情，让快乐永远伴随自己，并将快乐传递给每一位客户。**第二，要有宽广的胸襟**。有些工勤人员在服务的过程中，难免会遇到出口伤人、蛮不讲理的学生，此时一定要牢记“忍一时风平浪静，退一步海阔天空”这一信条，始终保持良好的心态，让微笑服务变成自己的一贯工作作风。**第三，要和师生有感情上的沟通**。当你向师生微笑时，你要表达的意思是“见到您我很开心，我十分愿意为您服务”。也就是说，工勤人员要在感情上把师生当作亲人、朋友，与他们分享快乐和忧伤，成为他们的知心好友。

（三）用语归一

在与学生进行沟通交流时，要统一使用规范用语、文明用语、礼貌用语。

规范用语：①礼貌用语十个字：“您好，请，对不起，谢谢，再见”。②见面语：“早上好”“下午好”“晚上好”“您好”“很高兴认识您”“请多指教”“请多关照”等。③感谢语：“谢谢”“劳驾了”“让您费心了”“实在过意不去”“拜托了”“麻烦您”“感谢您的帮助”等。④打扰对方或向对方致歉：“对不起”“请原谅”“很抱歉”“请稍等”“麻烦”“请多包涵”等。⑤接受对方致谢致歉时：" 别客气”“不客气”“不用谢”“没关系”“请不要放在心上”等。⑥告别语：“再见”“欢迎下次再来”“慢走”“祝您一路顺风”“请再来”等。⑦忌用语：“喂”“不知道”“笨蛋”“你不懂”“狗屁不通”“猪脑袋”等。

文明，是人类历史积累下来的有利于认识和适应客观世界、符合人类精神追求、能被绝大多数人认可和接受的人文精神、发明创造的总和。文明是使人类脱离野蛮状态的所有社会行为和自然行为构成的集合。高等学校是人类文明成果的重要传播场所，也是展示人类文明的一个窗口。文明校园的建设不仅推动高校的发展，而且事关和谐社会建设的大计。创建“文明校园”既是高校贯彻落实党的教育方针的具体实践，也是贯彻落实习近平新时代中国特色社会主义思想的一项具体行动。实践证明，加强文明校园建设对于高校坚持办学方向，促进学校的改革、发展、稳定，对于优化育人环境，建立优良校风、教风、学风都具有十分重要的意义。在此基础上，实现学校的中心工作与各职能部门、各院（系）的工作相互协调，确保校园各个有机组成部分内部关系的和谐发展，实现学校发展的总体目标与学科发展的相互协调。

礼貌体现着文明的水平，也是一个人的思想道德水平、文化修养、交际能力的外在表现，是人类为维系社会正常生活而共同遵守的最起码的道德规范，它是人们在长期共同生活和相互交往中逐渐形成，并且以风俗、习惯和传统等方式固定下来。人的潜意识里可能都渴求别人的尊重和赞赏，于是就产生了礼貌。礼貌可能是人类文明史上最伟大的发明，它可以帮人们解决很多问题。

谢谢：

无论别人给予你的帮助是多么微不足道，都应该诚恳地说声“谢谢”。正确地运用“谢谢”一词，会使语言充满魅力，使对方备感温暖。道谢时要及时注意对方的反应，对方对你的感谢感到茫然时，你要用简洁的语言向他说明致谢的原因。对他人的道谢要答谢，答谢可以用“没什么，别客气”“我很乐意帮忙”“应该的”来回答。

请：

几乎在任何需要麻烦他人的时候，“请”都是必须挂在嘴边的礼貌语。如“请问”“请原谅”“请留步”“请用餐”“请指教”“请稍候”“请关照”等。频繁使用“请”字，会使话语变得委婉而礼貌。

对不起：

社交场合学会向人道歉，是缓和双方可能产生的紧张关系的一帖灵药。如你不小踩了别人的脚，一声“对不起”即可化解对方的不快。道歉时最重要的是有诚意，切忌道歉时先辩解，好似推脱责任；同时要注意及时道歉，犹豫不决会失去道歉的良机。

诸如此类的礼貌用语还有很多。例如，要请人家用请问、敬请。请上级发话用指示。请人指点用赐教。赞人言论用高论、高见。询问老人年龄用高寿、高龄。询问别人年龄用贵庚。询问别人姓名用贵姓、尊姓大名。托人办事用拜托。访问别人用拜访。告别用告辞。等待别人用恭候。祝贺别人用恭祝、恭喜、恭贺。欢迎来客用光临、光顾、惠顾。请人帮忙用有劳、劳驾、拜托。求人原谅用包涵。求人方便用借光。初次见面用久仰。中途离开用失陪。礼貌不到用失敬。送客用慢走，等等。

（四）质量第一

坚持服务一流、质量一流，并努力把条件的保障转化为心灵的温暖。

在日常工作中，工勤人员要时时处处严格要求自己，用自己的行为带动和影响身边的学生。处处以身作则，任劳任怨，要保持热情、规范、廉洁、高效的作风。用心想事，用心谋事，用心干事，把为师生服务作为第一职责，把为师生办实事作为第一追求，把师生呼声作为第一信号，把师生满意作为第一标准，努力强化服务意识，提高服务本领。一种是处理日常工作事务的能力，如组织、协调、策划、计划能力，这是一名工勤技术人员必备的能力。另一种是应急能力，包括应对突发事件的能力、科学判断形势、应对复杂局面的能力等。要大力培养工勤人员为师生办实事、办好事、解决问题的能力和水平，并在工作中不断地完善与提高。

1．服务意识的内涵

（1）发自内心，用脑服务，用心创造服务。高校之中的服务是要求用“脑”思考，用“心”创造服务标准，掌握服务的方法和服务的标准，尽可能地减少师生的不满，提升师生的“满意度”与“获得感”。

（2）认真服务，形成良好的服务习惯，真正解决问题。服务是为师生与学校提供“满足感”的行为、过程与结果。所以服务不是简单的形式，不是简单的露六到八颗牙齿的微笑，而是“效果”。所以高校的服务保障需要用心投入，需要耐心，需要严谨的工作。

（3）增强服务意识，提高服务能力。工作人员的服务意识要不断增强，“笑脸相迎”要成为常态化，一站式服务也要落到实处，真正把师生的事视为自己的事，亲力亲为，用心去解决落实。

要增强换位服务意识。小事连着民生。高校工勤服务人员要俯下身子，倾听师生声音，面对师生在日常生活中碰见的事，学会换位思考。面对事情，杜绝生搬硬套的工作方式，摒弃高高在上的工作姿态，多站在师生角度考虑问题，急师生之所急，想师生之所想，通过换位思考的灵活机动来增强服务意识。

要增强热情服务意识。“在其位谋其政”，高校工勤服务人员首先要明确自己的岗位职责，热情地做好每一项工作。工勤人员应时刻把师生的冷暖放在心上，遇到问题不敷衍、不推诿，遇到难题不后退，以真心热情的工作态度去为师生办实事、解难事、做好事，把每一件“小事”办成“放心事”，做师生的知心人、贴心人、暖心人，增强师生的满意度，赢得师生的口碑。

要增强细节服务意识。“天下大事必作于细”。细节体现水平，细节体现效率，细节体现质量，细节决定成败。要树立重视细节的工作理念，增强把握细节的本领。基层服务工作无小事，必须十分注重工作中的细节，做到大事不含糊，细节不马虎，从点滴入手，从现在做起，为民服务解难题，把师生关切的事情做好、做实、做细，增强师生获得感、幸福感、安全感。

要不断提高工勤人员的沟通能力。如果沟通不好，在日常的工作当中可能就会因言语不和与他人发生口角，妨碍学校的正常工作。同时还要不断提高处置突发事件的能力，在紧急情况下体现工勤人员的责任和服务水平。

要不断培养工勤人员乐观上岗、乐于奉献的精神。在平时的闲暇时间组织工勤人员参加一些有意义的活动，例如义务劳动、帮扶活动、文体娱乐活动等，这样可以培养工勤人员的凝聚力，激发员工的工作热情。

2.“好”的服务意识

（1）变“被动服务”为“主动服务”。主动做事不仅是一种工作态度，更是对工作的掌控。在工作中，工勤人员要养成自己积极主动的习惯，而不是让领导一直去告诉我们该做什么。在服务师生的时候也是一样，如果一直被动地服务，这样就会失去很多主动掌控权，跟着师生的节奏去做，这样工作效率会降低，自己也会做得很累。所以，工勤人员要学会主动地去服务，控制好整体的节奏。

（2）变“冷漠服务”为“暖心服务”。比如在教学楼打扫卫生，看见教职员工时，主动问候“上午好 / 中午好 / 下午好”；在校园修剪花枝时，不要让割草机带过的泥块溅到师生身上。每一个服务细节都体现“有温度”的暖心服务。

（3）变“硬性服务”为“柔性服务”。更多地体现在服务的细节上。为等候区的师生提供茶水服务，在拉近和师生距离的同时，也营造出自然、暖心的氛围；分流，引导师生上下电梯等。这些都是柔性服务，通过对细节的关注体现出人性化的关怀，对于师生来说，更是一种让人放心的服务。

（4）变“自觉性”服务为“标准化”服务。按照学校各个岗位的工作内容，制定标准化的服务，做有意识的“自觉服务”为“标准化”服务。同时，建立服务考核评价机制，对服务工作进行系统的考核，对优秀的个人和科室进行表扬与鼓励，对不达标的个人和科室进行引导与再学习，最大限度地发挥好学校工勤队伍的服务育人作用。

（张宝林）

第三章

高等医学院校“全过程育人”体系的研究与实践

爱因斯坦说过，“所谓教育，是忘却了在校学的全部内容之后所剩下的本领”。这本领是什么？就是坚守人生事业目标的信念，“三全育人”正是要坚定我们医学生这个信念。“全过程育人”是指育人工作的过程性，强调育人工作应贯穿于学生整个学习生涯。形成学校、家庭和社会教育有机结合的协同育人机制，连接起学院、家庭、社会三位一体的全过程育人网络，做到学生走到哪里，思想政治教育就延伸到哪里。对于高等医学院校而言，育人工作要贯穿学生整个大学学习过程，在此过程中，要依据学生成长的一般规律、阶段特点以及时代特征，有针对性地开展育人工作，以确保大学生的全面发展成才。

思想政治教育工作是我们党取得革命、建设和改革事业节节胜利的传家宝，是一切工作的生命线，是我们党区别于其他任何政党的政治优势。办中国特色社会主义教育就要理直气壮地开展思想政治教育工作，用新时代中国特色社会主义思想铸魂育人，引导学生增强“四个自信”，自觉将爱国情、强国志、报国行融入祖国伟大复兴的奋斗中。“三全育人”作为高校思想政治教育工作的重要抓手，内容丰富，具有深厚的理论底蕴，又具有强烈的育人实践功效。其总体目标是以习近平新时代中国特色社会主义思想为指导，坚持和加强党对高校的全面领导，紧紧围绕立德树人根本任务，充分发挥中国特色社会主义教育的育人优势，以理想信念教育为核心，以社会主义核心价值观为引领，以全面提高人才培养能力为关键，切实提高工作亲和力和针对性，强化基础、突出重点、建立规范、落实责任，一体化构建内容完善、标准健全、运行科学、保障有力、成效显著的高校思想政治工作体系。

欧美、亚洲及大洋洲主要国家注重将本国核心价值观教育与社会公平、法治公平、建设良好社会秩序有机结合，引导社会成员团结、互助、友爱，共同营造良好的社会环境，增加国民的国家归属感。澳大利亚政府启动了面向新世纪的价值观教育研究项目。美国价值观教育先后经历了品格教育、公民教育、为国奉献精神教育、价值观澄清、价值观分析、道德发展阶段论等不同阶段。当今，我国正处于世界经济浪潮的中心，这就要求我们必须在培养接班人的过程中，主动引导学生以更为宽广的国际视野和历史视角，审视中国发展的趋势，认识世界发展的动态。按照国家相关文件要求，落实立德树人根本任务，大力推进思想政治教育全空间地融入专业人才培养的全过程，培养爱党爱国、至善精诚、自强奉献、追求卓越、德智体美劳全面发展的社会主义建设者和接班人。

以新时代中国特色社会主义育人理念为指导，坚持把立德树人作为人才培养中心环节，把思想政治工作贯穿教育教学全过程，以应用型高校医学人才培养渠道为研究基础，充分挖掘思想政治教育元素和所承载的思想政治教育功能，实现思想政治教育与医学人才培养体系深度融合。在以“谋大局、应变局、开新局——加快推进医学教育创新发展”的背景下，需要牢固树立思想政治工作为生命线思想，紧紧围绕立德树人根本任务，形成全员、全过程、全方位育人格局，培养出德智体美劳全面发展，坚决拥护中国特色社会主义制度的医学人才。因此，树立社会主义核心价值观的思想教育不可或缺，要让学生明白个人的前途与国家的命运一刻也不能分隔，要让青年学生将个人与国家、社会的责任感连接起来。

习近平总书记曾在新年贺词中表示：“青春是用来奋斗的，奋斗本身就是一种幸福”。所谓幸福是社会劳动与主体享受的统一。应用型高等医学院校学生从学校步入社会和一线医疗岗位，奋斗幸福观的养成至关重要，是包括工匠精神在内的数种奋进精神的内核驱动力，关系着祖国现代化建设的质量和进程。再者，“三全育人”中的“全员”是“全过程”和“全方位”的人力基础和组织保障，“以生为本”的教育理念既离不开高校全体教职工的各方育人施教，更离不开主观能动的奋斗精神和责任使命感。“培养什么人”是教育的首要问题，出发点和落脚点都应该紧紧围绕育人，其根本在于用奋斗幸福观使受教育对象积极主动思考和乐于参与接受，激发和启迪思想，让“永久奋斗”的传统精神成为青春最鲜亮的底色。

以培养高层次应用型本科医学人才，树立综合素质为基础，职业能力为本位的教育理念，使青年学生厚德强技、知行合一、明德致远、笃行务实。其内涵在于：通过建设育人模式系统工程，实现育人功能和成效与实时有效的评价保障机制相互作用，开拓党建引领、思政＋教学、创新创业、校园文化、综合拓展、服务管理六条应用型人才培育路径。从“以理服人”“以学养人”“以文化人”“以美育人”四个维度入手，整合以学校育人元素为核心，举德智体美劳全方位发展空间，来实施“三全育人”多方协同机制，多渠道落实立德树人根本任务。以习近平“奋斗幸福观”为根本遵循，推动育人模式源源不断地向前发展。教职员工以身示范，如春风化雨般地感染每一位学子，将“奋斗本身就是一种幸福”内化于心，外化于行，以培养出真正能够“守初心、担使命”，具有首善标准的高素质全面综合应用型人才。

（纪　慧）

第一节　全面实施全时段思想政治教育网络

全时段育人重心在“全”、中心在“育”，从学生进校到离校的全过程中，从培养、管理、就业等各关键环节里，都要体现“全＋育”的模式，所以要针对不同阶段采取不同措施，推进各阶段的机制创新、管理创新、措施创新，各关键领域协同发力，提升医学生思想政治教育工作的效度。立足于高等医学院校“三全育人”体系研究及实践，统筹安排学生在校学习、双休日、寒暑假思想政治教育内容，综合运用“第一课堂”“第二课堂”和“网络课堂”，要系统设计、打通壁垒，实现“课堂”间的无缝对接和同向同行，才能实现全时段育人。根据不同年级学生的特点，构建学校、家庭、社会三位一体的思想政治教育网络，保证学生无论人在何时，都能接受到先进思想的引领，避免思想政治工作出现“断点”。构建全时段思想政治教育网络体系，提出有效路径和保障措施，并推动高等医学院校思想政治教育工作的长效机制。

高等医学院校全时段育人体系的时代背景。当前，我国已进入新时代，正处于百年未有之大变局，为实现“两个一百年”奋斗目标，以习近平总书记为核心的党中央高度重视高校立德树人工作。医学院校是医疗人才培育的重要阵地，承担着培养我国高水平医药人才的重要职责。新时代高等医学院校是以实现教育价值、实现人才培养为目标，回归育人为本、德育为先。培养坚定理想信念、践行社会主义核心价值观、传承医者美德、担当时代大任的综合高素质医疗人才，是医学院校的使命所在，是“健康中国”的战略堡垒。世界文化思潮相互激荡，经济全球化、文化多元化、网络信息化不断发展，意识形态领域日益严峻，使高校思想政治工作面临巨大挑战。在风云多变的国际环境下，引导医学生继续发扬积极正向的思想观念、摒弃消极落后的腐朽思想，就必须建立起全员、全过程和全方位的立德树人工作机制。以高质量发展应对复杂多变的社会环境，是高校育人工作适应时代发展的根本策略。全时段育人教育理念顺应了新时代的发展潮流，以解决现实问题为出发点，是高校思想政治工作的必然选择。

习近平总书记指出：“广大青年用行动证明，新时代的中国青年是好样的，是堪当大任的！我向你们、向奋斗在疫情防控各条战线上的广大青年，致以诚挚的问候！青年一代有理想、有本领、有担当，国家就有前途，民族就有希望！”探索一种符合新时代高等医学院校发展要求和学生成长发展规律的育人模式，成为了当今教育发展的必然之需。全时段育人模式能够将育人的理念与实践贯穿于管理、教学和服务之中，实现学生成长发展的全过程对满足新时代的教育要求具有重要意义。如何形成全员合力，全程有机衔接，全方位展现，真正做到人人参与、不留死角、不间断地贯彻落实立德树人的根本任务，是高等医学院校人才培养过程中的重要问题。所以，高等医学院校构建全时段育人思想政治教育网络体系，具有重要的理论意义和实践价值。全时段育人体系的教育模式，可弥补和解决新的时代背景下高校思想政治教育工作所存在的不足和所遇到的问题，是推动高校思想政治教育改革创新的有效途径；它能够适应新时代新形势的需求，是促进高校可持续发展的重要保障。始终将思想政治工作作为人才培养的生命线，以“大思政”理念推进工作思路、内容形式、方法手段创新，积极地构建完善一体化的育人格局。全时段育人是我国高等院校响应育人的要求，形成一个全程性的育人链条。高等医学院校教育教学活动应依据学生的成长发展规律进行，根据学生成长的阶段，由浅入深、逐步深化；应该参照其发展的规律，做好全时段的育人工作。构建“三全育人驱动力—立德树人为核心—构建全时段育人成效路径”，由主体要素、时间要素、空间要素三者构成育人模式。育人主体充分运用教学资源，将思政教育贯穿于学生教育教学与发展的始终，通过“对课内课外、线上线下”多种资源的整合，进行德育队伍的建设，建立衔接教育机制，形成立体育人格局，实现全程育人，培养高素质医疗人才。

创新思政途径，构建全时段思想政治教育网络体系。加强医学生的思想政治教育，掌握他们的身心发展特点，了解他们在不同成长阶段的发展需要，从而有针对性地进行思想政治教育，能够满足医学生成长成才全过程的需求。以全时段思想政治教育为立足点，就是要做到将思想政治教育贯穿到医学生在校期间成长成才的全过程中，即将思想政治教育融入人才培养的全过程，以实现医学生品德修养的提升和个人的全面发展。既着眼于医学生的共性，面向全体医学生开展思想政治教育，始终遵循医学生的成长规律，又要尊重医学生的个体差异性和多样性。同时，关注医学生在不同成长阶段的问题和需求，开展思想政治教育活动。因此，将全时段育人作为切入点，探索新的思想政治教育模式，提升医学生思想政治教育的质量和水平。全时段育人本身就是三全育人的一个有机组成部分，全时段育人的实施离不开全员育人、全方位育人，需要依靠全员育人的合力和全方位育人的网格体系，共同推进全时段育人的实现。

一、构建全时段思想政治教育网络的意义

多年来，高等医学院校以社会主义核心价值观为引领，紧紧围绕立德树人根本任务，以全面提高人才培养能力为关键，切实提高“三全育人”工作实效性和针对性。经历几十年风雨洗礼，勤劳质朴的齐医人本着“大学至善 大医精诚”的校训，弘扬“自强不息、甘于奉献”的大医精神和光荣传统，不懈努力，坚持奋斗，通过全员、全过程育人，加强全时段育人，培养高层次医学人才为己任，为祖国乃至世界各地输送优秀的医学人才。积极响应国家号召，紧抓“全员全过程

育人”，进一步完善课堂教学、课外实践、校园氛围为一体的思想政治教育体系，为教学育人工作高水平的开展、优化教育体制提供平台。运用全时段育人模式，构建一个全时段育人体系，深入挖掘蕴含在专业知识里的德育元素，以课程为载体，以立德树人为根本，实现医学专业课程与德育的有机融合，推动了与课程思政协同育人机制的创新模式及德育工作质量的提高。广义的全时段育人指在人的整体发展阶段中的持续性和阶段性育人。狭义是指在特定育人对象的整体发展阶段中的持续性和阶段性育人，对于医学生而言，即在身心发展的整个过程和从入学到毕业的过程中，实现持续性和阶段性育人。这种持续性和阶段性育人具体体现为学生身心发展的不同年龄阶段的接续教育、不同教育程度阶段的接续教育、年级阶段的接续教育及学习阶段的接续教育等，同时要求在学生身心发展和从入学到毕业中的每个阶段实施相应的知识教育、情感教育和价值观教育，且每个阶段的知识、情感和价值观教育又有渐进式和衔接性的特点，而这正是目前思想政治教育工作需要加强的地方。将学年与假期、教学与实际融会贯通，构建育人长效机制，成为高校思想政治工作的重点。全时段育人的思想政治教育工作要贯穿于学生学习生活的全过程，还要关注学生身心发展过程中不同阶段的不同特点。

医学生思想品德形成和发展的过程是一个缓慢的、反复的过程，这就要求思想政治教育能够在长时期内、持续不断地对大学生进行教育。从纵向来看，在学生成长的不同阶段、不同时间节点上，要开展有针对性的思想政治教育；从横向来看，要实现学生思想政治教育在“校内校外”“课上课下”两个空间的贯通；立体交融，则要实现学生思想政治教育在网络中的融合，加强学生网络思想政治教育。由此可见，思想政治教育要满足学生的发展需要，应该在时间连续、空间贯通、网络渗透三个方面下功夫。全时段思想政治教育，有利于增强思想政治教育的实效，满足学生成长成才的需要，促进学生全面发展。

医学生成长发展是一个过程，在不同的发展阶段，会遇到不同的发展问题。医学生成长成才全过程中，高校应根据学生的发展特征，必须以问题为导向，解决学生的阶段性问题，解决思想政治教育存在的各种问题，以促使学生平稳地实现过渡。应根据学生成长规律及发展特征，解决学生的阶段性问题，抓好入学、在校、毕业前期育人工作，实现全过程育人。本文所指的全时段，是学生从入校到离校的全过程，重点是学生在校期间成长成才的全过程，实现全时段思想政治教育网络体系的构建。

二、新生入学“全时段”思想政治教育的实施

新生入学教育是整个大学教育的起点，是学生入校后接受系统教育的第一课，是一项十分重要的基础性工作，具有十分特殊的地位和作用。新生入学教育是新生从高中到大学转型的一个必不可少而又非常重要的教育环节，这一时期的教育引导，不仅有利于培育学生理想信念和专业思想，更好地创建良好的班风、学风以及校风，更会让学生终生受益。为更好地开展新生入学教育，增强入学教育的统一性、规范性、实效性，使学生尽快了解学校、热爱学校；熟知高等医学院校的有关规章制度，帮助学生完成从高中生向大学生的角色适应和角色转变；增强学生自我教育、自我管理、自我约束的意识，尽快适应大学生活，应牢固树立“以人为本，立德树人”的教育理念，深入贯彻落实学院“三导向”人才培养目标，通过开展丰富多彩、寓教于乐的活动，弘扬中华优秀传统文化，培养新生爱国情怀，树立爱校意识；教育新生以积极向上的精神状态，充满信心地投入大学生活；引导新生科学规划大学生涯，刻苦学习，锻炼本领，着力培养德智体美劳全面发展的社会主义建设者和接班人，着力培养担当民族复兴大任的时代新人。全时段育人是以时间为主线，以学生的全面发展为目标，强调把育人活动贯穿到学生从入校到离校的全过程，融入高等医学院校人才培养的各个方面、各个环节。

在新生入学时，就要开展全时段育人，即为全时段育人阶段——角色转换。入学时，迅速融入新环境，要用课程加以引导。心理健康教育至关重要，以积极的心态迎接新的发展阶段，引导学生树立正确的职业目标、科学规划学习生涯，开展“大学一年级新生的引航教育”。为帮助新生尽快适应学习生活，顺利完成从中学到大学的转变，引导新生树立正确的人生观、培育践行社会主义核心价值观以及崇高的理想目标，使其养成良好的学习习惯与生活习惯，切实增强入学教育工作的合理性、规范性与实效性。

教育目标：加强高等医学院校特色文化建设，把厚重的学院历史文化转化为思想政治教育资源。树立爱校情结，帮助新生了解校情、校史，熟悉校园及周边环境，培养新生的爱校情结和为校争光的志向与集体荣誉感。稳定专业思想，帮助新生了解所学专业，掌握专业现状与发展前景，明确专业学习的任务和奋斗目标，并进行职业生涯规划。熟悉和遵守法律、法规和校纪、校规，帮助新生了解国家、省教育厅、学院的各种规章制度。注重心理健康教育，帮助新生解决由生活、学习环境变化引起的一系列心理问题，养成积极乐观、健康向上的心态。积极开展适应教育，帮助新生及早适应大学的学习与生活，循序渐进地教导他们学会认知、学会做事、学会交往、学会生存。引领示范到位，树立榜样弘扬正能量，增进新生老生的交流，为新生提供相关的学习经验以及生活经验，带动新生积极参加学院活动。

教育主题是扣好人生第一粒扣子；规划自我、导航青春；认知—适应—融入等。能力提升指标为愿景意识、病人利益至上的利他主义、责任意识、法律意识、自律性、自省力、人格完善能力、自我认知能力等。活动时间为每年9月至次年7月。教育形式主要分为教育培训和实践锻炼两种方式。具体包括但不限于讲座、专题报告、观看资料片、学生手册学习与考核、主题班会、参观走访、演练、知识竞赛等。教育内容是新生入学教育，主要内容包括：理想信念教育、军训与国防教育、安全教育、校史校情教育、党史党情教育、学院规章制度教育、爱国情怀教育、明礼修身教育、专业思想教育、医学生职业情感教育、大学生活适应性教育、心理健康教育、职业生涯规划教育、创新创业教育共14项教育专题。

理想信念教育。进行理想信念教育要贴近学生的实际，除开展专题讲座和开设形势与政策课、主题班会等多种传统形式以外，还要充分利用新媒体、大数据等前沿技术，重视互联网、移动终端、数据库等形式，有效地传播先进思想，使新生学习中国特色社会主义理论体系知识，坚定中国特色社会主义信念；强化成才目标和学习动力，形成正确的世界观、人生观和价值观；增强民族自豪感和责任感，树立远大理想，勤奋学习、奋发成才。

军训与国防教育。通过严格的军事训练提高学生的政治觉悟，激发爱国热情，发扬革命英雄主义精神，培养艰苦奋斗、刻苦耐劳的坚强毅力和集体主义精神，增强国防观念和组织纪律性，养成良好的学风和生活作风，掌握基本军事知识和技能。在军训中，磨炼学生意志，强健学生体魄，增强学生自理和自立的能力与团结协作的精神。通过国防教育，增强学生的国防观念，提高学生的身心素质和科学文化素质，有利于培养国防后备人才，促进国防现代化。

安全教育。安全教育是提高学生综合素质、增强安全防范及自我保护意识的重要措施。

校史校情教育。通过参观校园、校史馆及学唱校歌等活动，增进新生对学院的发展历史与校园文化的了解，使新生明确学院的办学理念、办学规模以及发展前景，拥有更强的归属感，强化新生融入校园生活的决心，加深热爱齐医的情感。通过观摩以及新老生学习经验交流会向新生介绍优秀校友、优秀学生的典型事迹，培养新生的自豪感和荣誉感，使其努力完善自己，逐渐向榜样看齐。

学院规章制度教育。通过召开新生入学教育大会及组织新生学习《高等医学院校学生手册》等形式加强新生校规校纪教育，用正反两方面的典型事例教育新生，养成尊师守纪、刻苦学习的良好作风；了解学院的各项制度和规定，增强遵纪守法的意识；奠定良好的文明素质基础，引导新生德智体美劳全面、协调发展。

党史党情教育。中国共产党在不同历史时期都有不同的精神财富，比如红船精神、长征精神、井冈山精神、延安精神、两弹一星精神、抗洪精神、焦裕禄精神等，举不胜举，这些精神都是中国共产党的宝贵财富，也是中华民族的精神支柱，需要一代又一代的中华儿女传承、弘扬。学院要进一步发挥课堂教学主渠道作用，发挥党史教育的优势，让学生受教育、获教益。

爱国情怀教育。深入开展中华民族优良传统和中国革命传统教育，开展各民族平等团结教育，培养团结统一、爱好和平、勤劳勇敢、自强不息的精神，树立民族自尊心、自信心和自豪感。要把民族精神教育与以改革创新为核心的时代精神教育结合起来，引导学生在中国特色社会主义事业的伟大实践中，在时代和社会的发展进步中汲取营养，培养爱国情怀、改革精神和创新能力。组织新生参观和平广场，缅怀历史先烈，培养学生的爱国情操；组织新生参观齐齐哈尔市博物馆，让新生了解所在城市的发展史，实现从“爱小家”到“爱大家”的转变。

明礼修身教育。号召全体同学学习《弟子规》《三字经》等中华传统经典，争做文明礼貌、内外兼修的标兵。开展与中华文明礼仪有关的教育与实践活动，加强校园文明建设。讲究诚信原则，开展考试诚信、贷款诚信及就业诚信等教育，不断提高新生思想素养和道德素质。

专业思想教育。召开新生家长见面会，向新生介绍专业设置、发展方向、所学专业开设的主要课程、学习方法、学习技巧、应具备的专业素质以及该专业的师资情况、考研就业情况等，使新生认清所学专业的历史、现状和未来前景，稳定专业思想，树立学习信心。

大学生活适应性教育。新生一入学，在生活、学习、情感、心理等诸多方面可能产生不适应，要将入学教育与关心新生生活相结合。新生入学后，及时全面了解新生的基本情况、思想状况、心理状况、家庭情况等，通过关怀以情感人、通过教育以理服人。帮助新生正确对待环境、人际关系、学习、语言、生活习惯的变化和经济状况的差异，克服由于对大学生活缺乏了解和应有的准备而带来的陌生感、孤独感、缺乏目标、茫然无措，帮助新生尽快融入大学生活。辅导员、班主任要深入到新生班级、宿舍，多谈心、多交流，了解学生生活中存在的各种问题，并及时给予解决，通过个别谈话等方式，全面掌握学生各阶段的思想、学习、生活状态。

心理健康教育。及时掌握新生的心理健康状况，有针对性地进行教育和帮助。通过举办大学生心理健康专题讲座，讲解心理健康相关知识，引导新生养成健康的心理、完善的人格，建立良好的人际关系，提高心理承受能力和自我调适能力，使新生具备良好的心理素质，为顺利完成学业打下坚实的基础。

医学生职业情感教育。结合医学院校“三导向”人才培养模式，在新生入学时，进行一次医学生职业情感教育，通过主题班会、演讲等形式学习医学生誓言，牢记“大学至善，大医精诚”校训。

职业生涯规划教育。结合专业发展和就业形势教育，引导新生了解社会对人才的需求和各行各业对人才素质和能力的要求，明确当代大学生肩负的社会责任和历史使命。开展职业生涯规划大赛等未来职业生涯规划教育，帮助新生尽快适应和实现人生发展阶段的转换，确立新的人生奋斗目标和方向，科学规划大学生涯。

创新创业教育。一要培养学生创新创业意识，激发学生的创新创业动力；二是要面向有较强的创新、创业意愿和潜质的学生，旨在提高其基本知识、技巧和技能；三要培养学生创新创业的实际运用能力，要以项目、活动为引导，教学与实践相结合，有针对性地加强对学生创业过程的指导。在教育过程中注重意识培养、能力提升、环境认知，条件允许的可以开展实践模拟活动。

构建学校与家庭、学校与社会两个思想政治教育网络。促进高等医学院校教育与家庭教育的结合。建立健全学生档案。学生入学后马上建立家庭学院联系档案，掌握学生家庭详细的通信地址、父母的工作单位、家庭经济情况、主要的社会关系等，为下一步工作打下基础。入学伊始即注重与家长沟通。在新生入校时，向家长宣传学院的校规校纪，让家长理解和支持学院的学生教育和管理工作。在学生入校期间集中召开家长会议，提出学院对学生的要求，指导家长在大学生教育管理中应当发挥的作用，使家长明白大学生的教育工作不仅是学院的事，家长也有一定的责任和义务。加强互动工作。“三位一体”教育要形成合力作用，必须实行双向服务的原则。学院采取积极主动的态度，一是做好家长的思想工作，让家长重视学生工作；二是与家长主动沟通，每学期期末将学生这一学期的学习情况、思想情况，以“电话＋信函”的形式告知家长，应以鼓励为主。在家院互访的工作中，要注重随时联系和阶段联系相结合，全面联系和重点联系相结合，避免以告状、教训和指责的方式与家长沟通，用真诚和理解的心与家长交换看法，找出学生存在的不足，双方协商解决问题的办法，以防学生和家长产生逆反心理。设立家长开放日。邀请家长和同学一起参加学院的学习和生活活动，让家长体验学院的教学和管理工作。

通过网络信息加强沟通和交流。管理人员应将自己的微信、QQ、信箱和电话号码告诉家长，家长有事可以通过电话等方式进行联系。建设网络平台，以论坛的方式，约定时间和家长进行直接交流，从而实现齐心协力、目标统一。做好高等医学院校教育和社会教育的结合。建立学生德育实践基地。实践基地是学生进行社会实践的重要场所，可根据专业的特点和学生的实际情况到实践基地定期进行交流学习活动。

聘请相关行业优秀人士给学生做报告。可从不同的角度邀请社会不同层次的人士为学生做报告，开展交流会。如请解放军给学生开展爱国主义教育；请公安干警为学生做法律安全教育；请社会各行各业优秀工作者为学生做敬业爱岗教育等。让学生走出校园，以积极的态度融入社会。利用重大节日和课余时间，定期组织学生积极开展社会公益活动和义务劳动。如利用学雷锋纪念日进行爱心教育；利用清明节、“九一八”等进行爱国主义教育；利用重阳节等进行感恩教育等。这些活动既可以培养学生的专业意识、社会责任感，也可以加深学生对生活的理解，使其对今后的学习、生活更有信心和力量。学院和社会教育的结合会增强学生的集体主义观念，强化爱校、爱专业的思想，也能整体提升校风、学风、班风。

完善学生工作教育管理服务体系。在学生日常教育管理服务工作中，充分发挥学生工作人员在大学生思想政治教育中的主导作用；进一步发挥党团组织在大学生思想政治教育中的重要作用；不断拓展新形势下思想政治教育工作的有效途径；切实解决学生的实际困难，将解决思想问题与解决实际问题结合起来；进一步加强大学生思想政治教育工作队伍建设。

案　例

【知校史 明校情】组织新生参观校史馆

为增进新生对学院的发展历史和文化底蕴的了解，使新生明确我校的办学理念、办学规模以及发展前景，拥有更强的归属感，2021 年 10 月 24 日下午，团委组织新生参观校史馆（图 3-1）。在参观过程中，同学们学习齐齐哈尔医学院的历史沿革，感受到我校发展巨变的沧桑历程。学习齐医校训“大学至善，大医精诚”的深刻内涵，详细品读校训对面墙上雕刻的《大医园赋》，走过最早的校门，详细聆听讲解员老师介绍每张图片的历史以及齐齐哈尔医学院的发展成就。

校史馆就像是一块活化石，凝聚着我校对厚重历史的咀嚼和沉思。通过参观校史馆，强化了新生融入校园生活的决心，加深了热爱学校的情感。

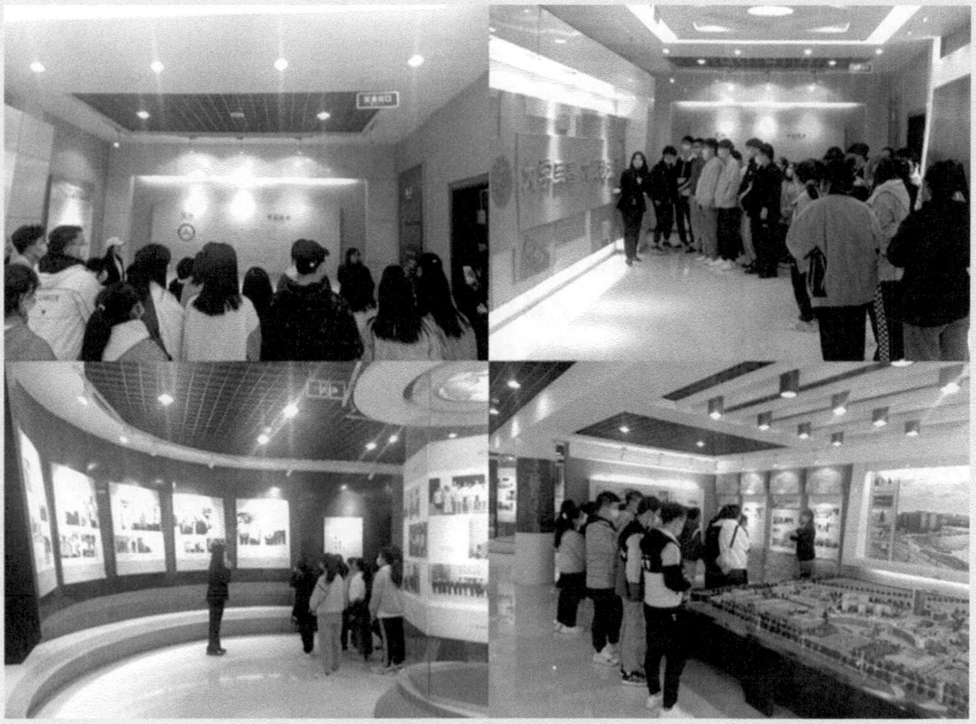

图 3-1 同学们参观校史馆

案 例

药学院迎接新生入学

通过腾讯会议的方式药学院面向全体新生和家长召开了“2021 级新生报到说明会”，会上，辅导员就返校前的准备工作向同学们进行了详细说明，重点强调返校的条件、云报到以及网上办事大厅的使用方式，向全体新生和家长告知联系方式以及注意事项。会上，对防疫知识进行了详细培训，要求同学们认真学习并参加防疫知识测试。会上现场解答了新生和家长的疑问。

召开班主任培训会。全体班主任进行廉政教育，重点传达了黑龙江省教育厅关于《集中整治教师违规收受学生及家长礼品礼金行为的规定》《新时代高校教师职业行为十项准则》，结合现实案例，要求全体班主任廉洁自律，爱生如子。党委副书记要求班主任要加强自身政治素养，重点做好学生的思想品德教育、学习指导、行为指导、班级管理等工作。辅导办主任重点对贫困生认定、安全教育、寝室卫生、请销假、考风考纪教育、学业预警、心理健康教育等日常管理工作事务进行讲解。全体班主任表示将以昂扬向上的工作姿态做好每一项工作。

案　例

病理学院开展新生入党启蒙教育——学百年党史，端正入党动机，学“七一”讲话，做强国生力军

为推动习近平总书记“七一”重要讲话精神在大学生中的贯彻落实，教育引导大学生深入领会习近平总书记重要讲话精神的深刻内涵和重大意义，积极向党组织靠拢，为2021级全体新生做了题为“学百年党史，端正入党动机，学‘七一’讲话，做强国生力军”的入党启蒙教育讲座，围绕“七一”重要讲话精神开展了宣讲。教育引导大学生树立理想，积极向伟大的党组织靠拢，分别从入党动机、发展党员工作程序、积极分子培养、入党申请书的书写等方面展开了详细的讲解。强调端正入党动机是争取入党的首要问题，不可带有盲目性、从众性和虚荣功利性。大学生队伍是党的后备力量，必须不断提高自身的政治思想觉悟，保证从思想上、行动上入党。为同学讲解了发展党员的手续与工作程序，从开始向党组织递交入党申请书到最后发展成为正式党员，整个流程都为同学做了详细的解析，尤其是就如何规范书写入党申请书对学生做了具体的指导，使同学们对入党程序有了明确的认识。

三、大学一年级至三年级“全时段”思想政治教育的实施

大学一年级至三年级阶段是思想政治素质养成的关键时期。学生已经适应新环境，积极投入新生活，却会面临新的发展问题，如三观养成、政治社会化、道德养成、心理素质等。既要重视起始阶段，更要抓关键，把促进价值观塑造、道德养成、思想提升作为启航教育。这一时期是学生专业知识和专业技能提升的关键。以问题为导向，着重分析医学生在不同阶段面临的思想问题，以解决学生面临的思想危机为教学目的，将教学模块和阶段问题融合，以提高理论知识，并有针对性地解决实际问题。进行有针对性的科学指导，开展形式多样、丰富多彩的课外实践活动，教育引导学生成为富有同情心、爱心和耐心，具有优秀的心理素质、强健的体魄、良好的社会适应能力、与患者沟通的良好技巧、职业道德和职业操守的医生。

运用“第一课堂”“第二课堂”“第三课堂”“网络教育”递进式育人。运用“第一课堂”，深化思想政治理论课教学改革，完善五大教育体系。通过“课程思政”教育教学改革，完善“思政课程”教育教学内容，深化教书育人内涵，探寻各学科专业、各类课程思想政治教育的切入点，采用灵活多样的形式适时开展行之有效的思想政治教育工作，将思想政治教育贯穿于教育教学全过程，建设一批“课程思政”和“思政课程”示范课程，完善课程育人体系。“课上课下”相协调。完善相协调的课程育人时段，是促进第一课堂与第二课堂相结合，实现理论教育与实践教育相结合的重要手段。专业课程作为“课程思政”建设的基本载体，要从自身的专业特点出发，根据不同学科、不同专业的课程特点，充分挖掘思想政治教育元素，分类推进课程思政的建设，以保障大学生在思想政治理论课程和专业课程的学习中，都可以接受思想教育的引导。加强课下育人时段建设，学校应当始终坚持问题导向，关注不同阶段、不同类型大学生的思想动态，满足大学生发展的个性化需求，切实帮助大学生解决日常生活中遇到的实际困难。

一是完善课上全时段育人，充分发挥思政课程的主渠道功能，促进“课程思政”建设。“课程

思政”是一种创新的教学理念，指从国家意识形态战略高度出发，充分挖掘和发挥各门课程自身所蕴含的思政元素和所承载的思想政治教育功能，实现思想政治教育与知识体系教育的有机统一。将课程教学从单一的专业维度，拓展至人文、素养、德育等多维度，在专业课程中实现对思政教育认知、情感和行为的认同，从而形成全方位思想政治教育教学新模式。各门课程应当具有对大学生进行思想政治教育的意识，在课程教学中灵活穿插思想政治教育元素，对大学生进行思想引领，起到行为示范的作用。一方面，发挥思想政治理论课的主渠道功能。提升思想政治理论课的育人功能，确保思想政治理论进教材、进课堂和进学生头脑。教师在课堂讲授过程中，要善于将大学生日常生活中的案例、大学生最关心的问题融入课上教学中，对学生进行启发，引导学生具备思想政治理论与实践相结合的意识，能够在学习和生活中受到思想政治教育的引导。另一方面，抓好“课程思政”建设，赢得课程建设的主战场。“课程思政”建设旨在将价值观引导寓于专业知识传授和综合能力培养之中，有效缓解思想政治理论课程和专业课程“两张皮”的现象。

二是提高思想政治理论课课堂教学质量。以学生为本，以育人为要点，以学习为中心，深入调查研究，准确地把握学生的思想动态，从学生所思所想、社会热点、国际国内形势、现实问题等导入教学内容，用马克思主义立场、观点和方法分析解决问题，不断增强课堂吸引力，提高课堂教与学的质量。加强课程教学设计，开展集体备课。协调各门课程之间和各学段之间的内容衔接。改革思想政治理论课教学组织方式，逐步实行中班上课、专题报告与小班研学相结合的教学形式。创新教学方法与艺术，实施专题化与“微课”相结合的教学模式，采用案例讨论、演讲辩论等形式，增强师生教学互动。加强对教案编写、课件制作、课堂教学组织形式的研究，努力形成一批精彩教案、精彩课件、精彩微课。创新学生学习方法，开展小组学习，加大课外学习量，用马克思主义基本原理分析解决问题。改革思想政治理论课学习评价方式，优化课程考核方式与题型结构，构建科学合理的思想政治理论课评价体系。

高等医学院校思想政治工作并非局限于平面空间，应具有立体性，渗透在各环节中。需以主流文化为依托，提高医学生的文化自信；以实践活动为桥梁，构建应用理论知识的平台；以科学研究为节点，打造良好的育人氛围；以校园网络为媒介，创建便捷的线上沟通渠道。强化文化育人作用，是高等医学院校思想政治教育内涵式发展的内在要求。扩大“课程思政”建设，能够有效拓宽思想政治教育的渠道，凝聚其他各门课程育人的合力。解决发展问题，应依托主流文化，紧抓课堂教学；运用校园媒介，占领校园文化阵地。人才培养体系更加科学化、规范化、系统化，进而为医学院校培养出更多能够满足用人单位“全人”需求的合格医疗卫生人才提供有力支撑。

深入挖掘拓展各门课程思想政治元素，切实把思想政治工作贯穿于教育教学全过程中，实现价值塑造、能力培养、知识传授“三位一体”的教学目标，打造一批“课程思政”示范课程，培养一批“课程思政”优秀教师团队，形成一批“课程思政”典型案例，打造专业教育与思政教育的协同育人效应，专业课程与思政课程同心同向的育人格局。使立德树人成为引领并与教育教学实践相融合，优化育人模式。“第一课堂”教学融入新理论、新精神，体现时代性“中国梦”“人类命运共同体”“抗疫精神”等主题；新时代全国高等学校本科教育工作会议指出：“高校师生思想政治状况调查结果，对大学生思想言行和成长影响最大的第一因素是专业教师，坚守专业课‘课程思政’主渠道建设；增强隐性课程建设，加强校风校纪建设、校史及校园文化，潜移默化地进行情感教育。”

案 例

厚植情怀 责任担当——“开学第一课”

2021 年 3 月 12 日，齐医学子迎来了开学复课后的第一天。为认真落实学院疫情防控各项工作要求，提高学生疫情防控能力，营造安心有序的校园环境，组织召开了以“开学第一课”为主题的班会。辅导员分别从个人防护、学生管理、公寓管理、防控制度四个方面，联系实际生活场景，深入浅出地对学生进行疫情防控科普教育，了解病毒知识、如何预防，普及传染病防控知识、突发公共卫生事件应对知识、日常学生管理具体要求，强化学生纪律意识和规矩意识，并引导学生懂得珍爱生命，学会在困难和磨炼中成长。

此次主题班会的召开，旨在提高学生的自我防护能力，增强疫情防控意识，为切实推进疫情防控常态化条件下复学复课，确保学生身体健康奠定了坚实的基础。

“课程思政”是一种创新的教学理念，指从国家意识形态战略高度出发，充分挖掘和发挥各门课程自身所蕴含的思政教育元素和所承载的思想政治教育功能，实现思想政治教育与知识体系教育的有机统一。将课程教学从单一的专业维度，拓展至人文、素养、德育等多维度，避免生硬说教，在专业课程中实现对思政教育认知、情感和行为的认同，从而形成全方位思想政治教育教学新模式，填补高校思想政治教育与专业课教育之间的鸿沟。

案 例

基础医学院开展“教育思想大讨论”交流会

依据高等医学院校关于《开展教育思想大讨论汇报交流会的通知》的统一部署，为贯彻落实全国高校思想政治工作会议精神，适应高等教育发展的新形势、新要求，2018 年 12 月 3 日，基础医学院围绕“立德树人”，以开展“三全育人、课程思政、打造金课”，提升教育教学质量为主题，开展了“教育思想大讨论”交流研讨会。各教研室、实验室在组织全体教师认真学习国家教育会议系列文件精神的基础上，结合学院发展规划和重点工作，针对“四个回归、三全育人、课程思政、课堂革命”等方面深入讨论学习体会，认真总结工作亮点和特色，反思本部门存在的短板和薄弱环节，通过交流研讨，明确了今后的工作思路。对本次教育思想大讨论交流活动进行全面总结，结合实际工作，围绕如何将课程体系与社会主义核心价值观有机融合进行深刻解读与剖析。通过本次交流研讨，全院教师深刻体会到“课程思政”是人才培养的核心要素，可以解决教育教学中的根本问题，今后“以课程思政建设为中心”的工作更加具体化和目标化，对全面提升教育教学水平起到良好的推动作用。

案　例

医学技术学院“课程思政主题活动月”活动

为落实立德树人根本任务，深入推进课程思政建设，进一步提高我院教师教育教学水平，高等医学校精心组织了“课程思政主题活动月”活动。2021年11月29日，医学技术学院召开“课程思政主题活动月”启动会，会议采取线上线下相结合的形式进行，学院全体教职工参加会议。本次“课程思政主题活动月”启动会是高等医学院校构建“三全育人”大格局的重要举措，旨在通过系列活动给教师在课程思政实践教学过程中提供一些可借鉴的教育教学思路和方法。学院还将持续以座谈会、专家讲学、课程思政设计比赛、集体备课竞赛等多种形式引导广大教师将“课程思政”“三全育人”的理念融入教育教学当中，持续提高教育教学水平、人才培养质量和育人效果。

创新“实践＋竞赛＋育人”的活动模式。课外实践是对课堂教学的拓展和延伸，是培养大学生综合素质和能力的重要载体。充分发挥育人作用，对于促进课堂教学的丰富性和多样性，强化大学生思想政治教育效果具有重要意义。除了从课堂教学中获得知识以外，主要实现途径是需要开展各类课外实践活动，对学生进行锻炼与培养。实践育人是培育时代新人的重要举措，开拓高校育人工作新视野，增强高校育人工作活力。把握实践活动辐射育人，解决教学内容与日常生活联系弱化问题，应以实际问题为落脚点，从本校学生发展的特点出发，开展实践活动，强调活动的多样性、创新性，因校制宜地引导学生将内化的知识转化为现实的行为。强化课内外衔接工作。课堂教学内容与课外日常生活紧密联系，是实现育人目的的关键。做好知识传授工作，有效解决现实问题，因此，应坚持理论联系实际原则，深入挖掘各个课程所蕴含的价值引领和道德关怀，统筹协调育人的合力，以达到各阶段育人与思政教育同向同行的“圈层效应”。

构建“竞赛实践活动驱动—课程思政融入—教学改革—医学生创新思维”的教学改革模式，即以竞赛实践活动为驱动力，以医学专业知识为载体融入思政元素。坚持理论学习与实践教学相衔接，体会理论知识外化为实践能力，化知为行、知行合一。通过学生竞赛、实践活动、社会实践来考查学生运用知识来解决实际问题的能力，以及培养学生创新思维，凝聚正能量，传播主流价值，增强医学生认同感和归属感，增强医学生培育的时效性，将社会主义核心价值观融入医学生的日常生活中，促进学生个人职业发展和前途规划，树立正确的世界观、人生观、价值观，满足新时代医学教育人才培养需要。运用“第二课堂”，发挥课外实践活动思政育人实效。从教学内容上看，它源于教材，又不限于教材；它无需考试，但又是素质教育不可缺少的部分。从形式上看，它生动活泼、丰富多彩。它的学习空间范围非常广大：可以在教室，也可以在操场；可以在学院，也可以在社会、家庭中开展。

案 例

高等医学院校举办“以赛促学 以赛促考”系列知识竞赛

为更好地践行“三导向”人才培养模式，构建“三全育人”新格局，丰富疫情常态化防控下学生的课余生活，促进学生提前进入期末考试备考状态，提高执业医师资格考试通过率，基础医学培训组围绕执业医师资格考试，在2021年11—12月举办了一系列知识竞赛。此次系列知识竞赛包括基础医学知识大赛、“筑梦实践杯”高等医学院校大学生医学机能实验学技能大赛、首届“智慧杯”功能学微视频大赛。竞赛涵盖了生理学、病理生理学、生物化学与分子生物学、病理学、解剖学（局部解剖学、系统解剖学）、医学微生物学、医学免疫学、药理学、医学心理学共9个学科的相关知识。

高等医学院基础医学知识大赛

大赛由执业医师资格考试基础医学培训组主办，是学院精心打造的一项学生竞赛，试题题型为执业医师资格考试题型。本次大赛将以整学年为一个竞赛周期，周期内将完成基础医学培训组全部科目的单项赛、基础医学知识大赛的复赛及总决赛。单数学期开展部分科目的单项赛，双数学期开展剩余科目的单项赛和基础医学知识大赛的复赛及总决赛。同学们热情高涨，本次单项赛吸引了2019级、2020级、2021级三个年级不同专业的学生共382名选手参赛。本学期每项单项赛由高到低依次评选出一等奖3名、二等奖7名、三等奖10名。单项赛前20名选手将获得“单项通关卡”1张。集齐5张“单项通关卡”可换取“总决赛直通卡”。

“筑梦实践杯”大学生医学机能实验学技能大赛

大赛评审组由机能学、生理学、药理学、病理生理学四个学科的专家组成，进行现场打分。本次竞赛分设实验报告和技能竞赛两个项目，实验报告组93人报名，技能竞赛组98人报名，实验报告主要是对学生平时实验报告的完成情况进行综合评定，技能竞赛分为理论考核和实验操作两个环节。经过激烈的预赛和初评，报告组共有12名选手入围，操作组12组，有24名选手入围。本次竞赛不仅培养了学生们的学习兴趣和实践动手能力，还为今后在教学中进一步以培养学生能力为核心，以优化实验教学内容和教学模式为重点，建立一体化、多层次的“基础—提高—创新”型实验教学模式，实验教学培养学生创新能力起到了积极的促进作用（图3-2）。

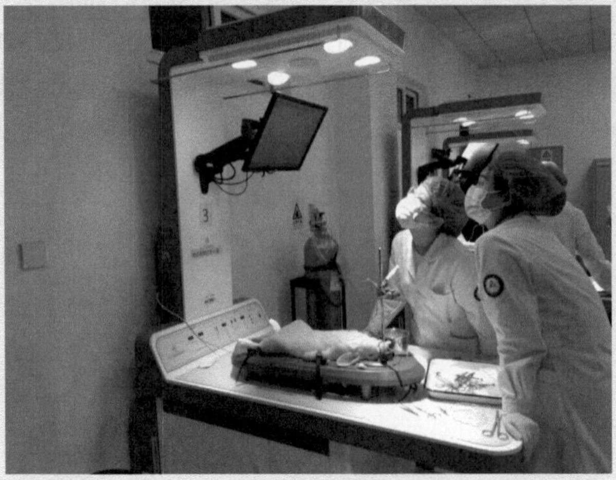

图3-2　医学机能实验学技能大赛操作组现场

首届“智慧杯”功能学微视频大赛

为了巩固生理学和病理生理学知识学习成果，增强团队合作意识、培养综合能力，提高临床医学人才培养质量和提升执业医师资格考试通过率，于2021年11月成功举办了首届“智慧杯”功能学微视频大赛。大赛以“解功能学困惑，析执业医真题”为主题，共有476名同学、183个团队参赛，共收到微视频作品近200个；经过初评和终评两个环节的选拔，最终评选出一等奖3项，二等奖5项、三等奖8项、优秀奖13项、优秀动画奖1项。微视频大赛的成功举办，为齐医学子搭建了展示独特风采的平台，展现了信息技术应用的高超水平，彰显了学好医学基础课程的坚强决心，增强了通过执业医师资格考试的坚定信心。

案　例

实践活动——学讲话 思奋进：青马工程骨干学员

为深入学习宣传贯彻习近平总书记在庆祝中国共产党成立100周年大会上的重要讲话精神，在前期开展集体学习和研讨的基础上，2021年7月10日上午，由团委书记带队，组织青马工程骨干学员40余人，到齐齐哈尔市红色党史教育基地和平广场开展主题实践活动（图3-3），学讲话、悟思想、思奋进、勇担当。活动中，学院团委陈老师化身讲解员，从“打响抗战第一枪”的历史渊源开始，为同学们讲述了伟大的抗日战争经过、马占山将军的革命故事和标志性景观的建造背景以及寓意。广大学员仔细聆听，认真学习，在革命先辈的手印墙前驻足思考，在“人民有信仰、国家有力量、民族有希望”的标志前重温入团誓词，胸中澎湃着爱党、爱国、爱社会主义的激情。8位学员主动走上前去，朗诵《可爱的中国》等红色经典，讲述刘胡兰等的英雄故事，分享学习习近平总书记重要讲话的感悟，讴歌伟大的建党精神和信仰的力量。对全体学员不惧酷暑表现出的良好精神风貌表示赞许，认真上好每一堂青马工程的理论课和实践课，领会习近平总书记重要讲话的深刻内涵，做到真学、真懂、真信、真用，把对革命先辈的感恩与对美好生活的珍惜，转化为不断前行的勇气和力量。活动最后，全体师生齐声高呼“请党放心，强国有我！”豪迈的呐喊声久久回荡在和平广场上空，这是新时代的青年做出的庄严承诺。

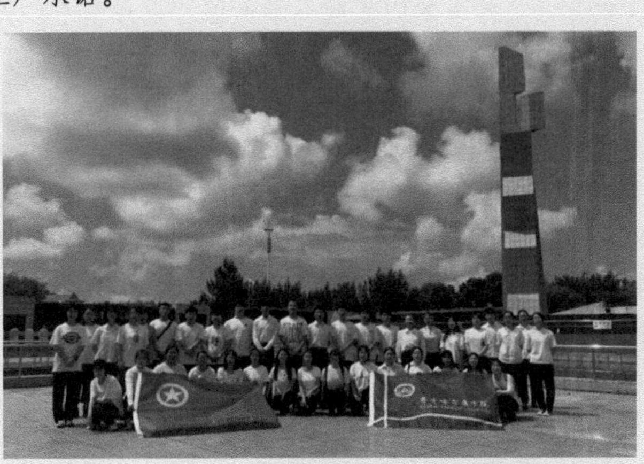

图3-3　参加活动学生合影

案 例

社会实践——举办医学生暑期社会实践成果分享会

为了更好地引导学生走出校门、接触社会、了解国情，树立正确的世界观、人生观、价值观，使理论与实践紧密结合，2021年10月6日，齐齐哈尔医学院在线上举办了“2021年大学生暑期社会实践成果分享会”，各班级学生代表120人参加本次活动。活动中，5位优秀实践团队代表分别与同学们分享了精彩纷呈的社会实践故事。来自西藏和新疆的少数民族代表队——“齐医小候鸟”团队负责人扎西群丹分享了团队9名队员分别前往雄玛乡中心小学、阿扎乡东巴村等地为孩子们讲课、与孩子们一起学习的经历。耳闻不如目见，目见不如实践。活动结束后，同学们纷纷表示，经过此次活动，对暑期社会实践有了进一步的认识，更加明白了“纸上得来终觉浅，绝知此事要躬行”的道理。学院团委也将继续扎实地做好社会实践工作，教育引导更多的学生积极投身到社会实践活动中，进一步增强学生的社会责任感和使命感，用所学专业知识服务社会、奉献社会。

课外实践活动实施课程化管理，要求每个学生在校期间必须参加所在单位组织开展的涉及能力提升的各项课外实践活动，每项活动可折算成学分，学生每学年都需要参加课外实践活动并获得学分，按规定完成课外实践活动项目的学生方可毕业；参加各项活动按学期计学分。在活动中表现积极，起到正面引导作用，对活动的目的、意义有深刻的认识，通过参加活动对自身发展有提高、有帮助，视为达到活动要求，具体学分按各相关活动管理办法执行；学生在毕业前必须至少参加指导性课外实践活动。

案 例

基础医学院举办“我心中的解剖学”演讲比赛

2021年10月15日是第三个世界解剖日，为纪念现代解剖学奠基人安德烈·维萨里，坚定我校学生“健康所系 性命相托”的初心使命，深入了解解剖学在医学中的重要作用，齐齐哈尔医学院解剖学教研室及基础医学院团委联合举办以“生命至上，大爱无疆”为主题的第二届“我心中的解剖学”演讲比赛（图3-4）。2021年10月27日，决赛在北区116教室进行，根据防控疫情的要求，采取线上线下同步的形式，各年级同学在腾讯会议线上观看比赛；比赛中，各位参赛选手情感充沛地讲述自己对解剖学的理解与热爱。经过选手们的精彩角逐，评委们选出一等奖1名、二等奖2名、三等奖3名、优秀奖4名。由学生线上投票选出最佳人气奖1名。团委在比赛中场还带来了精彩舞蹈“为民逆行”。通过本次活动，同学们认识到作为新时代的青年医学生，要恪守高尚品德，牢记医学生誓言，培养对于生命科学的学习兴趣，展现医学生的精神风采，提高医学素养。

在当今医患矛盾日益突出、医患关系不断恶化的背景下，医学高等教育坚持用社会主义核心价值观引领意识形态的潮流，引导医学生遵循社会主义核心价值观，做到勤学、修德、立志、成才、达到全方位育人目的。

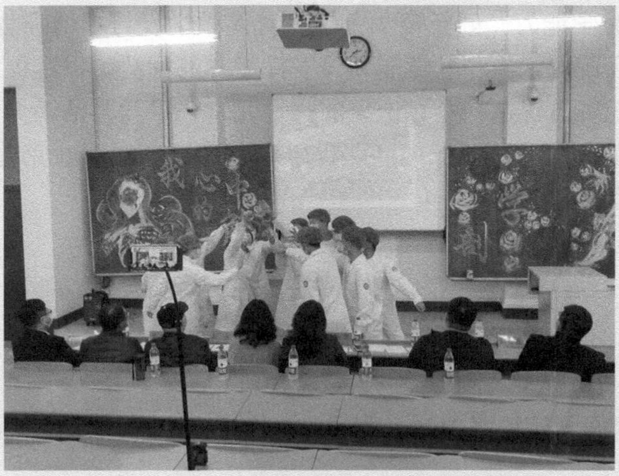

图 3-4 “我心中的解剖学”演讲比赛现场

案　例

“红色教育”思政教育系列活动

举办“红色宣讲团”校园品牌思政教育活动

高等院校是青年思想政治教育的高地，红色基因，凝神铸魂，其蕴含的光荣传统、优良作风、价值追求等为思想指明了方向。为此，在建党百年之际，基础医学院特别成立了“红色宣讲团”，着力将红色基因融入到大学生思想政治教育中。2021 年 4 月 28 日，以“1927 年红色起义”为宣讲主题向到场的 2019 级、2020 级各班团支书传达了南昌起义、八七会议、秋收起义、广州起义等具有历史代表意义的革命进程。会后，与会老师对首期“井冈山精神”班级优秀宣讲团支部进行表彰奖励。本次宣讲活动主题突出、内涵丰富，既是一堂生动的历史课，也是一堂鲜明的思想政治教育课，更是一次心灵的洗礼，让学生们了解了革命历史，号召大家身先力行、传承精神，努力成为爱国、励志、求真、奋进的人，在参会人员中引发了热烈反响。“青年兴则国家兴，青年强则国家强。青年一代有理想、有本领、有担当，国家就有前途，民族就有希望。”中华民族伟大复兴的中国梦终将在一代代青年的接力奋斗中变为现实。广大齐医学子更要坚定理想信念，在实现中国梦的生动实践中放飞青春梦想！

“学党史，守初心，勇担当”活动

为了让广大学子深入了解党的光辉奋斗史，牢记先辈们为新中国的成立和发展做出的伟大贡献，引导学生不忘初心、牢记使命，学生党支部、团总支面向全体学生在 2021 年 11 月开展了“学党史，守初心，勇担当”系列活动。在“党史故事我来说”视频录制活动中，同学们认真搜集历史资料，在校园内进行视频录制，视频中学子们纷纷讲述了党的历史上一个个感人的故事，表达了对伟大的中国共产党和祖国的热爱之情。全部视频通过易班平台进行了展示，加深了学生们对党史的了解。

“课程思政”的创新实践模式，将以竞赛为突破口，侧重对“课程思政”与医学知识的融合。通过教师竞赛提高教师教学能力、创新教学方法，育人教学设计、增强教生交流，促进优秀教师脱颖而出，激励教师提高职业素养和教学能力，发挥竞赛的优势，以赛促教。“以赛促教，增进实效”多元化竞赛，深入挖掘蕴含在专业知识里的德育元素，以竞赛活动为载体，促进“课程思政”与医学知识的融合。目前，医学专业课中“课程思政”建设还在不断完善中，从专业角度发挥课堂主渠道作用，做好立德树人工作。

案 例

高等医学院校举办“以赛促教，增进实效”系列教师竞赛

青年教师“课程思政”说课与教学基本功竞赛成功举办

为进一步落实新时代全国高校本科教育工作会议精神和学院新时代教育教学工作会议精神，推动《高等医学院校一流本科教育建设规划（2019—2023）》的深入实施，进一步提高青年教师教学能力与水平，充分发挥课堂的价值引领作用，2019年9月基础医学院举办了青年教师“课程思政”说课与教学基本功竞赛，此次教学竞赛分为教案评比和教学基本功评比两部分，教学基本功评比环节分为10分钟的“课程思政”说课和20分钟现场授课两个环节。各环节评分标准中重视“课程思政”的设计与知识点的融合，体现知识传授与价值引领的统一。评委对选手思政元素的教学设计与融入、创新教学方法的运用、教学组织能力等方面进行全面评价，选手们充分展现了教学风采与理论功底。对本次竞赛的形式和青年教师能够将思政元素与教学有机融合给予充分肯定，并对教师的讲授技巧、仪表仪态等方面提出建议以及殷切希望，鼓励教师积极参加此类比赛，充分发挥教学竞赛在提高教师队伍素质中的引领示范作用，进一步激发广大教师更新教育理念和掌握现代教学方法的热情，努力造就一支师德高尚、业务精湛、结构合理、充满活力的高素质专业化教师队伍，促进教学工作长足发展。通过此次教学竞赛，不仅提供了教师相互交流学习的平台，同时还加深了学院全体教师对“课程承载思政、思政寓于课程”内涵的理解，推动了学院教学水平与育人工作的不断提升。

构建网络育人体系，“线上＋线下”加强心理育人。“十四五”时期是建设网络强国和数字中国、推进信息通信行业高质量发展的关键时期，是推进高等医学院校高质量内涵式发展、夯实各项事业基础的关键时期。积极推进互联网＋教育，构建网络思政教育平台。当代大学生作为互联网的“原住民”，行为习惯和思维方式都深受互联网影响，网络政治工作已经成为高校思想政治工作的重要环节。要善于依托学生喜闻乐见的新媒体平台，积极运用新媒体新技术，推动思想政治工作传统优势与信息技术高度融合。构建网络思想政治教育重要阵地，积极传播先进文化。

推进智慧校园建设，探索网络育人规律，提高网络育人成效。一是丰富和完善学生工作网站、微信公众号、学生管理系统、公寓管理系统、迎新系统、离校系统等信息化平台的功能，充分发挥各类媒体平台传播范围广、传播速度快、舆论影响深刻的积极作用，不断提高科学化管理水平。二是全面开展“易班”建设工作，逐步形成“易班＋学生工作”模式，推动思想政治工作与互联网信息技术的高度融合。完善“易班”平台建设标准和实施方案，加强制度建设；增加“易班”平台黏性，打造大学生思想政治教育网络交流互动平台。三是不断丰富易班内容建设，继续设立易班专项课题，开展丰富多彩的“易班”网络活动。培养网络力量，加强校院两级“易班”工作站建设工作，动员引导广大教师，特别是学术大师、教学名师、优秀导师、辅导员、班主任重视网络文明、参与网络育人，建设一支政治强、业务精、作风硬的网络工作队伍。

习总书记说：学校是立德树人的地方，爱国主义是中华民族的民族心、民族魂。培养社会主义建设者和接班人，首先要培养学生的爱国情怀。国庆节前高等医学院校团委联合现代技术教育中心，拍摄短视频《祖国》，展现了高等医学院校的良好风貌和对祖国的热爱，表达了医学生的责任和担当及对祖国的祝福。利用抖音短视频平台和微信朋友圈转发累计点击浏览4000余次，在学生中起到了积极的导向作用，对培养学生爱国情怀起到了良好效果。高等医学院校正在依托学生喜闻乐见的新媒体平台陆续制作受学生欢迎的充满正能量的网络文化作品。

线下育人应当为线上育人提供服务和保障。思想政治教育工作者应当重视医学生的网络道德教育，提高医学生的网络道德水平，并规范医学生网络行为。一方面，可以通过举办网络道德活动、文明上网标语征集等，提高大学生的网络道德意识，促使医学生自觉抵制不良信息；另一方面，可以加强医学生的文化素养，提高医学生辨别优劣信息的能力，并不断对自己进行自我警醒和自我约束，提高网络道德修养。

案　例

线上思政心理教育活动——“致敬·2020清明祭英烈”网上祭扫活动

清明节是寄托哀思、缅怀先烈、祭奠英烈的传统节日。为深入贯彻习近平总书记关于防控新冠肺炎疫情和英烈褒扬纪念工作重要指示精神，按照中央、省、市、县关于做好疫情防控期间清明祭扫工作的要求，积极营造缅怀英烈、崇尚英烈、学习英烈的浓厚氛围，在清明节即将来临之际，2020年4月1日团委发出如下倡议：疫情期间，为了避免现场祭扫活动人员集聚对疫情防控工作造成安全隐患，倡导开展网上祭扫，致敬英雄烈士。请进入中华英烈网或浙江英烈网“致敬·2020清明祭英烈”活动专栏进行祭奠（图3-5），网上献花，寄托哀思，表达对英烈的感恩和敬仰。

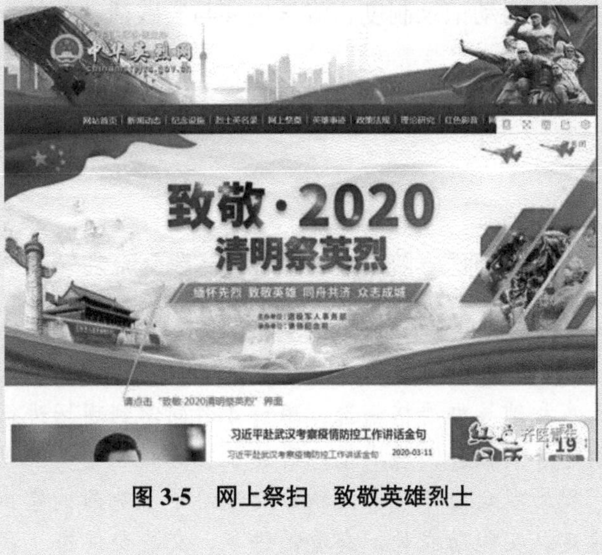

图3-5　网上祭扫　致敬英雄烈士

新时代、新形势、新要求，在当前全国上下众志成城、戮力同心，坚决打赢疫情防控阻击战的关键时期，让我们以时尚、文明、环保、节俭的方式在网上祭奠英烈、敬仰英烈、抒写情怀，做文明祭扫的践行者，用新时代、新担当、新作为告慰英烈！

案 例

线下思政心理教育活动——为2020级新生开展团体心理辅导活动

为缓解学生考前压力，2020年11月4—6日，大学生心理咨询中心为2020级学生开展团体心理辅导系列活动。活动以团队协作方式开始，包括“驿站传书”“你画我猜”“数字地雷”“不倒森林”，同学们在竞技与合作中释放压力、放松身心。同学们纷纷表示：“通过这次活动让我们从手机的桎梏中解放出来，全身心地投入游戏中，拉近了同学们之间的关系，也使班级更加团结”。通过团体心理辅导达到了缓解压力、调节情绪的活动目的，并在活动中提高了学生团队协作、解决问题的能力，提高了学生的心理健康意识。

合理安排假期思想政治教育工作。假期思想政治工作“是学校课堂教学过程的有效延伸”，是提升学生思想政治素养的关键，却是育人的时间空白点。假期本是师生的共同福利，却成为育人工作须攻克的难点。放假期间，多数师生回家或旅行、培训，导致育人内容缺失和方法不足。

首先，强化内容引导。放假期间，正常教学工作无法开展，导致思想政治工作难度增加。针对这一特点，教师应归纳总结本学期的教学重难点，根据专业性，开展多样化假期社会实践调查活动，解决育人工作断点问题。鼓励学生参加红色圣地志愿服务活动，做红色文化的弘扬者、继承者，接受红色文化精神洗礼，提升学生思想高度。善于运用线上媒介，开设假期思政特色网络座谈会，宣传新思想、新理论，开展思政知识答题活动，发放问卷调查，及时掌握学生思想、行为动态。各单位实行学生实践活动记录制度，将学生参与实践活动等情况和表现作为综合素质测评内容。

案 例

基础医学院举办暑假社会实践交流会

为培养学生综合素养，提高学生社会责任感，2019年10月8日开展了暑假社会实践交流会，基础医学院2019级18个班级团支部和学生代表参加交流会。本次交流会共200多名同学报名参加，经团委干事和辅导办严格筛选，邀请4名同学到现场进行分享交流。分享者用图文并茂的形式，展示了暑假社会实践成果，讲述了实践过程中的所见所闻，和同学们分享了自己的感悟和经验。现场观众为分享者的精彩交流给予了热烈的掌声，这是全体参会人员对所有分享者的充分肯定。实践助成长，交流促进步，交流会促进了我院同学间的相互学习与交流，达到了“一人实践、多人受益”的良好效果。

四、大学四年级至五年级“全时段”思想政治教育的实施

救死扶伤、尽职尽责是对每个实习医生最基本的道德要求。医德是社会道德体系的重要组成部分，医风是医疗行业应有的良好的行业风气。为使学生在毕业实习期间更好地获得自身的思想政治教育，要求实习生把全心全意为病人服务作为自己工作的根本宗旨，时刻想到病人的痛苦安危，在工作中严肃认真，一丝不苟，准确无误。在诊治中不能敷衍塞责，马虎从事，不放过任何一个可疑症状，不放过任何一个诊治时机。实习是高等医学教育的重要环节，也是学生将理论知识与实践相结合的重要阶段。通过实习，可以巩固基本理论和基础知识，培养学生临床综合思维能力，学会运用医学理论知识与技能认识疾病与防治疾病，达到能独立分析、解决临床实际问题的目的。通过毕业实习，可以培养学生具备良好的医德、医风，树立救死扶伤、全心全意为人民服务的思想，为今后临床工作打下坚实基础。

以“职业素养”为导向的思想政治教育。全面贯彻党的教育方针，遵循高等医学教育教学规律，满足社会对医学专业人才的需求，全面落实全国教育大会和全国本科教育工作会议精神，坚持以办好人民满意的高等医学教育为目标，按照《中国本科医学教育标准—临床医学专业》和高等医学院校“三导向”人才培养模式要求，以教学过程的问题为导向，加强教学全过程管理，提高医学人才培养质量和提升执业医师考试通过率。培养基础扎实、知识面广、德智体美劳全面发展、岗位胜任力强的高素质应用型医学人才。毕业实习应坚持理论联系实际的原则，加强基础知识、基本理论以及基本技能的训练，提高学生实际动手能力；应注重培养严肃认真、实事求是、团结协作、勤奋刻苦的优良学风；培养良好的职业道德，倡导无私奉献的精神，树立全心全意为人民服务的思想，努力适应医学模式的转变，深化医学教学改革，不断提高教育质量。加强教学全时段管理，提高人才培养质量和执业医师考试通过率，每个医学生最终都需要通过国家执业医师资格考试，这是行业准入考试，是评价申请医师资格者是否具备从事医师工作所必需的专业知识与技能的考试。资格考试通过率已经成为各医学院校关注的热点，它既可以检验医学院校的办学水平，又可以检验学生学习质量和综合素质，是衡量医学院校本科教育教学质量的重要指标。

加强“教学全时段”育人网络的构建。从学生入学开始，就要加强理论教学环节，加强资格考试的教育与引导，与资格考试相关课程的任课教师在授课中要向学生介绍资格考试，同时，通过学生社团组织各类与资格考试有关的团体活动，使学生尽早熟悉资格考试，重视资格考试，并向学生不断渗透资格考试对其职业生涯的重要影响，使学生深刻认识到将来通过该项考试对其成长成才的重要意义。各附属医院要参考水平测试技能大纲，结合临床病例开展培训工作。应按高等医学院校相关要求完成学生毕业生产实习岗前培训、教学查房、学生理论和临床技能培训，有计划地组织好教学查房、床旁教学、病例讨论、专题讲座等教学活动。

案　例

见习期间举办“医路同行，健康相伴”志愿导诊活动

贯彻习近平总书记在首届中国医师节中所提出的医务工作者精神，培养具备实践能力的高素质医学人才。在附属第三医院开展了以“医路同行，健康相伴”为主题的义务导诊活动（图 3-6）。活动开始前，同学们在附属第三医院护士长的带领下熟悉医院整体情况，并认真地记录医院各科室的布局及其工作职能，以保证为就诊的患者提供最优质的导诊服务。导诊过程中，同学们热情高涨，帮助患者指引方向，为年纪较大的患者取化验单，帮助护士分诊等，

为患者及时就诊提供了便捷条件。导诊工作在同学们的充分准备下井然有序地进行，为患者从生理、心理上给予了力所能及的帮助。

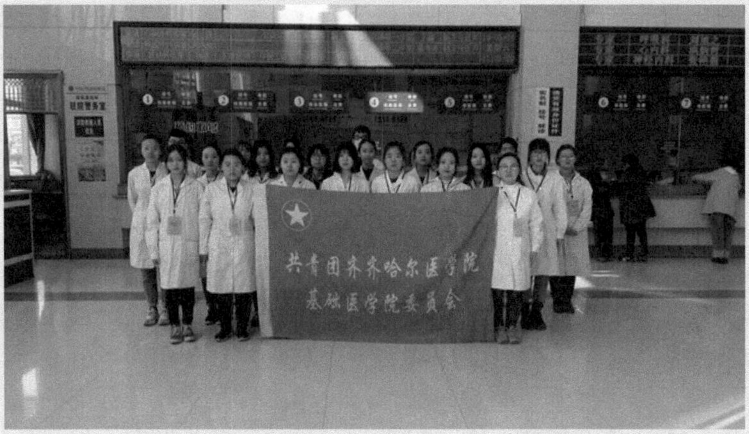

图 3-6 “医路同行，健康相伴”志愿导诊活动

此次活动充分展现了高等医学院校医学生的良好精神风貌，赢得了社会各界的广泛认可。活动中，医学生在强化了自身实践能力的同时也深刻地认识到了新时代下奉献精神的重要性，客观地了解了身为一名医学生的职责，为祖国医学事业贡献自己的一份力量。

毕业实习期间，加强实践教学环节。应积极开展导师制带教，带教教师应监督、指导学生参与患者查体、查阅患者资料、参与分析讨论患者病情、书写病历、填写各类检查与处置单、医嘱和处方，对患者实施有关诊疗操作，参与有关手术。各附属医院要加强教学查房、疑难病例讨论和新进展讲座等环节，强化学生临床综合思维能力的培养。充分开放临床技能实验教学中心，为学生提供多实践、反复实践的条件。

在医学生成长成才的全过程中，普遍会经历一段实习期，强化医学生在实习期的思想政治教育的实效，也是全时段育人视域下医学生思想政治教育的必然要求。在此期间，加强医学生思想政治教育，需要充分激发实习带队教师的作用。带队教师不但要督促大学生完成好实习任务，而且要发挥好育人的职能。实习带队教师可以根据学生的特点和岗位职责的差异，对医学生进行职业道德规范等方面的教育，在潜移默化中对学生进行思想政治教育引导。寒暑假也是医学生成长成才全时段中的重要时间段，在育人过程中占据了重要地位。医学生在寒暑假的思想政治教育需要充分发挥家庭的作用，发挥家庭教育的功能。学校可以通过定期的家访、电话联络等形式，促进学校教育与家庭教育的融合，可以通过设置寒暑假学分的形式，强化家庭教育的作用。对每个学生阶段性学习效果进行全方位评价，需要加强各考核环节的管理，培养职业能力。2020 年 5 月，教育部印发《高等学校课程思政建设指导纲要》（教高〔2020〕 3 号），明确要求医学教育应在三全育人的格局下，加强医学生的医德医风教育和医者仁心教育，提升医学生的综合素养和人文修养。在医学成为关乎国民全生命周期健康的健康中国进程中，针对当前医学生进行人文教育显得十分必要。

第一，一视同仁，平等待患。培养学生在实习中对病人的权利、利益以及人格的尊重和关心。时刻想病人之所想，急病人之所急。不以病人的地位高低、权力大小、容貌美丑、关系亲疏、经济状况而取舍。对病人的正当愿望及合理要求，都应予以尊重，在条件允许的情况下尽量满足，实习中不训斥、不嘲笑、不欺骗病人，自觉抵制任何蔑视、侮辱病人人格和不平等对待患者等行为。要理论联系实际，不断改革教学方法，提高实习教学质量。

第二，钻研医术，精益求精。培养学生不仅要热爱医学科学和医疗卫生事业，而且必须有较强的求知欲望和刻苦钻研的精神。实习中不但要扎实掌握所学知识，还要及时了解医学发展动态，把握新知识的运用，做到博学多闻，不断吸取新理论、掌握新技术。

第三，举止端庄，文明礼貌。培养学生在接待病人时言谈礼貌文雅，举止稳重端庄，仪表整洁大方。尊重病人的信仰和风俗习惯，使病人心情舒畅，乐意接受治疗。当病人诉说病情和有事相告时，要耐心听取，热心接待，及时采取措施，尽力帮助解决。当病人有消极悲观情绪时，要及时劝解和给予鼓励。

第四，互学互助，团结协作。培养每名学生应该有的思想政治教育。培养学生要相互取长补短，密切配合，认真履行自己的职责。反对互不沟通、互相推诿、互相拆台的错误倾向，遇有特殊典型病例要相互通告，以弥补典型病例的不足。不在病人面前评论教师和同学的短处或有意无意地贬低别人，抬高自己。不在病人面前评论他人医疗工作的缺点，同学间有困难要互相帮助。

第五，廉洁奉公，不徇私利。培养具有高尚医德的医学生是新时代医疗人才的必备思想政治要素和优良品德及风尚。实习中不以任何理由向病人、家属、单位提出不正当要求，不索取礼物和非法报酬，不与病人拉关系、走后门、谋取私利。

第六，言语谨慎，保守医密。在实习中要针对病人的思想状况，从言语和守密方面进行心理治疗，以减轻和消除病人的各种消极情绪、紧张因素以及异常行为，从而提高治疗效果。

“身不正则体不健，德不正则事不兴”，医疗行业作为一个特殊的行业，要求未来的医生不仅要“精于医术”，更要“诚于品德”，树立“医乃仁术”“仁者爱人”的思想。医学生肩负着健康中国建设的使命与责任，应该与祖国同命运，与人民共患难。每位走在医学道路上的医学生，都应提高政治站位，增强自我责任感、紧迫感，做到关键时刻能站得出、顶得上、做得好，号召新时代医学生行动起来，奋发有为，为今后成为人民群众的“防护员”、扛起“为人民群众筑起疫情防控安全线”的使命做好准备。坚定信心，不负韶华！

案 例

参与“医学生在构建和谐医患关系中的责任与担当”（网络）研讨会

2021 年 4 月 6 日，附属医院组织无课医学生收看了由《中国医学伦理学》杂志、人民卫生出版社有限公司联合主办，西安交通大学医学部承办，哈尔滨医科大学、齐齐哈尔医学院等全国 90 多所大学、学院、教育机构协办的“医学生在构建和谐医患关系中的责任与担当”（网络）研讨会。研讨会上，陆军军医大学赵世博等 8 名学生作主题报告，清华大学肖巍教授、西安交通大学巩守平教授、湖北中医药大学赵敏教授、中国协和医科大学袁钟教授 4 名专家进行点评，随后，武汉大学第一临床学院赵东等 16 名学生作感言分享，北京大学王一方教授、天津中医药大学张金钟教授作点评。学院学生在集中线上收看后，又组织了分组讨论，就如何充分发挥当代医学生在建设和谐医患关系中的重要作用、提升医学生职业素养、培养医学生人文情怀方面进行了深入交流研讨。

各教学基地要参考资格考试技能大纲制定培训内容，开展大学生相关培训和实践活动，把握第二课堂，推动“课上＋课下”的有序衔接，根据专业特点、医学生发展规律性和阶段性，开展大学生临床技能竞赛、病历书写竞赛、培训等活动，开展一线抗疫医生对即将进入实习期医学生的培训，引导学生对职业的崇拜感、认同感，进行医生角色转变。学生社团要积极组织各种学习活动，促进学生良好学风的养成。

案　例

高等医学院校举办毕业前相关知识培训讲座

关于举办“听执医讲座，引未来之路”活动

为了增强临床医学专业学生对执业医师资格考试的理解认识，明晰在基础课程学习阶段如何做好执业医师资格考试的准备，2021年11月16日晚，基础医学院邀请临床教学中心举办了执业医师资格考试说明的讲座。本次讲座由基础医学院党委副书记主持，共有近300名基础医学院的学生参加讲座。

因疫情原因，此次活动以线上会议（腾讯会议）的形式进行，为学生们介绍了执业医师资格证的重要性，强调了执业医师资格考试的报考流程、考试类型等具体情况，并列举了考试原题，让同学们更加深刻、直接地了解执业医师资格考试。学生线上与张春庆副研究员积极互动，就目前学习与将来执业医师资格考试如何紧密结合进行交流，张老师鼓励同学们要不负韶华，砥砺前行，努力照亮未来之路。讲座结束后，同学们纷纷表示，此次活动让自己受益匪浅，对自己的未来规划有着积极的指导意义。活动结束后，学院还举行了相关的答题活动，旨在让同学们更加积极深入地了解相关执业医师资格考试的内容，充分调动同学们的积极性。

规范岗前培训　提高实习质量

2021年7月2日，为进一步提高实习质量，明确实习目的，规范实习行为，让实习生尽快进入实习角色，各附属医院对即将参加毕业生产实习的医学影像学、康复治疗学、医学检验技术、生物医学工程和医学影像技术等专业的429名同学进行了岗前培训。在培训会上，附属一院影像科执行主任、附属二院康复医学教研室主任、附属三院检验科教研室主任、电子学教研室主任、设备教研室主任从实习的重要意义、各专业实习要点、实习的注意事项、如何提升工作能力和专业技能、如何培养良好医德医风等几方面对学生进行了系统培训。

培训结束后，学生们纷纷表示，通过此次培训为大家指明了方向，了解了如何通过实习构建知识体系，理解了医者要有仁术、仁爱之心，体会到了培养良好的医德医风的重要性，以及如何通过生产实习积累临床经验，为今后的工作打下坚实的基础。

案　例

践行“敬佑生命、救死扶伤、甘于奉献、大爱无疆”的职业精神——“重温抗疫战歌，赓续红色血脉”

2020年初，高等医学院校百余名白衣天使以责任和担当在生死攸关的危急时刻驰援武汉，践行了“敬佑生命、救死扶伤、甘于奉献、大爱无疆”的职业精神，取得了全国疫情防控阻击战的显著成果。在此期间，白衣战士们用心灵之笔在抗疫前线写下了“战疫日记”，社会各界、广大师生员工和校友用诗、用画、用音符表达了对战疫英雄们的崇敬、感恩和惦念之情。

百年征程，波澜壮阔，百年初心，历久弥坚。习总书记在参观“‘不忘初心、牢记使命’中国共产党历史展览”时指出，要“赓续红色血脉，发扬光荣传统”。2021年10月13日，基础医学院举办“重温抗疫战歌，赓续红色血脉”校园活动。宣传部倾心编纂，将前线战士的心声与人民群众的呼声融合以文为纪，展示了一部感人肺腑、荡气回肠的“抗疫战歌”。会上，大家欣赏了文联书法家的书法作品、画家和小朋友们的美术作品，以及我校学生创作的沙画、视频和歌曲，部分同学选读了优秀诗歌、随笔《抗疫战狼》《当》《托起太阳的人》《盼你回》《大爱无疆》《当你凯旋》《学会感恩》等，学生们备受鼓舞、反响强烈。

基础医学院组织团员干部重温身边英雄们的“抗疫战歌”，激励广大学生把“识大体、顾大局，同舟共济、守望相助的家国情怀”融入血脉，把“自强不息、甘于奉献”的医学院校精神发扬光大，以红色资源中启迪人、感化人、鼓舞人、温暖人的精神力量作为筑牢信仰之基。

随着现代医学的不断发展，对医学生的专业素养和综合能力提出了更高的要求。目前，医疗行业对医学人才学历水平要求提高，医学专业就业相对困难，一般就业范围都是医疗系统、医药企业或者医学院校等。大多数医学生本科实习时都选择考研。考研和就业基本覆盖了实习阶段的全部时间。为了更好地让医学生了解目前考研的现状，指导医学生的就业方向以及提供合理的临床教学实习经验，开展了系列考研讲座。

案　例

举行“乘风破浪 逐梦青春”考研讲座

2021年10月28日晚，“乘风破浪 逐梦青春”2021年度考研系列讲座第四讲医学技术学院专场与同学们线上相约。本场讲座邀请了考入哈尔滨医科大学的马佳琪校友、考入南方医科大学的王德成校友、考入安徽理工大学的袁文娟校友、考入西南医科大学的乔雅茹校友以及考入重庆医科大学的胡龠校友。

截至目前，2021年度系列考研经验交流专题讲座共举办4场，邀请了来自13个专业的15名校友参与分享，1000余名在校生听取讲座。系列讲座帮助学生加深了专业认知，解决了考研困惑，明确了学习目标，优化了学习方法，提供了实用经验，受到广大在校生的广泛关注和一致好评。学生们表示，要以系列讲座为指导，科学规划未来，持续努力，厚积薄发，以梦为马，不负韶华。

五、毕业期“全时段”思想政治教育的实施

毕业是对大学时期学习成效的最终检验，是步入社会开展工作的新起点，也是思想政治素质完善的重要阶段。为确保学生顺利就业，学校开设就业指导课程，实施一对一就业帮扶计划，以加强学生的思想政治教育为前提，提高其思想政治素养。开设就业心理指导课程，缓解就业心理压力，引导学生做健康毕业生。开设职业道德课程，以良好的职业素养融入工作环境。为深入贯彻落实教育部、黑龙江省教育厅近期就业工作文件精神，全力以赴做好高等医学院校毕业生就业工作，确保实现年度就业工作目标，结合我院实际，制定《高等医学院校毕业生暑期就业攻坚行动方案》，促就业举措应出尽出，拓岗位办法能用尽用，千方百计拓展毕业生就业渠道，努力实现毕业生就业总体稳定，确保毕业生毕业去向落实率达到年度目标。

主要措施：继续做好建档立卡工作，精准掌握未就业毕业生的就业信息；继续做好精准就业指导，全力做到毕业生离校不离心；继续做好就业信息推送，确保就业服务“不打烊”；继续精确维护毕业生就业管理系统；认真做好就业核查自查工作；开展校内就业督查工作。要深入研判当前就业形势，加强工作部署和督导检查。全院行动，落实包保要求，强化对毕业生的宣传引导，充分发挥全院教职员工、学生干部的作用，及时广泛宣传国家和我省促进毕业生就业的优惠政策。确保每一名毕业生都能知晓政策和活动，实现宣传动员、就业信息推送100%全覆盖，努力实现有就业意愿的未就业毕业生尽早就业。通过教育引导、真情帮扶、爱心传递、行动感召，教育毕业生坚定理想信念，争做文明先锋；感恩母校恩情，明确青春梦想；增强毕业生奉献社会、服务人民、报效祖国的责任感和使命感，帮助毕业生顺利迈向新征程。

教育活动内容：

加强理想信念教育。认真学习领会和贯彻党的教育思想和教育方针，大力加强中国特色社会主义理论体系教育和社会主义核心价值观教育，引导学生形成正确的世界观、人生观、价值观。教育引导学生提高自身觉悟，认清当前形势，自觉地把个人的命运同祖国的发展联系在一起，在激扬青春、开拓人生、奉献社会的进程中创立自己的美好人生，书写无愧于时代的壮丽篇章。

加强就业和创业教育。准确掌握毕业生思想动态，摸清毕业生就业现状，针对待就业的毕业生，开展就业、择业、创业教育，加强就业技巧、方法、礼仪指导，引导待就业的毕业生确立符合实际的就业期望值，更新就业观念，正确择业。鼓励、引导毕业生积极响应党和国家的号召，在毕业生中唱响到基层、到祖国最需要的地方去建功立业的主旋律。

加强心理健康教育。多层面教育、引导毕业生以积极的心态面对就业、情感、学业等方面的压力。在注重开展全面教育的同时，特别做好各类困难学生的就业帮扶工作，重点关注学生的思想教育和心理疏导工作。

加强感恩和诚信教育。注重引导毕业生回顾自己的大学成长历程，心系母校，情留母校，感念老师培育之恩，感谢同学互助之情，强化爱校尊师意识，传承和弘扬大医精神，发挥榜样示范作用。给老师留下欣慰的情怀，给同学留下温馨的友爱，给学弟学妹留下示范的标杆。

加强遵纪守法教育。加强对毕业生的法制和纪律教育，增强法律意识和纪律观念。强化毕业生安全意识，提高安全防范能力。通过各种方式，缓解毕业生因各种压力产生的焦虑和不稳定情绪，鼓励他们以积极健康的心态走向社会，确保毕业生各项工作稳定、有序开展。加强医学生职业情感教育。结合学院“三导向”人才培养模式，在毕业生离校前，再进行一次医学生职业情感教育，通过线上主题班会、演讲等形式重温医学生誓言，牢记“大学至善，大医精诚”校训。

召开“毕业起航、青春飞翔”主题班会。以“云端”方式组织毕业生开好主题班会，将毕业生教育活动内容落到实处，达到对毕业生的教育目的。举行返校学生文明离校倡议签名活动。团委统一制作“文明离校、从我做起”倡议书，各单位组织毕业生进行文明离校承诺签名活动，大

力倡导文明离校之风，倡导感恩回报之风，倡导遵纪守法之风，杜绝酗酒、破坏公物等不文明现象。开展“说句心里话”毕业赠言活动。开展毕业生临别之际对学院、老师、学弟学妹说一句最想表达的“说句心里话”的赠言活动，将好的思想、好的作风、好的传统留下；开展毕业生之间互赠留言活动，使毕业生之间尽情倾诉惜别情怀，展望美好前景，互祝美好愿望。开展学习生活物品捐赠活动。在疫情防控要求允许的前提下，鼓励各单位以适当的方式组织毕业生把离校时不带走的学习生活用品、书籍等赠送给学弟学妹，在这个特殊毕业季里，节约资源、传递爱心，用自己的实际行动表达对学弟学妹的关心和友爱。提倡为母校做一件好事活动。组织毕业生为母校做一件好事，开展“母校在我心中”主题征文、“我为母校进言献策”等活动，用自己的文明行为，为自己的学弟学妹树立榜样，给母校留下美好的记忆。开展一对一“云谈心”。结合学生毕业实际，重点关注受疫情影响较大的毕业生群体，如家庭经济困难学生、就业择业困难学生、心理健康异常学生等，努力帮助学生解决实际困难，舒缓焦虑情绪。开展一次畅谈会。因为疫情，同学们无法在毕业季相聚在美丽的校园，以班级为单位组织一次畅谈会，畅谈会可以采取云班会、云晚会、云聚餐等各种形式，在这个特殊的离别季，将同学们云聚在网络平台，畅谈理想和人生，畅想希望和未来。留一张难忘的“云合影”。举行毕业典礼。学院将举行线上和线下相结合的毕业典礼，各单位要组织未返校的所有毕业生积极参加线上毕业“云典礼”。通过毕业生典礼，使毕业生进一步增强母校情结和积极进取的决心，给此届毕业生的大学生活里留下一个特殊而难忘的记忆。

（任晓旭）

第二节　全面实施全空间思想政治教育

制定全空间思想政治教育方案，健全完善覆盖室内室外、课上课下、线上线下的宣传网、监督网、安全网，让主旋律更响亮、正能量更强劲，确保学生无论身处何地，都会受到先进思想的熏陶，避免思想政治工作出现盲点。以“三全育人”为工作载体，全空间将思想政治教育工作从单一的专业维度，拓展至人文、素养、德育等多维度，在专业人才培养中实现对思想政治教育认知、情感和行为的认同，形成全方位思想政治育人的新模式。

三全育人是中共中央、国务院《关于加强和改进新形势下高校思想政治工作的意见》提出的坚持全员、全过程、全方位育人的要求。作为黑龙江省应用型本科医学院校，为了培养适应卫生事业发展需要，齐齐哈尔医学院科学构建了“三导向”人才培养模式，即以职业情感为导向的人文素质教育；以执业能力为导向的专业素质培养；以社会适应为导向的身心素质养成。以中国特色社会主义理想信念、价值理念、道德观念为引导，以特色大医文化为支撑，开展有大爱、有情怀、有温度的思想政治教育，构建全空间思想政治教育工作格局，营造人人育人、事事育人、时时育人、处处育人的育人环境，打通各类人员、各门课程、各项活动、各个环节育人的最后一公里。

挖掘三全育人与思想政治教育相关因素，全空间推进文化育人，课程育人，科研育人。引领学生在“勤学、修德、明辨、笃实”中能够深刻感悟“两个确立”、增强“四个意识”、坚定“四个自信”、坚决做到“两个维护”。思想政治教育的实现，要依靠全空间来开展。

一、完善室内室外思想政治教育宣传体系

室内以课外活动形式组织丰富多彩的文化育人活动，利用一切可利用的室内空间，如教室、实验室、会议室、走廊等进行思想政治教育的宣传教育。在楼宇间、体育场和广场等室外地点开展校园文化建设，深植学生们的家国情怀。

（一）室内

坚持“形散而神聚”的原则，处处彰显大学精神之魂，事事熔铸大学文化之印。凝练以中华传统文化、红色革命文化、社会主义先进文化为基础的校园文化思政品牌，培育大学生文化自信，传播正能量。室内以课外活动形式组织丰富多彩的文化育人活动，在寝室、食堂、图书馆、实验室和办公楼楼宇的展示区开展制作有关思想政治教育的展板和宣传画等事进行宣传。

案　例

院领导带队开展“课程思政”建设专题调研

根据学院“不忘初心、牢记使命”主题教育工作安排，2019年9月30日、10月8日，齐齐哈尔医学院党委书记顾长虹带领党委常委、宣传统战部部长张宝林，党办主任胡凯，教务处处长张淑丽，马克思主义学院院长乔增正等，深入基础医学院、医学技术学院和附属第三医院进行“课程思政”建设专项调研。调研座谈会上，基础医学院、医学技术学院、附属第三医院负责人就“课程思政”开展情况向调研组作了详细汇报。随后，与会师生代表围绕专业课程中提炼哪些思政元素、如何讲授、怎样增强授课效果等进行了热烈讨论和交流。

认真听取大家的发言后，顾长虹书记对师生代表提出的好做法、好建议给予了充分肯定。同时，他指出，“课程思政”建设是一项系统工程，要强化目标设计，注重系统推进，逐步达到百分之百全覆盖。他对如何加强“课程思政”建设提出三点要求：一要宣传到位，进一步增强专业教师对“课程思政”的认同感、责任感、使命感；二要部署到位，全面推进《“课程思政”质量提升方案》落地、实施；三要落实到位，进一步明确“课程思政”的时间表和任务书，采取具体有效措施，扎扎实实推动“课程思政”做深、做细、做出成效。他希望大家共同努力，以“不忘初心、牢记使命”主题教育为契机，深入落实立德树人根本任务，全力推进“课程思政”建设，奋力抒写新时代高水平特色应用型本科高校建设新篇章。

案　例

“龙江高校思政行”全媒体采访团走进齐医

2020年11月25日，“龙江高校思政行”全媒体采访团莅临齐齐哈尔医学院，在省教育厅一级调研员刘铎的带领下，中国教育报黑龙江记者站、中国教育电视台、黑龙江日报、中新社黑龙江分社、东北网等主流媒体一行10人深入学院，采写学院在加强和改进思想政治工作

中所取得的新成效、新经验。学院党委副书记崔光成，党委常委、宣传统战部部长张宝林，学生工作部部长马倩，马克思主义学院院长乔增正，团委书记刘柏人等接待了采访团一行，介绍了学院思政工作的典型做法和突出成绩。

其间，采访团参加了学院领导与学生代表面对面交流的“早餐会”，深入“每周一播”校歌播放现场、学生公寓24小时自习室、心理辅导室、遗体捐献登记接受站（基础医学院解剖教研室）以及校园各地，实地了解学院充满人文气息的大医文化环境和贴心暖心的服务举措。同时，他们饶有兴致地观看了学院“五中畅想　文化铸魂”——贯彻十九届五中全会精神剪纸艺术展、“壮举”抗疫实物及图片展、第四届话剧大赛（决赛），听取了学院举办的抗疫英模报告会。他们对学院以坚定理想信念为核心，以立德树人为根本任务，努力把有意义的事儿做得有意思、把有制度的事儿做得有温度、把有情感的事儿做得有情怀给予了高度评价。

采访团一行表示，学院在育人理念创新、育人氛围营造、育人活动开展等方面有很多突出做法，形成了具有齐医特色的思想政治工作方式。对于这些典型经验和做法，他们将通过全媒体平台，多角度进行宣传报道，推进龙江高校思想政治工作互通互鉴，质量不断提升。

案　例

学院“学党史、跟党走、启征程”党史知识竞赛火热开赛

为纪念中国共产党成立100周年，深入学习和领会党的理论知识，进一步丰富党史学习教育形式，2021年6月16日，齐齐哈尔医学院在图书行政楼二楼多功能厅举办了“学党史、跟党走、启征程”党史知识竞赛（图3-7）。学院党委常委、宣传统战部部长张宝林，马克思主义学院院长乔增正，马克思主义学院中国近现代史纲要教研室主任王福敏担任比赛评委。

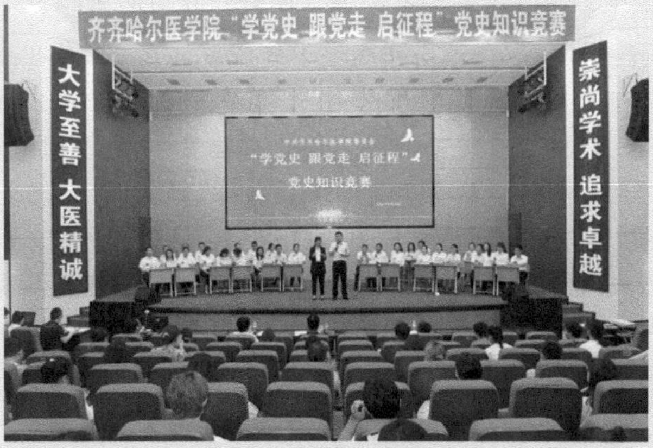

图3-7　比赛现场

此次活动由党委宣传统战部、党委组织部、马克思主义学院联合举办，来自各基层党委、总支的30名选手组成10支代表队参加竞赛。竞赛设置个人必答题、代表队必答题、抢答题、

风险题四个部分，选题以党史、新中国史、改革开放史、社会主义发展史中的重大事件、重要会议、重要人物等相关知识为主，通过“单人作战”与“团队作战”相结合的方式检验了党史学习成效。比赛过程中还加入了评委点评环节，加深了选手和观众对“四史”知识的认识，既丰富了学习资源，又拓宽了知识面。赛后，进行了趣味十足的观众互动抢答环节，充分调动了台下观众的积极性。

经过激烈角逐，公共卫生学院党总支代表队荣获一等奖；基础医学院党委和病理学院党总支代表队荣获二等奖；护理学院党总支、学生党总支和医学技术学院党委荣获三等奖；机关党委、联合党总支、药学院党委、精神卫生学院党总支获得优秀奖。

这是一场别开生面的党史知识竞赛活动，更是一堂精彩生动的党史教育学习课。通过此次竞赛，提高了学院党员干部党史学习的自觉性和主动性，切实达到了让党员师生学党史、感党恩、跟党走、启征程的教育效果。

案　例

南方医科大学董为人教授来院举办课程思政讲座

2019 年 9 月 12 日下午，齐齐哈尔医学院在图书行政楼二楼多功能厅举办了课程思政专题讲座。南方医科大学国家级医学基础实验教学示范中心主任董为人教授应邀来院，以《更新教育理念　打造新时代医学课程思政金课堂》为题，为各教学单位近 300 位一线教师及教学管理干部奉献了一场精彩报告。讲座由教师发展中心主任云长海主持。

报告中，董为人教授以新时代中国高等教育首先要解决为谁培养人、培养什么人的问题为切入点，用丰富的案例介绍了混合式教（导）+学模式提出的理论背景和现实意义，阐述了在医学专业课程中融入思政理念的设计路径，并从课前设计、课堂教学、课后反馈等方面详细介绍了如何打造新时代专业课程思政金课堂。同时，董为人教授以“皮肤组织学”课程为例，全程示范了混合式教（导）+学理念在教学中的应用，充分展现出基础与临床、医学与人文、教学与科研、思政与专业教育等方面的融合。在报告的第三部分，董为人教授围绕“以创新思维能力培养为核心，构筑我国基础医学创新实验教学体系”这一主题，结合新时代医学教育的理念，通过自己精心设计的 7 个医学实验教学案例，详细阐述了如何基于学生自主学习、团队协作学习，培养学生创新思维能力，打造医学实验金课堂。

报告结束后，董为人教授与教师进行了互动交流，详细解答了大家的提问。通过 3 小时的教学研讨与教学示范，与会教师对新时代教育理念有了更深的认识，大家表示，将努力把更多育人元素融入教育教学全过程，促进思政教育与专业教育相融合，打造专业教育与思政教育的协同育人效应，形成专业课程与思政课程同心同向的育人格局。

案 例

基础医学院深入开展“课程思政”大讨论系列活动

为推进学院“课程思政”教育教学体系建设，深入挖掘专业课程与思政元素契合点，强化课程育人导向，从2019年10月至今，基础医学院开展了“课程思政”大讨论，讨论分为三个阶段，即各部门教师集中研讨、问题集中反馈以及成果分享。通过讨论活动达到了全体教师积极参与、门门课程有思政、教师人人讲育人、同向同行的育人格局，教研室依据教学大纲编写“课程思政”教学指南，选送“课程思政”典型案例9项，形成了“课程思政”大讨论阶段性成果。

2019年11月28日，基础医学院组织专家对“课程思政”典型案例进行了评选。参评案例在基础与临床、知识与能力、专业与人文、自然科学与哲学、社会与法制等多个维度与基础医学课程有机结合，把思政价值引领贯穿于教育教学全过程。在众多优秀的案例中，组织学与胚胎学课程在皮肤章节中引入案例《爱“美”之心，人皆有之》、病理生理学课程在休克章节中引入《伟大的国际主义战士白求恩同志》的案例，将推荐至学校参评典型案例评选。

今后，基础医学院将着力打造“课程思政”示范课程，培养“课程思政”优秀教师团队，形成“课程思政”学院有氛围、专业有特点、教学有风格、课程有品牌、教师有榜样的“六有”目标，与“三导向”人才培养模式深度融合，实现价值塑造、能力培养、知识传授“三位一体”的教学目标，充分发挥专业课的育人功能，更好地培养德才兼备的医学人才。

（二）室外

在室外广泛进行校园文化建设，深植大学生们的家国情怀。高校建设校园环境文化，要立足于办学特色，不仅把校风、教风、校训、学风寓于校园环境规划建设之中，还要把优秀传统文化与中国特色社会主义文化寓于校园环境之中。对于当代高等教育，校园环境文化是学生课外生活和学习的精神家园，对大学生育人具有浸润、感染、熏陶的作用。构建“文化思政”的校园育人平台，要围绕校园环境文化育人、服务文化育人、社团文化育人等育人内容，构建校园育人平台，开展校园环境文化育人。这种校园环境文化的规划设计，使校园环境中的一楼一宇、一山一水、一草一木都体现出浓厚的文化气息，使每一名学生都能感受到校园环境文化的强大育人魅力，从而达到校园环境集使用、审美、教育于一体的和谐统一。抓好校园育人平台建设，注重以文化人、以文育人，充分发挥“文化思政”的作用。

开展丰富多彩的校园文化活动，建设文化校园，创设文化墙、文化走廊，宣传优秀文化。利用校园文化周、艺术节、学术交流会等，着力丰富校园文化，夯实社会主义先进文化基础；开设文化主题讲座，实施文化名人进校园活动，利用名人效应增强教育的感染力。启迪学生的文化自觉，增强学生的文化自信。开展丰富多彩的校外文化活动，建设校外文化实践教育教学基地，参观文化场馆；开设独具特色的线上线下文化平台，传播和宣传优秀文化作品，用中国优秀传统文化涵养学生，用革命文化激励学生，用社会主义先进文化引领学生。

教育环境在促进学生思想品德的形成和发展过程中具有非常重要的作用。因此，必须重视校园环境建设，优化育人环境。这是培养时代新人、造就社会合格人才的重要保证之一。首先，要美化校园生态环境。建设优美的校园生态，既是树立良好社会形象的需要，也是实现高校环境育人的内在要求。要美化、净化、绿化校园，不断改善校园生态环境，增强学生生态文明意识，打造生态校园，增强学生的自豪感、归属感以及爱校意识，努力提升学校的吸引力、凝聚力和竞争力。其次，要优化校园文化环境。校园文化对师生的思想观念、价值取向、行为方式的形成发挥着潜移默化的作用，学校文化建设要紧紧围绕立德树人的根本任务，做到以文化人、以德育人。在突出政治和价值引领、体现师生共同价值追求的同时，强化学校办学特色和价值导向，做好顶层设计，创造良好的育人环境。再次，要重视校园精神环境。精神环境实际上就是学校秉持的精神文化，主要包括学校历史传统及被师生认同的文化价值和生活观念，是学校的本质、个性、精神面貌的集中反映。作为“学校精神”，校园精神文化是一个学校的灵魂。校园文化的核心具体体现在校风、教风、学风和学校人际关系上。校园文化会对学生成长成才产生潜移默化的影响，所以必须努力构建追求理想、创造进取、人文关怀的校园精神文化环境，形成和谐融洽、积极健康的人际关系，树立良好的校风、教风、学风，以良好的育人环境，促进学生健康成长成才。

走进齐齐哈尔医学院，首先映入眼帘的便是立有“大医精诚”刻石的宽阔广场，这就是大医广场（图 3-8）。“精”和“诚”是大医内涵的凝练。大医精诚石和大医广场意喻着齐齐哈尔医学院始终坚守“大学至善、大医精诚”的办学理念，培养出的医药卫生人才既精于医术，又诚于品德。

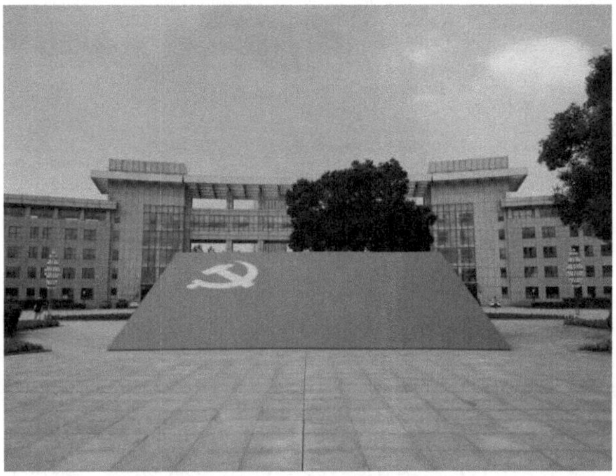

图 3-8　大医广场的巨幅党旗

齐齐哈尔医学院的校门是具有象征意义的大学之门，这是一个传承医道、播洒文明、海纳百川、开放创新的学府之门。整个大门坐西向东呈弧形，北侧是“七神柱”，神柱上的铜雕表述的是世界正统医学标识——“蛇杖”的由来。南侧是校名墙，正面镶刻着爱新觉罗·启骧于 2008 年 12 月 31 日应学院之邀题写的院名。背面刻有院长刘吉成教授在校园整体搬迁之际创作的《大医园赋》。《大医园赋》丹青舒卷，标记过去，品味当今，更想见未来。

“七”的谐音为“齐”，每根门柱为“一”，寓意“齐医”。传说上帝造人用了六天，第七天是生命的起源，这也是一周七天的最早溯源。蛇杖是世界性的医药标识，象征着神奇的医术和中立的医德。七神柱从蛇缠手杖、医神诞生、从师学艺、遍尝百草、擢升医神、顿悟灵蛇、子承父业等方面阐释了蛇杖的传说。

蛇缠手杖：在希腊古城——埃皮道鲁斯（Epidauros），人们发现了一尊古希腊乃至整个西方世界的著名医神——埃斯克莱庇厄斯（Aesculapius）的雕像。这是一位长着浓密头发和胡须的老人，表情温和慈祥；目光略略向左下方俯视，似乎在垂顾着什么；他身披古希腊长袍，袒露着右臂和几乎整个健壮的胸部；右手自然地抓提着长袍的下摆，左手则握着一根形状像棒球棍的手杖；手杖上引人注目地盘着一条蛇。

医神诞生：蛇缠手杖这一医神形象来源于古希腊神话。相传太阳神阿波罗（Apollo）与一位世俗女子有了一个孩子，后来，阿波罗发现这个地上的妻子对他不忠，十分恼怒，于是从她的子宫里抢走了自己的孩子，这就是半人半神的埃斯克莱庇厄斯。

从师学艺：阿波罗把埃斯克莱庇厄斯交给半人半马神查隆（Chiron）抚养。半人半马神是古希腊人幻想的独特产物，既会治病，又会建房，还能诗善画，可谓心灵手巧，多才多艺。阿波罗曾把自己的医术传授给查隆，又经查隆传授给了埃斯克莱庇厄斯，使他成为一名良医。

遍尝百草：埃斯克莱庇厄斯怀着拯救全人类的崇高志愿，经常在荒山野林考察动植物的性质，寻求防治疾病的药物，很像中国的神农氏尝百草的传说。他以高超的医术拯救了许多濒危病人。

擢升医神：掌管人间生死的火神宙斯（Zeus）感到自己的威望受到了威胁，于是出于嫉恨将埃斯克莱庇厄斯以雷电击死。事后，宙斯有些懊悔，又将埃斯克莱庇厄斯擢升为医神，使他成了人类的庇护者。特别是在著名的特洛伊战争之后，由于埃斯克莱庇厄斯曾担任军医为战士疗伤，于是作为医神得到了众人的崇拜。

顿悟灵蛇：埃斯克莱庇厄斯有一次为治疗疾病而陷入沉思，一条毒蛇悄悄盘绕在他的手杖上，他把蛇杀死了。这时又出现了一条毒蛇，口衔药草，使头一条死蛇得以复活。这使埃斯克莱庇厄斯顿悟。从此埃斯克莱庇厄斯行医人间，不但带着手杖，而且手杖上总是盘着一条蛇。

子承父业：埃斯克莱庇厄斯有两个儿子，即玛查（Machaon）和波达利里俄斯（Podalirius），还有三个女儿，分别叫海吉亚（Hygieia）、帕那赛亚（Panasea）和伊阿索（Iaso）。他们都继承了父亲的事业，其中三位女儿帮助父亲饲养蛇，治疗人类的疾病。海吉亚被奉为健康女神，她的名字 Hygieia 就是今日 hygiene（卫生）一词的来源。帕那赛亚被奉为医药女神，她的名字就是今日 panacea（万应药）一词的来源。

对埃斯克莱庇厄斯医神的崇拜，遍及整个古希腊世界。而且这位医神的形象，几乎贯穿了整部西方医学史，足见其影响之深远。后来，埃斯克莱庇厄斯的神像被供奉在神庙里，总是与蛇杖形影不离。直到今天，蛇杖仍然是世界性的医药标识。

穿过大医广场和主楼过廊，便是宽广的大医路（桥），大医路两侧建有花坛和大医文化时光隧道。一代代学子在此往来穿行。走进来，即走进了一所神圣的医学殿堂，感受到医学的博大与仁爱；走出去，便成为四方百姓健康的忠诚守护者，为祖国医药卫生事业贡献力量。大医文化时光隧道矗立于大医路两侧，南北各由两组不规则大理石造型组成，造型上刻有中外医学史上不同时期具有代表性的医药学家的主要贡献和至理名言，同时，两组造型均呈现不同的旋转角度，意为时光荏苒、岁月变迁，故名“大医文化时光隧道”。这是校园内最有代表性的文化景观。

当你怀着无限的憧憬与向往走在大医路上时，两侧的大医文化时光隧道就会映入你的眼帘；当你徜徉于大医文化时光隧道中间时，呈现在眼前的是一幅幅生动而彰显医学文明与进步的历史画卷。你会惊叹于医学伟人们的卓越贡献，激励于医学先驱们的坚韧意志，感慨于医学圣人们的奉献精神，从而坚定理想信念，珍惜美好大学时光，树立“今天我以齐医为骄傲、明天齐医因我而自豪”的远大抱负，进而去创造未来的医学奇迹。

校园内最靓丽的一道风景线当属“书山学海”。“书山”（图 3-9）和“学海”的命名取自唐宋古文八大家之首的韩愈的治学名言：“书山有路勤为径，学海无涯苦作舟。”在古训《增广贤文》中也有这句治学名言。韩愈的这句话意在告诫学子，在读书、学习的道路上，没有捷径可走，没有顺风船可驶，想要在广博的书山、学海中汲取更多更广的知识，“勤奋”和“潜心”是两个必不可少的、也是最佳的条件。

书山位于图书行政楼与科技楼之间，由校园建设过程中挖掘泥土堆积而成，被誉为齐齐哈尔市海拔最高的山。山脚有一瀑布飞流而下，这就是著名的“书山飞瀑”。

学海与书山遥相辉映，横卧在教学主楼、教学二号楼和春华城之间，在校园中间有“劝学”

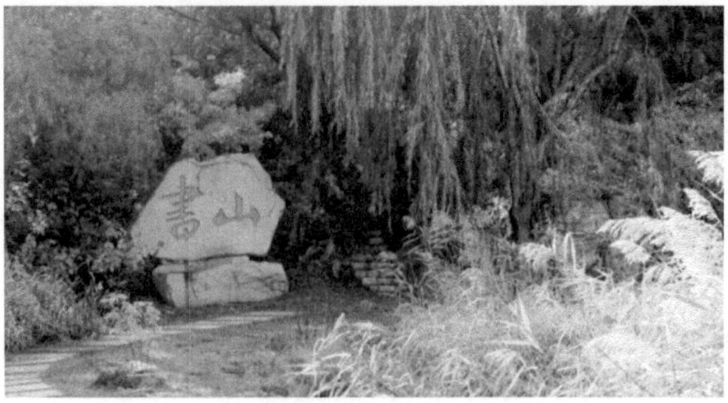

图 3-9　书山

之喻指；学海外引劳动湖水，乃有源之活水，正所谓“问渠哪得清如许，为有源头活水来”。学海与劳动湖之渊源，亦可视为齐医学院与魅力鹤城同根相连，正是“学尽坐看夕阳早，海枯尤望湖水清；无袂任指天作岸，涯边唱罢水激风”。

接嫩水之清流，纳学园之博爱。于建校 70 周年之际，兴“爱我医园”行动，职工捐资 30 万元，倾爱师、爱生之心，抒爱校、爱家之情，为弘扬大爱，激励师生，故启园于此。迁原校址大门两侧浮雕嵌于园中，承接历史，薪火绵延；校友捐赠“唱晚亭”“饮水思源”石刻等寄情之作，于溪流草木、字里行间表达着莘莘学子对母校的感恩与挚爱。大爱乃大学之根，医学之魂，故此园取名“爱园”。

园中“饮水思源”石刻为校友谷振春所赠；唱晚亭为校友张聪沛所赠，校友张巍女士的爱人、中国当代著名艺术家关玉良先生欣然题写匾额。园内还有爱心企业家刘静涛赠送的李时珍雕像，希望医药圣人“考古证今、穷究物理”之精神，在医学教育中发扬光大，薪火相传。

二、运用课上课下开展思想政治教育工作

课上着力“课程思政”建设，以构建全员、全程、全课程育人格局，各类课程与思想政治理论课同向同行，形成协同效应。课下围绕应用型高校思想政治教育开展系列竞赛（教师和学生），每班设立思政小助手，及时反馈学生的思想政治教育需求，协助教师开展思想政治教育推广活动。

（一）课上

构建科学的“课程思政”教育体系。每门课程都蕴含着丰富的思想政治教育元素，都要发挥思想政治教育功能，根据不同学科性质特点，各门课程所蕴含的思政元素都要有机地融入教学各环节中，把握好“课程思政”所要挖掘拓展的重点元素，构建思想政治理论课、综合素养课、专业教育课“三位一体”的“课程思政”教育体系。

增强通识教育课程育人功能。哲学社会科学类通识课程要突出体现马克思主义中国化的最新理论成果，重视价值引导和优秀传统文化的传承，引导学生坚定对马克思主义指导思想和中国特色社会主义共同理想的政治认同，自觉弘扬和践行社会主义核心价值观，不断增强“四个自信”；自然科学类课程要突出培育科学精神、探索创新精神，注重把辩证唯物主义、历史唯物主义贯穿渗透到课程教学中，培养学生抽象思维、逻辑推理等方面的能力；人文艺术类课程要强化中华优秀传统文化、革命文化、社会主义先进文化的传承，加强对科技创新文化的认知，大力倡导以人为本、为人民服务的思想，激发热爱生命、尊重生命、守护生命的人本情怀，大力倡导和谐之美，提倡人与人之间的和谐、人与自然的和谐、人与社会的和谐、人与自身内心的和谐，突出培养高尚的文化素养、健康的审美情趣、乐观的生活态度，注重把爱国主义、民族情怀贯穿渗透到课程

教学中，帮助学生树立起文化自觉和文化自信。体育类课程要主动与德育相融合，引导学生养成终生体育锻炼的习惯，发展健全人格，弘扬体育精神。

发挥专业课程的育人作用。以课堂教学为渠道，以价值引导为核心，以知识技能为载体，以言传身教为示范，各专业教师要将更多育人元素融入教育教学全过程，促进思政教育与专业教育相融合。充分发挥专业课程的育人功能，深入挖掘专业课程的德育内涵和元素，巧妙融入社会主义核心价值观、中华优秀传统文化等德育元素，传播爱党、爱国、积极向上的正能量，培养科学精神，实现“显性教育”与“隐性教育”的有机结合。将思想价值引领贯穿于教学团队、教学组织、课程内容、教学方法、实践教学、教学展示等主要教学环节中，将思想政治教育“无痕”地融入课程教学；开发具有德育元素的特色课程，根据学院办学定位和学科优势，组织知名教授、教学骨干、科研骨干开展具有学科特色的系列讲座，宣传我国医疗卫生事业发展现状和先进的科研成果，使广大学生坚定“四个自信”，激发爱国主义情怀和民族自豪感。结合学院“三导向”人才培养模式，加强“医学生成长导论”“医学人文”“医生与病人”等系列特色课程建设，培养学生的职业道德、职业责任和职业情感。

促进“课程思政”与思政课程双向融入。各类课程教师要与思政课教师组成课题组，加强学理、学术、学识等方面的沟通交流，让思政理论有机地融入各类课程，同时也让思政课教师了解和熟悉各类课程，丰富思政理论课内容，增强思政课的吸引力和渗透力。

加强“课程思政”的教学过程管理。加强教学基本文件的建设，要密切结合专业课程的特点，将各门课程的思政元素融入教学大纲、见习大纲、实习大纲等教学基本文件中；在集体备课、教案书写、课堂教学、考试等教学环节都要有所体现，切实将“课程思政”教学目标融入教学设计中；加强“课程思政”研究工作，提高“课程思政”的科学化水平，设置“课程思政”专项教学研究项目。

制定“课程思政”的评价体系。在教学大纲、教案、集体备课等教学基本文件和教学环节审定中要考量“课程思政”与教学内容的融合度，对未包含“课程思政”内容的教案实施一票否决；在学生评教、课堂评估、同行听课等督导评估文件制定中设置相应“课程思政”内容，将教师参与“课程思政”教育教学和改革以及“课程思政”效果作为对教师考核评价、岗位聘用、评优奖励、选拔培训的重要依据；将推进“课程思政”教育教学改革成效纳入教学单位组织绩效考核中。

打造一批“课程思政”示范课程。在传道授业解惑中引人以大道、启人以大智。在所有必修课都要开展“课程思政”的基础上，每个教学单位选择 1 ~ 2 门课程作为试点，打造示范课程，发挥引领作用。任课教师要深入挖掘、提炼各门专业课程所蕴含的德育元素和承载的德育功能，充分梳理各门课程的德育元素，将思想价值引领贯穿于课程标准、教学计划、备课授课、教学评价等教育教学全过程，培育专业知识与思政元素深度融合的课程；各专业负责人在“课程思政”建设方面，要发挥引领作用，根据不同专业类型，形成“课程思政”建设的专业特点，通过专业建设研讨，探索符合专业素养培养要求的“课程思政”建设方案，真正在专业课程的内容设计、教学方法、培养环节等各个方面有机融入“课程思政”的教育元素；在学院初步形成的一批“课程思政”建设示范课程基础上，进一步加强品牌课程、示范课程和示范教师的培育力度，不断加强教学内涵质量建设和教学方法改革，每个专业都要逐步打造“课程思政”品牌课程，形成品牌效应。

形成一批“课程思政”典型案例。总结“课程思政”成效好、反响佳的教学案例，形成示范性强、推广价值高的典型案例，为提升课程育人的效果提供借鉴。适应新时代新变化，把握学生群体的思想特点和发展要求，有明确的“课程思政”教学目标，能深入挖掘课程的德育内涵和元素，编制“课程思政”教学指南或教案，做好课程育人教学设计，使课程逻辑严谨，内容丰富，注重师生互动、案例教学和现代信息技术的应用。要创新教育教学方式方法，形成“课程思政”

教育教学规范，为“课程思政”的持续深化和经验推广积累经验，形成课件、视频、慕课等各种可固化的“课程思政”建设成果。

案 例

这堂思政课别开生面——学院院长为2021级学生讲授思政课

“同学们好，我是齐齐哈尔医学院院长方传龙，我是今年4月初来到学院工作的，和大家是同级，组织上派我先来给大家打个前站，看看这所学校好不好……”

2021年11月29日，在轻松幽默的开场白后，学院院长方传龙研究员以“感悟思想伟力赓续红色命脉”为主题，围绕学习贯彻“七一”重要讲话精神和十九届六中全会精神、坚定四个自信，回顾齐医历史、弘扬齐医精神，肩负时代使命、勇做时代新人等方面，为2021级临床医学专业1-4班学生讲授了思政课。

首先，方传龙院长系统阐释了“七一”重要讲话和十九届六中全会提出的新思想、新观点、新要求，希望齐医学子切实将学习贯彻“七一”重要讲话精神和十九届六中全会精神落到实处，深刻认识红色政权来之不易、新中国来之不易、中国特色社会主义来之不易，深刻认识中国共产党为什么能、马克思主义为什么行、中国特色社会主义为什么好。

随后，方传龙院长深情回顾了学院的发展进程，生动讲述了学院的红色基因和各个历史时期的重大事件以及75年来取得的历史性、跨越性的办学成就，认真分析了学院发展建设的优势和面临的挑战，希望学生们铭记齐医历史，珍惜时代机遇，发扬“自强不息、甘于奉献”的齐医精神，以良好的精神状态完成好学习任务，为成长为卓越医生打下坚实的基础，为推进文明和谐校园建设、不断扩大学院的影响力做出积极贡献。

讲授过程中，方传龙院长紧密结合习近平总书记在清华大学考察时对当代大学生提出的“立大志、明大德、成大才、担大任”的要求，希望齐医学子要勇担复兴大任，成就时代新人。他结合自身成长经历，教导学生在大学期间要多读书，做好知识储备，扎实走好求学之路，夯实专业知识和技能；要坚守医者仁心，牢记“健康所系、性命相托”的医学生誓言，向林巧稚等医学前辈学习，对职业负责、对病人负责、对生命负责，做有温度的医生；要养成良好的个人习惯，提高自我约束力，增强时间观念，做到饮食健康、运动科学、生活规律，保证和促进身心健康；要扛起如山的责任，不负韶华，不断涵养志气、骨气、底气，赓续伟大建党精神，以奋斗之我书写青春华章，为实现中华民族伟大复兴接续奋斗。

授课结束后，方传龙院长还专门留出时间与学生进行了互动交流。他说，在齐医的半年多时光里，深切体会到了齐医教师的可敬和齐医学子的可爱，并对同学们给予学院疫情防控工作的支持、理解和配合表示感谢。在认真倾听学生对校园生活、学习方面的意见、建议后，方传龙院长表示，学院将充分考虑同学们的现实需求，努力改善校园生活环境、学习环境、文体环境，切实解决同学们关注的学习和生活问题，为学生多做暖心事。

方传龙院长幽默风趣又内涵丰富的讲座引发了全体学生的共鸣和思考，现场掌声不断。学生们纷纷表示，能够在大学思政课堂上现场聆听院长的讲座是大学生活里最幸福的事，在今后的学习生活中，要牢记院长的教诲，坚定理想信念、锤炼高尚品格、增强本领才干，积极投身医学实践，把成长为卓越医生作为一生的奋斗目标。

案 例

局部解剖学实验课前遗体默哀

2019—2020学年第一学期，2017级临床医学专业各班级学生和2018级留学生各班级学生，在局部解剖学第一次实验课前，由实验教师带领，分别进行了遗体默哀仪式。默哀仪式包括遗体捐献登记接受站简介，遗体捐献的用途、意义、相关法律法规等，并制作了捐献者简介，让学生们更加细致地了解遗体捐献，最后，所有学生一起宣读解剖学誓词，并对遗体默哀一分钟。默哀仪式有利于大爱精神的培养，让学生们更加明白了遗体捐献对医学事业做出的巨大贡献。

（二）课下

课下围绕应用型高校思想政治教育开展了系列竞赛。为强化使命担当、救死扶伤的职业精神，激发广大学生学习医学知识的热情，以竞赛为契机，充分培养学生自主学习能力，巩固医学知识的学习成果，增强团队合作意识和综合能力的培养。将思想政治教育的内容融入人才培养的各个环节，构建完整的教育衔接体系，充分发挥育人价值。综合把握新生入学仪式、校史教育、新生交流会等活动契机进行思政内容渗透，帮助学生尽快调整对自身身份角色转变的认知，使其树立端正的学习态度与责任意识；在入党教育、思政教育讲座、学科技能竞赛、创新创业活动、志愿服务工作中渗透对大学生群体的理想信念与道德素质教育内容，引导学生在夯实专业知识、提升实践能力的基础上，更好地拓宽认知视野、增强社会责任意识；通过举办考研经验交流会、就业主题教育等活动，实现对大学生职业生涯规划的引导与职业道德教育，帮助毕业生缓解焦虑情绪、增强心理承受力，实现由学校向社会的顺利过渡。

案 例

学院举办普教本科课程思政教学竞赛

为全面落实立德树人根本任务，深化学院课程思政教学改革，强化课程育人导向，推动各类课程与思政课程同向同行，2021年7月9日，齐齐哈尔医学院举办了普教本科课程思政教学竞赛，充分发挥广大教师课程育人的主体作用，引导教师依据课程特点，深入挖掘课程内容和教学方式中蕴含的思想政治教育资源，探索和创新课程思政教育方法，不断提升课程思政能力。学院副院长毕红霞出席开幕式并致辞。

教务处处长张淑丽主持开幕式并宣读比赛规则，院本部各教学单位院（部）长、教学副院（部）长，各直属附属医院教学副院长，参赛选手、评委、无课教师等60余人现场观摩。毕红霞副院长在致辞中指出，多年来，学院始终坚持以习近平总书记关于教育的重要论述为根本遵循，认真落实立德树人根本任务，切实把思想政治工作贯穿于教育教学全过程，希望通过本次竞赛，进一步贯彻落实习近平总书记“各门课都要守好一段渠、种好责任田，使各类课程与思想政治理论课同向同行，形成协同效应”的重要指示精神，全面深化“思政课程＋

课程思政”教学改革，进一步营造学院课程育人的良好氛围，强化课程育人导向，寓价值观引导于知识传授和能力培养之中，帮助学生树立正确的世界观、人生观、价值观，达到水滴石穿、润物无声的立德树人、铸魂育人的实际效果。

参赛选手逐一进行现场说课和教学演示，教态亲切、举止自然，尽显扎实的理论功底、娴熟的教学技巧和丰富的教学经验。评委结合申报书等相关材料对参赛选手进行综合打分，严肃认真、客观公正。经过一天紧张、激烈而又精彩的角逐，药学院宋娟、基础医学院赵堃荣获竞赛一等奖。孙要武教授在点评时指出，参赛选手能够结合自己的学科特色，深入挖掘各门课程蕴含的思政元素育人功能，在30分钟时间的说课和讲课时间内，既讲解专业知识，又启迪学生做人做事的人生道理，把思想政治教育的内涵潜移默化地融入课堂教学中，生动体现了知识传授和课堂讲授的统一性。

学院党委常委、宣传统战部部长张宝林指出，通过本次竞赛能够明显感受到学院课程思政水平的不断提高，包括思政意识不断提高、思政元素不断丰富、思政体系不断完善，更能激发学生认知、情感和行为的认同，实现“知识传授”与“价值引领”相统一。他强调，全院上下要走好一条“中国特色社会主义道路”，强化政治认同，提高政治站位，围绕课程教学目标，依据课程特点，找准“课程思政”切入点，以学生为中心，不断创新课堂思政教学设计，提高课程思政的吸引力和感染力。

最后，教务处处长张淑丽就下一阶段的课程思政工作重点进行了布置。她指出，为了更好地开展“课程思政”系统工程，学院将成立课程思政研究中心，构建具有齐医特色的理论体系、方法体系、培训体系、制度体系、评价体系，完善引导作用，各部门协同合作，通过教师培训、教学观摩、教学竞赛、会议研讨等方式提高教师的课程思政能力和育人效果，打造新一批课程思政建设示范课程、典型案例、教学名师、教学团队。她希望学院全体教职员工以本次竞赛为契机，进一步加强课程思政建设，针对学生专业特点，有的放矢地设计教学内容，创新教学模式，推动、完善“三全育人”体制机制建设，加快学院教育教学发展，早日实现医科大学的梦想。

此次竞赛为各位教师提供了展示思政教学风采的舞台，也为各教学单位搭建了交流思政教学经验的平台，对提高教师课程思政能力起到了积极的引导作用。教师们表示，将以获奖教师为榜样，不忘立德树人初心，不断进取，努力提高课程思政教学能力与水平，牢记为党育人、为国育才使命，努力为祖国医药卫生事业培养爱党爱国、至善精诚、自强奉献、追求卓越、德智体美劳全面发展的社会主义建设者和接班人。

案　例

基础医学院举办“学党史，铸党魂”党史知识竞赛

“欲知大道，必先为史”。为纪念中国共产党成立100周年，加深青年大学生对党的历史、党的知识、党的理论以及路线方针的认识，激发爱党爱国热情，基础医学院第九党支部于2021年5月27日举办了“学党史，铸党魂”党史知识竞赛。

在此次知识竞赛过程中，全体参赛学生严肃对待、细心作答，现场秩序井然有序，收到了预期效果。同学们表示将以此次竞赛为切入点，提高政治理论知识水平和各方面的综合素质，在扎实专业知识的同时，进一步增强对党的归属感和认同感，增强爱党爱国意识。

以赛促学、以考促练，在广大青年学生中间掀起了党史学习热潮，进一步加深了对党史的认识和理解，充分调动了青年大学生的积极性和主动性，以优异成绩迎接党的百年华诞。

案　例

基础医学院召开“百年华诞，我为您庆生”主题党日活动

中国共产党的百年历史是一部光辉的历史，在庆祝中国共产党百年华诞的重大时刻，基础医学院党委第七党支部于2021年5月26日召开了“百年华诞，我为您庆生”主题党日活动。活动包括党史学习教育和重温入党誓词两方面内容。

基础医学院党委第七党支部高双双老师带领全体党员重温了习近平总书记在中央政治局民主生活会上的重要讲话精神，并阐述了本次主题党日活动召开的目的和重要意义。6位学生党员代表分享了学习党史的感悟，进一步加强了支部全体党员对党史的认识（图3-10）。活动最后，全体党员面向党旗，举起右手，庄严宣誓，回顾铮铮誓言，坚定理想信念，牢记职责使命，重温入党誓词，重拾入党初心。

此次主题党日活动，让支部全体党员师生从党的历史中汲取了经验和智慧，进一步强化了坚定信念跟党走、牢记使命勇担当的政治意识。

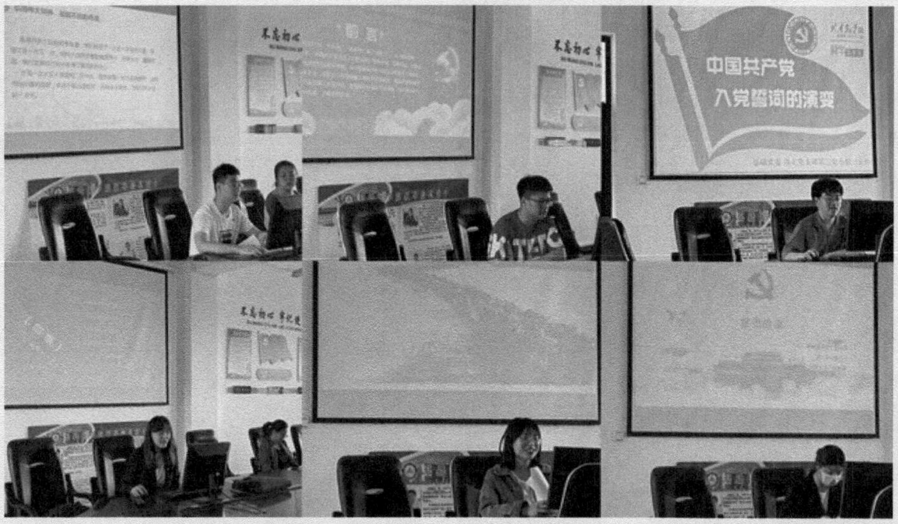

图3-10　学生代表宣讲党史

案 例

基础医学院举办创新创业专题讲座暨经验交流会

为丰富学生课余文化生活，激发学生创新创业灵感，增强学生科研意识，基础医学院团委于2018年10月24日下午在教学主楼北区214教室举办了2018—2019学年创新创业专题讲座暨经验交流会。基础医学院辅导办主任王坤、药学院田华老师、基础医学院教务科科长纪慧老师、2016级学生代表和各年级对创新创业感兴趣的学生200余人参会，辅导员刘驰主持会议。

本期创新创业讲座邀请了药学院田华老师和基础医学院纪慧老师为同学们做专题培训。田华老师以“我们与‘科研’的约会”为题，结合自身学习、科研和深造的宝贵经历向同学们分析了大学期间医学生应如何寻找科研灵感、培养科研能力，亲切生动、充满力量的言语令人振奋；接下来纪慧老师以“做一个‘挑剔’的人”为题，向同学们介绍了批判性思维在医学生创新能力发展中的重要性。

会上，2016级学生代表纪怡然、范璇、盛泽虎和程凤辉同学分别就自身参与科研、创新创业项目和比赛等经历与现场观众进行交流（图3-11），分享内容凝练且精彩，赢得了同学们的阵阵掌声。会后，刘驰老师鼓励同学们：从制定一个短期目标、参与一次创新创业科研项目开始，抓住宝贵的大学时光，做一个有准备的人，离成功更近一些！

我院高度重视学生创新创业和科研能力的培养，本期讲座由资深科研教师与经验丰富的学生代表联合举办，旨在以科研教师为抓手、以朋辈教育为引导，在拓宽学生视野的同时激发学生参与科研创新的兴趣与灵感，并力求为科研教师与学生、学生与学生之间搭建起沟通合作的“桥梁”，对学生在大学阶段创新思维和科研能力的提高起到了促进作用。

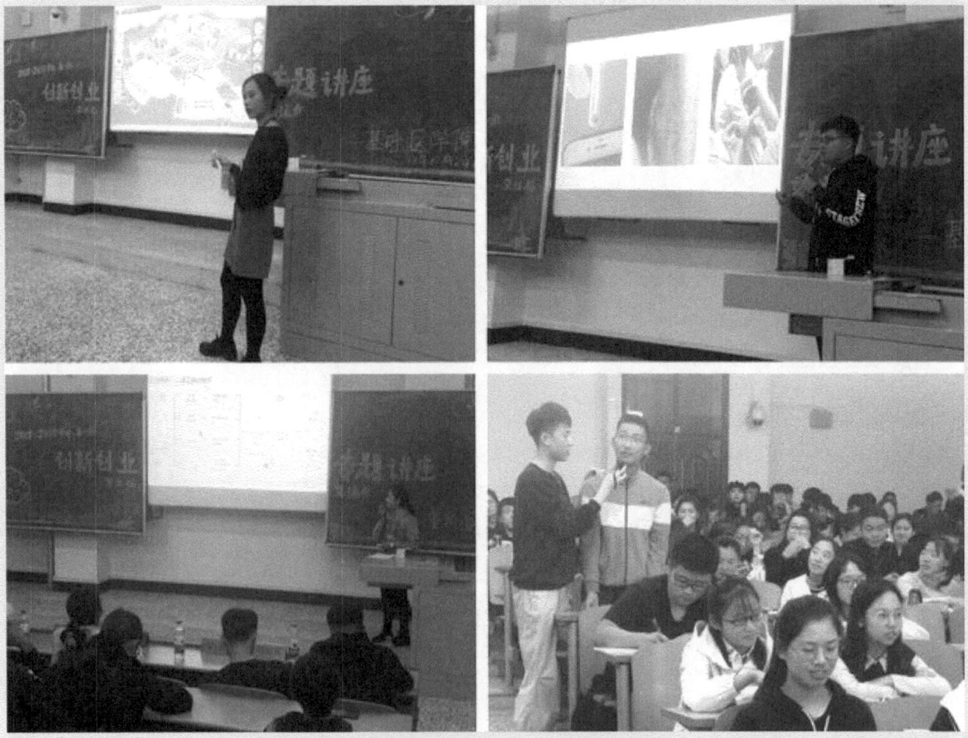

图3-11　学生代表进行经验交流与分享

案　例

“齐医杯”基础医学知识竞赛圆满落幕

为强化使命担当、救死扶伤的职业精神，激发广大学生学习基础医学知识的热情，以竞赛为契机，充分培养学生自主学习能力，巩固基础医学知识的学习成果，增强团队合作意识和综合能力的培养，齐齐哈尔医学院2021年6月如期举办第三届“齐医杯”基础医学知识竞赛。

本次大赛由齐齐哈尔医学院教务处主办，执业医师资格考试基础医学培训组承办，是学院精心打造的一项学生竞赛，竞赛知识内容涵盖了执业医师资格考试大纲中生理学、生物化学、病理学、药理学、病理生理学、解剖学、医学微生物学、医学免疫学以及医学心理学共9个学科的知识，试题题型为执业医师资格考试题型，竞赛分初赛和决赛两轮比拼。同学们热情高涨，本次竞赛吸引了2018级、2019级、2020级三个年级不同专业的学生共81支队伍，243名选手参赛。初赛为团队赛，3人一组，考查基础医学知识的掌握程度和团队协作能力，在阶梯教室使用“问卷星”进行网络实时答题。经过激烈角逐，最终评选出了前十名的10组选手、共计30人进入决赛。决赛为个人赛，主要考查学生的知识运用能力和个人综合素质，在语音室使用计算机运用学校考试系统答题，以准确率和答题速度为评判标准，最终评出一等奖3名、二等奖5名、三等奖7名、优秀奖15名。

决赛结束后，在教学主楼南区350会议室举行了基础医学知识竞赛闭幕式，基础医学院林岩院长、医学技术学院张浩副院长、基础医学院纪慧副院长莅临闭幕式，共同为获奖选手颁发奖状和奖品，领导们对获奖选手表示衷心的祝贺和鼓励，同时邀请一等奖获得者做了基础医学知识学习和参赛经验的交流。此次竞赛为同学们营造了良好的学习氛围，充分调动了学生学习的积极性和主动性，激发了学习兴趣，提高了医学知识整合和临床思维能力，有效增强了同学们应对执业医师资格考试的意识。

三、构建线上线下两个思想政治教育网络

线上运用新媒体交互性与即时性、海量性与共享性、多媒体及超文本个性化与社群化的特点，对大学生广泛开展思想政治教育。线下开展系列讲座，纵深推进思想政治教育。

（一）线上

线上运用新媒体交互性、海量性与共享性特点，横向开展思想政治教育。随着科技的发展，未来的思想政治教育工作必将朝着互动化、移动化、特色化方向发展，教师必须充分认识网络育人工作的重要性和迫切性，及时转变教育观念，走出传统思想政治教育模式的舒适圈，树立“每个教职工都是思政教师”的全员育人理念，构建“每个教职工都能利用互联网开展育人工作”的全方位育人体系，形成“把网络思政教育贯穿于大学生学习生涯始终”的全过程育人机制，在习近平新时代中国特色社会主义思想指引下，培养政治立场坚定、道德情操高尚的社会主义事业建设者和接班人。进一步做好网络思想政治教育工作，形成各部门间协同育人的良好生态，必须注重顶层设计，加强制度建设，对现有的网络育人体系进行重新构建。一是建立“三全育人”工作

领导小组，将网络育人作为思想政治教育工作的有效抓手和创新支点，明确学校党委、各党总支以及各级教学部门、职能部门、管理服务育人的工作职责，形成多部门协同、全员育人的导向，发挥各自在网络媒体平台上的育人功效，共同打造思政育人的“网红平台”。二是整合校内各类网络媒体资源，实现平台资源共享和信息互联，多渠道联合打造网络思想政治教育综合体，增强网络媒体矩阵的工作合力。

进入21世纪，随着互联网络的飞速发展，校园媒体阵容逐渐增加了新闻网、微博、微信公众号，以及抖音、快手、B站等短视频平台。从原来的平面信息传播发展为视听综合信息，也从原来的单一纯粹信息发展为信息碎片化和大数据精准投放，校园媒体随着信息技术的更新换代，其传播功效和途径也在不断地发生变化。新媒体的出现改变了信息的传播途径和受众的收视习惯，这也让校园媒体迎来一个新的契机，补足了传播手段的短板，实现信息内容的强势传播。现今时代，如果要获取信息，一台智能手机即可满足。而校园内智能手机的高普及率，让信息能快速、及时、可控地传播到每一位师生。除了传统的报纸、广播、电视外，师生们关注微信公众号、微博账号、新闻网页相对便捷。作为“三全育人”机制的重要内容，让校园媒体实现所有师生的订阅和推送，其传播手段和传播内容就能得到很好的保证，“三全育人”的成效也将得到极大的提升。

构建网络育人平台，要发挥网络思政课堂的作用。网络思政课堂的优势是打破了课堂教学在空间上和时间上的局限性，学生可以自由地选择上网学习的时间和内容。尤其在新冠疫情期间，充分发挥了网络育人平台的作用。高校育人主体利用QQ群课堂、微信群、雨课堂、学习通等育人平台，对大学生开展在线教学。高校育人主体利用学习强国、大学慕课、理论学习网等育人平台，可以让大学生自主选择学习时间和学习内容，作为对线下育人与线上教学的补充。除此之外，高校通过成立网络育人队伍，组建网络育人讲堂，定期开展在线育人宣讲，帮助学生解读理论知识、答疑热门时事、导读经典著作等，打造网络育人课堂。构建网络育人平台，要深化网络舆论引导。高校作为意识形态的前沿阵地，一直以来都面临着意识形态多元化的挑战。对此，深化网络舆论引导，就要牢牢把握网络舆论引导权，建立网络舆论引导队伍，搭建网络舆论引导体系，利用重大活动、重大突发事件和热点问题，及时做好正面网络舆论引导。构建网络育人平台，就要打造网络文化精品。打造网络文化精品，就要深挖中华优秀传统文化、红色文化以及社会主义先进文化中蕴含的文化精髓，打造出学生喜闻乐见的网络文化精品。由于网络育人成效取决于育人主体与育人对象之间的互动，所以在充分发挥育人主体的主动育人基础上，也要善于调动育人对象参与网络育人的积极性、主动性、创造性。在打造网络文化精品过程中，要积极吸引学生参与其中，引导学生进行网络文化精品的创作，开展丰富多彩、喜闻乐见的网络文化活动，使学生成为自我教育的网络育人“主力军”。

积极利用互联网搭建教学平台，提高思想政治理论课建设精准化水平，强化“互联网＋思政”，发挥网络育人功能。首先，网络教学既能打破时空束缚，让随时随地学习成为现实，也能覆盖更广泛的受众群体，有效增强了思想政治教育理论课的授课灵活度，为高校构建即时便捷的特色教学开辟新路。其次，网络教学的多样性特点为探索思想政治教育课教学提供新思路。网络教学既能支持传统教学方法，也能借助平台资源拓展新型教学方法，应用即时互动反馈技术优化课堂教学成效，实现传统教学和网络教学在现代教育中的高效融合。网络教学的时代性特点为满足学生获取知识的个性需求提供新供给，网络教学既能用学生喜闻乐见的形式呈现教学内容，也能收集整理学生的思想动态与行为倾向。要全面优化课程资源的开发与配置，探索实施动态隐性分层教学模式，合理设定课堂教学目标弹性区间，推动网络教学信息化建设和内涵式发展。

网络育人的路径主要是加强对学生的网络知识教育，同时做好“净化”和“占领”网络两方面的工作。对学生进行网络知识普及教育可以帮助学生充分认识网络的复杂性和两面性，教育学生正确使用网络，增强学生的自我保护意识。加强对学生的哲学、评判性思维等知识教育，提高学生的独立思考能力和批判性思维能力，增强学生的辨别能力，使其能够自觉抵制腐朽思想，崇尚真理。要净化网络空间，政府、高校和党务相关部门要制定并实施严格的网络管理、监控措施，杜绝低俗和腐朽文化充斥网络，组织专门力量分析批判腐朽文化、庸俗文化。要占领网络主阵地，高校要组织力量，开办针对学生学习和生活需求的网络平台，广泛宣传中国优秀传统文化、革命文化和先进文化，用优秀文化影响学生，恰当把握好时、度、效，及时为学生解惑答疑。

案　例

【战“疫”云课堂 思政篇】——探索人体奥秘，铸就奉献之魂

根据解剖学课程特点，洞悉学生心理，化恐惧为感动，通过组织学生参与遗体捐献登记、接受以及对“大体老师（遗体）”进行动手解剖、研究，引导学生形成“感恩、责任、奉献”的情怀，加深对生命的尊重和对生命意义的理解。解剖学是基础医学与临床医学的“桥梁”课程，让理论与实践、教书与育人有机融合。

教学目标：

解剖学课程团队作为我校优秀教学团队，面对疫情防控特殊时期，不改教育初心，牢记育人使命，审时度势，将疫情防控和课程教学相结合，凭借“中国速度”实现线下到线上的融合转变，确保线上学习的现场感、学生的代入感和参与感。今天的学生是实现中国梦的主力军，让解剖筑梦人助力“天使梦之队”实现以下目标：树立“感恩，责任，奉献”的价值观；引导学生尊重生命、敬畏生命；带领学生服务社会、增强使命感。

教学设计：

重新设计升级“系统解剖学”在线教学课程思政的内容和形式，重视学生学习习惯和自主学习能力的培养，兼顾知识目标、能力目标和情感目标的有机结合，育思政于无形，感细微于点滴。

重视线上“思政”资源建设，“系统解剖学”在线课程利用超星平台“无声育人”，在“首页”设置“德育平台”和“战疫日记”专栏；“课程章节”前面设置拓展学习小天地（包括灵魂有香、精神有光，学知识、以史为鉴，轻松学解剖）；“资料”中设置“解剖人文”，以学生可以接受的方式，润物无声地融入思政元素，提高学生认同感。

精心设计教学方式：课前安排学生基础与核心知识提前学习，在线课程设置德育平台、战疫日记，融入疫情防控、生命教育、爱国主义以及民族精神等思政元素；线上课堂教师带领学生认识实体标本视频，感悟“大体老师”为医学发展捐献遗体的高尚灵魂，培养医学生的慎独精神。课后结合“评价 - 反馈 - 评估体制”，及时了解学生需求，全方位时刻当好学生的“后勤兵”，及时监控学生的学习进度，并提供适时的心理咨询和帮助。

教学实践：

第一课堂——引导学生尊重生命、敬畏生命

课前：由于线下每位医学生入学后都要进入解剖实验室、向“大体老师”学习，所以，就把 2015 年开始实施的“解剖学第一课”转为播放我校三所附属医院医护人员援鄂事迹、“疫”无反顾，大爱无疆（图 3-12）——齐齐哈尔医学院遗体捐献登记接受站遗体接受实记等相关“战疫”视频新闻，这样既能提前测试音视频是否顺畅，又能起到用身边榜样无形育人的作用。

课中：直播课中通过专业知识，如脊柱——人体的顶梁柱，类比一线抗疫医护工作者——国家的脊梁，鼓励学生踏实学习，感受医生职业的崇高与伟大；课堂尾声引用“00后已到达防疫战场”等微博热门话题等抗疫小故事激励学生，以疫为鉴，励志勤学，积累自省、慎独、敬畏、尊严、仪式感等生命体验，培养学生的家国情怀。

课后：“系统解剖学”在线课程利用超星平台无声育人，在“首页”将遗体捐献登记接受站和科普教育基地——形态学展馆网页链接设置“德育平台”，以我校119名援鄂抗疫医疗队员为题材设置“战疫日记”专栏；在平台的“课程章节”前面设置拓展学习小天地（包括灵魂有香、精神有光，学知识、以史为鉴）；在“资料”中设置“解剖人文”，以学生可以接受的方式，润物无声地融入思政元素，提高学生认同感。

在线下“特殊节日”（清明节），学生会对“大体老师”进行爱心留言、敬献感恩卡等活动，特殊时期转为线上制作音视频、抒发感恩情怀的诗文等形式发布于齐齐哈尔医学院遗体捐献登记接受站网站。

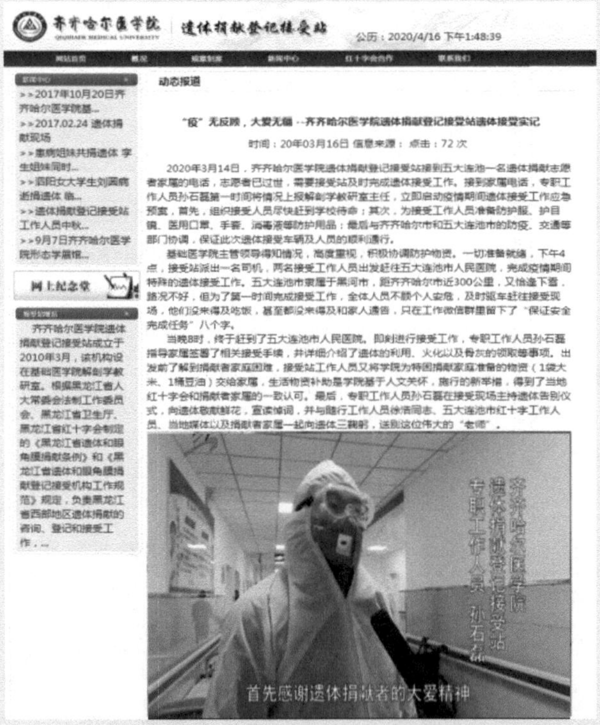
齐齐哈尔医学院 遗体捐献登记接受站
公历：2020/4/16 下午1:48:39

动态报道

>>2017年10月20日齐齐哈尔医学院基...
>>2017.02.24 遗体捐献现场
>>患病姐妹共捐遗体 学生姐妹同时...
>>四阳女大学生刘两病逝捐遗体 临...
>>遗体捐献登记接受站工作人员中秋...
>>9月7日齐齐哈尔医学院形态学展馆...

网上纪念堂

齐齐哈尔医学院遗体捐献登记接受站成立于2010年3月，该机构设在基础医学院解剖学教研室。根据黑龙江省人大常委会法制工作委员会、黑龙江省卫生厅、黑龙江省红十字会制定的《黑龙江省遗体和眼角膜捐献条例》和《黑龙江省遗体和眼角膜捐献登记接受机构工作规范》规定，负责黑龙江省西部地区遗体捐献的咨询、登记和接受工作，...

“疫”无反顾，大爱无疆--齐齐哈尔医学院遗体捐献登记接受站遗体接受实记

时间：20年03月16日 信息来源： 点击：72 次

2020年3月14日，齐齐哈尔医学院遗体捐献登记接受站接到五大连池一名遗体捐献志愿者家属的电话，志愿者已过世，需要接受站及时完成遗体接受工作。接到家属电话，专职工作人员孙石磊第一时间将情况上报解剖学教研室主任，立即启动疫情期间遗体接受工作应急预案，首先，组织接受人员尽快赶到学校待命；其次，为接受工作人员准备防护服、护目镜、医用口罩、手套、消毒液等防护用品；最后与齐齐哈尔市和五大连池市的防疫、交通等部门协调，保证此次遗体接受车辆及人员的顺利通行。

基础医学院主管领导得知情况，高度重视，积极协调防护物资。一切准备就绪，下午4点，接受站派出一名司机，两名接受工作人员出发赶往五大连池市人民医院，完成疫情期间特殊的遗体接受工作。五大连池市隶属于黑河市，距齐齐哈尔市近300公里，又恰逢下雪，路况不好，但为了第一时间完成接受工作，全体人员不顾个人安危，及时驱车赶往接受现场，他们没来得及吃饭，甚至都没来得及和家人道别，只在工作微信群里留下了“保证安全完成任务”八个字。

当晚8时，终于赶到了五大连池市人民医院。即刻进行接受工作，专职工作人员孙石磊指导家属签署了相关接受手续，并详细介绍了遗体的利用、火化以及骨灰的领取等事项。出发前了解到捐献者家庭困难，接受站工作人员又将学院为特困捐献家庭准备的物资（1袋大米、1桶豆油）交给家属，生活物资补助是学院基于人文关怀，施行的新举措，得到了当地红十字会和捐献者家属的一致认可。最后，专职工作人员孙石磊在接受现场主持遗体告别仪式，向遗体敬献鲜花，宣读悼词，并与随行工作人员徐清同志、五大连池市红十字工作人员、当地媒体以及捐献者家属一起向遗体三鞠躬，送别这位伟大的“老师”。

图 3-12 “疫”无反顾，大爱无疆

第二课堂——带领学生开展社会服务、职业实践。2018年成立“齐齐哈尔医学院遗体捐献登记接受站志愿者协会”，以每年的科普月活动为契机，师生志愿者深入社区，为百姓科普医学知识和遗体捐献常识。参加“爱的奉献”为主题的清明祭扫、遗体送别仪式；对遗体捐献志愿者进行慰问家访，举办“无言良师”教师节系列活动；纪念世界解剖日——感恩大体老师……通过带领学生志愿者开展社会服务活动，树立职业责任感和使命感，使学生积累了丰富的“职业体验”实证经验。

教学效果：

解剖学教学团队精心筹划课程预案，提前做好课前测试，体现以学生为中心，以线上课堂为平台，用心设计导演每一节课，以严把教学质量为根本，以培养学生素质为依托，通过网络资源的云端数字化、虚拟仿真化、碎片个性化等特点，实现“系统解剖学”异步 - 混合 - 同步等多元一体化云课堂。

在课前、课中、课后三个阶段运用即时反馈：课前对学生进行投票问卷和主题讨论，收集并听取学生的想法和意见，“个性化”设置课堂；课中每讲到一个重点难点及时与学生沟通，及时解决学生的疑难问题；课后进行问卷调查、主题讨论和学生回访，针对课前、课中、教学实施中学生提出的针对性的宝贵意见，及时评估并完善教学安排和设计，使学生作为“云课堂”的导向标。

课堂时间虽然短暂，通过线上沟通平台，老师随时掌握每位学生线上的学习情况，对症下药；学生随时可以和老师反馈交流，打破时间空间限制，师生沟通零距离，使学生得到更“个性化”的学习体验，师生“欲说还休意未尽”。

反思与总结：

百年大计，教育为本，深入挖掘课程育人功能，借助信息化媒体技术，使课程建设与课程思政深度融合。教学相长，学生的学习需求是教师教学能力和在线教学水平提高的重要推动力。将德育融合于专业课程的教学环节中，组织和引导学生在参与过程中亲身体验，获得感悟，受到潜移默化的影响和熏陶，润物细无声地使学生形成“感恩，责任，奉献”的价值观。线上教学教师要更多站在“学生”的视角看教学，解剖学教学团队将持续完善平台资源，不断优化课堂安排，加强师生互动交流，加深学生对课堂的参与度，使学生成为课堂真正的中心和主人。

路虽远行则至，事虽难做则成，解剖学教学团队将“疫”无反顾地坚守教书育人的初心使命，坚持立德树人的根本任务，坚定不移地夯实教学质量，全身心投入在线教学战“疫”中，打造“系统解剖学”云课堂。

案　例

基础医学院召开国庆期间师生“共克时艰”线上交流会

为庆祝中华人民共和国成立72周年，强化爱国主义宣传教育，营造欢乐祥和的节日氛围，根据黑龙江省委宣传部、黑龙江省教育厅相关文件精神，结合属地疫情防控要求和学院实际情况，我院于2021年10月4日以线上腾讯会议形式召开了国庆期间师生“共克时艰”交流会（图3-13）。基础医学院院长林岩、副院长纪慧、本学期有授课任务的全体教师、教务科全体人员以及我院负责管理的各教学班学生代表参加了此次交流会，共计师生143人，会议由副院长纪慧主持。

会上，首先由授课教师代表对各门课程进行整体介绍，结合课程特点给予学生学习方法的指导，将每门课程考核的方式结合当前授课方式再次告知学生。畅通每门课程师生沟通的渠道，每门课程授课教师均通过建立微信群、QQ群或钉钉群等，增加师生间的沟通与交流。

会中，纪慧副院长及教师代表对学生们在直播间提出的问题给予了细致耐心的解释和引导，并结合我院前期发放的《国庆期间学生生活、学习状态调查》问卷，就其中的共性问题给予学生们解释和解决。我院将及时梳理出需要其他相关部门协助解决的问题，逐一反馈给相应部门进一步解决。本次会议问题集中，交流高效，气氛热烈，反响良好。

最后，林岩院长对本次交流会进行总结，充分肯定了学生代表们认真思考、积极沟通的态度和热情，承诺基础医学院将高度重视大家提出的意见和建议，并及时精准地解决问题。鼓励大家要培养终身学习的能力，持续关注执业医师资格考试相关学习内容，为今后的职业生涯打下坚实的基础。

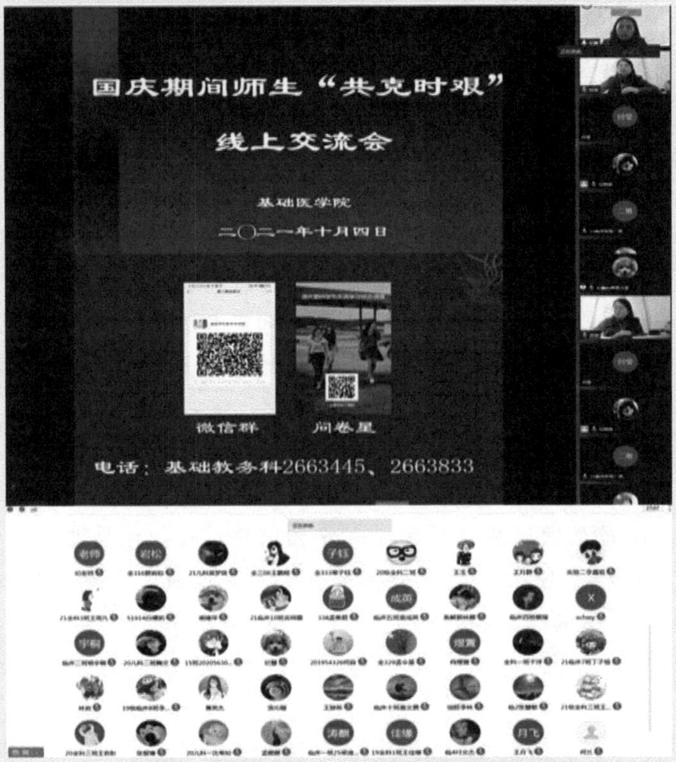

图 3-13　国庆期间师生“共克时艰”线上交流会

我院将继续践行“三全育人”“以学生发展为中心”的培养理念，积极响应党委号召，紧密围绕立德树人根本任务，努力提高教学工作服务意识和服务水平，更好地倾听学生对教学工作的意见和建议，全面了解学生思想动态及学习、生活、心理等情况，及时做好教育和引导工作。积极构建师生沟通的渠道，畅通联络方式，搭建良好的交流平台，确保及时了解师生的诉求，为进一步增强教学管理服务工作的针对性和实效性、提高教育教学质量发挥有力的推动作用。

（二）线下

线下广泛开展系列讲座，参加社会公益活动，纵深推进思想政治教育。各二级学院为师生举办系列讲座：党委书记讲党史、院长讲人才培养、副书记讲校规校纪、科研副院长讲科研促进专业知识学习、教学副院长讲与学生相关的教学管理制度和如何建立临床思维、辅导员开展红色文化教育宣讲；广泛组织骨干教师全过程指导学生科研与学习，以点带面，全面指导学生参与科研活动，指导学生学习。以科普月活动为契机，组织师生志愿者深入社区，为百姓科普医学知识和遗体捐献常识。参加以“爱的奉献”为主题的清明祭扫、遗体送别仪式，对遗体捐献志愿者进行慰问家访，举办“无言良师”教师节系列活动，纪念世界解剖日——感恩大体老师。通过带领学生志愿者开展社会服务活动，树立职业责任感和使命感，使学生积累了丰富的“职业体验”实证经验。

线下育人平台是高校育人工作的延伸，是大学生思想政治教育的“线下大课堂”。抓好线下育人平台，围绕社会实践活动充分发挥社会育人作用。实践育人作为线下育人的主渠道，是高校大学生走出校园、接触社会、了解社会、认识社会的有效途径。发挥实践育人功能，就要整合各方资源，形成实践育人合力。高校开展实践育人工作，就必须由专门职能部门进行管理、指导和监督，确保实践育人工作高效畅通。在此基础上，高校管理部门要整合、协调好各方育人资源，为实践育人提供充足的保障。通过教务处、团委牵头组织，学生工作处、马克思主义学院、校友会等多个学校职能部门提供充分的资源配合，积极与社区、企业、学校等实践育人基地建立良好的合作关系，有效发现和利用社会资源。在整合育人资源的基础上，要进一步加强资源分享沟通渠道，结合实践育人资源所需，合理进行资源分配，确保实践育人资源得到有效利用，以达到提高实践育人效果的目的。发挥实践育人功能，要健全实践育人内容。健全实践育人内容，就要充分发挥课堂育人作用，将实践育人理念灌输给学生，让学生认知、认同实践育人的重要性，实现学生践行实践育人的目的。在此基础上，要进一步了解学生的思想、情感、精神发展状况，掌握学生对实践育人的需求情况，并结合学生需求制定出实践育人内容，确保实践育人内容与学生需求相一致、与学校的实践育人目标相一致。

将疫情防控实践融入思政教育，使大学生尽快适应社会的发展。新冠疫情给人们的身心和生活带来了诸多影响，在这次疫情防控中，我们也收获了很多：博爱、责任、奉献、团结、自信等。结合思政教育在大学生核心素养培育中的地位和作用，疫情防控期间大学生思政教育有着特殊的意义。疫情防控过程中涌现出的英雄人物和事迹为思政教育提供了丰富、鲜活的案例和素材。新冠疫情激发了全国人民的爱国热情，全国各地积极抽调医疗队增援湖北，这展示出了中华民族的团结友爱，也淋漓尽致地表现出了中华传统文化中天下兴亡、匹夫有责的担当意识和精忠报国、公而忘私的奉献精神。短时间内建设好并投入使用的火神山、雷神山医院，也让世界看到了中国特色社会主义制度的独特优势。这些都可以成为思政教育的鲜活内容，并具有极强的说服力，通过这些教育培养大学生的大爱精神和责任意识，强化他们的国家意识和民族意识、坚定他们的文化自信，增强他们对社会主义制度的认同度。

突出责任教育，培育大学生的使命担当和自觉自律通过此次疫情防控实践我们发现，敢于担当、勇于奉献、严于律己才是大学生核心素养中社会责任的集中体现，也是社会发展对大学生的要求。高校思政教育应结合社会发展，引导大学生把个人理想融入国家理想之中，敢于担当历史使命，勇于奉献，实现个人目标和国家计划的统一。同时，在疫情防控期间要积极响应各级号召，自觉遵守疫情防控要求，这也是大学生责任意识与使命担当的一种体现，是疫情防控期间大学生思政教育的内容之一。增强大学生的健康意识和心理韧性。身心健康是大学生核心素养中自我发展部分的重要内容。疫情防控期间，身心健康是对大学生的基本要求。思政教育要引导大学生客观地看待病毒的传染性，用正确的方式防控病毒的传播，同时还要提升大学生的心理韧性，提高他们面对挫折、创伤以及威胁等情境时的心理适应能力。疫情期间的思政教育是对大学生身心两方面的双重锻炼，会在其核心素养的形成和发展过程中留下不可磨灭的影响。

实践育人的路径在于通过引导学生参加各种专业和社会实践活动达到育人目的。一是要让学生做到用专业所学了解社会，引导大学生用自己的专业技能反映社会的进步、展示发展的成就、洞察社会存在的问题，在实践中拉近校园与社会的距离。帮助学生加深对社会的了解，校正、发现自己，在社会实践中寻求解决问题的答案。二是要让学生用专业所学锻炼自己，充分发挥专业特长，在实践中验证并丰富所学知识，增长才干，实现由知识向能力、素质的转化。通过实践，培养学生脚踏实地、艰苦奋斗的工作作风和精益求精、求真求实的工匠精神。三是要让学生用专业所学服务社会，将专业所学外化为服务社会的行为，为社会做出贡献，培养大学生的社会责任感和社会服务意识。

案　例

清明寄哀思，感恩传大爱

2021年3月23日10时，遗体捐献登记接受站专职工作人员孙石磊老师与接受站工作人员刘文鑫老师以及齐齐哈尔市红十字会工作人员、捐献家属代表、仙鹤墓园工作人员等一同参加了遗体和角膜捐献者清明节祭奠活动。大家一起擦拭捐献者墓碑并敬献花篮，最后把爱心丝带系在爱心墙上，传递大爱，追思捐献者。

2021年3月31日9时，“遗体和器官组织捐献者清明节追思纪念暨宣传普及”活动在杜尔伯特县寿山公墓举行，齐齐哈尔医学院派出的专职工作人员孙石磊老师和接受站工作人员李国锋老师前往参加活动，追思纪念伟大的遗体捐献者，一同参加的还有来自大庆市15位遗体和角膜捐献完成者的家庭、2019—2021年把名字签署在志愿书上的捐献志愿者们、各级红十字会服务志愿者、大庆市红十字会全体机关干部、各区县红十字会专职副会长及来自杜尔伯特县民政局、大庆眼科医院、大庆医学高等专科学校、寿山公墓等单位的百余人。

活动结束后，专职工作人员孙石磊老师还将写着“大爱无言，功勋卓著”的锦旗献给寿山公墓的领导，感谢爱心企业寿山公墓为遗体捐献事业做出的贡献。

齐齐哈尔医学院遗体捐献登记接受站首次派出工作人员参加大庆市的清明祭扫活动，体现了接受站推进遗体捐献工作的决心，也促进了登记与接受工作的开展与衔接。

案　例

“疫”无反顾，大爱无疆——齐齐哈尔医学院遗体捐献登记接受站遗体接受实记

2020年3月14日，齐齐哈尔医学院遗体捐献登记接受站接到五大连池一名遗体捐献志愿者家属的电话，志愿者已过世，需要接受站及时完成遗体接受工作。接到家属电话，专职工作人员孙石磊第一时间将情况上报解剖学教研室主任，立即启动疫情期间遗体接受工作应急预案，首先，组织接受人员尽快赶到学校待命；其次，为接受工作人员准备防护服、护目镜、医用口罩、手套、消毒液等防护用品；最后与齐齐哈尔市和五大连池市的防疫、交通等部门协调，保证此次遗体接受车辆及人员的顺利通行。

基础医学院主管领导得知情况，高度重视，积极协调防护物资。一切准备就绪，下午4时，接受站派出一名司机，两名接受工作人员出发赶往五大连池市人民医院，完成疫情期间特殊的遗体接受工作。五大连池市隶属于黑河市，距离齐齐哈尔市近300千米，又恰逢下雪，路况不好，但为了第一时间完成接受工作，全体人员不顾个人安危，及时驱车赶往接受现场，

他们没来得及吃饭，甚至都没来得及和家人通告，只在工作微信群里留下了“保证安全完成任务”八个字。

当晚8时，终于赶到了五大连池市人民医院。即刻进行接受工作，专职工作人员孙石磊指导家属签署了相关接受手续，并详细介绍了遗体的利用、火化以及骨灰的领取等事项。出发前了解到捐献者家庭困难，接受站工作人员又将学院为特困捐献家庭准备的物资（1袋大米、1桶豆油）交给家属，生活物资补助是学院基于人文关怀施行的新举措，得到了当地红十字会和捐献者家属的一致认可。最后，专职工作人员孙石磊在接受现场主持遗体告别仪式，向遗体敬献鲜花，宣读悼词，并与随行工作人员徐浩同志、五大连池市红十字工作人员、当地媒体以及捐献者家属一起向遗体三鞠躬，送别这位伟大的“老师”。

此次接受工作的顺利完成，体现了遗体捐献登记接受站攻坚克难、从容应对的实干作风，工作人员爱岗敬业、“甘于奉献”的齐医精神，作为解剖人的责任担当和大爱情怀。医学教育事业中不乏捐献遗体的伟大，也有接受站工作人员不畏艰险的“疫无反顾”，同时离不开基础医学院、后勤管理处、宣传部等相关部门为接受工作提供的支持和保障。在疫情防控的特殊时期，有我们坚守初心，使得“爱”的种子能够生根发芽，坚信在学校各级领导的正确带领下，在“三导向”人才培养模式的指导下，齐齐哈尔医学院一定会培养出更多优秀的医学人才，为祖国的医学事业添砖加瓦。

案　例

大道无形，大爱无声

2020年12月18日，齐齐哈尔医学院形态学展馆迎来了两位特殊的遗体捐献志愿者——一位不愿透露名字的王老师和她的母亲何女士。遗体捐献登记接受站的专职工作人员孙石磊老师为二人办理了登记手续，完成两人登记捐献遗体和眼角膜的愿望。

接受站在11月份就接到了这位老师的电话，她表示想要遗体捐献，想法很简单，就是作为医学院的老师，虽然不是医学专业，不能为学生讲授医学知识，但是她想以捐献遗体的方式，对学生学习解剖学有所帮助，让他们能成为出色的医生，挽救更多的病人。同时作为一名共产党员，她表示应该起到带头作用，用实际行动诠释共产党员的责任。这位老师一再强调不需要报道，但在接受站工作人员和学生志愿者的再三请求下，她勉强接受了接受站的采访，但还是要求接受站不要透露她的名字，就叫她王老师即可。

王老师早在几年前就有了遗体捐献的想法，由于担心母亲会有反对意见，一直没敢和妈妈说起。今年年初的新冠疫情，她看到由我院三所附属医院派出119名医护人员组成的黑龙江省第二批支援湖北医疗队出征的画面，让她极为感动；当她看到新闻里有新冠肺炎去世的患者选择遗体捐献的报道，让她坚定了要捐献遗体的决心，目的很简单，就是做点贡献。当她和妈妈表明想要遗体捐献的时候，没想到妈妈告诉她，其实自己也有这个想法。听到妈妈的话，想到至亲的母亲要离开自己的画面，想到她要在捐献手续上签字的那一刻，她有了一丝犹豫，但是妈妈语重心长地告诉她：“人固有一死，或轻于鸿毛，或重于泰山，你看抗击新冠肺炎的医护人员，不顾生命危险奋战在抗疫一线，妈妈虽然不能去抗疫前线为祖国做贡献，那就选择在自己百年之后捐献遗体，也算为医学事业尽了点绵薄之力，妈妈心满意足了。”妈妈的支持与鼓励让王老师坚定了信念，更看到了希望，这是医学生的希望，是医学院校的希望，更是医学教育事业的希望。

采访中王老师说她爱齐齐哈尔医学院，爱这里的同事，爱这里的学生、爱这里的一切，她能为医学院做出一点贡献，她觉得很骄傲。大道无形，大爱无声，相信她的这份爱一定会在齐医生根，在医学生中发芽，等到结出果实就转化为医学知识，让医学生们受益终生。

（纪　慧）

第三节　构建全数据思想政治教育网络

全数据思想政治教育网络是将学生在室内室外、课上课下、线上线下等不同空间、不同时段的学习、生活过程数据化，将各项数据整合化，形成一张网、一个图，准确地描述学生的全貌，并定期进行综合分析研判，针对学生各个角度来指导思想政治工作的开展，做到精准分析、精准研判、精准施策，确保思想政治教育有的放矢，避免思想政治工作出现“漏点”，形成学生德、智、体、美、劳素质的统一体现。

全数据背景为高校思想政治教育创新奠定了新的理论基础。现阶段，数据已经融入我们的生活中，“数字经济”成为经济发展的新动能，“数据治国”成为政治治理的新手段，“数字化模式”成为社会发展的新目标，“数据化生存”成为文化发展的新生态。数据在为高校思想政治教育带来政治、经济、社会以及文化等宏观环境变化的同时，也给思想政治教育者、思想政治教育对象、思想政治教育载体以及思想政治教育环节等高校思想政治教育内部要素带来了显著变化，使高校思想政治教育微观形势发生深刻变革。微观形势的变革对高校思想政治教育的发展有着广泛的影响，也为高校思想政治教育融合全数据创新提供了最直接、有力的“证据”和推动力。

一、完善全数据思想政治教育网络

为实现全数据思想政治教育网络建设目标，统筹规划、整体部署高等医学院校思想政治教育创新发展任务。全面实施覆盖全员、全过程、全方位的全数据思想政治教育网络，通过相关信息同步共享，畅通医学院校的信息流，实现教学、学工、图书、后勤、心理、科研等网络与信息资源的整合，全面了解和掌握学生在校期间的思想活动和心理情况，有针对性地开展思政教育和引导工作。要进一步加强基础设施和信息资源建设，重点推进信息技术与思想政治教育的深度融合。充分运用全数据技术与思维，将每一名学生在校活动的各类数据信息进行整合，保证数据资源的全网、全时、全域、全员调配。根据医学教育的特点和高等医学院校各项业务的发展实际，统筹做好数据整合化的整体规划和顶层设计，明确发展重点，坚持分类指导、化零为整、联动统一的思想，建设形成带有医学院校特色的全数据“三全育人”格局。

（一）前期基础

要加快推进适合发展实际的全数据思想政治教育网络建设，加快运行医学院校全数据挖掘与分析应用工作。要提升平台下各系统的互联互通，借助全数据技术厘清各个数据平台运行机制内容之间的联系和相互作用。要统一身份认证、统一门户管理、统一数据中心，要将全数据技术和思维融入高等医学院校思想政治教育活动中，借助现代信息技术和方法增强学生思想政治教育的针对性和实效性。现阶段，高校校园网的建设经历一般为校园网硬件建设阶段、综合信息系统建设阶段、网络教学实验阶段，目前正向着更高层次的智慧化校园发展。智慧校园建设需要对现有信息资源进行完善、整合和集成，并利用物联网技术、移动互联网，为师生提供智慧化的一站式服务、全数据的管理支持。

案 例

齐齐哈尔医学院教育网络的建设情况

校园网络基础环境建设。齐齐哈尔医学院校园网始建于1999年，2008年、2015年对有线网络进行了两次升级改造，现为“万兆双核心、双链路、具备十万兆扩展、全网支持IPV6”的校园网络，有中国教科网Cernet、中国联通出口、中国电信出口，总带宽2.32G。同时建有一卡通系统专网、校园安防视频监控专网，附属医院通过VPN方式与校园网相联。为师生提供了电子邮件、FTP、DNS、WEB等网络服务，形成了安全、稳定、可靠的校园网络基础环境。

无线校园网覆盖教学、办公、宿舍、食堂、图书馆等楼宇，其中无线AP 3000个，实现了有线、无线一体化管理。使用VMWare系统进行服务器虚拟化建设，现有虚拟服务器113台。迁移二级网站至网站群，网站群站点总数达112个。66间多媒体教室全部开通校园网并建成标准化考场。

数字化校园公共服务平台已经建立。建成统一身份认证、统一信息服务门户、共享数据中心及数据交换平台，为各业务系统的互联互通及数据融合应用奠定了基础，统一用户数达51201个。开发流程类事务35个，集成人事、学工、教务、科研等17个业务系统，17项查询服务和14个应用服务。建立微信平台，支持微信、支付宝在线缴费、自助打印、域名edu电子邮件系统。

核心业务系统建设初具规模。建有教务管理系统、人事管理系统、学工管理系统、科研管理系统、组织管理系统、财务管理系统、图书管理系统、数字迎新系统、数字离校系统、校情分析系统、仪器设备管理系统、档案管理系统、视频会议系统、校园网站管理系统等，在学院的教育教学、人才培养及文化宣传中都发挥了重要作用。

推动信息技术与教育教学融合。建设网络多媒体教室67个，为教师调用网上教学资源、学生网上学习提供了保障；建立了网络学习综合门户网站，集成了网络教学平台、教务管理系统、视听在线、英语网络教学平台、国外教学资源、精品课程、国内教学资源、图书馆、优秀课件、网络电视、实验教学中心和在线考试12个教育教学板块，建有45门网络课程、4000多部视频教材、56门课程的PPT课件。为学院开展的以“学生未来发展”为核心的“三导向”人才培养模式、实施PBL、翻转课堂等教学模式改革提供了网上教学资源保证，也为培养学生主动学习意识、提高自主学习能力提供了条件，为教学管理、网络教学、信息服务和学生自主学习提供一站式服务。同时网络学习综合门户网站链接国内视频公开课、精品课程和国际开放课程等，实现了校际间优质教学资源共享。

智慧校园搭建（图 3-14）首先是在现有“网络层”“数据层”基础上，完成“应用层”的搭建。通过对“业务应用”的数据整合，实现数字校园信息资源的共享与交换（图 3-15）。并且支撑数字校园对信息整合基础上的应用整合与开发，实现 WEB 门户、手机客户端、短信、邮件等方式的数字校园信息的“综合服务展现”。同时，需要建设数字校园的“信息标准和安全运维体系”。

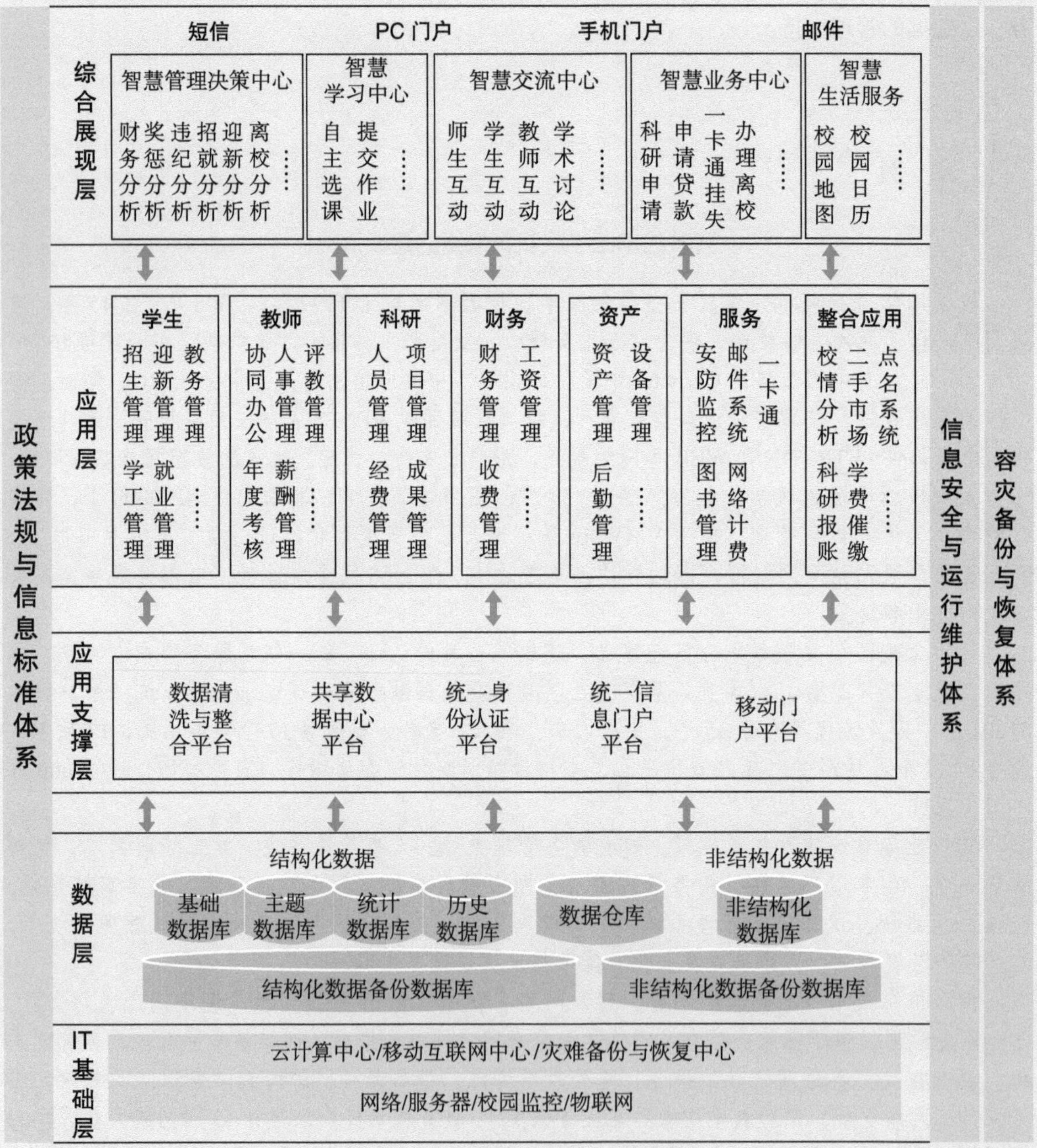

图 3-14　齐齐哈尔医学院智慧校园结构图

基于 SOA 的理念组织和展现面向师生的一体化服务，通过服务之间定义良好的接口和契约连接，将应用程序的不同功能单元（成为服务）联系起来，使得构建在各种系统中的服务可以以一种统一和通用的方式进行交互。

基于 SNS 的设计思想，以教科研、社区活动中的“人”为中心，以教科研活动“过程”为主线，提供面向人际交互与协同的应用。通过人际协作过程的信息化，为广大师生提供一个服务于教学、科研活动、社区生活全过程中的虚拟网络交互环境。

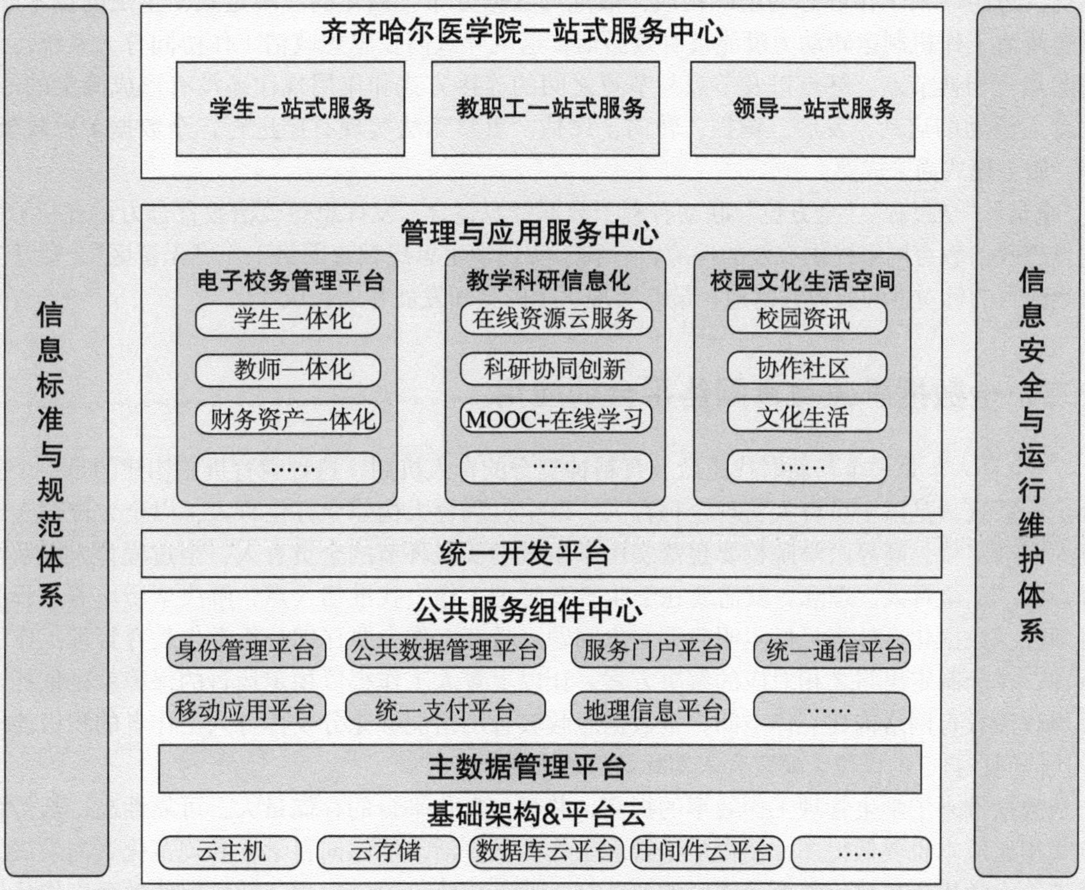

图 3-15　齐齐哈尔医学院智慧校园技术架构

校园信息化安全保障体系基本形成。通过 SAM 认证计费系统、行为审计系统，实现了实名上网。采用网络管理监控系统、千兆防火墙、入侵检测设备、GSN 安全管理系统、网络杀毒系统等安全措施，规范了校园网络使用和监控，保障了校园网的快速、安全、稳定运行，2012 年学院网站被评为黑龙江省文明网站，是黑龙江省唯一一家获此殊荣的高等医学院校网站。

（二）多方联动促进实施

全数据思想政治教育网络的运行必须依托于高校思想政治工作协同育人机制的整体性、动态性、互通性，有机衔接思想政治工作主体、客体、介体、环体、手段、方式、目的、途径、条件，使其在遵循协同育人原则的基础上，更好地发挥思想政治工作效能。思想政治工作协同育人机制的功能不仅在于构建各个要素相互适应、顺承、观照、平衡的关系，更在于促进相关要素功能的耦合，优化内部子系统相互作用的方式、机理和运行状态。然而，由于囿于主观、客观因素，全数据时代思想政治工作协同育人机制缺乏顶层设计、运行范式、外部协同，其实施全过程存在各行其是、相互脱节的弊病。

全数据时代下，医学院校思想政治工作协同育人机制运行范式尚未成熟。机制作为制度化的方法和固定方式，其必须经由主动建构、动态运行才能发挥作用，从而与高校思想政治工作协同育人的价值定位相适应。目前，医学院校各个教学单位、各条战线存在思想政治工作“各自为营”的困境。思想政治工作静态的组织构成、散乱的数据分布、僵化的思维定式、生硬的技术嫁接，使思想政治工作机制运转动力没能被有效激活，这就导致高校思想政治工作协同育人系统运行的逻辑起点、切换节点、终点以及节点与节点之间的连接方式和作用规律还没有形成确定的范式，协同育人活动的启动、发展、调控、转向、评估、重整无法实现有序进行，全数据＋思政教学、管理、服务模式尚未成熟。

“全员”“全过程”“全方位”联动有利于数据资源整合，发挥思想政治教育合力；有利于为全数据思想政治教育网络提供有效的保障；有利于实现学生思想教育网络工作“无盲区”，让学生思想政治教育的针对性和实效性落地，最终实现学生的全面发展和成长成才。

二、全数据思政教育网络平台的应用

“三全育人”是一个与新时代思政教育精神契合的育人机制，这种教育机制构建的是一个新的教育生态系统，是以全员育人实现全程育人、以全过程育人构建全方位育人、以全方位育人给全员育人明确定位。高等医学院校要想落实医学生教学实践环节的全员育人、全过程育人以及全方位育人的“三全育人”理念，就需要在学生教育管理工作中找准切入点，解决素质培养过程中缺乏科学性、数据化，教育目标不明确等突出问题。教育工作者要仔细分析学生教育管理工作的症结所在，才能制定出与之相对应的解决方案。让以上育人工作得以稳定运行的保障就是依托全数据思想政治教育网络构建立体空间，全数据思政教育网络能够充分发挥育人工作者的积极能动作用，让他们在自己的岗位上实现育人实际效果最大化。

全数据带来了学生管理工作效率的提高，并且信息化平台的存储量大、可靠性高，与传统管理方式相比成本也要低得多，使得学生管理工作和教育活动能够向科学化和规范化方向发展。全数据带给大学生思想政治教育最深度的变革在于使其传统价值链发生逆转，促使教育工作从以教育者为主体向以服务和支持学生为中心转变。正如有些研究者所言，“数据的应用凸显了思想政治教育的人性化，更贴近思想政治教育的育人本质”。

全数据思政教育网络的整体运行，要从管理、教育、服务层面出发，通过校情数据更新维护、教学质量智慧监测系统、学工系统、易班网络平台、标准化考场体系等专项系统，实施对学生思想、行为等全数据的采集，充实全数据思想政治教育网络的数据资源，为后续精准教育减负、增效。

（一）应用于管理层面

校情数据更新维护。成立专门的常态数据采集组织机构，根据数据采集需求，有序地进行工作分配，按时间节点做好每年的《高等教育学校（机构）统计报表》（以下简称高基表）、《高等学校本科教学基本状态数据》（以下简称教学基本状态数据）和《高等学校实验室信息统计数据》（以下简称实验室信息数据）以及其他数据采集工作的组织与协调工作，对常态数据进行多角度、深层次的挖掘与分析，促进管理科学化与信息化，为各类评估和医学生思想政治教育提供数据支撑，为服务医学高等院校长远规划与发展提供基础保障。

高校校情数据是全数据思政教育平台的各项信息数据整合的基础。所有数据必须放到全校数据框架下进行汇总分析，脱离了学校这一整体的全数据思政教育是不完整的，同时全数据思政系统各项数据构成了高校校情数据。

教学质量智慧监测。通过系统对授课教师进行定量评价与定性评价。根据教师职业生涯不同阶段分层分类评价，以发展性评价为理论指导，突出结果导向和持续改进，为教师的专业发展提供个性化服务，进一步改进教师教学、促进教师研究教学，从而更好地将思想政治内容融入课程中，更全面地指导学生的思想政治教育。

系统可设置教师自评、学生评价、同行评价以及督导评价多维度评价的教师教学综合评价机制，将收集的数据信息及时反馈给教师，利用数据构建自觉、自省、自律、自查、自纠的大学质量文化。

建立由教师群体的内部督导和教师自我督导共同组成的教师督导体系，对新任教师、边缘教师和优秀教师的评价进行区分式督导形式，督导不仅要督，更多的是要导，老教授既是引领者，又是推动者、指导者。需提高教师现代信息技术与教育教学深度融合的能力，引导广大教师因课制宜地选择课程教学方式方法，鼓励应用混合式教学、翻转课堂等线上线下相结合的教学模式，打造新时代本科教育的“金课”和“课程思政”，通过教学改革促进学习革命，引导学生自我管理、主动学习，提升自主学习能力，激发求知欲望，提高学习效率。

案　例

教学互动 e 站在教学质量中的应用

教学互动 e 站是集学生评教、督导（同行、督导员）听课、教师自评、学生信息员、问卷调查、数据有效性检测、数据的分析与反馈于一体的平台，主要分为四个层面——管理层面、督导层面、教师层面、学生层面。

管理层面：高教研究与教学质量评估中心（以下简称评估中心）为教学质量保障工作执行部门，负责全院教学质量监控和评价工作的组织、协调、分析、反馈工作。维护互动 e 站客户端用户信息，根据监控和评价情况对系统或用户等进行设置。

根据互动 e 站设置的评价体系，各教学单位和临床教学基地、设有教研室的部门（以下简称各单位）教学督导组是本单位教学质量监控和评价的专家组织，负责本单位课堂教学质量督导，组织教师自评、学生评价和同行评价工作。学院教学督导委员会是学院课堂教学质量保障体系的领导组织，主要负责对教学过程和教学管理过程进行检查监督。学生教学信息员负责收集学生对教师教学质量、学生学习状态等方面的意见和建议。

督导层面：运用互动 e 站进行同行评价。同行评价要体现出“同行”，即听课教师与任课教师之间应为讲授同一门（或同类）课程的教师，提倡教研室或课程组组织集中教学观摩与评价活动。在评价过程中，要实事求是地评价任课教师的教学质量，客观公正地反映教师的教学情况，杜绝印象分、人情分；各单位同行评价分值的总体分布不应集中于某一分数段，应有分数差距。教研室或课程组利用集体备课或其他形式将同行评价结果进行反馈，以助于任课教师发挥自己教学中的优势和改正自己教学中的不足。

运用互动 e 站进行督导员评价。实行分类型的督导方式，按理论、实验 / 实训、外语、体育、社科等类型，教学督导使用不同的评价表进行评价。各单位须对承担本单位教学任务的每位教师开展课堂教学质量评价，评价者与被评价者应提前做好评价的准备工作，评价者需与被评价者进行评价前的讨论交流，评价后当面反馈与书面反馈相结合。教师督导评价分值的总体分布不应集中于某一分数段。为使学生获得更有价值的深度学习，推广应用各类教学方法，学院本部中、高级职称教师在评估周期内原则上需有一次教学方法评价。

教师层面：互动e站教师首页模块主要围绕教师在校期间与教学紧密相关的应用进行，包括督导听课、同行听课、我的课表、调研问卷、教师评学、教师评价等。充分利用教学互动e站，进行教师自评，形成自我评价的强烈愿望和动机，并保持自我评价的自觉性和主动性。促使教师主动更新教育观念，改革教学内容、方法以及模式，注重课程育人与学生全面发展，提高教学的有效度。

学生层面：各单位指导学生利用教学互动e站，使用学院统一的评价指标开展学生评价工作，原则上应在任课教师讲授到所承担的教学任务中期和结束前分别进行。各单位要及时将学生评价数据、意见以及建议以书面形式反馈至任课教师本人及其所在教研室，以助于任课教师改进教学。

学生工作信息管理。高等医学院校学生工作部是统筹实施学生思想政治教育工作的主要部门之一，主要组织实施对学生品德教育、纪律教育、法制教育以及大学生心理健康教育的教学工作；负责优秀学生激励体系的建设和管理；负责学生学籍工作的管理和研究；负责经济困难学生助学体系的建设和管理；负责违纪学生的处理；负责学生勤工助学活动的组织和管理，学生成长、成才的服务工作；负责开辟和管理有助于学生健康成长和全面成才的服务项目等方面的问题。这些思想政治教育工作都是依托学工系统平台实施的。

高等医学院校要根据需求设置学工系统模块，通过学工系统不仅要实现学生信息的管理维护，而且还要为其他部门提供相关的基础信息和数据，比如财务缴费、学生选课、考试成绩管理、教学质量评价等。

案　例

齐齐哈尔医学院学工管理系统的应用

齐齐哈尔医学院学工管理系统设置有综合管理、奖惩管理、资助管理模块。涵盖学生基本信息管理、学生基本信息审核、学生学籍异动审核、学生综合测评录入及查询、奖学金审核、违纪处分上报及解除、助学金审核、贷款审核、勤工助学岗位申请审核等功能。

在学期中如果学生学籍异动，如有退学、转学、休学、出国、参军、肄业等情况，可使用学工系统，便捷地为学生办理转专业服务。一般在入校后第二个学期末或第三学期年末才允许申请。学生本人通过学工系统中学生转专业申请项目，直接网上提交申请。院系审核后向学生工作处（部）上报，学生工作处（部）根据文件要求负责审核。寝室调整、勤工助学、学生走读、学生公寓管理保修等项目都能够直接在平台直接操作，缩减“低阶”重复劳作对管理人员精力的大量消耗，激励管理人员在工作中体现创造性的“高阶”价值，而学生管理工作的自动化进一步确保了政务的公开透明，显著提升了奖惩、补助等工作的公平公正，提高了学生管理工作的效率和服务质量。

除此之外，新生入学时根据学校招生计划将招生录取的所有新生从招生信息库导入学生信息临时库，由各系（院）对其进行统一的分班、编学号。学生在家即可通过录取通知书中报到指南部分登录“迎新网”（图 3-16）填写信息自助报到，自选床位，交学费、教材费、生活物品费等。到开学报到时拿着通知单和注册流程单办理相应手续进行报到、注册。最后将学生信息临时库中的数据转入学生基本信息库中。

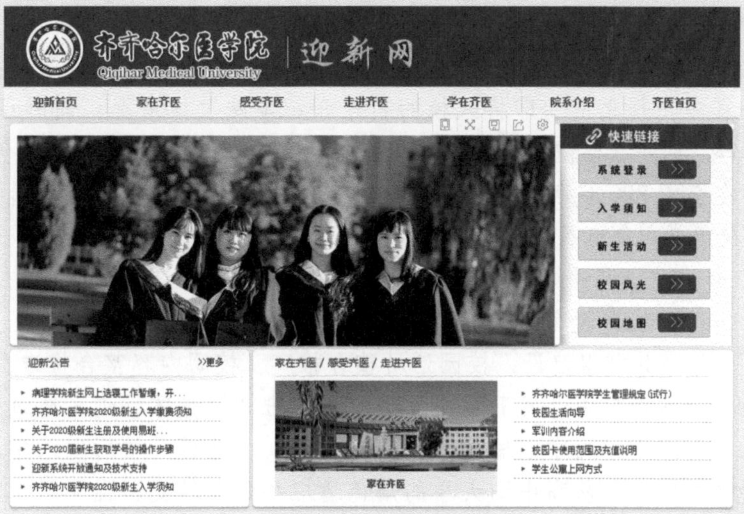

图 3-16　齐齐哈尔医学院迎新网

易班网络平台应用。按照“易学易用 共创共享”的理念，建设融“互联网＋思想引领、互联网＋生活服务、互联网＋教育教学、互联网＋文化建设”为一体的师生思想精神家园、网上服务大厅、教育教学平台、时代文化阵地。加强高等医学院校各类媒体与易班发展中心互动，把“易班”网建成大学生获取专业知识、获得校园服务的首要平台；打造学院及时了解学生思想动态、加强学生教育管理的重要平台；打造学院网络文化育人的主要平台。

以日常管理、学生事务、主题教育、职业指导和心理健康教育、学生党建等工作为抓手，开展形式多样的推广活动，创建和运营学院特色公众号，实现师生的网上交流互动，充分调动学生参加易班的积极性。邀请校内外的知名教授、教学名师等进入易班，通过发布动态、发表博文、回复留言等形式增进与学生的交流，加强易班的内容建设。辅导员通过易班开展学生管理、教育与服务工作，更新、充实、完善易班内容，对所带班级学生通过推广、引导和督促等方式提高学生使用率。高校学生工作站联合学生会、学生社团等组织开展线上线下相结合的校园活动，打造易班特色活动和精品项目，提高易班在学生中的知晓度和参与度。

培养一批网络名师、思想政治教育专家，上传一批优秀课程视频，评选一批优秀网络作品，在易班开展优秀思想政治教育活动和优秀校园文化活动，打造具有学院特色的易班品牌，提升易班网络形象。将教育教学、学生事务、后勤服务与易班对接，实现基于大数据基础的学生个性学习、日常生活定制服务，实现精品视频公开课、精品资源共享课等教学资源共享，提升学生课程在线学习能力。定期设置议题，发布权威信息，提高开展网络舆论热点问题正面评论和有效引导的水平。建立学院与其他高校间网络思想政治教育优质资源互通平台，实现数字资源服务平台共享，拓宽学生视野。

案 例

“易班”迎新——实现了新生入学教育前置

开展切实有效的大学新生入学教育，对学生的大学生活和未来规划有着重要意义。为了做好新生入学教育，齐齐哈尔医学院创新工作思路，利用易班平台，将新生入学教育工作前置到学生入学前，提前迈出了新生入学教育的步伐，吹响了开学集结号。在充分考虑和调查新生各类需求后，学院利用新生入学前的真空时期，在易班平台上开发了新生入学教育专题页面，通过这个官方正规渠道向即将入校的新生介绍学院整体情况，同时设计了校规校纪、校史校情答题内容，创新了学院迎新工作内容。经过前期筹备，学院易班网（易班 app）与迎新网同步启用，在全国 800 多所高校中率先实现了统一身份认证，新生可通过学号便捷登录易班网进行校规校纪学习及考核测试。

学院于 2017 年成立了易班领导小组，建立了齐齐哈尔医学院易班发展中心、易班教师指导团队和易班工作站，利用教育部易班自身功能和结构，结合学院具体情况整合校内各类资源，制定了公众号与公共群组建设、校园活动整合推广、校园内容整合推送、易班宣讲培训、校园信息系统整合与易班应用开发五个不同维度的易班建设整体计划，通过强大的使用功能和丰富多彩的活动内容吸引同学们进入易班。全方面联动开展大学新生入学教育和主题迎新活动，帮助新同学尽快适应从高中到大学的角色适应和角色转变，强化学生自我管理，自我教育、自我发展，帮助他们以昂扬向上的精神面貌迎接未来的大学生活。

标准化考场系统建设。标准化考场系统是传统考场的升级和发展，在功能和设置上保留了传统考场的一贯做法，在考场的安排上与过去的传统考场并无差异。在防范考试舞弊方面，相比传统考场具有更强的优势。主要包括在线巡查系统、时间同步系统、信息阻断系统等。借助互联网技术快速、简便地将考场的各类情况传输到考试指挥中心，实现了考场与考试指挥中心的互联、互通，大大地提高了考场巡视的效率，网上监控与监考人员的观察视角形成了有效补充，做到无死角监控。利用大数据技术可不断加强考风考纪的软硬件建设，构建一套完善的标准化考场系统。进一步加强高等医学院校本科学生学风建设，完善学风建设长效机制，增强学生“愿学”的主体意识，带动学生整体思想政治觉悟。激发学生“好学”的内生动力，形成人人“乐学”的优良学风。

案 例

齐齐哈尔医学院标准化考场

在线巡查系统。通过统一的考场音频和视频监控管理平台，实现对考场的实时巡查，考试的全程能通过该系统进行音频和视频监控，实时的音像资料在监控平台上反映出来，并存储到储存媒介上长期保存。

时间同步系统。应用 16 寸自动电波校时静音时钟，进行自动授时，能够使系统应用考场获得与全国一致的时间。统一发出指令，统一一致地进行考试操作，让考试有条不紊地进行。

信息阻断系统。近年来舞弊方式开始以群体性和智能化水平高的特点发展，呈现高技术水平舞弊的趋势。舞弊人员通过信息化技术对舞弊内容加以处理，形成了较为隐秘且信息泄露数量较大的新型舞弊手法。标准化考场的一个显著功能就是屏蔽区域信号，采用ACG主动时频闸控技术，通过对IBPC工作信道的有效控制，实现仅对目标考场屏蔽区域信号进行控制，对考场外没有干扰，更不会干扰基站正常工作，并可以有效地手动干预屏蔽器的工作范围与工作功率。

标准化考场系统除了应用于考试过程，还可应用于学生课堂学习的监督，通过系统巡查可观察到学生课堂的学习状态、出勤情况、教师的授课情况。

（二）应用于教学层面

教务系统建设。教务处是思想政治教育政统筹实施的另一主要部门，负责制定学院普通高等教育教学发展与改革规划和教学的组织、运行以及管理等工作；负责培养方案、教学计划、教学大纲的制（修）订与执行；负责学生成绩、考试工作的管理和研究；负责教材建设管理；负责制定课程表、全院教室的统一调度管理等工作。为了便于教学管理，更好地服务于学生，医学院校要利用大数据技术进一步完善教务系统，使学生在学习过程中有更方便、更实用的依托平台。

教务系统平台可根据使用者身份设置模块。教师操作功能可设置个人信息、培养计划查询、学生点名册、成绩录入等模块。每位任课教师可以通过教师培养计划查询到本学期分配给自己的具体任务、实验学时、理论学时。不仅可以查本学年的，还可以查往年的。同样，在被学生选课结束后，任课教师也能看到所有选课学生的信息。

在平时、期中、期末考试的某时间段，教务处开放成绩录入功能，授课教师可通过成绩录入模块在网上录入所带学生的成绩。成绩录入后对考试成绩进行综合分析，可以对总分、平均分等进行排名，统计学生不及格情况、重修次数、异常课程，还知道每门课的班级的平均分、最高分、最低分，算出优秀人数和合格人数等，方便任课老师进行试卷分析。除此之外，教师可以进行个人信息维护、课表查询、学生点名等工作。

学生操作功能可设置个人信息、选课、查卷申请、重修平时成绩申请、课表查询等模块。在选课时，学生登录系统的选课功能，选择自己想学的选修课、限选课、专业课等。如果学生有重修的课程，系统会提示，系统还提供已满班的提示。每学期开学初学生可以通过查卷功能，对考试分数有异议科目提交查卷申请，由科室查卷负责人根据学生提供的信息进行试卷查阅工作，将结果通过平台和平台上学生联系方式反馈给学生。需要平时成绩重修的同学，开学第一周内，学生在系统平台申请重修平时成绩，按照文件要求，经课程所在单位教研室和教务科审核后，报送到教务处考试中心。根据课程的不同特点，各单位自行制定平时成绩重修方案，可设置不超过8学时的重修课时。

教务管理工作是学校工作中极其重要的环节，是高校教学工作的核心和基础，也是“三全育人”理念下的高校教务管理工作的一项系统工程，通过教务系统能方便广大教师及时掌握教学相关数据，并通过数据再应用促进育人效果的提升，提高人才培养质量。

在线开放课程建设。互联网技术、新媒体平台已经成为新时代思想政治教育的重要媒介和载体，思想政治教育在线化、网络化逐渐成为发展趋势。高等医学院校要适应高等教育国际化和信息化形式，鼓励教师利用自建的在线开放课程和国内外优质在线开放课程，实施全数据背景下教学模式，推进教学方法改革，引导学生进行自主式、合作式、探究式学习，提高学生课程思政的学习效果，提高课程的教学质量。目前，最常用的在线课程平台包括智慧树、雨课堂、超星网络教学平台。

在线开放课程实施应有课程建设团队，实行课程负责人负责制。课程负责人在课程建设期内应负责开展课程建设的各项工作，包括组建团队、制订建设计划、对各教学环节精心设计、引入适合网络学习的教学方法、推动建设方案实施、接受评估与验收等。课程上线后须指定专人对课程进行更新、完善、维护和答疑，每学年课程资源（包括视频、习题、课件等课程资源）更新比例须达到5% ～ 10%。

课程运行过程中，实行课程助教制，择优选拔年轻、懂专业、有一定计算机基础的老师担任课程助教，在课程负责人的指导和督促下完成在线教学辅助任务。每门课程设置1 ～ 2名或每学期设置1 ～ 2名助教。助教职责包括但不限于：在课程平台上参与课程建设、发布课程通知通告、课程视频、作业题、考试题；参与课程论坛讨论、答疑等。

重视课程评估，确保课程教学的高质量。对于教学效果好、教学质量高的课程，学院给予一定奖励，对于检查不合格的在线开放课程，学院终止该课程继续开课，暂停该课程负责人申报其他在线开放课程。待课程整改完毕后，根据评估结果再确定该课程是否继续开课；整改后仍不符合要求的，停拨后期下拨的课程建设经费。

高等医学院校负责提供在线开放课程建设平台、技术支持和培训服务。课程教学团队依托相关平台开展课程建设和教学活动。教师按照学院教学任务建设的在线开放课程属于职务作品。教务处负责组织在线开放课程的教学运行和检查督导。开课学院负责对归属课程的建设与管理。课程教学团队负责视频发放、线上答疑、组织讨论、作业批改、单元测试、线上或线下考试、教学资源更新等，必要时还要组织开展线下见面课或讨论课。在线开放课程实施过程中，政策保障要同步，给予在线开放课程专项经费，包括师资培训费、调研差旅费、聘请助教费、课时费、材料费、课程制作费等与课程建设相关的必要开支。

案 例

OBE理念引领教学设计，精准施策护航云端课堂——齐齐哈尔医学院“生理学”课程在线教学实践

课程名称：生理学

主讲教师：赵红晔、卢长柱、孟凡谋、王玉阁

院系：基础医学院

授课对象：2020级临床医学1-16班

基本情况：生理学课程是医学生的专业基础核心课程之一；于2018年8月在智慧树在线教育平台上线，2019年被认定为黑龙江省精品在线开放课程。随后，生理学教学团队将基于成果导向教育（OBE）理念与线上线下混合式教学设计进行有机融合，切实做到教师更有策略地教、学生更有效率地学，为培养和输送应用型医疗卫生人才探索了一条有效路径。

在线教学主要特色：基于“SPOC+直播课堂+进阶学习”的混合式教学，注重学生能力培养和素养提升。

在线教学设计：生理学课程教学内容繁多、概念抽象、机制深奥，具有理论知识理解和记忆难、与临床实践融会贯通难的特点。结合我院“三导向”医学人才培养目标，我们尝试

在生理学在线教学中构建基于“SPOC+ 直播课堂 + 梯度测试”的混合式教学模式，借助于智慧树在线教育平台提供的“直播课堂”功能进行网络直播，强调 OBE 理念，细化教学目标（图 3-17），用好在线课程，巧设教学活动，创新教学方法，融入课程思政，设置进阶学习；点燃学生的主动学习热情，培养学生的自主学习能力，提高学生的课堂关注程度，培养学生的综合素质能力，激励学生的积极主动意识，提升学生的科学人文素养，促进学生的可持续发展。

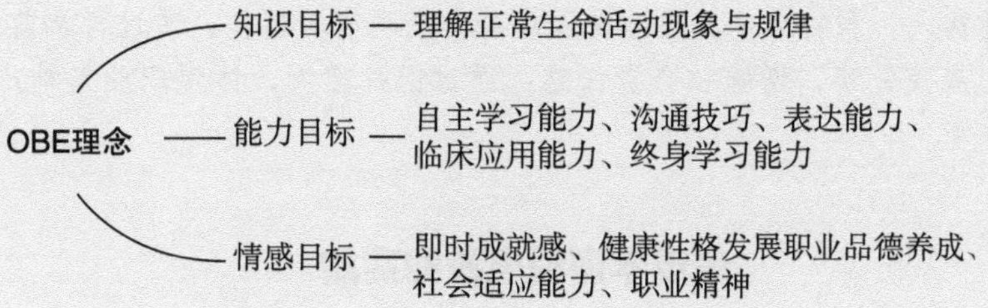

图 3-17　教学目标

在线教学实施：

第一步，用好在线课程，培养学生的自主学习能力。在线开放课程的建设与应用，有效提高了学生的自主学习能力和对知识点的掌握能力，显著增强了学习效果。课前，通过在 SPOC 课程平台上发布“学习任务单”的方式，驱动学生线上预习和自学，促进学生观看线上微课视频，完成讨论话题。课后，通过绘制思维导图，将每个教学单元的知识点串联在一起，使学生能够在整体上把握知识脉络；还可以通过反复观看微课视频，攻克课程难点。在线课程学习过程中，构建“微视频弹题→章节测试→期末考试”递进式练习模式，进一步巩固学生的学习效果。学生和教师还可以通过“课程问答”模块实现在线交流，通过师生、生生之间的在线互动交流，及时解决学生学习上的困惑。

第二步，巧设教学活动，提高学生课堂关注程度。围绕教学目标，精心设计教学活动，增强学生的学习体验，吸引学生的注意力，提高课堂参与度。利用在线课程平台和智能手机实现课堂实时课堂互动（抢答、投票、随机点名、头脑风暴、课堂问答等）。课堂教学中设置“书山寻宝”活动：课前在 SPOC 课程平台上发布 3 ～ 5 道选择题，考查的知识点就散落在课堂教学中；课堂教学结束前，学生提交答案，获得相应积分；旨在让学生带着问题学习，保证学生对课堂教学的持续关注。

第三步，创新教学方法，培养学生综合素质能力。在各个教学环节中，根据知识等级选择适宜的教学方法：浅显易懂的内容采用生讲生评的方法，课前发布“学习任务单”，课上通过随机点名的方法选取小组进行知识分享，其他组的同学可以提问和点评，在促进学生自主学习能力提升的同时，又培养了学生的语言表达能力；涉及学科交叉的内容采用以练代讲的方法，由于这部分内容在其他课程已经接触过，所以只需以习题演练的形式加深学生对知识的理解即可，有助于培养学生跨学科知识融会贯通的能力；重点难点的内容采用边讲边练的方法，以 BOPPPS 教学法展开讲授，知识点由教师讲授完毕后，即刻通过单选题、知识应用、连连看、小组讨论等形式进行练习和应用，学后即练、及时巩固，培养学生运用基础知识解决实际问题的能力和逻辑思维能力；与临床联系紧密的内容采用案例分析的方法，培养学生的批判性思维和临床思维能力；通过将临床案例引入生理学课堂，既促进学生对课程内容的理解，又激发其职业认同感；指导临床实践的内容采用体验式学习的方法，通过血常规报告单分析、鉴定血型等方式来体验临床医生的工作，体现生理学知识的实用性，激发学生的求知欲；涉及医学伦理的内容采用头脑风暴的方式，学生通过弹幕的方式发布自己的观点，引发头脑风暴，体现职业责任感和人文关怀的重要性。

第四步，融入课程思政（图3-18），提高学生科学人文素养。采用课前线上自主学习→课堂线下多元渗透→课后线上交流心得的立体化思政教学，切实做到全方位、全过程课程思政。在SPOC平台增设“育人在线”专栏，上传精品思政案例36例，做到思政融入教学、堂堂全覆盖，实现立德树人、润物无声。通过爱国故事，展现家国情怀；通过科学前沿，培养钻研和创新精神；通过战疫故事，增强社会责任感；通过医疗案例，体现职业精神；通过社会热点，树立正确的价值观。

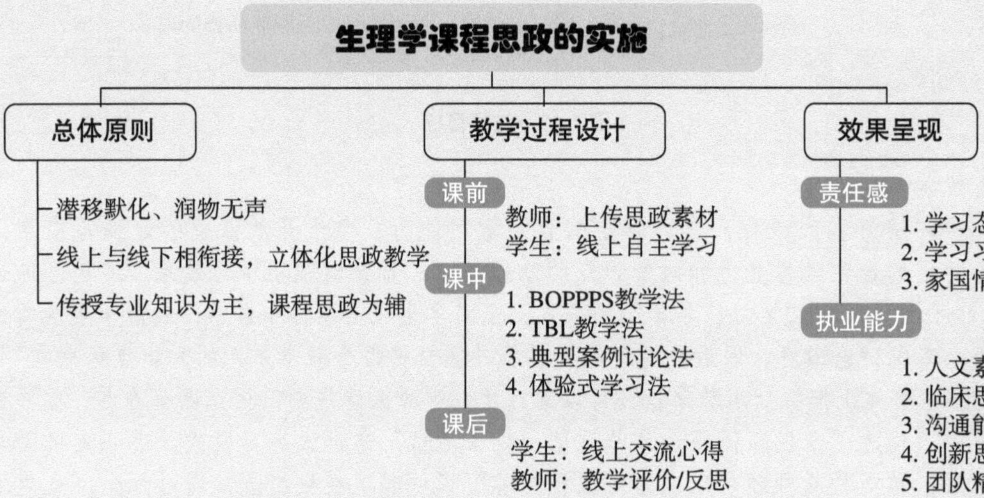

图3-18 课程思政实施细则

第五步，设置进阶学习，促进学生可持续发展。为了体现课程的挑战度，设置了高阶学习，促进学生的可持续发展。通过撰写给定主题文献综述的方式，启发、引导学生探讨生理学知识与生活现象、疾病的临床表现和治疗以及养生保健常识之间的关系，学生自愿参与并获得相应积分。在每章结课后，设置挑战性进阶测试，包括小试牛刀、迎难而上以及极限挑战三个等级的测试题。学生可根据学习程度选择挑战难度，完成测试，获得相应积分。

课程结束后，按照“书山寻宝”+文献综述+进阶测试”的总积分进行排名，总积分前3名的学生获得直通生理学知识竞赛决赛资格；总积分前20名的学生获得推荐大学生创新创业项目和实验室开放项目的机会，通过竞争性激励的方式激发学生的学习热情和内在驱动力。

在线教学实施成效：学生普遍认为基于“SPOC+直播课堂+进阶学习”的混合式教学模式营造了自主-合作的学习模式，保障了在线教学质量，提高了自主学习效率，促进可持续发展的能力。对授课学生进行的课程调查问卷结果显示如下：

在线教学反思：基于“SPOC+直播课堂+进阶学习”的混合式教学模式是一种师生共赢的创新教学模式，新颖生动的教学活动比长篇累牍的传统课堂教学更能激发学生的积极性、吸引学生的注意力；将传统课堂与信息化技术相互融合，取长补短，帮助学生学习理论知识的同时，还提升了学生的综合素质，促进学生全面且可持续发展。

虚拟仿真实验室建设。虚拟仿真实验技术将计算机技术、软件技术及 3D 技术融合，模拟传统实验的器材和环境，虚拟仿真实验主要采用虚实结合、“翻转课堂”的模式，通过线上和线下混合的教学方法完成全部教学过程。创新的虚拟仿真实训 + 实操训练相结合的教学模式，充分发挥了虚拟仿真技术的实时在线、无损操作、循环练习的泛在化学习模式的优势，也结合了传统实验真实、直观的优点。通过学习训练使医学生的自主学习能力得到提高，学会了用基础理论知识解决实践问题，完成了理论和实践有机融合的内化，实验的效率和成功率得到了全面提高。实验中设置了动物伦理知识的人机对话，也让学生能够真实感受到动物伦理的基本要求。同时通过基础与临床环节中的思维导图，建立关于基础与临床知识的初步联系，形成基础与临床知识结构的基本概貌。

虚拟仿真实验不仅能够调动学生的学习积极性，培养医学生的综合素质、实践能力和创新精神，更能加深学生对课程知识的理解。

虚拟仿真实验中包含大量数据，包括操作中学生的实验行为数据、课后测试结果等。分析学生的实验数据能够评价学生的实验操作能力、实验操作熟练度和实验结果准确率，能够清晰地了解学生实验过程中的薄弱点，根据薄弱点有针对性指导学生学习。

针对虚拟仿真实验，高等医学院校要根据专业、需要来实施，专业所涉及的实验项目可作为必修内容计算学时或学分；不涉及的实验内容可作为选修或共享内容。各实验项目应设有技术负责人或课程负责人，关注平台的运行、解答学生疑惑。

案　例

齐齐哈尔医学院虚拟仿真实验教学中心（图 3-19）建设情况

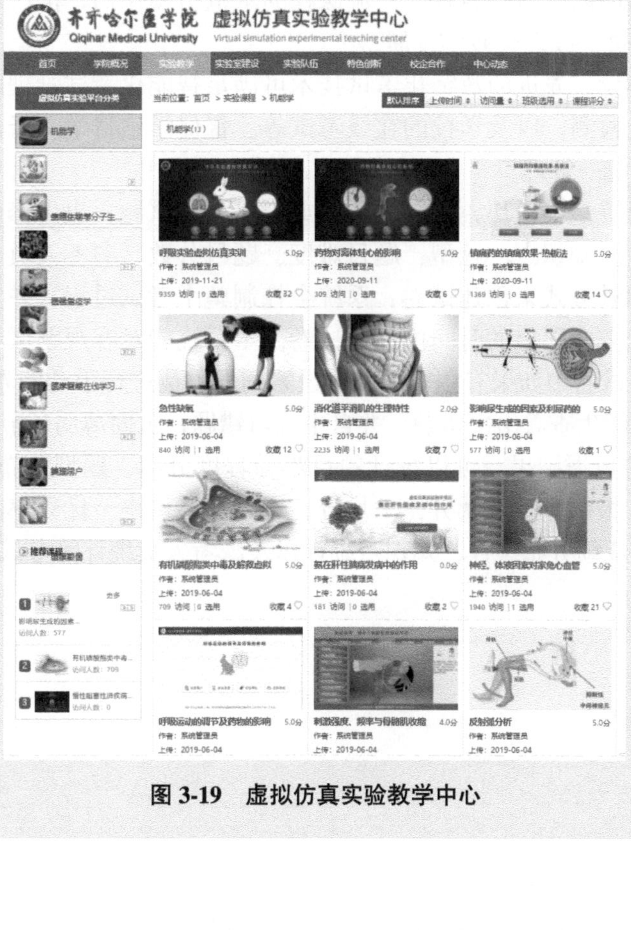

图 3-19　虚拟仿真实验教学中心

学院现有机能学实验教学中心、医学检验实验教学中心、临床技能实验教学中心等16个实验教学中心（图3-19），其中护理学实验教学示范中心、药学实验教学示范中心为省级实验教学示范中心。建立了2个全数字化语音实验室、5个数码显微互动实验室，成立了PACS实验室，实现了学院影像实验教学中心与附属医院影像资料实时传输。学院利用中央专项经费陆续购置了14项虚拟仿真实验教学软件，建成院级虚拟仿真实验教学项目2项，其中临床技能实验教学中心制作的“气管切开术虚拟仿真实训”获批2018年省级虚拟仿真实验教学项目，开启了数字实验教学新时代。

虚拟教研室建设。建设一批理念先进、覆盖面全、功能完备的虚拟教研室，有利于加强学院基层教学组织建设，全面提升教师教书育人能力，推动高等教育高质量发展；有利于探索“智能+”时代新型基层教学组织的建设标准、建设路径、运行模式；有利于打造一批高水平教学团队，培育一批思想素质及知识储备过硬的医学生。

其一，创新教研形态。充分运用信息技术手段，探索突破时空限制、高效便捷、形式多样、“线上＋线下”相结合的教师教研模式，形成基层教学组织建设管理的新思路、新方法、新范式，充分调动教师的教学活力，厚植教师教学成长沃土。其二，加强教学研究。依托虚拟教研室，推动教师加强对专业建设、课程实施、教学内容、教学方法、教学手段、教学评价等方面的研究探索，遵循“问题课题化、工作研究化”的思路，以问题为导向，提升教学研究的意识，凝练和推广研究成果。其三，共建优质资源。虚拟教研室成员在充分研究交流的基础上，协同共建人才培养方案、教学大纲、知识图谱、教学视频、电子课件、习题试题、教学案例、实验项目、实训项目、数据集等教学资源，形成优质共享的教学资源库。其四，开展教师培训。组织开展常态化教师培训，发挥省级教学团队、教学名师、一流课程的示范引领作用，推广成熟有效的人才培养模式、课程实施方案，促进一线教师教学发展。

数字化考试系统建设。先进的数字化考试技术可满足智能化考试管理的需要，用于学生课前预习、课后自学、自我检测，以及学校的在线考试等。督促学生自学，降低考试成本，解决繁重的考务工作，实现数据统一管理。

数字化考试系统设置多个模块，教师可逐个或批量增删试题，也可修改、查询试题；可根据考试需求设置考试章节、知识点、题型、题目难度、题目分数、参考人员、阅卷人员等，并通过智能组卷和手工组卷两种方式来创建试卷；系统会控制整个考试过程，并实行时间监控与权限控制的防作弊机制，考生需在限定的时间内提交试卷。本系统能对客观题试卷自动阅卷，考生考后能直接得出考试结果。试卷中如果有主观题，可设置阅卷人员进行手动阅卷；考试结束后，教师、学生能进行成绩查询，学生查看历次错题，并自主练习错题，巩固薄弱环节。

通过考试或自测的数据结果，可以统计题目难易程度分布、题型分布、各题型的得分率等；也可以统计参考人数、最高分、最低分、平均分、全距、及格率、优秀率、标准差等，包括题型统计、试题难度统计、成绩分布统计、知识点统计以及缺考人员统计等考试信息。

案　例

考易网络试题库与考试系统的应用

考易考试数据库系统（图 3-20）通过网络这个载体和机器命题试卷来实现标准化测试。考易网络题库和考试系统可以让教师把有限的时间用于研究教学工作、提高教学质量。考易系统以自动组卷、自动阅卷、无纸化为特征实现教考分离，在很大程度上保证了考试的公平有效，减少了舞弊行为，且节省人力、物力，绿色环保，更能客观、真实、全面地反映教学的实际效果，进一步促进教学。

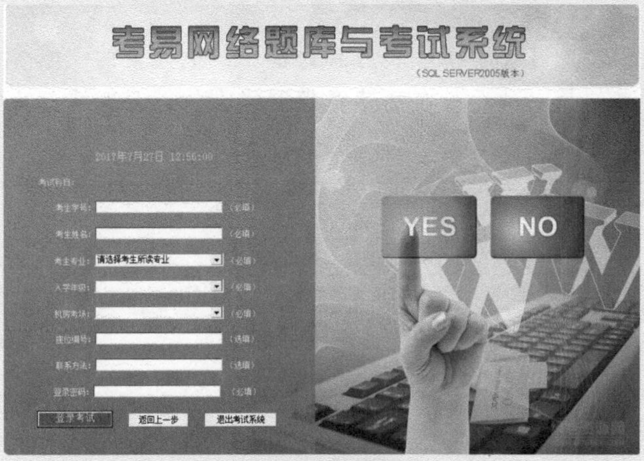

图 3-20　考易网络题库与考试系统

（三）应用于服务层面

数字化图书馆平台。高校图书馆是大学生学习和陶冶情操的重要场所，是思想政治教育的重要阵地。高校图书馆在利用传统服务模式对大学生进行隐性思政教育的同时，更要运用好先进的数字资源和手段，对大学生思想进行潜移默化的熏陶。图书馆的数字化也相当于是网上书店，它将图书馆中的丰富资源转移到网络上，让读者可以随时随地查阅所需资料，寻找想看的书籍，它强调的是资源的全方位、开放式共享，方便了读者的阅读生活，也加大了知识的传播利用率。其实质是图书馆的另一种更高层次的服务形式和知识信息的传播形式，最终目的还是更好地服务于大众，充分发挥图书馆的作用。图书馆数字化利用先进的设备、技术和形式多样的资源平台，如数字图书馆、移动图书馆、图书馆微信公众号、检索数据库等，为大学生开拓思想政治教育阵地。

“读者第一，服务至上”一直是高校图书馆信息服务的指导思想。在“三全育人”的新形势下，图书馆数字化应具备内在的深度和广度，形成科学的服务育人新理念，即：目标定位要具有较强的针对性、实用性；需构建育人服务体系，创新图书馆数字化育人模式，将多元化的服务融入工作各个环节，注重读者体验。图书馆要整合各类资源，充分利用互联网、大数据、云计算等现代化信息技术和网络空间功能，创建图书馆门户网站、移动图书馆、微信服务平台、电子书借阅机等组成的智能化、立体化服务平台，扩大服务覆盖面，提高服务的精准性和便捷性，为大学生提供全方位、多层次、高质量的服务，最大限度地提升育人成效。

一是创新信息推广模式。通过微信、移动图书馆、门户网站等渠道推广信息，并利用网络流行语言对信息进行编撰，从而提升图书馆实体服务的被感知度。二是推动信息服务向知识服务转变。目前，大学生信息需求的内容越来越多元化，因此图书馆应提升知识服务水平，扮演好读者教研全生命周期支持者的角色，深入参与到学生解决问题的过程中，促进教学、科研和知识的转化，将大学生在学习过程中将要涉及的资源、服务如考研资源、考级考证资源、出国深造资源、自主创业资源等进行分类整合，实现对读者需求的多角度支撑。三是引导读者开展自助服务。目前，图书馆日常服务都可以通过自助终端、网站、手机端完成，如文献查询、信息检索、图书借还、座位预约、读者信息修改等。

案　例

齐齐哈尔医学院图书馆的数据应用

数字图书馆（图 3-21）通过对技术和产品的集成，把大量的文献资源数字化，并组织开展网络服务。数字图书馆是一种运行在高速宽带网络上的、分布式超大规模的、可跨库检索的数字化信息资源库，是在互联网时代产生并发展的新生事物。

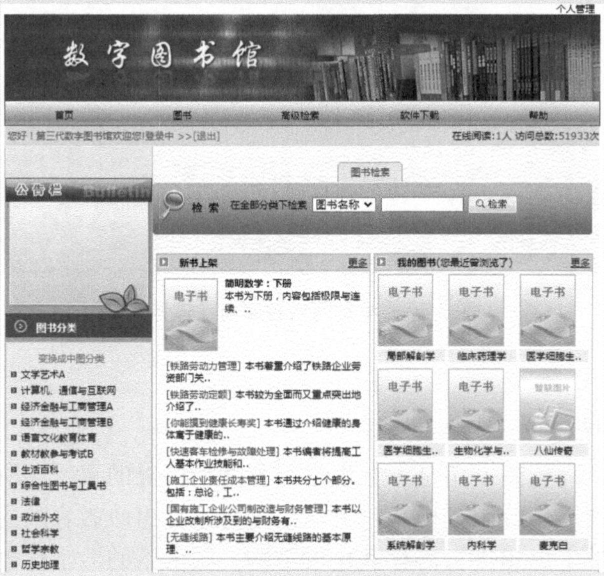

图 3-21　数字图书馆首页

移动图书馆可作为高等医学院校图书馆与超星移动图书馆合作进行的移动端平台。用户可在移动设备上完成个人借阅查询、馆藏查阅、图书馆最新资讯浏览。平台不仅拥有海量电子书、报纸、中外文文献元数据等供用户自由选择，同时还支持发表读书笔记，记录阅读心得，为用户提供方便快捷的移动阅读服务。客户端主要有三大功能：第一，图书馆服务。用户利用客户端可以随时获取图书馆的信息公告，在线查询馆藏，远程预约借书、续借，还可实现与图书馆的在线咨询、荐购图书、意见反馈等交流互动，可以进行入馆预约、座位预约、食堂预约、阅读经典等栏目，还可以进入图书、期刊、考研、智慧党建、防疫公开课等专题。第二，数字资源移动阅读服务。用户可以利用移动图书馆实现学术资源手机端的一站式检索，并随时随地浏览电子图书、期刊、报纸、名师讲坛等图书馆数字资源。第三，读者学习交流社区服务。用户可以在移动图书馆建立自己的学习交流圈，通过小组、笔记等功能，随时随地记录和分享自己的阅读感悟和兴趣爱好。

校园一卡通平台。校园一卡通作为高等医学院校学生常用工具，实现学生公寓全面的电控系统建设，实现售电、控电、查询缴费、用电监控、时段管理、恶性负载识别、预警等功能于一体，建立完善、高效的智能电控管理系统。完成浴池的洗浴水控系统安装。实现校园卡的自助充值、自助补卡等应用建设。

一卡通系统包含了医学院校的多个环节，在研究全数据时代背景下大学生作息规律方面，大学生校园“一卡通”的记录中蕴含了大量信息。这些数据在一卡通后台系统如果不加以处理，就是无效的。若是能够加以分析处理，就可以通过全数据信息，分析出大学生的消费、生活习惯，并以此作为对大学生开展思想政治教育工作的数据支撑。

案　例

齐齐哈尔医学院一卡通应用平台

随着大数据时代到来，校园一卡通改变了以往的传统校园一卡通仅能用于食堂及超市消费功能。全面更新换代，目前已经实现学生公寓全面的电控系统建设、食堂用餐、超市消费、超时上网消费、洗浴消费、超用量电费缴纳、银行卡与校园卡转账结算、校园卡学费、住宿费缴纳、自助充值、自助补卡、开水控制系统、图书馆系统、考勤考试等应用建设，现部分功能已逐步实施。

为给师生提供更便捷的移动消费服务体验，学校推出了支付宝与微信融合支付系统，并启用电子校园卡。电子校园卡是内置于手机卡包中的虚拟校园卡，用户只要使用手机，就可以在学校餐厅等场所进行移动支付，实现与实体校园卡一样的功能和体验。校园一卡通做到了“一卡在手，校园无忧”。一卡通的应用贯穿于学生从入校到离校所需提供服务的整个生命周期和每一个环节，通过集中共享各类数据，解决了“信息孤岛”，重复利用各类资源避免了重复建设、整合融合各类业务诉求，提高了教学质量和效率、规范优化各类流程标准，提升了管理和服务水平，为广大师生的学习、工作以及生活提供了便捷、高效、满意的个性化服务。

心理援助服务平台。互联网络心理服务具有其他心理健康服务无法企及的优越性。其一，通过互联网络提供心理健康服务，可以充分发挥互联网的优越性，最大限度地突破了传统心理咨询服务的局限，跨越时空界限，为大学生提供及时、精确、高质量的心理健康服务；其二，通过互联网模式提供心理健康服务，服务者和被服务者的信息匿名化、隐私化，可以增进双方间的信任，消除被服务者的顾虑；其三，通过互联网架构下的大学生心理健康服务，有助于提高心理健康服务资源的利用率，降低其空闲率，从而进一步降低服务成本；其四，通过互联网架构下的心理健康服务，被服务者拥有更多的选择性，心理健康从业人员彼此间的竞争也会日益激烈，这有利于促进心理健康服务人员提升自身专业水平，同时也有利于被服务者享受更专业的服务，从而促进心理健康服务行业的良性发展。

案 例

齐齐哈尔医学院“心理茶社”疫时与您同行——精神、心理、社会工作专业三位一体志愿服务大众

自全国新冠疫情暴发后，我省启动突发公共卫生事件一级响应机制。齐齐哈尔医学院积极响应号召并迅速做出反应，秉承“大学至善·大医精诚”的校训，在学校党委指导下，开展了系列新冠肺炎疫情防控相关的心理危机干预和援助工作。“心理茶社”是齐齐哈尔医学院面向社会推出的精神与心理健康服务平台，平台立足于高校精神医学、心理学与社会工作专业建设资源，切实发挥互联网在精神与心理健康服务领域中，特别是疫时心理援助方面的积极作用，服务社会大众。

首先，建立网络心理援助服务平台。2020年2月1日以来，心理茶社密切关注疫情发展动态，主动发挥精神卫生学院特色专业群优势，依靠齐齐哈尔市心理学会、齐齐哈尔市精神医学会、齐齐哈尔市心理卫生协会、齐齐哈尔市社会工作者协会和精神医学联盟成员志愿者，迅速建立了精神、心理、社会工作专业“三位一体”的网络在线心理援助服务平台。

建立值班制度，每晚19：00—24：00由有资质的社工、心理及精神科医师在“心理茶社”微信公众平台上提供即时心理援助。同时应社会需求，心理茶社为夜间不便来访的群众提供了心理专家24小时自由预约通道，公开发布专家联系方式，方便有需求的人士择时预约，并与齐齐哈尔市心理援助热线形成早晚合力救援，以回应社会心理健康需要，服务龙江鹤城百姓，消除疫情恐慌。

截至目前，心理茶社网络心理援助服务平台共计提供服务35人次。其中，提供即时心理咨询服务21人次，自由预约咨询服务14人次，包括湖北省5人次、黑龙江省7人次、其他省2人次。

其次，积极联动抗疫工作网络培训，开设防疫工作培训专栏。疫情发生后，心理茶社（图3-22）迅速积极响应齐齐哈尔医学院精神卫生学院发出的《防新冠肺炎倡议书》。主动参与“抗击疫情工作联盟”的相关工作。整理和发布了由专业骨干、境内外专家对齐齐哈尔市传染病医院一线医护人员、心理工作者进行的高质量培训内容，并开设专栏向社会公开发布。

最后，联合“中国心理·手机”网络平台丰富心理援助工具。心理茶社联合“中国心理·手机”网络平台，面向社会共同推广疫时心理援助窗口，借助其平台丰富的心理援助工具，丰富了疫时在线心理援助的助人手段。为心理茶社提供了强有力的工具支撑，以更好地为社会大众提供疫时心理援助服务。

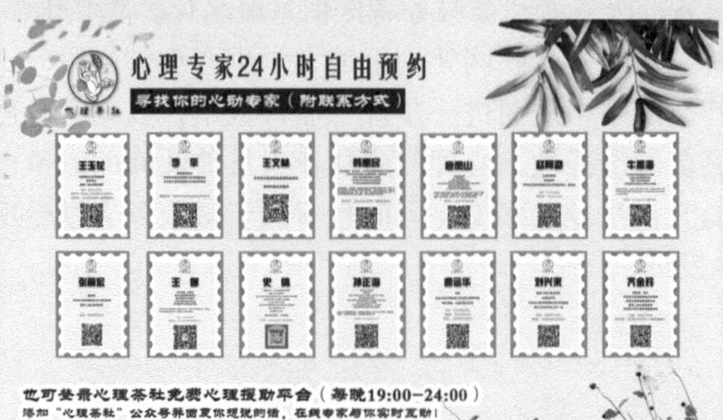

图3-22 “心理茶社”24小时在线心理学专家

问卷星平台。问卷星平台具有较高的效率，其最大的优点就是简单、易操作、经济、节省开支。适用于计算机处理数据，节省分析的费用和时间；具有客观性，问卷调查一般不需要在问卷上署名，被调查者可以畅所欲言地表达自己的内心真实想法和情况；具有统一性，问卷调查对所有的被调查者都是用同一问卷进行提问，这样有益于对被调查者在同一情况下进行比较分析，又能调查出与社会不同意识的被调查者，并可以对个体情况进行分析；具有广泛性，问卷调查不受人数、范围限制，在设计方面给出的可能回答范围一般是由调查对象做选择，这样也方便调查对象对调查内容的理解。

利用问卷星平台可发放教学、思想政治教育相关的问卷调研。由管理员根据相关主题制作问卷，形成二维码后，以通知的形式发送到教学群或校园网站。通过授课教师和辅导员将通知传达给学生，学生扫码填写问卷。问卷调研截止后，管理员通过数据的分析结果对想要调查的结果进行总结，再将有用的信息通过授课教师和辅导员回馈给学生，并及时地对学生思想政治教育给予指导。

微信公众平台。高等医学院校微信公众平台是校园新型主流媒体之一，已经成为医学高校传播信息与学生获取知识的重要渠道，思想政治教育者要善于因事而化、因时而进、因势而新，牢牢把握微信公众平台进行思想政治教育的必然趋势。积极凭借微信公众平台这一鲜活载体，深入发掘微信公众平台的思想政治教育功能，将思想政治工作的传统优势与信息科技有机融合。

微信公众平台思想政治教育功能的发挥涉及在校大学生的理论学习、现实生活等方面，其队伍成员构成不仅包括思想政治理论课教师、辅导员、专业课教师，而且还涵盖校党委宣传部、学生处、团委等职能处室，他们都肩负着思想政治教育的重要职责，帮助大学生形成正确的“三观”。

管理团队的人员需要对微信公众平台的建设进行顶层设计，对栏目设置、策划选题、内容编辑等各方面提出指导性意见。增设思想政治教育专属栏目，汇总大学生最关注的时政消息、社会痛点、青春问题等。推送有政治导向、思想引领的选题信息。

微信公众平台所有运营成员，尤其是思想政治教育者，需要掌握微信公众平台的创建流程、模块组成、运营推送等基础业务知识。了解微信公众平台的分类，即订阅号、服务号、企业号，作为订阅号类型的高校微信公众平台，全面把握其注册流程认证步骤。学会巧借微信公众平台技术数据特征，增强思想政治教育功能实现效果。还应具有较高的信息收集、信息甄别、信息研判等业务才能，帮助医学生正确辨别真假信息，才能引导他们理解海量信息背后所隐含的意识形态；对其隐含的价值观予以理性的思考与内省，才能帮助他们树立正确的道德评价与价值标准。

案　例

凝心聚力，传递众志成城战疫“最强音”

齐齐哈尔医学院把握时点开展了抗疫系列主题教育，通过学校微信公众号（图 3-23）、“齐医学子在线”（图 3-24）微信公众号和齐医易班平台广泛宣传疫情防治知识、资助工作动态和“勠力同心共克时艰”抗疫日记。

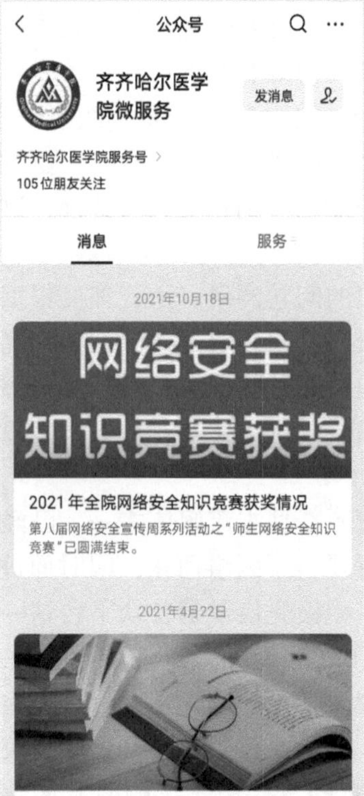

图 3-23 齐齐哈尔医学院微服务

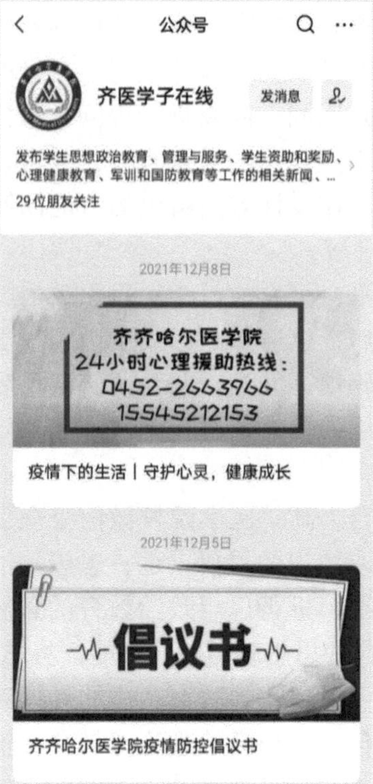

图 3-24 齐医学子在线

三、全数据思政教育网络的分析评价和保障

目前，我国经济和互联网信息化技术高速发展，各大高校都积极引入了信息化平台，来提升教师和管理部门的办公效率和工作质量。全数据思政教育网络是将各种信息通过网络高速传递与收集，提高日常的办公效率，及时在海量数据中分析出思政教育工作的不足，以此为学生提供更加方便快捷的后勤服务和更优质的思想政治教育内容。

教育工作者利用全数据思想政治教育网络可以广泛收集和整理关于大学生在校期间的各项相关信息。这能够帮助教师更充分地了解学生，为学生管理工作提供可视化的数据，科学、规范地实现学生的综合考评。同时，也可以通过全数据思想政治教育网络，广泛收集来自于用人单位、辅导员、专业教师、学生和各个行政部门等多个维度的反馈信息，更快地整合分析学生管理工作中的矛盾或弊病，然后再有根据地开展整改工作，提升思政教育质量。

全数据作为形成合力育人的数字化基础，促进了思想政治教育的开放、创新与融合。认真地研究全数据在思想政治教育实践中的作用，研究其在全员、全过程和全方位育人中的共享机制，才能真正实现思想政治教育工作各方面的深度融合、高效融合、一体化发展，驱动思政队伍运用全数据能力“强起来”。

（一）全数据思政教育网络的数据分析评价

“三全育人”理念的核心是全员育人、全过程育人和全方位育人的教育思想，高等医学院校结合互联网信息化技术和“三全育人”理念搭建的全数据思政教育平台，将学生各种信息的安全存储、实时查询、即时更新、全数据分析以及数据图表演示等功能集成一体，搭建一个以“三全育人”理念为内涵的信息平台，以提升高校学生管理方面的科学性、规范性和信息化服务水平。把全数据技术和思维融入高等医学院校“三全育人”体系，精准识别。分别采集学生整体、学生类别群体、学生个体的思想行为状态数据，以及班级、社团、支部、网络的数据，通过聚类分析清楚地了解学生的普遍情况和特殊情况。描绘基于学生群体特征和个体发展的“精准画像”，提供“一类一策”的群体指导和“一人一策”的个性化发展建议，在思想引领、心理辅导、扶贫助困、成长指导、职业规划等方面保障资源供给。

整体设计坚持以人为本、面向服务、信息互通、数据共享，能随时随地提供及时、准确、高效的校园信息化服务，提供满足跨部门的业务管理、面向全院用户便捷的信息服务。通过一体化的平台整合学校教学、学工、图书、后勤、心理、科研等网络与信息资源，最大限度地发挥数据的应用价值，从而全面地了解和掌握学生在校期间的表现，有针对性地开展教育与引导活动。通过“管理化＋服务化”的思路帮助学院实现由传统的应用系统以管理为核心，转向前端的以服务为核心。实现学院各类资源的整合和配置优化，提高学院的管理水平和办学效率，拓宽“三全育人”的途径。要精准追踪，实时掌握学生群体和个体的思想行为状态，动态了解差异化培养方案的落实情况、学生获得感以及方案的适合度，通过前后比较，不断优化培养方案和资源供给。要精准评价，对比培养方案设定目标和学生思想变化轨迹进行效果评价。

通过采集子系统数据，以时间为主线，构建多维度、全周期的全息画像，收集、采用和整合教学育人全过程的数据，并最终形成成长档案。全息画像以特征库为基础，从不同主题和不同时间点对学生的在校数据进行归类与分析，为学生“勾画”出更为立体精准的画像记录，包括每个学期的学期画像以及从思想发展、学业水平、身心成长、业余生活维度构建的主题画像。成长档案以群体特征库和全息画像为技术手段，对本科生在校过程进行全程的追踪、详细的记录以及科学的评价，全方位地展现学生综合能力提升成效及成长发展轨迹。通过解决学生在校全过程数据精准采集和学生综合能力提升成效精准评价两大难题，形成了专属学生成长档案，既可为学校精准开展学生思政教育提供靶向支持，又可为日后用人单位全面观测学生综合素质提供参考依据，同时也为进一步开展“三全育人”工作提供了抓手。通过对数据的采集和整合，利用全数据平台的数据挖掘功能，在海量的数据资源中进行定量分析、价值开发，打造全方位、多维度、立体式育人的循环体系，可以为传统教学育人提供精准的“互联网＋”配套服务，实现整合资源和协同共享。

通过全数据思想政治教育网络对学生成绩、考勤、门禁、借阅、消费、资助、心理、科研等数据的有效整合与分析，可以有效地减轻工作人员的日常事务性工作，节省大量的时间与经历。相关的汇总、统计分析与预判工作能够改变原有难以捕捉、界定、量化的问题，让工作变得更加具有科学性与前瞻性，同时为高层的决策提供技术与数据支撑。学生教育与管理过程“让数据说话”，在某种程度上可以减少人为和主观的因素，规避了原有高校学生教育与管理过程中存在的侵犯隐私的问题，减少了工作人员直接面对学生群体的问题。利用技术化的手段分析学生的信息，通过数据比对与核实的过程确定信息的真实性，从而有效减少不必要的麻烦。比如检查学生的晚归及夜不归宿的问题，就不再需要管理人员到场，可以通过后台的数据分析得出相应的结论，同时可以结合一段时间的综合数据，对学生的行为做出有效的分析与预判。

运用全数据思想政治教育网络，将师生思想和行为以及思想政治工作的内容、方法、效果皆数据化，使思想政治工作的方法实现了向非线性、信息化、精准化的转变。在全数据的支撑下，可以借助学校教务系统、学工系统、图书馆系统、校园一卡通、学习软件（云班课、易班、超星学习通、智慧树、钉钉、MOOC 等）、心理管理及教育系统、科研系统、视频监控中心等一体化系统，以离线采集、在线采集、互联网采集、问卷采集等模式实现学生数据采集动态化，对数以万计大学生的课堂出勤、图书馆借阅、食堂消费、归寝情况、运动锻炼、社会交往、社会实践、心理测评、学生活动等多维数据进行全面采集、记录、监测，汇聚形成强大的数据流，构建个人用户元数据库。全数据分析通过算法编程预先设计数据分析方式，从而实现数据的自主记忆与识别、智能分类与存储、超级运算、深度分析，刻画每个学生相关性动态轨迹并输出形成共性词条，从庞杂的数据中分析出大学生的行为偏好和习惯、学情考情、就业偏好、心理意向、犯罪动向，构建具象化、可视化的学生用户画像、模型、图表。全数据思政教育网络应用是用数据发声、创造价值的过程，这一过程体现在用全数据结合不同的环境和目的，告诉教育者什么样的决策是科学的、如何实施才能降低教学管理过程中的风险和成本。对于学生而言，全数据为每个学生生成个性化、精准化的成长方案，提升学习，推送精准度，使思想政治工作内容精准对接大学生的情感需要、价值需要、心理需要、学习需要。

以学生在校期间的所有过程数据和结果数据为基础，利用学生的基础属性、行为数据等构建特征库，基于基础信息、思想发展、学业水平、身心成长、业余生活五大主题梳理相关的属性与标签。一是基础信息主题。主要分析学生的基础属性，以从各业务系统采集的原始数据为基础，作为静态特征展示。二是思想发展主题。主要分析学生在校内产生的与“德”相关的特征，包含在校任职情况、人生探讨型的第二课堂、表彰奖励、纪律处分、党团活动等。三是学业水平主题。主要分析学生在校内产生的与“智”相关的特征，包含第一课堂（学业成绩、上课考勤、挂科记录、重修记录、选课情况、辅修情况、学期成绩）、学术研究型的第二课堂、自习情况、考取证书、获奖情况等。四是身心成长主题。主要分析学生在校内产生的与“体”相关的特征，包括三餐规律度、运动情况（运动习惯）、体测情况、心理测评结果、作息规律度、社交情况、在宿情况、上网习惯、文学艺术型的第二课堂等。五是业余生活主题。主要分析学生在校内产生的与“美”和“劳”相关的特征，包括运动情况（运动爱好）、消费情况、贫困低保情况、宿舍进出频率、三餐爱好、图书馆情况（进出图书馆、图书借阅）、社会实践型的第二课堂。

通过建立全数据思政教育网络收集整合上来的海量数据，要进行分析整理与应用，促进学生状态全数据的分析运用。多渠道、多形式地加强数据分析结果运用是实现高校思想政治工作精准化的落脚点。思想政治教育全数据分析运用主要体现在四个方面：

一是精准助力学生个体成长，由“大水漫灌”到“精准滴灌”。一方面，助力学生精准认知自我，激发学生个体的内生动力来精准自我管理，调动学生积极响应思想政治教育工作；另一方面，助力思想政治教育主体精准评估学生的思想动态，因地制宜地提供精细化管理和服务保障。

二是精准提升宏观管理水平，由“经验决策”到“数据辅助决策”。基于全数据解读全样本特征，有助于教育主体准确地掌握学生的总体动态，客观地评估管理效果，提高管理决策的科学性和快速反应性。

三是精准识别和防控风险事件，由“事后处理”到“事前预警”。利用数据的相关关系，有助于教育主体准确识别个体异常行为和潜在的管理风险，精准点穴，提前疏导达到临界阈值的学生，降低管理风险。

四是精准打通育人盲区和断点，由“出力不合力、行动不联动”转变为“精准协同联动”。通过整合管理孤岛，有助于聚焦短板弱项，找准着力点，基于流程再造和要素调配，实现全员、全方位、全过程的协同协作、同向同行，构建大学生思想政治工作的长效机制。

教育全数据在辅助学生学习、服务教师教学、协助学校管理、优化高层决策等方面都有广泛的应用。

以校园“一卡通”做分析。在研究全数据时代背景下大学生作息规律方面，大学生校园“一卡通”的消费记录中蕴含了大量的消费相关信息，这些数据在一卡通后台系统如果不加以处理，就是无效的，若是能够加以全数据分析处理，就可以分析大学生的消费习惯。一卡通系统所产生的数据源源不断地产生出来，具有及时更新性，这些数据对于大学管理者来说，经过分析、处理、加工，就可以找到大学生的作息规律，并以此为依据对大学生开展日常工作提供了数据支撑。高校相关部门可以以某一时间段的数据为基础进行分析，比如按周、按月、按学期甚至按年等进行分析。通过一定时期内的全数据分析，可以获取到大学生在某一段时期内的作息规律，从而判断大学生的生活就餐就寝时间、学习规律，从而帮助教师和教育工作者了解学生的生活、学习等实际情况。可以利用大学生一卡通消费记录，通过全数据分析，将在食堂一个月消费记录进行全数据分析，将月消费超过一定次数，但日均消费低于一定金额的大学生列为贫困之列，然后将资助款直接打入学生一卡通中，不用经过一系列的申请、审批等程序，做到了精准资助服务育人。一卡通相关数据可以及时帮助学生步入正常学习轨道，养成良好的作息时间规律，促进大学生健康成长，顺利走出大学校门。

以图书管理做分析。在全数据环境下图书馆信息系统方面，不要仅仅停留在只利用图书馆的基础数据上，在全数据时代，要转变信息搜集的方式，过去静态不动的收集数据具有信息滞后性，应当向信息化、动态化搜集数据，并深层次地对数据进行挖掘分析，可以体现信息化发展的动态性、时效性。图书馆利用全数据进行学生爱好性分析，从而更具针对性地推出相关书籍，服务读者需求。

异常预警。学生安全管理是大学生日常思想政治教育中的重点与难点问题。一般说来，高校学生突发事件都有一个酝酿、发生、发展和蔓延的过程，其间总有一些信息通过各种迹象与渠道显现出来。全数据海量的数据来源和快速、及时的信息反馈，能够帮助教育工作者发现数据之间更多的关联与发展规律，为大学生安全预警路径提供了更为准确的监测、分析、预测和预警，这为有效防止大学生心理危机以及突发事件的发生提供了创新的思路。依据异常行为风险识别体系，即构建智能预警系统，对应每种行为风险点进行风险模型的设计，将各类学生日常管理应用系统数据预先设置临界值、容忍度或基准点，通过异常数据、波动数据筛选出具有特定风险特征的大学生群体，实现对学生异常行为的预警。基于此，教育工作者可根据预警系统对重点对象进行实际考察、心理访谈以及有针对性的管理、指导和服务，实现教育管理的实时性与精细化，避免学生工作管理盲区。学生行为预警系统包括行为数据导入、数据预处理、知识挖掘建模、参数设置、行为预警、预警信息数据。通过全数据思想政治教育网络所采集的学生门禁出入、日常消费、思想动态等方面的数据，采用异常检测方法，建立心理健康预警、失联预警、学业预警、非正常情况在校预警、网络沉迷预警、旷课排查比对等模块，及时发现学生挂科、晚归未归、上课迟到、行为孤僻、网络成瘾等反常现象。例如，对连续一定时间内无任何消费、活动轨迹等数据产生的学生发出失联预警，对上课时间产生寝室网络接入记录进行旷课排摸比对，对上网时长超过 6 小时的学生发出网络沉迷预警。以学生校园卡消费、门禁以及校内网络登录 3 个在校的必要行为数据作为监控指标，建立数据分析模型对学生不在校予以预警。其中，学生的消费数据来源于学校的一卡通信息系统在餐厅、超市、热水等消费的数据信息，门禁数据包括教学楼、实验室、图书馆与公寓等进出的数据信息，网络登录数据来源于学校网络中心网络认证系统的数据信息。也就是说，根据无消费数据、无门禁数据与无网络认证数据 3 项指标来确定不在校学生。如果学生连续几天内同时满足 2 ～ 3 项及以上数据记录缺失，即可视为疑似不在校学生。

对大学生教育管理成效的全数据分析，为大学生日常思想政治教育评估提供了崭新的思路与方法。高校可全面分析学生的学习成绩、思想动态、心理状态、消费情况、社交能力等日常行为表现，对教育工作开展成效进行实时监控，对存在风险的环节进行排查预警，对关键教育节点以及薄弱环节及时调整与改进，进而为教育质量的改进提供持续性的动力，推进思想政治教育活动的科学化。

（二）基于全数据分析评价的工作改进

长期以来，由于各种因素影响，大学生日常思想政治教育者关注较多的仍然是宏观学生群体，在工作中要么采取整体划一的教育方式，要么采取“抓两头，放中间”的工作方法，单一的总体化、标准化与平均化特点遮蔽了学生个体的差异性、多样性。全数据思政教育网络能够以学生个体为中心进行全方位数据采集与分析，既能收集反映学生个体生活习惯、学习偏好、社交行为等方面的数据，也可以基于个人基本信息数据了解并预测其情感诉求、情绪感知、价值理念等更深层的信息，使教育工作者对每一个学生的发展问题予以关注，从而为针对不同学生情况开展个性化、靶向化、精细化的教育管理工作提供了重要支撑。应用全数据真实、开放与多样性的特征，可以让思想政治教育视角从宏观群体走近微观个体、从单纯对“面”的扫描走向兼顾对“点”的聚焦，思想政治教育将比任何时候都更贴近学生，将比任何时候更具针对性。全数据提高了工作的针对性与精细化水平，为实现教育公平，为每个学生的自由、全面发展提供了现实路径。

全数据思想政治教育网络的应用，能够对大学生日常思想政治教育全过程进行数量化分析和数字化呈现，能够优化工作方法、改进工作方式，从而有效地解决教育工作者数量有限同教育任务繁重之间的矛盾，使教育工作变得更加生动、更富有穿透力和感染力。同时，在应用过程中，教育工作者应注意将多种全数据方法进行交叉混合分析，形成数据应用方法链，即尽可能运用不同的全数据分析方法从不同角度进行分析，避免根据单一数据分析方法进行分析可能产生的偏见甚至误判。

大学生日常思想政治教育要注重“用数据说话”、教育全样本数据的采集与分析、数据处理的智能化与可视化、评价诊断信息的个性化与动态反馈。育人模式也要由“经验模式”转向“数据模式”，由“结果性评价”转向“发展性评价”，由“单一封闭式评价”转向“多元开放式评价”。

全数据评价是一个基于海量数据的系统性的评价体系，涉及对学生、教师、教育资源与环境、教育投入与产出等各种教育因素的数据评价，其中，对学生数据的评价是主体和核心。在全数据应用背景下，教育教学监测全数据成为大学生日常思想政治教育评价的重要依据。通过对教育监测全数据做横向全面、纵向连续的动态对比分析，可以更加全面、客观地揭示教育状态、判断教育价值、诊断教育状况、发现教育问题，从而以此制定改进方案。

运用全数据思想政治教育网络，动态、真实、全面地了解师生群体思想需要、困惑以及行为规律，对教育教学、内容载体、教育环境等做出客观评价，进而根据不同问题的差异性，选择个性化教育实践策略，是“三全育人”思想政治教育发展的必然趋势和方向。基于全数据评价，更能凸显教育评价的过程性、动态性与发展性，保证教育评价更加客观、全面与公正。运用全数据对大学生日常思想政治教育实现全程质量动态监测、智能诊断与预警推送，促进“评价监测—信息反馈—诊断改进”质控闭环常态运行，可以有效地推动育人质量持续提高。既可对学生状态进行及时评价与反馈，也可对大学生教育管理成效进行分析与评估。只有基于真实的全数据进行分析评价，才能建立起科学、有效的评价体系。

（三）全数据思政教育网络的后期支持

当前，全数据的不当应用仍存在一些弊端，如“数据垄断”“数据滥用”“数据绑架”“数据侵害”“数据冰冷”等一些可能的风险。这些问题依靠全数据自身无法得到根本解决，高校须在教育理念、技术开发、人员素质、政策支持、制度完善、机制建设等方面作出回应与调试，才能更好地促进全数据在大学生日常思想政治教育中的有效应用。要提升师生对全数据应用的认识，通过请进来、走出去、线上线下培训学习等多种方式和渠道实施师生信息素养培训，实现从提升信息技术应用能力向提升师生信息素养的转变。要深刻地转变师生，尤其是管理者的信息化理念和认识，让信息化思维、互联网思维植入管理和教书育人的各个环节。信息化社会的教育工作者和学生都要具有信息化社会的思维方式和行动方法，信息素养成为信息社会师生的基本素质，内化于心，外化于行。

依托全数据思想政治教育网络平台，不仅要求教育工作者具有思想政治教育的专业知识和能力，还必须具备收集、分析数据和在庞杂的数据中发现问题、解决问题的能力。高校要注重提升思想政治教育者的全数据素养，包括数据意识与数据思维、数据知识与数据技能、数据伦理性等，牢牢把握医学生日常思想政治教育应用全数据的价值导向。

高校要加强培育教育管理工作者的协同意识、创新意识、开放共享意识、批判意识等，从某种意义上而言，它们也是全数据意识的重要组成部分。其一，强化协同意识。在全数据应用过程中，思想政治教育者要树立团队协作意识，注重凝聚校内外多元育人主体开展全数据教育实践活动。其二，强化开放共享意识。思想政治教育中的创新应用是以数据信息的开放性和流动性为前提的。高等医学院校各部门要克服封闭和保守思想，树立数据开放、共享和共赢的意识。其三，强化批判意识。思想政治教育者要树立数据批判意识，不可对数据盲目崇拜，而要理性对待、慎重分析，时刻保持对数据使用的审慎态度，即能够认识数据反映现实具有的局限性，敢于结合实际质疑数据，善于结合具体情况分析数据。树立正确的全数据观，保持清醒的全数据意识。

形成与全数据时代相适应的思维方式是教育工作者驾驭全数据的关键。教育工作者应打破对传统工作习惯的依赖路径，建立并适应以全数据为工具的思维方式与研究范式，形成搜集数据、分析数据、形成结论、工作运用的思维方式，以新思维激发新动力，用新动力推动新发展。首先，培育量化精准思维。思想政治教育管理工作者要积极转变传统“理论假设—问卷调查—验证假设”的小数据研究范式，逐步建立“用数据说话”的全数据量化思维与精准研判理念，通过数据发现问题，让数据“说话”“发声”，使全数据研究方式成为大学生日常思想政治教育理性化决策、精准化供给、科学化评价等工作开展的新工具。其次，培育全面整体性思维。思想政治教育管理工作者要探寻基于全样本数据的实证研究方法，转变以抽样选取变量和以小样本推导整体等的思维定势，充分挖掘、整合和运用与大学生日常思想政治教育各要素相关的内容，从全面整体的视角观察客体思想和行为的发展变化。再次，培育创新性思维。全数据的价值在于通过相关关系发现新知。全数据思想政治教育网络应用需要打破常规思维，发挥更多的创造性。教育工作者要勇于破除狭隘经验主义，强化创新意识，从不同角度分析处理信息，积极开拓数据使用维度，探寻数据与教育对象的关联性，通过深入挖掘数据之间的关系寻找大学生日常思想政治教育新的突破点与切入点，让数据的能力与价值层层放大。最后，培育前瞻性思维。思想政治教育者要树立前瞻思维，充分运用全数据的预测功能，从海量的数据分析与研判中获取深刻洞见、发现潜在问题、提升预判能力，更好地统筹指导、规划全局，牢牢把握工作的主动权。

全数据应用不仅要求应用主体具备数据意识与数据思维，还需要应用主体具备较强的数据应用能力。不断拓展全数据知识储备，提升全数据认知能力，增强对全数据内涵本质、类型特征、发展规律等问题以及对数据采集整理、挖掘分析、运作模式等技术应用知识的准确认识与科学把握，从而更好地将全数据技术应用到教育教学工作当中。同时，广泛学习互联网、物联网、人工智能与新媒体技术等相关知识。更为重要的是，大学生日常思想政治教育者还要提升全数据专业技能与应用能力，努力使自己具备一定的对数据广泛获取、敏锐洞察、科学辨识、有效分析、合理利用与科学评价的能力。例如，提升数据获取能力，熟练掌握数据收集的方法及工具，能够全面准确地从各种数据源处收集各类数据并准确地解读各类显性、隐性数据；提升数据分析能力，较为熟练地掌握一种或多种数据处理、数据分析、数据可视化工具与方法，包括组合建模、文本分析等分析方法以及数据可视化、图形化用户界面等应用工具，增强利用全数据开展日常思想政治教育的实践力度和实践效果；提升数据使用能力，能够依据数据分析结果做出正确的决策，能够准确引用数据与数据分析结果撰写论文、报告等。此外，全数据应用能力还包括数据采集能力、数据关联发现能力、数据可视化能力、数据解读能力、数据评估能力、数据反思与决策能力等。总之，在全数据时代，面对全新的环境、全新的技术、全新的手段，教育工作者要努力学习全数据技术框架及其与大学生日常思想政治工作相结合的工作机制和原理，提升依托全数据开展学生日常思想政治教育工作的能力。

（吕　莹）

第四章

高等医学院校“全方位育人”体系的研究与实践

第一节　构建课程育人体系

一、大学英语课程思政质量提升措施与案例

（一）大学英语课程思政质量提升措施

习近平总书记在全国高校思想政治工作会议上强调，要把思想政治工作贯穿于教育教学全过程，各类课程都要与思想政治理论课同向同行，形成协同效应。为深入学习贯彻党的二十大精神和习近平新时代中国特色社会主义思想，全面落实全国高校思想政治工作会议和本科教育工作会议精神，按照《中共齐齐哈尔医学院委员会“三全育人”实施方案》和《齐齐哈尔医学院“课程思政”质量提升工作方案》文件要求，英语课作为综合素养课，与思政理论课同向同行协同育人，需要在传授知识的同时，进行价值引领，最终实现课堂育人，立德树人。

大学英语课作为综合素养课，应该引领的价值：

第一，要引导学生树立科学的世界观。要学习、宣传和贯彻习近平新时代中国特色社会主义思想。

第二，要引导学生树立正确的人生观。要在教学中宣扬、树立典型，培养学生成为有信念、有理想的人。

第三，要引导学生树立社会主义核心价值观，即富强、民主、文明、和谐、自由、平等、公正、法治、爱国、敬业、诚信、友善。

第四，要引导学生树立文化自信。习近平新时代中国特色社会主义思想四个自信中就包括文化自信；在学习外国文化的同时，植入中国文化，培养学生成为拥有“国际视野，家国情怀”的“全人”。

与显性教育的思政理论课相比，作为隐性教育的大学英语课程如何能在现行的课程中开展“课程思政”教学改革？如何通过课程设计达到润物细无声的效果？

第一，需要将学生思政教育嫁接到大学英语课堂教学内容中去，既要体现课堂教学内容的主体性，又要适时地发挥课堂思政的引导作用。

第二，需要根据不同专业人才培养特点和专业能力素质要求，科学合理地设计思想政治教育

内容。因此，我校大学英语教学需要探索“三导向”人才培养模式下的大学英语“课堂思政”教学改革。

1．指导思想

全面贯彻党的二十大精神和习近平新时代中国特色社会主义思想，落实全国高校思想政治工作会议精神和本科教育工作会议以及全国、省教育大会精神，坚持社会主义办学方向，落实立德树人根本任务，深入挖掘外语课程各教学环节育人功能，形成外语课中有思政、教师人人讲育人、同向同行的育人格局，把思想政治工作贯穿于外语教育教学全过程，培养德智体美劳全面发展的社会主义建设者和接班人。

2．建设目标

深入挖掘拓展外语课程思想政治元素，实现价值塑造、能力培养、知识传授“三位一体”的教学目标，打造大学外语“课程思政”示范课程，培养外语“课程思政”优秀教师，形成外语“课程思政”典型案例，打造外语教育与思政教育的协同育人效应、外语课程与思政课程同心同向的育人格局。实现思想政治教育和知识体系教育的有机统一，形成外语教研部“课程思政”氛围，达到教学有特色、教师有风格、课程有品牌、教师有榜样的目标，使大学外语课程100%地实现“课程思政”的要求并达到效果，努力形成品牌效应。

3．大学英语“课程思政”设计

根据成果导向教育（outcomes based education，OBE）设计理论，首先对大学英语课程进行顶层设计。根据大学英语“课程思政”教育的价值目标，结合“三导向”人才培养模式，将大学英语课程整合为通用英语、专门用途英语、跨文化交际三大类课程（图4-1）。

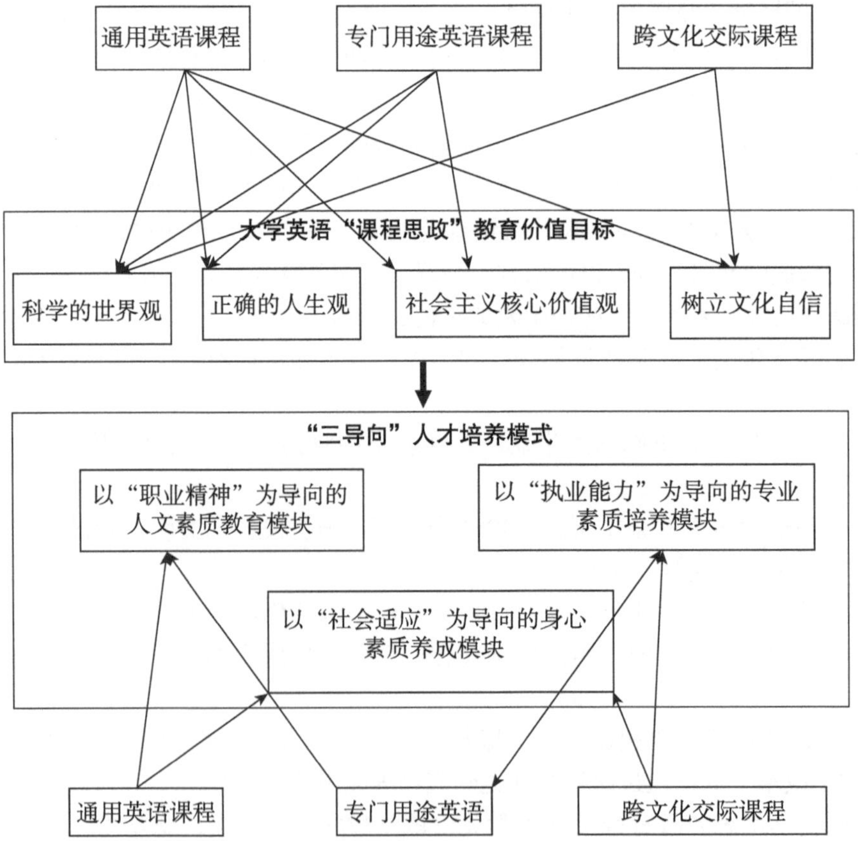

图4-1　大学英语顶层设计

（1）通用英语课程

通用英语课程是大学英语课程的基本组成部分。通用英语课程的目的是培养学生英语听、说、读、写、译的语言技能，同时教授英语词汇、语法、篇章以及语用等知识，增加学生的社会、文化、科学等基本知识，拓宽国际视野，提升综合文化素养，进而引导学生树立科学的世界观、正确的人生观、社会主义核心价值观，建立文化自信，最终成为具有职业精神、社会适应的应用型医学人才。

（2）专门用途英语课程

专门用途英语课程以英语使用领域为指向，以增强学生运用英语进行专业和学术交流、从事工作的能力，提升学生学术和职业素养为目的，具体包括学术英语（医学方向）、医学专业英语和医学人文英语三大课程群。进而引导学生树立科学的世界观、正确的人生观、社会主义核心价值观。

（3）跨文化交际课程

跨文化交际课程旨在进行跨文化教育，帮助学生了解中外不同文化的世界观、价值观、思维方式等方面的差异，培养学生的跨文化意识，建立文化自信，提高学生社会语言能力和国际交流能力。

4．大学英语“全过程思政教育”改革

（1）改革教学内容

“课程思政”是新时期国家对高等教育提出的新要求，其主要阵线在课堂。以大学英语精读课为例，需根据《新视野大学英语读写教程》（第三版）第 1 ～ 4 册内容，依据“三导向”人才培养模式下的大学英语“课堂思政”的人才培养目标，选择与整合教学内容，进而实现大学英语对学生进行“全过程思政教育”。

经过课程内容整合，设计了 23 个教学单元，教学内容包括愿景展望系列、新时期英雄主义系列、大学生活系列、人际关系系列、人与自然系列、战争和平系列、经济社会、中外文化对比系列等多个教学单元，通过富有时代气息、思想深意和文化内涵的教学内容，增进学生对中西方文化的理解，关注学生的人格培养，实现语言能力和综合素质的同步提升。

具体教学单元如下：

《新视野大学英语读写教程》（第三版）第一册

第一单元：Toward a brighter future for all　奔向更加光明的未来

第三单元：College life in the internet age　互联网时代的大学生活

第四单元：Heroes among us　我们身边的英雄

第六单元：To work or not to work—That is the question　打工还是不打工——这是个问题

第八单元：Gender variables in friendship：Contradiction or not？

《新视野大学英语读写教程》（第三版）第二册

第一单元：An impressive English Lesson　一堂难忘的英语课

第二单元：The humanities：Out of date？　人文学科：过时了吗？

第三单元：Journey through the odyssey years　奥德赛岁月之旅

第四单元：College sweethearts　大学情侣

第五单元：Spend or save-The student’s dilemma　花钱还是存钱，学生进退维谷

第七单元：Women at the management level　女性管理者

《新视野大学英语读写教程》（第三版）第三册

第一单元：Never，ever give up!　永不言弃

第二单元：Swimming through fear　游越恐惧

第五单元：Will you be a worker or a laborer？　你想做工作者还是劳役者？

第六单元：Under the bombs：1945　1945：在炮火攻击下
第七单元：Surviving an economic crisis　经济危机中求生存
第八单元：Reflections of a Chinese mother in the West　一位西方华裔母亲的思考
《新视野大学英语读写教程》（第三版）第四册
第二单元：The confusing pursuit of beauty　令人困惑的对美的追求
第三单元：Fred Smith and FedEx：The vision that changed the world　弗雷德·史密斯与联邦快递：一个改变了世界的创想
第四单元：Achieving sustainable environmentalism　实现可持续性发展的环保主义
第五单元：Speaking Chinese in America　在美国说中文
第六单元：The weight men carry　男人背负的重担
第八单元：A meaningful life　有意义的人生
第一单元：Toward a brighter future for all　奔向更加光明的未来

教学环节	教学内容
课堂导入	内容：医生职业精神、态度、责任导入 目标：培养学生以“职业精神”为导向的人文素质
课文讲解	内容：补充齐齐哈尔医学院校风、校训、齐医精神 目标：创建齐医美好愿景，建立齐医文化自信
课后练习	内容 1：作文 How to succeed in college 如何在大学获得成功 目标：在大学生活开始之初，强化大学生活意义 内容 2：对比翻译中西方教育家——苏格拉底与孔子 目标：锻炼学生审辨思维，建立文化自信

除教学主要内容外，可以在大学英语课堂教学中增加以下教学模块和内容，进而通过大学英语对学生进行“全方位思政教育”。这种方式打破了课程壁垒，贯穿课上课下，将“课堂时事五分钟”教学模块与时政类、文化类课后作业相结合，以听说读写译的不同方式将思政融入课程中，以此塑造学生的思想品格，陶冶其道德情操，使学生感受到思想和文化的力量，从而帮助学生在提高专业水平和技能的同时，实现思想的提升，达到春风化雨、润物无声的效果。

教学设计目标			教学设计模块	教学设计内容
价值引领	“三导向”人才培养	英语知识与技能		
树立正确的社会主义核心价值观、世界观	以“社会适应”为导向的身心素质养成模块 自我反思能力 1．自我反思能力 2．思辨能力	听力	新闻听力	外媒对国际时事的报道、中国对时事的英文报道
树立科学的世界观、文化自信	以“职业精神”为导向的人文素质教育模块 人本的沟通艺术 1．沟通的知识 2．沟通的技巧	口语	新闻播报 5 分钟	习近平总书记系列讲话、党章、两会新闻等时政热点话题

续表

教学设计目标			教学设计模块	教学设计内容
价值引领	“三导向”人才培养	英语知识与技能		
树立正确的人生观、社会主义核心价值观	以“社会适应”为导向的身心素质养成模块 人际协调能力 1．交流合作能力 2．换位思考能力	阅读	单词例句、新闻阅读	外媒眼中的中国变化、中国精神、中国梦、人生理想
树立正确的人生观、社会主义核心价值观	以“社会适应”为导向的身心素质养成模块 自我反思能力 1．自我反思能力 2．思辨能力	写作	结合单元主题的写作	愿景展望系列、大学生活系列、人际关系系列、人与自然系列、中外文化对比作文
树立正确的社会主义核心价值观	以“职业精神”为导向的人文素质教育模块 基于愿景的团队精神 1．愿景意识 2．协作意愿 3．奉献精神	翻译	时事翻译	中国传统文化、社会发展、一带一路等时事翻译

（2）创新教学方法

需要将学生思政教育植入大学英语课堂教学内容中去，既要体现课堂教学内容的主体性，又要创新性地使用各种教学方法润物细无声地将思政教育自然融入其中。

1）画龙点睛法

对知识点和技能点的简明提示，如在讲课中涉及勇于追求梦想的华裔时尚设计师 Vera Wang、联邦快递的创始人弗雷德·史密斯的故事等内容，进行正确的人生观、价值观的教育。

2）专题嵌入法

讲授新视野大学英语第四册第八单元 A meaningful life（有意义的人生）一课时，将单元任务设定为做好自己有意义的人生规划。通过任务式学习，不仅强调语言技能的传授，更注重学生对生命意义的思考、对医学生责任意识的审视。

3）线上线下混合法

讲授《新视野大学英语第》第二册第三单元时，教师通过线上将中国古代社会的道德规范孝道的微课视频以及关于美国文化价值体系中个人主义的阅读材料上传至教学平台中，实现课前教学内容输入，在课中进行翻译讲解时，提出东西方文明对比的讨论话题，通过探讨，既总结相关词汇与表达，又总结出东西方文化的精髓与不同，实现线上知识内化、线下知识输出，进而实现文化的迁移。

4）脚手架递进法

讲授新视野大学英语第三册第二单元课后翻译中国梦与美国梦时，学生接收和获取信息或者陈述性知识，并不能直接产出语言程序性知识，应该通过逐渐搭建脚手架，完成从接受知识到产出语言的过渡，遵循渐进性、多样性、精准性的原则。具体做法：教师通过线上关于中国梦、美国梦的微课视频和俞敏洪创业的中国梦故事等多样性的教学内容输入，在线下教学中总结出关于中国梦、美国梦的英语词组，再产出表达中国梦的英语句子，再到产出中国梦和美国梦篇章。为学生搭好脚手架，精准化输入、精准应对学生表达难点、渐进性产出，最终实现学生对中国梦、中华民族伟大复兴的产出。

5）元素化合法

讲授新视野大学英语第一册第一单元 Toward a brighter future for all（奔向更加光明的未来）时，我们可以通过在教学的各个环节分别渗透思政教育元素，在整个单元学习的过程中，发生化合反应，进而实现大学英语“全过程思政教育”。

6）隐性渗透法

老师讲授新视野大学英语第四册第二单元 The confusing pursuit of beauty（令人困惑的对美的追求）时，文章展现了男性和女性对美的截然不同的看法与态度。而授课教师的为人师表、以身作则、言传身教，对学生对于美的追求有着隐性的教育作用。

7）热点讨论法

积极开展线上“课堂思政”活动，老师们根据学生关注的热点问题，筛选出新鲜、活泼、有意义的话题，通过“齐医外协”微信公众号等自媒体推送给学生，并在线上与学生沟通交流，耐心、细致地帮助学生答疑解惑，如何翻译“全面从严治党”（the Party shall exercise strict self-governance in every respect）、“以习近平同志为核心的党中央”（the Party Central Committee with Comrade Xi Jinping at its core）等关键词将成为同学们线上讨论的热点话题，同学们于无形中学习了党的理论知识，并且提高了专业能力，进行了自我教育。借助网络平台对“课堂思政”内容进行发布，可突破时空限制，更加贴近学生、贴近实际、贴近生活，得到广大同学的喜爱。

5．加强“课程思政”的教学过程管理

加强教学基本文件建设，要密切结合外语课程的特点，将外语课程的思政元素融入教学大纲等教学基本文件中；在集体备课、教案书写、课堂教学、考试等教学环节都要有所体现，切实将“课程思政”教学目标融入教学设计中；建立教案评价制度，对未包含“课程思政”内容的教案实施一票否决。加强“课程思政”研究工作，提高“课程思政”科学化水平。大学英语“思政教育”改革的保障措施：

（1）组织生活、政治学习“课堂思政‘化’”

外语教研部定期组织开展学习活动，不断提高教师的理论水平，丰富教学内涵，如开展读书分享会活动，定期组织党员教师围绕学习心得进行交流分享，不断提升和完善自我，切实提高教师德育意识和价值教育能力。

（2）集体备课“课堂思政‘化’”

定期组织开展“课堂思政”备课活动，对焦时事政治找准课堂翻译与学生思想教育的结合点，找准政策、理论、意识形态等与学生个人发展的结合点，通过集体备课，共同探讨商定专业课堂上的每期时政主题，使“课堂思政”在授课过程更具有贴近性、互动性、共鸣性，最大程度地提升活动效果。

6．加强教师的师德师风建设

根据《齐齐哈尔医学院师德建设长效机制实施方案》和《外语教研部师德师风建设方案》的文件精神，以及在组织绩效考核中人事处对师德师风建设工作的指导，外语教研部现向教师发放“师德师风建设学习笔记”，以便规范师德师风的学习工作。具体工作要求如下：

（1）主体对象

以专任教师为主体，同时鼓励其他职称系列教职工也做好师德学习记录工作。

（2）学习要求

教师个人制定学年学习计划，并将计划写入“学习笔记”；外语教研部每月安排 1 项师德师风专题学习内容，各教研室可以采取集中学习的方式进行，每位教师做好“学习笔记”；学年末上报师德师风个人档案。同时，各教研室需将每次学习照片与会议的详细记录做好归档工作，学期末以教研室为单位统一上交给部办。

（3）年度检查

每学期或学年末，根据人事处具体工作安排，开展师德师风建设学习笔记的检查工作，并将其作为“齐齐哈尔医学院教师师德考核”和教研室、教师个人绩效考核等工作的重要依据。

7．工作步骤

（1）动员部署阶段

1）在外语教研部范围内开展“课程思政”宣传动员和广泛讨论工作。加强“课程思政”顶层设计。将“课程思政”融入人才培养全过程，充分结合“课程思政”要求，适应“课程思政”建设需求，开展“课程思政”工作的指导和督促。制定“课程思政”建设推进方案，部署“课程思政”建设任务；检查“课程思政”实施效果，巩固课程建设成果。

2）开展“课程思政”专题培训。开展各教研室主任、教学秘书“课程思政”专题培训。

3）开展“课程思政”讨论，提高教师思想意识。组织各教研室开展“课程思政”的大讨论，使教师深入了解“课程思政”的内涵、目标及原则等，要领会“门门课程有德育，教师人人讲育人”的理念，通过大讨论，使“课程思政”的理念、立德树人的思想深入到每一位专任教师的思想中去。

（2）示范建设阶段

1）开展针对性培训工作。组织骨干教师到国内“课程思政”建设示范高校进行现场观摩；组织教学团队开展“课程思政”教学集体备课观摩。

2）做好示范课程建设与推广。选树 1 ～ 2 门课程并形成特点，遴选“课程思政”优秀教师作为示范典型，修订课程标准，切实将“课程思政”教学目标融入教学设计，打造示范课程，发挥引领作用。抓好示范课程教学实施，形成示范课程建设典型经验；做好示范课程教学的观摩；以示范课程为典型，发挥好示范带头作用，及时总结经验做法，确保大学外语课程和每一名教师都能发挥好“课程思政”的育人作用；开展教师课程设计大检查活动，检查“课程思政”育人设计内容。

3）加强宣传，营造“课程思政”建设的良好氛围。总结“课程思政”成效好、反响佳的教学案例，形成参考性强、推广价值高的典型案例，为提升课程育人效果提供借鉴。

（3）巩固提高阶段

1）巩固示范课程建设成效，开展示范课程实施效果的全面检查验收。

2）开展常态化教师育人行为评价。培养和引导学生开展教师育人行为评价；在“我最喜爱的教师”评选活动中，引导学生重视师德师风评价。

8．相关要求

（1）高度重视，认真落实

“课程思政”建设是所有教师的共同任务，外语教研部将加强机制体制建设，构建“课程思政”的育人格局，明确责任，主动将“课程思政”建设纳入工作职责范围，积极主动地制定、修订相关管理文件，在制度上明确实施、支持、考评、宣传“课程思政”建设的相关要求，把“课程思政”纳入外语教研部和教师个人绩效考核范围，建立和完善“课程思政”工作机制。在教师职务（职称）晋升、教学名师评选、教学质量标兵、优秀课程、组织绩效考核评选等各种评优中，要充分体现“课程思政”内容，落实部门一把手主体责任及分管领导具体责任，将“课程思政”纳入日常管理，工作落实到位。

（2）统筹协调推进，加强经费保障

“课程思政”是学院贯彻落实高校思想政治工作会议的一项重要举措，也是学院一项长期、重点工作，要与学院宣传贯彻党的二十大精神、本科教学工作水平评估等重点难点工作相结合，形成相互贯通、相互支撑、相互作用的良好氛围，合理推高学院的育人能力和水平。外语教研部将设立专项经费，保障“课程思政”工作有力推进。

（3）提升教师认识，加强舆论宣传

“课程思政”是教师教书育人的重要组成部分，是课程教学的价值回归，教师要树立全课程育人理念。外语教研部要加强宣传、交流和推广，大力营造“课程门门有德育，教师人人讲育人”的舆论氛围。把推进“课程思政”工作摆到重要位置，切实加强组织领导，精心组织，统筹安排，确保工作扎实有效。

（二）大学英语课程思政的实施途径

为深入学习贯彻党的二十大精神和习近平新时代中国特色社会主义思想政治工作会议以及本科教育工作会议和全国、省教育大会精神，按照《中共齐齐哈尔医学院委员会“三全育人”实施方案》和《齐齐哈尔医学院“课程思政”质量提升工作方案》文件要求，大力推进外语教研部“课程思政”教育教学体系建设，外语教研部下达了“如何在外语教学中融入思想政治教育”的讨论内容，并制定了《外语教研部“课程思政”质量提升工作方案》。《外语教研部“课程思政”质量提升工作方案》以务实的工作态度贯彻执行《齐齐哈尔医学院“课程思政”质量提升工作方案》的指导思想和建设目标。外语教研部要求教研室和教师“集思广益”，以《外语教研部“课程思政”质量提升工作方案》为基础，对外语课程思政建设进行广泛讨论，并在教学过程中落实，现将实施情况总结如下。

1．挖掘思政元素，发挥备课示范性引导作用

外语教研部在上一学期的教学工作会议中，要求各教研室本学期进行课程思政集体备课示范观摩，本学期开学初，要求各教研室上报备课示范的具体安排，将课程思政建设落实，各教研室具体示范观摩交流如下。

（1）首次课程思政集体备课观摩，形成大学英语教学“课程思政”改革初步共识

3月20日，在主楼南区419室，外语教研部举办了第一次大学英语课堂思政集体备课观摩活动，首次课程思政集体备课部门是第二英语教研室，由教研室主任姜海燕主持，主备课人是侯雯老师。备课内容为《新视野大学英语（第三版）》读写教程 Book4 Section A Achieving Sustainable Environmentalism。经过热烈讨论，大家认为：本单元的主题是环境保护和环境的可持续发展，适合思政教育。在课文导入部分，可采取图片、简答和听力等形式，引导学生讨论环境破坏的严重性，树立环保意识和“绿水青山就是金山银山”的理念。在单词讲授环节，有针对性地选择一些词汇，并配以与文化和德育相关的汉译英练习，使学生既学习了专业知识，又提高了自己的文化素养和思想水平。在课文讲解部分，结合课文内容，一方面可结合十九大报告中，习近平总书记提到的坚持人与自然和谐共生，必须树立和践行绿水青山就是金山银山的理念，坚持节约资源和保护环境的基本国策。另一方面又要看到中国的环保理念和西方环保理念的区别以及文化的差异。备课结束后，各教研室老师们又对如何进行大学外语课堂思政教育提出了自己的意见和建议。

通过首次大学英语课堂思政集体备课观摩活动，外语教研部教师对如何将思政内容融入大学英语课堂教学有了初步的认识。

（2）第二次课堂思政集体备课观摩、进一步践行大学英语教学“课程思政”改革

5月8日下午1：30，在主楼南区419室，举办了第二次大学英语课堂思政集体备课观摩活动。本次集体备课部门是第一英语教研室，由教研室主任李庆杰主持，主备课人是初从娟老师。备课内容为《新视野大学英语（第三版）》读写教程 Book2 Section A Spend or save—The student’s dilemma，外语教研部全体教师参加了此次观摩活动。经过热烈讨论，大家认为：本单元的主题应

着眼于培养学生建立健康的消费观，此部分适合思政教育。

备课教师认为在课文导入部分，可采取视频、阅读和讨论等形式，引导学生讨论过度消费的弊端，树立正确的消费理念。在单词讲授环节，将单词进行归类，按医学类、人文素质培养类等，使学生既学习了专业知识，又提高了自身的文化素养和思想水平。在课文讲解部分，结合课文内容，一方面针对课文总体架构分解过度消费的危害，另一方面又要润物细无声般地提出如何建立健康的消费观念。

通过本次集体备课，观摩教师围绕如何在现行的课程中开展“课程思政”，对教学改革进行探讨；并提出在大学英语教学中，应该通过课程设计，达到润物细无声的效果。

（3）第三次课堂思政集体备课观摩、总结凝练外语课堂思政实施经验

5月15日下午1：30，在主楼南区419室，外语教研部举办了第三次大学英语课堂思政集体备课观摩活动。本次集体备课部门是高级英语教研室，由教研室主任田明莉主持，主备课人是田明莉、陈欣老师。备课内容为新目标大学英语（第一版）读写教程 Book4 Unit4 Section A Soaring the space 和 Test Band 4（2016年6月），外语教研部全体教师参加了此次观摩活动。本单元的情感与价值观目标就是要培养学生对未知的探索精神，以及通过了解中国在航空航天方面的成就而引发其自豪感。在导入部分，通过图片、音频等方式，向学生展示了《星际迷航》的片段以及中国在航天方面的成就。课文当中出现的著名人物，如 Elon Musk，教研室以介绍他的故事的方式培养学生的开拓精神。在词汇部分，思政教育主要体现在例句当中，选择例句主要有以下几个标准：①与医学专业相关，难易适当；②与时事相关，培养对英语新闻的敏感；③与四级相关。在四级真题部分，陈辛欣老师认为可以从以下几个方面进行德育教育，即传统文化、环境保护、国家方针、价值观念、爱国精神、时政要闻。讲授真题作文部分，陈老师结合作文要求，选取了中国传统文化当中的相关内容，如《增广贤文》中“羊有跪乳之恩，鸦有反哺之义”，以及《诗经·国风》中“投我以木瓜，报之以琼瑶”，培养学生的感恩意识。在翻译部分，结合与“黄河”有关的翻译内容，培养学生的环境保护意识。

外语教研部通过组织三次“课程思政”集体备课观摩活动，各位老师在观摩、讨论中梳理了对德育教育的思考，对如何更好地把德育教育与大学英语教学相结合有了更深刻的认识，教研室也希望以此加强各位教师对外语“课堂思政”的理解，进而促进外语课堂教学的改革和教学质量的进一步提高。

2．做好每单元、每堂课的思政教育设计

以大学英语2学期为例，第一英语教研室承担此课程教学任务，本学期共讲授6个单元，每一个单元授课设计及教学实践如下。

第一单元 Text A 的题目是“一堂难忘的英语课”。因为是和语言学习，尤其是本族语有关，教研室就在导入的过程中融入和汉字魅力相关的内容，比如一些生僻字，汉语学习热等的视频，引导学生进一步体会汉字的独特魅力，意识到汉字是中华文明的载体和基础，是世界文明宝库中独一无二的艺术瑰宝。使学生更加热爱本族语的学习，促进中华文明的进一步传播。

第二单元 Text A 的题目是“人文学科：过时了吗？”结合本单元内容，在导入中融入了习近平总书记2018年9月10日在全国教育大会上发表的一段重要讲话：“要努力构建德智体美劳全面培养的教育体系，形成更高水平的人才培养体系”。针对这段文字，组织学生进行汉译英，这样既练习了翻译又掌握了国家教育的培养目标，明确自己未来努力的方向要文理兼修，德智体美劳全面发展。

第三单元 Text A 的题目是“奥德赛岁月之旅”。结合课文内容，在导入时融入古希腊神话的讲解，充分了解题目中奥德赛这一英雄人物的经历，使学生能够在人生旅途中面对困惑、压力、叛逆和各种诱惑的时候不误入歧途，走出困境，树立积极的人生观。

第四单元 Text A 的题目是“大学情侣”。在导入过程中，播放视频“普莉希拉·陈和扎克伯格爱情故事”的视频，引导学生正确看待校园爱情。或通过话题讨论“校园恋爱的利与弊”引导学生形成正确的恋爱观，处理好恋爱和学习、爱情与责任的关系等问题。

第五单元 Text A 的题目是“花钱还是存钱，学生进退维谷”。这一单元是本册书重点进行思政教育的一个单元。这一单元教研室在课堂导入、单词讲解、课文讲解和课后练习环节都进行了课堂思政的设计。导入部分通过分别适合三个层次的班级的三种形式进行。第一种适用于 A 班的是以问题和图片的形式引出，现在许多在校学生会使用网络平台借贷，但借贷会给学生带来一系列问题，甚至走向犯罪。所以通过穿插视频，让学生了解自己的金钱个性（money personality），培养理性消费，这就有利于学生避免这些问题。第二种适合 A 班或 B 班的是以问题和视频的形式导入。让学生观看电影《一个购物狂的自白》片段，并回答问题，使学生意识到过度使用网络平台借款消费的负面影响。第三种适合 C 班的导入是通过一个小调查，通过设计的问题了解学生的消费习惯，引导学生树立正确的消费观。词汇部分通过一些例句，比如“在研究生入学考试中如果违反相关纪律规定会受到严厉处罚”来讲授“defy”（违反、违抗）这个词。课文讲解重点是最后一个部分（第 7 ~ 9 段），也是结论部分。教育学生要把良好的财务状况看成大学教育中的一个关键因素，学会平衡花钱和省钱之间的关系，力图通过各种途径成为一个明智理性的消费者。课后练习主要通过翻译“丝绸之路”，一方面锻炼翻译技巧，另一方面了解国家的大政方针，使学生受到教育。

第六单元 Text B 的题目是“知足常乐”。结合本课主题，在导入部分让学生观看视频“选择恐惧症”，之后通过思考一些相关问题，引导学生如何在有过多选择的情况下，分清主次，学会取舍，做到知足常乐，健康快乐地生活。

本学期授课中融入思政的内容，实现了学生在学习外语的同时受到思政教育的目标。基于此，在以后第二轮的讲授中还会进一步挖掘，更好地融合。

3．课程思政价值塑造、知识传授和能力培养紧密融合

教学内容的改革是实现“课程思政”与大学英语教学融合的关键因素。在英语教学改革过程中，教学内容始终围绕“政治认同、家国情怀、文化修养、法治意识、道德修养”等基于社会主义核心价值观的重点内容，大学英语教学的“课程思政”建设实现了系统的良性运转。

（1）翻转课堂实现以学生为中心“外思”的教学

教师课前将单元主题和思政元素相结合，设立课程思政目标，整合英语教学内容，将包含思政元素的教学内容浓缩制作成微视频，或结合 PPT、图片、故事、名人演讲等形式向学生展示中国的文学、科学等内容，启发学生深思。课上采用分组教学，教师让课堂成为学生展示才能、自主学习、主动探究的平台，坚定中国特色社会主义文化自信，传播好中国声音。

（2）互联网 + 教育法实现“外思”教学信息化

互联网提供了丰富的教学资源和多样的应用平台，如学习通、U 校园、雨课堂、问卷星等。课前，教师在平台发布学习资料及思政教育的讨论话题、在线提问答疑、测试等，指导学生做好课前预习，促进自主学习。课中，教师依托互联网平台开展融入思政教育的实践活动，如抢答、投票、讨论、头脑风暴等，以活跃课堂气氛，加深学生认知。课后，教师在平台布置作业，以问卷调查、阅读报告等体验式作业，引导学生在体验中反思，在反思中提升自己的道德品行。

（3）时事新闻播报实现“外思”教学的实时性与思辨性

新闻述评法将时事教育与思政教育有机结合，对社会时事新闻进行理性评述，培养学生的社会责任感和历史使命感。教师将一个班分成若干播报小组，每组 2 ~ 3 名学生，小组依次在课前或课间用英语播报时事新闻或社会热点专题。播报时间一般在 5 分钟以内；新闻内容要求简洁，新闻评论要有创新，挖掘时代价值，传播正能量。

4．引思政教育入第二课堂

大学英语教学“课程思政”改革既要在过程中有机融入思政元素，还要进一步创新思路，充分发挥学生第二课堂活动的育人功能，将各项第二课堂活动引入大学英语教学“课程思政”评价机制中，将学生活动与思想政治教育相结合、与语言学习相结合，寓教于乐，在潜移默化中不断提高同学们的思想和专业水平，以赛促提高、以赛评教学，着力培养“有精神、有文化、有责任、有活力、有特色”的“五有”大学生。具体做法：

（1）围绕时事热点及时开展活动，融入时事，如开展“译时事政治，做‘五有’学生”主题教育活动、“我当‘两会’小翻译”等活动，增强学生活动的教育意义。

（2）围绕重点长期开展活动，依托外语文化节的平台，以思想政治教育为引领，开展重温入党誓词之入党誓词翻译大会、“外文扬华彩，廉政树新风”外文短剧大赛等多项活动，引导学生树立正确的世界观、人生观、价值观。

（3）围绕学雷锋活动月、国庆节、“五四”青年节等固有节点开展活动，不断拓展固有活动的外延，创新活动思路。

融入思政教育的第二课堂活动不仅给同学们提供了正确的指引方向，而且还对大学英语教学“课程思政”改革起到了动态评价作用。使同学们能够更全面客观地认识当代中国、看待外部世界。相关文化内容的学习更是浸润了学生的心灵，激励着学生为追求和实现梦想而奋进。

5．思政教育在外语课程实践中的反思

思政实施中的“以人为本、育人于课、寓教于课”的理念对于外语教学改革有着极大的促进作用：

第一，教师们逐渐认识到将马克思主义理论贯穿于教学和研究的全过程，深入发掘大学英语课程的思想政治理论教育资源，有利于学生开阔思维眼界，善于运用马克思主义的立场、观点和方法，丰富了学生的英语表达能力。课程思政促进了大学英语课程与思想政治理论课同向同行、协同育人。

第二，课程思政能够把价值观培育和塑造，通过“基因式”融入大学英语课程，将思政教育贯穿于学校教育教学全过程，将教书育人的内涵落实在课堂教学主渠道，让课程上出“思政味道”、突出育人价值，让立德树人“润物无声”，帮助学生树立正确的世界观、人生观、价值观。

第三，大学英语课程是一门语言课程，语言承载了大量的文化内容信息，加大课程思政的力度，丰富文化知识的传承，对于提高学生的英语各项能力，尤其是翻译和写作能力有极大的辅助作用，更有利于培养符合新时代要求的应用型本科大学生。

6．高校外语教师课程思政教学能力提升路径

“课程思政”教学能力是大思政背景下高校外语教师需要具备的一种基本教学能力，即外语教师将思想政治理论教育融入所授专业课程的能力。新时期，高校外语教师的评价标准逐渐改变。传统评价体系注重外语教师的专业素养，如语言能力与外国文学文化传授能力。随着时代变迁，中国外语教师的角色已然发生变化，教师的评价体系也向多元化转变。语言承载了一个国家或民族的价值观与意识形态。

党的二十大明确指出外语教育也要高度重视意识形态建设。作为新时期的高校外语教师，要提升自身的思想政治素养和国家文化安全意识，自觉做好主流文化和社会主义核心价值观的宣传工作，构建起首道意识形态安全屏障。在加强对中国传统文化和当代优秀文化学习的同时，外语教师要告别当下外语教学中“西学东渐”的单向传播局面，提升自己的中西文化贯通能力，增强文化自觉意识和文化自信，成为既扎根本土文化又放眼世界文化，且具有跨文化思辨意识的语言文化传播者。

(1) 牢筑思想政治素养

思想政治素养是高校外语教师切实提升“课程思政”教学能力的灵魂向导。高校外语教师要真正从思想根源上认识到“课程思政”在立德树人过程中的重要性，要变被动接受学校教学要求为主动探索外语“课程思政”的有效模式，将自上而下的行政命令变成自下而上的主观意愿，真正做到思想与行动统一。除了主观上的重视，精准把握思想政治教育元素也是思想政治素养的重要体现。上海中医药大学前党委书记张智强教授将我国大学生的思想政治教育概括为三个方面：一是对学生思想观念的教育，即对学生世界观、人生观和价值观的引导；二是政治观点教育，即对学生爱国主义、集体主义和社会主义的教育；三是道德规范教育，即对学生社会公德、职业道德、家庭美德和个人品德的教育。外语教师只有将这些具体的思想政治教育元素了然于心，才能在外语专业课程中挖掘并梳理相应的思想政治教育元素，并把这些元素提炼出来，内容到点、效果到位地融入课堂教学中，于无形中对学生进行价值引领，真正做到融“思政教学”于无痕，达到润物细无声的育人效果。

(2) 培育优秀的传统文化素养

外语教师要涉猎中国传统文化，坚持阅读并从中发现、总结并深入理解中国传统文化。只有这样才能树立“课程思政”的自信心，打牢育人基础，锤炼育人本领，为中国特色社会主义建设源源不断地培养合格建设者和可靠接班人。目前，嘴上谈论“课程思政"而内心缺乏自信和底气的外语教师比比皆是。培育优秀的传统文化素养是提高外语教师“课程思政”教学能力的关键。我国著名作家诗人李白凤从真善美审视教育，认为教育应体现在生命教育、审美教育和道德教育三个方面。高校外语教师是否具备优秀的传统文化素养决定他们能否做好学生道德的引路人和学术的引路人。中国优秀传统文化是中华民族几千年来的思维方式、价值倾向、信仰追求、道德规范和审美情趣的集中表达和经典提炼，积淀了中华民族最深层的精神追求，是社会主义核心价值观的深厚源泉。习近平总书记指出：“中华民族在长期实践中培育和形成了独特的思想理念和道德规范，有崇仁爱、重民本、守诚信、讲辩证等思想，有自强不息，敬业乐群、扶正扬善、扶危济困、见义勇为、孝老爱亲等传统美德。中华优秀传统文化中很多思想理念和道德规范，不论过去还是现在，都有其永不褪色的价值。”

(3) 提升信息素养

外语“课程思政”教学要求教师不断提升自己的信息素养。信息技术正在实现与教育教学改革的深度融合。信息素养也随之成为衡量高校教师综合素质的重要指标。“课程思政”教学能力的提升与信息素养的高低密切相关，高校外语教师要注重自身信息能力的培养和提升，掌握基本的教学技能。课程教学本来就是一个非常复杂的过程，要在课堂教学、专业教学中实现思政，过程更复杂，技术含量更高。可以从下几个方面提高高校外语教师的信息素养。首先，外语教师要有积极主动的信息意识，紧跟时代步伐，实时更新教学理念。其次，线上教学和线下教学的混合式教学能力是信息素养高低的重要体现。高校外语教师要不断提升线上线下相结合的混合教学能力。混合式教学不是线上教学与线下教学的简单叠加，而是对传统教学方式的重新设置，是一种整合与超越。

(三) 大学英语课程思政中教学单元的设计案例

1. 课程描述

(1) 院校特色

齐齐哈尔医学院是教育部、卫生部首批卓越医生教育培养计划项目试点高校，设有 24 个教学和教辅机构，设有本科专业 24 个，涵盖了医学、理学、工学、管理学、法学 5 个学科门类。我校实施“三导向”人才培养模式，即以“职业精神”为导向的人文素质教育、以“执业能力”为导向的专业素质培养、以“社会适应”为导向的身心素质养成。

（2）教学对象特点

本课程教学对象为普通高校本科医学专业大一新生。教学对象特点：

1）英语学习习惯良好，学习热情高。

2）能够理解一般性话题的语言材料，获取基本的事实性信息，把握主要内容。

3）英语测试的客观题型作答效果较好。

4）语言基本功需要进一步夯实，语言表达的准确性和有效性不足。

5）语言表达在阐明观点、论据充分、衔接手段丰富等方面有待提高。

（3）课程总时长与总体目标

大学英语开展总时长为两学年，共 186 学时。大学英语总体目标：

1）能够撰写社会热点等短文，论点和论据充分，衔接手段丰富，语义连贯，表达得体。

2）能够阅读语言较为复杂的不同类型材料，在把握主题与重要信息方面能够进行简单评判。

3）能够听懂语速正常、一般性话题的口头表述。

4）能够清楚地表达社会热点等问题，发表意见或与他人交流。

2．单元教学目标

本单元主要围绕“大学立志”与“大学成功要素”两个方面展开，通过探究式、启发式等多种教学方法，促进学生在语言知识、写作技能、精神品质、爱国担当与思辨思维等方面的提升。

（1）语言目标

1）灵活运用本单元主题词汇，以“主题句 + 论证”的方式讨论校园立志与校园生活的话题。

2）掌握阅读技巧之 Previewing，具备查找文章大意的能力。

3）掌握段落主题句的运用，准确、简明地表述段落大意。

4）准确识别与运用段落写作支撑句与总结句。

5）实现对段落写作进行分析与评判的高阶目标。

（2）育人目标

1）通过对单元主题 brighter future 的深入理解与讨论，感受名医品德与精神，确立医学之志。

2）通过单元子任务活动，了解校园，能够辩证地分析大学生活的曲直和规划大学生活。

3）通过线上线下的小组活动，促进学生解决问题的能力，培养团队合作意识。

3．教材使用方案

本单元 Unit1 Toward a brighter future 选自主讲教材《新视野大学英语读写教程 1（第三版）》，本学期的教学目标与本册书的教学重点相一致，重在帮助学生进一步打好语言基本功、掌握基本的英语阅读技巧和英语文章的段落写作技巧。

整合运用了《新视野大学英语综合训练 1》Unit 1 中的词汇与结构等题型辅助教学，巩固学生本单元核心词汇及重点搭配的练习；《新世界大学英语快速阅读 1》的 Unit 1 应用于课后阅读技巧练习，段落匹配的题型可有效地帮助学生寻找文章主题大意的英语能力的提高；《大学英文写作》的 Unit 3 Paragraph Unity and Development 用于写作技巧的讲解；学生自主学习 U 校园的《新四级强化辅导》在线课程，巩固写作教学成果。

《新视野大学英语读写教程 1（第三版）》的选材富有时代气息，体现思辨性和人文性。结合教材的各单元主题深入挖掘育人内容，设计将育人内容贯穿整个授课环节。在第一单元，结合本单元内容与学情，确定育人主题为“立医学之志、观校园之美”和“校园成功要素”，将育人主题与教学的产出目标相融合，既可以提升学生的语言能力，又可以让学生认真思考大学的意义，此外，针对大一新生，又添加了校园查勘活动，这不仅增加了教学的趣味性，还可以了解校园、增添写作素材。本册教材教学设计循序渐进，打好基础，学用结合。教学中基于教材的核心词汇和搭配练习，以及对语言能力的综合训练，帮助学生进一步打好语言基本功，此外，遵循教材的写作提升模式，本单元重在讲练英文写作和论述结构模式，为下一步写作打下基础。

4．单元教学过程

（1）本单元主要内容与课时分配

本单元依托《新视野大学英语读写教程 1（第三版）》中 Unit 1 Text A Toward a brighter future 为讲授材料，主要教学内容为讲授“a paragraph writing with a topic sentence supported by details（段落写作）”，基于产出导向法设计教学各环节，强化学生使用这一写作手法进行产出的能力，并通过本单元主题结合学校特色，开展以“立学医之志、观校园之美”为主题的育人教育。本单元的内容计划用 3 节课（6 学时）来完成，具体说明如下：

第一次课：主要完成子任务 1，重点一是关注文章中用于解释说明的多样化动词表达，并启发学生使用此类动词可以使描述更为详实；二是引动学生采用阅读技巧预览（previewing）获取文章大意，初步了解中英文章表达主题方式的差异。大学英语课堂通过本次子任务隐性培育学生对有关大学志向及校园文化等主题的了解，积累思政词汇。

第二次课：主要完成子任务 2 和 3，重点一是关注段落写作的语言目标，掌握英文中常用的结构铺排方式：“主题句 + 论证”，通过学习本节知识点能够在写作中开门见山地亮出主题句，随后再围绕主题句，准确清晰地展开论述；二是展开课堂讨论活动，围绕“How to Succeed in the University”这一主题交流观点，完成第一次课作业“校园查勘与记录”，介绍如何合理高效地利用大学各教学场馆与设施。将大学英语课程思政与大学生的生活实际相联系，熟悉校园环境，了解校园文化，以此促进学生树立正确的大学求学志向。

第三次课：主要围绕教学方法中的“产出”，采用“讲评相继”的教学模式，学生以学习小组为单位，回顾驱动教学中的三个子任务，明晰评价标准，进行生生互评，评价后将写作问题分类进行教师评价，评价后布置任务，课后修改并进行线上评价，完成本单元的产出任务。评价环节注重大学英语课程思政的教学效果，以语言输出活动为主的活动，进行师生评价与生生评价，达成思政效果的检测，查看学生能否将所讲授的大学立志、校训与校园文化等内容应用于语言表述中，使思政内容内化于语言学习。

（2）设计理念

本单元基于产出导向法设计各大学外语思政教学活动，我们遵循了“精准性、渐进性、多样性”的原则：

◎精准性：各教学环节中的活动均服务于教学目标与思政目标，并且各教学环节、教学目标的设定以产出目标为准，帮助学生掌握并运用段落写作技巧，能够在今后写作和口语表达中清晰准确地表述本课的思政内容。

◎渐进性：教学设计按照认知难度递增的顺序安排，对 6 学时的教学进行了合理编排，从“辨识理解”入手，思政教学内容以了解思政主题开始，鼓励学生自我查询思政内容，如校园文化、名医案例等；教学内容以阅读技巧、增强辨识度和词汇归纳学习来丰富描绘的准确度；进而进行写作技巧学习的各项教学活动，掌握写作技巧应具备写作输出能力；最后，“评讲结合”反复修改，产出写作成果，实现以评促学。

◎多样性：基于产出任务，以期更有效地完成各教学目标，在课上与课下设置校园美景介绍、大学立志主题演讲、大学生活规划和分享医学榜样讨论等教学活动。

（3）设计思路（图 4-2）

5．单元教学评价

本单元教学采用多元化的教学评价理念，衡量学生是否取得预期成果及实现语言能力的掌握，也帮助教师评定在课程思政育人教育方面是否达到预期效果。以产出效果和价值观评估为导向，

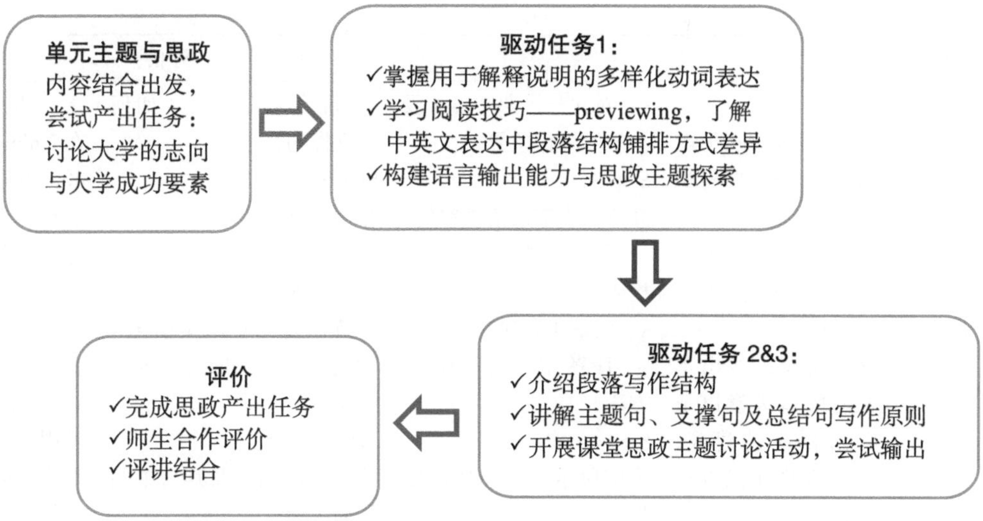

图 4-2　设计思路

包括形成性评价和终结性评价两个方面。形成性评价和终结性评价依托 Unipus 等平台，结合课堂问答、课堂讨论等教学活动，以及单元测试与期末测试。此外，增加学生自评、组间互评与教师评价，多方面评价学生的学习过程和成果产出情况。

本单元教学组织流程：

驱动	促成				评价
预设任务		辨识理解		掌握与应用	开放性产出与评价
假设同学们在 1 周后的中外学生交流会，要与来本校的留学生讨论大学志向和大学成功要素等话题，那么我们如何明晰地表达个人观点？如何在活动中留言板环节明确地书写出来？	教学任务	子任务 1： 描述动词表达与阅读技巧 -Previewing	子任务 2： 段落结构讲解与主题句讲解	子任务 3： 支撑句与总结句讲解	产出活动： ✓ 展示与交流环节： 请在校留学生来到班级与第一学生共同探讨“大学之志与大学成功要素” ✓ 留言板环节： 中外学生基于主题　在 Unipus 平台写出各自观点 评价阶段： ✓ 自我评价： 总结在交流活动中语言表述的优点与不足 评判自我表述是否主题开门见山、论据支撑是否简洁有力
	驱动	假设你与外国留学生交流如何在查找文章时可以获取文章主题大意的方法	如何在交流会的留言板环节中，如明确阐述你对“How to Succeed in the University”的观点？	如何在交流会详细且有理有据地阐明自己的论点？如何论述来充分支撑主题？	
	促成	Step 1： 简要介绍教学目标 Step 2： ✓ 讨论活动：本文的大意是什么？ 本文为我们提出了哪些建议来获得光明的未来？ Step 3： 知识点讲解： ✓ 阅读技巧：Previewing	Step 1： 简要介绍教学目标 Step 2 Lead-in 讨　论 Definition of Brighter Future ✓ 主题引入讨论职业观，学习医学榜样精神 ✓ 课堂尝试英文介绍自己光明未来的定义 ✓ 评价课前在线写作任务“How to Succeed in University”	Step 1： 简要介绍教学目标 Step 2： ✓ 各小组分享“How to succeed in the University”的主题句 ✓ 小组讨论主题句确立的依据 ✓ 介绍勘察校园时记录下来的校园场馆与设施，学生了解校园的同时激发学习兴趣，丰富写作素材	

续表

驱动	促成			评价	
	评价	讲解 ✓ previewing 的 4R 法，（便于掌握与识记） ✓ 对比中英文章主题表达方式的差异 Step 4： 学习文章，找出本文的段落大意以及提出相应的建议，以此检验知识点学习效果 Step 5： 小组活动： ✓ 介绍英文文章主题大意的查找方式，以本单元 Text B 为例进行介绍 ✓ 讨论中英文文章段落表达主题方式的差异 生生评价： 以 previewing 阅读方法为依据，对查找文章大意情况及其方法进行组间评价 教师评价： 教师汇总各组评价结果与学生出现的学习问题，进行归类、分析、指正	✓ 对比分析课文第 4 段与学生写作差异 Step 3： 介绍、讲解段落主题句 ✓ 段落主题句的功能与构成 ✓ 段落主题句写作原则 ✓ 段落主题句写作 4P 方法 Step 4： 了解段落主题句使用效果 ✓ 呈现第 4 段，查看有无段落主题差异 ✓ 检验主题句与段中其他句子的相关性 ✓ 此部分进行育人隐性教育，学生了解校园及如何正确利用周围教学资源 ✓ 播放形容词 learned 的微课视频，增加学习趣味性 学生互评： ✓ 学生互评有关大学志向段落主题句的表述 ✓ 学生互评课前写作任务中主题句的写作效果 教师评价： ✓ 教师点评典型写作样本，学生集体修改再评价	✓ 确定主题句后，如何写支撑句？ Step 3： 知识点讲解： 支撑句的定义 支撑句的类型 讲练结合：对比文中第 4 段支撑句要 clear、exact、simple 讲解总结句： 总结句的功能及其与主题句的区别 Step 4： 练习：以本文第 7 段进行段落结构拆解，提炼支撑句表达内容与体会总结句 Step 5 小组活动：整合课前 How to Succeed in the University 的支撑句素材，进行写作，并撰写总结句 学生组间评价： ✓ 大学志向的树立表述中是否体现正确的价值观 ✓ 大学志向实现途径表述中是否分享如何利用校园资源达成志向 ✓ 评判支撑句与主题的关联度 ✓ 评价支撑句表述是否准确、清楚、简洁 ✓ 总结句是否总结全段并引发读者思考 教师评价： 教师汇总各组评价结果与出现的学习问题，进行归类、分析、指正	✓ 生生评价： 在 Unipus 讨论区，鼓励大家分享自己或他人在讨论中的优点与不足 对组内组员间的表述进行互评 ✓ 教师评价： 采用评讲结合的方式：回顾表述排列结构与原则、归纳学生表述问题、评价 + 建议 + 集体修改 + 评价
	作业	1．总结用于描述的动词 2．走访校园熟悉场馆与设施并记录其英文表述	✓ 布置开放性任务：修改后的主题句在 U 校园再次提交进行组间评价，并查看主题句与支撑句的关联度	在 Iwrite 中，完成段落写作：How to Succeed in the University	学生修改与完善各自段落写作任务

（四）大学外语课程思政教学课堂案例“四零”距离，共克时艰——“大学英语”在线教学实践

1．案例概述

课程名称：大学英语（精读）

授课对象：临床医学专业 2018 级 5 ～ 8A 班

课程时间：2020—2021 学年第二学期

教学目标：

知识目标：熟练使用每个单元重点单词、词组（重点）。

技能目标：掌握单元写作结构并将其运用到平时的英文写作中（难点）。

思政目标：将学生英语素养与价值观的塑造相结合。融入育人教学目标和内容，以我院的办学特色为基础定位，发挥社会主义核心价值观的指导作用，将育人目标融入英语课程的知识理论传授（重点）。

学情分析和教学预测：

教学对象：2018 级三个学期过后还未通过大学英语四级考试的同学。

学情及教学预测：基础较弱，自主学习能力相对较差。突然从实体课堂转变为在线教学使得很多学生不知道如何学习以及如何充分利用各种资源。

应对措施：教师首先在正式的课上为学生准备好详细的预习清单、学习指南、平台使用指南等，指导学生学什么、怎么学，并通过 QQ 群发放给学生。在正式上课前通过腾讯会议进行一次试课，确保每一位同学都能顺利上好每节在线课。充分利用每节在线课的课前 10 分钟，通过读单词、英译汉、阅读理解等小练习检验学生的学习效果。与学习效果不好的同学及时 QQ、电话沟通以查缺补漏。

每周 2 学时异步课、2 学时同步在线教学。临床医学专业 2018 级 5 ～ 8A 班每节课都保证 100% 的出勤率。本学期，“大学英语 4”教学以腾讯会议为在线教学直播平台，课外教学活动和自主学习以云班课和 Unipus 高校英语教学平台为依托。

特色：集各家平台之所长，促学生能力之提高。

2．教学方法

（1）任务型教学法

上课前，教师设计本单元的学习任务清单，并发放给学生；清单中明确告知学生具体学习内容、学习方式以及检验评测方式。学生按照任务清单自主学习，完成清单中的任务。

（2）翻转课堂

学生结合任务清单进行课前自主学习、观看视频；在线教学时教师帮助学生进行知识点梳理与回顾。

3．教学设计

本学期大学英语在线教学主要是以腾讯会议为直播平台，线下的教学活动以云班课和 Unipus 高校英语教学平台为依托。上课前，教师在云班课上传相关教学资源，设计诸如头脑风暴、学习笔记提交、单词朗读纠音等教学活动。

以《新视野大学英语读写教程 4》Unit 3 为例详述大学英语课程思政的在线课堂设计。

（1）发放学习清单，使学生明确任务

课前在云班课中 word 文档告知学生学习内容和学习步骤。具体内容如下：

1）精听练习与素质教育双管齐下。课前观看云班课资源：视频 Five traits of successful entrepreneurs，做精听笔记，总结出企业家的优秀品质。

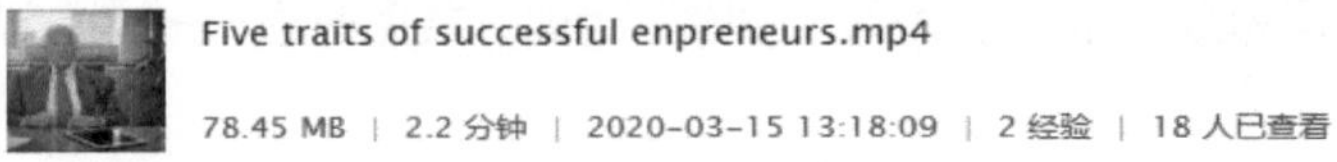

2）头脑风暴活动促进学生自主学习能力。提交自己的精听笔记，并在头脑风暴中总结出从成功企业家身上学到的优秀品质。

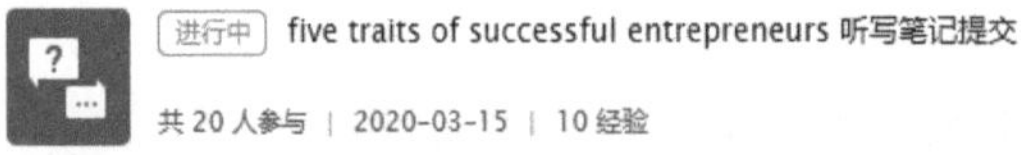

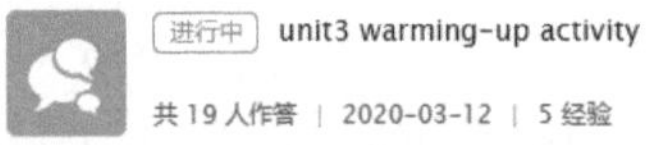

3）课前材料搜集提升学习效率。课前观看云班课第三单元单词课件，简要搜集相关企业家资料，并加以概述。

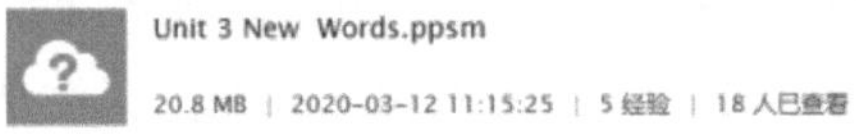

4）特色纠音活动提升学生发音准确度。下载云班课资源中第三单元单词课件和单词音频，反复跟读，并将自己的单词读音以及单词学习笔记上传至云班课活动中，教师会给所有提交的同学纠音，并总结出大家的共性问题。

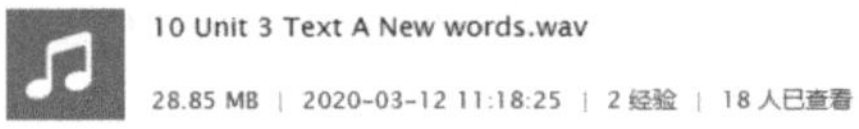

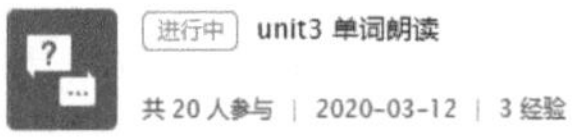

5）课前预习单词并做笔记。

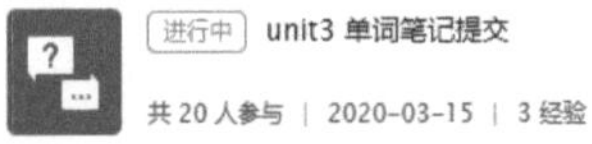

6）影子跟读云班课资源，模仿视频的语音语调。

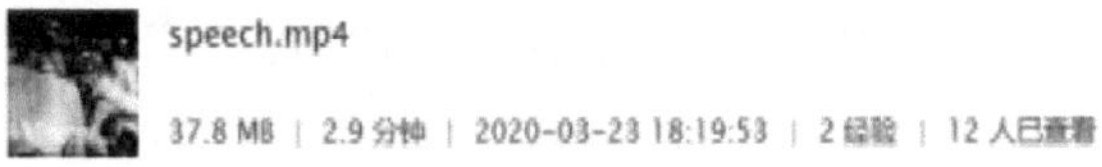

（2）以腾讯会议为媒介、云班课为辅助开展翻转课堂

直播授课过程中，通过云班课进行签到，及时掌握学生的出勤情况。通过腾讯会议的分享屏幕功能分享课程的相关课件、视频等文件和学生在云班课中参与各项教学活动的情况，对学生课前的学习效果加以总结和纠正。将课件中的相关知识点与课程思政相融合，进一步细化讲授。每次直播授课均预留出 10 ～ 20 分钟测试时间，在云班课的自建题库或 Unipus 高校英语教学平台检测学生学习效果，基于测试结果及时做出教学反馈。

（3）充分利用各大平台开展自主学习与自主评价

在蓝墨云班与 Unipus 高校英语教学平台布置本单元作业和测试并开展答疑，巩固教学效果。批改网布置翻译写作内容话题，话题涉及中国传统文化、中国环境保护相关措施、中国抗击新冠疫情的最新进展，增强学生的民族自豪感和使命感。批改网基于语料库的批改功能使得学生在提交翻译与写作内容之后能够立刻得到评价反馈，并基于反馈内容可以进一步完善自己的文本。教师及时查看学生提交的文本，选取有代表性的文本进行学生间互评。

学生通过云班课或 Unipus 高校英语教学平台提交作业，实现教师时时检查学生作业完成情况，并在下一次的直播课中针对学生的共性问题加以总结。教师通过 QQ 及时帮助个别学生解决个例问题。

4．教学实施

（1）云班课的轻直播“零距离”互动——精练教学重点

每单元的重点单词和词组是教学重点内容。通过云班课的各种活动精练教学重点。在云班课的轻直播开辟纠音专栏，学生将自己的读音以语音条的形式发送。教师时时关注学生的读音，对其发音进行纠音，集中发现大家发音的共性问题，在直播课中开辟语音专项练习。利用轻直播开辟了学习笔记提交专栏，学生将自主学习的笔记发送到专栏中。教师实时依据笔记情况给学生奖励相应的经验值，这极大地提高了学生的学习兴趣，而且通过检查学生的笔记还可以考核学生的出勤情况。最重要的是，记笔记既解决了学生手头暂时没有教材的困难，又实现了所学知识的内化。

（2）腾讯会议“零距离”授课——精练教学思政内容

以腾讯会议为直播课平台，充分利用腾讯会议的屏幕分享、开麦聊天、文字聊天区域实现直播课堂高效率、多互动教学。在线教学存在的主要弊端是学生在家学习时分散注意力的因素过多，尤其是对于那些自制力相对较差的学生。在腾讯会议授课过程中，让学生通过开麦或者是文字聊天的模式不断地参与到课堂教学中，并对积极参与课堂互动的同学给予一定的奖励，使其紧跟教师的授课思路。通过图片展示、自制动画、剪辑新闻、词汇情景再现的形式，课程中融入新型冠状感染相关内容，增强课程的吸引力，展现医者的职业精神与品质，促进学生树立个人医学志向，并进一步升华思政内容，将个人的志向与中国梦相联系，引入“中国梦”的概念，增强学生的爱国主义情怀，医学志向与“中国梦”的讨论激起了学生浓厚的兴趣，促使学生主动查阅资料了解中国梦的内涵，并尝试将相关资料翻译成英语，相互之间热烈探讨并主动寻求教师帮助。课下“中华民族的伟大复兴”“国家富强”“民族复兴”“人民幸福”等词汇都成为了学生热烈探讨的高频词汇。教师以此为契机，引导学生懂得只要经过不懈的奋斗便能获得更好的生活，实现了语言知识的学习与人生观、爱国主义教育的有机融合。

（3）QQ 群“零距离”沟通——强化教学难点

突然改变的生活方式、学习方式使得很多学生难以适应，通过 QQ 群与学生及时沟通，了解他们的实际困难并尽量给予帮助，缩短与学生之间的距离。获得他们的信任恰恰是增强他们学习动力最切实有效的办法。学生将在课堂上学到的篇章结构、写作方法运用到自己的作文中，并通过文字或语音信息发给教师，教师及时通过语音信息给学生进行作文的批改。

（4）课程思政“零距离”融入——强化教学重点

教师运用灵活多样的教学方法，使思想政治教育融入各项教学活动中，以达到“润物细无声”的教学效果。以当前的“疫情”为着手点，开发“疫路有责”思政课程，打造网络思政大课堂。越是到关键时刻，思政育人便越不能缺席。例如，在 Unit 2 The confusing pursuit of beauty 课程的导入部分以李兰娟院士摘下护目镜，脸上的压痕清晰可见的一张照片为出发点，展开对于美的讨论。讨论过后学生一致认为以李兰娟院士为代表的医务工作者所展现出来的舍己为人、救死扶伤的职业精神、为国担当的奉献精神才是美的最高境界。以此来引导学生对于美有正确的认识，实现人生理想的思政教育。

5．在线教学成效与反响

（1）学生学习态度明显转变

学生积极参与到课前预习、课中学习、课后测试和作业，并能通过 QQ 积极与教师沟通，解决学习中存在的困难。

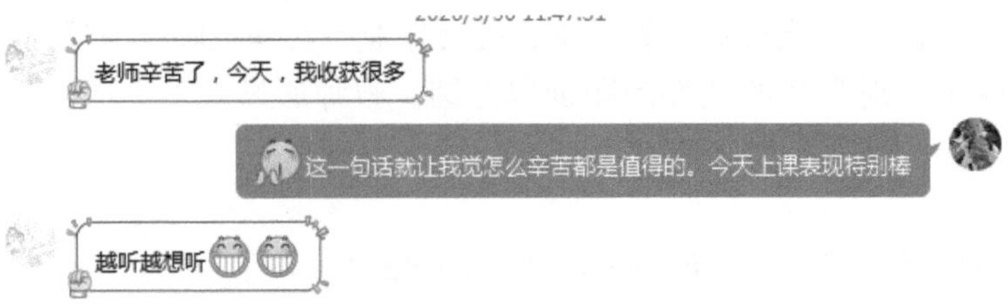

（2）教师教学反馈良好

在线教学过程中，外语教研部的教学督导对教师的教学给予了良好的反馈。通过在线教学效果调查问卷，学生对于教师教学的反馈良好，学生大都认为“零距离”在线教学能够有效实施互动，调动课堂气氛，吸引学生专心听讲，有助于自主学习能力的提高。

6．教学反思与总结

教学效果：“零距离”直播式教学对学生来说是极具吸引力的教学形式，这在很大程度上提高了学生的学习兴趣，很多在实体课堂上不善于表达的学生也能主动地参与到各种课堂活动中；课程思政教学中，将单元主题的企业家精神为伊始，进一步探讨成为一名合格医生具备的品质，帮助学生树立正确的职业观，并在教学中进一步树立优秀医务工作者李兰娟为学习榜样；在线教学也可以利用好网上各类优质教学资源，提高教学深度和广度；在线教学中增加学习方法介绍，培养学生自主学习能力（表4-1）。

表4-1　齐齐哈尔医学院外语理论课教学质量评价表

评价项目	评价内容	分值	评价得 分
教书育人（20分）	为人师表，传播正能量	5	
	治学严谨，从严执教	5	
	融入课程思政，培养医学生的人文素质	5	
	精心备课，内容娴熟，不照本宣科	5	
教学内容（25分）	依据教学大纲并结合学生专业确定教学目标	5	
	导课点题引兴，总结紧扣教学目标	5	
	基本概念等核心知识点清晰，重点突出	5	
	难度适当，难点讲懂	5	
	理论联系实际，信息量大	5	
教学能力（25分）	授课有感染力，学生学习兴趣浓厚	5	
	举例恰当，深入浅出	5	
	授课条理清晰，语音语调规范	5	
	教学设计（教案）有科学性、可行性，符合学生的认知规律	5	
	使用优质教学资源，熟练应用现代教育技术	5	
教学方法（15分）	教学方法适宜，根据学生学习状态和效果及时调整教学策略	5	
	善于启发、引导学生思考，鼓励学生提出问题	5	
	指导学生学习方法	5	
教学效果（15分）	教学目标达成度高，学生的学习获得感强	5	
	学生参与度高，师生、生生有效互动	5	
	采用适当方式科学合理地评价学生学习效果	5	
总分			
课堂纪事	教师情况　是否迟到：□是　□否；是否提前下课：□是　□否		
	学生情况　应到　人，实到　人，迟到　人，早退　人		
评价与建议	1．课堂教学中值得肯定之处		
	2．课堂教学中有待改进之处		
	3．对学生学风的评价、意见和建议		

（冯晓蕾）

二、“三全育人”视域下高等医学院校体育课程育人的实施路径研究

在高校的学科建设中，大学公共体育课程是每一名大学生的必修课。体育课以身体锻炼为主要手段，承担着锻炼健康体魄、发展健全人格的重要任务。体育教学中要坚持健康第一的指导思想，注重对学生的生理与心理两方面的健康教育，在锻炼之余培养良好的心理素质。在“三全育人”的视域下，当今社会发展迅速，大学生对新时代社会的影响巨大，健全的身心素质已不再能满足教学理念的新要求，为了继续落实三全育人的育人理念，以体育手段对学生进行课程育人，来深入贯彻学生思想政治教育工作。

本课题研究始终坚持马克思主义理论为指导，立足我国社会的发展趋势与思想政治教育的实际情况，围绕“三全育人”教育理念，探讨高等医学院校思政育人的实践模式，文章按“提出问题—分析问题—解决问题”的逻辑分析方式来开展研究。

通过梳理相关理论概念，着重探讨“三全育人”教育理念的理论体系、方法体系和实践体系等方面，在体育课堂中建立协同学校思政育人的实践平台，通过教师队伍的队伍建设、教学平台的搭建、学生活动创新的开展，以及学校全过程、全方位的调控，学院全员参与，达到整体发力，力求初步构建“高等医学院校体育课程育人”的基本理论框架和实践发展模式。

（一）马克思主义体育思想与我国体育建设思想的探究

1．马克思主义哲学与体育

马克思直接论述体育的言论可以说是少之又少，这主要是由时代背景所决定的，当时的体育还处于一个萌芽的状态，没有受到人们的高度重视。但是根据以前学者研究的文献资料显示：“1845—1848 年，马克思与恩格斯共同完成的《德意志意识形态》中提出‘个人全面的发展是共产主义者所向往的，是个人的独创和自由的发展’”。马克思还认为“尽管工厂的教育条款整个说来是微不足道的，但这一条款的成就第一次证明了体力劳动同智育和体育相结合的可能性”，明确提出了培养全面发展的人，不能忽视体育。

2．党的历代领导核心关于体育的重要论述

新中国成立以来，以体育建设为手段振兴中华民族伟大复兴的事业不胜枚举，体育关乎民族素质和国家富强，认为振兴我国体育就是振兴国家和民族。体育被赋予了新的政治手段，新中国成立以来关于体育的重要论述不胜其数，不同阶段的关于体育发展的重要思想中都蕴含了深厚的马克思主义哲学观。

（1）以毛泽东为核心的第一代领导集体对体育的重要论述

毛泽东同志早在 1917 年于《新青年》杂志发表了一篇题为《体育之研究》的文章，《体育之研究》这篇文章以高瞻远瞩的思想态度，称得上近代中国第一部体育元典文献书籍。

1952 年，中华全国体育总会成立，毛泽东同志题词：“发展体育运动，增强人民体质”，鲜明地表明发展体育对提高人民的整体素质具有重要意义。这与中国共产党人民至上、全心全意为人民服务的宗旨相契合，结合辩证法中事物是在不断发展与变化的基本原理，人的身体也是在不断发展变化的，以人民为中心的体育观，不仅说明了党的第一代领导核心对人民主体地位的肯定与重视，同时也通过鼓励群众参与实现身体素质的改变，证明了体育第一的正确性。

（2）以邓小平为核心的党的第二代领导集体对体育的重要论述

十一届三中全会以来，以邓小平为核心的党中央，敏锐地觉察到时代主题开始由战争与革命向和平与发展转变，在继承与发展马克思列宁主义、毛泽东思想的基础上，把马克思主义普遍真理同我国的具体实际结合起来，为我国的体育事业指出了一条具有中国特色的社会主义发展之路。

改革开放以后，邓小平同志曾多次提出“体育是社会主义精神文明建设的重要方面，要进一

步研究，提出方针，制定规则论断，创造性地把体育与精神文明建设结合”。体育对国民的激励促进作用逐渐凸显。在国家向善向好的发展趋势背景下，将“面向现代化，面向世界，面向未来”的“三个面向”精神融入体育的发展之中。邓小平同志创造性地运用“一国两制”的思想解决了我国奥运会的会籍问题，运用“科技兴体”的战略思想指明了我国体育的未来发展方向，大大促进了我国体育事业的长足发展。

(3) 以江泽民为代表的第三代领导人对体育的重要论述

随着改革开放的深入，中国社会发生了巨大的改变，面对新的挑战，江泽民同志提出了“三个代表”重要思想，作为与毛泽东思想、邓小平理论一脉相承的科学思想体系，人民的全面发展理念依然贯穿其中。在“三个代表”重要思想的指导下，我国的体育事业开始围绕更有针对性的全民体育、竞技体育、法治体育展开，江泽民同志在新中国体育史上第一次明确提出了全国制定出有目的、有任务、有措施、有步骤的“全民健身计划”。全民体育的发展为竞技体育提供了广泛的人民基础，“普及与提高相结合，在体育运动中存在这个规律”，竞技体育融入群众体育，便快速、广泛地在国内传播与普及。

(4) 以胡锦涛为核心的第四代领导集体对体育的重要论述

进入21世纪，在中国共产党的带领下，全国人民自力更生，艰苦奋斗，中国的国际地位不断提升，国民素质显著提高。2003年，胡锦涛总书记在江西考察时，提出了“科学发展观”的指导思想，这一时期，中国体育在“科学发展观”的指导下，有了突飞猛进的发展。

随着综合国力的提升，青少年体育越来越被党中央重视，胡锦涛同志以更加宏观、深远的视角对青少年体育进行了阐释：“增强青少年体质、促进青少年健康成长，是关系国家和民族未来的大事，需要各级党委和政府高度重视”。胡锦涛同志的重要指示精神在教育领域引起了强烈的反响，各省、自治区、直辖市相继出台了学校体育相关的指导意见。

(5) 以习近平为核心的第五代领导集体对体育的重要论述

党的二十大报告指出“促进群众体育和竞技体育全面发展，加快建设体育强国”。习近平指出，“体育是综合国力的体现”“体育承载着国家强盛、民族振兴的梦想。体育强则中国强，国运兴则体育兴”，身体力行，推动中国体育事业的发展。习近平认为“体育是提高人民健康水平的重要途径，是满足人民群众对美好生活向往、促进人的全面发展的重要手段，是促进经济社会发展的重要动力，是展示国家文化软实力的重要平台”“体育代表着青春、健康、活力，关乎人民幸福，关乎民族未来”。2016年在以习近平总书记为核心的党中央大力支持下，《“健康中国2030”规划纲要》颁布，进一步强化了体育对提升国民健康的积极作用，并在此基础上提出 了体医融合的发展模式，通过全民健身实现全民健康，进而实现全面小康目标。

以习近平为核心的党的第五代领导人，在继承和发展前四代领导人的思想基础上，结合中国特色社会主义新时代的发展，联系马克思主义的辩证唯物史观实现了体育思想的创新与飞跃。

（二）学校体育的功能与价值分析

中国的学校体育经历了一百多年的发展历程，1903年清末时期，在推进“新政”的过程中颁布了《奏定学堂章程》，章程规定了各级学堂设立“体操科”，这是第一个由国家颁发的关于体育教育的政府性文件要求。1956年，编辑了第一部中小学体育教学大纲和体育教材，结束了我国学校体育没有教学大纲和体育教材的历史。

纵观百年，我国学校体育的发展历史，从五十余年的学校体育教材从无到有，再到逐步完善的过程，体现了我国体育教育的飞跃式的进步与发展。

1. 蔡元培先生对体育的认识

蔡元培曾任北大校长、国民政府大学院院长，“完全人格，首在体育”是蔡元培对健全人格的定义，他认为：“所谓健全人格，内分四育，即：体育、智育、德育、美育。”他高度提出健全的人格要将体育放在首位，体育可健全学生的精神、身体、思想；曾提出“体育贵乎四万万人中”。在学校体育课中，不仅仅锻炼学生的身体素质，还学到了运动技能，同时提高了学生运动的兴趣，培养终身体育的良好习惯。

2．张伯苓先生对体育的认识

南开大学的创始人、著名的教育家张伯苓说“不懂体育者，不可当校长”，也被人称为“体育校长”“中国奥运第一人”，张伯苓将民族素质与国家富强紧密结合起来，认为振兴体育就是实现国家和民族振兴。他曾提出“我国目前这一阶段最差的就是体育”，多次在研究报告中强调“强我种族，体育为先”“教育与体育，绝对不能脱离”。张伯苓形成了著名的现代教育体系，为国家培养了大批新中国建设事业的建设性人才，后被人们尊称为“中国现代教育的一位创造者”。

3．学校体育是我国体育的根基

我国将体育分为竞技体育、学校体育、社会体育三大类，竞技体育需要学校体育的支持，学校体育是竞技体育的基础，也是促进社会体育多样发展的一个路径。党的十八大以来，以习近平同志为核心的党中央高度重视推进体育工作的建设，建设体育强国不仅仅是依靠竞技体育的发展，要实现学校体育、社会体育全面振兴，努力将体育建设成为中华民族伟大复兴的标志性事业。建设体育强国的核心含义是“提高我国的体育人口，增强体育基础建设”，体育承载着国家强盛、民族振兴的梦想，也是体现国家的综合实力、社会文明的重要表现。我国体育发展路径是由“大”走向“强”，这是新时代赋予体育产业的新的使命。

新时代下，学校体育发展的方向需要重新思考，不能只是单纯地在学校发展，要努力实现学校、家庭、社会体育的融合发展。这就更加贴合“三全育人”的教育理念、实施路径——“全员、全过程、全方位”。若进一步强化我国学校体育的建设，要紧密联系“三全育人”教育体系，建立学校、家庭、社会三个方面的融合，实现全员育人的体系，实现校内课程、校外活动、家庭锻炼有机地结合在一起。做到人人爱体育，人人去体育，促进学生学好体育、爱好体育、学会正确的体育欣赏，养成良好的锻炼习惯，就是新时代下实现体育强国梦的最终目标。

（三）高等医学院校体育课程课程育人开展现状

为了进一步了解高校体育课开展“三全育人”的现状，对高校体育课程课程育人的具体实施手段进行访问与调查，根据“三全育人”的实施理念，通过全员育人、全过程育人、全方位育人的不同层次去分析我院课程开展的现状。本文研究主要通过两方面去分析我校体育课程育人的现状，分别从教师与学生问卷数据进行梳理与分析。

1．教育工作者关于课程育人数据的统计分析

【教育工作者对“三全育人”理念的理解的数据调查分析】

为了充分了解本课题中所有被试者对“三全育人”教育思想的了解程度，设立了以下 4 个题项进行问卷调查，调查结果如图 4-3 所示。

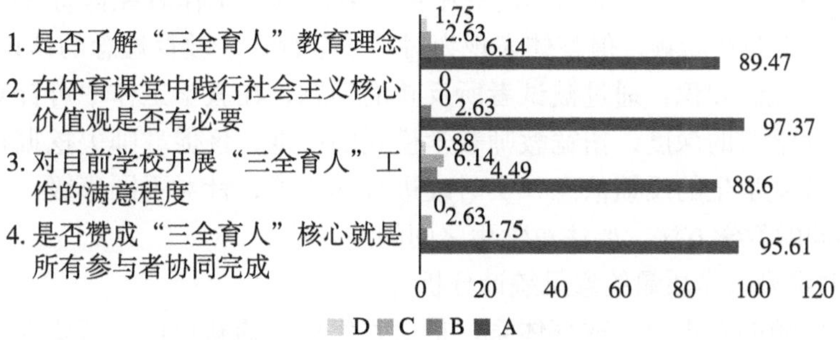

图 4-3　教育工作者对“三全育人”教育理念的人数现状数据分析

图 4-3 共 4 个问题。第 1 道题为教育工作者数据结果显示“三全育人”教育理念的理解程度的问卷调查。总体来讲，在被调查的教育工作者中，对“三全育人”教育理念的理解情况还是比较好的。

第 2、3、4 道题数据结果显示高校体育课堂中践行课程育人教学活动开展情况较好，教职工对“三全育人”教学理念的理解较全面，但是还需要继续加强其学校的课程思政的建设；要实现“全员参与”就要把“三全育人”的理念落实到每一位教育参与者中，育人不仅仅是在课堂中、在宿舍中，还是所有工作者协同参与进来。

综上所述，通过图 4-3 的数据结果，可清楚地了解到被试者拥有坚强的工作责任感，对教育概念的理解很透彻，同时也体现了在平时工作过程中具体去关注和传播“三全育人”的教育思想。其实在教育行业中，教师不仅是教学的主体参与者，辅导员、行政人员、科研人员都需要积极地参与进来，大家共同协同工作，有自觉有担当，才是实现全员育人的正确路径。

【教育工作者在体育课堂中开展思政元素的情况调查分析】

体育课堂是践行“三全育人”工作的特殊表达方式，区别于其他学科，是以学生亲身感受于实践为主要途径的教育方式，是一种隐性表达方式，利用团队参与、挫折教育等教学模式，去拓展学生的思维方式，是塑造学生健全人格的重要实施路径。为了深入了解高校工作者在体育课堂中开展思政元素的现状，通过以下 5 个题项进行了调研，调查结果如图 4-4 所示。

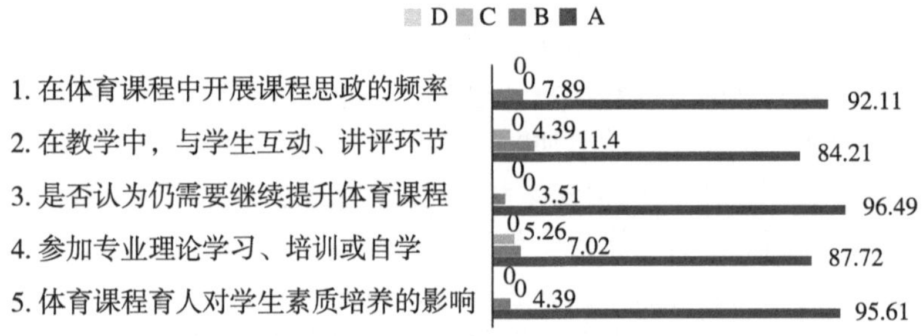

图 4-4　教育工作者在体育课堂中开展思政元素的情况调查

第 1 ~ 5 题项是对被试者通过对“三全育人”教学理念的理解，应用于课堂中的具体情况调查。研究表明，在高校的体育课堂中对于践行社会主义核心价值观的主题思想情况良好。在高校开展思政教育工作还有更多方向可以挖掘，跨学科的育人、多学科结合的育人方式、育人工作不断层是“三全育人”推广工作的多元开展方式。对于所有高校工作者来说，教师自学和进修是一种工作需要，同时也是顺应社会要求的一种必需，高校工作者只有不断学习，积累丰富的知识和经验才是提高教学效果与质量的重要途径。体育课中的课程育人能够对学生的综合素质起到积极的作用，所以说在体育课中实施课程育人的教育手段是非常有必要的，对学生的影响也是非常深远的。

综合图 4-5 的数据结果显示，说明本研究中被试者的教育工作者在体育课程中已经融入课程思政的育人意识，教学模式新颖，但整体表现为对“三全育人”教育理念的认识程度还比较薄弱，需要进一步学习相关理论知识；通过被试者所反映的问题，在教学工作中可针对相关问题进行补充和完善，提升教师学习的深度，拓宽教师教学模式的广度，督促教师去挖掘自身的潜力，积极与学生进行交流，接受学生的反馈信息，实时改进教学方式，针对不同班级、不同年级的学生群体的不同，制定不同的教学方法，要注重学生之间的差异性。

【教育工作者对提升教学质量的意见统计分析 】

构建以党建为引领的思想政治教育体系，是新时代育人的新目标、新要求，提高教学质量和办学水平是高校发展的重中之重。在“三全育人”教育思想的指导下，积极开展实践探索，构建以党建为引领的政治教育体系，向一流大学办学要求不断靠拢，全面提高育人质量和办学水平，努力为新时代推进高校教学高质量发展和现代化治理贡献力量。

【教育工作者的工作动机原因分析】

针对本研究的数据分析，图 4-5 的数据显示，从被试者从事工作的原因中也可间接反映出工作者的工作热爱程度，本道题为多选题，可以从多个方面去考虑教育工作者从事工作的动机，从管理心理学角度去理解个体的工作动机决定了个体对价值观或目标的最终体现的效果与质量。所以，为了继续探讨教师的教学质量的影响因素，可从个体工作动机角度去分析，从工作认同角度来讲，个体把外在的价值观或目标内化成自己的价值观或目标，因此追寻目的的行为是内在归因的、自我决定的。本文通过对所有被试者的调查，有 92.11% 表示热爱教书育人，有 48.25% 表示热爱科研，有 21.05% 表示为多种因素交织的结果，有 16.67% 表示是谋生方式。

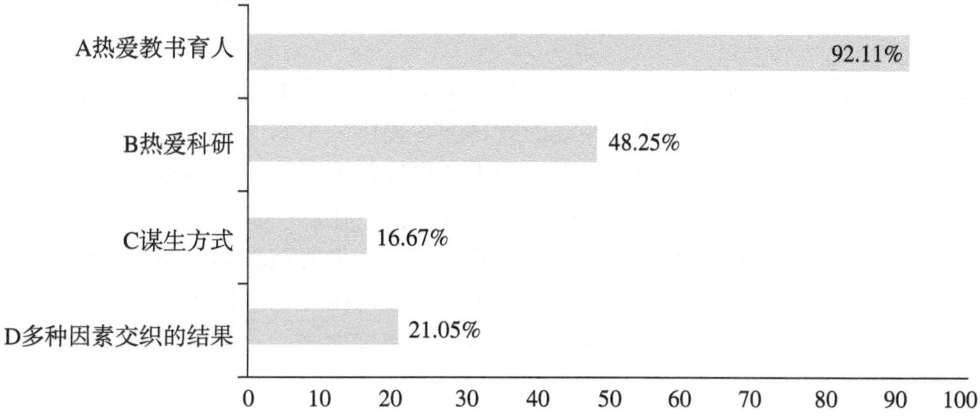

图 4-5　教育工作者从事高校工作的原因（多选）

每个人的愿望和理想都各不相同，个体的工作愿望和理想是随着社会实践的发展而发展的，对于高校教育工作者来讲，工作的动机与个人愿望趋于统一的时候，其教学实践的实效就会非常显著，高校工作者对于职业越认可，职业理想越大，动力就越大，事业心就越强。针对这一思路，本研究调查高校工作者的工作动机情况具体表现为：本研究中调查的高校教育工作者具有强烈的工作责任感、使命感，对教育行业持有热爱之心，能够做到爱岗敬业，乐于奉献，并且严格认真履行教师的工作职责和工作操守。

教师动机是推动教师以其特殊的职业角色在工作过程中的教学行为和活动的内在力量。是教师的一种内在的稳定的心理倾向性，在完成教书育人的过程中，动机可时刻激励着教师行为的积极性、参与性和持续性，决定着教师工作的努力程度，最终可影响教师的教学质量与教学水平。本研究从社会环境角度和教师理想的内在动力两个角度去分析测试者，研究结果表明，本研究中的测试者均对教师这一行业持有高度热爱的情感，教学与科研同向发展，具有较强的职业归属感，职业发展愿望远远大于对于升职加薪的渴望，这是高校教师行业发展的良性现象，具有社会主义发展的新时代精神，是社会的需要，更是国家的需要。

【教育工作者对体育教材编写的意见情况统计】

体育教材是体育课堂中基本的需要，教材的内容有明确和隐含的功能体现，教材的设计与编辑要符合国家教育部的发展要求，结合社会新时代的发展目标，有效地将理论知识进行汇总与总结，引导学生进行实践是教材的功能体现。其质量的好与坏直接影响教师教学的水平高低，所以，教材的编写与选取对教学质量的发展起至关重要的作用（图 4-6）。

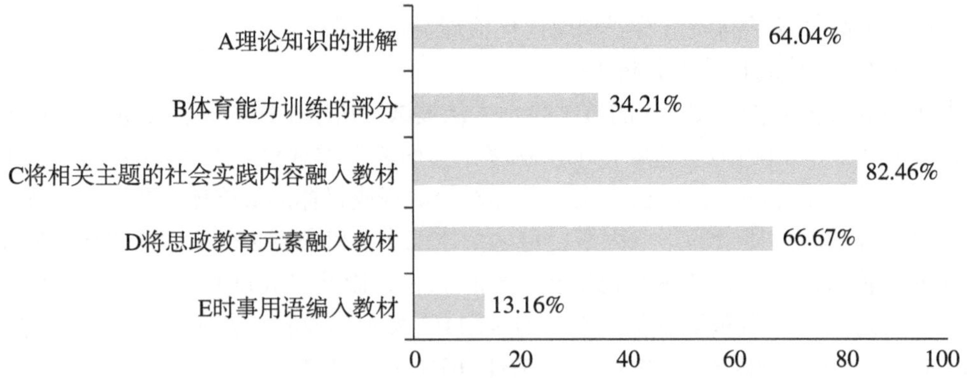

图 4-6　教育工作者认为体育教材编写突出的内容（多选）

图 4-6 数据统计显示，通过五个选题的问答，本文被试者选 C 选项最多，占总比的 82.46%；数据结果的显示可以给大学的公共体育课程的教材编写提供一个新的思路，因为公共体育课学生的体育基础知识相对比较薄弱，对相关赛事的规则和事迹都不了解，在编写大学体育公共课的教材时，可简短地将相应的思政元素和人文历史编入教材内，让学生了解项目背后的内涵或者对运动项目有新的认识。与此同时，不仅要在教材中有新变革，也要在教学中要求教育工作者，尤其是课程中的体育教师，更加重视对学生的理论知识的补充与拓展，这样才能更加激发学生的爱国精神，树立正确的榜样教育，激发学生锻炼的兴趣，在锻炼之余，心灵又得到了锤炼，是一个一劳永逸的过程。

【教育工作者对学校师德师风建设的意见统计】

“学高为师，身正为范”是出自著名教育家陶行知先生的名言，意思是指身正才能师为人范。陶行知先生道出了作为一名合格的人民教师，除了要有扎实的专业知识、较高的文化水准外，更重要的是要求教师应有良好的道德素质。同时人们常说“教师是人类灵魂的工程师”，教师对塑造学生的正确价值观起到非常重要的作用。因此，师德是教师的基本行为准则，是教师的立身之本。师德师风是高校建设的常规工作，也是发展教师思想政治教育的不可或缺的部分（图 4-7）。

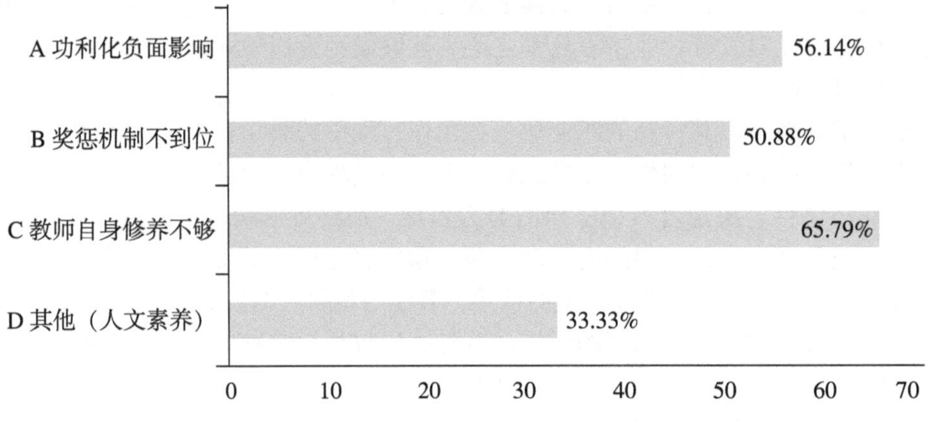

图 4-7　教育工作者对学校在师德师风建设上的意见（多选）

图 4-7 数据统计为教育工作者对学校师德师风建设方面的意见调查。教育是事关国家发展和民

族未来建设的千秋大业，是以教师是主导者、以学生为主体的一种教育活动，教师的一言一行对学生的影响很大，所以师德师风建设是首举。高质量的教育，必然需要高质量的教师团队，同时，师德师风也是每一名教师的必修课。为了正确评价教职工在师德师风工作中的成绩和作用，激励和督导高校工作者重视师德师风的建设，推动学校师德师风的顺利发展，应列入教师的绩效考核、职称晋升、评奖评优中，作为参考依据，并制定细则与方案。按照奖励大于惩罚的原则，督促高校工作者积极发挥工作职责，秉承育人的使命感、责任感、言行规范，在践行社会主义核心价值的主题思想中，做到“以行育人、以行导人”，发挥自身价值，让学生深切地认识高素质的合格人才是社会的需要，也是国家的需要。

而被试者回答提升人文素养的占比为33.33%，教师除了需要更强的专业素养外，还需要人文关怀和道德情感。在教育活动中，学生是主体，更是民族未来的建设者，所以需要教师的关怀与热爱，不仅要培养专业过硬的社会型人才，更需要有温度的爱悯之心。

2．学生对体育课程开展“三全育人”的现状分析

体育课程是每一所学校的一门必修课之一，不论是中小学还是大中专或者普通高校。体育课程是不可缺少和不能取代的一门课程，普通高校的体育课程大多数为一周一次的上课模式，这样的强制型的运动频率完全达不到标准的要求，使得当今大学生的体质健康标准处于一个很低的水平，有的甚至在最低分以下。针对这一情况，就需要体育教师通过教学方式去激发学生锻炼的兴趣，培养良好的健身习惯。在体育课程中除了教授新的体育技能外，还要强调运动负荷的达标。通过实施与贯彻“三全育人”的教育理念，在体育课程中进行课程思政，不是一味灌输爱国情怀，而是通过英雄事迹、竞技精神去不断激励学生运动的主观能动性，这样一个隐性的过程既完成了教学任务，又达到了课程思政的教学要求。

为了进一步了解高校学生对体育课程开展“三全育人”的情况，通过问卷调查对学生进行走访与调查，调查结果如表4-2数据所示。

表4-2中第1 ~ 5题的数据是体育教师教学过程中具体实施的情况调查，学生对学校践行“三全育人”的具体工作表示基本满意，对教师线上与线下教学结合的模式表示接受。但是有部分学生表示在教师教学过程中，践行“三全育人”的育人意识较弱，学生对其思政元素的理解程度不高。

表4-2中第6 ~ 12题是学生对教学课堂中的意见与建议的调查，本研究在被调查的学校中体育课程育人工作均不成熟，整体都是处于一个前期的探索的阶段，其中教学中创新教学方法和践行国家新的教学思想，一般大致需要3 ~ 5年的实践模式阶段，5年以上才能逐渐趋于成熟，所以说，本研究在各高校践行“三全育人”的教学理念中处于一个前期摸索阶段。在“三全育人”实践过程中，不能只突出教师、辅导员或者其他教育工作者的职能，只有大家紧密相连，才能最大化实现政治育人功能。

表4-2　学生对体育课程开展“三全育人”情况调查

题项	N	比例
1　你的体育教师的教学过程情况调查		
A 重视技能的教学	174	11.52%
B 重视培养学生将技能转化为实践能力	277	18.34%
C 重视将理论结合实践的教学	200	13.25%
D 重视理论结合实践的教学，并会加入思想政治教育的内容	859	56.89%
2　你在体育课堂中是否感受到了思想政治教育融入其中的情况调查		
A 感受到内容丰富	1145	75.83%
B 感受到内容一般	288	19.07%

续表

题项	N	比例
C 没有什么感觉	49	3.25%
D 说不清	28	1.85%
3　你是否认为学校依据你们的阶段性知识的需求而开设相应育人课程情况调查		
A 感受到很多，内容丰富	1088	72.05%
B 感受到一些，但希望多一些有价值的课程	368	24.37%
C 没有什么感觉	54	3.58%
4　你的体育教师最常使用的教学方法情况调查		
A 讲解示范传统教学模式	929	61.52%
B 灌输式方法	77	5.1%
C 整体讲解并个别纠正的方法	504	33.38%
5　关于在教学中适当加入互联网知识教学的方式的情况调查		
A 很乐于接受	1028	68.08%
B 乐于接受	455	30.13%
C 不接受	27	1.79%
6　希望体育教学方式应在哪些方面改进情况调查		
A 教学方法的改进	817	54.11%
B 教学内容的丰富，理论与实践相结合	1014	67.15%
C 以体育育人，通过体育来进行相关思想政治教育	842	55.76%
7　在体育实现课程育人中遇到的困难情况调查		
A 将课程功能定位在理论知识与技能培养上，导致育人功能和教学之间没较好地连接	1173	77.68%
B 在课程功能上，轻视课程中蕴含的思政育人功能而重视教学目标的实现	831	55.03%
C 在课程教学上教师为赶课程进度，一味地单向灌输	554	36.69%
D 在课程的教育教学中，轻视学生参与课程意识	576	38.15%
8　在大学阶段，你认为什么方面对你的价值观层面影响最大的情况调查		
A 课程教师的师德师风	1278	84.64%
B 思政教师的思想引领	1109	73.44%
C 辅导员的释疑解惑	871	57.68%
D 各种政治理论学习活动	912	60.4%
9　你对体育教材内容的设计主要倾向的情况调查		
A 提高学生审美能力，认清体格美带来的自信	1141	75.56%
B 提升学生文化素质和精神品格，从小组合作到队伍建设	1128	74.7%
C 增强学生的技能实践，挖掘学生顽强拼搏的精神	1095	72.52%
D 落实课程同向同行，在教材中融入思想政治教育的要素进行讲解	968	64.11%
10　学生对体育教师通过体育课程实现思想政治育人功能的有效途径的情况调查		
A 课上与教授专业知识融合进行	1301	86.16%

续表

题项	N	比例
B 课下对个别学生进行教育	840	55.63%
C 通过体验校园文化活动引导	1095	72.52%
D 教师的授课内容受到学校有关部门的监督	834	55.23%
11　你认为体育课程育人工作应从哪些方面努力		
A 推行体育课程思政建设，实现与思政课程同向同行	1217	80.6%
B 加强线上线下有效互动，实现思想教育与价值引领	1161	76.89%
C 发挥党员的模范带动作用，引领大学生开展文化活动	967	64.04%
D 实现各部门信息资源的共享，提升管理服务育人水平	958	63.44%
E 推动育人要素，在全员、全过程以及全方位的协同中稳步提升	944	62.52%
12　你认为体育课程对于大学生最重要的意义在于		
A 获得在本课程持续发展的能力	1247	82.58%
B 养成良坚定的理想信念与好的道德品行	1201	79.54%
C 实现身心健康全面发展	1175	77.81%
D 提升理论知识水平和解决思想问题	996	65.96%

数据结果表明学生对教材内容的设计有以下四个方面的学习需求：①提高学生的审美能力；②重视学生的综合素质的培养；③增强学生的技能实践能力，挖掘学生的体育精神；④落实体育课程育人工作。

体育课程育人工作未来可以从以下五个方面进行努力：①推行体育课程思政建设，实现与思政课程同向同行；②加强线上线下有效互动，实现思想教育与价值引领；③发挥党员的模范带动作用，引领大学生开展文化活动；④实现各部门信息资源的共享，提升管理服务育人水平；⑤推动育人要素，在全员、全过程以及全方位的协同中稳步提升。对大学生起到以下四个方面的影响与意义：①获得在本课程持续发展的能力；②养成坚定的理想信念与良好的道德品行；③实现身心健康全面发展；④提升理论知识水平和解决思想问题。

3．“三全育人”视域下高等医学院校体育课程育人现状总结

2020年，教育部印发《高等学校课程思政建设指导纲要》，提出要在全国所有高校的所有学科中全面进行课程思政。让课程思政教育理念在全国高校得到广泛推广，全面提高广大教师开展思政育人的意识和能力，建立健全的育人机制是实现全员、全程、全方位育人的大格局。

全面推进高等学校课程思政建设，教师是关键，习近平总书记在清华大学考察时强调：“教师要成为大先生，做学生为学、为事、为人的示范，促进学生成为全面发展的人。”作为教师，要始终坚守职业要求，认认真真履行职业操守，传道授业解惑，是教师的主要工作，根本任务是为社会培养高素质人才而努力。本研究为了提升高等医学院校的体育课程育人的质量，通过问卷调查，对教师与学生进行走访与调研，结果显示：在体育课堂构建课程思政的体育学科课程体系，在实践过程中仍然存在一些困难，主要体现在以下四个方面：

（1）不同教师之间的教学质量不够均衡。

（2）重视课程讲解，而忽视育人意识。

（3）体育学科知识没有与思政育人有效地结合。

（4）忽略了学生对思政育人的接受程度与理解能力。

基于高等医学院校培养学生的专业特点，以及适应社会对医学职业方向人才的需要，大学体育课程的改革必须要注重时代的变迁，不能一味地延续传统的教育模式，应注重传统与创新相结合，运用新思想、新手段，建立多样化的大学体育课程。“我们办中国特色社会主义教育，就是理直气壮开展思政课。”体育学科是显性教育与隐性教育相统一的一门学科，体育除了发展学生健康的身体与心理素质，培养学生终身体育的教学功能之外，还具有“迁移功能”，在体育中建立的积极的心态、敢于拼搏的意志品质、塑造良好的性格，是可以迁移到平时工作和学习中去的。比如在科学研究中，永不放弃、顽强的意志品质的精神就是在体育当中锤炼，然后迁移到其他学科学习当中去的。所以体育学科是一种显性教育与隐性教育相统一、育人功能起到辅助与促进功能的学科。

全面推进大学体育课程的育人效果，就要利用体育课堂为主渠道，“立德树人、铸魂育人”，从根本上推动体育课程育人的改革创新，不断增强体育教师的思想性、理论性、针对性和亲和力。让教师先吃透思想政治思想，再去育人，这样体育课堂的思政味才够浓烈。习近平总书记在讲话中做出了具体部署——“八个相统一”，为新时代高等教育把准了方向，是高校“三全育人”改革创新的基本遵循。

为了改变体育课程育人环节薄弱这一现象，要从丰富大学体育课程的教学路径，在知识传授的过程中潜移默化地实现价值的引领。让全体体育工作者在课程思政上达成共识，实现思想政治思想全覆盖，狠抓优秀思想政治元素，在教学环节上实现环环相扣，使具有体育学科特点的课程思政让学生实现入耳、入眼、入脑、入心。在体育课堂中开展课程思政，是实现“三全育人”最扎实的基础工作。本研究基于对体育学科的了解，对高校体育课程育人现状进行调查，可推进高等医学院校体育课程思政建设体系，为高校体育课程的研究提供可供参考的数据。

（四）高等医学院校体育课程课程育人问题分析

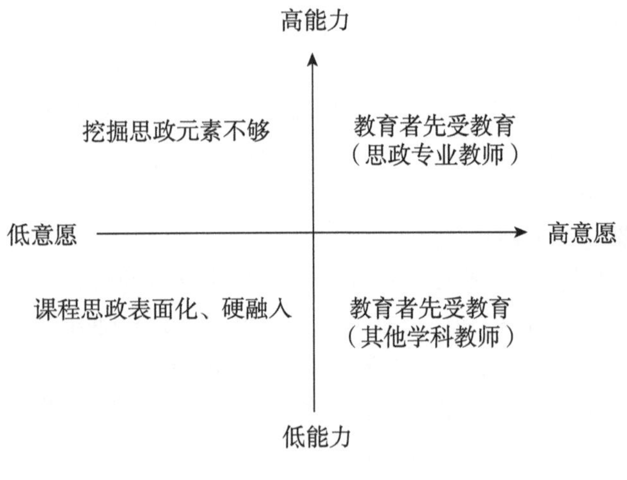

图 4-8　教师课程思政情况分类

导致这种现象的主要原因体现了体育教师的两个方面：①能力；②意愿。

美国现代管理学之父德鲁克说：“认清自身的优势与劣势，是做好自我管理的第一步。”图 4-8 所示的内容是根据能力象限进行设计，教师在教学工作中的表现可按照能力与意愿分成以下四个部分。分配原理是：意愿（will）-能力（skill）矩阵的数学象限来规划的，是非常有用的、值得所有教育工作者思考的辅助工具。

图 4-8 中，横向坐标代表意愿（由低到高），纵向坐标代表能力（由低到高）。这样可以得出公式：

（高能力）×（高意愿）= 教育者先受教育（思政专业教师）

（高能力）×（低意愿）= 挖掘思政元素不够

（低意愿）×（低能力）= 课程思政表面化、硬融入

（低能力）×（高意愿）= 教育者先受教育（其他学科教师）

那么，能力高且意愿高的人，就是属于专职课程思政教师，在教学中可以轻车熟路地开展“三全育人”教学工作，能够在知识传授的过程中巧妙地实现价值的引领。

高能力低意愿的人，是属于被动型人，往往在工作中的动力不高，需要外界条件的刺激才能够积极地投入工作中去，并实现个人价值，针对这一类人，为了提高工作效率和工作动力，可以采用实时褒奖与惩罚的制度模式，给予外在的刺激才能激发这一类人群的工作实效。

低意愿低能力的人是非专业思政教师，但是随着学校课程思政建设体系工作的开展，这类人群表现的工作热情不高，内在动力不足，在课堂中表现出融入思政元素偏于表面化，学科知识的传授与思政内容不贴切的问题频频出现，导致课程思政的教学效果不高，针对这类人群可从基础抓起，提高政治素养，才能实现工作动力的提升。

低能力高意愿的人，所指的是一大批高校非思政专业教师工作者，这类人群在学校开展“三全育人”教育理念具体工作中，效能最大，也是潜力股，是学校实现思政育人“学科全覆盖”的主要战斗军，是未来发展潜力最高的人群，所以可以通过指导、引导、培训等手段，实现教育者先受教育，培养高校教育工作者的思想政治育人素养。

图 4-9 是对图 4-8 教育者开展思政课程情况分类的一种解读，是通过把意愿和能力这两种性质相异的指标，结合教师发展中的综合表现，依据指标程度和效果，做出相应的结构分布图。根据图 4-9 所示的意愿与能力模型，我们可以了解到教师在课程思政中教学效果的分布情况。针对这四类人群的分布，可以为高校对于教师评价激烈的一系列政策提供一些可参考的意见。

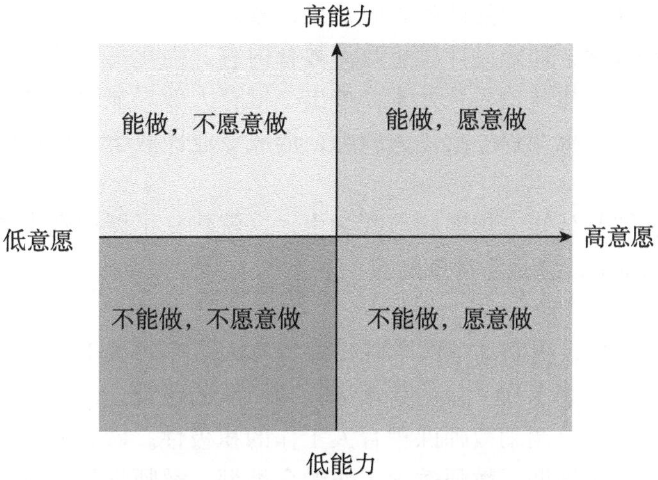

图 4-9　能力与意愿矩阵的分布情况

学校应将课程思政建设成效纳入：① 双一流建设；②一流专业建设；③一流课程建设；④双高计划评价；⑤学科评估；⑥专业认证；⑦教学成果奖；⑧全国教材建设奖；⑨本科教学评估；⑩高校、院系数字绩效考核和教师评奖评优等。学校要做到真评价、真激励才能获得真成效，这是有效促进课程思政体系建设的有效途径。

（五）践行“三全育人”育人理念，建设高等医学院校体育课程

1．高等医学院校体育课程建设融入全员育人

（1）强化教师的育人主体意识

在强化深入贯彻“三全育人”教育主导思想过程中，教育部于 2020 年 5 月 28 日印发了《高等学校课程思政建设指导纲要》，全面部署了课程思政建设性工作。要想解读纲要内容，就要明确建设课程思政，教师是关键。对高校教师的岗位要求就有所提高，热爱自己的事业、自己的岗位、自己的学生，用心、用情、用爱去教书育人。在课堂中把课程思政当作一门学问、一种价值、一

种信仰来刻苦钻研。教育部高等教育司司长吴岩在报告中说：“要建设‘金课’，培养‘金师’；金课就是有知识、有学问、有信仰、有力量。金师就是政治立场过硬、业务能力精湛、技术方法娴熟、与人水平高超。”践行这一艰巨教学改革的使命者就是教师，在新时代高等学校本科教育中，全面振兴中国本科教育，使教改这树根深深地扎入大学的每个角落，使课程思政走入人心，建立一流本科教育，形成一流人才培养体系，这是高校教育的根本任务。

课程是大学教育中最小的一个单元，也是培养人最微观、最普遍一个方式。我们都知道“短板效应”，在高校教育中，其实也是一样的，育人不是看你的手段高不高、方式是否多样，决定学生整体素质的往往可能是那一块“短板”，所以，强化教师育人的主体意识，往往是解决了高校践行“三全育人”主体思想的“最后一公里”。做好育人前期准备工作，是建立“以学生为发展中心”的高校育人的核心关键环节。

（2）落实教师的育人主体责任

2021 年 4 月 19 日，习近平总书记在清华大学考察时强调，“教师要成为大先生，做学生为学、为事、为人的示范，促进学生成长为全面发展的人”。为我国高等教育发展和一流大学的建设指明了前进的方向，对广大人民教师也提出了要求。在育人的工作中，教师要首先明确主体责任，教师是育人工作的“第一主角”。其实早在 2018 年，教育部关于强化思政建设、建设课程育人工作会上，针对育人主体就曾强调“教师的主体位置”，在构建全员、全过程、全方位“三全育人”大格局过程中，着力推动高校全面加强课程思政建设，做好整体设计，根据不同专业人才培养特点和专业能力素质要求，科学合理地设计思想政治教育内容。强化每一位教师的立德树人意识，在每一门课程中有机地融入思想政治教育元素，推出一批育人效果显著的精品专业课程，打造一批课程思政示范课堂，遴选一批课程思政优秀教师，形成专业课教学与思想政治理论课教学紧密结合、同向同行的育人格局。

教师通过自身的理解与认知去传递和教授学生，这就建立了课程育人的课程体系，所以说教师自身的主观意识和主体责任感是非常重要的。

（3）做好教师培训“四个全”

践行“三全育人”工作，提高高等医学院校课程育人工作的教学成效，所有院校需构建覆盖教师职业生涯规划的培训规划工作。目的是推进教师团队的建设，以提高教学能力，增强教学成效，提高教学质量，从根本上调动教师课程育人工作的积极性。做好教师培训“四个全”工作具体包括：教师职业生涯的全周期、教师教学工作的全类型、教师学科专业培训的全范围、教师教学过程中的全手段。目的是动员所有高校、高等院校中所有专业以及学科中所有教师的课程育人工作，基于提高教师教学质量、教学成效和教学能力的提升，以培养课程思政高手、能手、强手和巧手。也就是说高校教师的育人能力可直接体现传统课程思政的育人成效，所以，构建教师职业生涯规划的培训工作是关键之举。

1）全周期

全周期是指教师职业生涯的全周期，其中包含：新教师入职培训、在岗培训、师德师风专项培训以及教师的教学进修等。其中，最重要的是做好新教师入职的岗前培训，可以说岗前培训的质量对于一名新入职的高校教师起到至关重要的作用，也是决定教师职业生涯规划走向的定心之举，所以说，抓好高校教师培训中的岗前培训是为以后建设教师队伍工作中一劳永逸的事情。

另外，还要加强重视高校中的青年教师队伍的建设，因为在高校的教职工队伍建设中，青年教师队伍占了三分之二，也就是 45 岁以下的青年教师占据了教师队伍的绝大部分，也是高校育人工作的主力军、中流砥柱。这个群体具有海外经历、思想活跃、个性鲜明、与学生的年龄相近、与学生的志趣相似等优势，所以加强思想政治教育，探索课程思政新路径，应抓好青年教师这一重点人群。

教育者先受教育，是教师践行“三全育人”的有效实施手段，围绕“立德树人”育人根本要求，建立教师培训学习与进修常态化，培养教师终身学习的工作态度。教师是实现课程育人的主导者，教师需要自己先理解做人做事的基本道理，认识社会主义核心价值观的要求，感悟实现民族复兴的理想和责任义务，才能有效地传递给学生。教师自身的能动性、积极性起到至关重要的作用。

2）全类型

全类型教师培训包含了高校间的教师经验交流、某一专项的学术研讨、名师教学观摩、各级教学竞赛、比拼等。目的是通过多方面的学习与体验，提高高校教师的基本功，不断拓展教师发展的宽度与深度，促进教师的个人业务能力大幅度提升，向“金课”“金师”的目标不断迈进，通过教师的相关培训，做到不忘初心，砥砺前行。

全类型的教师培训，意指鼓励教师在教育教学活动中进行及时的反思，通过观摩学习与教学比赛，将现实情境结合教师教学理念，在不断的实践过程中，提高教师的教育教学质量，从而加快教师成长的速度，促进教师对专业知识和专业能力的提升。借鉴前人和知名学者的新的教育教学思路与方法，引人深思，实现教师进行自我批评。

另外，针对教师全面素质的提升，是通过教师的职业培训，而教师的培训不仅局限于校本培训，为了完善高等医学院校教师培训体系，高校教师培训形成了国家、省级、市级以及校本培训体系。针对不同类型的教师、不同成长阶段所面对的问题，建构分级分类的系统化培训方案。

3）全范围

对教师进行全范围性的培训，主要包括：教师进行的省级培训、校级培训、区域培训、学科专业培训等。目的是使高校教师培训工作得到积极的开展，动员各级教师广泛参与，最终实现教学效果成效显著提高。

践行最新教学改革的要求，参加教师培训与学科中的专科培训，是教师对自我业务能力提高的主要渠道之一。省级培训、市级培训以及校本培训往往都是在工作岗位奋斗多年的名师或专家结合多年从事教学相关的工作经验，引出教学活动设计的主要要求和基本原则，使参加培训的教师们可以重塑教学思想，结合专家分享的经验与自身教学特点进行深度融合，使教学效果得到显著提高，所以说这就是教师参加教师培训的优势和益处。

4）全手段

教师培训的全手段主要包括：线下有深度、线上有广度、交流平台多维度、成果时效有速度。新时代下，科技的快速发展，促使教学方法不断演变与创新。目前，最新的教学方法线上与线下相融合对每一位高校教师提出了新要求，在新冠疫情的影响下，线上教学从应急走向了常态化教学，这对高校每一位教师的改变和提升成为了关键。教师通过线上的工作可培养学生积极主动的自主学习的能力，同时也可以通过线上去拓宽学习的知识面，可作为线下课堂的一个延伸教学，所以线上要具备挑战性的知识布置，才会引起学生们的学习兴趣，同时这对教师也是一个挑战，是在不断摸索前行的一个过程，线上与线下教学的培训课，就好比在深海里给教师引领方向，在沙漠里给了一杯甘甜的水一样的援助和支持。

综上所述，教师职业培训就是对教师整体素质的提高，主要是围绕“立德树人”的根本任务，将思想政治和师德师风纳入教师培训的必修课内容中，推进新时代教学改革的发展，使教育者先受教育变成常态化。同时，全面推进高等医学院校课程思政建设，增强高校教师课程思政的育人意识和教学能力，在教学过程中对学生进行价值观的引导，在知识传授的过程中实现能力的发展。

（4）资源共享，协同发展

为了深入贯彻习近平总书记关于“三全育人”教育的重要论述和指示精神，扎实落实“高校课程思政建设”要求，针对现阶段存在的问题，创新课程教学方法。全面提升课程思政协同育人的影响和作用。汇聚建设路径合力，完善高等医学院校课程育人的教学机制。我国为了进一步推动高校教育改革重要思想，中央做出决策部署，2019 年 8 月国办印发《关于深化新时代学校思想政治理论课改革创新的若干意见》，明确提出要全面推进高校课程思政建设；加强开放共享平台，建立课程思政教学资源平台。建立起高等医学院校课程思政资源服务平台，及时发布国家、省和高校有关课程思政的政府相关文件、学习平台、实时动态，组织开展各类课程思政的教学活动，或者相关理论研究学习，以及优秀示范课等面向全社会开放共享。

（5）协同合作，实施“一课三融”教学新模式

为了在体育课程中深入贯彻“三全育人”的教学理念，在传统教学模式外增设了“一课三融”的新教学模式，在体育课堂中通过“一课三融”具体实施路径，来实现体育课堂的课程育人，建立新型教学方法，践行“三全育人”教学理论，推进体育教学方法升级，对实现教育过程中的全面育人目标具有重要的现实意义。

1）理论与实践相融合

“知行合一”是高校教改中理论与实践相结合的目标和追求，从量变到质变，也应明白自我的局限性，这是践行“三全育人”教育思想中实践课程需要培养学生的一个方向。做到“知行合一、敢闯、会闯”这样的具体的育人目标，是高校教育改革中实践课程需要明确的方向。

体育是可以与多学科交叉的一门学科，其与教育学、心理学、医学、管理学、经济学等都具有交叉性，这就说明体育不单单只是锻炼学生的身体、娱乐身心这么简单。以体育课为例，为了提高学生综合素质，培养健全人格，在体育课堂中，要时刻重视理论与实践的有机结合，教师示范动作，学生不能“照葫芦画瓢”，要理解动作原理、发力方式、主要动员的肌肉群等基本运动知识，才能具有较强的实践能力。这就包括了运动生理学、运动解剖学、运动生物力学，以及基本运动技能知识，这都属于体育课堂中的理论知识讲解的部分，所以说学生不能脱离理论去模仿学习，明白“为什么、是什么、怎么做”的问题才是真正达到“知行合一”教学目标的要求。

以二十四式太极拳为例，整合本章节的教学内容，重新构建教学步骤，通过理论、实践、“理论＋实践”的教学方式，让学生明白这么做的原因、攻防意义是什么、怎么做才能提高动作的优美程度等问题。如此就转变了学生在课程中只是简单记动作的学习模式。

2）线下与线上相融合

线下教学与线上教学的深度融合，重点在理论与实践两方面的继续深入融合。教师可以按照自己的意愿将学习资源与内容进行信息化、工具化处理，通过教学平台推送与线下课程相关的教学内容。通过教学平台有效地整合学生反馈数据与评价信息，任课教师可针对不同学生反馈的信息，进行自我反思和思考。由此，不仅提高了教师教学的效率，发挥了线上与线下相融合的优势，实现因材施教，促进教师更好地有规划地实施教学计划，同时也有助于学生随时查找教学内容，并进行预习或复习。

线下与线上教学可以相互结合，相互补充，弥补了线下课堂中单一的教学模式。线上与线下相融合有以下几种具体实施路径：线上课程中，教师可借助网络教学平台发布课前预习、拓展资源和课后复习的教学资料；也可设计调查问卷追踪课上学习掌握情况的数据，了解要解决的问题。（注：拓展资源如太极拳是我国特色体育文化的代表，以此来介绍太极拳对世界的影响，可推动学生的学习兴趣，同时也加深了学生的爱国情怀。）线下教学教师可针对学生的问题进行答疑解惑，鼓励学生继续学习，师生关系得到有效的互动，产生情感共鸣。教师还可以不断挖掘学生的潜力，在教学中不断根据实时情况而调整训练方案，从而培养学生的抗挫能力。

同时也可以为每一位学生上一节“女排精神”体育思政课，“女排精神”已经入列中国共产党人精神谱系第一批伟大精神。习近平总书记在建党 100 周年“七一”讲话时强调，“在全党全社会大力弘扬伟建党精神时可深入宣传中国共产党人精神谱系，其可作为党史学习教育和‘四史’宣

传教育的重要内容。”可更加鼓舞学生群体、党员群体弘扬光荣的革命传统，不断增强“四个意识”、坚定“四个自信”、做到“两个维护”，不断督促所有在校生为实现中华民族伟大复兴而始终不渝地奋斗、拼搏。

3）“学”与“玩”相融合

大学体育课程属于实践课、公共基础课，主要通过教授新的运动技能，使学生的身体和心理得到同步发展，培养终身体育锻炼的思想，改变以往讲—学—练的传统教学模式，让学生在一堂课中把玩和学有机地结合在一起，让学生在学中玩，玩中学。寓教于乐，寓教于玩，这样既能增强学生参与活动的兴趣，又能在娱乐中体现体育教学的内容，达到教学目的。

在课堂中，可以先让学生去体验、去感受。遵循大学生的心理、生理发展规律，让大学生体会到体育运动带来的乐趣，回归自然的天性，解放思想，解放天性，要让学生在锻炼之余建立起独立思考的能力。培养学生团队合作、团队沟通、团队共赢这样的一种“游戏”模式，使体育课成为让学生有期待、喜爱的课程。其中也可以让学校体育成为更加贴近竞技体育的一种教育模式，只有体育才能教会学生如何体面地面对人生的“输”。竞技体育中因为特定的比赛规则，让所有人都在公平、公正、公开的环境下竞技，竞技体育能让学生面对对手的强大，为此全力以赴去竞技，只有拼尽全力才能接受自己的“输”。这就是竞技体育的魅力，为了使学生都能体验竞技体育的魅力，体育教师可以在教学环节中设置“游戏”环节，让学生在“游戏”中成长，在“游戏”中品味人生，从而增强学生抗压、抗挫折的能力，具备不屈不挠的勇气、砥砺前行的毅力，这都是培养学生健全人格的细小方面。

（6）健全监督反馈机制和考核评价机制

高校对教师的绩效评价体系是学校作为管理部门对教师进行考核管理的基本手段，同时也是对教师进行阶段性工作成果的展示。教师在教学、科研等方面的成绩以成果考核的形式进行鉴定与考核，使每位教师在平等的条件下完成成果鉴定。这都可为绩效考核、晋升、奖惩等提供可供评价和比较的数据。绩效考核是单向性的，具有监督和考核的功能，同时也可为教师对其职业发展和职业规划提供参考依据。

根据图4-10的教师绩效评价多向指向性图所示，学校管理部门、教学评价与考核以及教师工作三者的关系是：教师工作与学校管理部门可以相互引导、促进与发展。而教学评价与考核对教师工作起到监督和督促的作用，对教师在教学、科研以及课程思政等方面做到有效的监督与反馈，激发教师的内动力去发展个人业务能力。而教学评价考核与学校管理部门的关系则是互相考核和导向，以鉴定学校晋升、工资评定，以及教师奖惩的考核制度的合理性、科学性。使教师的考核体系在学校科学管理和运营下激发教师的工作热情和工作动力除了起到引导和监督外，还深度发挥其导向功能，引导教师的业务发展方向，紧扣国家教育发展要求。所以说，教师的评价与考核在教师与学校之间起到了联动的作用。

健全的监督反馈机制是有效促进学校顺利进行教师的教学工作考核或评价工作的纽带，让教

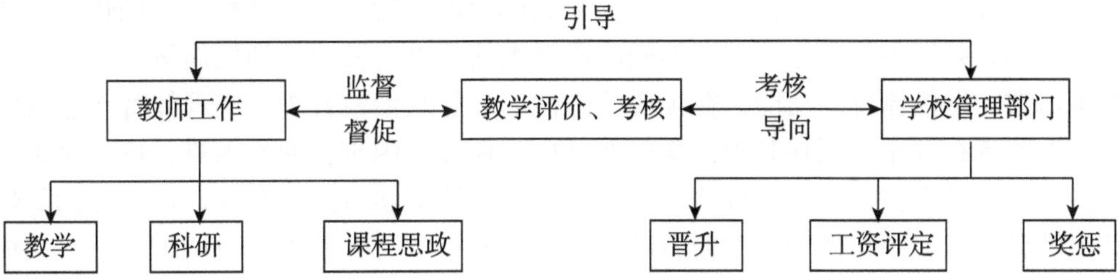

图4-10　教师绩效评价多向指向性

师时刻发现自身存在的问题或者薄弱环节，以此促进教师提升个人能力的内在动力。高校对于教师的管理要重新定位，对于教师考核评价的“绩效考核”不仅是监督教师在教学工作中的工作成果，还是督促教师在职业生涯中继续攀登的阶梯。对于高校来讲，加强教师与管理部门之间的沟通是非常必要的。首先，作为高校管理部门要对教师有职业认同感；其次，就是在学校的管理中让教师体验归属感。绩效考核评价制度可以建立起一个沟通和交流的平台，拉近教师与学校管理部门的距离，尝试沟通，寻求发展方向，适应时代发展的教师评价方案等，这些都可以在对教师进行绩效考核中得到实现。

2．将高等医学院校体育课程建设融入全过程育人中

全过程育人就是把高校作为育人的主要场所，教师的教学工作要贯穿到学习与生活的全过程里，即大学生刚踏入校园的那一刻到拿着毕业证走出校园的整个校园生活与学习的总过程。在践行“三全育人”的教学理念中，为了使高等医学院校体育课程建设得到坚实的基础，需要在职的所有教学者积极履行责任，将课程思政如精准滴灌式地渗透到体育课程教学的各各环节中，努力实现体育课程与高校思想政治工作协同发展、相互促进、相互引导，在体育课程中最终实现能力的培养与课程育人同向同行。

（1）在阶段性教学中强化育人意识

2020年5月28日教育部发布了《高等学校课程思政建设指导纲要》，明确提出：“课程思政建设工作要围绕全面提高人才培养能力这个核心点，所有学科专业全面推进，促进课程思政的理念形成广泛共识，广大教师开展课程思政建设的意识和能力全面提升，协同推进课程思政建设的体制机制基本健全。”其中对各科专任教师在课程建设中提出了要求，对各类课程的具体发展内容规划了重点，为高等医学院校体育课程引领了发展的方向。本研究是在体育课程中进行课程育人，将“三全育人”教育理念融入体育课堂中，从体育实践课程到线上延伸课堂，再到校园体育活动中的隐性课堂，加快推进高等医学院校体育课程思政的建设进程。

为建设高等医学院校体育课程育人的教育体系，需要参考医学生的特殊角色，遵循医学生职业发展规律，把握医学生的专业发展要求，针对不同年龄、不同心智，不同年级的学生特点，在教学中分清主次，潜移默化地进行课程思政。为了强化高等医学院校体育教师的育人意识，教师在教学的整个过程中都要贯穿育人意识，做到阶段性教学目标与课程思政资源相匹配，节节有思政，精准细化每节课的教学内容与思政元素的有机结合，确保体育课堂中课程思政落地生根，在不同阶段对思政元素要不断围绕学生发展需求而改变，贯穿在学生体育课堂、校园生活中的全过程里。

早在2017年由中共中央国务院印发的《关于加强和改进新形势下高校思想政治工作的意见》（简称中央31号文件）就提出：“要培育和践行社会主义核心价值观，把社会主义核心价值观体现到教书育人的全过程。”高校就是为国家、为社会培养高素质、健全人格的人才，为了建立长效的育人机制，仅在课堂中完成育人工作是远远不够的，无法达到具有可持续性的育人成效。践行“三全育人”育人理念，努力将学生的体育课与校园体育活动等形式的开展有机地结合在一起，实现显性课堂与隐性课堂的无缝衔接，让学生感受到体育课程的魅力、体育活动的快乐、体育思政资源的丰富内涵。以学生为中心，根据不同阶段学生的特点有针对性地发展运动能力，培养良好的终身锻炼习惯，发扬体育的功能，在优质且隐性的思想政治教育中，实现体育与思政的高效的结合，让学生锻炼在其中、玩在其中、享受在其中。在接受困难、面对困难、挑战困难、战胜困难的过程中，健全了人格，发展了抗挫能力，同时根据体育学科的特殊性，这种坚韧的性格也会迁移到其他学科的学习中，做到了高校思政育人工作所有学科齐发展、协调配合下，完成了高校思政育人的光荣使命。

（2）提升体育教师课程育人的能力

教师是课堂教学中的“第一主角”，提高课程育人成效，首要任务就是提高体育教师课程育人的能力。课程育人能力包括教师专业方向的掌握能力、教学方法的运用与创新能力、与学生有效互动的能力、教师对教学环节的把握能力、教师思想政治理论知识的理解能力、教师的思想政治育人能力等。

提高体育教师课程育人的能力可从以下几个方面入手：

①提高体育教师的教学能力。侧重改变传统的教学方法（传统的讲解示范教学方法），增加课堂中的教学方法的运用。如“游戏法”“体育竞赛法”“分解与完整法”“整体讲解与个别纠正法”“任务驱动法”“练习法”“分组法”等。恰当的运动教学方法可有效提高教师教学的能力，也激发了学生的学习兴趣，在教学中应加强多种教学方法的运用，才是增强育人效果的有效手段。针对学生学习的不同阶段，教师应注重学生技能掌握的规律，教学内容的设计既要具有挑战性，又不使学生因为目标任务太难而放弃挑战，这一训练难度的把握应及时观察学生的技能发展水平，“以学生为中心”精心设计，精准施教，进一步营造良好的师生互动氛围，鼓励学生去挑战困难，积极参与团队建设，在团队中实现有效合作，建立彼此信任和有效的沟通，从而引领正确的价值方向（图 4-11、图 4-12）。

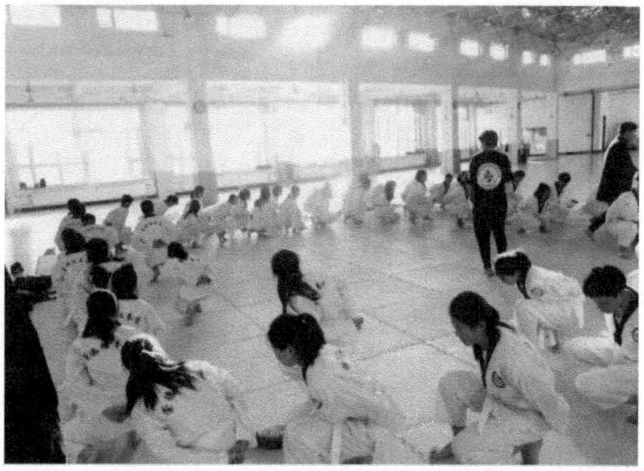

图 4-11 崔明月教师运用“游戏法 + 任务驱动法”进行教学

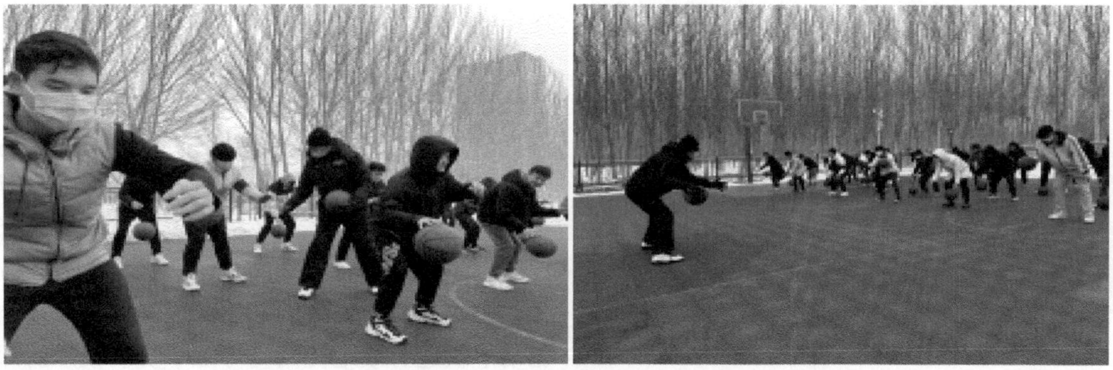

图 4-12 唐晓亮教师运用“集体讲解 + 个别纠正”教学方法

②提高教师在课堂中开展课程思政的能力，增强体育教师课程育人的实践能力，挖掘隐性的思政资源，尝试在隐性的思政元素中提炼思想政治的引领价值，重新塑造体育学科的育人功能，切实把思政政治工作落到实处，在每一节体育课中生根发芽，并在学生心里结成果实。根据体育学科的特殊性，可以把思想政治教育与体育教学高度集中，培养教师挖掘思政元素的积极性，增强体育教师善于发现、总结体育学科中的思想政治元素的能力，准确把握育人方向，将社会主义核心价值观教育有机融入体育教学中，使学生建立“四个自信”“爱国情怀”“八荣八耻”等正确的理想信念价值观（图 4-13）。

（3）加强体育课程育人队伍的建设

自党的十八大以来，以习近平同志为核心的党中央坚持把教师队伍建设作为基础工作，高度

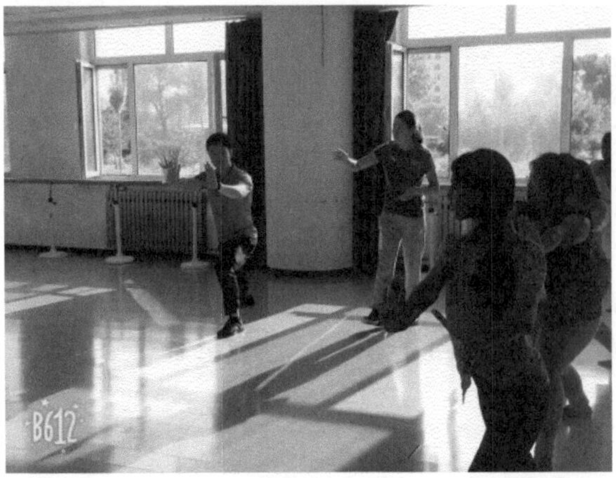

图 4-13　李欣、赵宁老师为留学生上太极拳课程

重视教师思想政治和师德师风建设，再到党的二十大，我党开启了新时达高素质教师队伍建设新征程，为了践行新时代新要求，推进体育课堂顺利开展课程思政工作，优化课程资源，整合教学内容，强化师资力量，加强体育课程育人队伍建设工作迫在眉睫。

2016 年 12 月在全国高校思想政治工作会议上提出了“四个统一”，是新时代对加快建设师德师风的四个基本要求。把教师队伍建设作为基础工作，高度重视教师思想政治和师德师风建设。在全国高校思想政治工作会上，总书记强调要加强师德师风建设，坚持教书和育人相统一，坚持言传和身教相统一，坚持潜心问道和关注社会相统一，坚持学术自由和学术规范相统一，引导广大教师以德立身、以德立学、以德施教。要深入学习领会，认真贯彻落实，主要做法是“四个坚持”：引导广大教师“立德树人”，建立起“教育者先受教育”的思维，以德育人，最终全面加强师德师风建设工作。

完善体育教师课程育人队伍建设的基本途径：一是加强理论学习，增强体育教师课程育人认知驱动；教师应坚持“育人”是第一位的，教师要高度明确自身定位和自身的价值，在整个教学活动中，教师是先进思想文化的传播者，是知识与能力的传授者，具有传道、授业、解惑的为师重道的作用。二是加强文化熏陶，增强体育教师的精神驱动。文化可静谧心灵，文化能承载历史与抒发爱国情怀，营造浓厚的中华文化环境与氛围，可有效提升教师课程育人队伍建设的爱国情怀，以此提高体育教师课程育人的精神驱动。三是加强业务能力，增强师德建设社会驱动力；医学院校承担着为社会输送大量救死扶伤的医务工作者的重任，具有很强的社会贡献度。同时高等医学院校的教师责任重大，教师的师德师风对学生产生深远的影响，为了提高教师对学生的育人成效，推动学生成为健全人格、高素质合格人才，应狠抓教师团队的师德师风建设，在社会的驱动下快速有效地提高高等医学院校教师的师德师风建设（图 4-14）。

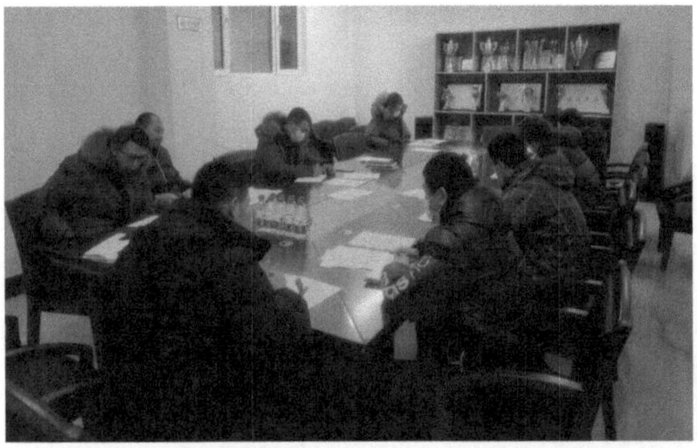

图 4-14　体育教研部认真进行思想政治学习

（4）注重对学生进行过程性评价

过程性评价能让学生更加愿意学习，愿意参加到体育锻炼。因为体育学科的特殊性，学生的体能表现都会存在明显的差异性，所以对于体育学科来讲，注重学生的过程性评价，更加有利于提升学生在课堂中表现的积极性，最终增强学生的运动兴趣。以齐齐哈尔医学院为例，总成绩包含平时表现＋体质健康测试＋期末考核，而期末考核也只是占了总成绩的 50%。体育课中，过程性评价包含了学生的出勤、课堂表现、活动参与度、任务达成情况、团队合作能力等表现。

倡导学生主动积极参与、敢于挑战、乐于探究，培养学生对获取新知识的渴望，在过程中学会团队合作的能力，积极主动地参与到教师设计的课程情境中来，通过科学有效的过程性评价，更能调动学生学习的积极性和对知识的渴望，提高创新精神以及实践能力。过程性评价同时也是学生与教师建立有效沟通的一个方式，通过活动中的表现，教师给予及时的肯定和评价，这有助于提高学生学习的自信心，所以说课堂教学应注重学生的差异性，尊重学生的差异，注重学习的课堂表现，频繁多次地进行过程性评价，有助于建立和谐的师生关系，同时也提高了学生学习的积极性（图 4-15、图 4-16）。

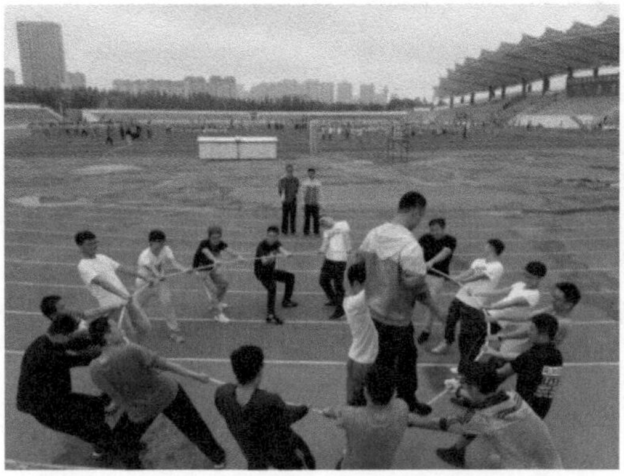

图 4-15　张忠、孙峻涛、马超 3 位教师在给学生们上拓展课

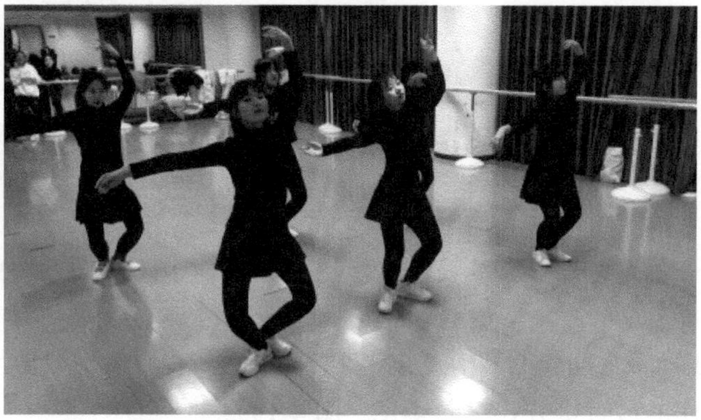

图 4-16　形体课中学生精彩的表现

3．高等医学院校体育课程建设融入全方位育人

“以学生为中心”的体育课程育人教学法，发展特色学科课程育人机制，培养学生良好的运动习惯，发展终身体育的思想，建立学生坚韧不拔的精神，发扬体育学科中爱国主义教育元素，激励学生不断完善自我，成为社会主义的建设者。

（1）“体验式”课程育人方法

不同学科进行思政教育的方法是有差异的，要充分发挥本学科的特点，结合专业知识进行具有特色性的思想政治教育工作。体育课程根据其特点，把思政育人工作融入教学中，打造具有体育特色的思政育人手段，是本课题研究的重点。在体育课堂中可采用“体验式”教学方法。“体验式”教学方法就是教师通过设立具有挑战目标的训练任务，让学生参与其中，教师不断利用语言的激励与鼓舞，让学生去克服困难、挑战困难、战胜困难。但是在实践的过程中要注意以下几个要求：

一是在目标设立中，要符合学生技术水平的发展规律，不能设立得太高或者太低。太高则学生失去了挑战的信心，太低的话，学生失去了挑战的兴趣，同时也达不到教学的效果。

二是教师要注意适时进行总结与反馈。在设立既定目标时，教师应详细介绍活动规则与方法，在学生挑战过程中不能轻易结束目标挑战的任务，同时也不能给予帮助与提醒，要让学生亲身体验挫折、直面挫折、打败挫折。

三是“体验式”教学法应重视学生的技术水平的发展情况，根据不同阶段设定不同的“体验式”训练。如遵循学生技术水平发展的一般规律，场地与硬件设施建设对学生技术水平的发展影响（图 4-17）。

（2）建立“偶像”激励课程育人教学法

根据体育学科的特点，榜样激励的故事无处不在，建立体育偶像的激励教学措施，可以让学生很容易接受。在教学中，教师有责任、有义务运用专科优势，向学生讲解或展示每一位运动健儿背后的故事，这样不仅易于接受，还使得学生心潮澎湃，加深印象，从而起到榜样激励的作用。利用榜样激励法让学生发展技术水平的同时，又受到体育偶像的鼓舞，这样不仅提高了学生的身体素质、发展技术水平，又增强了学生的爱国意识。在教学中践行新时代的社会主义核心价值观，体育学科对于学生的影响是深远的，所以需要体育教师在课程教学中，充分利用个人学科优势，

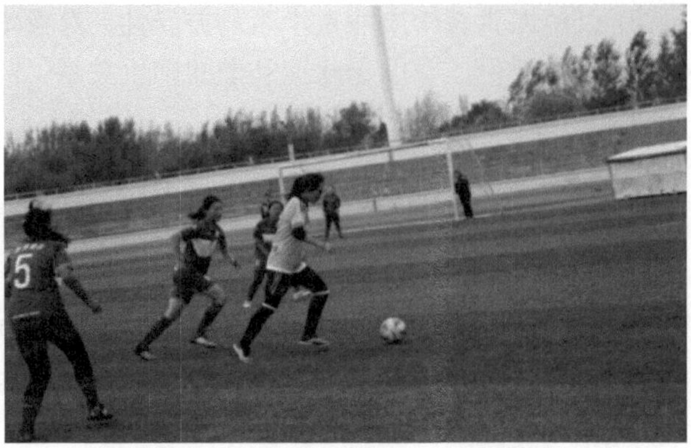

图 4-17　学生进行足球比赛

增加备课时间，拓展知识覆盖面，以学生为中心的教学思想，是培育和践行“三全育人”教育工作的最直接方式（图 4-18、图 4-19）。

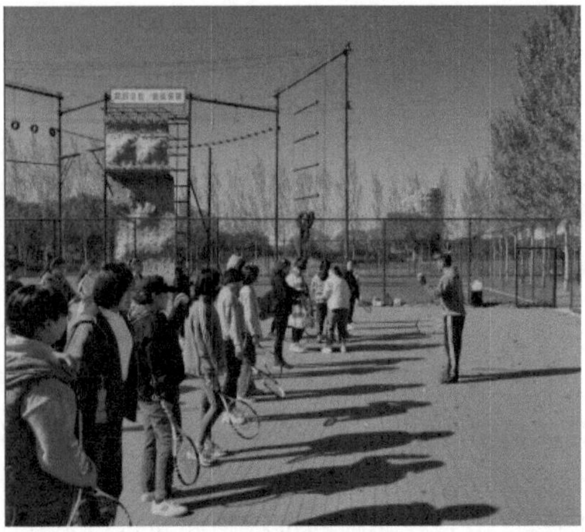

图 4-18　孙峻涛老师在给网球选修的学生们讲网球偶像明星事迹

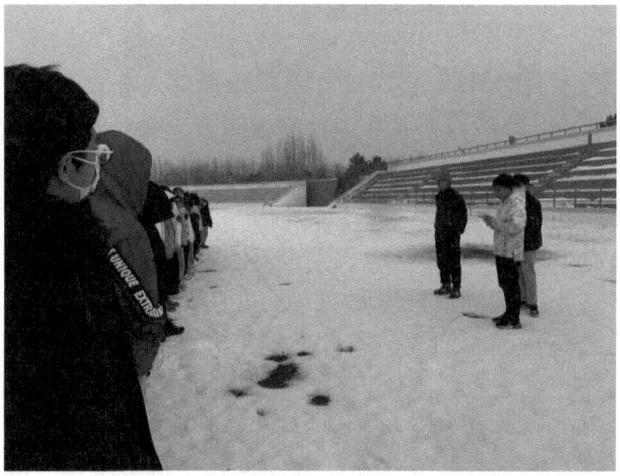

图 4-19　郭岩老师在给学生上速滑课

（3）注意学生的感受与反馈

在体育课堂教学中，学生的“练与学”是学生体育活动的主要方式，科学地安排学习任务和训练活动是对体育教师的基本素质要求。学习与训练时间的安排是体育教师应该注意的。教师应重视学生练习时的反馈，并以此来制订练习时长。教师应走入学生队伍中去，注意观察学生的身体与心理上的变化，适时更改训练时长和内容的设定。“以学生为中心”，有针对性地进行训练安排，学会倾听学生的反馈信息，如何甄别正确的反馈信息是教师的教学能力。

（4）“体育竞赛”促进课程育人的发展

充分利用学科特点，发展各项体育竞赛，竞赛模式可以自拟，不用拘于规则限制，可以突破规则，遵循学生的发展特点，制定适合学生技术发展水平的各个项目的体育竞赛。还可在竞赛中发展学生的裁判制裁的能力。在课堂中和课余时间制定形式多样、丰富多彩的体育竞赛活动，让学生在巩固与提高相关技术水平和专业知识之余，收获更多竞赛时的感受，这是理论结合实践、实践解释理论的重要方式，从而也提高了学生的政治素养，在体验中学习与感悟社会主义核心价值观（图 4-20、图 4-21）。

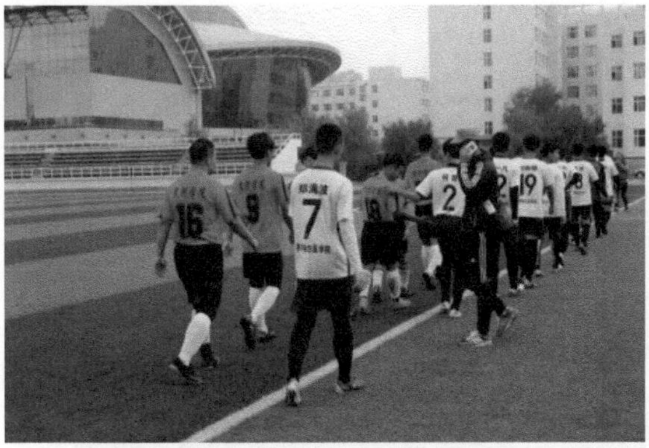

图 4-20　学生参加足球比赛

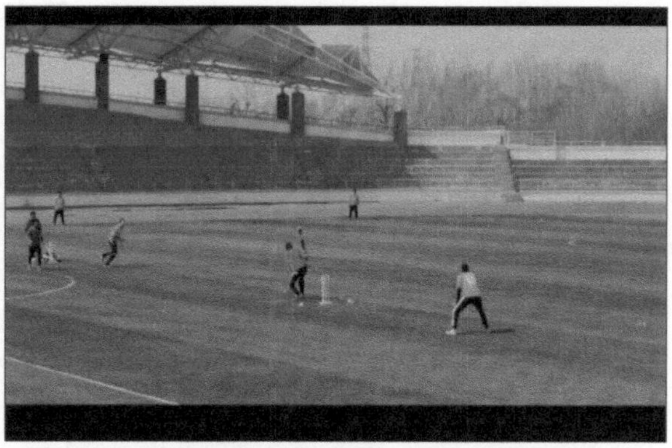

图 4-21　留学生参加板球比赛

（5）特色体育课程

齐齐哈尔医学院体育教学以培养“品学兼优、身心兼修、体魄并铸、积极向上”的医学人才为主要目标和导向，充分发挥体育教学的育人功能，促进学生在品德、人格以及身心健康方面的均衡发展。由于学生在素质基础、兴趣爱好等方面存有一定的差异，所以，需要多元化的体育教学内容来满足学生的不同学习需求。

常规课程：篮球、排球、足球、乒乓球、田径、健美操等（图 4-22）。

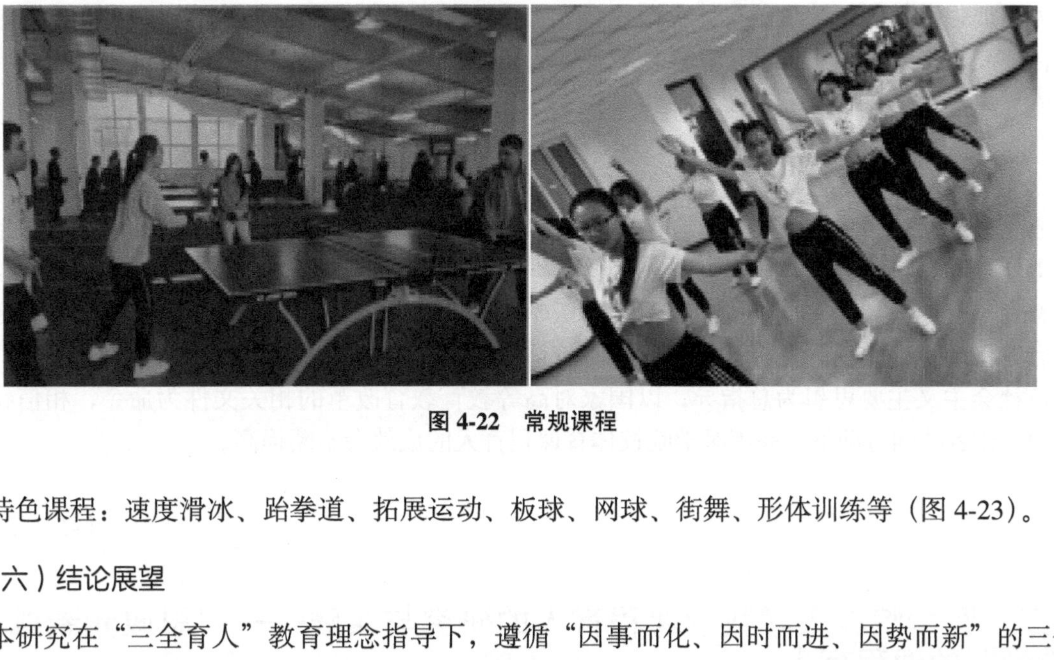

图 4-22　常规课程

特色课程：速度滑冰、跆拳道、拓展运动、板球、网球、街舞、形体训练等（图 4-23）。

（六）结论展望

本研究在“三全育人”教育理念指导下，遵循“因事而化、因时而进、因势而新”的三个规律的指引，坚持体育课程教学目标与时代发展要求同向同行，思想政治教育理念与体育学科相互渗透，建立体育教育与思想政治教育内容系统化模式，体育教学方式方法紧扣时代发展变化。

本研究通过调查问卷的形式对学生群体、教师群体进行调查，调查结果显示：在高等医学院校体育课中，开展课程思政的成效有待加强。①在践行“三全育人”教育理念过程中，出现育人过程不完整、全员参与不全面、全方位育人不彻底等现象；②学生对教师课程思政的教学效果相对比较满意，但是提出教师要加强阶段性育人意识；③学生对教师课程育人的方式有很高的期待，需要教师在进行课程思政时注意不同方式方法的应用，不能生搬硬套。

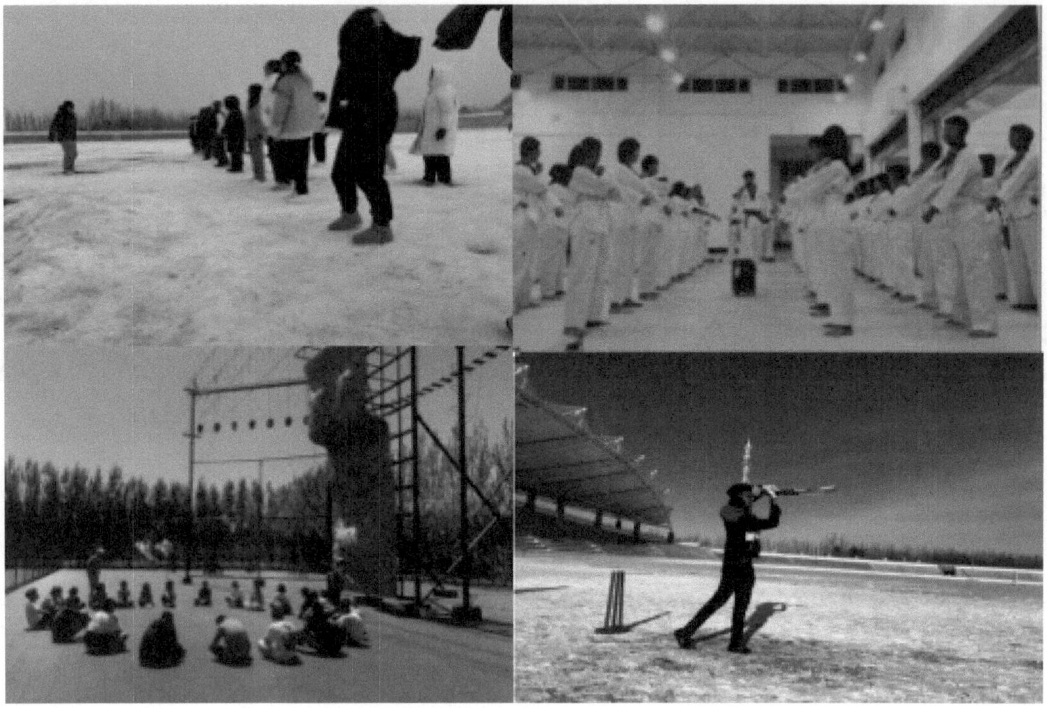

图 4-23 特色课程

为了加强高等医学院校践行体育课程育人工作，要加强教师团队的建设、注重学生的过程性评价，提高教师育人的主体意识，强化教师的阶段性育人能力，从以上几个方面去解决高等医学院校体育课程育人实际存在的问题。

在高等医学院校的体育课堂中融入课程育人、全员育人、全过程育人、全方位育人四个方面，应建立起长效的育人机制，必须做好长期育人意识。教育不是两三天的事，要贯彻到教师的完整的职业生涯中，为国家的发展、社会的需求培养优质的高素质合格人才，是高校肩负的神圣的使命和责任。本研究通过探讨高等医学院校体育课程育人的实施路径，紧抓时代要求，将高校思想政治教育与社会发展需求同向同行，对高等医学院校践行“三全育人”教育改革建设的目标与任务具有积极的推动作用。在提升高等医学院校体育课程育人的过程中，应时刻以习近平新时代中国特色社会主义主要思想为总指导，以国家对高等教育教育改革的相关文件为命令，相信在所有高校的工作者共同行动下，高等医学院校体育课程育人的成效会不断提高。

（赵　宁）

三、医学院校大学数学课程育人的研究与实践——“思政元素融入课堂教学”的课程育人

习近平在北京大学师生座谈会中提出：要切实让社会主义核心价值观扎根于自己内心，成为自己行动思维的基本出发点。对于医学院校人才培养教育，应挖掘自身专业方向的特点，将思政元素与专业知识相结合，把深厚的人文素养融入教学，加强专业育人功能，从而培养全面的人才。

课程思政，即在大学专业基础课和专业课的教学过程中，融入部分思想观念、政治观点、道德规范等思想政治教育元素。构建全员、全程、全课程，即三全育人格局，并将非思政课程与思政课程同向同行，形成协同效应，它是把“立德树人”作为教育的根本任务的一种综合的教育

理念。

课程思政既不是牵、强、硬，也不是单纯地把思想政治课的部分内容平移到专业课的讲授中，而是自然平和地融入其中。医学院校的数学课程作为医学生必修的基础课，不仅要使学生获得专业的文化知识，还应在思想上获得正确的引导，这就需要高校数学教师进行深入的调查研究，精准地掌握学生的思想动态，对社会热点问题、国内外形势、未来发展问题、专业实现问题等学生高度关注的内容进行认真剖析，实时准确地把握动态方向，将课程与思政内容无缝衔接、恰当融合，在高质量的智育基础上，进行有效的德育教育。

在全国高校思想政治工作会议上，习近平总书记指出：高校思想政治工作关系到高校培养什么样的人、如何培养人以及为谁培养人这个根本问题。要坚持把立德树人作为中心环节，把思想政治工作贯穿教育教学全过程，实现全程育人、全方位育人，努力开创我国高等教育事业发展的新局面。中共中央、国务院《关于加强和改进新形势下高校思想政治工作的意见》提出了三全育人，即全员育人、全程育人、全方位育人。高校教育的根本任务是立德树人，要融入思想道德教育、文化知识教育、社会实践教育各环节，把思想政治工作贯穿教育教学全过程，把价值引领贯穿于教育教学全过程和各环节，形成教书育人、科研育人、实践育人、管理育人、服务育人、文化育人、组织育人的长效机制。

课程育人就是用课程教育人。教育的核心是育人，教学不只是智育，也是德育、体育、美育的基本途径，需要充分发挥学科的育人功能。课堂教学是课程的直接表现形式，也是落实课程思政的主渠道、主阵地。课程思政指的并不是某一门具体的课程，而是一种教育思想和教学理念。在大学数学系列课程中实现课程育人，在传授知识的同时，还需要在课堂教学中融入思政元素，将知识传授与价值引领相结合，提高学生素养水平，帮助学生树立正确的世界观、人生观和价值观，培养全面发展的人才。

（一）课程思政引入大学数学课堂教学的意义

大学数学课堂教学中融入思政元素是对教学目标在维度上的扩充，强调了知识教育和思政教育的深度融合。通过在大学数学课程中融入思政元素，借助课程载体充分发挥数学课程育人功能，将“三全育人”理念贯穿于大学数学系列课程教学过程之中，努力实现知识体系教育与思政教育的融合发展，推动全员、全程、全方位育人。

1．引导学生深刻认识数学知识学习的重要性。大学数学课程普遍在大一第一学期开设，学生刚刚从高中阶段进入高等院校接受高等教育，经过紧张的高考，进入到大学，感觉到一切都新鲜、新奇，而学习方式和思想还不适应大学的学习，因此，对大一新生要在开学的第一堂课进行学科价值引导，学生经过多年的数学学习，对数学学科的认知还停留在单纯的计算与算法的研究，会觉得数学学科脱离实际问题，很多学生在进入医学院校后，会完全专注于医学专业知识的学习，而忽略了数学等辅助学科的学习，因此要在学生接触大学数学的第一堂课时引导学生，重新认识数学学科及其价值，引入数学学科与医学学科的契合点，例如生物数学的研究、医学统计学的研究、流行病学研究、医学数据分析方法的研究等，更新学生对数学价值的认知，提升学生对数学价值的认可度，使学生深刻认识数学知识学习的重要性与位置。数学作为一门基本的工具学科，是学习其他学科的基础，数学领域的突破，往往会带动很多其他学科的突破。

2．引导学生深刻认识数学知识所蕴含的哲理。数学思维与哲学思想的融合是学习数学的更深层次的要求。对于高等数学课程，这一点尤其重要，高等教育的培养对象是高级专门人才，在哲学思想的指导下进行数学思维的培养与训练，在哲学思想下反思自身的数学思维活动可以提高学生的数学素养，培养学生的数学能力，使学生体会数学思维中的哲学思想。从数学的知识内容上来看，数学思维充满了辩证法，例如由不变到变、由有限延伸到无限、近似得到精确、特殊推广到一般等。从数学的研究对象上来看，数学中充满了对立统一的对象，例如函数与反函数、微分与积分等。

3．引导学生从数学知识学习过程中获得启示。数学作为一门理论性极强的学科，经常在教与学的过程中非常重视对概念的深度理解、定理的推导过程、计算的解答过程，而忽略了数学来源于生活，更应该服务于生活。随着学生步入大学校园后，相关医学专业课程的学习会映射出数学知识点的难度较大，有些学生会对数学学科的态度产生偏差，因此应让学生摒弃数学“学而无用，学而无趣”的思想，在教学过程中，可通过数学家的研究经历，培养学生的人文精神，渗透励志教育。在课堂教学中培养学生的应用意识，引导学生在生活实践中发现数学问题，培养学生的工匠精神，抽象出数学新知，并加以解决，将数学融入医学研究中，为医学研究服务，并发挥其巨大的作用。

4．引导学生利用数学的思维去指导学生实践活动。课堂教学应不拘泥于单一灌输式的讲授方式，在教学实践中，针对相关知识点，设计相关医学问题，开展课下资料收集，课上讨论，在学生研究过程中积累学习经验，体验探究方法，从而获得知识，培养学生的实践应用能力，不仅在知识上育人，也在能力上育人，从而实现全方位育人。

（二）医学院校数学课程引入课程思政的设计原则

1．明确课程思政目的，梳理课程思政元素，提升课程思政能力。知识传授与价值引领是思政教育的两个基本维度，课堂教学作为知识传授的主渠道，大学数学要与思政理论课同向同行，形成协同效应。树立以人为本的教育理念，优化课程设置，修订专业教材，完善教学设计，以学生需要为出发点整合知识传授与价值引领，提高知识传授与价值引领的融合度。大学数学应该从学科属性、实际问题出发，推动知识传授与价值引领的协同发展，梳理数学课程所蕴含的思想政治教育元素和所承载的思想政治教育功能，融入课堂教学各环节，实现思想政治教育与知识体系教育的有机统一，构建大学数学教育新格局。

在课程教学中融入思政元素，找到合适的契合点，使思政元素与数学知识点自然融合。这也要求授课教师要积极分析知识体系中蕴含的元素，要具有发现的能力。当然，在教学中仍然要以知识传授为主，培养应用能力为目标，在实施过程中将课程教学与思政教育相结合，起到协同效应，实现课程育人。

2．确定课程思政切入点，掌握课程思政方式，设计课程思政过程。数学课程多重于知识的系统性、逻辑能力的培养，对人文教育往往较少，因此，在授课过程中，可讲述一些历史人物的事迹，展示家国情怀，延伸知识理论，体现思想哲理、科学家的研究历程，渗透科学精神、数学应用的拓展，体现创新意识、知识体系的发展，展示奋斗精神。

融入思政元素可从专业知识点和课程相关问题两方面进行。从专业的知识点中发现思政元素，例如，极限思想体现了辩证唯物主义的哲学理论，极值问题蕴含了人生起伏的规律，积分求解方法说明规则意识，积分与微分的关系隐含着事物具有两面性。从课程相关问题中发现思政元素，例如，数学的难度体现了一丝不苟的科学精神，数学作为工具学科体现了数学的应用价值，数学研究的历程体现了奋斗精神。

思政元素的融入方法可灵活多样，要把握融入的最佳时机，自然流畅，不能强行融入，思政元素的融入要少而精，不能过多过满，应该让学生在知识点的学习过程中有所领会，有所感悟，潜移默化地影响学生的三观。

3．反馈课程思政效果，做好课程思政评价。好的评价可以使实践得到进步与升华，因此在思政融入的基础上进行多维的评价可以促进思政更进一步。课程评价总体分为三个维度：学生评价、同行评价与自我评价。根据各维度评价的侧重点不同，又可以分为多种因素。学生是受众的主体，学生对课程的评价可体现出思政元素的适用性和可行性，并能够直观反映引入思政元素后的效果，以及对学生思想的影响。同行是具有相同专业职业的人士，熟知教育教学方法。同行评价可从专业的角度评价置入思政元素的正确性、合理性和适用性。自我评价，即教师主体，通过设计课程并进行教学实践，从实践中发现教学过程中的问题，有助于改进和完善教学过程，提升自我教学能力。

课程评价可分为课程内容评价、教学过程评价和效果评价（图 4-24）。课程内容评价主要从同专业教师方面就思政主题的准确性、融入时机的适宜性、融入方法的恰当性、资源引入的适量性进行评价。教学过程评价主要从学生评价、任课教师自我评价、同行评价这三个方面就教学设计的合理性、自然性、灵活性、清晰性等方面进行评价。

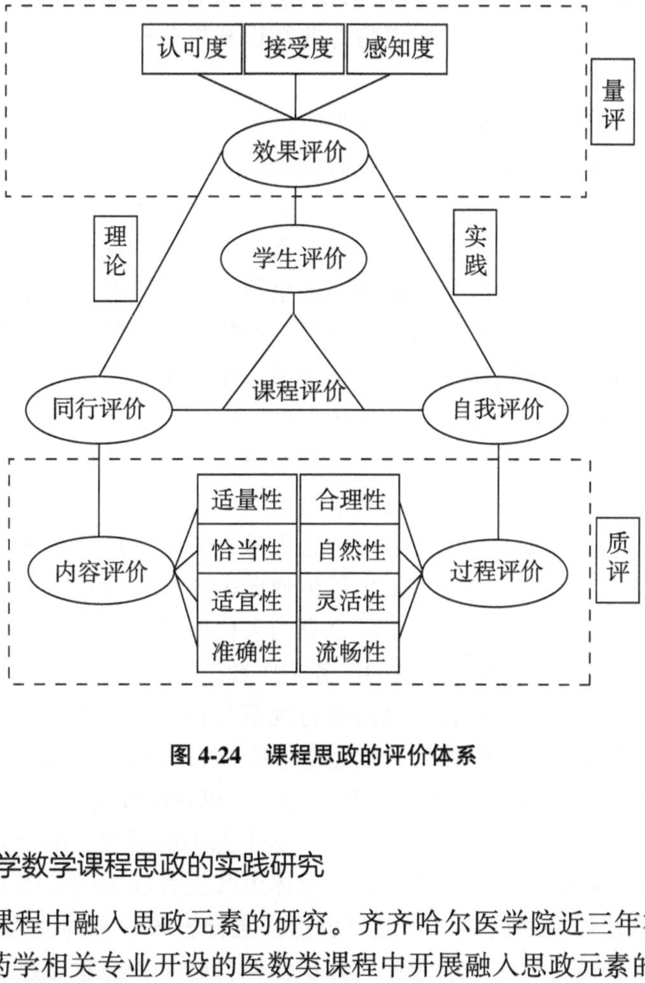

图 4-24 课程思政的评价体系

（三）医学院校大学数学课程思政的实践研究

1. 医学生对数学课程中融入思政元素的研究。齐齐哈尔医学院近三年在药学类、制药工程、临床药学、中药学等药学相关专业开设的医数类课程中开展融入思政元素的思政教育，为检验思政教育质量的高低，在课程授课结束后，从学生的角度对思政元素融入课堂教学的效果进行了调查分析。学生已经全部修完大学期间的大学数学系列课程，对所学的大学数学系列课程比较了解，有了一定的自主看法和学习感受，因此，针对这部分群体，依据学生对课程思政的认知、课程思政的作用、学生对课程思政的认可程度、学生对教师在讲授专业课时涉及课程思政讲解的满意度等几个方面制定了相关问题，从而站在学生视角全面评价思政元素融入专业课程中所产生的教学效果。

（1）总体分析：总体来说，学生比较认可在数学课程中融入部分思政元素，适量地融入能够激发学生的学习兴趣，坚定学生理想信念，学生非常重视自身的专业素养的培养，但学生对自我的定位还有些模糊，这就需要教师的正确引导，培育学生的社会主义核心价值观，将其内化为精神追求，外化为自觉行动，将小我融入大我，思政元素融入课堂教学是非常必要的。

（2）个体分析：学生认为在专业课学习中融入思政元素，可以积极引导看待和处理事情的方法，起到积极向上的作用，学生非常乐于接受这种方式的思政教育。在学习文化知识的同时，引入生动有趣的思政哲理故事与热点时事问题，可以缓解数学课的枯燥，改善学生学习的焦虑感，并使自身思想得到升华，说明教师的言传身教能够直接影响学生的行为规范、处事的态度及方法。思政元素的融入在一定程度上也激发了学生的学习兴趣，同时，学生对教师的认可度也大大增加了教师积极开展思政教育的信心，能够促进教师更加有效地进行研究和积极的探索。

对于教师的评价，教师的言传身教直接影响学生，但是，在教学中设计思政知识讲授时，说明教师在思政引导方法上还显得不足，思政教育功底不够扎实，这与教师的专业研究方向、教师研究时间尚少有关，还需教师加强，并提高自身在这方面的执教能力。这也使得教师必须在专业知识讲授的同时，还需要去深入地学习如何将专业知识和思政教育有效地融合，这也是教师今后教学研究的主要方向。

学生认为思政应关注学生的需求，普遍认为应该加强社会热点问题的关注与解读，说明学生非常关心时事动态，这也要求授课教师具备与时俱进的思想和能力，具备将中国优秀传统文化融入教学中的能力，要时刻关注热点问题，形成自己的观点和看法，第一时间解读并加入到专业课之中。绝大多数学生认为应多关注职业素养与专业素养的融合，说明学生在学习过程中，不仅仅只专注于学业，还非常注重自我的医学职业素养的培养，有志于对自身素养进行升华，学生非常有正能量，有正确的自我认知，有远大的理想目标，希望成为一名技能与医德兼具的优秀医务工作者。但很多学生对前途定位感到迷茫，对学生来说，角色正处在从一个学习者向应用者过渡的阶段，面对现今社会巨大的就业压力、职业压力、个人发展压力，学生会对自己的未来产生顾虑、迷茫，职业压力与思想抱负的矛盾使学生处于进退两难的状态，所以学生希望在专业知识的讲授中，获得更多的认可途径、发展途径，这反映了当前学生的普遍矛盾心理。是迫切需要高校教师深入研究的一个问题，在讲授文化知识的同时，适当地指导学生成长规划，引导学生深刻理解自己未来的职业精神和规范，正确引导学生走出价值取向的困惑，释放学习与发展的压力，缓解理想与现实的矛盾，增强职业责任感，坚定全心全意为人民服务的信念，形成自身良好的职业品格和行为习惯，由内而外地成为一名德才兼备的医务工作者。

从以上调查研究发现，学生在思想上急需进行规范与指导，有强烈的需求，专业课中的思政教育可以激发学生学习专业基础课的热情，促进学生提高自我认知能力和正确定位每一门课的价值，引导学生在专业学习的同时，提升自身思想，为专业思政课程起到有益的补充作用。

（3）教师思政教育能力的提高：教师的思想对学生思想的形成影响比较大，这就需要教师首先要提高自身素养。从总体反映情况来看，教师总体思政教育能力尚需提升，需要教师从自身出发，努力学习和掌握思政相关理论知识，提高思想，融合思政元素的能力，特别是非医类教师，要更新教师基本观念，不能只专注于本专业的知识体系构建是否完整，还要在讲授本专业知识的同时，引入医学的相关应用，从二者的关联中发掘其中的思政元素，努力做到思政与专业课无缝衔接、恰当融合，加强对热点问题的关注与分析，适时地在课堂教学中加入新的前沿成果，引发对话题的关注，做到理论联系实际，对热点问题给出正确的见解，引起学生的关注与兴趣，为学生拓宽眼界，使学生产生共鸣，增强课堂实效性，努力构建一个专业 + 思政的体系。

思政元素要能够和课堂常规教学内容自然融通，就会有固定式的思政元素与随机性的思政元素结合出现，这也对授课教师提出了更高的要求，教师应具有扎实的思政教育基本功，具有对时事热点问题的正确导向能力，对学生发展和专业去向的正确的指导能力，对偏激思想纠正的导向能力，还要有发现思政的触点、进行深度融合的能力，对随机性思政元素出现的应变与融合的能力，因势利导地进行思政教育。

新时代医学院校要培养全面的新医科人才，课程思政就要融入医学教育的各门课程中，为新医科人才培养提供思想认知保障。

（4）思政元素选题要契合时机：对思政问题要深入浅出，生动形象，简单易懂，但不能使思政问题贯穿整个课堂，这样会产生喧宾夺主的感觉，在课堂教学中应以因材施教、因势利导、因地制宜的“三因”原则来推进医学院校课程思政的优势转化。

新时代医学院校要培养全面的新医科人才，课程思政是高等教育工作的一个新举措，加强数学、医学、思想政治三大门类学科间的协作攻关，可以促进多学科融合发展。教学不仅要教好技能，还要教好心灵。医学院校开展思政与专业基础课程相融合是非常必要的，它可以提高学生的思想觉悟，培养学生的人文情怀，发挥医学院校思政课程的价值引领，实现显性教育与隐性教育相统一、崇尚科学与服务社会相统一、敬畏生命与人文关怀相统一。

2．进一步优化课程体系，丰富育人载体

（1）思政元素融入应采用多种形式：多方面推进医用数学课程思政建设，激活医用数学学科内在的思政基因。通过运用多种方法融入思政元素，可以从我国古今数学家的成就、辩证思维、数学史与数学家方面渗透励志教育，培养家国情怀。不仅要进行专业技能教育，还要进行德育教育，发挥协同育人作用，二者的融合可以推动高校教育的全面发展。

（2）思政元素应紧密结合教学内容：根据学科特点和专业发展要求，在医学院校的数学课程中融入思政元素，不仅可以培养学生的爱国情怀，还可以提高学生的人文素质和职业素养，增强学生的社会责任感和甘于奉献的精神，使高等数学课堂教学成为核心价值观的传播途径之一。

目前，高等院校数学课程思政还处于初步研究阶段，可以汲取的思政元素的点很有限，医用数学具有与思政元素融合的优势，从数学文化的视角可以将医用高数与课程思政有机结合，培养学生的理性思维、创新意识、钻研精神，指导学生树立正确的价值取向。未来我们应考量数学课程的显性教学资源和思政的隐性教学资源的整合，探讨实现条件，可考虑依据课程特点，完善内涵拓展，融合创新多元数学教学体系建设，促进医学院校数学课程思政的发展，提高教师思政素养，结合数学方法论、思政元素的发现，做到思想传授与知识讲授相融通。

（3）思政元素的融入应该适量：专业课的主方向仍然是专业知识，在思政元素融入的过程中，一定要适量，不能够喧宾夺主，思政加入专业课之中要有助于增强专业课程课堂教学的育人功能，实现思政与专业同向同行的目标。

（4）思政视角下医学类大学数学的课程考核：非思政课程中的思政问题尚未列入课程考核之中，课程思政视域下高等数学过程性考核的效力未被充分挖掘，应建立融合路径和连续型高等数学全过程考核体系。可考虑在思政融入课堂教学下，浸润学生心灵，升华学生思想，同时，应教会学生看待问题、发掘哲理的方法。在考核中，适当提出一些热点问题或名人轶事，考查学生是否从中获得了感知，获得了怎样的感知，或者通过某一名人事迹或一个名词、名句，或者一个专业知识点，考查学生从中得到了怎样的思想认知，从而确定学生思想的进步性以及思政融入的正确性。

医学生必须具备坚定的理想信念、较强的社会责任心、以人为本的理念、过硬的医学本领，这就需要医学院校的教师要把文化知识与思政教育结合起来，增强课程的育人功能，做好医学生的思想引导，为培养出新时代德才兼备、全面发展的医学人才而努力奋斗。

3．突出课程价值，体现育人功能

教学时要求教师有机地整合知识与技能、过程与方法、情感态度以及价值观三维目标，将正确的世界观、人生观融入教学实践；探索自主、合作、探究学习的组织实施策略和方法，注重培养学生的独立思考能力、创新能力以及实践能力。不断转变教学方式，改进教学手段，逐步实现教学形式、教学方法和教学手段的多样化和现代化。

（1）突出课程的“学科育人”价值：“育人”是教育的根本使命，是教师的根本职责，是学科教学的根本价值，基于核心素养背景下的学科教学要凸显以学科核心素养为使命的育人取向。学科育人指向的课堂教学呈现出聚焦核心素养、明确学科育人目标、多维协同融合提升课堂育人实效、多元评价交融促进学生和谐发展等特征。大学数学类课程是典型的自然学科课程，是为医学院校大一、大二学生所开设的必修系列课程，是后继课程学习的基础，也是高阶课程学习的基本工具。恩格斯说：“变数的数学，其中最重要的部分是微积分，本质上是辩证法在数学方面的运用。”这就说明了微积分学中隐含着很多的思政元素。数学学科是从现实生活中提炼出的数学问题，因此具有较强的思想内涵，它是一门特殊的符号语言学，具有独特严密的思维方式、理性的思维策略，它可以促进学生建立和判断选择的意识，形成数学基本素养，在利用数学知识发现问题、提出问题、解决问题的过程中，形成数学学习的内驱力，促进主动学习。在教学中要充分发挥数学与实际问题的内在联系，使得数学学科不再是孤立出来的独立学科，真正让学生体会到学科的意义与价值。

（2）突出课程的“文化育人”价值：文化的目的就是以文化人，即教化人、塑造人、熏陶人，使人的发展更全面、更自由、更和谐，是文化固有的功能与使命，也是思想政治工作的重要视域和路径。因此，文化育人是学校文化的固有功能，充分发挥文化育人的作用是文化自觉的重要体现。文化育人就是在课堂教学中运用文化来促进学生发展的过程，引导学生从参与单一文化到理解整体文化，从课程客体参与向主体存在转变，引领文化实践、创新以及实现学习的价值生成。大学文化作为社会先进文化的重要组成部分，是一所大学在长期的办学实践中，通过历史的积淀、自身的创造和外部环境的影响形成的物质财富和精神财富的总和，体现了全体大学人的价值观念、理想追求、道德情操、审美情趣等内容，是一个国家主流意识形态和核心价值观在大学的个性化表达和集中体现。以文化为切入点，坚持以文化人，发挥大学文化的育人作用，以促进受教育者树立和践行社会主义核心价值观，不断提升社会化、个性化和文明水平，这对于培养德智体美劳全面发展的社会主义建设者和接班人具有重要意义。

因此，通过大学数学文化课程的学习，从宏观的数学文化，走向微观的、潜在的思想文化，可以使学生理解和体会数学文化中丰富的哲学思想，可将传授知识与价值引领相结合，将思政教育贯穿于整个课程教学中，正确引导学生的三观，促进学生全面发展。

1）极限思想的传播：极限是研究高等数学的基本工具，是整个微积分学习的基础。极限具有无限趋近的思想，它是研究变量变化趋近的数学方法，也蕴含着辩证思想、量变引起质变、对立统一的辩证关系等。

极限是变量在一定数量界限内的变化趋势，在界限内，即为量变，当超出界限时，即会引起质变，即新的问题或者事物产生了。在教学中可以劝勉学生“锲而不舍，金石可镂”“水滴石穿”“愚公移山”等精神，在做任何事情中都要具有肯钻研的精神，具有持之以恒的韧性，具有顽强的毅力，当超出界限的时候，新的事物就会产生，这就是创造力，我们就需要这种由量变到质变的创新精神。

2）欧拉精神的发扬：欧拉可以在任何不良的环境下工作，不受外界环境的影响。欧拉的一生是为数学发展奋斗的一生，他被称为“数学家之英雄”。他的顽强毅力和孜孜不倦的奋斗精神、高尚的科学道德值得我们每一个人去学习。

在讲授欧拉的相关公式中，引入欧拉的生平和欧拉的这种精神，一方面可以使学生感知我们所用公式的来之不易，是科学家们多年来奋斗所取得的成果，另一方面也激励学生学习科学家们这种锲而不舍的精神。在学习成长的道路上还要面临很多困难与阻碍，我们要有披荆斩棘勇往直前的欧拉精神，才可能获得成功。

3）拐点的重要性：在讲授导数应用部分的曲线凹凸性时，通过对曲线的凹凸分界点拐点的讲授，阐明它所具有的特殊意义，并把它联系到疫情中的拐点。疫情拐点意味着在拐点过后，病例曲线应该会继续上升但是增速放慢，即感染率不再上升，到达最高点后转而开始降低。疫情拐点是一个重要的时间节点，拐点的出现会给卫生政策制定、病情控制方案乃至大众的日常生活都带来影响。

同样，在我们的人生道路上，也经常会遇到人生的拐点。上升的道路上，遇到拐点不气馁；下降的道路上，遇到拐点可以看到希望。我们要正视拐点的存在。

4）定积分思想的传播：定积分的思想可以概括为分割、近似、求和、取极限四部分，除去纯粹的数学解释外，它也可以给学生一定的启发，很多问题都可以切割成许多的小问题，针对每一个小问题进行逐一突破，从而解决整体性问题，这不仅体现在数学问题中，现实中的很多问题也可以这样去解决。

定积分的研究也体现了事物发展的规律，即从近似到精确、特殊到一般、简单到复杂、对立到统一的规律。

5）数学家研究精神的发扬：数学作为一门抽象的学科，晦涩难懂，让人敬而生畏，那么古今中外为什么还会有那么多的数学家为了数学的发展奔赴前进？那是因为数学家们具有勇于探索、敢为人先的创新精神，追求真理、严谨治学的求实精神，淡泊名利、甘为人梯的育人精神。他们精益求精，一丝不苟地付出，不放过任何细节，这种精神同样也需要在其他学科门类中发扬。

许多人认为，数学家的成就完全取决于高智商和天赋，其实不然，在整个数学史上，很多成就卓著的数学家并无超常的天分，他们成功的主要原因是勤奋与钻研。牛顿就曾说过：“我并无过人的智能，有的只是坚持不懈的思索精力而已。”我国著名的数学家张广厚曾说：“搞数学不需太聪明，中等天分就可以，主要是毅力和钻劲。”“勤能补拙是良训，一分辛劳一分才”，勤奋对一个人的成就具有重要的影响，必须要有坚韧的品质和持之以恒的毅力。

6）极值中的励志教育：从数学的角度看，极值是函数在某一点的附近区间内，该点函数值是附近区间内的最大值（最小值），则可以称此最大值（最小值）为极大值（极小值）。一个函数在某一区间上的极大值和极小值一般来说不唯一，它与函数的最大值与最小值不同，区间中的最值若存在必唯一，而区间中的极值很多时候是不唯一的，最值是整体的概念，而极值是局部概念。这就像人的一生，巅峰点永远只有一个，低谷点也永远只有一个，而波峰和波谷点却不止一个。人生如同连续不间断的曲线，所有的人不会永远置于顶峰之上，也不会永远落入低谷之中，难免会有起起落落，高高低低，这是每个人成长的必经之路，要培养学生具有宽阔的胸襟，“跌入低谷不气馁”，在遇到困境的时候，我们要调整好自己，摆正自己的心态，勇敢地面对人生中的挫折，发挥主观能动性，积极主动地进行尝试，走出困境。“伫立高峰不张扬”，要保持谦虚谨慎的态度、严于律己的作风，戒骄戒躁，保持平和的心态。

7）文科生对大学数学的偏见：数学一直以来被认为是纯理的学科，很多文科生对数学学习有很强的学习障碍。因此，在授课过程中要引导学生发现数学在文科专业中的渗透作用。很多的大思想家同时在自然学科中也有所成就。马克思主张哲学与自然科学结合，这样哲学思想不再是单纯意义上的思想了，可以通过科学进行检验和论证。马克思在 19 世纪 50 年代中后期直到去世，都对微积分进行过深入的研究，发现数学能够解决很多实际问题，并且发现管理也是一种应用数学。他通过研究微积分，揭示微分是无穷小量在矛盾运动中的零与非零的对立统一关系。用微分无穷小量可以反映客观世界中量的变动过程。通过微积分的精神可以反映思想的演化。微积分的运用可以将看似不变的世界回归到变，由静到动来看，可以说是一门常量与变量的数学。

8）尊重事物的发展规律：函数的连续性是由法国数学家柯西给出的，它刻画了动态值与静态值的吻合，体现了一种稳定性。延伸到现实生活中，许多事物的变化都是有一定的规律性的，一定要尊重它原本的规律，古人的揠苗助长就是违反了事物发展的客观规律，急于求成，反而得不偿失。我们获得知识的过程是一个需要时间和付出的累积的过程，寻求捷径想要速成的方法是不可取的，它违反了连续的稳定性和可持续性，因而只能事与愿违。

这些都说明数学中蕴含着很多深刻的辩证主义哲理，文科生，尤其是管理专业的学生学习数学是非常必要的。在教学中可为学生讲述其学习的必要性，端正文科学生对数学学习的态度，培养学生的工匠精神，锻炼学生坚持不懈的毅力，引导文科生进行多学科的融合。

（3）优质资源整合：依据地区具有的独有特点和优势，可根据地区特点开发优质资源，根据不同地区院校进行资源整合，例如，对北方地区院校间的资源进行整合，建设优质资源，形成资源库的长效工作机制，采用线上线下的混合式的教学方式，充分发挥线上资源的优势（无时间限制和地域限制学习的特点），潜移默化地影响学生的思想、处事的态度等。育人资源还很丰富，很多尚未被发现，需要广大高校教师在教学中逐步研究，累积，形成全面的资源库。

（四）编写融入思政元素的教案

教案是教师为顺利而有效地开展教学活动，根据课程标准、教学大纲、教科书要求以及学生的实际情况，以课节或知识点为单位，对教学内容、教学步骤、教学方法等进行具体设计和安排的一种实用性教学方案。教案包括教材简析和学生分析、教学目的、重难点、教学准备、教学过程以及练习设计等，是教学实施的主要依据，是授课教师教学思想、教学组织能力、教学方法的重要体现。好的教案具有创造性、实用性和积极性，有利于教师水平和教学质量的提高，有利于教育的改革和发展。为促进教师不断提高教学能力，检验教师教学准备，教学时可建立教案评价制度。

在现有教学设计基础上，收集发现知识体系中可进行思政的点（表4-3），融入思政元素，形成隐性与显性、德育与智育相统一的健全的教案。

表4-3 知识体系中的思政点

知识点	思政元素	思政教育
函数的极限	无限趋近的思想	为了理想努力奔赴，砥砺前行，方得始终
函数连续性	知识的累积需要时间和付出 揠苗助长的故事	持之以恒，连续不间断，要遵循事物发展规律
数学家事迹	数学家的治学精神、奋斗精神	体会数学家锲而不舍的精神
曲线凹凸性	凹凸分界点拐点所具有的意义	疫情拐点，体现学科价值
曲线极值、最值	局部的最值与整体的最值的关系与区别	人生之路不会一帆风顺，要引导学生具有克服困难、抗击挫折的意志
定积分的思想	总分总的研究过程，事物发展的规律	对于复杂问题的处理，可以逐个突破，从而实现目标
微积分学的本质	积分与微分的关系与区别	从近似到精确、特殊到一般、简单到复杂、对立到统一的规律
学科存在意义	不分文理，渗透到所有学科中	正视每门学科价值，摒弃偏见思想
概率	事物发生的小概率事件	勿以善小而不为，勿以恶小而为之
圆周率的由来	我国古代数学极限思想的发展	培养学生爱国主义情操

1．完善课堂教学整体设计

以立德树人为教育教学工作的重心，进行三全育人。为开展大学数学课程思政建设，要充分利用课堂教学的主渠道，完善课程教学整体的规划，对课程的培养方案，教材的选定，教学实施的方法，思政路径的契合点，思政点的正确性、适用性、可行性和有效性，在规划中明确思政的目标、推广的方向。

思政教育下的大学数学的教学目标是：知识传授，能力培养，价值塑造。即让学生具备科学的数学理念和辩证思维的能力；使学生具备发现问题、独立解决问题的能力和自主的学习能力；使学生具备锲而不舍、勇往直前的科研精神。

2．教案评价的内容

（1）知识技能方面：教案中所体现的教学目标不仅要有知识点的掌握程度，还应有知识点运用能力的水平，知识点中蕴含的深层次的思想是否能够传授给学生，学生是否能够接收到，这些在教案中是否能够体现出来，可以作为教案评价的标准之一。

（2）教学方法方面：对于教学方法，不要只关注于那些新型的教学方法，课堂教学的主战场仍然在课堂中，其受众面仍然为绝大多数学生。教学的现实环境是大班教学，主要的教学手段应体现在大班课堂中，教案所体现的教学方法应该更多地注重大班的课堂教学方法。

（3）育人能力方面：在育人能力方面不仅要体现出能力育人和思想育人，还要有教师希望达成的目标和学生期望获得的目标，这就需要及时地对学生进行调查分析，把脉学生需求，在教案中要切实体现出育人部分的实操过程、优势与不足，有针对性地进行改进，实现有效育人。

（4）课堂反馈方面：课堂教学评价强调教师自我教学行为的分析与反思，其结果可以提高教师教育教学能力，能够及时发现教学中的不足之处，并有针对性地提出合理化改进建议。学生的反馈能够体现出学生在课堂教学中获得了多少知识、掌握了多少技能、哪些方面还有所欠缺，查找造成的原因，教师教学方案的设计和实施过程是否合理，能否达到培养方案的目标，是否符合教学大纲的要求，还应如何修正，在教案中都应有所体现。

教案作为教学过程记录的第一手资料，能够最直接、完整地体现出教学的全过程。

3．教案质量评价原则

（1）体现课程具有的特性：课程不同，对教案的要求也不同，要体现课程的特点。大学数学课程要体现出数学的思维方式、计算方法、知识点的延伸、应用的拓展。其侧重点就医学院校而言要体现数学工具的作用。

（2）体现专业具有的特点：教案不仅从表现形式上要符合教学的具体要求，从内容上更要考虑学生的心理特点和接受能力，要注重因材施教，不要过分强调知识点的深度，要多向知识点的广度进行引导。相同的课程，面对不同专业的授课对象，要根据专业具有的特点，形成鲜明的差异，应该根据学生的发展进行调整，体现专业应用方向的特征。

（3）体现学科具有的创新性：在遵循基本的设计制作规范的基础上，教案也应该在设计思想、采用的技术手段、所用的表现形式、期望取得的教学效果等方面有所突破创新，并形成鲜明的特色。

教书育人是教师的根本任务，教和育必须要统一，教书育人，育人为本，育人是教师的最高价值追求，每一位教师都承担着智育、德育的双重育人职责，每一门学科都蕴含着丰富的德育内涵。在教育工作中，教师要紧紧抓住教书育人、育人为本的核心，统筹协调好教育教学的关系，要保证德育具有稳定性、长效性和经常性，从而实现课程育人。

（滕　辉）

四、“三全育人”理念下思政课程教学改革的实施

（一）努力实现思想政治理论课教学目标改革

自《中共中央宣传部教育部关于进一步加强和改进高等学校思想政治理论课的意见》实施以来，思想政治理论课在党中央的亲切关怀和中宣部的直接领导下全面推行并取得了一定的成绩。2018年《新时代高校思想政治理论课教学工作基本要求》及2020年中共中央宣传部、教育部正式印发的《新时代学校思想政治理论课改革创新实施方案》立足于思想政治理论课的政治属性，对思想政治理论课进行了一体化的设计，强调高校思政课课程目标重在增强大学生的使命担当。这一课程目标，是新时代中国教育目标的细化，是新时代中国高等教育使命的内容体现，也是新时代高校思政课程改革创新的努力方向。

围绕这一方向的改变，齐齐哈尔医学院的思政课程改革主要表现在：开阔视野，坚持以课程建设和改革为中心，建立符合医学院校特点的教材体系；提升获得感，突出学生主体地位，建立以强化知、情、意、行能力为目标的理论与实践相结合的教学体系；重视教师主体地位，建立以提高素质为根本的教师队伍建设制度体系；加强领导，建立了思想政治理论课指导和保障机制。这一系列的调整、改革和创新，为思想政治理论课的建设和改革提供了有力的支撑，为高质量医学人才的培养奠定了坚实的基础。

1．坚持正确的政治方向，坚持用马克思主义中国化最新成果武装大学生

2013年8月召开了全国思想政治工作会议，强调了宣传思想工作是“胸怀大局、把握大势、着眼大事，找准工作切入点和着力点，做到因事而谋、应势而动、顺势而为”。习近平同志在十八届中央政治局第一次集体学习时讲话指出：“我们一定要以我国改革开放和现代化建设的实际问题、以我们正在做的事情为中心，着眼于马克思主义理论的运用，着眼于对实际问题的理论思考，着眼于新的实践和新的发展。”中国特色社会主义的实际和实践是高校思想政治理论课的特有定位。马克思主义中国化、时代化、大众化，是马克思主义在当代的新发展，是结合中国特色社会主义道路，对中国特色社会主义理论体系和制度体系的探索，深刻地展现了马克思主义基本理论的科学内涵和精神实质。在用马克思主义中国化最新成果教育武装大学生的过程中，始终坚持把什么是马克思主义、如何坚持和发展马克思主义，以及坚持和发展中国特色马克思主义作为教育的最基本内核。始终坚持把讲政治作为思想政治理论课遵循的根本，任何时候都不能偏离、淡化和弱化，在思政课程中要努力抓好马克思主义的正面教育和引导，引导大学生系统地掌握马克思主义基本原理和马克思主义中国化理论成果，通过对党史、新中国史、改革开放史、社会主义发展史的讲解，引导大学生深刻领会习近平新时代中国特色社会主义思想。通过理论教育、探究式教育等，培养大学生运用马克思主义立场观点方法分析和解决问题的能力，引导学生自觉践行社会主义核心价值观，尊重和维护宪法、法律的权威，识大局、尊法治、修美德，在学习与实践中自觉践行使命担当。

2．坚持以人为本，准确把握立德树人的根本任务

思想政治教育在本质上是做人的工作，“立德树人”就是要将以人为本的理念全方位地融入学校生活实际之中，树立、营造崇尚道德、以人为本、向善坚定、勤劳质朴、家国情怀的浓厚的育人氛围。人才培养是高校的根本任务，所以在教育的过程中必须突出学生的主体地位，引领青年学生从知、情、意、行的具体目标中感受到德育为本、育人为先的理念。

2016年，在全国高校思想政治工作会议上，习近平总书记发表重要讲话：要坚持把立德树人作为中心环节，把思想政治工作贯穿教育教学全过程，实现全程育人、全方位育人，努力开创我国高等教育事业发展新局面。青年的价值取向决定了未来整个社会的价值取向。习近平总书记在

北京大学考察时，以“穿衣服扣扣子”为喻，形象地指出，人生的扣子从一开始就要扣好。在近年的教学改革中，齐齐哈尔医学院广大教师尤其是思政课教师切实地肩负起传道授业解惑的光荣职责，做好青年学生成长进步过程中的引路人，坚持以马克思主义中国化的最新成果为课程的中心内容、中国特色社会主义理论体系的“三进”为教学的主要任务；坚持德育为先的教育理念，充分发挥思想政治理论课程在大学生思想政治教育中的主渠道和主阵地作用；坚持以人为本的教学原则，充分发挥教师在思想政治理论课程教学中的主导作用，高度重视学生在思想政治理论课程教学过程中的主体作用；坚持以教学方法和方式的创新为重要环节，充分开展先进教学方法和教学技术手段的开发和运用；形成多形式、多渠道的社会实践教学方式。对待学生既动之以情、情理交融，又要晓之以理、入情入理、润物无声。坚持自我教育与教育紧密结合，在发挥教育引导作用的前提下，充分调动青年学生学习的积极性、主动性。紧密贴近学生实际，结合青年学生实际的困惑，为学生提供喜爱、需要、丰富、积极的精神食粮，运用青年学生熟悉的语言、喜爱的方式进行授课，力求打造学生乐于亲近的思想政治理论课，做到与青年学生同向同行，引导学生、服务学生，为党和国家培养合格的德智体美劳全面发展的社会主义建设者和接班人。

3．坚持解放思想，提升青年学生思想政治理论课的获得感

高校思想政治理论课要更加注重对大学生的政治引领和价值引领，更加注重引导大学生朝着党和国家需要、社会发展需要的方向成长发展，所以，新时代高校思想政治理论课课程目标在于增强大学生的使命担当，更好地丰富青年学生的精神世界，增强青年学生的精神力量，满足青年学生的精神需求，“把握好时、度、效，增强吸引力和感染力”，从习得到内化，需要不断增强青年学生的思政课获得感。为达到这一目标，齐齐哈尔医学院对思政课建设进行了相关的调研，通过调研可以看到我院的思想政治理论课教学的态势是向好的，课堂的抬头率不断提高，但是学生主动参与、主动思考、主动提问的主动性还需要进一步的提升。以提升我院青年学生思政课获得感为主题，当前，我院思想政治理论课进行了四个方面的探索：一是积极改进课堂教学质量，向课堂要效率、要质量；二是积极开展形式丰富的线上教学形式，整合线上线下教学资源，形成混合式教学模式；三是结合医学院校特色开始形式多样的选修课程体系，形成因校、因才进行思政课的综合学习；四是开展了对思想政治理论课的全方位、立体式的评价方式和模式的建立。通过一系列的教学改革尝试和教学改革模式建立，我院的青年大学生的思想政治理论课的获得感有所提升。由此总结出提升青年学生思政课获得感的主要经验包括几个方面：一是丰富教学方式方法、创新线下课堂，促进教师教学观念从教向学的转变，提升学生的课堂主体意识；二是丰富线上教学资源体系，形成完善的线上教学机制，促进知识性学习，提高学生的高质量学习；三是依托齐齐哈尔市丰富的历史文化、各大厂矿、红色资源扎实拓展实践课堂，增强学生理论联系实际的能力；四是建立畅通的师生互动机制，在互动的过程中立足于学生的角度和个体差异，重视学习的延展性和反馈，做到同向同行，形成良性的师生互动模式。

4．加强领导，全方位提升思政课教师的能力素养

高校思想政治理论课建设的最重要的特点就是以马克思主义为指导，全面贯彻党和国家的教育方针，把立德树人作为思想政治教育发展的根本任务。在思想政治理论课建设的过程中，教师队伍的建设是最根本、最关键的因素。在教师队伍的建设中，切实改善思想政治理论课教师的政治待遇、学习条件和工作条件，培养一支政治上坚定、具有较强的马克思主义理论素养、能够理论联系实际、热爱本职工作的思想政治理论课教师队伍。通过加强对思想政治理论课教师的培训力度、扩大学科建设、完善制度保障等方面进行。

在培训方面，主要围绕熟悉教材、深入了解教学方法、提高教学能力为重点，着力提升思想政治理论课教师的政治素质、专业水平和教学能力。通过选派教师参加高校思想政治理论课骨干研修班、进行国内访学、省内短期培训、参加学术会议、教学方法培训等形式，并借助周末理论大讲堂、“青椒”论坛、学习思政课等优质学习平台进行教师培训。

在学科建设方面，对思想政治理论课教师提出了重要的研究任务，引导教师进行马克思主义经典著作的阅读和对内涵的理解，围绕马克思主义理论体系、教材体系、教学体系及其相互关系的研究，结合当代发展中的重点问题和中国特色社会主义实践过程中的重大实践问题进行研究。转变教师观念，把科学研究、教学研究的方向，转变到为思想政治理论课教育服务上来，结合教学的实际问题进行相关研究，通过研究促进教学的进一步发展，同时还可以将思想政治理论课的课程建设与教学、科研、人才培养紧密相连，有效地提高思想政治理论课教学的实效性，增强说服力、感染力和亲和力。

5．形成合力，建立齐抓共管的领导体制和工作机制

根据中央文件相关文件的精神，齐齐哈尔医学院力争求真务实，狠抓体制机制建设。进一步调整和充实了思想政治理论课建设领导小组；建立了以马克思主义研究和教学为中心的有序的教学管理机构；建立、完善并整合了学校思想政治理论课教学资源的长效机制和工作平台；营造了思想政治理论课教育教学的良好氛围，有效提升了思想政治理论课教师的待遇问题，设立了思想政治理论课教师专项补贴等。这些措施有效地提升了我院思想政治理论课教学的条件，明显地优化了教学手段，使思想政治理论课的教育主阵地、主渠道作用得到很好的发挥。

（二）构建与课堂教学相互促进的实践教学体系

思想政治理论课是高校面对青年学生开设的公共必修课，主要是传授马克思主义理论的知识体系和观点方法，用马克思主义理论和中国特色社会主义理论成果武装青年学生，使青年学生成为合格的社会主义建设者和接班人，高校思想政治理论课体现出了社会主义大学的性质和要求。马克思主义作为一种系统的、内涵丰富的、科学的理论体系，是不能够通过零散的、片面的、短时间教育获得的，必须通过系统的理论教育、实践教育获得。

1．思想政治理论课教学的特殊性

思想政治理论课有其特殊性，这个特殊性在于，专业课程的教学目标是课程的知识结构，或者是建立在知识结构上的技能本领。而思想政治理论课的教学目标要求则相对更加复杂、内涵更为丰富。正如习近平总书记指出的：“巩固马克思主义在意识形态领域的指导地位，巩固全党和全国人民团结奋斗的共同思想基础”。清楚地阐明了意识形态工作的重大战略地位，思想政治理论课要从意识形态工作的战略地位的高度去把握肩负的重要性和特殊地位。所以思想政治理论的教学活动不仅要系统地传授马克思主义理论体系及其立场观点方法，而且还要通过知识的学习来帮助青年学生树立正确的世界观、人生观、价值观，实现价值引领和知识教育的统一。从这个意义上讲思想政治理论课不仅需要教学上的理论性、系统性以及规范性，同时也更需要理论武装和价值引领。而且要通过引导大学生深化对现实场景的体验和接受实践活动的锻炼，从而实现从知识教育到价值引导的统一。从这个意义上说，高校思政课的理论教学和实践教学必须达到高度统一。基于这样的目标，思想政治理论课必然具有鲜明的实践要求，思想政治理论课就是以理论为中介。

2．思政课实践教学的优势

丰富的实践教学是思想政治理论课的重要组成部分。实践教学作为一种以增强学生实践经验和体验为主要方式的教育活动，与理论课教学相比具有一定的优势和特点。思政课要坚持启发性和灌输性相统一，但在目前的思政课教学中，理论灌输较多，而启发性则相对较少，学生主动学习的意识较弱，实践教学的优势就充分地体现出来了。首先实践教学能够充分调动学生的主体性，体现以学生为中心的教学理念。实践教学不是围绕某一理论或知识体系进行的教学活动，而是立足于提高大学生的认知水平，着眼于学生的成长发展的规律来进行，体现为“知行合一”的教学目标，所以，实践课教学的设计更要考虑到学生整体发展的需求。其次，实践课教学是以增强学生的体验感、获得感为教学内容。

习近平总书记指出，“当前，我国处于近代以来最好的发展时期，世界处于百年未有之大变局，两者同步交织、相互激荡”。近年来，中国特色社会主义进入了新的历史发展阶段，开始向着第二个百年奋斗目标迈进，国内外发展环境发生了巨大的变化，中美贸易摩擦等事件引起大学生的高度关注，全面深化改革进入了攻坚克难的深水期，国际竞争日趋激烈，世界多边化合作矛盾日益凸显。当前，国内国际形势错综复杂，传统价值理念受到巨大的冲击而呈现出多元化的趋势，各种思潮交织。青年学生面对日趋复杂的国内国际形势，会产生这样那样的疑问和困惑。由此，思政课实践教学要结合学生关注的热点问题、阶段性困惑，引导学生通过查找资料、实地走访、问卷调查、相关人员访谈等方式梳理问题的由来，并将调查梳理的结果进行分享，通过分享、讨论、交流引导更多学生透过现象看本质。所以，实践教学能够促使学生获取直接经验进行学习，强调学生在实践的过程中亲身感受和体悟，强调学生的主体参与性。最后，思想政治理论课的实践主要以活动为载体。思政课实践活动的主要载体是学生的各种课外活动、社会实践等，比如专业实习、社会实践活动、创新创业大赛、社团活动、各类竞赛、公益性活动等，这些活动既可以设计为课内实践，也可作为课外实践，采用灵活的方式纳入思想政治理论课教育体系，进行科学的、有计划的设计和开展，通过实践教学不仅能够深化和丰富课堂教学的理论体系，还能够丰富青年学生的人生体验和各类感受，同时也可以实现思想政治理论课教学的空间和时间的延伸。由此可见，实践教学是理论教学的有益补充，只有将二者紧密结合起来，才能构建完整的教学活动，才能更加有效地完成思想政治理论课的教学任务，有效地促进思政课理论的进一步内化，提升青年学生的获得感。

3. 构建具有医学院校特色的实践教学体系

本着因地制宜统筹开展实践教学的原则，我院立足于医学院校校园文化和齐齐哈尔地域文化进行综合开发，体现了思想政治理论课课程教学的内在要求，从目标导向、资源开发和平台建设三个方面探索实践教学的改革路径，构建了思政课实践教学体系。

首先，学校文化、校园生活是大学生成长的最直接的环境，校内实践活动是青年学生最经常参与、日常高频率进行的实践活动，所以思想政治理论课实践教学体系的构建要立足于校园生活，科学合理地挖掘校园文化底蕴、丰富实践形式。在大学校园生活中，蕴含着丰富的具有思想政治理论课教学意义的实践活动。如青年大学生理论骨干社团活动和理论骨干培训活动，提高校园文化建设的理论品质提升活动；确立以家乡情怀涵养家国情怀的目标导向，着力挖掘贯穿于学校和社会发展历程的以爱国主义为核心的民族精神、以改革创新为主题的时代精神的实践教学活动；立足医学院校校园文化、地方文化、发展历史，以提升医德为建设目标，结合医学院校的先进典范开展教学活动；围绕思想政治理论课热点、难点政治问题开展主题理论学习活动；依托校园网络、多种学习平台、微信、短视频等开展网络空间的理论学习活动。这些活动都可以作为校内的思想政治理论课课堂教学的有效补充，有效地拓展思想政治理论课课堂教学的范围和空间，延伸和拓展思想政治理论课理论教学形态。帮助青年学生学会用马克思主义的立场分析问题，努力学习，增强本领，真正提升思政课的教学实效。

其次，思想政治理论课实践教学还包括校外实践的部分。随着科技革命的发展、信息的快速传播，现代社会的发展已经打破了高校的“象牙塔”，社会思潮、社会矛盾、社会问题都在向高校汇集，在高校凸显。海量的信息充斥在青年学生的身边，思想政治理论课的教学活动不能脱离社会生活。要打破青年学生的局限性，在社会范围内提升学生的自我体验、自我感受以及自我价值，校外社会实践就是一种有效的教育方式。只有在中国特色社会主义理论丰富发展的过程中，只有在中国特色社会主义的伟大实践中，才能使青年学生切实地感受到中国特色社会主义理论体系的伟大生命力，感受到当代中国马克思主义发展的科学性、人民性和先进性。建立完善的制度体系，积极争取齐齐哈尔地区社会各界的积极支持，整合多种教学实践资源，拓展实践教学的形式，打造稳定的社会实践基地，通过系列措施构建与课堂教学和校内实践教学相呼应的校外实践教学体系。

4．深刻转变实践教学观念

结合思想政治理论课教育目的及其特殊性可以看到，实践教学不是思想政治理论课教学的一种外在补充，而是思想政治理论课教学体系的有机组成部分，是重要的内在要素。所以实践教学体系的建设，是高校思想政治理论课建设的重要组成部分。这就需要在课程建设的过程中，在教学的过程中，要有清醒的认识，能够积极调整课程观念、拓展课程教学的领域，结合理论教学和实践教学进行系统的设计和开发，树立包含课内实践、课外实践、校内实践、社会实践在内的、互相补充的思想政治理论课课程建设的教育观念。

5．建立完善实践教学的长效机制

思政课的实践教学在本质上是理论教学的延伸、验证，虽然单独设置了学时、学分，但不是一门独立的课程，而是整个思政课教学体系的一部分。因此思想政治理论课的实践教学设计必须服务于思想政治理论课教学的整体设计，实现相辅相成、互相促进。然而事实上，思想政治理论课的实践教学常常是孤立的存在，其目标设定和具体实施与理论课教学并不紧密，部分课程的设定还有可能存在割裂的问题，没有形成有机的整体。所以，高校思想政治理论课不是一门课程，而是有机的课程群，这个课程群包括的各门具体课程需要从不同的理论视角进行设计，建立一个内容上既有差异又相互关联的综合教学体系。

从这个意义上我们可以看到，实践教学事实上是一种比理论教学更为复杂的教学体系，实践教学具有开放性、多元性、复合型、多边性的特点，需要更多的资金、人力等条件保障。“健全组织管理方式，逐步形成学校思想政治理论课教学科研机构、宣传部、教务处、学工部、团委等部门协调配合的实践教学工作机制”。在教学改革的实践中，逐渐形成了完备的思想政治理论课课堂教育与实践教学有机统一的工作机制，党办、院办、组织部、宣传部、人事处、教务处、科技处、马克思主义学院、财务处、学工部、团委负责人以及各二级学院书记各负其责、相互配合，落实思政课教育教学、学科建设、人才培养、科研立项、社会实践、经费保障等各方面政策和措施。

（三）思政课道德情感体验式教学模式探索

高校思想政治理论课肩负着意识形态建设、扩大中国特色社会主义的青年认同基础的重大责任；同时，还肩负着形塑大学生思想道德的重要使命。作为青春后期的大学生，思想道德的发展处在非常重要的关键期，具有相当强的可塑性。立德树人，首先重在立德，习近平总书记在全国教育大会讲话中指出“要在加强品德修养上下功夫，教育引导学生培育和践行社会主义核心价值观，踏踏实实修好品德，成为有大爱大德大情怀的人”。教育部《2017年高校思想政治理论课教学质量年专项工作总体方案》提出，2017年是“高校思想政治理论课教学质量年”，要打一场提高高校思想政治理论课质量和水平的攻坚战，大力提升学生对思政课的获得感，满足青年学生成长发展的需求和期待。所以，思想政治理论课是一种特殊的理论课程，是以构建学生的内在价值体系和精神内核为主要教学内容的课程。主要是通过对于知识、理论的学习，学会运用马克思主义的立场、观点和方法来分析处理问题。所以，仅仅掌握相关知识点、部分理论不是思想政治理论课教育教学的根本目标，或者说这个学习过程还没有彻底完成，通过思政课的学习、实践，课程空间和内容的延伸，促使学生形成完整的世界观、价值观、人生观，能够运用马克思主义的观点、方法，能够志存高远，自觉成为社会主义的建设者和接班人，才是思想政治理论课的实际意义，从这一点上讲就需要增强学生的体验感、获得感。

加强医学生思想政治教育，继承优良医德，弘扬医德文化，提升国内医学软实力，是我国医学教育研究发展的时代需求，也是医学教育所必须肩负的责任。提升医学生思想政治素养，一直是医学院校教育环节中期待突破的地方，而在现有的教育体制和社会生活环境下，医学生的思想政治素养始终未见显效，医学院校思想政治教育的软性资源始终不力，因此，关于医学生思想政治教育的研究任重道远。

《国务院办公厅关于加快医学教育创新发展的指导意见》（国办〔2020〕34 号文件）指出：以新内涵强化医学生培养。加强救死扶伤的道术、心中有爱的仁术、知识扎实的学术、本领过硬的技术、方法科学的艺术的教育，培养医德高尚、医术精湛的人民健康守护者。

所以，无论是从高校思想政治理论课建设发展的方向上把握，还是从新时代医学教育创新发展方向上理解，加强德育是当代青年学生，尤其是医学生培养模式发展前进的方向；同时也是解决“见死不救”等社会问题和医务工作者以及医学生自我价值冲突的个人问题的必由之路。

在教学改革的过程中，把医学院校青年学生对思想政治理论课的体验、感悟作为教学的方式，在理论教学和实践教学的过程中通过情感体验的方式来进行，提高学生的道德素养，成为了我院思想政治理论课改革的一种探索。

1．关于情感体验式教学

探索情感体验式教学，就必须对体验式教育、情感体验进行必要的界定。情感：目前理论界研究者们尚未对“情感”作出明确、权威性的界定。就本院的思政课的教学探索研究而言，我们可以认为，情感是主观与客观的统一体；就引起情感的外界因素来说，它是客观的，具有不以人的意志为转移的客观性；就情感的内涵和形式来说，它是一种体验，是主观的过程。道德情感作为人在社会生活中所特有的情感形式，既是人对道德关系认知、评价的结果，同时也是人对道德关系直接感受、体验的结果。基于这样的理解，可以将道德情感界定为：个体对于客观的道德事实、现象是否符合主体需要的一种情绪体验，是主体内蕴含的道德要求得到满足与否的情感反应。它是人对道德原则、规范在情绪上的认同、共鸣，又是人对道德理想、道德构建的向往之情。“获得感”表示获取某种利益后所产生的满足感。“获得感”一词的迅速流行来源于习近平总书记在中央全面深化改革领导小组第十次会议上的讲话，且使用范围出现固化趋势，多指人民群众共享改革成果的幸福感。

体验一词，具有亲身经历实践的体会，或者是通过亲身实践而获得的经验或者考察的含义。体验式教学是一种教学方法，通过让学生进入一个直接或者间接的真实情境中，使学生从中获得一定的体验经验以及体验感受，从而使学生对教学内容和社会现象产生共情和认识，最终帮助学生形成正确的价值判断和行为选择。所以，体验式教学模式是以课堂教学活动、校园生活、课内外实践活动为主的教学形式，以增强青年学生主动参与的体验感，从而促进学生形成经验的整体的教学活动。

由此可见，情感体验式的教学模式要注重情景的创设，要注重激发学生的感受，要能够引导学生形成经验，主要的目的是促进学生对知识的理解和内化。可以说情感体验式教学模式是青年学生在思想政治理论课教师的指导下，基于学习到的理论知识和经验，在创设的情景中，通过亲身经历并结合已有的经验、理念、观点、方法对情景中的知识、感受进行理解，从而促使学生更好地掌握所学的理论知识的教学方式。

（1）情感体验式教学模式应有整体观。学生在校期间获得的所有的体验都应该是教学内容的范畴。青年学生在学校期间不仅通过理论课学习系统的知识，而且还需要通过隐性课堂获得丰富的体验式经验。在思想政治理论课的授课过程中，不仅需要着重研究理论知识讲授的设计，更要注重在讲授中的肢体语言、语气、情感表达等方面的传输。所以，体验式教学方式不仅是在课外的实践过程中，同时也包括在课内理论课的讲授过程中。这就需要思想政治理论课教师具有较高的整体意识、专业素养、端正的价值认识和敢于发声、敢于表达情感的整体的教育教学意识。

（2）社会实践活动是高校重要的育人资源之一，尤其是在德育过程中，实践活动起到了至关重要的作用。与课堂理论课相比，社会实践要能够利用活动中发生的道德情感体验来提升学生的道德品质。体验式教学活动更关注学生的各种校园生活、校园活动以及学生在校园生活、活动、实践等各类活动中的体验，利用学生实践活动中的道德情感体验进行道德教育，其针对性和有效性要比单纯的理论讲授的效果更直接，影响更深远。这些体验、经验、感受中的部分内容还可以通过系统的知识内容呈现，但是，有很大部分还不能达到系统的理论知识的程度，多数时候仅体现为一种经验性的内容存在于个体的感性体验阶段。

（3）在情感体验式教学模式的建立的过程中，要更注重强调青年学生的主动参与的积极性，需要充分调动学生的主体性。在情感体验式教学活动中，学生的参与程度决定了学生在学习过程中的获得程度。参与度高的学生其体验和获得感远远高于参与度低的学生。因此在情感体验式教学活动中需要积极调动、倡导学生的参与，从这个意义上讲，学生的主体性发挥得越好，学生的主动性越高，情感体验式教学的效果就越好。

2．思想政治理论课与情感体验式教学模式的融合

（1）从思想政治理论课的课程性质出发，思想政治理论课体现了社会主义大学的办学本质，肩负着意识形态领域建设的主要任务，所以，思想政治理论课的政治性超越理论性，具有强制性的含义，无论是课程的设置、开课要求、教学内容都包含了一定的强制性，课程的内容必须反映马克思主义的意识形态要求，以马克思主义意识形态作为衡量的标准和标尺。

（2）从思想政治理论课程与其他哲学社会科学课程的性质来说，思想政治理论课程教学的立足点和着眼点不完全是知识、技能的培训，课程的内涵指向为马克思主义理论教育知识架构和学生的个人素养的提升，更主要的功能是正确的人生观、世界观和价值观教育。

（3）思想政治理论课教育教学更多的是一种教育过程，是对青年学生个体的精神世界的培育和建构，是一种特殊的认识过程，是系统的、有计划的、精心教育和引导的过程，是人格的培育和陶冶的过程。所以在思想政治理论课教育教学进行的过程中，对思想政治理论课教师提出了更高的要求，必须用个人的人格魅力去影响学生、用真诚去打动学生、用感受去捕捉学生、用爱心和耐心去陪伴学生、用坚定的立场去鼓舞学生、用扎实的理论去说服学生。

（4）现存的突出问题。情感体验式教学模式的建立需要思想政治理论课教师在教学的过程中能够保持真诚、能够注入情感、能够带入感受，要求思想政治理论课教师是一个活生生的“有血有肉”的人，才能够把自己的经验感受传递给学生。但是在现实的教学过程中，大多数的思想政治理论课教师缺乏体验、感受和情感的表达。多数教师片面地将授课理解为仅仅是理论的传授、知识的讲解，很少在课堂上进行“人与人”的互动，教师与学生的关系一般表现为“面对面”的教与学的对立关系，而是不同向同行的“肩并肩”。还有一部分原因是思想政治理论课教师的体验和感受缺乏，缺少社会实践的机会。

3．关于情感体验式教学活动的开展

（1）用体验代替知识。传统的思想政治理论课程把思政课的内容作为授课的重中之重，但是如果仅仅是以“知识”为教育的目的将产生与学生思想脱节、与学生生活脱节的情况。把经验作为课程的本质，强调了课程与学习者之间的联系，强调了课程内容与学习者的经验之间的双向互动关系，使课程内容得到了拓展。用经验代替知识拓展了课程的内涵，经验可以既包含自然科学知识也可包括社会科学知识，既包括直接经验也包括间接经验，既包括个人经验也包括社会经验，使课程内容更加广泛。用经验代替知识，可以增加课程的功能，改善学习者与课程的关系，以及提高学习者在学习中的地位和作用。用经验代替知识，反映了现代知识观念的变迁，现代社会人们的知识观念不仅局限于传统的学术性知识，而且还包括其他非学术性知识，即不同层次、不同形态、不同方式的人类社会直接经验和间接经验的总和，在思想政治理论课教学中，如果我们以学生在思政课堂上获得的思想政治理论经验作为课堂教学的内容，就会更加关注学生对课程的体验和感受。这样，思想政治课程的讲授过程，就是一种教师和学生的双向互动过程，有益于加强学生对课程的体会和理解。

（2）按照新的教育教学理念进行体验式教学活动

要使体验式教学更好地实现其德育功能，更充分地发挥作用，还必须按照现代德育课程的基本理念，主动地进行体验式教学开发。一是把学生在学校期间获得的思想道德方面的经验，作为德育课程的内容，注重学生在学校各种教育活动中的体验，注重从知行统一的角度提供给学生积极健康、隐性显性一致的课程经验。二是充分调动学生的积极性、主动性，使学生逐渐意识到自己是学校德育的主体，应该积极地参与学校的各种教育活动。三是从多方面考虑成立学生自我教育、自我管理、自我服务的机构，充分发挥学生在学校事务中的主人翁作用，积极营造良好的氛围。四是注重个别化教育，注重学生个体的特点。五是加强学校同社会的联系，使学校生活与社会生活的价值导向一致。要把学校环境作为真实社会的一部分来进行体验式教学建设，使学生成为生活的真正主人。

由此可见，思想政治理论课程教学活动是一个心灵交流沟通的过程，需要教育者丰富的情感，需要教育者以真诚的尊重和同理的态度进行教学活动。教育者的真诚尊重和同感，是思想政治理论课程实施的重要条件，正是因为教育的这种态度，在现实思想政治理论课实施过程中，才会主动地关心青年学生，倾听青年学生的想法，在日常的教育教学工作中以青年学生全面发展为中心开展教书育人、管理育人、服务育人工作，做学生思想道德发展的促进者。因此，“教育，不能没有虔诚之心，否则最多只是一种劝学的态度，对终极价值和绝对真理的虔诚之心，是一切教育的本质，缺少对‘绝对’的热情，人就不能生存，或者人就活得不像一个人，一切就变得没有意义”。教育，特别是思想政治理论课教育是一种理想的事业，需要思政课教师以一种追求理想、虔诚的心态投入教学活动中，为我们的教学活动注入温暖的力量，促使学生思想观念的变化和改变。

（四）多元全程的思政课教学评价模式的探索

1. 多元全程教学评价模式的背景

根据《国家中长期教育改革和发展规划纲要（2010—2020 年）》要求，针对医学类高等院校而言，在教育教学过程中培养和提升医学生的人文素质也成为摆在其面前的一个极具挑战性的任务。国际医学教育专门委员会（Institute for International Medical Education，IIME）制定的《本科医学教育全球最低基本要求》对本科医学教育提出了 7 大类要求，包括医学知识、职业价值、沟通技巧和批判性思维等，它充分体现了随着技术水平的极大发展，医学对人文知识和技能的高度重视，对人文素养也有着明确的要求。21 世纪全球医学卫生教育专家委员会在 2010 年发表的 21 世纪医学教育展望报告《新世纪医学卫生人才培养：在相互依存的世界为加强卫生系统而改革医学教育》中提到，卫生工作关注的是人，有必要培养称职、富有同情心和敬业精神的医学卫生人才。

著名的医学史学家亨利•西格里斯曾经说过，每一个医学行动都涉及两类当事人：医生和病人。医学就是这两类人之间的多方面关系。从理论上讲，人的生命过程都有医生的参与，医生迎接人生命的降临，为人们缓解痛苦、治疗疾病，甚至在临终前都有医生的陪伴。可以说医患之间的关系是世界上最亲密的、与人的生命安危联系最密切的关系之一。

当前，在我国民众的日常生活中，与民众身心健康密切相关的医患关系依然存在着一定的问题，医患之间紧张的关系依旧没有得到有效的缓解，医患纠纷不断，暴力伤医事件仍在发生。中国医师协会在 2018 年发布的《中国医师执业状况白皮书》显示，仅有 34% 的医师从未亲身经历过暴力伤医师事件，66% 的医师经历过不同程度的医患冲突，其中绝大多数为语言暴力，比例为

51%，面对这样的统计数据，不得不引起广大医学教育工作者和社会各界相关人士的关注和深思。从医生的角度来说，如何提升医务人员的医学人文素质，这对于提升其职业发展能力、更好地建立与患者的关系、实现医患关系的和谐具有重要的意义和作用，而这些都需要高度重视对其人文素质的教育和培养，尤其是在其刚开始接触、接受医学教育的培养过程中，这就使得高等医学院校必须要高度重视对医学生人文素质的教育和培养，也必须要肩负起这一重任。

齐齐哈尔医学院针对医学生人文素质的提升问题不仅给予了高度关注，而且还在实践中开辟了若干有关提升医学生人文素质的必修和选修课程，但总体而言，在医学院校，由于人文素质课程所占的比例很低，它们在教育教学的实践中对于提升医学生人文素质的作用还是非常有限的，因此，属于人文科学的思想政治理论课作为全员必修的公共课，便成为提升医学生人文素质修养不可或缺或是十分重要的主渠道，肩负着培养和提升医学生人文素质的重要职责。思想政治理论教育帮助医学生正确认识人类社会发展的基本规律、人与人之间的相互关系，塑造正确的世界观、人生观和价值观，为医学生的培养奠定坚实的政治基础和道德基础，并使学生树立起崇高的职业理想和精神信仰，为更有效地开展人文素质教育提供可靠保障。

医学生人文素质教育是培养医学生具有多元化的人文素养和崇高的职业道德，强化医学生的大局意识、看齐意识，提升医学生的人文关怀和人道主义精神，使他们在未来的职业生涯中能为患者提供更优质的人性化医疗服务。人文素质教育强化了医学生的思想道德修养，同时思想道德修养又进一步促进了医学生的人文素质教育，所以二者相辅相成，相互促进，内在统一。

思想政治理论教育在医学生的培养教育中居于核心地位。医学院校培养的人才是为国家和社会服务的专业人才，医学人才的思想政治理论素质和道德水平在医学生综合素质培养中处于核心、关键的地位，思想政治素质决定医学生的成长目标和人生价值取向，从根本上解决医学生为谁服务的问题。同时，开展医学生人文素质教育需要和思想政治理论教育相结合，远大的理想信念、正确的人生态度、坚定的职业精神和高尚的道德水准可以为医学生人文素质的提高提供持久动力。强调医学人文素质教育与思想政治教育的有效结合，就是要突出思想政治理论教育的灵魂地位、核心地位，同时强化人文素质教育对于培养合格医学生的基础性作用。

2．思想政治理论课教学评价面临的困境及尝试

思想政治理论课是青年学生培养和成才过程中需要学习和掌握以及运用的重要内容，思想政治理论教育包含的内容非常广泛，其理论基础包括教育学、哲学、心理学、伦理学、政治学、历史学、法学、经济学，其中哲学指的是马克思主义哲学——辩证唯物主义和历史唯物主义。思想政治理论课对培育医学生人文素养具有极为重要的功能，主要体现在几个主要的方面：世界观教育、人生观教育、价值观教育、政治观教育、道德观教育、法治观教育、历史观教育等。思想政治理论课有效地帮助医学生树立正确的世界观、人生观和价值观，帮助学生科学地认识世界、认识人生、认识自我，形成健康的生活态度，投身于祖国的医疗卫生事业；帮助学生积极践行医者仁心、救死扶伤的职业使命；在科学的政治观的前提下，坚定爱国情怀，使个人的发展适应国家和社会发展的需要，成长为社会主义的合格建设者和接班人。

虽然思想政治理论课肩负的人文素质培养和提升功能十分关键，包含的内容也十分广泛，但是思想政治理论课的评价方式方法却始终差强人意，不能充分真实地反映青年学生真正的人文素养水平和真实能力。思想政治理论课在传统的评价方式方法上存在着重评价轻导向、重知识轻能力、重定量轻定性的问题。为了解决这一问题，提升思想政治理论课教育教学过程中，对医学生人文素质教育的科学有效的评价，可通过调查研究和实践探索以及理论创新制订符合实际的、可操作的评价方式方法。

通过在广大医学生中发放有针对性的调查问卷，对“多元全程式”考核模式进行调研，调查问卷显示，有 69.8% 的同学认为，增加个人自评能更有效地评价个体的人文素养；69.4% 的同学认为，小组同学互评的准确率更高；42.8% 的同学认为，自我评价在整体评价体系中占比 15% 较为合理，30.6% 的同学认为，小组评价在评价体系中占比 10% 更为有效，32.9% 的同学认为，辅导员评价在评价体系中占比 10% 更为有效，34.3% 的同学认为，思想政治理论课课堂评价在评价体系中占比 20% 更为合理。通过对“多元全程式”评价方式结构的搭建和探索，形成较为合理的评价构成体系。通过对评价结果的分析比较，继续调整思想政治理论课教育教学中对医学生人文素质评价模式的继续丰富和科学的修正。

3．思想政治理论课中人文素质评价初步形成了“多元全程式”的方式方法

“多元全程式”评价方式方法体系包含多元和全程两个侧重点，其中“多元”是指评价主体的多元化，打破传统思政课考核过程中考核的主导权完全由授课教师掌控的评价模式，尝试将学生主体自评、学生主体互评、社会实践小组考核评价、教师评价、辅导员随机访谈、考试成绩评价等各方面整合起来，丰富了思政课教育教学过程中学生人文素质评价的主体，形成了多主体共同评价的方式，从评价的角度上更加立体。“全程”是指在评价的过程中多时间节点地评价。评价的形成不仅仅是集中于期末考核，而是贯穿于授课的全过程，在授课的初期、早起、中期、中后期及期末。全程评价评价过程中及时有效的反馈，会起到极大的激励和引导作用，有效地引导学生在学习的过程中及时进行学习态度、参与程度、能力掌握等方面的调整，提升学生的参与度和获得感。

我院“三导向”培养模式中的第一部分是以“职业情感”为导向的人文素质养成，包含的主要内容有：人道主义的职业态度、利他的职业价值观、富有情感的医德、以人为本的医患沟通、明晰的法制观念、基于责任的领导力、团队精神等内容。

医学生思想政治教育和以“职业情感”为导向的人文素质养成具有统一性。大学生思想政治教育以大学生全面发展为根本培养目标，加强大学生德育教育，培养中国特色社会主义事业的建设者和接班人。思想政治理论课帮助学生正确认识人类社会发展的基本规律和人与社会之间的基本关系，塑造正确的世界观、人生观和价值观，为医学生的培养奠定坚实的政治基础和道德基础，为更有效地开展人文素质教育提供可靠的德育和理论保障。

在思想政治理论课教育教学实践中针对于医学生的人文素质评价问题，逐步形成了课内评价、实践教学评价和动态发展性评价相结合的对医学生人文素质进行评价的方式方法，而动态发展性评价的方式方法则是三种方法中最为复杂的一种。

（1）动态发展性评价的特点

动态发展性评价的方式方法作为三种方法中最为复杂的一种，其操作过程较为复杂，参与人数众多，持续时间较长，需要投入的精力也相对较多，但是其衡量和评价的效果相对于其他两种也是最为科学和准确的，是一种在动态的发展过程中，对医学生人文素质进行不间断的衡量和评价，以便及时发现问题，找出问题根源，适时地调整和改善影响医学生人文素质教育和培养的相关因素，以促进医学生人文素质能力和水平的不断提高，达到思想政治理论课预期的教育教学目的。

（2）动态发展性评价的内涵

动态发展性评价是以学生为中心，在思想政治理论课学习的大背景下针对医学生的人文素质在其职业发展中的重要地位和作用，通过动态连续系统地搜集医学生的人文素质相关信息，并对信息进行认真分析研判，不断提出促进其人文素质提高和改进的建议和意见，进而为实现医学生的职业发展目标所采取的一种综合考核评价方法。

（3）动态发展性评价的主体

动态发展性评价的主体不仅仅是对医学生直接进行思想政治理论教育的思想政治理论课教师，而且还包括思想政治理论课教师在内的所有参与对医学生进行人文素质教育和培养及对医学生人文素质有重要影响的全体人员，这其中应包括学生的家长、学生的班主任和辅导员、其他授课教师、学生的同学和朋友、学校主管的各级领导以及其他与医学生人文素质教育和培养的相关人员。这些人群与特定的医学生个体之间存在着紧密的联系，熟识程度较高，在一定意义上对于特定医学生的人文素质有着较为科学的认识和理解，易于形成较为准确的对医学生人文素质的认识和评价。但问题在于，由于具备资格的评价主体人数众多，不便于现实的实践操作和评价，因而可以在衡量和评价的过程中，抓住关键性的评价主体，是其作为主要的评价主体组成人员，在对医学生直接进行思想政治理论教育的思想政治理论课教师的主导下，通过组织关键性的衡量和评价主体（如思想政治理论课教师、学生的家长、学生的班主任和辅导员、学生的密友）及各相关方面的若干代表（如其他授课教师、学生的同学和朋友、学校主管的各级领导及其他与医学生人文素质教育和培养相关的人员）形成具有代表性的评议小组，对医学生的人文素质进行综合有效的评价，以确定特定医学生的人文素质能力和水平。

（4）动态发展性评价的客体

动态发展性评价的客体即为实施动态发展性评价的方式方法进行衡量和评价的客观对象，即特定的医学生个体。其是动态发展性评价的主要参与者和主要受益人，一切评价方式方法的实施和应用都是以其为中心的。由于其个体具有差异性，因而在动态发展性评价方式方法的实施和应用过程中，其衡量和评价结果也会出现一定的差异，这种差异反映了不同客体之间在人文素质能力和水平上的不同，同时也反映出在一定程度上特殊的个体需要依靠通过动态发展性评价的结论，使其通过教育和培养来不断地调整和改善自身的人文素质能力和水平。

（5）动态发展性评价的主要内容

动态发展性评价的主要评价内容，则应以医学生在校期间通过思想政治理论课的学习而引发的能够展现其人文素质方面的内容为主，这既包括医学生所掌握的人文知识、人文理论、技能，也包括医学生所应具有的人文思想、人文精神和人文理念，同时也应包括医学生对于人文方法的掌握等。具体的衡量和考核评价内容则需根据实际情况而定，从人文素质所包括的多方面内容进行展开和细化、确定标准，这样才能准确地把握医学生人文素质的现状、发展特点以及发展水平，从而对医学生的人文素质进行全方位的有效评价。

（6）动态发展性评价的动态长期性

动态发展性评价是一个长期的评价过程，从医学生入校学习开始直至其毕业离校走上工作岗位，在这期间都可以以学生为中心。在学生学习的不同阶段，针对思想政治理论课学习过程中医学生的人文素质能力和水平进行评估和测量，以形成在不同阶段动态性的人文素质评价结果，进而对特定医学生个人在校期间的人文素质情况进行动态的有效监控，同时也可以根据结果及时地调整培养方案和目标，查找思想政治理论课教育教学过程中在医学生人文素质教育方面存在的问题，并加以改进，以利于促进医学生人文素质能力和水平的提升，为其职业发展目标服务。如果有特殊需要，即使在其走上工作岗位后，仍可对其人文素质进行有效的动态评价，科学准确地衡量其人文素质能力与水平，找出问题，及时纠偏，以利于其未来事业发展和终身学习的需要，实现其职业发展目标。

（7）动态发展性评价的发展性

动态发展性评价是一个复杂且漫长的考核评价过程，它需要多方面相关人员的配合支持和通力协作才能有效地实施。其作为一种全方位动态性对医学生人文素质教育进行评价的方式方法，仍然需要在实践中不断地进行丰富和创新，与时俱进，对其中不完备的地方进行调整和修改，同时，伴随着经济社会的发展和新技术新理念的出现，以更新的思想和理论以及实践操作方式方法去发展和完善。

（8）动态发展性评价应用中应注意的问题

动态发展性评价的根本目的是促进医学生人文素质的提高。这就要求在评价过程中，对医学生人文素质的现状、发展特点以及发展水平进行的描述和认定必须是评价者和被评价者双方共同认可的，尤其要注重医学生本人对评价的意见和看法，而这些描述或评价只用于分析医学生在人文素质方面存在的优势和不足，并以此为基础提出具体的改进和提高的意见和建议，同时，这种意见和建议不应具有“高利害性”，以保护医学生的整个成长发展历程，真正做到以人为本。

总之，在思想政治理论课教育教学过程中，对于医学生人文素质教育进行评价的方式方法有很多，也会随着思想政治理论课教育教学实践的不断发展和对医学生人文素质教育的不断关注，而在实践中不断地进行改革创新和丰富发展。同时，对医学生人文素质教育所进行的考核评价也是多种评价方式方法综合运用和相互作用的结果。评价的关键在于这些方式方法能够准确有效地对医学生的人文素质进行考量和评价，科学地判断医学生的人文素质能力和水平，以此为基础，通过查找问题根源并及时修正，在思想政治理论课的教育教学过程中，针对问题及其产生的根源，不断地调整和完善教育教学的内容和方式方法，以提高医学生的人文素质能力和水平，为其进一步完善自我和实现未来职业发展目标提供必备的有利条件。

（五）高校思想政治教育指导思想发展脉络探析

思想政治教育贯穿于百年党史的始终，回顾党的百年奋斗历史，思想政治教育成为党解决主要问题的重要途径之一。但是探寻高校思想政治教育发展的历史脉络是从 1978 年《教育部关于讨论和实行全国重点高等学校暂行工作条例（试行草案）的通知》开始的。

1．拨乱反正，培养德智体全面发展的社会主义劳动者

1978 年 10 月，教育部下发了《关于讨论和实行全国重点高等学校暂行工作条例（试行草案）的通知》，提出了“具有爱国主义和国际主义精神，具有共产主义道德品质，热爱中国共产党，热爱社会主义，自觉自愿为社会主义事业服务，为人民服务”的培养目标。1980 年教育部印发了关于《改进和加强高等学校马列主义课的实行办法》的通知，确定了社会主义高等学校的性质和马列主义、毛泽东思想基本理论的指导作用，决定了马列主义课在整个高等教育中的重要地位。1982 年 10 月，教育部决定在高等学校开设共产主义思想品德课程；1984 年 4 月，教育部在全国 12 所高校设置了思想政治教育专业，目的是培养“又红又专的思想政治工作的专门人才”。1985 年 8 月，中共中央下发了《关于改革学校思想品德和政治理论课程教学的通知》，指出要培养“有理想、有道德、有文化、有纪律的建设人才”，其中指出高校要进行以中国革命史为中心的历史教育，进行马克思主义基本理论的教育，有比较地介绍当代的各种社会思潮，进行中国特色社会主义建设和改革理论、政策和实际知识的教育。1987 年 5 月，中共中央印发了《关于改进和加强高等学校思想政治工作的决定》，在文件中进一步明确了高等教育社会主义的办学方向，强调不能削弱党的思想政治工作，针对“文化大革命”的影响和改革开放面临的思想渗透，要切实改进思想政治教育的内容、形式、方法，把思想政治工作提高到新的水平。

1978 年 12 月，邓小平在中共中央工作会议闭幕会上发表题为《解放思想，实事求是，团结一致向前看》的重要讲话，强调指出全党的工作重心转到实现四个现代化上来。高校思想政治教育的目标任务也随之改变了。从这一段历史时期的有关加强和改进大学生思想政治教育的重要文件、文献梳理可以看出，这一阶段的思想政治教育体现出了拨乱反正、培养社会主义“四有新人”的内在要求，体现了在社会主义现代化建设的过程中对思想政治教育需求的不断变化。全国各地高校结合爱国主义教育、近代史教育、学习雷锋、人生观、“五讲四美”等内容开展教育活动，进行了坚持四项基本原则教育。

从 20 世纪 70 年代末到 90 年代初期，国内外发生了许多重大的变化，文化大革命结束，十一届三中全会后在改革开放的进程中，社会主义现代化建设的进程在快速地推进，面对“和平和发展是当代世界的两大问题”的时代背景的变化，面对科学技术的迅猛发展的深刻认识，邓小平作出了“科学技术是第一生产力”的判断，探索了在这一时期加强精神文明建设、提高个人的思想政治和道德素质的新思路。

1984 年，党的十二届三中全会一致通过了《中共中央关于经济体制改革的决定》，强调要尊重知识、尊重人才，思想政治教育也要重视人才培养，把思想政治教育真正从过去的“以阶级斗争为纲”转到以社会主义经济建设为中心、培养德才兼备的建设人才的轨道上来，从过去的“政治挂帅一切”转变为实现党的总任务、总目标而服务。这个时期思想政治教育的目标回归到正轨上去。这一时期思想道德教育的主要目标是培养“四有”新人，突出培养创新精神也是高校思想政治工作的一项重要任务。随着高校教育教学工作的步入正轨，教育体制改革也随之进行，这一时期改进教学工作方式、改善学生的生活条件、维护学生的权益也成了高校思想政治教育工作的重要任务。

随着改革开放的持续深化，高校思想政治教育工作的目标任务也在实践的基础上不断地推进和演化。这一时期突出强调社会主义接班人的概念，高校思想政治教育以培养德智体美全面发展的社会主义建设者和接班人为导向。这一时期处于改革开放的起步和探索阶段，境内外敌对势力煽动利用青年学生挑起事端，针对当时的时代情况，这一阶段高校思想政治教育的任务在于稳定形势、统一思想、坚定信心，突出培养“接班人”的教育目标。1989 年 7 月，中共中央、国务院转发了国家教委《关于当前高等学校工作中几个问题的意见》，指出培养什么人始终是教育战线的根本问题，各级党委、政府和教育部门要切实加强对高校工作的领导，把坚定正确的政治方向放在教育工作的第一位，坚持社会主义的办学方向，真正把高等学校办成培养社会主义接班人的坚强阵地。这一时期的思想政治教育内容主要围绕着清除资产阶级自由化、国情教育、爱国主义教育、四有新人、社会主义道德规范而进行。

2．改革开放时期，培养德智体美全面发展的社会主义建设者和接班人

以邓小平南巡讲话和党的十四大为明显标志，改革开放和现代化建设从计划经济向社会主义市场经济转变。这一时期的思想政治教育主要围绕党的基本路线教育，爱国主义、集体主义教育，社会主义思想教育，中国近代史、现代史教育、国情教育，民族自信自尊自强精神，树立正确的理想、信念价值观，坚决抵御资本主义和封建主义思想侵蚀而进行。

1992 年，邓小平视察南方并发表了重要讲话，可以说是在一个重要的历史关头回答了长期困扰在人们思想中的重大困惑和重大认识，主要是澄清了“姓资还是姓社”的关键问题。1997 年，党的十五大将邓小平理论写入了党章。2000 年 5 月，中宣部、教育部、团中央在北京联合召开了全国青年学习邓小平理论经验交流会，胡锦涛发表了《用邓小平理论教育青年一代培养社会主义现代化事业的合格建设者》，讲话指出，用邓小平理论教育青年一代，最根本的目的就是要引导他们掌握认识解决当代中国实际问题的强大思想武器，梳理建设有中国特色社会主义的共同理想和信念，树立正确的世界观、人生观和价值观，为建设富强、民主、文明的社会主义现代化国家而努力奋斗。同年，江泽民提出了“三个代表”重要思想，全国高校掀起了学习“三个代表”重要思想的高潮。

1993 年 2 月，中共中央、国务院印发国家教育部制定的《中国教育改革和发展纲要》，指出要用马列主义、毛泽东思想和建设中国特色社会主义理论教育学生，培养有理想、有道德、有文化、有纪律的社会主义新人，这是学校德育的根本任务。1995 年颁布的《中华人民共和国教育法》规定：“教育必须为社会主义现代化服务，必须与生产劳动相结合，培养德智体等方面全面发展的社会主义事业的建设者和接班人。国家在受教育者中进行爱国主义、集体主义、社会主义教育，进行理想、道德、纪律、法治、国防和民族团结的教育。”同年 11 月，国家教委颁布实行《中国普通高等学校德育大纲》，指出高校德育的目标是“使学生热爱社会主义祖国，拥护党的领导和基本路线，确立献身于中国特色社会主义事业政治方向，努力学习马克思主义，逐步树立科学的世界观、方法论，走与实践相结合、与工农相结合的道路；自觉遵纪守法，具有良好的道德品质和健康的心理素质，勤奋学习，勇于探索，努力掌握现代科学文化知识，并从学生中培养一批具有共产主义觉悟的先进分子”。

2001 年 9 月，中共中央印发《公民道德建设实施纲要》，指出“要从公民道德建设入手，继承中华民族几千年形成的传统美德，借鉴世界各国道德建设的成功经验和先进文明成果，努力建立与发展社会主义市场经济相适应的社会主义道德体系”。

2003 年非典暴发，面对突发状况，全国高校思想政治工作围绕着抗击非典、发挥党的先锋模范作用作为当时的重要任务。教育部党组发出《发挥党的领导、民族精神的政治优势，做好当前高校学生管理工作——致高等学校全体党员的信》，要求通过广大党员的先锋模范作用，加强思想道德教育和精神文明教育，要求“把党的旗帜举起来，党的声音响起来，党的形象树起来”，强调“越是艰苦困难，越是危急时刻，越是严峻的考验面前，越是需要加强党的领导和思想政治工作；党组织和广大党员要站到工作第一线，哪里有师生，哪里就有党组织，哪里有危险，哪里就有共产党员，哪里思想有问题，哪里就有思想政治工作”。

改革开放前二十年的经济发展相对更加注重经济发展的速度、规模，而忽视了发展的质量，所以，转变发展方式是改革开放的必然要求。十六届三中全会通过了《中共中央关于完善社会主义市场经济体制若干问题的决定》，提出了科学发展观。这一时期也迎来了高等教育的快速发展阶段。2004 年 8 月，中共中央、国务院下发了《关于进一步加强和改进大学生思想政治教育的意见》，指出高校要“以理想信念教育为核心，以爱国主义教育为重点，以思想道德建设为基础，以大学生全面发展为目标，解放坚持以人为本，贴近实际、贴近生活、贴近学生，努力提高思想政治教育的针对性、实效性和吸引力、感染力，培养德智体美全面发展的社会主义合格建设者和可靠接班人”。2006 年，教育部党组发出了《关于学习贯彻胡锦涛总书记讲话精神，切实加强社会主义荣辱观教育的通知》，2006 年 10 月，党的十六届六中全会通过了《中共中央关于构建社会主义和谐社会若干重大问题的决定》，明确提出了“建设社会主义核心价值体系”。

这一时期思想政治教育的目标逐渐的系统化、科学化。正如《关于进一步加强和改进大学生思想政治教育的意见》中指出的，高校的主要任务是“以理想信念教育为核心，深入进行树立正确的世界观、人生观、价值观教育；以爱国主义教育为重点，深入进行弘扬和培育民族精神教育；以基本道德规范为基础，深入进行公民道德教育；以大学生全面发展为目标，深入进行素质教育”。“中央 16 号文件”在很长的一段时间里，成为了指导全国高校开度思想政治教育的纲领性文件。《高等教育专题规划》中指出，高校的主要任务是提高人才培养质量，坚持育人为本，将促进学生的健康成长作为高等学校一切工作的出发点和落脚点，把促进人的全面发展和适应社会需要作为衡量人才培养水平的根本标准，培养信念执着、品德优良、知识丰富、本领过硬的高素质专门人才和拔尖创新人才；牢固确立育人为本、德育为先、能力为重、全面发展的人才观，全面推进素质教育，把社会主义核心价值体系融入人才培养全过程，深入推进中国特色社会主义理论体系进教材、进课堂、进头脑，引导学生形成正确的世界观、人生观、价值观，着力培养学生服务国家服务人民的社会责任感、勇于探索的创新精神、善于解决问题的实践能力，使高校人才培养的目标和任务进一步系统化。

3. 新时代，培养担当民族复兴大任的时代新人

2017 年，党的十九大顺利召开，会议提出，要全面深化改革，完善和发展中国特色社会主义制度、推进国家治理体系和治理能力现代化。面对境外势力的意识形态渗透，高校思想政治教育的任务是要教育师生树立“四个自信”，完善思想政治工作治理体系和治理能力，为实现中国民族伟大复兴凝心聚力。

习近平总书记在党的二十大报告中明确指出：“教育是国之大计、党之大计。培养什么人、怎样培养人、为谁培养人是教育的根本问题。育人的根本在于立德。全面贯彻党的教育方针，落实立德树人根本任务，培养德智体美劳全面发展的社会主义建设者和接班人。”

这一时期思想政治教育的目标主要围绕“为谁培养人”“培养什么人”“怎样培养人”等根本问题开展，注重教育引导青年学生树立四个正确认识、四个自信，培育和践行社会主义核心价值观。

2016 年 12 月，全国高校思想政治工作会议召开，习近平在会上强调，高校思想政治工作关系高校“培养什么人”“如何培养人”以及“为谁培养人”这个根本问题。习近平指出，我国高等学校肩负着培养德智体美全面发展的社会主义事业建设者和接班人的重大任务，并提出了“四个坚持不懈”和“四个为了”。

2018 年，全国教育大会在北京召开。习近平总书记对思想政治教育的任务提出了“六个要下功夫”的要求：要在坚定理想信念上下功夫，教育引导学生树立共产主义远大理想和中国特色社会主义共同理想；要在厚植爱国情怀上下功夫，让爱国主义精神在学生心中牢牢扎根；要在加强品德修养上下功夫，教育引导学生培育和践行社会主义核心价值观；要在增长见识上下功夫，教育引导学生珍惜学习时光，心无旁骛地求知问学、增长见识、丰富学识；要在培养奋斗精神上下功夫，教育引导学生树立高远志向，历练敢于担当、不懈奋斗的精神；要在增强综合素质上下功夫，教育引导学生培养综合能力，培养创新思维。“六个要下功夫”的要求进一步明确了高校思想政治教育任务的重点和着力点。

2020 年，中共中央、国务院下发了《关于全面加强新时代大中小学劳动教育的意见》，提出要全面构建体现时代特征的劳动教育体系，在学生中广泛开展劳动教育。全国高校思想政治工作会议、全国教育大会等重要会议的召开，回答了高校思想政治教育的根本任务、主要目标和体系，为新时代高校思政工作指明了方向。

2020 年 4 月，教育部思政司发布《教育部等八部门关于加快构建高校思想政治工作体系的意见》，意见详细规划了包括理论武装体系、学科教学体系，日常教育体系、管理服务体系、安全稳定体系、队伍建设体系、评估督导体系在内的七个子体系，强调注重各个子体系之间的系统性、整体性、协同性，以形成一体化、全贯通的高校思想政治工作体系。

师德师风一直是高校思想政治工作的内容和任务，越来越引起了党中央的重视。2014 年 9 月 9 日，习近平到北京师范大学考察时提出，高校教师要做到有理想信念、有道德情操、有扎实学识、有仁爱之心的四有好老师。同年 10 月，教育部公布《关于建立健全高校师德建设长效机制的意见》，首次划出高校教师师德禁行行为“红七条”，并建立问责机制，强调对教师严重违反师德行为造成不良影响或严重后果的，追究高校主要负责人的责任。2016 年 9 月 9 日，习近平在北京八一学校慰问师生，号召“广大教师要做学生锤炼品格的引路人，做学生学习知识的引路人，做学生创新思维的引路人，做学生奉献祖国的引路人”。“四有”好老师、“四个引路人”“红七条”“十项准则”的相继提出，标志着高校师德师风建设成为高校思政工作的一项重点内容。

新时代在习近平同志为核心的党中央的领导下，以“习近平新时代中国特色社会主义思想为指导，全面贯彻党的教育方针，坚持和加强党的全面领导，坚持社会主义办学方向，以立德树人为根本，以理想信念教育为核心，以培育和践行社会主义核心价值观为主线，以建立完善全员、全程、全方位的体制机制为关键，全面提升高校思想政治工作质量”的目标任务指导下，新时代高校思想政治教育体系构建正在逐步完善，并取得了显著的成效，呈现出全面加强、全面创新、全面发展的全新气象。

（王克娜）

五、专业课程的育人功能

（一）专业课育人的意义

在 2016 年的全国高校思想政治工作会议上，习近平总书记指出，“要坚持把立德树人作为中心环节，把思想政治工作贯穿教育教学全过程，实现全程育人、全方位育人，努力开创我国高等教育事业发展新局面”。2018 年，教育部办公厅出台了《“三全育人”综合改革试点工作建设要求和管理办法（试行）》，力求推动一批高校试点，发挥典型示范和带动作用。各高校围绕“三全育人”的理论、实践、过程和方法从不同角度进行了有益的探索，形成了各具特色的育人模式。但“三全育人”理念的系统性、交融性和协同性特点决定了综合改革的复杂性，如何根据医院校的特点，形成一套行之有效的育人体系，是一个需要长期探索并不断完善的任务。

专业教育是高校培养人才的核心环节，教育部吴岩副部长曾将其概括为三个 80%，即“高校教师的 80% 是专业教师，课程的 80% 是专业课程，学生学习时间的 80% 是专业学习”。因此，这个阶段是学生“成才”的关键时期，更是“育人”的关键时期。

医学院校的专业教育有其自身的特点，第一，时间跨度长，本科层次一般 4 ～ 5 年；第二，空间跨度广，要经历学校学习和医院实习；第三，接触人员多，包括学校的教职员工，还有医生、患者等。因此，医学专业教育是个系统性工程。按其教学进程大致可分为四个阶段：公共课教学阶段、专业基础课教学阶段、专业课教学阶段、临床实习实践阶段。各个学校虽略有差异，但是一般在大学二年级，最迟在大学三年级即进入专业课程的教学阶段。这个阶段是学生思想活跃期、“三观”形成的关键期，是形成职业操守和职业道德的初始时期。如何利用这一关键时期，做好立德树人工作，是值得广大教育者深入思考的问题。

（二）根据学生的身心特点设计育人目标

研究表明，不同年级的大学生表现出一定的思想行为特征，因此，要根据学生不同阶段的关注焦点、不同心理、生理以及行为特征开展有针对性的教育。

大学一年级的学生个性鲜明、活力四射，对新鲜事物充满好奇，所以他们的思想行为特征主要表现在活跃、独立、开放、不稳定；但同时存在一些问题，如角色变化对新生活环境不适应，对学习方法、教学方法的变化产生不适应，人际关系的不适应等。因此在大学一年级学生中适宜开展爱国、爱校教育、专业思想教育、励志成才教育、理想信念教育、人际交往、学习方法传授等内容的教育。

大学二年级学生因为较多地了解学校环境，熟悉了教师、教学环节，与同学接触增多，接触到一些专业知识，所以他们的思想行为特征表现为：增强了适应性、沉稳性，自己对未来有了更多的思考，参与性增强；这个阶段存在的问题主要表现在：个性品质造成人际关系冲突、学习压力造成心理焦虑、异性交往产生心理困惑。因此，对于大学二年级学生，应侧重学习兴趣、学习方法、创新思维的培养与引导，同时在学生适应性、沟通能力、抗挫折能力、两性交往基本规则、心理调适等方面进行有针对性的培养与训练。

大学三年级学生思想日趋成熟，已经适应学校的生活，对专业教学及管理制度更加熟悉。这个阶段的学生大多将精力更多地放在专业学习与校外实践上，为今后考研、就业打基础。因此，他们的思想行为特征更多呈现出积极参与、勇于表现、敢想敢为等。存在的问题主要是：优越感增加、纪律性松弛，易出现学业压力以及恋爱情感相关的心理困惑等。因此，三年级主要是培养学生理论与实践的结合、基础与临床的结合，培养学以致用的思想；这个阶段也是创新能力培养的关键时期。由于这个时期学生自我意识的增强、批判性思维的加强，思想教育的难度增加，除一些积极要求进步的学生外，学生对思想教育有一定的抵触情绪，较难管理。因此，这个阶段也是思想教育的重要阶段，理想信念培养尤其不能放松。

大学四年级学生对专业了解更加深入，一些专业进入实习或见习阶段，与社会的接触和了解增多，理想与现实的矛盾凸现。而一些同学进入考研的关键时期，如何处理实习与考研的矛盾往往引起他们内心的困扰。这一阶段他们的人生观、价值观、世界观基本形成，其思想观念、心理发展也基本成熟。这个阶段存在的主要问题是：因就业形势严峻、择业困难而产生预期目标与现实差距的困惑。教育的侧重点要在对专业的社会意义的认识，引导学生通过反省，清醒地认识自己的性格、能力、预期目标，为将来就业步入社会奠定思想和心理基础。这个阶段学生的行为规范的培养，强调社会责任感，使学生顺利被社会接受。

对于医学院校临床医学等专业，虽然四年级仍处于专业学习阶段，但已进入专业学习的关键阶段，这个阶段学习内容包括内外妇儿等医学专业课程，学时多、内容多，又涉及课间见习等，学习压力较大。此时学生接触的多是临床教师，从他们那里了解到未来职业发展中的问题较多，因此，思想上会出现一些波动。由于他们属于高年级学生，思想教育应根据其特点，有针对性地进行设计。而五年级学生同样面临着临床实习、考研、就业等诸多方面的问题，这个阶段学生面临许多重大抉择，因此，这个阶段的教育要强调针对性，结合学生普遍关心的问题进行思想、政治教育，让同学们体验到关怀和温暖。

“三全育人”的核心是“育人”，其前提是要使受教育者乐于受教，而只有拉近心与心之间的距离才能使学生乐于接受教育者的思想和观点，绝不能采取简单粗暴的灌输方式。因此，教育的首要任务是从学生的角度思考问题，解决学生最为关切的问题，切实为学生的未来考虑，并围绕这些问题开展教育。

（三）专业课程与育人的关系

1．“立德树人”是教育的根本目标，“三全育人”是实现这一目标的总体原则，而“课程思政”是在教学过程中实现这一目标的具体手段。专业课阶段是学生成才至关重要的阶段，学生大部分精力用在专业课学习以及与学习相关的活动中。以往这个阶段是思政教育的薄弱点，甚至是空白点。一些专业教师缺乏思政意识，认为思想政治教育与专业教育无关，他们只注重专业知识与技能的传授，而忽略对学生道德、观念、思想等方面的引领和教育。随着党中央对新时代高校“培养什么样的人，怎样培养人”提出了新的要求和部署，就需要广大教育者深入研究课程思政的重要作用和实施方式。

2．“课程思政”是“三全育人”的重要形式。新时代高校肩负着培育中国特色社会主义建设者和接班人的职责，如何为党育人、为国育才，关键在于充分挖掘出专业课程的“育人”功能，以促进价值引领与传授知识相融合，形成思政课程与专业课程思政的育人合力。2016 年 12 月，习近平总书记第一次提出“把思想政治工作贯穿教育教学全过程，开创我国高等教育事业发展新局面”。2019 年 3 月，习近平总书记强调推动高校思想政治理论课的改革创新必须做到始终坚持“八个相统一”，从而对高校所有课程在立德树人中如何实现协同育人提出了新的更高标准，即“要坚持显性教育和隐性教育相统一，挖掘其他课程和教学方式中蕴含的思想政治教育资源，实现全员全程全方位育人”。2020 年 6 月，教育部印发了《高等学校课程思政建设指导纲要》，从战略地位、目标要求和内容重点、教学体系、分类推进、教师队伍建设、评价体系以及激励机制等方面提出了明确指示，对各个高校做好课程思政教育教学改革确立了指导方针。

3．“课程思政”过程同样要体现全方位、全过程、全员参与的思想理念，而不仅仅是授课教师这个单一群体的事情。高校课程思政育人机制的构建，就是要把思政元素以及相关的“育人元素”渗透到高校的各个方面，包括所有的教师教学理念、教学实践、教材内容等，注重在潜移默化中对学生进行理想信念、爱国主义、品德修养、知识见识等方面的教育，“深入挖掘课程思政元素，有机融入课程教学，达到润物细无声的育人效果”。有人认为课程思政的意涵是：既属于思想政治教育理念的范畴，也属于思想政治教育方法的范畴，其主要是指高校非思政课（专业课、综合素养课）任课教师以立德树人为出发点和落脚点，通过挖掘本课程所蕴含的思政元素、德育要素，并采用融人式、渗透式等教学模式将课程知识点与思政元素进行有效衔接，以期在向学生传授知识的同时，实现对学生的思想引领、价值引导以及破解学生的内心困惑。可以归纳成几个关键词：课程（载体）、教师（实施主体）、学生（受众）、内容（思政元素）、方法（融入式）、目标（思想、价值引领）。

4．如何将“三全因素”融入专业课程的教学过程

（1）全过程：医学院校不同的专业教育时间可延续 4 ～ 5 年。从学生入学开始的公共课程阶段、基础课阶段、专业课阶段，直到毕业实习阶段，都要涉及课程思政，全过程（包括整个课程体系的全部时间）都要思考设计思政元素。

（2）全方位：广义上，全方位育人按《高校思想政治工作质量提升工程实施纲要》的说法包括课程育人、科研育人、实践育人、文化育人、网络育人、心理育人、管理育人、服务育人、资助育人、组织育人十个方面的育人大格局。本文从狭义上论述全方位，包括课内和课外、理论课和实验课、学校和实习单位、线上和线下等，都要思考思政设计元素。

（3）全员：课程思政的主要实施者是教师，但是学生在专业学习阶段所涉及的教育工作者不仅仅是专业教师，还包括实验教师、临床教师、教学管理者、学生管理者等。这些人都与学生学习有关，也都是课程思政的实施者，也即全员参与者。

（四）医学院校专业课课程思政的设计原则

1．专业的内涵

按照《辞海》的解释，专业是高等学校或中等专业学校根据社会专业分工需要所分成的学业门类。各专业都有独立的教学计划，以体现本专业的培养目标和规格。从大学角度看，专业是为学科承担人才培养职能而设置的；从社会角度看，专业是为了满足从事某类或某种社会职业的人才需求，必须接受相应的训练而设置的。所以，专业是人才培养供给与社会需求结合的产物，是为人才培养而设置的。

医学院校的培养目标是为医疗卫生机构培养临床医学或与医学相关专业的合格人才，其课程设置具有鲜明的特色。而医生或医疗相关人员这一群体需要个体具有高度的社会责任感和较高的道德品质。这一类学校应属于应用型高校，医学类教育体系的体系中不仅要强化专业教育，更要强化思想品德教育，努力实现“红专结合”。

长期以来，高校思想政治教育陷入“孤岛”困境，专业课教学与思想理论课之间长期存在“两张皮”的情况。主要体现在，教学形式上，学生人数众多，导致很多课堂活动较难开展，互动较少，课堂效果较差。教师在教育理念上，不能正确地认识知识传授与价值引领的关系，部分教师的课堂教学存在“只授业，不传道”的倾向。专业课教学与思想理论课长期分离，未进行有机融合，导致“课程思政”不能形成合力效果。

2．专业课程育人的关键要素

各类课程的教学过程中要深入挖掘课程所蕴含的丰富的思想政治教育元素，并将思想政治教育的内容有效地融入课堂教学，达到最佳的育人效果。首先，要坚持以人为本、德育为先，以学生为中心，通过学生乐于接受的教学方式进行课程讲授和知识传授，拒绝不顾后果的一味“灌输”，使学生在潜移默化中接受思想政治教育，并乐于主动学习，主动吸纳知识并转化为自己的能力。其次，专业课程的思政并不是新增的某一门课程，而是一种教育理念、一种教育方式。最后，专业课程的育人功能要以高校课堂教学为依托，通过高校各门课程，包括专业课程、通识课程等，把思想政治教育融会贯穿于各科教育教学理论、实践与改革活动中。深度挖掘其他课程所蕴含的思想政治内容，如社会主义核心价值观、中国传统文化中蕴含的正确的道德观念、爱国主义、科学精神、工匠精神、人文素养、逻辑判断、国际视野等，使各类课程与思想政治理论课同向同行，形成协同效应，从而实现协同育人的教育目标。

3．专业课程育人的目标定位

专业课程育人的重要途径是课程思政，而思政教育是协同育人体系的牵头者和统筹者。必须充分明确育人的功能定位，将其作为开展一切思想教育工作的重要前提，注重挖掘课程设计和实践教学中的育人价值。首先将思政教育作为系统育人体系的前提，在思政教育中充分发挥其包含的价值观引领功能、创新思维培育功能和思维教育发展功能，提升课程育人的实践效果。教育部2020年5月出台的《高等学校课程思政建设指导纲要》中对不同专业提出了课程思政的总体要求：如理学类专业课程，要在课程教学中把马克思主义立场观点方法的教育与科学精神的培养结合起来，提高学生正确认识问题、分析问题和解决问题的能力，要注重科学思维方法的训练和科学伦理的教育，培养学生探索未知、追求真理、勇攀科学高峰的责任感和使命感。而医学类课程要在教学中注重加强医德医风教育，着力培养学生“敬佑生命、救死扶伤、甘于奉献、大爱无疆”的医者精神，注重加强医者仁心教育，在培养精湛医术的同时，教育引导学生始终把人民群众生命安全和身体健康放在首位，尊重患者，善于沟通，提升综合素养和人文修养，提升依法应对重大突发公共卫生事件的能力，做党和人民信赖的好医生。

（五）专业课思政的实施路径

1．突出政治性原则与价值导向

不应将专业课“课程思政”上成思政课，而是应将思政元素融入专业课程，既牢牢把握思想政治理论课在社会主义核心价值观教育中的核心地位，又充分发挥其他所有课程的育人价值，从战略高度构建思想政治理论教育课程体系，突出显性教育和隐性教育相融通，实现从“思政课程”向“课程思政”的创造性转化。要想实现思政课与其他课程的同向同行，就要从立德树人根本任务的宏观视野出发，若要真正实现思政课改革创新，则必须打破原有的知识壁垒和学科藩篱，着眼于“大思政”格局，完善课程体系，解决好各类课程和思政课相互配合的问题。

2．专业课育人要以学生为中心，注重协同效应

有学者认为，要实现专业课教师与思政课教师和辅导员的协同育人，有以下几种路径：首先，要组建专业团队，加强交流合作；其次，要搭载深化协同育人的合作交流平台，如学科竞赛等；再次，要借助新媒体平台提高沟通效率；最后，要通过党团建设，实行党支部和团支部一体化建设，充分发挥学生党支部和团支部的战斗堡垒作用。

3．努力实现育人理念和认识的转变

推进高校课程思政发展，关键之一在于实现高校、教师以及学生等主体理念认识的转变。首先，要确立思政课程与课程思政双线育人观念，加强高校党领导的各项工作，在充分发挥高校思政课思政教育主渠道作用的同时，加强发挥课程思政的教育教学辅助作用，实行思政课程与课程思政双向、双线育人，有序地进行思想政治教育教学工作。其次，上好思政课的关键在教师，进行好课程思政教学的关键也在教师。教师是所有课堂教学的施教主体，时刻掌握着课堂教学的节奏和动态，只有教师首先实现理念认识的转变，确立“三全育人”的教育教学理念，才能够更好地把握课堂，提升课堂的亲和力和针对性，教师之间才能够更好地加强沟通，才能够加强推动各类课程协同育人，推动高校课程思政的发展。最后，学生作为课堂教学的关键群体，是知识的吸纳者，同时也是课堂的主人。教师在引导学生进行学习和实践的过程中，学生学习的能动性高，教学目标才能够实现，因此，学生在课堂学习中转变理念认识，充分发挥其学习的主观能动性，重视在课程思政课堂中的学习，积极主动吸收知识，才能够在另一层面上推动高校课程思政的发展。

4．强化管理体系的设计

推进高校课程思政发展，就要从根本上实现管理架构的设计，深入推进管理体制改革，使高校思想政治工作在科学的管理体制下更好地进行。首先，要加强高校管理服务体系建设，提高高校管理服务水平，使制度为高校思想政治教育教学工作服务，确保高校思想政治教育教学工作与高校管理工作不脱节、不分离，打造高效率、高配合、高协调的管理体系。其次，加强高校党团组织建设，在党组织的统一领导下，由各级团委承担具体的管理任务，实现高校各层次、各层级的科学管理，推动高校思想政治教育教学工作在体制管理下有序开展。最后，加强教师、学生、管理人员、教研人员等群体的建设与管理，实现各群体、各部门之间的有机结合与协调统一，推动教育管理服务质量的提升，为推动高校思想政治教育教学工作有序发展、推进高校课程思政发展营造出良好的制度育人环境。

5．努力促进教师素质的提升

习近平在向广大教师致慰问信中强调：“百年大计，教育为本。教师是立教之本、兴教之源，承担着让每个孩子健康成长、办好人民满意教育的重任。”新时代高校抓好思想政治教育教学工作，推动高校课程思政发展的重任落在了每一位思政课教师、通识课教师和专业课教师身上，对教师素质的要求更加严格，要求教师在诸多方面实现自我提升。作为教师，要提升教育思想素养，坚持先进、科学的教育理念，坚定马克思主义立场不动摇，坚持立德树人的教育理念；要提升职业道德素养，做到为人师表、爱岗敬业、无私奉献；要提升知识素养，奠定扎实的专业知识基础，拓展广博的课外知识，更要做到本体性知识与跨学科知识兼顾；要提升能力素养，努力提高创新意识、培养创新能力，推动教学实践创新发展；要提升身心素质，培养强健的身体素质和健康的心理素质。教师只有实现自身综合素质的整体提升，才能够做好传播知识、传播思想、传播真理的工作，才能够做好塑造灵魂、塑造生命、塑造人的工作，才能够成为塑造学生品格、品行、品味的“大先生”。

（六）高校专业课育人与课程思政实施的难点与误区

1．课程思政制度建设不够完善

高校制度体系的建设是完成人才培养目标的重要保障。只有不断完善各项规章制度，对高校课程思政发展建设过程进行整体的监督和管理，并对相关人员进行合理的组织和引导，才能够保障高校课程思政的发展建设。首先，高校制度建设一定要依法而建，并且要紧密结合学校自身的办学特色以及人才培养目标。其次，管理制度体系要为课程思政建设服务，高校课程思政建设是个长期且艰巨的任务，需要有完善的管理体系，来帮助高校课程思政的建设，然而一些高校并没有对课程思政和思政课程进行严格的分属和规划，完全混淆了二者的任务和功能，如果专业课教师忽略了课程思政的隐喻性，把德育拿到课堂表面来讲，那就剥夺了思政课的功能，而这些都是管理体系建设不完善导致的漏洞和缺陷。最后，高校课程思政的制度建设一定要紧密贴合教育教学，因为高校办学的最终目标就是要实现“立德树人”，为社会主义现代化建设培养高素质人才。

2．缺乏协同育人意识

高校进行课程思政建设，落实“立德树人”根本任务，首先要从思想上牢固树立“协同育人”的理念。首先，高校各层级人员教育目标并不一致，一些高校领导人员过分注重成绩和形式，缺乏实践锻炼，因此，也就造成了高校课程思政建设流于形式，只是将专业知识与思政内容简单地杂糅在一起，而这种流于形式的课程思政实际上并没有真正发挥出育人的功能。其次，高校各层级、各部门缺乏沟通，导致课程思政发展途径不协调。个别高校完全忽略了其他专业课程的育人作用，只专注于知识技能的教学。专业课程作为对大学生进行智育、美育和体育的课程，其教学内容自然是专业课知识和技能，只教书忽略了育人，影响了高校课程思政的发展建设。最后，部分高校教师也缺乏“协同育人”理念。有些教师完全忽略了课堂的育人功能，有些教师虽然也“讲育人”，但大部分却只是走过场，没有将其内化于心、外化于行。

3．部分教师的素质和能力欠缺

教师的综合素质和教学能力是教学质量的关键，然而当前仍有部分高校教师缺乏各项教学素质和能力，严重影响了高校课程思政的发展建设。首先，部分教师缺乏敬业精神。一些教师单纯地认为只要把课本上的知识讲一遍，就可以完成教学任务，不认真做课件，不认真备课，对学生的关注度不够。其次，部分教师缺乏合理的知识结构。而高校发展课程思政不但要求专业课教师要具备丰富的专业知识和教学技巧，更要求教师在专业知识以外不断地拓展和丰富自身的思想政治教育知识和能力，能够在专业课程教学中渗透式地融入思想政治教育内容，以正确的思想、道德、政治理论指导学生。然而由于部分教师的育人意识不足，且学科之间的差异较大，目前许多高校教师仍然不能够兼具专业课和思想政治教育的知识结构与教学能力，教师的教学水平也参差不齐。最后，当今世界是信息技术的时代，国家经济、政治、文化各个方面的发展均需要依靠先进的信息技术，而社会发展最需要的能力就是“创新”。培养具有创新能力的高素质人才，教师自身首先就需要具备创新能力。教师的创新能力体现在教学内容、教学方法、教学手段等各方面。高校教师只有具备创新能力才能够不断地开拓创新，结合现有的学科知识和教学方法进行创新创造，探索出自己独特的教学模式，提出自己别具一格的思想观点。

4．缺乏考核评价体系

完善的考核评价体系，在对高校教师进行教学评价、绩效考核、科研奖励以及职称评定中起着非常重要的作用。许多高校在对教师和课程的考核评价方面都建立了较为完善的考核评价体系，其考核的内容逐渐扩展和丰富，但由于课程思政发展建设仍然处于初步发展阶段，因此，高校关于课程思政各方面的评价和考核尚未形成完善的考核评价体系，存在的问题主要是考核评价体系所涵盖的内容和要素有待进一步扩展和丰富。

部分高校仍然存在“唯论文”的考核现象，在对教师能力和教学成果的考核过程中，过分注重教师发表的论文数量，而忽视了发表论文的质量，同时也忽视了对教师其他标志性成果的评价。导致教师在教学和科研过程中逐渐功利化和浮躁化，同时也导致了部分教师创新不足、学风不正。其次，部分高校在建立考核评价体系时，过分注重领导层对教师教学成果和科研成果的考量和评价，而忽视了教师同行之间的互评，将个人评价与团体评价有机结合，更能够规范考核评价的规则和行为。除此之外，学生群体作为课堂教学的主体，是全程参与课堂教学的人，因此，学生对教师教学效果的评价也是最有发言权的，将学生评价纳入考核评价也是完善和丰富考核评价体系的重要举措。最后，部分学校在建立考核评价体系时只注重对教师教学方法、教学内容等方面的评价，而忽视了教学效果的评价。教学效果的评价不应只局限于课堂，还要在课后对学生的发展状况进行跟踪和评价，缺乏了对于学生认知能力和社会实践能力的评价，教学效果的评价也就只拘于理论和表象，并没有深入实践，因此，也就是不完善的。只有对学生的品行和各项能力进行跟踪和综合考量，才能够评判出课程思政教学效果的好坏，才能够避免考核评价过分形式化。而目前许多高校恰恰缺少这方面的评价，因此，也就造成了考核流于形式，没有深入社会和实践中。

（七）在“三全育人”视域下构建课程思政体系

推动课程思政建设，首先就是要坚持社会主义办学方向，也就是要明确新时期“培养什么人、怎样培养人、为谁培养人”的根本问题。坚持社会主义办学方向，就是要把“培养德智体美劳全面发展的社会主义建设者和接班人”作为根本任务。高校则要在坚持社会主义办学方向的基础上，落实好“立德树人”的根本任务，树立协同育人理念，实现“全员育人、全程育人和全方位育人”。首先，实现“培养人”也就是育人的目标，需要高校所有人员参与进来，校领导、党务人员、教务人员、教师、辅导员都要充分地参与到育人过程中，校领导和党务人员要坚持党的领导和社会主义办学方向，制定符合本校特点的教育教学目标，教务人员则是要合理地安排课程、分配教学资源，协助教师顺利授课，教师和辅导员则是要在课堂教学和日常生活中时刻关注学生的学习和成长状态，实现育才和育人的有机统一。其次，从时间上来讲，教书与育人要贯穿于学生的整个大学生涯，从新生入学到毕业工作，学校要根据学生在不同时期的特点，进行有的放矢的教育。例如，针对刚入学的新生，要帮助学生转变观念。大学时期不再像高中时期那样有老师的严格要求和时刻督促，大学时期的学习和生活更多的是靠自己的意志。因此，要帮助学生树立人生理想、坚定信念，避免学生漫无目的地学习和生活，要引导学生更好地融入大学校园，以更加饱满的状态进入大学的学习和生活。而针对即将毕业的学生，此刻他们大多面临着考研和就业的艰难选择，心理压力难以疏解，此时我们要注重在课程当中加强心理健康教育和就业指导教育，帮助学生更好地进行选择，及时调解心理压力。最后，从空间上来讲，要实现全方位育人。第一，要进行校园文化建设，创建学习氛围浓厚、环境优美、生态宜人的校园环境，为高校育人目标提供良好的基础设施和环境氛围；第二，要进行课堂教学建设，为师生创设良好的教学环境，提供充足的教学资源，优化班风与课堂氛围，为高校育人提供良好的教学和学习氛围；第三，要优化寝室环境，为学生进行日常学习和生活提供良好的环境，营造和睦、友爱的寝室文化，为高校育人提供内在的凝聚力。

“十年树木，百年树人”，教育是个长期累积的过程，从哪些方面考察其效果是值得教育者深入思考的问题。著名教育家苏霍姆林斯基认为：“只有能够激发学生去进行自我教育的教育，才是真正的教育”。我国著名教育家叶圣陶也把培养学生的自我教育能力作为最终的教育目的。这需要教育者和教育机构为学生提供自我教育的模式和资源。检验三育人的效果，要在条件和制度上以及教育者的素质和能力诸多方面进行考核，同时、对学生的自我教育能力程度进行考查与检验。《中国普通高等学校德育大纲》明确指出：“大学生德育考评应坚持实事求是，采用科学方法和技术手段进行整体考核和综合评定，力求客观公正。”具体来说，德育考评要坚持形成性评价与终结性评价相结合，全面考评与重点考评相结合，以及他评与自我考评相结合等要求把内化到德育考评制度中，从制度上明确规定科学的考评方法，将“三全育人”德育模式理论落到实处。

（张　浩）

六、立德树人理念下课程育人的实施路径研究——以流行病学课程为例

我们的党和国家历来重视高校思想政治教育工作。2016 年，习总书记在全国高校思想政治工作会议上强调，“要坚持把立德树人作为中心环节，把思想政治工作贯穿于教育教学全过程，实现全程育人、全方位育人”，利用好课堂教学这个主渠道，各类课程和思想政治理论课同向而行，形成协同效应，共同“守好一段渠、种好责任田，努力开创我国高等教育事业发展新局面”。教育的根本问题是“培养什么人、怎样培养人、为谁培养人”，党中央长期以来都高度重视高校的大学生思想政治教育工作，高等教育的基本职责和核心问题就是立德树人，课程思政是落实立德树人的重要战略性和实践性工作，是推动课堂教学改革的重要抓手，也是提升育人质量的有效途径。

党的十八大正式把立德树人确立为教育的根本任务，立德树人是对高等教育最高要求的诠释，高等人才的培养就是一个育人与育才相统一的过程，其根本核心就是立德树人。教育的本质是育

人，而育人要先育德，国富民强、民族复兴、人民幸福，不仅反映在国家的综合实力、国际地位上，在很大程度上也体现在国民素质、道德水平等方面。高校作为高等人才培养的主要阵地，其人才培养质量关系着国家事业的发展。在实现中华民族伟大复兴的关键时期，对高等教育提出了更深更高的要求。

基于高校立德树人的“三全育人”模式，对于深化高校思想政治教育的实效性、创新性，推动高等教育体制改革、全面增强国家人才竞争力具有深远意义。在课程思政中落实立德树人，可以达到好的教学效果，也加强了教师对思政教育的重视。积极推进高校课程思政教学改革，成为今后高校思想政治教育工作和课程教学改革工作的重要主题。课程思政就是一种新的教育观念，体现了思政教育的核心理念。开展专业教育的同时发挥思想政治引领和价值引领的作用，采用科学有效的方法推进课程思政教育进程，深入、有效地把社会主义核心价值观融入高校，是当前高等教育工作面临的重要改革课题。

（一）流行病学课程思政教育的意义

围绕立德树人的根本任务，坚持以育人为导向，是推动课程思政建设的根本出发点。课程思政建设就是要引导学生形成正确的世界观、人生观、价值观，培养学生能够为国家、民族、社会的发展有所作为、有所成就、做出贡献。课程思政要坚持为党育人、为国育才的人才培养目标。从我国高等教育的建设和发展历程来看，高校文理工农医等各学科门类及其专业，从其创设开始都是根据国家和地区发展的现实需要来设置的，其发展建设都是为推动中国特色社会主义现代化建设需要而调整优化的，其教育教学都是为培养服务于中华民族伟大复兴中国梦的高质量人才而改革创新的。推进课程思政建设，是将课程与思想政治教育二者有效融合的过程，寓思想政治教育于课程之中，让课程发挥引导人、塑造人、培养人的价值引导功能。

随着全国高校思想政治工作会议的召开和《关于加强和改进新形势下高校思想政治工作的意见》以及《高校思想政治工作质量提升工程实施纲要》等指导性文件的相继出台，给高校大学生思想政治教育提供了重要的工作导向。高校肩负着培养德智体美全面发展的中国特色社会主义事业建设者和接班人的重大任务，因此，高等教育不应该仅传授给学生专业理论和技术技能，还应重视其思想政治素养的培养。课程思政就是挖掘专业课程中隐含着的积极的思想政治教育元素或资源，并将其融入课程教学实践的全过程。在实现课程思想引领与知识传授统一的基础上，发挥思想政治教育的全方位育人功能，实现“思政寓课程，课程融思政”。

公共卫生专业大学生是中国公共卫生事业人才的主要来源，是中国公共卫生事业的合格建设者和可靠接班人，承担着实现中华民族伟大复兴中国梦的历史重任，对社会发展起决定性作用。让公共卫生专业大学生深刻认知专业价值及其意义，提升专业使命感与自豪感，是思想政治教育工作的关键。习总书记在全国高校思想政治工作会议上强调：“要坚持把立德树人作为中心环节，把思想政治工作贯穿教育教学全过程”“要用好课堂教学这个主渠道，思想政治理论课要坚持在改进中加强，其他各门课都要守好一段渠、种好责任田，使各类课程与思想政治理论课同向同行，形成协同效应。”此次会议为高校大学生思想政治教育工作确立了具有指导意义的方针政策，对高校大学生思想政治教育工作提出了新的要求。教书与育人是不可分割的统一体，将思政教育融入专业课程，可达到立德树人的根本目的，促进学生全面发展。新的时代赋予了公共卫生事业新的历史使命。

从 2016 年习总书记在全国卫生与健康大会上提出“健康中国”的任务，到 2019 年 6 月国务院印发《国务院关于实施健康中国行动的意见》，对公共卫生在“健康中国”建设中的重要作用和地位有了更加明确的规划和部署。其中，培养具有高水平科学素养及创新能力的公共卫生人才是实施“健康中国”战略的要求之一，这对公共卫生专业大学生的教育教学要求提出了新挑战，同时也为公共卫生专业大学生的课程思政教育指明了新方向。使思政教育真正融入教学中，切实发挥立德树人的作用，培养符合时代发展的高素质公共卫生人才是公共卫生专业大学生课程思政教育的目标。

伴随着社会经济的发展、人民生活水平的提高以及人口老龄化进程的加快，我国疾病谱正在悄悄地发生变化。高血压、心脑血管疾病、肿瘤、糖尿病等慢性非传染性疾病日益引起人们的重视。此外，因 2020 年新冠肺炎疫情在全球的流行，使得人们对疾病预防与控制工作更加重视，公共卫生以及流行病学专业深入公众的视野。流行病学课程被称作“公共卫生之母”，是公共卫生与预防医学领域中的主干课程。流行病学课程教学在培养学生扎实的专业理论的基础之上，更应该注重其人文素养、职业道德素养、创新精神等综合素质的提升。通过深入挖掘流行病学课程中的思政元素，在教学过程中有意、有机、有效地对学生进行思政教育，培养既具备深厚流行病学学科知识、精湛技术技能、良好专业素养和实践动手能力，又具有家国情怀、国际视野、创新精神和使命担当的公共卫生人才。

流行病学作为预防医学专业的基础课程、公共卫生领域的骨干学科，是一门研究人群中疾病、健康状况的分布及其影响因素，并研究防治疾病、促进健康策略与措施的科学。流行病学课程教学强调在人群中开展病因调查和疾病预防控制工作，不仅要培养学生扎实的理论基础，还要不断提高其思想政治素养、道德情操、人文素养、终身学习能力和团队合作精神等综合素质。流行病学所具备的群体特征、以分布为起点的特征、对比的特征、概率论与数理统计学的特征、预防为主的特征等学科思想特点，均是在课程思政教育中可深入挖掘的思想政治点。因此，流行病学课程思政教育的实施可对公共卫生专业大学生人才的培养起到积极作用。

（二）课程思政在流行病学课程教学中的实践

以流行病学课程教学为例，介绍流行病学课程思政，挖掘流行病学课程蕴含的思政教育资源，并对实施途径进行探索，为流行病学课程的思政教育提供参考。

我校流行病学开设的专业为本科预防医学、公共事业管理和健康服务与管理、临床药学专业。预防医学专业与公共事业管理、健康服务与管理专业为考试课，授课学时分别为 80 学时（5 学分）和 60 学时（3.8 学分），临床药学专业为考查课，24 学时（1.5 学分），教材使用人民卫生出版社 2017 年出版、詹思延主编的第 8 版《流行病学》，讲授教材第一～十二章的总论内容。教师根据教学目标，确保每一个章节有 2 ～ 3 个思政点的渗透。流行病学课程中实施课程思政过程见图 4-25。

1．梳理《流行病学》课程中的知识点，努力发掘其中所蕴含的思想政治教育元素

结合专业课程本身的特色，提炼出医学生职业素养要求，细化为爱国情怀、法制意识、文化自信、人文精神等思政要素，落实到教学目标、教学内容、教学方法中。在课程教学过程中，进行“三全育人”理念的熏陶渗透，抓住课程中最为核心、最为基础的内容与思政教育内容进行匹配，提取教材每个章节中课程思政的育人元素，使学生感受到“三全育人”润物细无声的独特魅力。

流行病学课程教学大纲在原专业培养目标、能力培养目标的基础上，明确将思政教学目标写入教学大纲。教学团队开展集体备课，围绕专业课程思政教学，落实到教学内容、教学方法，逐章逐节深入挖掘课程中的思政元素，并根据教学反馈不断调整与补充，将思政素材整理成教学资源库。

2．根据专业特点，结合思政案例，探索“课程思政”教学方法的改革

丰富和创新课堂教育手段。一方面，创新课堂教育结构模式。根据课程特色和授课内容，借鉴先进的课堂教育模式，创新出教师自己得心应手的课堂教育模式。另一方面，充分利用网络技术，发展“互联网＋教育”，使知识的传递更加形象和透彻，同时，新技术也给每位学生提供了充分展示自我的机会，有利于激发学生学习参与的热情。流行病学蕴含着丰富的思政元素，在课堂

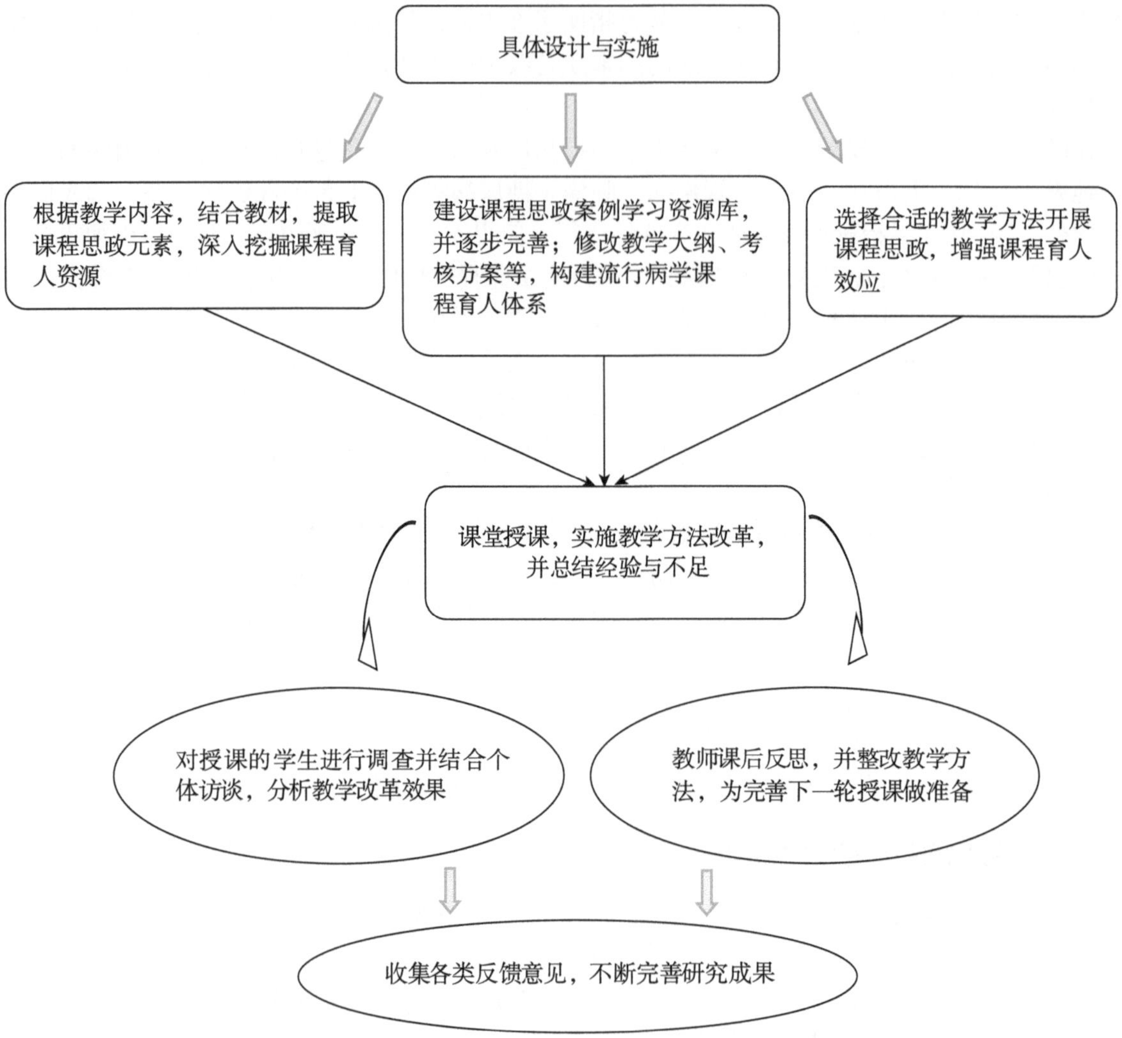

图 4-25　流行病学课程构建课程育人体系的流程

教学过程中运用案例式教学、启发式教学、问题驱动式等教学方法，唤起学生的求知欲望，激发学生的兴趣，提高教学的效率。结合课程思政教学的规律和专业课程教学的自身特点，创新课堂教学方法和手段，重视学生的参与。在教学方法上，根据学生的学习特征，鼓励学生积极地进行“探究学习”“合作学习”等教学手段，应用案例教学、同伴合作学习等各种教学方法和手段开展课程思政。学生通过探讨、分享以增强学习的体验，通过运用各种合理的教学方法来激发学生的学习兴趣，调动学生主观能动性，进而提高育人效果。

3．逐步建立、完善流行病学“课程思政”学习资源库

在立德树人理念指导下，修订流行病学课程教学大纲，凝练含有“课程思政”的教学目标，深入发掘流行病学课程所蕴含的思政素材，收集思政育人教学案例，建立流行病学“课程思政”案例资源库。

4．优化课程设计，建立流行病学课程育人体系

根据学院专业特色，成立课程育人课题组。根据专业人才的培养目标和要求，整合优化课程资源、课程体系和育人体系。将课程育人理念融入流行病学课程的教学大纲、考核方案等各个环节，将思政教育与专业课程进行融合，使思想政治教育的内涵得到拓展，实现知识传授与价值教育的融合。

（三）流行病学课程中蕴含的思政资源

1．紧跟国家卫生事业发展，激发公卫学子爱国情怀

公共卫生的目标是促进人类健康，而公共卫生事业的发展需要以国家完备的制度体制为坚强后盾，动员全社会共同参与。通过梳理我国卫生事业发展至今的各项预防策略和措施，例如计划免疫、突发公共卫生事件应急处理、癌症筛查、慢性病预防控制等，一方面让学生理解流行病学原理和方法在其中的应用和意义，加深理论与实际工作的结合；另一方面促使学生体会公共卫生事业的发展对促进人群健康以及推动社会事业发展的重要性，增强对专业的认同感和自豪感，激发学生未来投身于公共卫生事业的热情。随着我国社会经济水平的不断提高，国家在公共卫生领域的投入也逐渐加大。趋于完善的全民基本公共卫生服务在减轻居民疾病负担、提高全民健康水平等方面提供了重要保障。在教学环节中，结合专业内容，整合时代发展背景资料，让学生感知祖国的强大，增强民族自豪感，并从内心深处意识到祖国的繁荣昌盛是每一个公民的坚强后盾，只有强大的祖国才能为人民生命全周期保驾护航，才能确保人民生活幸福安康，不断引导学生树立为中华民族伟大复兴的中国梦、全民健康的公卫梦贡献自己智慧和青春的崇高理想。

2．以医学大家的榜样力量，践行医者仁心

从古至今，流行病学史上发生的重要事件，无一不体现了医务人员的社会责任感。在授课的过程中，将典型的人物或案例结合教学内容讲授，如我国流行病学奠基人伍连德博士，在1910年和1920年华北和东北两次的鼠疫大流行期间，查明鼠疫的传播过程，为我国防疫事业做出了巨大贡献，也奠定了我国公共卫生事业的基础；还有我国流行病学奠基人之一苏德隆教授，运用生态学研究的方法确定了流行在我国长江流域的血吸虫感染与钉螺有关，从而为我国血吸虫病因的确定和防治做出了卓越的贡献，他在新中国成立后主动投身到“一定要消灭血吸虫病”的行列中，足迹踏遍我国南方13个省市血吸虫病的重灾区。他全面阐明了钉螺分布的规律，提出“地域性防治血吸虫病”的对策，发明防止血吸虫感染的“防蚴裤袜”和“防蚴笔”，对我国控制血吸虫病起了重大作用。伍连德博士、苏德隆教授正是坚持了物质是第一性的辩证唯物主义观点，客观地、科学地收集资料，调查疾病发生的物质基础。这正是辩证唯物主义世界观和方法论在科学研究中的体现，也是哲学思维在流行病学实践中的完美应用。

针对“流行病学概述”部分，可以将流行病学发展历程中涌现的为保障人民生命安全和身体健康的流行病学先驱者的事迹作为思政教育的融入点。例如，在人类与疾病斗争的历史中体现爱国、敬业、奉献精神的国内外公共卫生专家们数不胜数，这正是我们在流行病学课程教学过程中可以深度挖掘的重要的思政教育资源。以观看视频案例结合课堂讨论的形式融入课堂教学，培养学生未来在公共卫生与预防医学相关岗位的学科自豪感和爱岗敬业的精神。

在我国抗击新冠疫情期间，全国上下坚定信心、同舟共济、科学防治、精准施策，人民群众凝心聚力、英勇奋战、共克时艰。全国各省区市优秀的公共卫生专业防疫人员逆行出征，支援武汉疫情防控工作，使来势汹汹的新冠肺炎疫情得到有效的遏制，取得抗击新冠肺炎疫情斗争的重大战略成果。在2020年的新冠疫情中，钟南山院士冲锋在前的感人事迹，还有驰援一线的医护人员，这些无名英雄的勇于担当、爱国奉献的家国情怀鼓舞学生更加坚定了职业信念。还有不胜枚举的公共卫生学者，以榜样的力量践行了医学誓言，为人民群众铸就健康屏障，用奉献、坚守诠释了医学的使命与担当。

3．以病因推断为线索，感受逻辑思维的魅力

流行病学最主要的用途就是预防和控制疾病，对于疾病的病因研究成为流行病学研究的核心。流行病学课程的大部分授课内容是讲述流行病学的研究方法，这些方法包括寻找病因线索，应用逻辑归纳法则建立病因假设、检验病因假设以及验证病因假设，最后用因果推断标准综合推断，判定病因的全过程。在讲授研究方法的各个章节过程中，以经典案例——吸烟是否为肺癌的病因作为案例，从观察烟草的消耗量与肺癌的死亡率变化的生态学研究入手，应用穆勒推理法则发现病因并建立病因假设开始，进一步应用分析性研究方法——Doll 与 Hill 的队列研究方法，检验病因假设，最后使用实验性流行病学验证，并综合 Hill 准则进一步验证病因。病因推断的过程是一个由抽象到具体、从现象到本质、从理论到实践的过程，在此过程中，各种流行病学研究方法层层递进，培养学生的逻辑推理分析与辩证思维的能力。

4．遵从医学伦理，培养法律意识

在流行病学课程教学中包含了伦理道德、法律法规等内容，例如，临床试验研究设置的对照中，空白对照、安慰剂对照处于没有有效治疗而延误病情的情况；观察性研究中的研究对象参与或退出研究都应基于自愿的基础，不能强迫，更应告知其参与研究预期的收益与风险；筛检试验中，作为干预措施，筛检也涉及伦理道德要求，以及在公共卫生监测中，都必须遵守“赫尔辛基宣言”中的尊重、行善、公正等医学伦理要求。国内外的很多研究提示我们，违反伦理道德或将造成严重后果。学习流行病学课程涉及的法律法规，包括《中华人民共和国传染病防治法》《药物临床管理规范》《突发公共卫生事件应急条例》等，在法律允许的范围内进行医务工作，依法行医是每一名医学生必备的人文素质。

5．树立严谨诚信的科研态度，培养求真思辨的科研素养

科学研究在推动人类进步和社会发展中起到了非常重要的作用，而从科学诞生之日起，人类就把追求真理、揭示客观规律作为科学研究的崇高目标，这就要求科研工作者应当坚守科学价值准则以及科研活动的道德与制度规范开展科学研究。流行病学课程是引领学生开展以人群为基础的医学科研实践的第一课堂，人群是主要研究对象，且研究结果最终也将反馈受益于人类自己。这就更要求医学科研工作者在科研实践中严格遵守科研诚信和规范。如果没有端正的科学研究态度和诚信科研的基本素养，很有可能会出现违背促进人类健康的科学研究，或者在研究过程中不尊重研究结果的客观性和真实性，将对公众健康造成直接或间接的危害，甚至会严重影响人群的健康水平，乃至整个社会的发展。因此，在这门课程的教学过程中可以采用正面案例引导和反面案例警示等方式，不断引导学生树立远大的理想，坚守内心的真理，在科学研究过程中不断践行“树立严谨的科学态度，选择适宜的研究方法，尊重真实的研究结果，揭示客观的问题规律”的基本原则。

6．弘扬学科领域的榜样力量，培养公共卫生工匠精神

流行病学发展至今经历了 2000 余年的历史，而在这一漫长的发展历程中涌现了一批又一批为保障人类健康而奋勇献身的流行病学先驱者。例如，我国 20 世纪初期东北等地区鼠疫肆虐，我国流行病学先驱者和奠基人伍连德博士不顾安危，带领研究组深入高流行区域，开展现场调查，最终探明其流行规律，提出有针对性的鼠疫防控策略和措施，有效地控制了我国鼠疫的大面积流行。2014 年，西非埃博拉疫情肆虐，中国公共卫生专家和医护人员共同组成援非医疗队，和当地人员一起坚守抗击埃博拉疫情第一线，为最终控制当地疫情和维护全球公共卫生安全发挥了一个大国应有的担当和使命。此外，在我国抗击新型冠状病毒疫情期间，全国上下社会各界人士在党中央的统一领导和指挥下团结一心，短短几个月使疫情流行得到了有效控制。在这次全球大流行的疫情防控中有太多可挖掘的榜样案例，特别是 4.2 万医护人员和公共卫生防疫人员逆行而上支援武汉，感动了全国人民，充分体现了医者仁心的救死扶伤敬业精神。

诸如此类，在人类与疾病抗争历程中涌现出的国内外公共卫生家数不胜数，而这些学者身上所体现出的爱岗、敬业、奉献的工匠精神，正是我们在流行病学课程教学过程中可以深度挖掘的重要思想政治素材。结合各章节相关专业知识内容，系统整合流行病学发展历程中的相关学者历史，以案例、情景假设等方法融入课堂教学，不仅特点激发学生的学习兴趣，更重要的是培养学生未来在公共卫生与预防医学相关岗位无私奉献的敬业精神、博爱之心，同时也加深了学生对流行病学学科在人类疾病预防和控制方面重要意义的理解，为实现“健康中国”，提高全民健康水平，培养合格的践行者。

7．以教学方法改革来培养学生沟通交流的能力

希波克拉底说，医生的三件法宝是语言、药物和手术刀。沟通表达能力的重要性不言而喻。多种教学方法相互结合，取长补短，启发学生，促使其掌握有效的沟通策略。例如，在实习课中改变传统的教学方式，采用同伴互助教学方式，培养学生的沟通、表达能力。实习课前按照自愿组合的原则结成 2 ～ 4 人的小组，实习课以每一组同伴为单位相互讨论讲解案例内容，直到同伴间观点一致，下课时每组同伴提交一份实习报告。以同伴互助的学习方式培养了学生团体协作的精神，最重要的是每节课的课堂讨论，同伴间相互协作、讨论，增加了沟通和交流的机会，而且同伴互助学习的方式也受到了学生的欢迎。

（四）以第十一章　传染病流行病学教学内容为例，介绍思政融入教学的过程（表 4-4）

表4-4　流行病学课程第十一章教学内容与思政元素

教学章节	知识点	主要教学内容	思政元素	教学方法或手段
第一节 概述	1．传染病的全球流行趋势 2．传染病学定义 3．我国传染病流行概况	以霍乱为例介绍我国传染病控制的成就	科技进步 家国情怀	案例
第二节 传染过程	1．病原体的概念、特性、病原体的变异 2．宿主的防御机制 3．传染过程	新冠病毒的变异特性，国内几次流行的变异毒株	爱国精神	讲授
第三节 流行过程	1．传染 2．传播途径、易感人群 3．疫源地及流行过程 4．影响因素	结合新冠疫情讲解传染源、传播途径特点，以及人群易感性升高和降低的主要因素；国内外疫情不同的流行状况与社会因素的关系	逻辑推理 人文精神	案例
第四节 预防策略与措施	1．预防策略 2．预防措施：传染病监测，针对传染源、传播途径、易感人群的措施，紧急措施	新冠肺炎的监测和针对新冠肺炎病人、接触者的管理，环境消杀。新冠疫苗接种的效果，构建免疫屏障的原理	家国情怀 医学伦理 法治精神	小组讨论、案例
第五节 免疫规划及其效果评价	1．预防接种 2．免疫规划 3．免疫规划效果的评价	20 世纪 50 年代以来免疫接种所取得的成效；疫苗接种的异常反应	人文精神	短视频

流行病学课程在授课过程中，坚持以流行病学知识为课程建设的骨架，以坚定大学生理想信念作为课程建设的灵魂，不断深化“课程思政”的教学理念，提升教学内容和教学手段，不断践行以学生为中心的教学模式，充分挖掘隐性课程的思政功能，切实把思想价值引领贯穿于教育教学全过程和各环节，探索出一条适合流行病学课程教学特点的“课程思政”新途径。将流行病学课程所蕴含的思想政治教育元素和所承载的思想政治教育功能融入课堂教学的各环节，实现思想政治教育与知识体系教育的有效统一。

基于高校立德树人的“三全育人”理念，对于深化高校思想政治教育的实效性、推动高等教育体制改革、增强国家人才竞争力具有重大意义，从而让立德树人根本任务得到更好的落实，“三全育人”格局得到更好的发展。

（五）流行病学课程思政的实施途径

教师是课程思政的主要实施者，教师的思想政治素养、教学能力以及对课程的定位等方面是决定课程思政教学过程是否能顺利开展以及开展效果好坏的重要因素。然而，学生是课程思政的主要培养对象，在“以学生为中心”的教育理念下，推动学生主动参与教学过程，实现情感共鸣，进而达到内化于心、外化于行的思政教育目标。

1．以教师为主体的课程思政实施途径

（1）牢固树立育人理念，统领立德树人

课程思政建设工作要围绕全面提高人才培养能力这个核心点来推进。因此，要树立和树牢正确的育人理念，坚持以习近平新时代中国特色社会主义思想统领立德树人，引领课程思政建设。按照《纲要》的要求，在课程思政建设中，“要紧紧围绕坚定学生理想信念，以爱党、爱国、爱社会主义、爱人民、爱集体为主线，围绕政治认同、家国情怀、文化素养、宪法法治意识、道德修养等重点优化课程思政内容供给”。一是推进习近平新时代中国特色社会主义思想进教材、进课堂、进头脑。习近平新时代中国特色社会主义思想不但是课程思政的宝贵素材，更是在课程思政中贯穿始终的教学资源。要用习近平新时代中国特色社会主义思想铸魂育人，增强对党的创新理论的政治认同、思想认同、情感认同，坚定中国特色社会主义道路自信、理论自信、文化自信、制度自信。二是培育和践行社会主义核心价值观。教育引导学生把国家、社会、公民的价值要求融为一体，自觉把小我融入大我，将社会主义核心价值观内化为精神追求、外化为自觉行动。要将社会主义核心价值观的基本要素、价值理念、践行要求对标不同专业课程的内容实际，以潜移默化的形式融入课程教学过程中，实现课程思政的价值引领。三是加强中华优秀传统文化教育。教育引导学生深刻理解中华优秀传统文化的思想精华和时代价值，教育引导学生传承中华文脉，富有中国心、饱含中国情、充满中国味，引导学生在专业学习过程中深化对优秀传统文化的理解和认知，积极做弘扬优秀传统文化的时代新人。四是深入开展宪法法治教育。教育引导学生牢固树立法治观念，坚定走中国特色社会主义法治道路的理想和信念，提高运用法治思维和法治方式维护自身权利、参与社会公共事务、化解矛盾纠纷的意识和能力。五是深化职业理想和职业道德教育。教育引导学生深刻理解并自觉实践各行业的职业精神和职业规范，增强职业责任感，培养遵纪守法、爱岗敬业、无私奉献、诚实守信、公道办事、开拓创新的职业品格和行为习惯。

（2）加强教师综合素质的提升，奠定课程思政实施基础

加强高校教师的思想引领和队伍建设育人必先育师。在任何一门课程的教学活动中，教师是课程的实施者。习总书记曾强调：“高校教师要坚持教育者先受教育，努力成为先进思想文化的传播者、党执政的坚定支持者。”因此，必须积极推动高校专业课教师课程思政意识的建设工作，促使他们在思想教育与价值引领的高度上对专业知识体系加深理解。例如，各高校可以采取集中培训和现场观摩学习等形式组织专业课教师学习中国特色社会主义理论体系基本知识，及时了解、正确理解党的路线、方针和政策，进而树立正确的思想政治观念，提高教师对专业课程教学加强思想政治教育的意识能动性。只有基于此，授课教师才能积极发挥主观能动性，深入研究并寻找专业课教学内容与思政教育的融合点，既有深度又不失时机地开展思政教育工作。

在任何一门课程的教学活动中，教师是教学的主导，学生是教学的主体。要想有效地推动专业课程的思政育人作用，需要从多维度加强专业课教师的师德师风、思想政治素养、教学能力等方面的建设。专业课教师要树立终身学习的理念，在专业和思想方面，要紧跟时代步伐，通过持

续广泛的学习，以较高的政治站位、宽广的知识视野和国际视野，引领学生树立正确的核心价值观。其次，教师应该以身作则，率先垂范，时刻以社会主义核心价值观的标准约束自己的行为，并以实际行动践行示范，将正能量传递给学生，以个人魅力感召青年学子。提升全体专业课教师团队的思想政治素养，并将相关理论潜移默化地融入日常教学科研工作中，为专业课程思政育人的教学目标奠定良好的基础。

（3）深化教师对课程思政的理解，准确定位课程育人目标

对课程准确定位的凝练总结，是确定课程最终要把学生引领到什么地方，因此，准确地把握相应课程是开展课程思政教学设计的重要基础。这需要任课教师深入思考以下几个问题：第一，为谁培养人？即公共卫生与预防医学培养的人才未来服务的受众是谁？将在怎样的岗位中发挥公共卫生的专长？第二，怎么培养人？即基于专业定位，紧跟时代要求的教育理念、教学内容、教学方法如何匹配？流行病学作为公共卫生与预防医学中的专业骨干课程又扮演着怎样的角色？承担怎样的使命和责任？第三，培养什么样的人？即公共卫生与预防医学人才应该具备的思想政治、道德素养、专业理论知识以及实践技能目标是什么。当任课教师对这三个维度问题有了深入的理解，就能从现阶段的课程教学任务中挖掘出相应的课程思政元素，自然地与课程本身教学内容相融合，从而以润物细无声的特点进行有效的育人实践，最终使学生在学习专业知识的过程中，不断加强思想政治和道德素质教育。

（4）明确课程思政目标

明确课程思政目标是保证课程思政有效、深入、长期推进的有效前提。在传统流行病学课程教学目标设定中，一般仅包括“了解、熟悉、掌握”等大纲知识内容。但其中蕴含的思政教育资源未被充分挖掘，也并未提出具体的要求。因授课教师对课程内容的思政教育资源认识不到位、不够重视，结果使得课程在人才培养中只起到传授知识这一项基本功能，离“育人”目标差距较大。因此，只有制定课程思政教学目标，并固化于流行病学教学大纲中，才能从源头保证课程思政的顺利推进。

（5）深度挖掘课程思政元素，建立课程思政资源库

目前，对于专业课程开展思政教学改革，可探索的思政元素主要包括家国情怀、社会责任、文化自信、人文精神、科学观等方面。通过查阅参考文献、学科进展报告，并结合教师日常工作和科研工作的总结和发现等多个维度，挖掘适宜于流行病学的课程思政元素。可具体从国家卫生决策、全民健康水平、公益奉献、诚信科研等方面进行探索，并结合不同章节的教学内容和特点，调整教学进度和教学设计，有机地融入相应的思政元素。同时，针对不同章节的教学内容，同样的思政元素也可以从不同切入点开展教学，这就需要任课教师深入理解每个思政元素的内涵，从多维度出发，形成鲜明而有特色的专业思政课程。另外，邀请马克思主义学院专门从事思想政治教育的教师，通过联合备课等形式，帮助梳理该课程中思政元素的合理性和规范性，最终形成该课程完整的课程思政资源库，同时也实现“思政课程”和“课程思政”同向同行、协同育人的目标，全方位推进学生的思想政治教育的创新发展。

习总书记在全国高校思想政治工作会议上提出：“高校思想政治工作要因事而化、因时而进、因势而新。”因此，在流行病学课程思政教学过程中也应“因事而化”地充分分析教材内容，充分挖掘思政资源。授课教师必须针对流行病学各模块课程内容做针对性、专题性、延展性的深度挖掘，找准其与思政教育的契合点，才能提炼出符合高校学生认知特点和流行病学课程特色的思政资源。此外，并不是所有的流行病学知识都可以用来对高校学生进行思政教育，具备思政教育功能的知识点才能进行思政教学，不具备的就仅讲解专业知识，不能生拉硬拽、牵强附会。

2．以学生为主体的课程思政实施途径

（1）参与“名人”效应剖析，交流心得引发共鸣

通过流行病学课程思政资源库的建立，教师在授课过程中引入与课程相契合的历史“名人”，由学生课后对资料开展深入调研和学习，了解这些学者的生平和主要贡献，以及在公共卫生领域发展中的重大历史事件，剖析“名人”的时代担当和专业敬业精神。教师通过整合学生的心得反馈，与学生在线上线下互动交流。这种教学方式不仅培养了学生资料检索的能力，同时也加强了学生的交流和表达能力，更重要的是让学生主动参与挖掘与自己专业背景相同的历史名人事迹，这对提升学生的学习内动力、培养家国情怀、形成具有社会责任感的公卫人具有重要意义。

（2）积极拓展第二课堂，实践教学深化育人

读万卷书不如行万里路。课堂所获得的理论知识，还需在实践中进行升华。利用教学实践基地，让学生深入实际工作现场，倾听社会大众对健康的诉求，亲身参与和感受公共卫生从业人员在实际工作中的具体职责和使命，增强专业认同感，明确专业定位。同时，学习现场工作人员在面对突发公共卫生事件、自然灾害事件以及日常的疾病防控工作中体现出的使命担当、责任意识及奉献精神，理解公卫人用大爱之心行公益之事所体现的时代精神，体会“大健康，大卫生”背景下多部门协作的团队精神。其次，结合大学生创新创业行动计划，引导学生从踏入科学研究的第一刻就要树立正确的科研态度。充分利用第二课堂，以具体实践为切入点，将是深化学生德行教育的重要途径。

（3）正确解析反面案例，感悟求真思辨过程。

案例是最好的教科书，在开展思想政治教育中，正面案例发挥了积极引导作用，而对反面案例的正确解析也发挥着必不可少的教育作用。通过在流行病学课程思政资源库纳入国内外相关科学研究的反面案例，例如，黄金大米事件、科研造假等各类学术不端案例，结合课程相应内容正确解析，以学生自我思考结合教师引导归纳方式，警示其中引以为戒的问题，从而发挥反面教材的正确教育作用。其次，鼓励学生以批判求真的思维方式进行学习。当学生发现教材或已发表论文中相关结果有异议时，鼓励学生通过所学的专业知识，讨论其中可能的不足和问题，勇于挑战专业，通过批判求真的教学和探索，激发学生的学习兴趣，增加学习动力。因此，结合反面教育案例，鼓励学生自我思辨，是帮助学生树立正确的价值观、科研观的重要途径。

3．创新教学模式是实现课程思政的有效路径

既要凸显流行病学课程的价值渗透作用，又要规避教学过程中出现的生硬说教现象，要注重教学模式的创新性和多样性。①充分利用流行病学学科特点，开展以问题为导向的案例教学模式，这样既有益于激发学生的学习兴趣，又有利于学生在分析案例时接受相应的理论知识，实现专业课程与思政课程的协同育人。②推动“互联网＋”技术与流行病学教学模式相融合，形成“线上＋线下”的全方位教学环境，增强课堂的感染力和吸引力，这样可以提高学生参与课程思政的积极性，使课程思政在宽广的互联网空间“活”起来。③充分利用实践教学基地进行“情浸式”实践教学，让学生深入公共卫生从业人员实际工作岗位，亲身体验和感受在实际工作中所肩负的职责和使命，以此增强学生的专业认同感和自豪感，提高思想政治水平。④通过设立现场调查等实践活动，让学生深入街道社区与居民零距离交谈，调研基层民生，深入认识社区卫生服务工作，在提升学生实践能力及综合素质的同时增强社会责任感。⑤开设专项技能模拟训练，可为预防医学专业学生所掌握的理论知识向实践技能的转化提供良好的环境，使学生在巩固专业技能知识的同时，充分认识到只有具备过硬的实践能力才可适应公共卫生工作的要求，从而提升学生的学习热情和改善学生的实践技能。

综上所述，流行病学课程融入思政教育应牢记高校“立德树人”的核心，结合专业知识与思政教育的课程教学设计，实现知识传授与价值引领同向同行、协同育人。以流行病学课程内容为载体，思政教育为灵魂，淡化传统课程边际，实现“知识传授”和“价值引领”的有机统一，充分发挥专业课程“立德树人”功能，能够使学生在获取流行病学专业理论知识的同时，树立和践

行正确的社会主义核心价值观，助力学生成为有理想、有追求、高层次的公共卫生人才。

（六）流行病学教学中融入课程思政的探索反思

1．找准课程教学与思想政治教育的结合点

医学院校应该把思政工作贯穿教育教学全过程，充分挖掘流行病学专业课程蕴含的德育元素，丰富专业课程的内涵。如可开设一些医学人文课程，包括医学伦理学、社会医学、医学哲学等，引导学生树立正确的世界观、人生观和价值观；另外，可以邀请一些思政专业教师，对教学资料、教学策略、教学过程中存在的问题进行分析，各科教师合作互动，深入挖掘流行病学知识与思政教育的结合点，明确流行病学课程的思政教育价值，使专业课程与思政课程紧密结合、同向同行，形成协同效应。

2．注重教学创新

充分利用流行病学实践教学环节，开展以问题为导向的教学，进行案例分析，实现课程教学中的理论育人。另外，应用角色体验、翻转课堂等教学模式，加强学生人文素养培养，推动互联网技术与流行病学教学相融合，线上与线下相结合，实现课堂、实践、网络三位一体，提高学生参与课程思政的积极性。

3．探索建立课程思政考核评价体系

建立和完善以社会主义核心价值观为统领的专业教学评价体系，专业课考核目标应包含专业与德育两方面。教师在讲授理论的同时，通过整合教育和实践，紧密对接公共卫生系统，结合基层实践，将正确的政治方向、学生全面健康发展等作为教学评价的根本准则。

4．教学团队与管理

流行病学教师要成为传道授业、言传身教的人生导师，不仅要掌握基本理论和研究方法，还应该坚持教书和育人相统一，以德施教，充分激发学生课堂学习的兴趣，加深对理论知识的理解，加强对实践技能的掌握。流行病学教师应该走出去，积极进行学术交流，分享教学经验，参加学校各级讲课比赛、教学演示活动。学校应建立流行病学课程思政示范课和教师团队，力争将流行病学课程打造成精品课程。思想政治教育具有全面性、动态性和协同性，必须从思政课程向课程思政转变，促进思想政治理论课、哲学社会科学类课程和自然科学课程三类课程协同带动，进一步形成全员思政、全课程思政的教育模式。流行病学课程思政应坚持实事求是的原则，紧密结合理论和实践教学以及德育目标，开辟新的课堂、实践、网络三位一体的教学模式。同时，进行课程考核评价和教学团队配套改革，坚持不懈地弘扬社会主义核心价值观，引导广大师生做社会主义核心价值观的坚定信仰者、积极传播者和模范践行者。

（七）在专业课程中落实思政教育的基本策略

立德树人有着丰富的科学内涵与现实要求。推进课程思政，将价值观引导融入知识传授与能力培养，贯彻落实立德树人根本任务是新时代每一位教育工作者肩负的重要使命。教育部 2020 年 5 月印发的《高等学校课程思政建设指导纲要》明确提出要“紧紧抓住教师队伍主力军、课程建设主战场、课堂教学主渠道”，如何深入挖掘并充分利用专业课程中的思政元素，形成“课程门门有思政，教师人人重育人”的全员全程全方位育人新格局，是落实立德树人根本任务的必经之路。

近年来，诸多专家学者对课程思政的本质内涵、实践逻辑、教学体系构建等进行了相关探索。从这些研究中我们可以进一步认识到，一方面，课程思政虽然与思政课程要保持同向同行，但是两者在功能与边界、内容载体、实施方式等方面仍然存有差别，因此，课程思政并不能照搬已经比较成熟的思政课程教学模式与方法。另一方面，虽然在理想层面所有专业课程本身就应该有思政教育之意蕴——因为教育教学本身是人类特有的、培养人的活动，而人是社会的人，因此，教育教学需要根据社会的需要来培养人。尤其是学校教育情境下，教育教学是经由系统规划的、促进学生成长成才的专门活动，务必指向服务于为国家和社会培养可靠接班人与建设者这一根本目标。然而，在实践层面上，由于每一个学科专业有其自身特点，每一门专业课程有自身的知识与技能学习要求、有教学时长限制等，课程思政最终是否能够得以实现还需要任课教师的系统规划与精心设计，才能将其落实到每一次具体的课堂教学之中。

1．以专业知识学习为主线，强化课程思政目标的隐性融合

课程思政建设需要各类渠道的协同配合，在运行过程中充分彰显思政元素，达到知识教育与价值引领的有机统一。因此，充分挖掘和运用各类课程思政资源和思政元素显得尤为重要。虽然课程思政的实现需要教师显性的教学设计，教师在设计专业课教学时需要使价值塑造、知识传授与能力培养三位一体的目标得以达成，但在具体的实施过程中却多是隐性地推进——不同于思政课程明确的、系统的教学，而是隐含在学科专业内容的学习过程中。一个典型的做法就是引导学生认识到专业知识背后的情感、态度与价值观等元素，引领学生在专业学习中探寻专业知识服务国家与社会的本真价值，引导学生探究专业知识应该如何在国家建设与社会发展中得到合理的、正确的应用。帮助提高大学生的思想道德修养、人文素质、科学精神、宪法法治意识、国家安全意识和认知能力，培养学生探索世界、追求真理、精益求精的工匠精神。注重在潜移默化中坚定学生的理想信念、厚植爱国主义情怀、加强品德修养、增长知识见识、培养奋斗精神，提升学生综合素质。

2．以挖掘思政元素为核心，选择适当的素材承载思政元素

其一，要对标挖掘专业课程中的思政元素。教育部印发的《高等学校课程思政建设指导纲要》，明确课程思政实施的重点内容，包括推进习总书记新时代中国特色社会主义思想进教材进课堂进头脑、培育和践行社会主义核心价值观、加强中华优秀传统文化教育、深入开展宪法法治教育、深化职业理想和职业道德教育等六大方面。专业教师首先有必要对照指导纲要深入挖掘专业课程中蕴含的思政元素，形成专业课程的思政元素清单，并在实际的教学过程中有意识地融入应用。

其二，要利用适当的案例素材承载思政元素。如何选择学生感兴趣又能引发深入思考的案例素材，让其在表征专业知识的同时又能有效承载思政元素，是专业课教师实施课程思政时面临的重要挑战。一是选择正能量素材，让学生在感受正能量传播的过程中学传播；二是注意选择与学生相关的素材，有助于提升学生的参与度；三是关注素材之间的关联性，素材本身的关联性更容易实现教学内容的有效联通，也能推进不同育人目标之间的整合。如果案例素材选择适当，更容易让思政元素自然融入专业学习内容，让课程思政进入“育人无声”之境界。

3．以教师角色转换为关键，重视课程思政过程

师生共同参与教师角色转换意味着教师在学生的学习过程中不是思想政治教育的说教者，而是具有共情能力的学习同伴。一方面，在育人理念上，教师通过观照学生的个性差异，重视对学生学习的过程性评价等方式，尽可能了解学生的特征与学习需求，分析学生学习中存在的问题，反思教学得失，不断提升教学的针对性，激发学生兴趣，让学生乐享学习过程。将生活中的案例、故事引入课堂，精心创设教学情境，设计教学问题，自主设计一系列学习支架，促进学生的探究学习，有效地提升学生的学习参与度与责任感，促进学生产生智慧，鼓励学生成为智慧的对话者与自我成长者。相信真正有效的教学，也需要时常让学生自己在对知识的“困惑黑暗”中进行独立探索，因为唯有如此，才能培养学生的独立思考能力与自主学习意识与能力。另一方面，在实际的教学实践过程中，尤其要注重让教师化身为社会主义核心价值观的践行者、分享者与传播者，注重如何“隐性地”发挥好教师在“引、领、扶、推”四个方面的作用。注重“引”就是要激发学生的学习兴趣，引导学生的学习方向；注重“领”，就是要参与学生的学习过程，做学生的学习伙伴，与学生共同进步，必要时作为“有经验的学习者”为“学生同伴”提供学习建议；注重

“扶”就是在学生遇到困难时要化身为学生的学习帮扶者（包括为学生的学习提供必要的学习支架）；注重“推”就是要通过设置系列问题，促进学生的主动思考与深度参与。

4．以激发内生动力为重点，强化课程思政效果的持续作用

价值塑造不是一蹴而就的。教师在专业课程教学中的价值引领需要得到学生的充分认同，让学生将正确的价值观内化于心外化于行，才能达到课程思政的目的。在专业课程教学中可以选择与学生生活相关联的、学生熟悉的情境案例吸引学生的注意，要重视这些素材之间的关联、素材与学生之间的关联，同时可以通过系列进阶的问题让学生既感受到有信心完成学习，又能感知到问题的挑战度，并结合课后作业让学生感知到课程学习成果的可迁移应用，从而有助于推进学生在未来的学习中主动关注思政元素，实现自我提升，有助于发挥课程思政效果的持续作用。另外，可以关注通过利用适当的信息技术手段分享课程思政成果——尤其是学生的学习成果，让学生之间可以有相互学习借鉴的机会，也可以为教师积累课程思政新资源，让课程思政成为生成性的、持续改进的育人活动。

（八）立德树人视域下高校课程育人建设创新路径

高校课程育人期待构建全课程育人模式，形成育人合力，故立德树人视域下重视高校课程育人是构建高校“大思政”格局、回归教育本质的内在要求。

1．转变教育理念，加强理论研究

课程育人要求全体教师共同担负起立德树人的使命，积极投身于“课程思政”建设。因此，要改变传统思想，坚持以人为本，遵循教育发展规律，回顾教育本质。课程育人的主体是高校各类课程，思政课程引领正确的政治方向，举旗定向，发挥着“指挥棒”的作用；各类课程需要同向同行，充分挖掘提炼本专业本课程中的思政教育元素，推进新时代中国特色社会主义思想进教材、进课堂、进头脑。但是，由于高校各学科专业有其自身的特点和知识体系，如何架构课程育人的模式，这就更需要进行专门研究，形成具有指导性和操作性的理论体系，着力解决培养方案、课程标准、教材选用、课程设计等一系列问题。同时，可借鉴国内高校课程育人的成功案例，结合学校实际，建立“课程育人研究中心”，通过专题研究、学术交流和培训讲座等多种形式研制课程育人实施方案，探索课程育人可复制推广路径，由点带面，形成全校“课课有思政，人人讲育人”的良好氛围。

2．构建“三位一体”课程体系，实现全课程育人

构建课程育人的“大思政”格局，核心是要建立一套以“课程思政”为指导的科学有效的课程体系。高校的课程一般分为思政课程、通识课程、专业课程，要实现全课程育人体系，坚持显性教育和隐性教育相结合，教书与育人相结合，需要三种课程发挥学科专业优势，将更多的学科资源转化为育人资源。

（1）思政课筑牢思想根基

思政课程是高校开展思想政治教育的“第一课堂”，发挥思想政治教育的主渠道作用，推进课程育人必须抓住“第一课堂”的核心地位，确保教学质量和育人效果。课程育人是全课程育人，坚持思政课的主导地位，不断在坚持中改进教学质量，强化思政课程育人的优势。抓好抓牢“第一课堂”，应做到思政课程因事而化、因时而进、因势而新，在改进中创新，优化教学内容，丰富教学形式，完善实践教学，让思政课有意义，更有意思，满足大学生成长需求，提升其获得感。

（2）通识课强化渗透作用

通识课程是高校开设的面向全体学生培养综合素质的课程，在课程育人体系中发挥着重要的育人渗透作用，强调大学生不仅要有过硬的专业知识和技能，还要身心健康，思想品德高尚，文化修养高。在马克思主义指导下，通识课程要结合自己课程特点，充分挖掘思想政治教育元素，把握时代脉搏，围绕学生关注的热点焦点问题，打造精品课程，如在课程内容设计中借鉴思政课程的相关案例，充实思政育人教学素材。

（3）专业课抓牢支撑作用

高校开设的专业课程不仅蕴含着科学精神，也蕴含着人文精神，专业课实施课程育人是对思政课程育人功能的有效拓展和支撑。专业课程并非单纯的专业知识和技能的学习，而是跟思想政治教育紧密相联，成为培养大学生综合素质的有效载体。课程育人就是扭转专业课程重技能轻德育的现象，不仅要让学生掌握专业本领，还要培养学生的职业道德。总之，高校既要通过思政课程强化大学生思想政治教育，突出显性教育，又要将价值理念、道德观念细化到通识课程、专业课程中去，让思想政治教育元素隐性渗透。

3．搭建育人平台，打造育人共同体

高校要构建教师队伍的协同合作机制、搭建各学科、各课程的协作育人平台，实现齐抓共管、通力合作的育人格局，达到立体化育人效果。

（1）明确思路，构建教师队伍的协同合作机制

首先，高校要贯彻落实全国高校思想政治工作会议精神，对全校思想政治教育工作统一规划和部署，宏观把握，监督指导，加大投入力度，将育人工作融合到各部门、各单位的管理服务全过程，形成全校共同关心的良好氛围；其次，二级学院要细化育人规划，将课程育人纳入学生专业培养方案，统筹分析课程育人工作实效，针对不同学科专业的具体情况进行分类指导，其他各部门要通力支持与配合，共同支撑课程育人工作落实落地；最后，加强各类教师队伍建设，明确课程教学的思政育人方向，协调各类课程思想政治教育功能的互补关系，鼓励教师在不同课程中实施课程育人新模式。

（2）对话交流，搭建各学科、各课程的协作育人平台

首先，依托思政教师、专业教师、辅导员联席会议，座谈交流课程育人建设的新问题，教师要打破学科专业狭隘，团结协作，全力提升学生素质；其次，开展各类课程教师的对话交流，凝聚不同学科专业的思想观念，共同对教学过程中的思政元素进行提炼、研究、加工、总结，对如何将思政元素融入有限的课堂教学中的方法和技巧进行研讨，助推课程育人成果；最后，高校要为二级学院和教师开展课程育人提供良好平台，在硬件和软件方面倾力投入，给予充分的支持和保障。学校领导也要走进课堂，走上讲台，为学生讲大势、明方向、上大课，让课程育人成为看得见的“一把手工程”。

4．发挥关键作用，强化师资队伍

“善之本在教，教之本在师”，教师对学生的思想行为的影响是直接的。因此，高校思想政治教育关键在教师，推进高校思想政治教育创新发展、实施课程育人的关键也在教师。

（1）加强教师培训

教育者要先受教育。学校要更新教育理念，组织开展各类覆盖所有学科、全部课程在内的所有教师的培训，注重将德育意识与能力的建设全方位落实到各个环节，注重培养教师的马克思主义理论素养和中国特色社会主义理论知识，强化师德师风培训，打造又红又专的高校教师队伍。只有各类课程教师都真信真懂马克思主义理论和中国特色社会主义事业，才会对思想政治教育的价值给予充分肯定，并愿意在实践中自觉贯彻落实，才愿意把学生思想素质和价值观塑造作为教育的中心工作，也才会将立德树人作为自己的神圣使命。

（2）建立考评机制

要提高教师的育人意识和能力，需要学校政策导向、制度规约和评价。通过完善相关制度和政策，规定职责、细化分工、明确考核，切实发挥评估“指挥棒”的作用，将师德师风、育人意识和能力作为教师年度考核、职称评审、评优评奖的重要参考，引导教师以德立身、以德立学、

以德施教。对教师具体而言，在思想政治教育资源的挖掘、课程教学设计、学生课后反思、实践教学等方面进一步完善课程育人的效果评价机制，强化“传道”意识、提升“传道”能力。

（3）提高自我教育

习总书记指出：“办好思想政治理论课关键在教师，关键在发挥教师的积极性、主动性、创造性。”教师是全面推进课程思政建设的关键，各学科、各专业课程教师与思政课教师一样，都应当以“政治要强、情怀要深、思维要新、视野要广、自律要严、人格要正”的总体要求来切实全面地提升教师课程思政建设的意识和能力。一是要培育课程教师的课程思政意识和责任担当。加强对教师的课程思政意识的培育是《纲要》提出的明确要求，学校要特别注重以会议、讲座、宣讲等方式为教师普遍开展培训、思想政治理论学习以及业务研讨，向教师及时传达党和国家的相关政策和重要会议精神，使各学科、各专业课程教师拥有关于课程思政的基本认知，产生积极参与和探索课程思政的自觉意识，进而增强专业课教师主动担当课程思政的直接责任。专业课教师与思政课教师一样，应当通过有效的知识传授和传道授业，在建构和传授专业知识的过程中，积极引导学生培养正确的价值导向，并在这个过程中形成课程思政教学的职业自豪感和思政荣誉感。二是要提高专业课教师的思想政治教育能力素养。要推动广大教师进一步找准育人角度，提升育人能力，确保课程思政建设落地落实、见功见效。要按照《纲要》的要求，加快推动共享共用平台和机制建设。以加强教师课程思政能力建设为工作抓手，着手建立健全优质资源共享机制，支持各地的各高校搭建课程思政建设交流平台，开展经常性的典型经验交流、现场教学观摩、教师教学培训等活动，充分利用现代信息技术手段，促进优质资源在各区域、层次、类型的高校间共享共用。要加快推动课程思政建设专题化建设。依托高校教师网络培训中心、教师教学发展中心等，深入开展马克思主义政治经济学、马克思主义新闻观、中国特色社会主义法治理论、法律职业伦理、医学人文教育等专题培训。支持高校将课程思政纳入教师岗前培训、在岗培训和师德师风、教学能力专题培训等。要加快推动课程思政团队化建设。充分发挥教研室、教学团队、课程组等基层教学组织作用，建立课程思政集体教研制度。

高校教师要意识到自身角色的双重性，既是知识传授者也是价值引导者，既是学术导师又是成长良师。推动课程思政教师在提高自身教学能力的过程中，既做学生学术的引路人，也做学生生活的知心人、热心人、暖心人。尤其强化专业课教师对本专业社会价值的高度认同，增强使命感和社会责任感，从专业知识的讲解出发，提炼其蕴含的思政元素和承载的德育功能，有机地结合专业，潜移默化地提升学生的修养和素质。高校可以建议更多专业课程教师担任辅导员或者参加学生的“第二课堂”教育，充分利用专业知识来做大学生的思想政治教育工作，不断提高自身的思想道德素质，进而潜移默化地促进大学生的全面素质教育。

提高全体任课教师的思想政治理论水平和育人情怀。立德树人，在课程思政理念下，高校需要通过顶层制度设计激发全院教师的育人情怀，同时通过开展讲座、素质拓展、专家指导等方式对全体教师进行思想政治再教育，提高教师的思想政治理论水平。亲其师而信其道，教师应把学生的成人和成才相结合，做学生成长的引路人。结合学院专业特色开发思想政治教育教材体系。成立课程思政教研组，编写校本课程教材，从而以点带面，使课程思政有章可循，更接地气，更具有亲和力。

（九）结语

“课程思政”并不是增开一门课，也不是增设和改革各环节、各方面，而是实现立德树人润物无声，虽然“课程思政”育人的效果在短时间内恐难见成效，但一定会在学生的心中播撒一枚希望和向阳的种子，这颗种子会潜移默化地影响着学生未来的行走路线，因此，作为任何一门学科的教育工作者，都应该充分发挥教书过程中的育人责任，切实提升学生的专业技能和能力素养方面的综合素质水平。

1．以培养社会主义合格建设者和可靠接班人为理性目标

培养社会主义合格建设者和可靠接班人，是高校育人的目标，课程思政建设的目的也在于此，所有的教学改革措施都应围绕着这个目标展开。在具体工作中必须注意以下基本关系：一是充分认识教书与育人之间的关系。教书是以知识传授为主，教会学生基本技能、提升思维能力，育人是要进行价值观教育、理想信念教育，但知识传授的终极目标就是育人。高校所有的专业课程，尤其是哲学社会科学课程，在知识的背后都渗透着价值立场的选择问题，没有绝对不包含价值理念的中性课程。因此，在知识传授过程中，必然会渗透价值观教育，这就要求教师在知识选择、教材选择、参考资料准备等方面都要注意其“思政性”。二是充分理解不同类型课程教学目标之间的关系。思想政治教育的评价有其内在规律，它区别于单纯的知识评价，要思考课程思政与思政课的教学目标的区别。要在明确教学目标的基础上，促进课程建设的不断进步。三是充分把握外在行政推动与内在发展需求之间的关系。课程思政要服务于国家政治大局，真正培养出社会主义的合格建设者和可靠接班人。这就要求学校各方面充分调查了解学生需求，找准学科知识点与学生成长成才的关系，在培育职业人的同时塑造好公民；要充分合理地运用行政权力，密切关注课程思政推进情况，及时总结经验，纠正错误，防止学校、教师、学生各方面共谋，导致“形式大于内容”现象的出现。

2．尊重不同专业课程的学科性特点

在高校课程体系里，思政课是对学生进行思想政治理论教育的主渠道，为此，政府、学校、教师都投入大量资源、精力进行思政课建设。在课程思政建设过程中，如果对思政课和专业课这两类课程的功能区分不清，尤其是哲学社会科学过于思政化，思想政治理论教育的内容出现重复性，这就很可能会弱化或淡化思政课的“主渠道作用”，这恰好给那些本来就对思政课建设持怀疑态度的人以可乘之机而言，思政课存在的必要性更会受到挑战，导致产生没有必要单独设立思想政治理论课的误解。

一是思想政治理论课是“光明正大”地进行思想政治教育，起核心作用。思想政治理论课是对学生进行思想政治教育的一门理论课，既然是“理论课”，其主要功能是要光明正大地去讲清楚马克思主义及其中国化的重大理论，引导学生去探讨教材中的马克思主义重大理论，认同教材中的重要判断，形成正确的鉴别能力、判断能力。思想政治理论课是对马克思主义理论基本知识的掌握和运用，思政课教师要加强马克思主义及其中国化理论的研究，揭示规律的科学性、深刻性，充分展示马克思主义理论的逻辑魅力，同时也要引领其他哲学社会科学学科共同发展。

二是课程思政建设是“潜移默化”地进行思想政治教育，起到协同作用。习总书记在全国高校思想政治工作会议上强调，各类课程与思想政治理论课同向同行，形成协同效应。这里的同向同行指的是办学理念和育人目标上的同向同行，而不是要把所有课程都变成思想政治理论课。任何一门专业课，在一定范围内都蕴含丰富的思想政治教育素材，但毕竟不是思政课。这里有两个层面的问题需要注意：第一层是专业课教师要有政治认同，不能在课堂上传播否定思想政治理论课的言论；第二层是专业课教师要不露痕迹、潜移默化地进行思想政治教育。专业教师在教学过程中正视学生的主体性，充分利用专业课的有效资源，梳理知识培养和品德教育的共通点和关联点，系统设计教学策略和实施办法，将思想政治教育融入课程思政教学内容和过程中，融入课程改革的各环节和各方面。

3．以专业课程与思想政治教育的和谐共生为理性路径

一是要将思想政治教育思维作为融合的基础。课程思政的主旨是解决学生的思想政治教育问题，因此，二者的融合必须遵循思想政治教育思维。要围绕马克思主义中国化最新理论成果，以政治认同、国家意识、文化自信、公民人格为重点内容，整体规划和分层设计高校课程思政教育教学内容体系。如同教师需要学习教育学、心理学，课程思政教师还必须学习“思想政治教育学”；专业课必须应用思想政治理论教育的学科思维处理教材、组织教学内容，充分挖掘蕴含在相关知识中的教育因素，助力学生的全面发展。此外，思政课也要注重运用专业课中的资源，尤其是哲学社会科学资源，为讲好课程内容提供理论支撑，可以邀请专业课领域的学者进入思政课堂讲解学术问题。

二是要将协同机制建设作为融合的保障。课程思政建设涉及的主体多元化、主体诉求不一致、协调机制不完善等问题，必然给协同机制的高效运行带来一定的挑战。其一，建立工作保障机制。加强课程思政建设顶层设计，关键是要从制度设计、机构设置等方面，打通思政课和专业课在思政工作方面的条块管理壁垒。在制度设计方面，不能只强调教学工作，而应对教师的教学、科研、育人等进行综合评价，要设计一套完整的教师教学荣誉体系，在这个体系中更注重师德、师风、师爱等教师综合素质的评价。要完善高校原有的教学激励机制，形成激发教师进行课程思政教改的长效机制。在激励人员方面，增加课程思政教师专项，奖励在课程思政教学改革方面取得突出成绩、做出卓越贡献的教师；在激励内容方面，教育主管部门在各类教学成果评选中要增加课程思政教改方面的内容。在教师考核机制方面也需要增加课程思政教改的内容。在机构设置方面，教育主管部门要明确分管部门，并要求各高校建立或整合相应机构。各高校既可以扩大思政课主管部门的职能，也可以扩大近年来新成立的教师工作部职能，或者单独成立“思政教育工作部”，统筹管理全校包括思政课在内的课程思政建设。其二，要建立思政培训机制，部分教师对课程思政教改存在误区，掌握的课程思政教改方法有限，有必要建立和完善教师思政素养培训机制。教育主管部门及各高校在组织新教师培训时，需要增加课程思政方面的相关培训内容，提升新教师对课程思政理念的认识。在日常教师培训中，组织教师通过观看课程思政试点课程示范课、听取专家讲座、发放学习资料、开展教学研讨等形式，提升教师的思政素养。其三，建立课程协同机制。课程协同机制用来解决教学目标、课时量比例、评价体系等适时调整问题。在教学目标的制定过程中，既要注重知识能力的培训，也要注重道德品质教育，整体规划课程的教学目标，有意识地帮助学生养成正确的价值观。

目前，思政课的课时量不论学校层次还是专业类型基本是全国一盘棋。在课程思政建设背景下，要通盘考虑课时比例。既要注意不同思政课之间的课时比例，也要注意专业课与思政课之间的课时比例，这种比例不是一成不变的，要根据培养计划、专业特点、学生情况进行调整。课程思政要将课程评价、学习效果评价从单一的课程专业知识维度，向人格塑造、人文素质培育等多维度延伸，在考核专业课程内容掌握程度之外，还要对学生思维水平、价值观的养成情况等内容进行考查，系统地引导教师在课堂教学中挖掘体现社会主义核心价值观的知识点，并充实到专业课教学中。将思政元素深度融入课程，是课程思政向更高层次发展过程中由“量变”到“质变”的基础和前提，也是影响课程思政实施效果的关键。

课程思政主要依托专业知识结构，融入思政教育元素，对学生进行正确的价值观引领。医学院校是培养医疗卫生事业人才的主要阵地，关系祖国未来医护人员的综合素质和全民健康，关乎健康中国战略重大民生工程的实施。医学院校开展课程思政，是以专业知识的传递作为培育学生正确价值观的载体资源，深入贯彻落实“立德树人”的根本任务。

（谢志平）

七、“课程思政”视域下课堂教学改革探索与实践——以超声诊断学课程为例

（一）超声诊断学“课程思政”质量提升工作方案

1．超声诊断学课程特点

超声医学是声学、医学、光学及电子学相结合的学科，具有医、理、工三结合的特点，是一门实践学科，兼具知识的理论性和实践性，具有实时性、动态性特点。超声诊断学是研究和应用超声的物理特性，以某种方式扫查人体来进行疾病诊断的一门新兴的医学影像学科，是联系基础医学与临床医学的桥梁学科，更是一门涉及物理、生物、医学、电子计算机、机械、材料等领域的交叉学科。超声诊断学主要讲授超声波的物理特性、人体组织器官的正常超声断层解剖图像和多系统器官疾病的大体病理形态学的图像改变，对前期基础医学理论与后期临床医学知识起到沟通与桥梁的作用，并运用超声诊断学的知识解决临床疾病的诊断、治疗、疗效评价等问题。超声诊断学的课程特点主要体现在以下 4 个方面：

（1）理论和技术发展迅速，内容更新较快。随着新时代科学技术的飞速发展，超声医学新设备、新技术、新方法不断被研发并服务于临床实践中，极大地推动了临床医学中疾病诊断与治疗的新发展。

（2）课程内容不仅涉及基础医学、临床医学、预防医学等，还涉及物理、电子计算机、材料与机械等非医学领域的知识要点，研究范畴已扩大到当代医学几乎所有的领域。

（3）超声诊断学体现辩证思维，如超声安全的相对性。超声检查是胎儿产前检查安全有效的检查手段，能实现监测围生期胎儿健康的目的，但长时间高强度的超声检查则可能对胎儿机体或敏感器官造成危害；在基本的诊断中存在同图异病、同病异图的现象，其中充满着辩证统一的思想。

（4）课程实践性极强，与疾病的病理生理过程、人体解剖结构、疾病发病机制结合紧密。

超声诊断学强调操作为主，与患者互动交流较多，按课程思政的需求，认真梳理可能融入课程思政的知识，努力在超声诊断学课程中融入德育要素，强化“知识传授”与“价值引领”同等重要，认真总结学科建设的经验教训，探索全面融合课程思政的全新超声诊断学教学理念，贯彻全程多维度育人，培养德才兼备的高素质超声医学人才。

2．超声诊断学课程开展课程思政的必要性

超声医学是医学影像学的一个重要组成部分，影像检查是临床疾病诊断中重要的辅助手段，有助于明确地诊断疾病。受社会因素影响，目前有部分老师及学生存在重技能、轻思想政治教育的倾向，认为只要掌握了专业知识理论和临床实践操作技能就可以很好地为患者的健康服务，这一认识从主观上弱化了对思想政治理论课的教育和学习，而课程思政的开展恰好弥补了思想政治教育的短板。实施课程思政，不仅有助于树立医学生的自身价值和社会定位，更是构建教书育人大格局的重要手段。充分发挥课程思政在整个医学教学体系中的道德教育作用，是实现医学高等教育培养目标的迫切需求，只有提高医学生的道德修养和专业水平，才能更好地为国家培养“德医双馨”的医学人才。

（1）课程思政是高等学校实现全程、全方位育人的必要途径

信仰、信念、信心于一个国家、民族是精神支柱。理想信念是独属于人的精神领域的范畴，是人类社会发展的前进动力。医学教育是我国高等教育体系的重要组成部分，医学生是决胜全面建成小康社会和全面建设社会主义现代化强国的重要人才支撑。只有帮助医学生树立崇高理想和坚定信念，才能让医学生更好地担负起建设健康中国、增进人民健康福祉、推动国家卫生健康事业发展的重任。理想信念教育是指教育者运用马克思主义科学理论，以课堂教学和课后实践相结

合的方式对大学生的世界观、人生观、价值观、政治观、道德观等进行有计划、有目的的教育，最终使学生树立崇高理想信念的教学活动。理想信念教育是大学生思想政治教育的灵魂，高校应该为学生的全面发展创设高远的人生境界，引导学生感悟并追寻自己的生命价值。这是对学生的终极关怀。

落实立德树人是根本任务，价值塑造、知识传授和能力培养这三者是不可割裂的整体。在知识传授和能力培养之中始终贯穿价值观，帮助学生塑造正确的世界观、人生观、价值观，是全面推进课程思政建设的应有之义，更是必备内容。现阶段，对大学思想政治理论教育存在认识偏见的医学生不在少数，他们在主观上弱化了对思想政治理论课的学习，认为医学专业理论和临床实践技能是学习重心，课程思政与自己的职业能力无关。然而，高等医学院校需要培养的是与时代接轨、能够适应当代医学发展步伐的既具有高超的医学专业技能，又具有全心全意为患者服务初心的医学生。正如教育家陶行知所说：“因为道德是做人的根本。根本一坏，纵然使你有一些学问和本领，也无甚用处。”作为未来的医务工作者，医学生尤其需要坚定的理想信念与清晰的价值取向，并要自觉地把国家和社会的需要转化成个人成长发展的目标，最终成长为医德高尚、医术卓越的医学人才。

（2）课程思政是高校教师履行“教学”“育人”职责的必要手段

高等医学院校的大学生作为未来我国医疗事业的重要力量，在学校期间必须懂得“医者仁心、医者仁术”的真正含义。“医者仁心”，说的是作为医者，要医风正派、医德高尚，对患者感同身受，像对待亲人一样，热情对待每一位患者；“医者仁术”，说的是医生要有精湛的医术，这是保证患者健康和生命的关键。翻译成新时代的语言就是人文素养培育要融入思想政治课程中，让医学生成为德才兼备的新时代人才。

高校教师肩负着高等教育传承人的使命，不单指在专业知识上的“授业、解惑”，还要帮助学生树立正确的世界观、价值观、人生观这更是高校教师的责任、育人的根本。传统的大学课程设立了四门思想政治理论课，学生主观上轻视，认为与自己的未来规划无甚相干，因此，难以达到育人的预期目标。这一理念的实现需要高校各专业课教师的共同参与，在专业课教学中融入课程思政内容，在“授业”“解惑”的同时，更重视“传道”的重要意义。

（3）课程思政是对当代大学生进行思政教育的必要内容

陶行知曾说过：“先生不应该专教书，他的责任是教人做人；学生不应该专读书，他的责任是学习人生之道。”当前高校的医学生多是家中的中心，所有亲朋好友的“掌上明珠”，其人生观、价值观和世界观尚未完全形成。虽然接受文化知识和新生事物的能力较强，但也易被事物的表象所迷惑，易形成错误的价值导向。根据大学阶段学生特殊的心理特点，结合超声诊断学课程内容，融入适当的思政内容，和风细雨、润物无声地对学生进行“理想信念”教育，帮助他们树立正确的人生观、价值观和世界观。

3．深入梳理超声诊断学中蕴含的思政要素

课程思政的内涵强调，高校所有课程必须具备价值塑造、能力培养和知识传授三位一体的教学目标。医学课程思政，教师既要传授专业知识和技能，还要恰当地融入能引导学生建立正确的人生观、世界观、价值观和培养高尚职业道德和职业素养的内容，充分发挥专业课教学中的职业道德教育作用。“医者仁心”是每个医生必须遵守的职业操守，需要老师在教学中进行宣讲，在临床工作中言传身教，学生对老师的行为举止耳濡目染，从而才能树立正确的职业操守。

超声诊断从无到有、日益广泛的应用范围，使其成为临床重要的检查手段，充分挖掘超声医学专业课中蕴含的思政元素。本研究探索涉及其中的政治认同、爱国情怀、科学精神、文化自信、法制意识、公民品格、生态文明、全球视野等思政元素，将思政教育渗透到整个专业课程的教学和实践中，让学生体会到超声对患者疾病的精准诊疗、老一辈超声学家对专业发展倾注的心血，提升学生的民族自信心和职业的崇高感；树立为人民服务、为患者服务的大医情怀，加强社会责任感及大国担当精神；不断探索科学知识和医学发展前沿领域，培养坚持不懈、持之以恒、终身学习的钻研精神等。

过去教师开展思政教育是自发的，采用的思政元素是零星分散的。本研究通过集体的力量，采用集体备课、学习讨论的方式，发动每个教师深入挖掘超声诊断学课程中的检查原理、检查方法、正常表现、异常表现以及疾病诊断和鉴别诊断各个环节中的思政元素，打通专业课和思政教育的壁垒，让思政元素在医学影像学科内共通共享（表 4-5）。

表4-5　思政元素在各章节的应用

课程思政内容	第一章 超声基础	第二章 心脏血管	第三章 消化系统	第四章 泌尿系统	第五章 妇产	第六章 浅表器官	第七章 介入超声
政治认同				+			
爱国情怀	+		+				
科学精神	+	+					+
文化自信	+	+			+	+	+
法制意识					+		
公民品格	+		+			+	
生态文明		+			+		+
全球视野				+		+	

（1）课前环节：团队成员要深入研讨专业培养目标，分析课程性质和特点，系统梳理课程的教学内容和思政教学素材，结合育人元素修订教学大纲并编写课程教案。

（2）课堂环节：超声诊断学以电子学、医学工程学和解剖学、病理学等形态学为基础，并与临床医学密切结合，基于课程的科学性、严谨性和系统性的特点，可以从严谨的科学分析方法、系统完整的逻辑体系、科学家的故事以及我国自主发明的高强度聚焦超声治疗系统等方面提取思政元素，改进课堂教学方法，加强课堂教学秩序管理，营造教师与学生交流互动氛围，充分调动学生的积极性，增加学生的学习兴趣，提高教学效果。例如，在知识传授中注重团队合作精神、学生表达能力以及人际交流能力、批判反思、自主学习、终身学习、科研能力和创新创业等能力的培养，注重学生的思想道德素质、文化素质、业务素质和身体心理素质、社会责任感和职业道德等方面的培养，另外，可以把临床实践和日常生活紧密结合，以课程专业知识为主线，延伸和拓展教学内容，结合相关医疗事故和社会热点问题，教师抛出问题让学生由浅入深地讨论，从而使思政教育起到“润物细无声”的作用。

（3）课后环节：课后，教师团队精选与课程主题相关且兼具育人元素的材料，通过在线平台推送给学生，进行课下阅读、帮助学生提升职业素养。

第一章　超声基础：在超声医学绪论的教学中，回顾我国超声医学发展史，“超声诊断”艰难起步，在改革开放前自力更生，在改革开放后蓬勃发展，其历史和新中国的发展息息相关，超声诊断学科从一穷二白发展到今天，从模拟信号到数字信号，从黑白超到彩超，从谐波造影到弹性成像，从人工识别到人工智能，新的功能和应用层面在不断拓宽，超声影像诊断设备不断创新、不断突破，仪器设备配置已经世界领先，诊断技术也在紧跟世界先进潮流，仪器设备制造技术也突飞猛进、日新月异。现今，超声检查仪器已成为主流医学影像设备，尤其是以超声图像技术为中心的系统已成为普遍使用的医学检查手段。通过展示学科发展辉煌成就，有利于培养学生的制度自信、理论自信、道路自信和文化自信。

国内超声相控阵技术及仪器设备的研究脚步远远落后于欧美发达国家，直到2010年后，国内超声相控阵检测技术发展迅速，几大知名生产厂家陆续研制出国产超声相控阵检测设备。近几年，国产超声相控阵设备的性能基本接近了世界水平。超声检测技术发展与进步离不开设备的支持，每一次技术突破都凝聚了前人大量的汗水和智慧。展望未来发展的方向，我们要以前辈为榜样，传承前辈们刻苦钻研、开拓进取的精神，为实现医疗技术的进步，贡献自己的力量（科学精神）。

全球暴发的新型冠状病毒肺炎疫情中，作为影像检查手段，虽然肺部CT检查是首选方法，但是重症患者在隔离不能随意走动，而且医生在自我防护下不方便使用听诊器，导致CT检查受限，能进到隔离区床旁并能进行可视化检查的设备唯有超声。小小的超声诊断仪起到了关键性作用，既可以实现床旁多系统器官检查，帮助医生判断病情，又可以开展多种有针对性的超声引导下介入治疗，为救治重症患者创造了新的契机。四川省人民医院的尹立雪教授注意到，新冠肺炎的发生，既为超声诊断提供了拓展临床应用的可能，同时也给原有的一些超声检查和诊断方式带来了巨大挑战。为此，他先后主持编写和出版了《新型冠状病毒肺炎肺部超声检查及远程诊断实施方案（第一版）》和《新型冠状病毒肺炎床旁超声心动图检查及远程超声检查实施方案（第一版）》，以推广肺部和心血管超声在新冠肺炎诊断中的应用，提高一线医护人员的诊断治疗效率。尹立雪教授两场远程培训总共有40多万人次参加，参与积极性非常高，显著降低了重症发生率和死亡率，缓解了社会恐慌，减少了疫情的影响，因此，这也鼓励广大医学生为了实现理想、取得科学领域的突破，必须要有坚持不懈和持之以恒的信心和决心，要抱定终身学习、不断进取的信念，才能克服在今后学习和工作中遇到的各种困难（爱国精神、科学精神、公民品格）。

第二章　心脏血管：超声心动图经过近半个世纪的发展，现已成为研究心血管系统结构功能和疾病的重要手段，由于它的实时和无创性，在临床上发挥着极为重要的作用。我国在心血管疾病的临床研究方面具有独到之处，积累了丰富的病例和经验，其中作为我国心血管病诊疗和研究中心的阜外心血管病医院暨心血管病研究所，诊治的血管病病种之全，疑难、复杂、罕见病例之多，资料之丰富，在国内首屈一指。刘延玲等老一辈作为阜外医院的心脏超声泰斗，以多年积累的临床资料为基础，结合自身的诊疗经验，注意基础与临床紧密结合，她总结的超声影像资料有的属于国内外文献中前所未见的，为超声工作者积累了丰富的经验。她80多岁仍然奋斗在临床工作一线，她的事迹影响着一代又一代的超声人。老前辈热爱本职工作，对待患者一视同仁，给予患者最及时、最贴切的关怀，全心全意为人民服务的这种奉献敬业精神值得我们学习（科学精神）。

先天性心脏病是影响新生儿存活和生长发育的疾病之一，发病率占活产新生儿的6% ~ 8%，居出生缺陷首位。对于复杂先天性心脏病的活产儿，如不进行外科矫治，30%的新生儿在出生后1个月内死亡，60%的婴幼儿在1岁以内死亡。近年来，胎儿超声心动图学迅速发展，是超声心动图学领域中极具潜力并具有重要临床价值的一门学科。由于先天性心脏病位居出生缺陷首位，给家庭和社会带来了沉重的负担，而胎儿超声心动图是目前其他产前诊断无法替代的最实用、最有效的检查方法。国内胎儿超声心动图学经历了近20年的发展，逐渐与国外接轨并建立合作关系。2007年4月，超声专家在福州召开的“全国胎儿超声心动图基础与临床峰会”期间自发成立了“全国胎儿心脏超声检查协作组”，随后的4年多，超声专家们积极推进我国胎儿超声心动图检查规范化工作，于2011年10月正式推出我国“胎儿心脏超声检查规范化专家共识”，以飨同道。科技改变命运，纵观人类文明发展史，科学技术的每一次重大突破，都会引起社会生产力的深刻变革和人类社会的巨大进步，胎儿超声心动图的应用，提高了国人的优生优育，减轻了社会和家庭的经济负担，为社会未来的发展提供了优质人才、经济等保障（生态文明）。

脑血管病变已经成为中国死亡的主要病因之一，特别是北方发病率特别高，脑卒中对家庭的负担也是比较重的，往往是“一人病倒全家发疯”，所以，预防脑卒中的发生发展就显得尤为重要。而目前，血管超声已经成为首选的血管筛查手段，对于血管超声而言，每天面对的患者大都是一些有神经血管病变的、行动不便的，在做超声检查时还会遇到一些比较繁琐的病例，比如多发串联的狭窄，病人可能会失去耐心，如果因为我们的大意让这个患者失去最好的治疗时间而导致终生的残疾或失去生命，那将是对这个家庭的一个沉痛的打击，所以希望同学们能够做到复杂的事情简单做，简单的事情认真做，认真的事情重复做，重复的事情用心做，做到诚心、耐心、细心，都能成为一代有道德的名医，至精至诚（文化自信、科学精神）。

第三章　消化系统：脂肪肝的人群逐渐增加，上班族也出现了亚健康，根据现在大家的健康情况，国家提出了全民健身计划，全民健身场地设施逐步增多。在配备公共体育设施的社区、公园、绿地等公共场所，配备适合学龄前儿童大动作发展和身体锻炼的设备设施，组织开展适合老年人的赛事活动。完善公共健身设施无障碍环境，开展残疾人康复健身活动。推动农民、妇女等人群健身活动的开展。人民群众通过健身促进健康的热情日益高涨，健康中国和体育强国建设迈出新步伐（公民品格）。

在2020年武汉抗疫的时候，张伯礼院士旧疾复发，但是经过紧急治疗后，三天就回到了工作岗位上，继续为了疫情防控殚精竭虑。那他得的是什么病呢？就是我们今天一起学习的胆囊最常见的疾病之一——胆囊结石。在这次疫情防控斗争中，广大医护人员不顾个人安危，义无反顾地奔赴抗疫最前线，同时间赛跑，与病魔较量，为抢救患者生命日夜拼搏。这不仅充分体现了救死扶伤、医者仁心的崇高精神，也充分体现了牺牲精神、奉献精神。还有那些为疫情防控而坚守岗位、尽职尽责的科研工作者、公安干警、疾控工作人员、社区工作人员、志愿者……没有他们的牺牲和奉献，我们就很难有效遏制疫情、不断巩固疫情持续向好形势。这种牺牲精神、奉献精神生动诠释了中国精神的内涵，为我们打赢疫情防控阻击战提供了强大的精神力量，也是我们成功渡过一个又一个难关、不断取得一个又一个胜利的重要原因（爱国情怀、公民品格）。

第四章　泌尿系统：慢性肾病在全球范围的发病率呈逐步增加的趋势，已经成为继心脑血管疾病、肿瘤、糖尿病之后又一个威胁健康的重要疾病。我国慢性肾病形势严峻。据初步调查，我国40岁以上人群慢性肾病患病率达8%～9%，与其他危害人类健康的重大疾病相比，慢性肾病表现得更为隐匿，但是并非防不胜防，也并非不治之症。国家颁布的《“健康中国2030”规划纲要》《国务院关于实施健康中国行动的意见》以及《健康中国行动（2019—2030年）》等政策，表明已经将健康中国作为当今医学的重中之重，将目标前移，从以疾病诊治为重点转向以疾病预防、健康促进为中心。超声对于慢性肾病的诊断起到了“早发现、早诊断、早治疗”的目的。为降低慢性肾病的发病率，积极行动起来（全球视野）。

在讲述肾衰竭疾病超声部分时，通过“大医——吴阶平”微视频向同学们介绍泌尿外科奠基人吴阶平的事迹，展现老一辈科研工作者仁者大爱、爱国、敬业的精神。就“西安9名尿毒症患者不堪身体和精神的病痛，申请安乐死”事件，鼓励同学发表评论，旨在教育学生在工作中担当起救死扶伤的责任，对患者做到感同身受，真正和病人站在一起，能深切体察到患者身体的痛苦和心理的痛苦，并给予患者充分的理解、同情和人文关怀，让学生了解，作为一名超声工作者，除了掌握精通的技术外，还要有医者仁心，并对医学相关的敏感问题做出思考，同时激发学生对生命健康权的尊重（政治认同）。

前列腺增生是中老年男性常见疾病之一，随着全球人口老年化发展，发病率日益增多。前列腺增生会导致老年人尿频、排尿困难、尿潴留及尿失禁等，严重的会影响日常生活，甚至危害健康，未能及时有效地治疗还会损害肾的功能。世界卫生组织将每年的10月28日定为“世界男性健康日”，呼吁世界各国对男性健康多一点关注，呼吁每个家庭再多一点对男性健康的关爱。我国从2000年开始，在每年的10月28日都会对“男性健康日”进行宣传。超声对前列腺增生疾病的诊断起到了至关重要的作用，让更多的男性对前列腺增生有更深刻的了解，从根本上改变自身的不良生活习惯，多进行锻炼，放松心情，从以疾病诊治为重点转向以疾病预防、健康促进为中心（全球视野）。

第五章　妇产（早期妊娠流产、异位妊娠）：通过对比学习流产和异位妊娠超声诊断表现的异同点，引入辩证思维在妇科疾病超声诊断中的重要意义，结合历史名人的真实故事，生动形象地诠释作为合格的医务人员，良好的辩证思维能力是正确诊疗的前提保证（文化自信）。

一个孩子的顺利降生，将影响整个家庭的幸福，超声科医师要熟练地掌握产前胎儿畸形排查的技术，按照产科超声指南要求排查胎儿严重的结构畸形，响应党中央政策，强化社会责任感（生态文明）。针对是否告知胎儿性别问题，要告知学生不要触及医疗行业法规（法制意识）。

第六章　浅表器官：超声是早期发现诊断乳腺癌的常规辅助检查手段，2020 年全球最新癌症数据显示，全球乳腺癌新发病例高达 226 万例，超过了肺癌的 220 万例，乳腺癌已经取代肺癌成为全球第一大癌。在中国，乳腺癌发病率逐年增高，已跃居中国女性恶性肿瘤首位。乳腺癌发病人数增加，根本原因是乳腺癌风险因素的不断变化，比如结婚年龄延迟导致的生育推迟，哺乳减少，超重和肥胖，以及缺乏运动等，这也是造成全世界乳腺癌发病率上升的原因。当今社会面临各种压力会导致发生以上情况，作为新时代大学生，也会面临重重压力，主要包括就业压力、家庭压力、人际交往、感情处理等方面，要养成良好积极的心态，“山外有山，人外有人”，做好自己的事，找好自己的定位，朝着目标脚踏实地地走，不要过于看重专业的“冷”与“热”，术业有专攻，学会控制自己的情绪，学会与家人沟通，放开心胸学会与别人诉说，多参加社团活动，要成为新时代的奋斗者。有什么方法可以帮助早期发现乳腺癌？陈前军总结了六字箴言——“看得见，摸得着”，以方便女性朋友自检，尽早发现乳腺癌（公民品格）。

甲状腺癌是最常见的甲状腺恶性肿瘤，约占全身恶性肿瘤的 1%，包括乳头状癌、滤泡状癌、未分化癌和髓样癌四种病理类型。以恶性度较低、预后较好的乳头状癌最常见，早期多无明显症状和体征，通常在体检时通过甲状腺触诊和颈部超声检查而发现甲状腺小肿块。2016 年，习近平总书记在全国卫生与健康大会上提出，“要把人民健康放在优先发展的战略地位”，其核心主要包括 3 个“移”：目标上移（从以“疾病”为中心转向以健康为指导）、关口前移（从以疾病诊治为重点转向以疾病预防、健康促进为重点）、重心下移（从以医院为基地转向以社区、家庭为基地），目标是为人民群众提供全方位、全周期健康服务。而政府各级部门和单位把甲状腺超声筛查列为体检项目，使得很多甲状腺癌能够被早期发现，实现“早发现、早诊断、早治疗”的目的，而超声检查作为甲状腺筛查的主要手段，为全民健康、全民预防尽了绵薄之力（公民品格）。

每年 6 月 6 日是一年一度的全国爱眼日。眼睛是人类感官中最重要的器官之一，不当的用眼习惯会导致眼部疾病，危害身体健康，当前，我国各年龄段青少年的近视呈现发病年龄早、进展快、程度深的趋势。据不完全统计，我国小学生近视发病率约 30%、初中生约 60%、高中生约 80%，而大学生已高达 90%。户外活动减少、电子产品依赖、课业负担繁重……大家眼睛的压力开始提高，会给眼睛带来一系列的疾病，要认真学习眼部常见疾病的超声诊断（全球视野）。我们大家都知道 4 月 23 日是世界读书日，世界读书日的主旨宣言为：“希望散居在全球各地的人们，无论你是年老还是年轻，无论你是贫穷还是富有，无论你是患病还是健康，都能享受阅读带来的乐趣，都能尊重和感谢为人类文明做出巨大贡献的文学、文化、科学思想大师们，都能保护知识产权”。党的十八大以来，习近平总书记在多个场合谈到中国传统文化，表达了自己对传统文化、传统思想价值体系的认同与尊崇。习近平指出：“我们要坚持道路自信、理论自信、制度自信，最根本的还有一个文化自信。”那么，何谓文化自信？文化自信是一个民族、一个国家以及一个政党对自身文化价值的充分肯定和积极践行，并对其文化的生命力持有的坚定信心。我们可以通过阅读书籍和网络资讯来学习中国的传统文化，手机、电脑已经成为我们学习和生活中不可缺少的一部分，大家眼睛的压力开始空前提高，随之会引起一系列眼部疾病（文化自信）。

第七章　介入超声：超声介入技术作为现代超声医学的一个分支，它是在超声显像基础上为进一步满足临床诊断和治疗的需要而发展起来的一门新技术。近年来我国在航空航天、医药卫生等方面都取得了不错的成绩，在很多方面都位于世界前列，这次席卷全球的新冠疫情更加体现了我们国家的强大，我国在党的领导下有效地控制了疫情的进一步发展，我们应该为生在如此强大的国家而骄傲自豪（爱国精神）。

超声引导下肺结节穿刺活检可以术前定性诊断，在环境污染因素的影响下，我国肺癌的发病率和死亡率呈持续走高态势。如不及时采取有效的控制措施，预计到2025年，我国肺癌病人将达到100万。环境污染推高肺癌发病率，而诱发肺癌的环境污染主要是雾霾天气，早有研究指出，雾霾天气的罪魁祸首是PM2.5，其被人体吸入肺部后，会直接导致肺泡弹性降低，肺功能减弱，甚至诱发肺纤维化，影响肺泡换气功能，久而久之，肺部功能下降并导致严重的器质性病变，甚至引发肺癌（生态文明）。

做介入超声诊治之前一定要签署知情同意书，签署知情同意书是加强医患沟通的重要手段，也是减少医疗纠纷的有效手段（法制意识）。近年来医患关系较为紧张，究其原因，除了一些别有用心之人谋求利益以外，部分医疗工作者的职业道德素养也有待提高。改善医患关系，应该从源头做起。作为培养专业医学人才的医学院校，在医学生入学阶段就应该加强职业道德教育。

医学是探索人类生命奥妙的科学，世间许多东西都可以失而复得，唯独生命无法复生。医学事业是崇高和神圣的，医务工作者应当树立良好的职业道德观念，培养救死扶伤的人道主义精神、强烈的职业责任感、崇高的敬业精神和无私的奉献精神。患者以生命相托，医学生不单是学习医术，更要有爱心和人文素养，才能成为一个称职的医师（公民品格）。

4．在超声诊断学课程中实施思政的方法

（1）重视对思政的凝练精讲

课程思政教学的开展一方面可以帮助学生深化问题的分析与理解，另一方面则可以有效地解决课程内容和课时矛盾的问题。要想最大化体现出专题式教学的作用及其价值，需要以对教材内容的透彻掌握为前提。所以，教师设计思政课专题时需要与教材内容相关联，并保证其专题内容契合教材体系，避免因专题设计与教材内容逻辑相背离而影响学生的素质发展。例如，在实际专题设计中，教师要在明确思政教育要求的前提下，结合医学生专业特点，从医疗改革、卫生资源、医患关系、安乐死等方面进行专题设计。在专题选择过程中，教研室相关人员需要以强烈的问题意识来验证专题设计的合理性。同时，教师需依据对医学生的发展需求、教育部门文件要求等方面的分析，选择符合学生需求并具有时代性的专题。另外，为凸显出专题的真实性、亲切感，医学院校可以结合当地实际情况设计思政课专题内容。在专题教学开展前，教师需做到对医学生认知水平、专业特点的全面掌握，并在此基础上开展个性化、针对性的专题教学，确保专题教学与学生心理诉求相契合。要注意，个性化教学开展需要把控好度，切不可因过于追求学生的个性发展而影响专题教学整体的价值体现。此外，不同学科专题教学开展需保持良好的协调与分工，对其他课程开设过的专题内容可以适当略讲，将更多的时间应用于其他专题教学中，实现专题教学实效性的显著提升。

（2）思政课实践教学设计遵循的教育理论

思政课实践教学设计围绕学习者、教师、学生任务、学习资源与环境、实践过程五大要素，坚持人本主义学习理论和建构主义学习理论，以学生为本，设计实践教学活动。人本主义学习理论认为，涉及学习者自我发起的学习，是最深刻、最持久的学习；同伴学习和小组学习可促进学习。人本主义学习理论提醒我们进行实践教学设计时要注重学生自主学习的设计和协作学习的设计两方面。建构主义学习理论认为，学习活动是学生通过一定的情景，借助教师与同学的帮助，通过协作和会话的方式，达到对知识意义的建构。在这个过程中，学生是认知活动的主体，教师是学生学习的帮助者、促进者、引导者。建构主义学习理论提醒我们，在进行实践教学设计时要注重以下几个方面：情境的创设、学生作为认知主体的体现、教师作为主导作用的体现。

（3）课程思政教学设计应体现的重要原则

1）尊重学生的主体地位

学生是实践育人的对象，也是开展实践教学、社会实践活动的主体。在教学实践中我们体会到，没有学生的自主思考，教学活动不免陷于教师的自娱自乐，难以实现学生的成长目标。切实尊重学生的主体地位，减少教师灌输，要从课堂上自始至终的说教灌输者变为学生学习活动的引导者，要切实尊重学生主体地位，加强师生双边教学活动，增加学生参与教学过程的机会。多以“我”的视角设计主体性活动，如“我的成长规划”“我的职业理想”“我的成长评估”“我的低碳生活方式调整规划”“分享我的……感受”等。教师通过设计学生主体活动增加学生参与活动的机会，建立以学生为中心的自主学习模式，确立学生在教学中的主体地位，将课堂还给学生，切实促使学生的身体和头脑动起来。

2）实践活动设计体现全员性

多选择、设计让每位学生都能参加的活动，全员参与、全面覆盖。打破以前有的学生做演员、有的学生做观众的局面，“确保每个学生都能参加”实践教学活动，保障学生平等地利用教学资源，使每个学生利用思政课实践教学机会都能获得新的体验、领悟和成长。

3）实践活动设计凸显医学类专业学生专业特点

实践活动主题要突出医学类高职学生专业特点，充分利用医学职业文化资源，按照医学职业道德、卫生法律要求，设计相应的主题活动，促使学生培养良好的职业精神、医学人文素养和社会责任感。

4）实践活动适应“00 后”学生的思想特点

当下高等院校学生基本是“00 后”的年轻人，要加强沟通和调研，切实把握当下高职学生的心理特点、文化层次和思想意识，找准切入点，选择适宜的主题活动，在内容、形式、时间、规模上进行周密设计，保证实践教学活动的顺利开展。

（4）建设一支素质良好的师资队伍

教师是教书育人实施的主体，也是课堂教学的直接责任人。知识能否明晰传授、能力能否得到提升、育德功能能否实现都直接取决于师资队伍的素质。对新加入的青年教师的培养成为关键课题。医学是生命与生命的交流，“医乃仁术”的学科定位是医学技术进步永远不变的基石。医学院校的思政课教师不仅要政治立场鲜明、思维视野广泛、人格高尚正直，还要明确对学生的培养方向和目标，有针对性、趣味性地开展教学，做到言之有据，直面学生的思想疑问，解答学生心中的困惑，把握学生的群体特征和发展规律。

建设一支素质良好的师资队伍是课程思政工作成功的关键和前提。加强教师的综合素质，学高为师，身正为范。实施专业课课程思政，对教师的道德修养、政治素养等提出了更高的要求。全面提高教师道德素养和师德师风，对课程思政具有促进和保障作用，同时，必须时刻关注时事政治，加强思想政治理论的学习，不断提高自身的政治素养。

1）课程思政教师的培养

课程思政教师的培养包括两个方面。第一，由学院组织教师进行相关的培训，请国内知名教授以及学院名师传经送宝，对课程思政改革给予经验分享，培养和提升教师的育德意识，切实增强教师的育德能力。第二，由超声教研室组织，通过大量的文献阅读和理论学习，探寻超声诊断学课程的思政元素，丰富授课教师课程思政的思维能力，总结概括哪些思政元素适合融入课程，得出基本条目。通过集体备课、学习讨论等方式，开展授课教师培训。推进课程思政建设教师是关键，培育教师课程思政协同育人的理念，正确认识知识传授与价值引领之间的关系，加强教师育德能力和育德意识，提升教师课程思政的教学能力。强化政治能力，提升医学院校思政课教师的政治水平，思政课教师的政治能力与政治水平是保证医学院校思政课教学的基础。“让有信仰的人讲信仰，善于从政治上看问题，在大是大非面前保持政治清醒”，是对思政课教师最基本的政治要求。一方面，医学院校的思政课教师需要实时关注并开展政治学习，正确树立自身的政治信仰与政治站位。另一方面，医学院校的思政课教师需要将党中央的最新精神与医学院校的具体教育实践相结合，“在言传身教中使医学生们深刻感受信仰的力量，在潜移默化中使医学生自觉地成长为拥护中国特色社会主义道路、拥护中国共产党的领导，有为人民服务、为共产主义服务觉悟的医学人才”。

2）选拔优秀的课程思政教师

提高教师的教学能力。课程思政不是在专业课程中简单、机械地讲政治，而是需要教师结合专业课程内容和实际工作情况，充分挖掘相关的思政元素，找对切入点，将思政教育内容巧妙地融合到专业教学的具体环节中，通过多元化的教学方式引发学生共鸣，真正起到教书育人的效果。因此，要求教师必须具备较高的教学能力。选拔年资高的长期在临床和教学一线工作的教师，他们具有丰富的临床和教学经验，具备良好的职业道德、高尚的人格和强烈的责任心。可充分挖掘课程的育德功能，不断优化课程建设，不仅可以潜移默化地感染、教育学生，还有利于学生形成正确的世界观、价值观和人生观，而且在长期的教学活动中，注意传播正能量，宣扬社会主义核心价值观，在教学的各个环节积累了较多的思政教育经验，让医学影像学课程与思政课同向同行，形成协同效应。

加强教师的综合素质，学高为师，身正为范。实施专业课课程思政，对教师的道德修养、政治素养等提出了更高的要求。全面提高教师的道德素养和师德师风，对课程思政具有促进和保障作用。同时，必须时刻关注时事政治，加强思想政治理论的学习，不断提高自身的政治素养。

3）定期进行课程思政教师考核

课程思政是新时代背景下对专业教师的新要求，对医学影像学教师的思政考核工作比较灵活。一方面，通过学院、医院两级教师督导团的听课督导、教案设计督导等，在平时要求课堂教学和教案设计中必须有相关思政的内容；另一方面，在学生的期末考核中，也要求有相关思政的知识点，从而在时间上保证了课程思政贯穿始终，在内容上也做到了有的放矢、落在实处。

（5）选择好思政教育的融入点

针对医学生加强教学设计与课程建设，有目标地针对医学专业进行教学设计，是医学院校思政课教师提升教学水平的关键。医学院校的思政课需要进一步加强集体备课，探讨教学重点、难点的讲授方式，提升教师对教学内容的掌控力。教师应当提高教学的逻辑性和现实性，紧跟医学生关注的时事热点，“把价值引领、知识传授、能力培养的教学目标纳入学生的课程学习评价”；提升教学内容，尤其是教学案例的时效性和针对性，“切实解决医学生在道德认知、道德情感、道德责任方面出现的偏差”。

超声诊断学专业课程具有丰富的思想政治教育素材，全面挖掘影像课程思政元素，选择好思政教育的切入点、切入方式和方法，并通过听课等形式，加强反馈和互动，提高医学影像学教师思政教育的能力和技巧，使思政教育无缝融入医学影像学教学工作中去。

1）思政元素的应用

在超声诊断学专业课程教学中，将深入梳理的思政元素与专业课知识点巧妙地融合，以广大医学影像工作者不怕牺牲、无私奉献、爱岗敬业精神为指导，以先进典型的美德善行为榜样，潜移默化地使社会主义核心价值观成为广大学生日常的行为准则。以典型案例教学，彰显医德医风在良医养成中的地位和导向作用，培养学生尊重和关爱患者的职业道德，帮助学生理解坚守职业道德的重要意义，以日益发展的超声学技术，通过精准医学的概念和精益求精的工作作风培养学生的职业责任。超声医学技术的每一次进步，不仅带动了医学影像医学本身的发展，同时也给临床各科室提供了更加先进的检查技术和手段，促进了临床医学各学科科研进步和发展。在超声诊断学教学中，紧扣教学大纲，关注超声检查相关的研究前沿及热点问题，培养学生相关专业能力，同时有意识地培养学生的科研思维、创新意识以及实事求是的工作态度、团结协作的工作作风，对学生科学素养的形成有极大帮助。

2）思政教学模式设计

在课程设计时，通过集体备课等方式，将社会主义核心价值观等思政基本元素以恰当的方式融入专业学科知识体系，形成全新的课程标准、教学规程、教学方案等，并依据教学设计，完成全新的教学课件。利用新的教学设计和课件，以课堂教学为主，将思政教学元素应用到课堂教学中，同时，加强专业技能训练和实践平台建设，把思政教育和专业实践有机结合。尊重学生的主体地位，学生是实践育人的对象，也是开展实践教学、社会实践活动的主体。

（6）采用合适的教育方法和载体途径

1）思政元素与专业知识融合

采取专业讲授与思政教育相融合的办法，选取好切入点，将思政元素自然、巧妙地融入专业课教育。运用恰当的教学方法、多元化的教学方法是开展课程思政的有效方法，是对传统教学模式的补充和强化。教师可运用情景模拟法、情感体验法、自我观察法、小组讨论等，在教学中融入病例讨论、名医事迹、师生互动等环节，活跃课堂气氛，在调动学生学习热情的同时融入思政教育。如讲解腹痛患者的超声诊断与鉴别诊断时，教师可以用 PBL 教学，让学生根据已学的专业知识先寻找答案，教师再分析、点评和总结。在教学中教师可提出问题：右下腹突发性疼痛的急症患者，要考虑哪些疾病？可以选哪些影像学检查（X 线、CT 检查、磁共振成像、超声）？哪项检查方法是最佳选择？学生通过查资料、相互讨论等形式先寻找答案，培养学生的自学能力。教师也可以采用启发式教学，引导学生首先结合患者性别，回忆右下腹有哪些器官；再结合疼痛性质，启发学生分析要考虑哪些疾病；然后进一步平衡各种影像检查方法的优缺点，结合患者疾病可以选择哪些检查方法，哪项影像学检查是最适合的。最后，开具出具有检查准确、费用便宜、出具报告时间快、能发现引起腹痛常见疾病、可以减少患者就诊时间和医疗费用优点的超声检查。这样既能激发学生的学习兴趣，引导学生采用正确的思维方式分析问题和解决问题，又能巧妙地融入思政元素，如人文关怀、不滥开检查等。

2）思政元素融合形式上多样

采用理论教学与课间实习相结合、线上教学与线下教学相结合、教师主导作用与学生主体作用相结合等方式，通过多媒体幻灯、微信、QQ、参观设备等多种载体和路径开展课程思政教育。在课堂教学过程中，坚持因势利导、因事而化、因时而进，营造课程思政的环境和氛围，激发学生的兴趣，培养学生的责任感、伦理观，通过讨论式、案例教学、任务驱动等方式，全过程、全领域地有效开展课程思政，保证课程思政的教学效果。可以借鉴“网红教师”的成功案例，打造属于自己学校的“名师”，坚持团队协作、集体备课，做到教学各个环节的专门专人化，大力研发思想性与现实性、针对性与艺术性相结合的精品课程。

3）课中进行德育考核

大学生道德素质的提高是开展课程思政的根本目的。在超声诊断学中引入德育评价办法，增加德育评价成分，目标是促使学生在心理层面形成需求，从而自觉自愿地学习、接纳课程中的思政元素，因此，德育考核既不应该喧宾夺主，也不应该虚无缺位。我们的实践证明，在期末考试中适度引入思想政治教育的内容，对课程思政建设有很好的引领作用。

（7）思政课教师应积极参与和推进医学院校课程思政建设

医学院校需要将思政教育贯穿于医学生教育的全过程，积极探索以学院专业教师为主导、学生为主体、思政课教师为指导的教学改革模式。“思想政治教育的育人内核与医学教育的专业精神相一致”，思政课教师应积极参与课程思政建设，与专业课教师积极开展联合集体备课，立足医学生实际情况，发挥思政课教师的特长，帮助专业课教师发掘医学专业课程的自身特色和育人导向，积极提炼爱国主义、民族团结、法治意识等思想政治教育元素，使医学专业课程转化成思政教育的具体载体，推进思政教育在医学人才培养过程中的全面覆盖。

5．实施课程思政后的教学效果评估

完善教师评价和管理制度。课程思政教学过程中，坚持督导听课、同行听课、相互评议等方式，加强反馈，总结课程思政的经验和教训，完善教学设计和课件，并将之运用到新的教学实践中。同时，将课程思政纳入教学质量评估、绩效考核评价体系中，形成团体协作、多方面资源综合利用的局面，实现“全员育人、全过程育人和全方位育人”。

医学院校的思政课教学既具有一般性，也具有特殊性，教师在教学设计中，要将马克思主义理论的普遍指导性与医学教育的特殊性相结合；在教学过程中，要善于发现教学问题，总结教学经验，将思政课特点、自身专业特长与医学教育特点相互结合，从而在不断完善教学设计的过程中提升教学能力，实现思政课教育润物细无声的效果。

6．提高课程思政实效性的途径

（1）抓好理论武装，提高教师思政意识和育人能力

习近平总书记强调：“办好思想政治理论课关键在教师，关键在发挥教师的积极性、主动性、创造性。”课程思政的主力军是专业课教师，要提高课程思政的效果，专业课教师首先要建立自觉思政的意识。

高校要明确所有课程的育人要素和责任，推动每一位专业课老师制定开展“课程思政”教学设计，做到课程门门有思政，教师人人讲育人。增强专业教师授课中的思想政治教育意识，推动专业课教师自觉地参与到思想政治教育工作中，是一项重要的任务。

教师通过优化理想信念教育内容，增强理想信念教育内容的吸引力、感召力、说服力，自然可以激发学生的学习热情。另外，教师要以医德医风教育为抓手，以建立和谐的医患关系为目标，在理想信念教育中融入生命教育，增强学生敬畏生命的意识以及对命运共同体理念的正确认识。

最初，教师可能把课程思政作为一种教学改革的硬性指标去完成，当用心设计的思政环节有力地带动了专业教学的氛围和节奏，拓展了专业教学的新空间，教师便会自发地建立思政意识，并主动探索提高课程思政渗透效果的方法和手段，避免造成“教师讲得生硬，学生听得尴尬”的被动局面。只有所有专业课教师都认识到这一点，“守好自己的渠、种好责任田”，课程思政才不会流于形式，才能真正实现立德树人的目标。在这一过程中，教师要不断地提高自身的思想政治素养和水平，要能跟得上学生思想认识提升的速度，达到专业教学和思政教育相辅相成，教师进修和学生成长互励共勉的和谐统一。

以教育者先受教育的理念为切入点，开展“教、研、评、学、导”的师资培养，将课程思政教育纳入新教师培训、在岗培训、师德师风和教学能力培训中，按照“四有好老师”标准，不断增强师资队伍的育人能力，使教师真正成为先进思想文化的传播者、党执政的坚定支持者、学生健康成长的引路人。

（2）做好思想工作，全方位增强学生代入感

“95后”和“00后”大学生伴随着互联网技术的飞速普及而成长，是网络时代的“数字原住民”，网络潜移默化地影响着他们的行为方式和思想观念。课程思政要能走入头脑，触动心灵，也必须以学生的视角和思维方式去组织和构建。代入感表示一种身临其境，仿佛穿越时空隧道，可以取代其中人物的感觉。通过多种途径增强课程思政的代入感，更易激发学生情感和价值的共鸣，提高课程思政的实效性。

（3）精心备课，授课形式丰富多彩

课程思政与理论教学一样，都需要表现形式的构思。围绕确定的思政切入点，教师要通过多种途径搜集相关的图片和视频。影像的渲染更容易使学生身临其境，引发共鸣。如果一个切入点由两个以上的思政素材支撑，还要组织好横向或纵向的逻辑连接关系，尤其是纵向联系。找到不同素材之间的内在连接点，承上启下，使切入点的呈现清晰立体、顺畅自然。除了单一的教师讲授，思政的方法和手段可以灵活多样。通过设疑、提问、互动增加学生的参与度，活跃课堂气氛。在课堂时间允许的条件下，采用案例、讨论的方式，强化思政的深度和广度。为了突破课堂思政的时间限制，也可以采用线上、线下结合的形式，利用超星学习通、微信、QQ 等平台将思政时效延伸到课下，这样使课程思政“活”起来，成为课堂教学的一个亮点，学生从旁观者转变为参与者，更容易接受和认可。

（4）齐心协力，课程特色不拘一格

为了实现课程思政在不同轨道、不同教师之间的标准化，本研究通过集体备课完成了超声诊断学思政素材库的建设，包括融入授课的具体位置、引导词以及素材具体内容。该素材库极大地节省了教师挖掘思政素材的时间，推进了课程思政的规范化。但对于提高课程思政的实效性，还应当兼顾个性化，素材库只能作为教师备课过程中的参考。所谓个性化，包括内容的个性化和教师个人魅力两方面。在内容上，素材库不具备时效性，这就要求教师关注最新时事动态和热点话题，及时建立与理论切入点之间的联系，做到与时俱进，紧跟社会热点。教师的个人魅力不仅影响专业课教学效果，对课程思政的效果影响更加显著。因为相较于专业知识，思政素材的形式更加灵活多变，为教师个性化的发挥提供了一定的空间。教师可以尝试运用网络流行语等学生熟悉的语言，打破学生对思政教育的刻板印象，拉近与学生之间的距离。

（5）建立组织保障体系，完善教师评价和管理制度

学院成立课程思政教育教学改革工作小组和课程思政教育教学改革办公室，统筹推进课程思政改革工作，并开展各项管理及监督工作。习近平总书记强调，要把立德树人的成效作为检验学校一切工作的根本标准。评价原则是把握正确的政治方向、贯彻党和国家的教育方针、提高学生全面健康发展的质量，将育人置于首位。评价方式采用校院两级评价，重视同行评价和学生评价。评价制度围绕院校课程思政评价指标开展，学院制定课程思政制度并严格执行。

（二）总结

通过在超声诊断学教学中实施课程思政教育，提高了大学生的社会主义核心价值观，尤其是爱岗、敬业、诚信、友善四个维度的培育认可度，增强了学生的制度自信、理论自信、道路自信和文化自信；提高了学生的医德医风素养，培养了慎独谨慎、一丝不苟的工作精神，使学生能够关爱患者，敬畏生命；提高了学生对于专业课的主动学习精神，提高了学习效果，有助于专业素质养成，同时也培养了学生团结协作、精益求精、互帮互助的精神。

按照齐齐哈尔医学院的“三导向”人才培养办学理念，在超声诊断学教学课堂中实施课程思政教育，使教学方式更加符合临床教学育人理念，从而提高教学质量，更有利于学生成为具有初步超声诊断能力、终身学习能力和社会适应能力的应用型医学人才。

医疗卫生是社会的重要部分，与人民群众生活密切相关，关系到人民群众的生命与健康，是思政课程在医学教育中的拓展与延伸。医学高校主要培养医学生的医学知识、技能和职业态度，承担着为我国医疗卫生事业输送具有社会主义核心价值观人才的教育任务。思政课程教育是从思想境界、道德素养、政治素质和法治的视角，按党的教育方针培养医学后备人才、社会主义合格的建设者与接班人。

超声作为一项重要的影像学检查，在临床中应用极为广泛，对于医学生的培养，传统的超声

医学教学模式主要局限于课堂中专业知识的教学。本研究深入梳理超声诊断学中所蕴含的思政元素和所承载的思政教育功能，在超声诊断学课堂教学各环节中融入思政元素，实现思想政治教育与知识体系教育的有机统一，分析和评价其在超声课程教学中的有效性。按照齐齐哈尔医学院的“三导向”人才培养办学理念，着力培养具有初步超声诊断能力、终身学习能力和良好职业素质的影像医学毕业生，丰富学生的精神生活，扩展学生的知识视野和促进学生成长，使医学生的专业素质、人文素质以及身心素质均有所提高。

课程思政融入课堂教学不仅使学生学习了专业知识，也使他们养成了良好的职业精神，不只是培养了学生自己的专业能力，更是用自己的爱心去服务社会。课程思政是超声诊断学课堂教学改革充满挑战的必由之路，本研究结合教学工作进行了一些努力探索和尝试，教学必然要适应科技进步水平不断进行课程优化，相信今后还有许多可以开展思政教育的环节，需要继续分析、总结和实践。

医学高校的医学生是我国医疗卫生事业发展的主要后备力量，是未来身体健康与生命的护航人。提升医学生的人文素养任重而道远，所以，医学高校和教师必须加强重视医学生的思政教育，形成协同教育，讲透新时代思想，讲好新时代故事，引领医学生健康成才，更好地服务国家和社会。课程思政最终要落到学生的思想政治素质发展上，将医学生人文素养培育融入思政课程机制有着重要的现实意义。

综上所述，按照齐齐哈尔医学院的“三导向”人才培养办学理念，在超声诊断学课堂教学中融入思政元素使教学方式更加符合临床教学理念，从而提高教学质量，有利于学生成为具有初步超声诊断能力、终身学习能力和社会适应能力的应用型医学人才，有利于提高学生的思想政治素质，提高专业教师的立德树人能力。这种教学模式最大限度地调动学生学习的主动性与积极性、拓展学生的诊断思维、提高了综合运用医学知识的能力，对医学生的专业素质、人文素质以及身心素质均有所提高。

（梁　笑）

第二节　构建科研育人体系

一、“双主体”模式下医学院校科研育人实施路径研究

习近平总书记在纪念五四运动100周年大会上的讲话中指出，百年来，中华民族经历了从科学救国、科教兴国到科技强国的历程，迎来了从站起来、富起来到强起来的伟大飞跃。科学技术的快速发展为我国经济社会发展带来前所未有的福祉，对科学和科学精神的认识也达到了新的更高境界。2015年1月，中共中央办公厅、国务院办公厅印发《关于进一步加强和改进新形势下高校宣传思想工作的意见》，将科研育人纳入育人体系。2017年12月，教育部提出高等教育的基本任务十大功能。作为十大育人体系中的第二位科研育人，成为高校教育体制改革的一个重点环节。随着新型冠状病毒感染肆虐全球，糖尿病、高血压、心脑血管疾病威胁人类，人们对健康生活质量的要求逐步提高，时代呼唤具有高科技水平的医疗卫生人才。在医学院校科研育人改革迫在眉睫。

（一）医学院校科研育人的作用和意义

1．“双主体”模式下，科研育人有利于实现立德树人的根本任务

习近平总书记在全国高校思想政治工作会议上指出，要坚持把立德树人作为中心环节。立德树人主要是指以德行作为衡量学生基本素质的有效标准，并将道德建设作为大学生发展的准绳，使大学生在学习和生活过程中能够以行为作为主要的道德标准，并且在价值观的形成以及学习目标的制定过程中，以正确的价值观为指导，推动学生学习和创业工作的开展。医学院校立德树人是所有教育工作的前提，立德树人对学校的办学方向、育人过程、学生发展、质量保障体系等方面进行审核，立德树人引导高校构建“三全育人”格局。科研育人也必须以立德树人为前提条件。

高校科研育人是以科研活动为载体，围绕立德树人的根本任务，教师运用科研来锻炼学生的科研能力、培养科研品德，促进全面发展的综合教育过程。科研育人的过程中最重要的一个方向就是科学研究的诚信品质。任何卓越的科研成就都是通过脚踏实地、勤恳耕耘，不断积淀而来的。任何投机取巧、急功近利的做法必将得不偿失，走向穷途末路。

科研育人的过程中加深巩固立德树人的教育理念，推进医学生品德建设。在科研育人的过程中我们将浸润厚植家国情怀；坚定理想信念；释疑问题激发创新意识；通过工匠精神传承培养奋斗精神。科学研究需要恒心、毅力、吃苦耐劳精神、创新意识和诚实守信的学术道德，这也是立德树人的第一要务。

2．科研育人有利于形成全员育人模式

教师和学生双向推动，实现“双主体”育人。科学研究是高校工作的重要组成部分，特别是医学生进行科学研究是高素质医护人才所必须具备的。导师班主任负责，辅导员督导，校领导监督，校外导师实时指导，校内老师课堂灌输，逐步形成全员参与科研育人体系。每名教师和工作人员都有科研育人的使命，都是科研育人的组成部分：专业课教师、公共课教师、竞赛指导教师、辅导员、班主任、学校领导、竞赛主办方、政策导向工作人员等。

3．科研育人有利于构建全过程育人体系

“三全育人”要求遵循学生成长规律，关注对学生的长期影响，促进学生的全面发展。大一新生充满激情、专业知识基本空白，在基础课和公共课课堂贯穿科研的典型案例，引领学生努力学习基础知识，并且学会观察生活，启迪创新意识，埋设科研的种子。大二：鼓励学生利用所学习知识申报大学生创新创业项目，努力将知识学以致用，在不断实践中积累，积极参加各级各类的学科竞赛，通过项目、竞赛初步涉足科学研究领域，开启科学探究之门。大三：吸纳有志向的学生投身到教师的科学研究中，真正通过医学生实验、实践操作，认知科研的道路充满挑战和艰辛，同时快乐与成就感相伴。大四、大五两年实习和见习阶段是在广阔的医疗领域，凭借所学所知大展拳脚的两年，真正接触临床能够带来更深刻的思考，如何将所学成为所有、再所用。将前期科研的种子种到现实的土壤应该破土出芽，并且在精心的浇灌下茁壮成长。医学生在校五年，科研育人贯穿全过程，是全过程育人强有力的保障。

4．科研育人有利于搭建全方位的协同育人平台

深挖科研活动各个环节内在的育人元素和育人功能，整合育人资源，理顺育人逻辑，有机融合课内与课外、校内与校外、线上与线下，构建全方位的协同育人平台。

科研育人是当今社会高校发展的必要条件。搭建教科研、产教研协同育人平台，通过科研育人的参与可以调动社会、学校、政府所有的力量协同育人，并努力将科研转化为实际应用的成果，造福社会。

（二）时代要求优秀医学生所具备的能力

2014 年，联合国教科文组织发布的《全球公民教育：培养学习型人才以应对 21 世纪的挑战》

文件中，正式提出了开展全球公民教育的倡议。2016 年 4 月 27 日，联合国教科文组织确定 2014—2021 年是全球公民教育发展的重要时期。2017 年 11 月，联合国教科文组织提出全球公民教育应该包括六个方面：优秀公民、全球竞争力、跨学科学习力、多元文化参与力、参与式活动与知识学习力、政治与道德理解力。对世界不同国家、地区的核心素养框架做进一步提炼，可化约为四大素养，即协作、交往、创造性、批判性思维，由此构成享誉世界的“21 世纪 4C”。

2010 年，《国家中长期教育改革和发展规划纲要（2010—2020 年）》指出，坚持能力为重，着力提高学生的学习能力、实践能力、创新能力。2016 年，《教育信息化“十三五”规划》指出，着力提升学生的信息素养、创新意识和创新能力，养成数字化学习习惯，促进学生的全面发展，发挥信息化面向未来培养高素质人才的支撑引领作用。2018 年，《教育信息化 2.0 行动计划》提出了全面提升师生信息素养，推动从技术应用向能力素质拓展，使之具备良好的信息思维，适应信息社会发展的要求，应用信息技术解决教学、学习、生活中问题的能力成为必备的基本素质。我国教育信息化已步入了融合创新、智能引领的新时代——教育信息化 2.0 时代。

分析全球医学教育最基本要求（GMER）中医学生应该具备的 7 种能力：良好的职业价值观、职业态度、行为和道德修养；完备扎实的医学科学基础；临床技能；交流技能；人口健康和医疗系统知识；信息管理能力；严谨的思考和研究能力。通过查阅文献，学习国家政策，在前人研究的基础上，运用行动研究法，结合一线教学实践，参加各类竞赛经验和大学生的创业经历，将这七种能力分为学科知识能力和核心通用能力。

1．学科知识能力

医学知识需要不断的记忆和实践，并掌握其原理，尤其在国外，医科学习是需要很长时间的，将多个医学相关学科知识（生理，病理，解剖，药理，心理，免疫，组胚等）融会贯通、为我所用，进而对这个学科的相关领域有所涉猎，了解医学发展的最新动态，热衷前沿发展方向。“项目＋竞赛”教学方法成为加深巩固本专业学科知识的依托，更是将知识升华并联系实践的有效途径。深入学习人口健康和医疗系统知识、临床技能等。通过比赛，学生们巩固了学习的基本理论、基本知识、基本技能，有效地补充了理论授课的不足，医学实践能力和综合素养得到了大幅度提升，也树立了自信，加深了记忆，为成为一名德技双馨的优秀医学人才打下坚实的基础。

2．核心通用能力

在社会上生存除了必要的知识储备外，还需要必备的核心通用能力，包括心理能量、语言表达能力、人格魅力、执行能力、领导能力。

（三）医学院校科研育人存在的问题

虽然近年来高校人才培养模式不断创新，管理服务体系不断完善，教学人才培养的质量不断提高，但是医学院校科研育人体系才提出不久，其产生、发展和完善还需要一个漫长的过程，目前还存在一些问题。

高校科研育人工作目前取得了一些成绩，比如人才培养模式不断创新，管理服务体系不断完善，教学和人才培养质量不断提高，但还有一定的工作空间。一是科研育人思想科学化程度达不到现阶段高校学生所需要的水平，还有待进一步凝练，更深层次地挖掘其内涵；二是进一步探索科研育人的模式，科研育人的经验和方法需要进一步总结并培养；三是科研育人的考核机制还有待进一步加强，需要构建出一套完整的高校关于科研育人的考核体系。

1．科研育人主体客体意识不足

科研的最终目的是更好地育人，但目前存在导师和学生两方面的问题。一是导师对于科研育人实践意义的认识尚不清楚，重科研而轻育人的现象普遍存在。二是学生和家长更加重视学生的学习成绩、四六级通过率、计算等级考试通过率等。面对社会的就业压力逐年递增，对于提早涉及科学研究认识不足；对于知识的创新、自主学习、实践研究的内生动力不足，往往更加依赖于教师带领，被动学习的现象仍然十分严重。

2．科研育人缺乏长效机制

高质量的人才培养应与未来社会互相融贯，要体现为未来社会服务的功能，这样才能避免培养出的人才脱离社会、缺乏创新精神。科研育人是卓越人才培养的必备环节。寻求科研育人的长效机制，在高校教学阶段建立细致的科研育人的培养计划，按部就班地进行科研育人，让科学研究成为生命中的一种习惯，常伴一生。

3．科研育人缺乏评价体系

科研的评价体系不等同于科研育人的评价体系。科研育人的评价体系是科研育人发展的指挥棒，在科学研究的道路上摒弃急功近利的思想，在科研育人评价体系的建设中，应注重对科研工作者或团队素质、能力和研究水平的评价，更要把重点放在尤其是教师在科研中对人才培养实际贡献的评价上，可以把对学生的科研成果的追踪作为教师科研育人的评价标准。同时，要培养教师的责任感和义务感，注重科研对综合能力与素质提升的评价，而非仅满足于提高学生的科研能力，要在提升科研能力的过程中融入科研精神与科研道德的培养教化。

国内一些高校在科研育人工作中也取得了一些可喜的成果，浙江省高校在科研育人理论与实践中，详细阐述了科研育人的目标导向，并记述了思想理念是科研的导向标，引导师生树立正确的政治方向、价值取向、学术导向，培养学生志诚报国、敢为人先的科学精神、开拓创新的进取意识和严谨求实的科学作风。同时，深挖培养体系，注重顶层设计，在浙江大学，基于培养“敢想，敢做，敢为”的时代新人的培养目标，“设计引领，科技驱动”的培养理念，“有料，有趣，有价值”的整体思路，打造全链条课程体系。以专业课程为本，坚持科教融合育人；以竞赛实践为基，理论与实践融合；以创新创业为翼，扩展科研育人功能。

（四）医学院校科研育人实施路径

1．构建“双主体”科研育人模式——双方联动，促进发展

发挥教师和学生“双主体”能动性，构建完善的科研育人体系，让已经初具规模的科研社团规范化、正规化发展。

“双主体”中的教师指的不是一名或是两名教师，而是一个教师团队，学校应该鼓励更多科研能力强、热爱教育事业的年轻教师参与到科研育人的队伍中去，并与教师的考核、绩效、晋级都相应地挂钩。最大限度地调动学生的积极性，其实医学生的科研能力不可低估，培育出优秀的医学生一定能够成为老师科研道路上的左膀右臂，对教师的科研成就也是事半功倍。要通过多种媒体、渠道宣传教师这一主体在科研育人中的重要作用，并完善机制，协调发展。医学院校任何的教科研活动，主体、主要的服务对象都是医学生。在科研育人中医学生的主体作用发挥程度直接决定三全育人体系的构建成果。首先是宣传，现在步入大学仅仅是进入一个崭新的平台，学生需要考虑未来的职业、未来事业的发展。提早进入科研领域，让学生意识到未来发展掌握在自己手中。全体老师都要是这个理念的宣讲员，在公共课、专业基础课、专业课堂的教学中，时刻渗透科研必备的理念。其次是实践，充分发挥学生间的传帮带作用，有学长们的优秀案例、杰出事迹感召，鼓励医学生攻坚克难，勇于攀登，参与到科研活动中去。最后是回馈，任何的比赛、科研活动、社团活动，一定要注意反馈，总结成功的经验，寻找不足。小组内相互提建议，这样才能在科研道路上循序渐进，不断发展（图 4-26）。

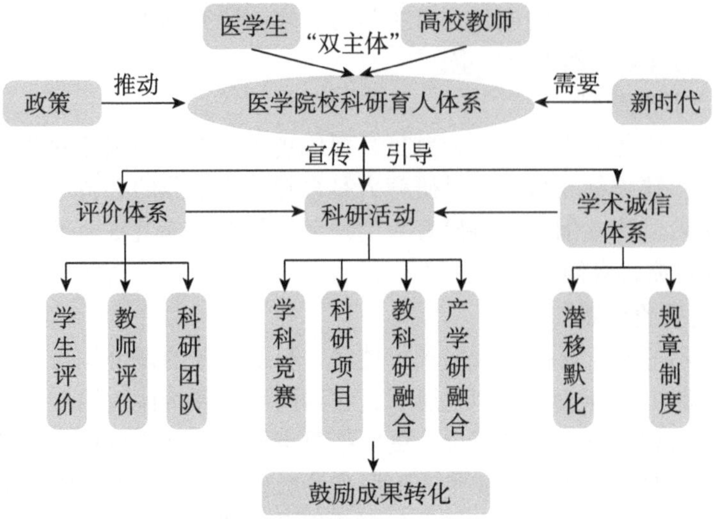

图 4-26　医学院校科研育人体系

2．建立形式多样的科研育人载体——点滴积累，铸就辉煌

（1）组织学生参加各级各类竞赛，达到“以赛促教，以赛促学，以赛促用”

在竞赛中锻炼学生的自主学习能力、团队协作能力，特别是齐齐哈尔医学院对参加大学生数学建模竞赛已经形成了规范化的管理。常规性的竞赛：MATHORCUP 数学建模挑战赛，全国数学建模竞赛，亚太杯数学建模竞赛，美国大学生数学建模竞赛。经过几年的不断沉淀，已经取得了国际级比赛一等奖一项、三等奖三项，国家级奖项近百项，数学建模在医学院校已经初具规模。从医药数学建模选修课、实验室开放、赛前辅导、赛中跟踪、赛后总结、医药数学建模协会常规化的工作来看，已经形成系统性发展，并带动整个学校的科研氛围。

在 2015 年，齐齐哈尔医学院组织学生第一次参加建模比赛的时候，没有专门的机房，就在老师的办公室，参赛没有报名费，指导教师从自己的工资里出。只有一支队伍参赛，教师陪着学生三天三夜几乎不眠不休，没有经验就看别人的论文学习积累，没有知识基础，就拿着教材一点点地学习。在比赛要求提交论文的最后一刻，提交了汗水结晶，那一刻拥有前所未有的满足，那次比赛的成绩不算好，和目前美国大学生数学建模竞赛一等奖的成绩没法比，但是，第一次的比赛到现在都让当时的同学们难忘。从此，数学建模比赛捷报频传，医学院校的数学建模已经形成了发展规模，对医学院校的教学、科研、学习知识在实践中应用起到了积极的推动作用。

数学建模竞赛中，小组三人通力协作，在几天时间内，完成一篇 20 ～ 30 页完整的科研论文。参赛后，鼓励学生将参赛的作品整理完善，投稿，并正式发表成为一篇科研论文，让学生感受到科研的成就感，极大地鼓舞和激励了医学生从事科学研究的积极性。同时，医学生的数理素养、写作能力、团队协作能力、抗压能力、解决问题、分析问题的能力、自学能力等都得到了提升和锻炼。

（2）积极参与各类创新创业大赛

高校学生是创新创业的生力军，而创业竞赛是大学生创新创业的摇篮。高校创业竞赛近年来受到政府、高校和教育主管部门的重视，高校学生创业竞赛积极性不断提高。据《2017 中国大学生创业报告》显示，近九成的大学生考虑过创业，有 26.0% 的在校大学生表示有较强的创业意愿，与 2016 年相比上升了 8 个百分点；其中有 3.8% 的在校大学生表示一定会创业。创业竞赛为高校学生创新创业提供了一个锻炼自我、展现自我的平台，为高校学生走向创业提供了练兵和准备。大学生参加创新创业竞赛，不仅激发了他们的创新能力和创业热情，还让他们储备了知识，锻炼了才能，实现理论知识与实际结合，而且还增加了相互学习的机会，为将来走向社会、创新创业实战打下了基础，有了创新创业竞赛经验，学生对创业不再感到陌生。

“互联网 +”竞赛、挑战杯、学创杯等竞赛都是每年常规举办的，通过几年的努力，我们的团队获得黑龙江省挑战杯银奖两项、黑龙江省“互联网 +”竞赛银奖一项，并且团队在不断地成长壮大。

（3）教科研结合，课堂教学中埋下科研的种子

医学生在基础教育期间，大部分的学习时间是在课堂中度过的。如何合理有效地利用课堂教学时机，渗透科研知识，引领科研领域前沿？

首先，利用课堂教学的时间渗透优秀科学家的经典案例，追溯各种定理、性质发现的全过程，让学生感受科技创造的兴趣。同时，文化的浸润尽显家国情怀。

其次，在教学过程中，渗透并鼓励科学研究注重点滴积累，树立科学研究的信心。多多讲授身边投身科研工作的优秀事例。身边的师兄、师姐，将青春投入科学研究中的资深教授，或是优秀教师，杰出的科研工作者都是从大学时代进行科研积淀的。贯穿工匠精神，传承培养奋斗精神。

最后，将最前沿的科技贯穿到课堂教学中，让学生感到所学知识能够学以致用，并且联系生活实际，解决实际问题。例如，在讲微分方程的时候，教师可以引入当前还在国际上施虐的新型冠状病毒感染的实例，各国伟大的生物数学家们都在运用微分方程、动力学模型来研究新型冠状病毒感染的发展趋势。对于未来未知的新型传染病病毒感染，应该如何应对？作为医科生，我们可以做什么？通过释疑问题激发创新意识。

（4）指导学生参与、申报科研项目——在科研实践中真正感受科学研究的严谨

每年 5 月全国大学生创新创业项目是值得医学生去关注的科研项目，鼓励大学生结合本专业特点和社会关注的热点问题，开展科学研究。在指导老师的带领下，开启科学研究的崭新征程。学校的课外科研课题是全国大学生创新创业课题的有益补充。

另外，高校老师最大的特点是都有自己的研究方向，很多老师是教学、科研齐头并进的，积极吸纳医学生进入科研课题，投身到科学前沿的探索中来，对于医学生提早进行科学研究、认清科研方向、树立科学研究的信心和学习科研方式方法都是有巨大益处的。医学生的加入也可以在很大程度上缓解教师科研工作繁重的压力。

依托项目主要来源有三大类：①学生参加教师科研项目，站在巨人的肩膀上，攀登科学制高点。②学生申报大学生创新创业项目，组建科研团队。③学生申报大学生课外科研活动，以小的科研问题为基础，培养科研兴趣。

首先，学生应该具备热爱科学研究的精神，科研能力是目前信息时代高速发展的必备素养。在医学院校读书期间，学生尽早涉足科研领域对未来发展是有益处的。在指导教师引领下，学生查阅资料、合理选题、撰写项目申请书、参加答辩等。成功立项后，按部就班地实施研究计划：时间细化，任务细化。在 2019 年，学生成功申报了国家级创业训练项目“齐心相护——公众身心健康综合护理服务平台”，项目结合社会所需，发挥医学生所长。受疫情影响，原定组织当地护工进行免费培训计划不能实施。项目组成员愁眉不展，在指导老师的提示下，学生完成一篇科学研究论文——《新冠疫情下，护工市场的反思》。查阅资料、问卷设置、发放、采集、回收、分析、文章撰写等一系列的工作由学生自主完成。通过转换思路，同学们更加体会到护工工作的辛苦，更加认识到护工市场有很多亟待解决的问题。

在学生具有一定的科研能力的基础上，组织不同兴趣的同学参加各级各类的学科竞赛，通过竞赛锻炼队伍，培养协作能力，树立自信。形成良性循环，让“项目 + 竞赛”成为疫情期间一种别具特色的学习模式。

（5）医学院校实践基地建设——建模实践基地建设

随着党的十八大的召开和新医改政策出台，大学生创新创业的教育受到广泛关注，医科生在

兼顾实践能力的同时对数理素质提出了更高的要求，2016 年 5 月，全国首届医药类数学建模竞赛成功举行，全国最大规模的大学生竞赛——“高设杯”全国大学生建模竞赛中参赛的医科生越来越多。寻找一条数学建模在医学院校可以持续性发展的道路——创建医学院校数学建模实践基地，该项工作具有重大的战略意义。

1）挖掘建模发展潜力，使队员可持续发展

每年举办的全国规模的建模竞赛有每年 5 月的医药类数学建模竞赛和 9 月的“高设杯”数学建模竞赛，还有 1 月的美国数学建模竞赛。队员在竞赛中锻炼了意志，增强了团队意识，培养了创新精神和解决问题的能力。但是，怎么让数学建模在医学院校形成规范化、常态化、可持续发展，真正做到“一次参赛，终生受益”，是建模实践基地的建设要解决的问题。一些热爱数学、肯钻研的同学集合到一起，定期活动，解决各种各样的实践问题，拓宽视野，最大程度地挖掘学生的建模潜力，同时提倡个性化发展，数学知识做到学以致用。

2）教学相长，提高学习兴趣和自学能力

通过竞赛同学真正感到学以致用，进一步激发了学生学习数学及其相关的基础课和专业课的学习热情。成功参赛锻炼最大的是自学能力，建模的试题来自生活，将现实生活中的复杂问题抽象为数学问题，任何人的知识都不是足够的，都需要在短暂的时间内学习新知识，掌握新方法，接受新理念。所以，自学能力是必需的。

3）培养大学生的创新能力和合作意识

任何建模问题的解决都是在不断的批判中得出结论，创新精神是不可缺少的素质。无论是三天、七天还是平时的建模小问题解答，无疑都需要全体队员的通力协作，数学思路、计算机实现、写手表达环环相扣。一篇优秀论文都出自一次完美的协作，在大赛中协作精神得到最淋漓尽致的表现。

医药建模实践基地有很多益处，借着全民创新创业这个契机，怎样创建一个行之有效的医学院校数学建模基地是所有从事医药建模教学、竞赛教师考虑的问题。从实践中总结具体做法有以下几点。

首先，深入宣传，加大医药建模实践基地的宣传力度。医学院校的数学课程一直是处于一种可有可无的尴尬地步。数学建模是数学和医学的桥梁，数学建模使得医学和数学知识学以致用。通过数学建模竞赛在医学院校提高教师和同学的创新意识，在新时代，创新创业思维意识是医科生应该具备的素质。在领导层面重视建模实践基地的创建，从资金、场地、机器、教师等方面给予实质性的支持。定期开展建模实践基地活动，并和企业、工厂合作，解决实际问题，使得建模活动得到社会的认可。通过在全院范围内开展讲座、学术交流、定期竞赛、获奖同学经验交流等活动，加大建模实践基地的宣传力度。同时，在政策层面上应该给予更大的支持，获奖可以给予物质奖励，以及在学生的转专业、弹性学制、双学位的选择、考研等方面给予相应的政策支持，最大限度地激励学生的热情。

其次，制定规章制度，规范基地管理。“没有规矩，不成方圆”，在充分调研的基础上，研究制定合理的规章制度与管理方法。包括制定医药建模实践基地的活动章程、队员的选拔和奖励方法。基地指导教师的遴选制度在不断的运行中进行总结和修正，因为随着每年毕业生的离校和老师的升迁变动，不同的学生会有不同的指导教师，根据学生和教师的流动性及时作出调整，确保实践基地的正常运行。

再次，加强师资队伍建设，促进医教结合。目前，医学院校的数学建模实践基地的建设刚刚起步，很多工作没有现成的模板，需要教师在借鉴其他学科基地建设基础上，结合本专业的特点以及医学院校学生的特点，制定规章制度，规范、有效地开展活动，需要教师付出更多的辛苦，利用节假日时间指导学生参加活动，对参加比赛学生进行赛前培训、赛中指导和赛后的总结。同时，因为建模活动解决实际问题，需要教师有相当丰富的知识储备，在指导中不断地学习积累，成长进步。鼓励教师将队员领入教师科研中去，领着学生做科研，在科研中培养学生的创新意识，在不断地学习中培养创业精神。

最后，各部门协调，扎实地开展活动，在不断地摸索中前行。积极开展实践基地活动，可以通过几个渠道：①定期开展实践基地的活动，每个月开展两次活动，可以队员自主命题，也可以指导教师制定建模题目，每半个月以小组为单位在基地中汇报一次。采取学生讲解的方式，每次课要有针对性地学习一个数学建模的解题方法，并将完成题目的重点、难点和遇到的困难和同学们分享，大家可以集思广益进行讨论。②每个学期每个团队结合本专业的特点，自主命题，完成一个结合实际的数学模型。要求以论文形式上交，并作为评定优秀队员的重要标准。同时根据命题的方向和解决问题的程度，给予本学年最佳命题手、最佳写手、最佳程序编写员等称号，给予相应的奖励。③每学期到临床实践中走访至少一次，通过和临床一线的医护人员沟通，在医院了解实际情况，切实解决医护工作的一个实际问题，并以论文形式上交。教师鼓励并指导学生将建模研究成果提炼整理发表研究性论文。

基地队员参加建模竞赛并取得好成绩是建模实践基地良性循环的有效保障。建模实践基地在医学院校长期开展需要领导、老师、队员各个层次多方面的努力。经费报销、机房的设定、软硬件的维护、学生活动的场所、参加竞赛活动时学生正常上课的秩序、参赛时学生的餐饮工作、学生寝室的长明灯等问题，需要多方面的协调，共同完成。医科生数理文化素质关系到国家未来医疗事业的发展。创建医药建模实践基地顺应培养具有创新精神医疗卫生人才需求。

（6）开展科研论坛、讲座、学术名家、优秀学术团队先进事迹的宣传活动

邀请身边的师兄、师姐讲述学习的优秀事迹、资深教授的科学研究经历；邀请知名专家学者讲授本专业的科技前沿、科学探究的热门方向；邀请资深的创新创业导师或是技能实训导师针对“互联网 +”“挑战杯”等重要的赛事培训讲授。激发学生的科研热情，鼓励学生参加科研活动，培养学生的学术操守和学术道德。

（7）“产学研赛”融合，在实践中将科研成果转化

李克强总理出席2020年全国大众创业万众创新活动周时强调，创业创新是国家赢得未来的基础和关键，要尽心支持每一次创业，悉心呵护每一个创新，使更多的创意在碰撞中结出成果，让更多的创业者在奋斗中人生出彩，激励越来越多的人勇于创业、善于创新。

大学生是推进“大众创业、万众创新”战略的生力军，开展大学生创新创业活动是落实立德树人根本任务、培养拔尖创新人才的重要举措和有效途径，也是对国家“双创”战略的积极响应和有力支撑。创新创业教育改革大到人才培养方案的制定与构建，小到课堂教学的质量与氛围，都离不开实践教学平台发挥的作用，需要实践教学体系做支持。

“产学研赛”四位一体的创新创业实践教学体系是企业、高等院校、大学生、科研机构、教育部门、政府部门等创新主体要素、制度、政策组成的网络。通过“产学研赛”四位一体的创新创业实践教学体系，努力提升医学生的创新精神、创业能力，将医学生培养成为“人文、专业、身心”素质健康的时代骄子、医学事业之栋梁。

从事科学研究都是为了生活实践服务，我们也要注重科研成果的转化，科研成果最终在实践中得到应用是我们所希望看到的。齐齐哈尔医学院创业类项目“齐护——公众身心健康综合护理服务平台”经过了三年多的孵化发展，在2018年成功申报国家级大学生创业训练项目，经过两年的发展孵化，在2020年顺利成立了建华区齐护健康咨询服务中心。到目前为止，公司已经运营一年多，为176个家庭提供护理服务，为两百余名社会护理人员提供工作机会，为15名齐齐哈尔医学院学子提供勤工助学机会，带来了一定的经济效益和社会效益。响应国家号召，助力脱贫攻坚，同时依靠诚实守信的服务，在社会护工团体中，在医院临床工作的医生和护士中，在患者及其患

者家属中赢得了不错的口碑。公司旨在患者—护工—医院之间搭建一个服务平台。让患者找到专业优秀的社会护工；为护工提供免费的职业技能培训机会，免费发放培训合格证书，并推荐更多的工作机会；让医院缓解护理压力，维护医疗机构正常的秩序。

在公司的实际运营管理中，发现社会护理人员的经济收入往往不高且不稳定，他们缺乏专业的护理理论和实践培训，社会护理人员渴望专业技能培训的机会，因为疲于生计或是没有学习的资金而没有接受这样专业技能培训的机会。以此为初衷，经过多方走访，寻求社会合伙人的资金资助，于 2021 年 4 月，齐齐哈尔市齐护职业技能培训学校有限公司成立了，并获得了齐齐哈尔市人力资源与社会保障局颁发的办学许可证，公司位于齐齐哈尔市富拉尔基区，占地面积 370 平方米，拥有教室两间，办公室一间，实操教室三间，图书角一个，目前主要培训工种有养老护理、失智老人照护、母婴护理、育婴护理、家务服务、家庭照护、孤残儿童护理、医疗护理、健康照护、烹饪、西点制作、创业意识等。学校目前拥有专业课程教师 10 名，其中高级职称 3 名，中级职称 6 名，大部分教师有教师资格证（图 4-27）。

学校目前已经完成首次社会护理人员培训，共培训近百人次，其中 41 人次通过考核取得培训合格证，并且已经顺利上岗。齐齐哈尔市社科类课题“齐齐哈尔市公众身心护理服务平台建设的研究”已经申报成功。

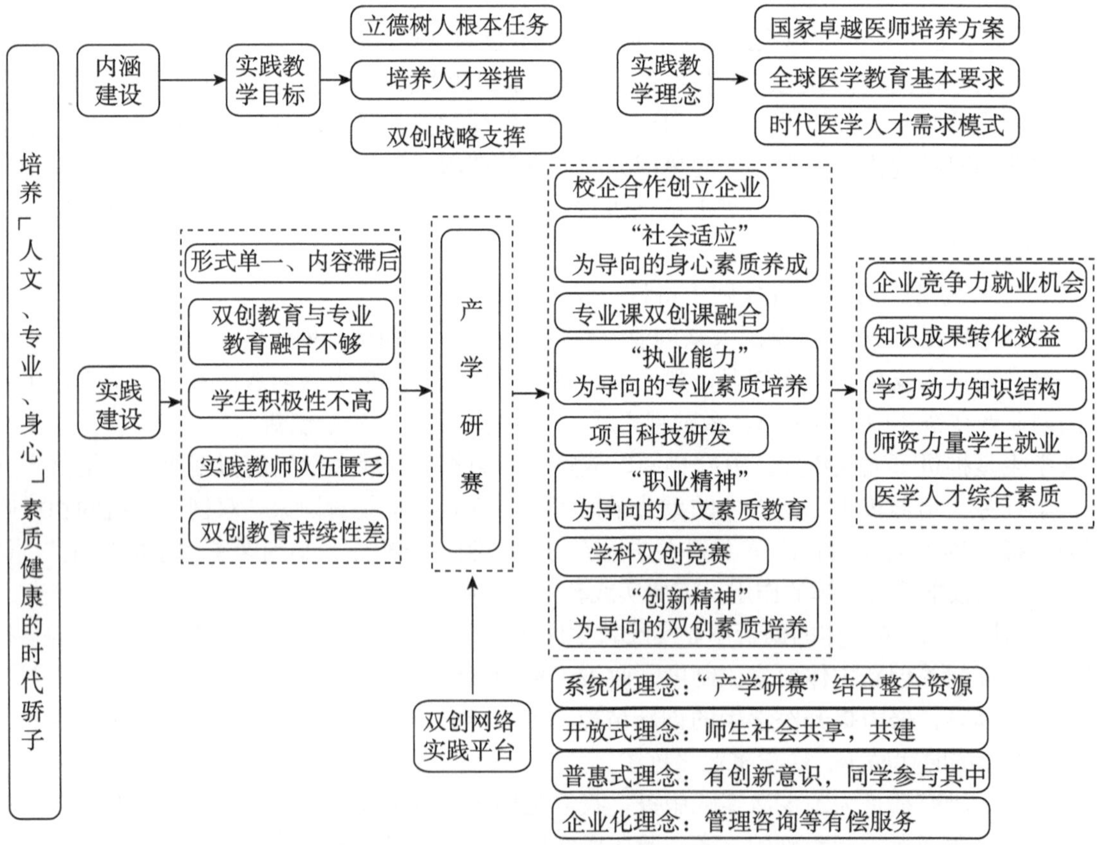

图 4-27 “产学研赛”四位一体的创新创业教育实践教学体系

（8）未来工作的设想

以医学院校教学改革的契机，在齐齐哈尔医学院进行“产学研赛”四位一体的创新创业教育实践教学体系构建。

首先，建立“产学研赛”四位一体网络平台，实现学生平台学习、平台参赛、与专家老师平台互动、患者平台下单，工人平台获得工作岗位。

其次，规范社团管理机制，实现数学建模竞赛常规管理，并逐步将医学院校数学建模的优势发挥出来，可以为医学院校的师生，或是科研机构、政府部门进行科学研究的数据统计、处理分析等提供有偿服务。

最后，巩固已有的创业成果，逐步规范护工市场的管理，计划进一步成立社工机构，走进社区为社区老弱病残、五保户、孤寡老人和空巢老人等提供公益服务，为失业群体提供免费的职业技能培训和就业工作岗位。

（五）建立科研育人评价体系

当前，高校对教师进行绩效考核、职称评定的重要指标是申请课题的级别、发表文章的质量、出版专著的等级等。很多学校都存在重科研、轻育人的现状。随着目前国家的教育体制改革，“破五唯”成为新的趋势。医学院校已经把科研育人纳入教师业务的评价体系和晋级评定的体系中，从根本上提升科研育人的质量和水平。在学生的评价体系中更应该有充分的体现，在齐齐哈尔医学院学科竞赛或是创新创业大赛中获得奖励，国家级一等奖在综合测评中加 7 分，相差一个级别递减 1 分。在很多学校实施考研加分、院系组织绩效考核加分等政策。管理人员、专业课教师、公共课教师、辅导员、班主任都有相应的科研育人评价体系，做到奖罚分明，从多维度、多角度促进医学院校的科研育人体系建设。

1．高校科研育人评价指标体系

在医学院逐步形成健全的科研育人管理制度。为科研育人的良性发展保驾护航。《中国教育现代化 2035》提出“构建教育质量评估检测机制要建立全过程、全方位人才培养质量反馈监控体系，要完善落实机制等”。高校科研育人教育质量评价的核心是使高校科研育人教育战略能够转变落实为具体行动。特别要对当前我国科研育人教育质量发展中出现的师资问题、政策问题、专业融合性问题以及科研成果落地问题进行重点监控（表 4-6）。

表4-6　高校科研育人评价指标体系

评价纬度	一级指标	二级指标	三级指标
（一）基础	1 投入保障	受益面	1 接受科研育人教育受益面
		经费投入	2 科研育人经费投入
		场地设备投入	3 科研育人场地设备投入
（二）过程	2 机制保障	学生层面	1 学生综合测评中，论文、专利、参加比赛、主持科研项目等加相应的分数
			2 举办科研育人宣传活动，成立科研相关的社团等组织机构
			3 校内组织科研相关的竞赛
		教师层面	4 将科研育人业绩纳入教师职称评定机制
			5 将科研育人业绩纳入教师职务聘任机制
	3 师资建设	师资聘任	1 建立科研育人导师制
		师资培训	2 组织教师参与省级以上科研育人的培训后国外访学

续表

评价纬度	一级指标	二级指标	三级指标
（二）过程	4 科研融合	“研产”融合	1 校企合作中的科研成果转化制度和实施情况
		“研学”融合	2 制定具体科研育人与高校专业课和基础课深度融合的人才方案及实施情况
			3 确定科研育人理念融入专业课程（必修课、选修课、实验课等）的教学改革方法及实施情况
		“研赛”融合	4 制定详细的科研型竞赛奖励制度和具体实施情况
			5 科研型竞赛在学校的普及率和覆盖面
（三）结果	5 工作成效	师生满意度	1 学生对科研育人的满意度
			2 近 5 年毕业生对研育人的满意度
			3 教师对研育人的满意度
			4 地方政府、社会、用人单位对人才科研状况满意度调查
	6 社会影响	经验推广	1 各种媒体关于科研育人的报道
			2 在各级会议上、论坛上的经验推广
		资政表彰	3 获得的奖励表彰或是领导批示
	7 实践成效	学生科研成果	1 各类学科竞赛获得奖励情况
	8 教研成果	教学改革	1 科研育人方面的教学改革项目
			2 科研育人相关的教学成果奖励
		教师科研	3 科研育人相关项目
			4 科研育人教学成果奖励
			5 科研育人论文和著作
		学生科研	6 学生参与科研项目（学生独立主持和参与到老师的项目组）
			7 学生发表的论文
			8 学生申请的专利
（四）特色	9 特色项目	特色项目	在科研育人的过程中取得突出的科研育人成绩或是重大的改革创新，形成具有学校特色的典型经验，具有可复制推广价值

高校在实现自身发展战略、调动教师积极性的过程中，职称可以说是最重要的指挥棒，但并不是唯一有吸引力的资源。科研育人的教师类型多样，有辅导员等做学生工作的教师、科研领域的教师、校外特聘教授、校外双创导师、专业课和公共课的教师。不同的学位起点、职称阶段、收入构成和发展平台，都会影响教师对科研育人体系的认知和投入。

2．不同类型教师对科研育人政策的评价特征

（1）辅导员等负责学生工作的教师

高校的辅导员老师工作任务主要包含党建、团学、学生工作等多项内容，工作负荷较大，与学生接触多。在推动学生科研育人方面有优势也有劣势。优势在于与学生接触多，比较容易把握学生的思想动向。劣势在于不接触学生专业课教学或公共课教学，学生工作管理繁忙。目前，高校对于辅导员职称的认定需要科学研究方向的达标内容。例如，学生创新创业研究成果并没有纳入辅导员的晋升条件中，领导在辅导员创新创业师资晋升的问题上还存在“画梅充饥”的现象，因此，必须反思科研育人职称机制是否应该真正实现“同工同酬”。

（2）专门从事科研的教师和从事一线教育教学的教师

专业的教师受到自身专业特长和学科知识的影响，对其所属专业学科的问题、前沿、机遇往往具有更高的敏感性，这有利于专业相关信息的传播和发扬，同时又有利于教学过程中的表达和传授，也就是科研与实践联系起来的教师更容易且有助于科研育人发展，对于具有科研热情的教师要更加关注科研育人体系的构建，真正实现教学相长，实现教学和科研共同进步。

（3）校外特聘教师或是校外创业导师

对于编制外的教师，不能仅仅凭借职称来判断教师对于科研育人过程的积极性，特别是对企业家和校外导师来说，在学校开展教学工作，或是进行讲座等，本身就是提升自己的名誉度、宣传企业的一种行为，将在一定程度上实现人生价值或是弥补自身不足。

3．不同类型学生对科研育人政策的评价特征

（1）毕业去向为就业的学生

对于毕业去向为就业的学生，他们的目标是毕业后找到满意的工作。针对医学生，就是毕业后成为一名优秀的医生：拥有过硬的专业能力和良好的综合能力。前者直观地体现在学业成绩上，后者则源于学生在社会实践、科学研究和团队协作中积累的综合素养。在学生综合素养中，创新项目研发、论文发表、专利授权、参加竞赛等都是综合素养高的重要表现。凭借以往经验，随着医学生学业成绩的提升，学生对科研育人政策满意度也随之提升，也更加重视且热衷科研育人实施的各种路径。

（2）毕业去向为升学的学生

对于毕业后打算继续深造的学生，报考院校很大程度上取决于两个方面：首先，学生的学业表现。其次，受限制于原生学校的层次，尽量保持自身专业的继承性，是否在原生学校保持专业优势，特别是从一个低水平学校晋升到一个高水平院校具有劣势，需要学生在某方面保持具有的突出能力，在众多能力中，导师更看重科研能力，因为随着学历的提升、学校水平的提高，对于科学研究的要求就更高。所以对于毕业去向是升学的学生，要更加重视科研能力的提升。

（3）毕业去向为创业的学生

对于毕业去向是创业的学生更加关注的是如何创业、如何运营、如何存活。对于医学生，这些问题都是跨专业的，需要去实践、去探究。这类学生更希望进入创业的深层阶段，完成准备期，进入萌发期，甚至突破发展期。而保持一个企业长期发展的关键绝对不仅是技术，无论是管理水平、科技含量还是科研投入，都需要认真总结。因此，这类学生要重视科学探究。

4．完善高校科研育人评价体系的对策建议

科研育人的评价体系分为不同的层次：全球、国家、省份、学校。不同的层次有不同的目标。科研育人的评价体系还有多主体性——政府、社会、高校、教师、家庭、学生均是相关者，根据需求选取不同的评价主体，在坚决落实立德树人的前提下，对评价目标、评价对象、评价主体、评价指标、评价标准、评价方法等要素进行系统科学的设计。

（1）应用型本科院校科研育人质量评价目标导向

科研育人质量评价受到多个因素的影响，进行科研育人追求结果的同时，应该检测科研育人的目标，兼顾科研育人的过程，并通过相互间的因果关系，使得高校把结果和结果的驱动因素串联起来，以期达到科研育人短期与长期目标之间、落后与领先评价指标之间，以及高校外部与内部质量之间的平衡。

不同高校关键指标侧重也有所不同，应用型高校主要培养应用型人才，这样的人才具备科研素养必将对未来的工作带来巨大的帮助。科研育人在课堂中的灌输应该立足于临床实践和应用，在实践中激发科研的火种，将实践中的研究成果真正用于行业的技术革新，能够切实发挥科研成果转化的作用和机制。

（2）提升科研育人关键评价指标的建议

1）打造学生满意的科研育人平台

在应用型本科院校中，科研育人需要在课堂中灌输，在实践中检验，在生活中应用，需要专家、老师的指点，需要多方面的信息共享、资源共享。课上课下、线上线下、校内校外联合育人，建立一个学生满意、体现科研育人意义、展现立德树人根本任务的科研育人平台，实现专家指点、资源共享、信息分享、榜样感召等作用。

2）鼓励师生共创、共研

明确师生共同研究处在主导地位。在这个高速发展的信息时代，信息瞬息万变，知识大爆炸，任何人都必须终身学习，任何人不可能一直是老师，老师也是在某个领域在某个时间内提前了解一些知识而已。所以老师应该放下身段，和学生们一起学习，共同进步，甚至有的时候应该向信息时代“原住民”——学生学习。学生有热情，思想更有创新性，而且也有精力，所以师生共同进行科学研究，取长补短，共同进步，师生共研是未来的发展方向。具体做法：学生参与到教师的科研项目中。老师得到了创新的思想、意识，同时同学们有更多的热情和精力。学生们少走科研的弯路，相当于站在巨人的肩膀上，在大学阶段就有科学研究的经历，为未来科学探索打下坚实的基础。打造特色化的师生共创项目，根据高校类型的不同，引导建立不同类型的师生共创类项目，加强项目申报的针对性。缓解教师科研和学生培养“两个重点”的问题。同时发挥专业特色，形成专业知识和应用能力的有效匹配，形成“新医科”特色化的师生共创项目。

（六）医学院校的科研育人对策和发展趋势

1．全员树立正确的科研育人理念

在科研育人中，科研是手段，育人是目的，时代的内涵应该是引导学生通过参与学术活动、学术竞赛，掌握科学的研究方法，培养严谨的学术思维，塑造纯净的学术风气，培养高尚的科研品德。从高校领导层面认真学习习近平总书记关于科研育人的重要论述，领会精髓，将科研育人作为医学院校人才培养的重要环节和主要抓手。理解内涵，认真落实，抓到实处。

在医学院校参与育人的整个环节，班主任、辅导员、任课教师、见习教师、实习教师、教学管理人员全方位多角度地贯彻科研育人精神，学习科研育人理念，提高对科研育人的重要性、必要性的认识。医学生参与科研活动（临床实践、动物实验、细胞等微观实验），学习科研方法的同时，培养严谨的学术思想、崇高的科研品格。目前，科研育人理念刚刚提出不久，科研育人的思想科学化程度还需要进一步凝练，在实践中不断地摸索和完善，挖掘其更加深刻的内涵。

2．制定健全的科研育人制度

（1）教师激励制度

医学院校的教师分为公共课教师、专业课教师、临床实习、见习教师，不论在医学生学习发展的哪个阶段都需要科研育人政策相伴，将科研育人贯穿于医学生教育成才的始终。将科研育人列入教师的科研考核系列之中，与教师的考核名次、晋级指标挂钩。同时，对于指导学生参加各级各类竞赛取得优异成绩的指导教师给予一定的奖金奖励。通过这样的激励政策让教师逐渐地将工作的重心转移到教学，并且指派专人负责科研育人制度的制定和完善。

（2）构建科研育人学生奖励体系

目前在高校中，医学生的科研成果比较少的主要原因是学生搞科研的内在动力缺乏，另一个主要原因是学校对于科研育人政策的导向不足。改善现有的体制，完善科研奖励机制，设立医学生科研奖学金，加大医学生科研成果奖励力度，细化科研奖励政策。例如，齐齐哈尔医学院对于学生参加各类学科竞赛有明确的奖励政策，如2020年三名同学组队参加美国大学生数学建模竞赛获得一等奖，奖励每名学生1000元；2020年学生参加“互联网+”“挑战杯”竞赛获得省级一等奖，奖励团队2000元。在学生综合测评中给国家级比赛一等奖加7分，二等奖加6分，三等奖加5分。通过综合测评加分，学生更容易获得奖学金等相关荣誉。

（3）从事医学教学管理、宣传、服务工作的人员助力科研育人

在医学院校各个二级单位，每年的组织考核、党委考核中，有明确的科研育人指标。具体的细化：人均指导学生申请科研项目比例，指导学生参加比赛获得奖励的比例。统计教学管理部门、宣传工作部门、服务工作部门每个工作周期内进行科研育人管理、宣传、服务工作次数，以及产生的相应效果。对于做出杰出贡献的个人和集体给予表彰奖励。

（4）科研育人贯穿大学教育始终

在医学生大一阶段，进行公共课、专业基础课的学习，奠定了坚实的英语、计算机等通识教育的基础，并且逐步培养锻炼医学生运用所学知识进行科学研究工作，教师在课堂中将教科研结合，给医学生埋设科研的种子。在大二、大三时，进行医学专业课的学习，注重基础理论在实际中的应用和实验室科学研究的开展。引领学生自主立项或是参与到老师的课题研究中来。逐步掌握科学研究的方式方法，更加注重严谨的学术思维和崇高的科研品格。同时，通过产学研结合，参加各级各类的学科竞赛、创新创业竞赛等，开阔视野，丰富知识。科研育人在参赛中、在科学研究中渗透体现。在大四、大五见习和实习的两年时间内，让学习的医学基础理论知识学以致用，并可以广泛联系临床实际，运用所学的知识通过刻苦钻研解决实际问题，体会科研在实践中的重大意义，处理好学习、工作和科研之间的关系。

（5）加大宣传力度，崇尚科研育人

首先，邀请学科领域的专家或是从事科研育人工作的知名学者、优秀学术团队讲述先进事迹。不单单讲授学科前沿的知识、科学研究的新方法、新理念，也分享科学研究从初识、逐步积累到质的飞跃的全过程；讲述坚韧的科学品格、严谨的科学作风和一丝不苟的科学态度。

其次，请校内从事科研育人工作成绩突出的教师和学生现身说法，讲述身边的故事，如何在点滴积累中沉淀辉煌，分享成功的来之不易，以及付出必有回报的坚定信念。同时，培养热爱科学、从事科学研究的决心和信心。利用广播、演讲、文艺演出等一切途径穿插科研育人的因素，在潜移默化中集聚能量，发展科研育人。

（6）大力培养树立一批科研育人示范项目、示范团队

打造品牌效应，示范项目、示范团队具有明显的感召作用。这些年来，齐齐哈尔医学院医学数学建模已经初具规模，如医药数学建模选修课、实验室开放、赛前辅导、赛中辅助、赛后总结。医药数学建模协会日常规划性活动等已经形成一个具有品牌效应的示范项目，近5年来已经获得各级各类奖项两百余项，多次获得优秀组织单位，优秀指导教师等殊荣，同时，形成了示范团队效应，所在团队在2019年、2020年多次获得“互联网+”“挑战杯”等竞赛省级银奖，组建齐护健康咨询服务中心，目前，已经为社会提供就业工作岗位五十余个，解决近百人的就业问题。同步申办成功的齐护职业技能培训学校已经对社会护工进行了第一期职业技能培训，并取得了圆满的成功，培训的成果得到了社会各界和广大护工朋友的一致认可。助力脱贫攻坚，同时也为勤工助学的同学提供工作岗位。让医学生所学的知识能够学以致用，并且在实践中不断培养创新精神、创业能力、科研协作能力等。

（七）医学院校科研育人学术诚信体系的构建

教育引导大学生遵守学术道德，诚实守信，不能弄虚作假；建立“全过程，全方位，零容忍”的学术诚信体系，推进学术诚信制度建设常态化，营造良好的学术和科研氛围。构建集教育、预防、监督、惩治于一体的学术诚信体系，遏制学术不端行为。

随着科研育人的全面启动，更多的学生投身到科研中去，学习的氛围越来越浓。例如，在齐

齐哈尔医学院组建的医药数学建模协会，一次次地参加各级各类的比赛，主持参与科研项目，医学生的科研能力有了明显的提升。更多的科研成果不断涌现，如何让这些科研的小树长成参天大树呢？这需要有规范的学术诚信体系。让学生了解科研，认识科研，并不断积淀热爱上科研，学术诚信体系是必备的。

1．学术评价体系和导向机制

在大部分的医学校园，都有详细的教师学术科研评价体系，细化到不同级别的文章、项目、专著、具体量化分值，达到定量的考核教师的业绩。但是在教师的考核体系中没有针对科研育人的评价指标。教师在指导学生参加各级各类教学竞赛、科研项目或是发表学术论文的时候，教师付出的工作量和教师本人独立完成的工作量应该是相同的，甚至需要耗费更多的心血。只有在学术评价体系中有考量科研育人的相应指标，才能激励医学院校的教师从事到科研育人的教学体系中来，正确引导科研育人向着有效、健康的方向发展。

在医学院校学术评价体系中设定科研育人的环节，充分考量教师、医学生、管理人员在科研育人中的付出和重要作用，给出定量考核指标。以科研育人为导向，同时，科研成果也设立在学生的评价体系中，例如，在国家级奖学金、三好学生干部、优秀学习标兵的评选中，将科研育人作为一个重要的评审指标。

2．完善失信监管，制定学术诚信规范

2016 年，教育部发布了《高等学校预防与处理学术不端行为办法》，要求高校对于“学术不端”行为进行处理，相关责任人直至“辞退或解聘”。除了政策引导、制度规约、惩治措施和道德谴责之外，尚需推进“重拳”治理，即以法律法规等形式，强化学术规范的范围及其程序的监管，构建相应的科研管理体制机制，即综合施策、协同防治。

诚信是医学生刚开始学习、接触科学研究就应该认识的重要问题，诚信是由系列的法律法规、方法、舆论等约束的，以保障社会正常的秩序和行为规范。社会中大到国家、企业、社会机构，小到个人，要想发展晋升，诚信是必备前提。作为医学生，从大一开始初步涉是科研道路时，就要通过正规培训和教师的耳濡目染认识到，从事科学研究的人学术诚信是第一要务，是科研人的生命。对于“学术失信的”零容忍，坚决杜绝学术不端行为发生。加强防范教育和增大执行力度，同时构建“学术诚信共同体”，营造注重诚信的学术氛围。对于医学生，学术诚信教育影响医学生未来的职业发展，从事医生职业时就一样诚实守信，并且用这样的品格影响未来从事医疗事业的发展。

建立系统的学术诚信规范体系，学术研究实现过程通常是：查阅文献，分析已经取得的研究成果；思考设立研究问题；设想研究结论；通过科研方法解决问题；阐述研究结论。希望研究成果可以指导实践，揭示未知的或是不完善的科学规律。医学生担负未来救死扶伤的重任，我们更清醒地认识到医学研究是至关重要的，作为一名从事科研的医学生应该熟悉这个研究过程，并按部就班地推进，耐得住寂寞，不断刻苦钻研。

诚信是做人的第一要务，学术诚信更是科研的首要条件。从起步开始尤为重视科研诚信的培养，对医学生科研育人是至关重要的。

（八）疫情期间医学生的学习模式探索

2020 年注定是不平凡的一年，我国经受新型冠状病毒感染的侵袭，通过网络、媒体宣传报道关于援鄂医护人员的感人事迹，“逆行天使”用实际行动向我们诠释了医者的职责——用生命守护生命。这无疑给医学生上了一堂生动的思政大课。作为一名医学生，在抗击疫情英雄事迹的感召下，开展“项目＋竞赛”学习模式，高举创新创业大旗，利用居家时间，提升科研能力，培养自学能力，锻炼协作能力，提高解决问题能力和网络运用能力。

1．以项目为依托

依托项目主要来源有三大类：①学生参加教师科研项目，站在巨人的肩膀上，攀登科学制高点。②学生申报大学生创新创业项目，组建科研团队。③学生申报大学生课外科研活动，以小的科研问题为基础，培养科研兴趣。

在学生具有一定的科研能力的基础上，组织不同兴趣的同学参加各级各类的学科竞赛，通过竞赛锻炼队伍，培养协作能力，树立自信，形成良性循环，让“项目＋竞赛”成为疫情期间一种别具特色的学习模式。

2．以竞赛为载体

因为疫情原因，很多聚集性的活动都取消了，包括很多大学生的竞赛活动，但是有一些竞赛不要求聚集参加，如美国大学生数学建模竞赛。

在疫情期间，有大块的时间可以进行系统的学习。以前可能想学习，总是被这样或是那样的事情打扰，现在除了居家别无选择。首先，针对不同的同学设定不同的目标。积极鼓励具有丰富参赛经验和英语写作能力的同学，利用大块时间重温各种建模方法，筹备参加美国大学生数学建模竞赛。对于参赛经验少，甚至没有参加过比赛，但是有兴趣学习建模的同学，安排固定的时间，从基础抓起，准备参加 5 月举行的高校大学生 MathorCup 建模竞赛。在有层次、递进式的培养模式下，同学们开展了有条不紊的疫情期间的隔离学习。

第一步，计算机学习是数学建模学习的基础，以算机学习作为突破口，首先在网上购买了学习视频，组织同学们从 1 月 15 日到 2 月 1 日，集中进行半个月的 SPSS 学习，每天有 54 人学习打卡。1 月底组织美国大学生数学建模竞赛报名。同时，针对参加美赛的同学分模块，有针对性地进行提升培训。

第二步，选取学习态度认真、坚持打卡的同学进行具体的数学建模知识的学习，时间为 2 月 5—28 日，每周一到周五上午 9：40—11：20 组织统一学习直播建模课程，课程平均人气 180+。周六、周日监督提交作业和进行比赛分享，课程人气峰值 3400+。同时，2020 年 2 月 13 日起参加美国大学生数学建模竞赛，初次参赛用平和的心态坚持完成任务。

第三步，3 月初到 4 月初组织 Mathorcup 建模竞赛报名，4 月中旬协办 2020 年第四届全国大学生环保知识竞赛。

第四步，4 月下旬至今，每周日讲解软件操作和论文撰写。

辛勤的劳作获得硕果累累，到发稿前，齐齐哈尔医学院学生张国森、许慧、王美霁在美国大学生数学建模竞赛中获得一等奖（Meritorious winner）。第一次参加美赛，且只有一支队伍参赛，这样的成绩是令人振奋的。在刚刚结束的高校大学生 Mathorcup 建模竞赛中，共有 12 支队伍参加竞赛，均已提交满意的作品。

在疫情期间，齐齐哈尔医学院作为一个普通的本科医学院校，数学建模工作没有被遗落，反而取得了骄人的成绩。这归功于疫情期间远程数学建模培训和比赛有序的组织。疫情期间的项目和参赛磨炼了学生坚毅的品格。三名同学身处三地，24 小时连麦，不眠不休，控制情绪，解决问题，用自己的努力交上了满意的答卷。通过“项目＋比赛”锻炼了学生自主学习、独立思考的能力，运用知识解决问题的能力，团队协作能力，写作能力，英文运用能力，自信心得到极大增强。

3．疫情期间开展“项目＋竞赛”学习模式的意义

疫情期间“项目＋竞赛”的学习模式具有深刻的理论和现实意义：①同学们有效地利用了时间，集中大块时间到热爱的研究中来。②培养了坚毅的品格，四天四夜的鏖战，一丝一毫的不坚定都可能功亏一篑，坚定而执著的信念是坚守的法宝，坚毅的品格也得到了前所未有的磨炼。③收获难能可贵的队友情，队员间包容、体谅、不迁怒、不扩大，调节情绪，并肩作战的友情是千金难买的。团队协作能力得到了大幅度提升。④收获了自信，作为普通本科院校的医学生，在与哈佛大学、牛津大学等国际名校学生同台竞技的时候也毫不逊色，实践证明，只要付出努力，任何不可能都终将成为可能。⑤自学能力、解决问题的能力得到提高。每个建模的问题都是全新的，涵盖所有知识领域，快速有效的学习是必备的能力。

利用疫情期间居家隔离的机会，学习抗击疫情英雄们甘于奉献、勇于担当的品质。通过“项目＋竞赛”的学习模式，刻苦钻研、持之以恒、坚忍不拔，努力将医学生打造成为医者之楷模、国家之栋梁。

（宋运娜）

二、“三全育人”视域下医学院校科研育人的探究

党的二十大以来，习近平总书记对教育事业特别是培养社会主义事业建设者和接班人的工作高度重视。“培养什么样的人，怎样培养人，为谁培养人”是中国高校思想政治教育工作必须始终直面的三个问题。当前国内外形势错综复杂，意识形态领域各种思潮互相激荡。如何牢牢把握住中国特色社会主义大学正确的办学方向，其中“谁来培育，怎么培育”俨然已成为党对教育事业领导的重大历史考题。2017年党中央、国务院出台了《关于加强和改进新形势下高校思想政治工作的意见》，明确提出了“三全育人”综合改革试点目标和举措，并在全国范围内确立了一批高校作为实践探索先行试验点。党的二十大报告提出“加强基础学科、新兴学科、交叉学科建设，加快建设中国特色、世界一流的大学和优势学科”。基于以上时代背景，作为对“培养什么样的人，怎样培养人，为谁培养人”三大育人实践关切的学术回应，国内有关“三全育人”的研究也逐渐被广泛关注，并取得了丰硕的研究成果，主要集中在以下三个方面：一是“三全育人”政策概念与内容解析；二是“十大育人体系”模式构建；三是理论上解构协同育人机制的产生机理。总体上看，该领域已取得了丰富的研究成果，并在研究内容和研究方法上不断拓展、深化和创新。习近平总书记在全国高校思想政治工作会议上指出，“办好我国高校，办出世界一流大学，必须牢牢抓住全面提高人才培养能力这个核心点，并以此来带动高校其他工作”。高校在“三全育人”工作中，要把“全面提高人才培养能力”作为核心任务。教书育人和科学研究是高校的两大主要任务，高校教师作为大学生培养的载体和实践者，不仅要求其具备良好的专业教学能力，还要具有科学研究能力，这也是重要的评价内容。近年来，齐齐哈尔医学院探索实施“六大育人工程”，“科研育人”作为其中之一，旨在引导教师在科研工作中弘扬社会主义核心价值观，培养卓越人才，为我国社会主义事业服务。本节探讨了齐齐哈尔医学院在“科研育人”工作方面的实践经验，可为医学院校培养优秀科研人才、探索“三全育人”机制提供参考和借鉴。

（一）医学院校科研育人体系构建的目标和内涵

19世纪初，洪堡在柏林大学确立了“教学与科研相统一”的原则，并提出“由科学而达至修养”培育“全人”的理念，科学研究由此成为与教学并举的大学育人方式。科学研究与人才培养互为支撑的协同效应使大学科研逐步发展成为世界各国研发系统的驱动器和经济社会的发动机，但是，大学科研不只生产“有用的”知识、方法和技术，而且还具有丰富的精神意蕴和道德价值。

1．“科研育人”的含义

科学研究作为现代大学的一大功能，是集知识发现、人才培养与科学精神传承于一体的整体性活动。在科学社会化和社会科学化日渐交融的今天，科学精神和科学道德已成为时代精神的重要组成部分，但是，我们在强调科学研究的知识发现和技术创新功能的同时却往往忽视了大学科研在精神和道德方面的育人价值，遑论对其育人机理的研究。大学科研在精神和道德方面的育人价值以及大学科研通过何种方式实现育人目标，是本节所要重点探讨的问题。

科学研究是在自由探究中发现新知识或新技术的过程，求真和创新是科学精神的本质所在。科学求真，以探究宇宙中存在的永恒秩序、发现自然的未知奥秘和人类社会中存在的普遍性、规律性是它的最终目的。“科学精神的精髓并非在于它对原则问题毫无异议，而在于从来不是毫无异议；不在于固守驰名天下的公理，而在于不把任何东西视为理所当然”。科学家只有取得独创性的成就才算履行了自己的职责。自由探究是孕育科学发现和科学创新的土壤，主体意志能够自由表达是科学创新的基础，理性的批判和质疑是求真和创新的必然要求。“只有在自由社会中，人才能有所发现并且创造出文化价值”。科学探究的过程也是锤炼意志、成就研究者优秀品质的过程，如刻苦钻研的拼搏精神，不怕失败、愈挫愈勇的坚强意志，集体协作的团队精神等。在科学高度社会化的今天，创新和求真已经不再是一个单纯的科学概念，而成为科学、技术和社会制度领域的共有名词，也是时代精神的重要特征。臻善是科学道德的价值所在。爱因斯坦曾说：“只懂得应用科学本身是不够的，关心人本身，应始终成为一切技术上奋斗的主要目标。”科学道德一方面要保证科学技术运用的正确方向，使人和社会、自然实现和谐发展；另一方面，科学道德要规范、激励并约束科学共同体的行为，使科研成果得到应有的认可和尊重，即公平、合理地评价他人的研究成果，并保证其得到恰当的运用。

科技是国家强盛之基，创新是民族进步之魂。要实现建设世界教育强国和科技强国的目标，离不开高水平人才培养和高水平科学研究。医药卫生事业是一项实践性和创新性很强的崇高事业。医药专业人才的培养需要把创新实践能力融入其中，而医学院校具有特色的学科专业特点和优势，正是培育具有批判思维能力、追求客观实证知识、克服主观偏见、有求真务实精神医学生的有效途径。

习近平总书记说过，“要坚持把立德树人作为中心环节，把思想政治工作贯穿教育教学全过程，实现全程育人、全方位育人”，被称为“三全育人”。科研是高校开展教育教学活动的重要组成部分，如何在科研工作中实现全过程、全方位育人，是“科研育人”需要应对的问题。“科研育人”工作的目标概括起来有两点：一是要引导教师和学生在科研工作中坚持党的领导和指导，作为建设者和接班人为社会主义事业添砖加瓦，承担社会责任；二是要引导教师和学生在科研工作中能够树立崇高的科学精神，遵守学术规范，避免出现学术不端与学术腐败。

2．医学院校科研育人体系构建的目标

医学院校科研育人体系构建的基本目标就是紧紧围绕立德树人根本任务，建立一种以学生发展为中心、以理想信念教育为核心、以科教融合为路径的协同育人机制和人才培养模式，培养具有坚定“爱国情、强国志、报国行”中国特色社会主义理想信念的高素质医药卫生人才。医学院校科研育人体系构建的基本内涵就是将医药卫生临床一线的科研优势转化为医药卫生人才培养的优势，以高水平的医药科学研究支撑高水平的医药卫生高等教育，为不断深化改革和创新医药卫生人才培养模式、提高医药卫生人才培养质量提供坚实的基础。

科学精神和科学道德不同于一般的、可全盘传授的知识。科学精神和科学道德既体现在科学发展的历史和文化积淀之中，更体现在研究者的行为、态度、情感和识别、判断及解决问题的方式方法之中，其本质上是一种隐性知识（“意会知识”或“缄默知识”）。这类知识只可通过隐喻、模型、象征性语言等方式模糊地表达出来，在科学研究中的价值往往大于显性知识，只有在科研实践中通过个性化的经验来获取。它与认知主体无法分离，具有个体性和经验性，无论是产生还是转移，都依赖于特定的情景。大学科研中的师徒关系是传授这种隐性知识的重要途径。与教学相比，大学科研是培育科学精神和科学道德的较为恰切的方式，这也是大学科研育人的独特价值所在。

传统上，我们往往强调科学的工具性价值，却轻视甚至否认科学的精神价值。在清末引入西方科学技术时，以“师夷长技”和“中体西用”为指导思想，形成了以器物和工具性为第一直觉的科学观。其后，尽管科学被尊称为“赛先生”，并和“民主”一起被纳入反封建的政治框架之中，但其本身固有的精神价值依然没有得到认可。“科学无论如何发达，而人生问题的解决，绝非科学所能为”的观点却得到不少人的认同。这对我国大学科学教育和科学技术发展都产生了深远的影响。缺乏科学精神引领的大学科研犹如没有方向的航船，总是在已知领域徘徊不前，难以产生重大的新发现和新创造，同时还往往导致科学技术的滥用，使违反科学伦理和科学道德的事件不断发生。如基因编辑婴儿这类极端违背科学伦理的事件的发生就为科学研究敲响了警钟，科学探索在于为人所用，而非让人类自毁长城。在科学技术成为社会发展的根本动力，创新成为国家战略的今天，大学科研必须承担起培育科学精神和科学道德的责任。

（二）医学院校科研育人的作用机理

机理指为实现某一特定功能或目标，工作系统的组织或组成部分之间相互作用的过程和方式，其呈现的是事物内在的、相对稳定的运行规律。大学科研育人机理是指在科研实践中，教师及其团队围绕科研任务，在共同探索和发现未知的过程中实现科学精神的培育与传递以及科学道德的体验与生成的方式方法。教师在科研活动中对学生的指导训练是一个典型的带有“师徒制”色彩的过程：导师或导师团队指导一位或几位学生，在探索未知的实践活动中使学生习得本学科（专业）的基本价值和基本规范，并成为本学科领域的新成员。“在自然学科，学生是学徒”。在人文社会学科，这一过程也具有鲜明的师徒传承色彩。教师因其学术成就和学术声誉而成为学生学习与研究的指导者；学生则以知识、技能和科研道德规范的学习为目标，并以教师为榜样。师徒模式下，科研育人主要通过教师的指导和示范与学生的模仿和创新来实现。教师的示范通过行为、态度、语言、情感等“传达”出来，指导包括指引、激励和诱导；学生的模仿包括观察、学习、领会、体验、判断和认同，以及个体知识经验的重构，模仿不是简单的复制、照搬，而是为创新的整合提供要素。大学科研育人过程中，尽管也传授显性的知识和技术手段，但关键在于科学精神的培育与传递以及科学道德的体验与生成的方式方法。大学科研育人过程也是师生双方建立交往关系的过程。师生双方在自由探究的氛围中，建立起相对平等的、合作式的关系，实践性和互动性是其主要的特点。这为学生学习模仿存在于导师或研究团队成员身体或头脑中的、与科学创新密切相关的隐性知识提供了环境和条件。隐性知识包括难以表达的技能（know-how）、思维的心智模式（mental models）和处理问题的方式（ways of approaching problem），即实验操作的诀窍、关于有研究价值问题的敏感性知识、对研究问题或方法合理性的直觉判断，以及对研究结果价值的预感等。这类隐性知识越丰富，就越有利于科学创造。多数学生认为，导师具有发现重大问题的“窍门”，或者对于“抓住”重要问题和提出创新性解决办法有较高的分辨能力。一项关于诺贝尔奖获得者的研究表明，鉴赏力、权衡的感觉、捕捉重大课题的能力，都是从一些科学大师那里学到的，但又是很难言传的。因此，在充满创造精神的环境中工作过，常常可作为衡量某人所受的训练和影响的尺度，也是取得成功的最佳途径。心理学中的“具身模仿理论”（embodied simulation theory）证明，科学精神具有可“习得”性：各种各样的镜像神经元匹配系统（matching system）在个体所持有的关于自我和他人身体的经验性知识中起协调作用，当我们面对他人的意图和行为时，“具身模仿”就会产生一种特定的“意图共鸣”（intentional attunement）状态，而这种状态反过来又使个体拥有一种特殊的了解他人的能力，即将他人的意图分解并转化为自己的认知判断。也就是说，在师生共同参与的科研活动中，在场者不仅仅“看到”“体验到”被观察者的行为、态度或情感，并且这种感官同时唤起了观察者自身关于这些动作、情绪或感受的身体状态的内部表征，从而使其能够有意识或无意识地模仿或重现类似的情景。科学精神的培育与传递过程，也是学生在教师的指导示范下体验和践行科学道德（即学术道德）规范的过程。实践和体验是道德教育的本质所在，“一个完整的德育过程，应该是体验者的认知活动、体验活动与践行活动的结合”，且以情感－体验学习为重。

1．科学精神培育的传承与启迪机理

大学科研育人是在教师的指导示范与学生的模仿创新这一作用链主导下的整体性活动。在这一过程中，教师和学生在知识和情感的基础上建立起秘密的联结纽带，从而使教师的“科学品位”通过师承链而得到传承。科学精神—自由探究精神（如何发现问题），求真、质疑和独立思考的精神（如何研究问题）以及创新精神（如何创造性解决问题）等，通过师承链而培育和传递。示范和模仿贯穿科学精神培育的全过程。

（1）示范和模仿在自由探究精神的培育中作用明显。在科研实践中，发现问题和解决问题同样重要。导师及其团队在轻松自由的氛围中进行民主平等式探讨或漫谈，是科研活动中不同思想进行碰撞并产生新问题和新思想的重要环节。学术交流会（或学术沙龙）和科研人员的自由漫谈会等往往成为自由探究精神的象征。例如，英国剑桥大学卡文迪什实验室的“下午茶”漫谈时间、费米和泰勒在美国芝加哥大学组织的每周一次的自由讨论会、我国高等教育学科奠基人潘懋元先生每周六晚组织的学术沙龙等，都是弟子们记忆深刻的学术探究活动。杨振宁对在芝加哥大学从事博士后研究期间参加的系里每周一次的自由讨论会印象深刻：“在这个讨论会上，整个的气氛是探索的气氛，会议没有固定的题目，大家坐着喝咖啡，谈谈有什么心得或新的消息。我深深地记得我最早的一篇文章就是在这个讨论会上受到启发写成的”。潘懋元先生每周六晚的学术沙龙也是漫谈式的，话题宽泛，既有学术思考，也有热门话题，学生们各抒己见，畅所欲言，争论与谈笑，大学科研育人的价值意蕴与作用机理相交织；有些学生苦于论文找不到题目，通过沙龙的火花激发，有时突然眼前一亮，发现一个好的选题。在这种学术漫谈中，新的观点或想法通过自由的争论和质疑而产生，教师和团队成员自由探究的精神以及对不同观点的批判与质疑精神也在此过程中体现出来。此情此景使得参与其中的学生在有意或无意间都受益匪浅，并在当时或之后的学术生涯中体会到其对科学研究的重要意义。多数人在以后自己培养学生时也会采取类似的方式，如潘懋元先生的诸多弟子在其研究生培养中就继承了学术沙龙的自由研讨方式。在这种示范和模仿作用下，教师和科研团队自由探究的精神被体会并得到传承，同时被继承的还有科学活动的组织形式。

（2）示范和模仿是培育求真、质疑和独立思考精神的主要模式。示范、模仿和诱发的综合作用在发现问题的过程中也非常重要。对于研究者尤其是学术新人而言，沿着导师或科研团队开创的领域继续深入开展相关研究，或运用同样的研究思路和方式方法尝试解决不同的问题，往往是其从事研究的初始模式。如我国数学家徐利治在回忆西南联大期间华罗庚先生对其数学研究的启发时谈到，1944 年前后，华罗庚先生用数论中的麦比乌斯反演公式解决了一个关于日军军用密码的破译问题，“这一令人惊喜的信息，鼓舞我跟钟开莱先生合作写成一篇应用麦比乌斯反演公式求解一类组合概率计算问题的短文，发表于 1945 年美国数理统计年刊。后来我自己与海内外合作者又曾发表了数篇有关广义麦比乌斯反演的文章”。

求真意味着独立思考和批判、质疑。教师和研究团队在探究真理的实践活动中所呈现出的批判、质疑的态度、行为和情感构成一个科研育人的情景，并在无形中影响学生的认知和体验。学生的模仿则包括观察、学习、领会、认同和继承。如物理学家周培源先生针对相对论引力论不能求得确定解的难题，没有接受一些理论物理学家的“坐标无关论”，而是坚持“坐标有关论”，并在深入研究后提出：“爱因斯坦引力方程需补以物理条件，即谐和条件，这样（爱因斯坦引力论）坐标便有物理意义了。”周培源先生这种“独立思考，实事求是”的精神给学生留下了深刻的印象。同时，周培源先生持续研究湍流理论 40 多年，使之成为具有国际影响力的理论模式。在这一研究过程中，周培源先生取得举世公认的学术成就和较高的学术地位，并培养出一批优秀的物理学者，如王大珩、彭桓武、何泽慧等。他的这种治学精神和学术成就获得了弟子们的崇敬——学识上高度认同，情感上受其感染，精神上与之产生共鸣，在数十年后依然难以忘记。尽管弟子们研究的问题与他不尽相同，但却都受其影响，继承了这种独立思考、敢于质疑、不懈求真的精神。因此，武际可用“善教者，使人继其志”来评价周培源先生的科学精神及其对学生的深刻影响。

事实上，求真精神的代际传承在科学界知名学者及其学生中是普遍存在的。大学科研活动中，求真、质疑和独立思考精神的示范往往是通过教师的行为和态度而非语言传达出来的，即身教多于言传。这种身教既是一种行为和态度的示范，更是科学精神传递的媒介和主要方式。教师所取得的成就给学生提供了学习的目标和榜样，使学生产生模仿的动机和动力。名师的良好示范效应就源于其杰出的学术成就，这也是名师更容易出高徒的原因之一。同时，学生的成功模仿也得益于教师的严格要求，因为教师独立思考、敢于质疑、不懈求真的精神和杰出成就使其具有一个超凡的形象，一个可以对学生提出高要求的形象。比如，周培源先生提出一个理论必须同时满足三个条件才可称为新理论：一要能够说明旧的科学理论所能够说明的科学现象；二要能够解释旧的科学理论所不能解释的科学现象；三要能够预见新的科学现象，并能够用科学实验证明它。这种行为和态度的示范以及对科研工作的高要求使之成为一个值得借鉴模仿的对象，在其不在场，甚至很久以后仍为其弟子在科研活动中所采用，不仅表现在他们自己的科研行为和态度中，也表现在其成为师傅后指导门生的方式中。激励与诱发是培育创新精神的主要方式。科研活动中的创新和发现是一个复杂并带有神秘色彩的过程：它既非简单的知识累积的结果，也无明确可言说的规律性。创新既是一种精神，也是一种能力。很多作出重大发现的学者认为，“直觉”“灵感”或偶然事件的触发是创新源泉。但是，以创新成果为标识的“名师出高徒”现象在科学界却是无可辩驳的事实。朱克曼（H. Zuckerman）发现，1972 年以前在美国获得诺贝尔奖的 92 人中，有一半以上的人曾在诺贝尔奖获得者手下当过学生、博士后研究人员或助手。这些后来的诺贝尔奖获得者认为，徒弟从师傅（学生从老师）那里获得的东西中，最重要的是“思考方式”，而不是具体的知识或技能。诺贝尔奖获得者瓦姆斯（H. Varmus）认为，创造力不是培训出来的，而是学生体验出来的，导师的作用在于提供合适的环境来鼓励学生发挥自己的创造力。

2．大学科研育人的价值意蕴与作用机理

学生创新精神的产生主要是两方面因素相互作用的结果：一是学生在师徒长期互动共处中通过无意识模仿习得了大量与创造性相关的显性或隐性知识；二是教师或科研团队成员以清晰或模糊的语言、隐喻或行为诱发了学生的创新思维。前者可谓创新的培育，后者则是在前者基础上直接诱发了新思想或新发现。科研活动中的激励是指教师以学生的创新或发现这一期望为基点，借助语言、行为和信息沟通等来引导、激发学生将创造的愿望转化为动机和动力。善于激励的教师总是能从学生平淡无奇的研究和发现中找出“闪光点”，或者从大量实验数据中看到一个小数据背后所隐藏的重大意义，从而激励学生沿着这个闪光点或循着这个小数据去探究背后的重大发现。1970 年，诺贝尔生理学奖获得者阿克塞尔罗德（J. Axelrod）对其导师布罗迪（B. Brodie）的印象是：“他让每一个实验都显得惊天动地，和他谈话让你觉得自己的思路很伟大，自己正在搞伟大的科学。”教师的这种激励给予学生无限的信心和勇气，也使学生坚信无论什么问题和困难都可以努力解决，从而更有动力去完成艰巨的任务。科研活动中，也有教师设置挑战性的目标将其作为一种激励。它把学生实现目标或达到标准的需要转化为努力的动机，并由动机支配科研行动来解决未知的问题。这种类型的教师不能容忍学生拙劣的工作、懒惰或明显的错误，他们把关于研究的合格标准传授给学生，以此激励并推动满腹委屈的学生持续前进。如德尔布吕克（M. Delbrück）领导的“噬菌体小组”的一位成员讲述过一个典型案例：“在我进行课堂讨论之后，（德尔布吕克）挽着我的手臂走进他的办公室，悄悄地对我说，这是他曾听到过的最糟糕的一次课堂讨论。直到若干年后，我遇到过无数的人们，他们都曾被告知，他的课堂讨论是德尔布吕克曾经听过的最坏的一次。我这才恍然大悟，原来德尔布吕克对每个人都是这样说的。”激励实质上提高了学生认同、接受并遵循教师示范（设定的目标或标准）的水平，使学生能深度地“具身模仿”存在于教师头脑中的关于如何做、如何思考等隐性知识，从而为创造性地解决问题做好准备。同时，在教师的激励下，学生强烈的探究动力常常表现为对一个问题持续不懈地钻研和思考。诱发是科研活动中创新精神产生的重要方式。诱发是指在学生和教师之间具有类似的认知结构、共同的情感或研究经验的基础上，在特定情景下由特定的事件有意识或无意识地引发知识的联结、情绪的共鸣或类似的心理状态，从而促使新思想或新观点的产生。认知心理学的研究表明，在新问题、新观念的产生与合成、观念的选择与评价等综合过程中，直觉和类比推理等隐性认知起着重要作用，顿悟、灵感就出于此过程之中。也就是说，诱发创新思想的基础是存在于学生头脑或身上的、与解决问题相关的隐性知识。学生与教师及其研究团队在研究性的交往共处中累积了大量与研究问题、研究方法和思维模式相关的隐性知识，其中一部分是由显性知识转化而来的，它们存储在大脑的长时记忆中，一般不能被有意识地提取，即“有而不自知”，只有在特定的认知活动中受到特定情景的刺激才能被触发。还有一部分则是在特定情景下，通过个体之间有意识或无意识的交往活动而自动获得的。教师或团队成员像苏格拉底一样不断地追问，或用带有隐喻的语言进行启发式提问，都可能成为诱发学生创造性解决问题的“点火器”。“噢，让我们大胆试一下”“假设我们不是生物学家，而是化学家呢”“如果我们是大自然，我们该怎样安排这个（生化机制）呢”，布罗迪在引导团队成员解决难题的时候总喜欢这么问。在这种追问、讨论和推理中，总会闪现出新的思路。有时，教师所讲述或研究的问题也能诱导学生跨越已知的局限，开展创新性的研究。比如，苏步青先生在浙江大学授课时讲到了“K- 展空间”，这引发了学生谷超豪的兴趣，“听闻苏先生说 K- 展空间的子空间理论尚未建立，于是我努力去思考这个问题，构想了一种适宜解决这个问题的新方法，几天之内被我算成功了。我拿着这些结果向苏先生汇报，他告诉我，我所研究的问题应该说是 E. Cartan 在黎曼几何中所提出的‘平面公理的推广’”。这种创造性解决问题的思维模式或方式有可能被学生反复运用，并逐步成为一种成熟的、可以用语言文字解释的方法，从而由隐性知识转化成为显性知识。

综上所述，在发现问题、研究问题和创造性解决问题的过程中，科学的自由探究精神、求真质疑和批判精神以及创新精神得以培育和传递。同时，教师团队的研究偏好或风格也在师生共同参与的研究过程中“传达”出来并为学生所模仿、传承和发展。由于学生“对自己的老师有很强的认同感（有时达到崇拜的地步），科学品位的方向通过师徒链而传承”，从而培养了学生对好问题及关键课题的感觉、搞科研或理论化的风格、批判的立场及教导自己未来门生的方式，这使得同一位导师培养的学生总具有相似的科学品位或科学气质。

3．科学道德形成的他律和自律机理

大学科研是学科道德（即学术道德）和学术伦理规范下的创造性活动。与科学精神不同，学术道德是大学科研活动中必须遵循的行为规范。道德本质上是个体内在的价值体系，是自我意识和意志自由基础上的精神自律。因其对维护现代科学秩序的重要意义而为政府、大学和学术组织所重视，从而形成了较为完善的法律法规和制度体系。学术道德的制度化和依靠外部强制力来实施的“他律”为其内化为研究者个人的价值体系提供了条件和基础。“知道”（knowing Dao）为“智”，“体道”（embodying Dao）为“德”。科研作为一项高度自主化、专业化的活动，外在的学术道德必须转化为研究者认同并身体力行的价值体系，才是学术道德培育的根本所在。大学科研育人是科学道德规范下的实践过程，是学生在教师的指导和示范下“知行”学术道德的过程。从“知道”到“体道”的过程既是学生学习处理科学研究与人、自然和社会的关系的过程，也是学生学习处理学术团体内部成员关系以及合理评价和使用他人研究成果的过程。这种具有实践性、体验性的过程是影响个体学术道德自律形成的关键因素。科研育人过程中，学术道德的培育是通过惩罚和奖励以及示范和模仿双重机理来实现的。以法律和规章制度形式呈现的学术道德规范是以惩罚和奖励机理来实现其约束力的。世界各国先后都制定了完善的学术政策法规体系，并建立了相应的组织机构来实施和监督。例如，美国先后于 1985 年和 1989 年颁布了《卫生研究扩大法》（Health Research Extension Act），成立了科学诚信办公室（Office of Scientific Integrity，OSI）和科学诚信审查办公室（Office of Scientific Integrity Review，OSIR），旨在处理科研中的不端行为。哈佛大学等知名大学关于研究论文有明确的学术规范要求——“认可他人的研究”（acknowledging the work of others），即在研究或论文中须明确、规范地标注所参考或引用的他人成果，包括他人的观点、数据、影音资料，不管其公开发表与否以及是何种形式的成果。加拿大多伦多大学则制定了严格的《学术行为准则》和《研究生行为守则》，明确“诚信和公平是学术教育的基础，在知识的追求和传播过程中必须体现出学术伦理和道德原则”，并成立了学校和院系两级学术审查委员会。我国有关学术道德规范的法规和政策在恢复学位制度以后逐步得到完善，先后出台了《中华人民共和国学位条例》《国务院学位委员会关于在学位授予工作中加强学术道德和学术规范建设的意见》《高等学校预防与处理学术不端行为办法》和《普通高等学校学生管理规定》等一系列法律法规。齐齐哈尔医学院据此制定了相应的学术管理办法，从而形成了以法律法规和大学规章制度为主体的学术道德和学术伦理规范体系。法律法规和规章制度通过强制性的惩罚机理来保证实施。比如，对于学位论文中的剽窃、抄袭等行为，高校根据《中华人民共和国学位条例》取消所授学位；在项目研究和学术论文发表过程中，违反学术规范者同样会受到撤销已获批的研究项目、撤销已刊发的相关文章等处罚。同时，违反学术规范者还会遭受道德谴责和舆论压力，并给其学术声誉带来严重的负面影响，甚至失去学术生命。遵守科学道德，则会受到相应的奖励。研究成果依规发表、著作权和专利权得到有效的保护，学者由此逐步得到本学科成员的认可和尊重。这种认可和尊重是一名学者获得学术地位和学术声望的基石，如若不然，学者的职业生涯就无从谈起。因此，运用强制性的惩罚与奖励能够惩戒违反学术道德者，并对意图越轨者产生威慑力。但违反学术道德和学术伦理事件频发的事实表明，外部强制力并不能完全杜绝学术不轨现象，学术道德的彰显贵在形成学术自律。当前，我国部分高校已经采取措施，推进学术道德和学术伦理自律机制的形成。比如，实行研究生和本科生学术道德责任人制度，将导师列为学生学术道德第一责任人；把学术道德规范纳入本科生和研究生手册，或与学生签订学术诚信协议等。这实际是将外部强制性的制度规范纳入学生个人的行为规范体系，并使导师成为学生道德的指导者和监督者，从而推动外部道德规范转化为学生内在的价值体系。教师的指导示范是学生道德认知的重要源泉，学生在科研情景中的道德体验和行为模仿是外在的道德规则内化为个体内在的价值原则的重要方式。导师是学生学术道德的第一责任人，在师生共同参与的科研活动中，导师还是学术道德的践行者和示范者。科研实践中的师生关系有相当一部分就是学术道德或学术伦理关系，如共同研究成果的署名问题、科研分工问题以及科研中如何对待他人已有的成果等。导师如何处理这些问题就为学生做出了切身的示范，学生在亲身参与的活动中获得切身的道德体验。这种亲身经验是学生形成学术道德的原始资本。比如，一位对科研成果分配客观公正的导师或侵占他人研究成果的导师，都会让学生产生深切的理解和领悟。同时，科研团队中其他成员的示范也会产生同样的效果。如科研团队中的成员因学术不端而被惩戒会给所有人以警示，并使其他人产生对学术规范的敬畏。道德情感体验使学生作出认同或拒绝导师或团队成员行为模式的选择，从而成为指导学生个体道德行为的价值准则。但学生在科研活动中的道德体验是实践性和开放性的，与学生个体原有的生活阅历密切相关。一位在科学道德和伦理方面严于律己且对学生严格要求的导师往往会带出一支遵守学术道德的研究团队，但也不排除其中有个别学生存在学术越轨的问题。概括而言，科研活动中学术道德的培育是一个从外部他律到形成道德自律的过程，其中导师和同辈的示范具有较强的影响力，学生个体的情感体验是道德内化的关键。同时，科研团队中导师或其他成员努力潜心钻研的品格或严谨求实的研究态度以及团队分工协作的合作精神，往往都会使学生受到潜移默化的影响。正如孔子所言，“默而成之，不言而信，存乎德行”。

综上所述，大学科研育人就是在师徒模式下，在教师的指导示范（包括激励和诱发）与学生的模仿创新作用下的科学精神的传承与启迪过程；师徒模式下的科学道德培育则呈现出从他律到自律的发展路径。影响大学科研育人的首要因素是教师。德高望重的教师能吸引更多的优秀学生，学生对其认同度也高于普通教师，其在科研活动中的指导示范作用也更加有效。很多学生都承认，如果能跟随一位杰出的科学家进行学习，那么科研信心会倍增。正如科尔（J. Cole）在《公平科学：科学界的女性》中指出的，“知名科学家几乎都有一个有名有姓的教父”。其次，大学科研活动中科学精神和科学道德的培育与代际传递也受师生关系的影响。良好的师生关系对科学精神的传承具有促进作用，反之亦然。最后，大学科研中学术道德秩序的维护依靠的是法律，即惩罚与奖励的作用，但更重要的是在教师的示范和学生的体验与模仿中实现道德自律。大学科研活动中科学精神的培育和传承深受学生个体差异，如知识基础、经验、个性偏好和感知能力等的影响。同样，科学道德的培育也深受学生个体生活经验和阅历的影响，即使是一位在学术道德方面高度自律且对学生要求严格的导师，其团队中也有可能出现学术越轨的学生。总而言之，科研活动中科学精神和科学道德的培育是一个传承和启迪的过程，无论是自由探究精神、求真质疑和独立思考精神，还是创新精神，都可沿着师承链而传承和发展，科学道德的培育则遵循从他律到自律的路径。

（三）构建医学院校科研育人体系的方法与路径

1．以价值引领为导向，建立学生科研实践活动的长效机制

（1）明确前提要求。在医学院校科研育人体系的构建中始终要坚持党的领导，充分发挥党委政治核心、基层组织战斗堡垒和师生党员先锋模范作用，凝聚全院系师生力量，培养师生以中国立场科学精神和中国特色社会主义核心价值观科研品格为核心，将师生的思想政治立场、政治表现、学术道德作为科研育人体系的前提要求，推进科教协同、产学研结合的科研实践育人模式。

（2）建立长效机制。以全面实施医科院校学分制改革和本科生导师制为抓手，大一学生以专家讲授、文献阅读汇报、课题组交流等方式完成与专业理论和实践相关的知识学习，重点解决本科学生对专业和行业发展趋势认识不足、专业思想不稳定、实践动手能力欠缺、理论与实践结合不够的问题。从大二开始，学生通过师生双向自主选择，以项目团队为基本单位由导师指导 2 ~ 4 名学生开展科研实践活动，在第 7 或第 8 学期进行科研育人成果验收，在本科生中营造良好科研氛围。通过科教协同将第一课堂理论知识与第二课堂实践相互衔接，相互拓展，互为补充，将学生参加课外科研项目作为第二课堂学分重要考核评分内容，建立理论联系实践的学习机制和综合性的衡量考查评价机制，从制度层面鼓励、激发学生学习的主动性和实践的创新性。

2．以科研项目为载体，增强学生的创新意识和科研实践能力

坚持“导师主导，学生主动”的原则，搭建平台，挖掘学生的创新创造意识和主动性。通过实行本科生科研示范项目和优秀团队遴选培育计划，举办本科生科研项目遴选答辩会，答辩人和团队成员均为在校本科学生，项目组成员不限专业和年级。学校科技处、学生处、团委和相关专业学科专家老师作为答辩评委，主要从项目的思想价值引领、前期基础、预期目标、育人举措和成效等方面进行评价，对遴选入围示范项目从经费、场地和指导教师等方面给予支持。在创新、科研意识的形成中鼓励学生参与项目的设计、实施和评价，从而推动教师从“领学”向“导学”，学生从“跟学”向“自学”的转变，提高学生学习主动性，让学生在实践中认识专业、认同专业，坚定学生的专业思想和专业自信。鼓励本科生参加各类科研创新活动，并在大学期间发表一定量的科技论文、撰写综述文章或参加科技创新竞赛等，获得相应成绩，考核分为合格、良好、优秀三个档次。将考核结果作为学生综合测评和教师评先推优的重要依据，在师生中树立科教协同双向促进的激励导向，推动学校教风、学风、校风建设。

3．以培养创新思维为目标，构建具有医药特色的科研育人体系

在校本科生参与科研活动的最终目标是培养创新思维和提升实践动手能力，创新思维有别于动手能力和实践能力，需要大量知识和经验的积累。指导教师针对学生在科研实践中出现的理论基础知识和操作技能存在的问题进行针对性的指导辅导，使学生快速查漏补缺，完善知识结构，在此基础上逐步引导学生开展创新实践，培养训练学生创新意识和思维。在内容上充分利用具有民族医药特色的文化故事、中药知识竞赛等形式加深大学生对民族医药特色文化的理解与学习，并发掘具有导师专业特色的研究方向，搭建具有地方民族医药特色的科研育人体系，让广大医药学生在潜移默化中汲取传承民族医药的智慧，弘扬中华优秀传统文化。

4．以科教融合为手段，建设具有专业课程特色的科研育人体系

青年大学生充满梦想和激情，在学习方面喜好经典，但不喜欢沉闷单向的“填鸭式”学习方式。因此，在科研教学过程中，教师要按照教育部《关于深化本科教育教学改革全面提高人才培养质量的意见》要求，结合专业学科前沿动态，围绕学生的兴趣和特点，把自己最新的科研成果感想分享传授给学生，深化对科研活动的认识和理解，言传身教，激发学生进行科研活动的积极性、主动性和创新性。不断创新知识学习的方式和载体，增加专业科研特色实践课程，创新科研实践形式，优化集中各种科研实验资源，建立以学生为主体，课外沉浸式科研实践环境，鼓励学生独立思考、交流探究的学习方式，面对实践中遇到的问题促使学生主动回到课本中去寻找答案，从而实现科研对教学的反哺。通过学习—实践—再学习的过程让医学生理解科研实践的基本规律和内涵，学用结合，内化于心，外化于行。

加强对“三全育人”协同育人机制的系统化学理剖析。现有文献大多围绕政治学、社会学角度从制度结构、社会治理等方面对协同机制的构建进行分析。罗健以马克思的共同体理论来解释协同效应的发生，其内在逻辑是三全育人共同体会通过构筑共同价值来激励系统内部要素参与协同育人实践。张睿以协同理论模型来解释系统内部在资源整合、行动整合、系统优化三方面诱发系统内部不同环节间的集体行动发生。纵观现有研究发现，理论界大多集中在宏观层面的阐释，鲜有理论分析从“三全育人”核心微观层面三要素（“点—线—面”）出发来系统阐释协同效应产生的机理。具体而言：

（1）“点协同”育人个体的协同。现有理论界在解释“三全育人”如何促使系统内部不同环节间集体行动逻辑发生更多关注于“要协同”和“影响协同因素”的探索性研究，这为未来的研究提供了参考指引，但事实上，已有文献严格限定了“外生”（诸如政策）因素对协同效应的促进作用，容易陷入育人个体“天然地”会参与到思想政治教育工作中的假设前提误区。“三全育人”中育人个体作为实践中最为复杂、多变的因素，亟待从理性人角度出发来探讨如何通过制度设计激发其内生原动力，促使不同育人个体间形成集体行动。因此，在日后的研究中，我们可以从经济学“理性经济人”角度出发，使用集体行动理论剖析育人个体参与协同育人工作的影响因素，并基于期望理论与前景理论来构建育人个体参与协同育人行为决策的理论分析框架，以揭示育人个体参与协同育人工作的内生决策机制，为日后制定优化政策以有效激励育人个体发生集体行动奠定基础。

（2）“线协同”育人个体间的协同。现有理论分析框架主要基于治理主体内部矛盾运动结果来驱动系统育人个体间从以往的“脱耦”向“耦合”转变，该转变过程背后所折射出的是以共同利益为“捆绑”的逻辑起点，在此基础上，通过要素交流、信息互动、资源共享来引导不同育人个体趋向树立共同价值取向，进而实现育人个体间行为整齐划一，即归纳为“利益趋同→价值共同→行动协同”逻辑脉络，而诱发以上系列行为通常都暗含着“三全育人”系统具备实施主体的包容性、实施过程的开放性和育人空间上的开放性三大基本条件。实际上，在推进“三全育人”实施过程中通常存在专业教师、管理人员、教辅人员等多元主体，而不同群体间、群体内部都存在差异性较强的利益关切点和行动逻辑，实践中我们发现，不同育人个体之间的利益趋同并非易事，过去传统治理模式下所形成的路径依赖和管理制度僵化易形成排他的、封闭的和保守的利益“小圈子”。因此，面对系统内部多元化利益矛盾冲突难以调和现实场域，如何将不同主体间利益再平衡是值得学界探讨的重要议题。尤其催人深思的是如何以“自然”“柔性”的方式来诱发不同主体“心甘情愿”地为共同目标而摒弃固有的利益或运行秩序，与此同时，高校也表现出较强的“特定场域”，我们只有在尊重研究场域具体化基础上所形成的制度模式，才有可能重塑系统内不同育人主体间关系与利益格局，有效弥补不同育人主体间隔阂。未来的研究除了考虑不同育人主体融合的“硬约束”外，仍须基于嵌入理论从“结构嵌入”和“关系嵌入”视角来探讨不同利益个体间形成“合作、互动、共享、共建”的“软约束”理论解释，并提出与之对应的实践模式。

(3)“面协同”育人组织间的协同。党的建设其自身兼具政治功能、组织功能和文化功能。张艳国等认为党的建设在基层多元治理中发挥领导、协调作用，并将其归纳为政治领导功能。贾寒等则进一步深入挖掘基层党建的作用，其认为党的组织建设目标就是发挥战斗堡垒作用，其关注重点在于通过党组织建设来充分整合各方资源、凝聚社会各方力量来更好地服务于总体利益。2021 年 8 月第二十七次全国高校党的建设工作会议明确指出，应注重挖掘党建在高校“三全育人”实践中的独特组织功能优势，发挥高校党建组织政治功能，推动高校党建与思想政治教育深度融合。相较于西方高校治理体系和实践中“去中心化”“组织扁平化”的差异，具有中国特色的“党建 +”高校治理实践所呈现出的新组织模式、新育人理念、新育人战略，都极具历史向度与现实观照张力。因此，新形势下，引入“党建 +”是解决高校“三全育人”实践瓶颈的重要模式，在未来的研究中，应着眼于关注以下几个方面：一是如何发挥党建政治引领功能，利用其组织制度优势，将党建嵌入教学、管理、科研、实践等各环节，有效对育人各环节进行管理与监督，确保高校思想政治教育工作不脱轨、不脱节、全覆盖；二是如何发挥党建协调功能，协调好组织间协同矛盾，促进育人组织间资源交流与共享；三是如何发挥党建服务功能，将党全心全意为人民服务的宗旨嵌入全体教职工心中，发挥党员先锋模范作用，积极参与思想政治教育和教学科研互融互促的网络格局；四是如何发挥党史育人功能，以“三会一课”和主题党日活动为载体，将党史、国史和改革开放史有机地融入师生日常教育中，做到学史明理、学史增信、学史崇德、学史力行。

5．加强“三全育人”有关议题的量化研究

育人绩效是衡量“三全育人”政策实施是否有效的重要指标，因此，衡量“三全育人”政策实施后的育人绩效具有重大现实意义。由于“三全育人”尚未形成统一的概念界定，因此，已有文献大多只是从定性的角度去分析说明“三全育人”开展与实施后所起的作用，但诸如大多政策评估研究范式，需要科学界定“三全育人”概念，具体可以从以下几个方面加以分析：

(1) 开展制定衡量“三全育人”内涵的具体量化指标研究，有关全员、全方位和全过程指标的制定是开展思想政治教育工作全覆盖的前提，亦是衡量“三全育人”政策实施绩效的必要条件，通过针对全员、全过程和全方位制定衡量量化标准可以为“三全育人”的实施绩效奠定基础。

(2) 开展量化“三全育人”政策实施绩效的实证研究，确定了全员、全过程和全方位的量化标准后，进一步将育人绩效划分为显性绩效与隐性绩效。其中显性绩效主要包含诸如学生绩点、毕业生就业质量（就业率）、学科竞赛获奖等方面；而隐性绩效则涵盖诸如认知水平（社会主义核心价值观认同感）、爱国情怀、道德情操等方面。事实上，相较于显性绩效，隐性绩效则是高校思想政治教育导向“立德树人”根本任务的重要体现，并且这些指标由于调查问卷设计缺陷而时常造成误差，从而使得该部分的研究价值和政策意义突显。在此基础上，可以借助该标准来开展实证研究，以衡量异质性高校实施“三全育人”后的绩效差异，并进行对比分析研究，从而有效地提升“三全育人”的实施绩效。只有加强“三全育人”政策实施绩效量化的实证研究，才能为其日后政策优化提供经验证据。

(3) 加强对育人个体参与“三全育人”政策行为决策的实证分析研究。“三全育人”政策实施的核心要义在于如何诱导育人个体参与其中并形成协同效应。目前，已有研究更多定性分析如何诱发育人个体共同参与育人实践以形成协同效应，鲜有文献探究育人个体参与“三全育人”政策实施的影响因素，而涉及剖析育人个体参与“三全育人”行为决策机制的实证研究更是凤毛麟角。因此，未来应加强从育人个体采纳行为的视角来进行实证研究，具体可以从以下角度出发：①开展育人个体参与“三全育人”的影响因素研究，以了解哪些因素是影响育人个体是否愿意参与的原因，从而为日后完善相关政策，进而有效激励行为个体自愿参与其中而产生协同效应；②开展育人个体参与“三全育人”政策实施的机理分析，通过文献综述梳理育人个体参与“三全育人”影响因素，从理性人的假设出发，基于期望效用理论和前景理论来构建育人个体参与其中的作用机理，可以试图从行为偏好（或认知水平）对育人个体参与“三全育人”政策的作用机制进行实证分析来揭示偏好与认知两个影响人们行为发生的重要因素对形成协同育人效应的理论缘由，从而为优化政策以有效激励育人个体主动参与“三全育人”政策实施奠定理论和经验证据基础。

6. 加强对“三全育人”异质性高校差异的对比分析

异质性高校决定了其办学目标、学科建设和人才培养等方面存在显著差异。因此，异质性高校对于深化“三全育人”政策实施研究至关重要，也影响着日后政策实施效果评估的精准性，但目前关注异质性高校研究议题的文献相对较少，并且着重对比不同类型高校在实施“三全育人”政策后的模式机制与育人成效差异的相关研究更是凤毛麟角。具体而言，可以从以下几个方面展开研究：

(1) 调研高校实施“三全育人”总体情况。总体而言，了解高校“三全育人”实施的开展模式、进展过程与实施过程中存在的不足是当前中国高校开展“三全育人”实施的前提条件，为后续对比分析奠定基础。具体而言，根据教育部对“双一流”建设高校的划分名单，展开对“双一流”建设高校与非“双一流”建设高校（或东、中、西部高校与理工医学类高校、农林牧渔类高校、人文类高校）在思政育人协同机制构建、十大育人体系建设等方面总体层面的研究。

(2) 研究异质性高校“三全育人”协同机制差异机理。探究不同属性高校形成协同育人机制的影响因素，了解影响不同属性高校形成协同育人机制的前置因素，以便有效提升“三全育人”的改革效率。在此基础上，深入探究异质性高校在全员、全过程和全方位不同维度上协同开展思想政治育人工作的作用机理。只有充分意识到异质性高校形成协同机制的影响因素及其作用机理的重要性，才能进一步加强其对“三全育人”政策精准性、指导性优化的支撑力度，从而提高高校思政育人工作的效率。

(3) 加强对“三全育人”实施高校与未实施高校的对比研究。目前已有的关于“三全育人”研究大多只关注“三全育人”政策实施的高校，缺少关于未实施高校群体在思政育人实践模式的对比分析，而通过这种差异性对比研究，有助于厘清高校在贯彻执行“三全育人”实施过程中有哪些是值得我们总结凝练升华的，哪些存在不足亟待需要审视与反思的，因此，未来可以加强高校关于“三全育人”实施的对比研究。具体从以下方面展开：一方面，开展“三全育人”实施高校与未实施高校在思想政治教育工作模式上的对比研究，通过将二者之间的差异进行横向比较可以发现现行政策的优缺点，从而有助于不断优化政策，进而将政策目标导向精准化；另一方面，开展异质性高校“三全育人”实施绩效的对比研究，通过比较“三全育人”实施高校与未实施高校在育人绩效上的差异，为衡量“三全育人”政策实施绩效的量化研究提供依据。通过将实施“三全育人”高校（处理组）与未实施高校（对照组）在思想政治教育工作上科学研究和实践进行对比分析，可以为我国高校更好地落实党中央关于新时期高校思想政治教育工作指示精神提供有力支撑。

7．强化大学科研育人理念

洪堡开创了科研与教学紧密耦合的育人模式，“在最深入、最广泛的意义上培植科学，并使之服务于全民族的精神和道德教育”是洪堡确立的基本原则。“教授的作用在于把科研和教学结合起来——科研活动十分恰当地成为一种教学的模式。学生的作用就是把科研和学习结合起来——科研活动转变为一种学习的模式，从而铸成一个紧密的科研－教学－学习连续体”。由此，“创造性的研究方法被阐明，有创造能力的人员被训练，科学独立的精神被培育”，大学最终实现了培育学生乃至全体公民精神风貌和道德修养的目标。但是，当前大学科研与教学相分离，科研更强调知识的工具性价值，并有逐步放弃对具有普遍意义的人的理性和心智培育的倾向。缺乏精神引领的科学研究无法走得长远，而缺乏科学支撑的教学也是残缺的、不完整的。因此，大学应厚植科研育人理念，改变仅仅传授知识与技能的状况，树立正确的大学科研育人观，沟通教学和科研，建立科研 - 教学 - 学习的连续体，使科学精神和科学道德成为科研育人不可或缺的组成部分。

8．打造一支重视科研育人的教师队伍

科学精神具有师徒传承的“社会性遗传基因”。这种“基因”除了显性的知识和技能之外，更重要的是关于如何发现问题、解决问题以及创新的直觉等隐性知识。它只存在于教师个人的头脑中，学生只能在特定的情景下通过师生互动共处而习得。因此，没有高水平的科研队伍，就没有高水平的科研活动，也就无法为科学精神和科学道德的传承提供相应的实践环境和条件。而且，越是杰出的学者，其所具有的这类隐性知识就越丰富，尤其是科学创新精神大学科研育人的价值意蕴与作用机理往往更多地体现在一流学者的科学活动中。但科学精英内部有自己的联系网来保证他们知道在本领域内有什么“有意思的工作”正取得进展，并且这类信息通常都是通过非正式途径传播的。因此，没有一流的师资，就无法融入一流学者的“朋友圈”，就难以获得学科前沿问题并开展相应的研究工作，科学精神尤其是创新精神的培育和传承就会打折扣。打造一支高水平的科研队伍，应瞄准各学科领域的一流学者或其有潜力的弟子。这样不仅可以获取一流学者的“社会遗传基因”，而且能建立与一流学者的联系，从而使开展高水平科研活动并有效地培育学生的科学精神成为可能。

9．创设丰富的大学科研实践活动

创设丰富的科研实践活动，使学生有机会参与真实的科研实践活动，才能真正有利于大学生科学精神和科学道德的培育。尤其是对本科生而言，科研不能只是少数尖子生的专利，而应成为人人可以选择的实践活动。在现有的本科生毕业设计、大学生创新创业项目、各类科技竞赛和课程内科研活动之外，大学应积极为本科生创造良好的科研环境和条件。一方面，大学可以开放实验室，为学生自主探究提供条件；另一方面，大学应广泛设立由导师牵头的本科生科研项目，广泛吸纳有兴趣的学生参与真实科研实践。此外，可建立“导生制”“顾问制”和“社会导师制”等多形式相合的本科生科研模式鼓励教授指导本科生科研，提高本科生科研参与比例。同时，大学科研育人主要在于科学精神和科学道德的培育，因此，必须改变当前大学以科研“产量”为标准的功利性评价体系。量化的科研评价体系以教师个人的科研产量为导向，忽视了科研的精神和道德育人价值，导致教师缺乏科研育人的动机。改革大学科研评价体系应以建立“师生科研联合体”为导向，从科学创新和科研育人的角度出发，设计科研评价体系，引入科学道德评价机制，推动教师以科研项目为依托培育人才。

10．拓展学生综合素质基础，建立良好的师生关系

科学精神和科学道德的培育离不开广博的知识、基本的审美判断及良好的心理素质等。因此，在人才培养过程中，尤其是在本科生阶段，要为学生提供通识教育和人文素质教育，为学生提供全面系统的知识。知识的全面性与融和程度对学生的世界观、人生观的形成有重大影响，尤其在形成理智上的修养，即对知识本质及其思维方法的把握方面有重大影响。科学精神和科学道德是关于科学本质及其思维方法的理智修养，无法仅仅依靠专业化的教育而获得。尤其是科学创新精神，除了需要深厚的专业知识外，更需要丰富的、系统的、逻辑严密的综合知识作为基础。正如鲁洁教授所说，通识教育不仅是一个综合性的，还包括了科学、艺术、哲学、语言等众多学科的知识体系，它们所构成的有机整体也真正展现了人性的深度和广度。因此，夯实学生的通识教育及综合素质基础，既是为学生提供广博的知识基础，也是塑造其优良品格的需要。拓展学生能综合素质基础是为科学精神和科学道德的传承与发展提供认知基础，建立基于师生平等的、开放的主体间关系则是优化科研育人的必要条件。良好的师生关系是在大学科研活动中获取隐性知识的重要前提，也是学术道德体验形成的重要条件。

11．医学院校科研育人最后一公里——科研团队

依托科研团队的思想政治教育能够弥补现有课程理论和实践教育不能覆盖全员、全过程、全方位的问题。“科研育人”包含的其中一个层次即为结合科学研究的过程对学生进行思想政治教育。依托科研团队的人才培养模式其中一个特色，即学生全过程参与科研活动，科研团队全员参与对学生的培养，学生能够在这样的氛围里时时刻刻全方位地体验团队的科研氛围、感受科研道德、领悟科研精神，最终获得知识技能、综合素质和思想政治的全方位教育，实现“三全育人”育“全”人。针对现阶段重理论、轻实践的现象，依托科研团队的思想政治教育能够给予被教育者“沉浸式”的体验。高校科研团队一般由学术带头人、科研骨干、博士后、研究生、本科生等各层次各年龄段的成员组成。这一组成使得被教育者能够从其他各层次成员身上获得不同的受教元素，实现观念的接收、判断、摒弃和接纳。这样全方位的“沉浸式”体验能够实现东北大学党委书记熊晓梅教授所说的“一朵云推动另一朵云，一个灵魂唤醒另一个灵魂”，也能提升教育的亲和力和针对性。依托科研团队的思想政治教育，能够实现润物细无声的联动，使得“中国特色社会主义思想”进学生头脑，进而打通“三全育人”的“最后一公里”。针对全员育人忽略科研队伍的吸纳问题，《“三全育人”综合改革试点工作建设要求和管理办法（试行）》提出，“整合各方育人资源，把促进学生成长作为学校一切工作的出发点，将思想政治工作融入高校办学治校全过程，落实到教职员工职责规范之中”。“双一流”高校的专职科研人员的引进门槛相对较高，他们基本在全球或全国有影响力的大学取得博士学位，有些甚至师从业界权威导师，入职前均通过严格的政治审查，具备优秀的专业素养、职业素养和政治素养。这些特征使得这一队伍生来就是思想政治教育的一方沃土。依托科研团队的人才培养模式，能够充分发掘及利用这一队伍的能力和潜力，延伸高校在这一队伍建设上的投入价值和产出期望。

针对自觉修身意识缺乏的问题，依托科研团队的模式，能够轻而易举地化解这一障碍，在科研实践中同时培养人格和发展技术创新能力，畅通“三全育人”的“最后一公里”。科研团队中教育者的思想政治意识形态属于隐性知识，在科学研究中的价值甚至大于显性知识，不同于一般可通过教学方式传授的知识，科研活动是传授这种隐性知识的重要途径。这类隐性知识能够在日常的科研能力训练和专业素养的传授中，潜移默化地传送给被教育者。日复一日地潜移默化，使得被教育者实现从他律到自律的转变，不论是专业素养，还是思想政治意识形态，都能铭刻于脑、于心。在其角色转变后能够继续传递正确的思想政治观念和意识形态，实现一脉相承的可持续联动。2018 年 5 月，教育部发布的《“三全育人”综合改革试点工作建设要求和管理办法（试行）》提出，“以建立思想政治工作与教学科研管理服务相结合的实施体系为根本，切实打通‘三全育人’的‘最后一公里’，形成可转化、可推广的一体化育人制度和模式”。依托科研团队的思想政治教育，即目前高校“三全育人”路径的其中一个“最后一公里”。依托科研团队的人才培养，即为把人才培养与科研团队的科研活动相融合，是当前人才培养模式的创新，是 19 世纪以来洪堡“教学与科研相统一”理念的深度延伸。这一模式在培养技术拔尖、创新人才的同时，将思想政治教育寓于科研之中，能够实现“沉浸式”的思想政治教育，打通“三全育人”的“最后一公里”，更有助于建立有特色的、动态的、与时俱进的科研育人体系，形成可转化、可推广、可借鉴的育人模式，促使高校“教”与“育”、“科研”与“教学”、“理论”与“实践”的结合和平衡，营造人才培育新生态，提升人才培养水平。

12．医学生科研立项实施措施

医学专业大学生科研是指大学生课外参加的、与所选择专业紧密相关的文献检索、课题设计、论文撰写等活动，它对培养大学生的创新能力、科研能力和实践能力起着重要作用。近年来，在培养既具有专业医疗技术，又具备较强科研能力的复合型创新人才为目标的新形势要求下，国内各级大学院校逐渐开始关注本科生科研，积极采取各种方式来培养大学生的科研能力，科研能力的培养已经成为本科教学质量与教学改革工程的重要组成成分。实践证明，这一举措也是培养学生创新素质的有效方式。但和其他专业的大学生不同，医学类大学生需要学习的知识和技能更多，本科期间需要投入的时间和精力也较多。医学类本科生通常课程较多，学业负担重，多数同学利用课余时间准备研究生入学考试，提升自己的学历，还有些学生认为，只要自己当个好大夫就行，科研是高校和研究所工作人员的事，所以多数医学本科生不愿在科研方面投入大量的时间，这也导致他们的科研创新意识相对薄弱、申报课题积极性相对不高、科研立项的参与度和进度相对不高。虽然医学类大学生在本科阶段存在科研意识相对薄弱、科研能力偏弱等现象，但在广大院校调整认识视角、提供相应举措及因势利导下，仍然取得了初步的预期成果。总的来看，当今，我国医学教育在培养医学生的科研能力方面仍存在一些不足，医学类大学生科研立项的实施有待进一步提高。

经过深入的研究，我们发现目前医学生科研立项过程中尚存在以下这些问题：许多学生参加科研立项出发点不准确，他们认为参加科研立项是拿学分、保研的砝码，认为参加立项是考研成功的“敲门砖”，并非“兴趣”导向型，而是“分数”导向型。一部分本科生对科研的特点认识不足，没有能够完全理解科研的特点应该是在坚持中发现真相，这有可能导致他们在进入实验室后，无法很好地适应科研过程中枯燥繁琐的工作，缺乏主动进行科研创新的积极性。部分学生在选择导师的问题上存在一定的盲目性，如预先没有了解导师方向是否与自己契合，本着“能选上就行”的原则。存在一定占用名额的情况，如一些同学提前与老师联系，准备立项，而导致一部分真正对科研感兴趣的同学未能立项。立项成功后，许多学生也会因为科研时间与课业冲突，难以兼顾。医学生课程多，课时长，课前课后还有预复习，现在还采用线上线下教学并举，PBL、CBL 等多种教学新手段的尝试等使得学生在课程学习中消耗了大部分的时间与精力，很难长时间地跟进科研课题。学生主观能动性和创新性不够，大部分学生在立项后，由于基础知识的缺乏，仍习惯于等待老师的安排与指令，是“教师”主体型，而非“学生”主体型。学生的积极性易受多因素的影响，如与实验室师兄、师姐时间不一致，不能对实验进行全方位学习，久而久之就放弃了；实验结果不成功，面对挫折容易选择放弃；能否坚持长期在实验室学习、做实验等是学生是否能真正在科研立项中有所收获的关键一环。学生发表论文受限，难以按时结题：医学类实验一般周期较长，缺乏论文撰写经验，甚至选择师兄、师姐或老师“代笔”“挂名”等。由于参与时间较短，学生发表研究论文的影响力不高，不是高质量论文：为了结题，为了写文章而写文章，质量欠佳。学生的科研素养本质上未有实质性提高：有“形”而无“实”，有了科研的形式，而真正的培养科研素养的目的未能达到。科研理论及实际操作能力较弱。处在本科阶段的大学生，对科研知识的掌握程度大多仅限于理论方面，实践操作的机会相对要少。

针对以上问题，本节提出以下这些解决方案：逐渐由“分数”导向型向“兴趣”导向型转变。学生间通过良性竞争获得立项机会，让真正对科研感兴趣的同学参与其中。考核模式转变，不单纯以论文数量来进行结题考核，注重质量。必要时可开展答辩形式，考核同学的掌握情况，而非仅以论文为参考标准。注重科研立项课题的延续性，科研立项往往只有 1 年时间，而对于医学类专业，1 年很难做出全面的成果，对学生全面的科研思维的培养不利，这个课题在结题的基础上，学生是否还能有所拓展？对后面研究生学习的启蒙是否有作用？对拓宽现有的知识面是否有帮助？科研立项的项目应与本科现阶段的专业知识相贯穿，不能完全脱离专业知识，科研立项的完成应更好地辅助甚至拓展现有基础专业知识的学习。科研立项可以注重学科交叉，多科学交叉发展研究是未来的趋势。如何将医学与材料、化工甚至是环境等学科有机结合，也是需要鼓励和支持的立项范围。科研立项的最终考核应不仅仅是论文，有些同学即使全程没有参与相关研究，也能因为一纸论文或一个挂名而轻松结题。可采用如 PPT 展示等环节，与相关专家面对面交流，真正检验对所做研究课题的了解情况与参与程度，以评判是否真正达到结题标准。加强导师在培养过程中的作用。导师在指导学生进行科研时，对于内容相对容易的项目可以给学生指出一个大致的方向，让学生自主建立团队、设计方案、查阅文献，安排实验的大体流程；导师负责从旁指导，纠正和弥补方案中的错误和漏洞。导师向学生分派科研任务时，可以遵循由易到难、由简到繁、由浅入深的规律，逐渐增强学生的科研操作能力，使其对课堂上所学习到的一些常用的实验技术得到进一步的掌握。

综上所述，大学生创新在“三全育人”新思想和大背景指导下，已得到了充分的认识与关注，而在医学生创新性科研立项实践过程中，由于实践时间尚短，经验尚浅，还存在一定的问题，针对这些主、客观上存在的问题进行逐个分析、击破，希望在将来本科生科研培育中能有更多的好课题得以立项，学生的主观能动性和积极性得以充分地调动和发挥，从而达到更为理想的教学效果。

（四）小结

综上所述，“三全育人”视域下医学院校科研育人体系的构建坚持以思想价值引领为导向，以立德树人为核心的理念，加强顶层设计、以科研项目团队建设为载体，以培养创新思维为目标，以知识学习为基础，以育人模式改革为动力，不断加强校内外协同育人和氛围营造。坚持以学生为本、尊重个性差异、注重创造性与开放性、发挥学生主动性与自觉性，构建系统性、发展性的育人体系。通过科教整合、党团活动、社会实践、科普志愿服务、校企合作共建等方面，从内容和形式上搭建平台，拓展渠道，开展一系列的科研实践育人改革探索，才能切实培养医药专业本科生的创新意识和科研实践能力。

从回顾中国高校“三全育人”的文献刊发、期刊分布与研究方法等情况来看，中国高校有关“三全育人”的学术研究文献量目前处于迅速攀升阶段，研究热度处于较高水平，预计未来将涌现出更多文献。现有研究对高校“三全育人”实施的诸多方面已进行了有益探索，推进了有关理论的构建和拓展，增进了对当前中国高校“三全育人”政策实施后运行模式及其规律的认识，为政策制定与实践探索提供了科学依据和决策参考。总体来说，中国高校“三全育人”研究大致可以划分以下三个方面：一是关于“三全育人”内涵特征以及其演化脉络；二是基于“三全育人”十大育人体系内容，研究具体育人体系模式及其运行机制；三是有关“三全育人”运行机制的理论阐释。现有文献针对高校“三全育人”的研究主要围绕着协同育人模式特征、实施成因、发展模式及其背后机理等方面进行，研究视角总体上偏于高校层面较多，聚焦育人个体微观层面的文献相对较少，尤其是关于系统化剖析协同育人机制发生的理论分析更是凤毛麟角；对“三全育人”实施的绩效分析，现有文献已有涉及，但仍有待于拓展，并亟待从高校异质性角度加以区分与比较，而在研究方法上，基本上以定性分析为主，鲜有文献量化“三全育人”概念界定、实施绩效以及育人个体层面参与“三全育人”行为决策的实证分析研究。

据此，本章节提出未来的研究方向：第一，加强对“三全育人”协同育人机制的体系化学理剖析；第二，加强“三全育人”的量化研究；第三，加强对“三全育人”异质性高校差异的研究。

“三全育人”政策实施是党中央在新时期对高校思想政治工作的具体指引，旨在将高校思政工作导向全员化、全过程化和全方位化的有力举措，从而实现高校思想政治工作全覆盖、无死角，对高校牢牢把握住正确的育人方向具有举足轻重的作用。因此，应持续加强对高校“三全育人”实践的探索与总结。

（沈 博）

三、学术出版视域下的医学生学术诚信教育研究

（一）引言

诚信是社会主义核心价值观对公民道德提出的最基本的要求，医学生学术诚信的培养和教育，是我国培养医学人才的基本要求，医学生学术诚信是社会主义核心价值观的重要因素。医学生在本科学习阶段和研究生阶段以及未来的职业生涯中，都离不开学术研究活动，医学是一门事关人类生命健康的科学，“大学至善，大医精诚”不仅是千百年来的一个理念，更是人们对医学的要求和对医生的期待，不但要医术精湛，更要有诚信，这种诚信直接关乎人们的生命健康，是一个重于泰山的责任和仁慈至善的优良品质。医学院校建立和完善医学生学术诚信体系，对于发扬实事求是的医学科学精神，秉持严谨的治学态度，全面提高医学人才的综合素质，对于医学教育事业的发展具有重要意义。

在学术出版视域下开展对医学生的学术诚信教育的研究，将结合学术出版的相关规定、出版管理条例、出版的规范及学术不端行为的界定等出版活动开展，在学术出版视域下的医学生学术诚信教育的相关研究将会对学生在学术研究过程的学术诚信教育起到指导作用，以期在学术出版视域建立一套学术诚信机制，以此作为医学生学术品质教育的一部分，同时也是医学生人文素养的重要内容。

（二）国内外科研诚信研究现状

国外学者对于科研诚信的研究主要是从政府层面、科研机构层面、研究者层面开展了研究。随着我国科学研究水平的不断提高，我国学者对科研诚信的关注程度越来越高，学界关于科研诚信的研究成果呈逐年上升的趋势，参与研究的机构及作者的分布也较为广泛，且随着近年来我国科研不端行为的曝光率越来越频繁，以及国家对科研诚信建设的重视，学界关于科研诚信的研究可谓正逢其时。

1．国内研究现状

关于科研诚信的概念界定，在我国政府部门关于科学研究管理的相关文件中可以发现“科研伦理”“学术不端”“科研失范”“科技信用”“学术腐败”等相关表述，科技部2004年9月颁布了《关于在国家科技计划管理中建立信用管理制度的决定》，提出了“科技信用”的概念，其定义是“从事科技活动人员或机构的职业信用，是对个人或机构在从事科技活动时遵守正式承诺、履行约定义务、遵守科技界公认行为准则的能力和表现的一种评价”。我国学者关于科研诚信、学术诚信等相关概念的研究以及相关行为的界定从以下多个方面展开了研究。

王锋认为，科学不端行为是“在科学研究过程中出现的违背科学共同体行为规范、弄虚作假、抄袭剽窃以及其他违背公共行为准则的行为”。汪俊等学者指出，“学术不端行为是指科学技术人员在科学研究活动中未能恪守科学精神，违背了科学价值准则和违反了科学共同体公认的道德行为规范的各类行为”。黄宝东提出，“违反诚实、公正的科学研究基本原则的行为都可以被认为是

有违学术道德的学术不端行为”。

徐绍华对科研不端行为从广义和狭义两个角度做出了界定。解本远结合大数据时代特征对学术不端主体借助某些检测软件修正涉嫌抄袭部分以期逃避检测的行为做出分析。赵君、鄢苗提出了学术不端行为的若干特征，如普遍性、隐蔽性、多样性、群体性等。蒋来、詹爱岚等对2005—2015年期间发生在高校中的学术不端行为典型案例进行了分析与总结，指出项目申请立项过程中也存在虚假陈述、捏造材料、重复报奖、侵犯他人知识产权等问题。

我国学者对于科研不端行为的原因也进行了深入的研究，王雅芬从科学社会学的角度进行了研究，指出科研不端行为发生的内在原因是科学道德和科学精神的缺位，体制原因是不合理的科研评价机制和奖励机制，根本原因是组织权威影响力无限扩大。李真真、黄小茹指出，我国现阶段正处于科研诚信的建设阶段，仍处于外化状态，关于科研诚信的制度化教育尚不完善，科研主体没有建立基于内在价值追求和习惯性行为的科研诚信规范。

2．国外研究现状

国外科研诚信的研究首先包括科研诚信基本理论的研究、科研诚信的内涵、科学精神、科研人员的责任与伦理道德，其次是对科研诚信的行为的界定，如科研不端行为的界定、科学共同体弊端的剖析、伪造、剽窃科研成果的相关研究，再有就是根据法律对科研诚信的规范教育以及法律法规层面对此案的监督、预防和惩治。

国外学者认为，当描述行为时，“研究诚信”主要指科研工作者具备“高尚的道德原则，未腐败的美德特性，特别是与真理、公正、正直、诚实和真诚有关”。科研诚信是用来衡量科研工作者对相关法律法规及研究领域所公认的职业规范等的遵守程度。

（三）学术诚信的基本内涵

在学术活动中，“诚”主要体现为尊重事实、不造假象，“信”则体现为严谨、负责守信用，诚信是学术活动的基本内容。2009年，在科技部诚信建设办公室组织编写的《科研诚信知识读本》中明确了科研诚信的概念——指科研工作者要实事求是、不欺骗、不弄虚作假，还要恪守科学价值准则、科学精神以及科学活动的行为规范。科研诚信（学术诚信）涵盖的内容有：防止科研不端行为（伪造、篡改、剽窃）及制定和落实一般科研活动的行为规范准则、规章制度和行为指南；规避和控制科研中由于政治、经济以及商业化引发的利益冲突，兼顾个人自律、机构自律、制度建设和科技体制四个方面。因此，加强科研诚信的建设，不仅要建立健全科研评价机制和监督惩戒机制，更需要加强以科学精神、科学伦理和科研行为为核心的科研诚信教育体系的建设。

从学术期刊出版的角度理解学术诚信，主要要求作者遵守投稿要求和学术规范，恪守学术道德，其科研数据、引用资料真实有效，尊重他人已发表的学术成果，避免出现一稿多投、中介机构多稿代发、虚假引用他人文献等学术不端行为；审稿专家和编辑工作者干扰评审程序、盗用稿件内容、谋取不正当利益，以及违反利益冲突规定、保密规定等学术失范和学术不端行为。

而近年来，剽窃、伪造、篡改等科研诚信问题屡屡出现，科技部、国务院办公厅、人社部等国家部委、各省市的科技主管部门、各大高校均对规范学术不端行为以及建立科研诚信管理制度出台了相关政策与规定。比如，科技部等15部门联合发布《国家科技计划（专项、基金等）严重失信行为记录暂行规定》，中共中央办公厅、国务院办公厅印发了《关于深化职称制度改革的意见》《关于进一步加强科研诚信建设的若干意见》（以下简称《意见》），以及《关于进一步弘扬科学家精神加强作风和学风建设的意见》，人社部印发了《职称评审管理暂行规定》等，都充分显示出政府对治理学术不端、营造科研诚信氛围的高度重视。

（四）学术诚信缺失的表现及成因

1．学术诚信缺失的表现

学术诚信缺失在科学研究实际中存在多种表现形式，美国国家科技政策办公室颁布《关于科研不端行为的联邦政策》，将学术诚信问题表现之一的科研不端行为归结为伪造（fabrication）、篡改（falsification）、剽窃（plagiarism）3 种行为，它是许多机构定义学术不端行为的共同标准。《教育部关于严肃处理高等学校学术不端行为的通知》中将学术诚信问题中最常见的表现即学术不端行为列为如下几种：①抄袭、剽窃、侵吞他人学术成果；②篡改他人学术成果；③伪造或者篡改数据、文献，捏造事实；④伪造注释；⑤未参加创作，在他人学术成果上署名；⑥未经他人许可，不当使用他人署名；⑦其他学术不端行为。对他人学术、审稿专家、编辑者三方的学术不端行为进行了界定，精细地描述了不同类型学术不端行为的表现形式。

2．学术不端问题的成因

学术不端问题产生的原因较为复杂，有社会大环境及高校科研风气的因素，也有科研主体学术诚信意识不足、学术道德意识浅薄的原因。具体而言，可以从以下几个方面分析。

（1）学术诚信环境的不良影响

现代社会快节奏的生活方式，网络信息技术的飞速发展，社会竞争日益激烈，贪功求名、急于求成的心态不仅影响了科研主体的学术研究，也催生了一些不正当的竞争手段，影响了科研主体应具备的追求诚信、脚踏实地的学术道德要求，进而产生种种影响学术诚信的不端行为。

（2）学术评价体系的不科学与不完善

学术评价体系中对于发表论文量化的评价指标促使高校教师及科研人员担负较为沉重的科研压力，尽管科研领域的竞争氛围能够促进科技发展与进步，但同时也使得学术风气变得功利浮躁，造成了一定程度的学术不端行为。

（3）学术不端行为惩戒措施不足

尽管国家和科技主管部门颁布了若干行政法规，但大多是对学术不端行为的预防性规定，尽管我国科研人员具备较高的学历构成，但很多人的法律意识较为淡薄，即使出现了一稿多投、剽窃、抄袭等现象，由于当时鉴定手段与技术相对落后，很多学术不端行为没有受到严格的惩罚，使得学术不端行为的成本极低，也助长了学术不端行为的发生。

3．学术期刊出版机构在学术诚信建设中的独特作用

学术期刊出版是学术研究中重要的环节，也是学术诚信建设工作的重点，学术期刊出版的工作流程决定了其在学术不端行为鉴别与学术信用体系建设中起到的重要作用，在学术出版过程中遵守国家法律、行业标准，规范学术编辑行为，在审稿过程中采取学术不端软件检测、匿名审稿专家评审、开放式同行评议等措施，针对学术不端行为起到了预防作用；此外，应对已出版的学术期刊中出现的学术不端行为，采取撤稿、召回等方式，与学术主管部门配合，起到了惩戒的作用。

（五）学术出版视域下的医学生学术诚信教育的重要意义

1．医学生学术诚信教育是三全育人工作的重要组成部分

“三全育人”即全员育人、全程育人、全方位育人。诚信教育是最好的素质教育和品德教育，贯穿整个高等教育的全过程，涵盖了全方位，也需要全员共同参与，也是三全育人工作的最重要组成部分，是培养学生学术研究能力、提升学术素养的最基本的道德品质教育，近几年，学术诚信教育得到了很高的关注度。

2．医学生学术诚信教育是医学生医德教育的重要内容

“德者，本也”。学术诚信教育应融入医学生三全育人工作中，全方位、全过程地营造学术氛围、践行社会主义核心价值观，这些都应建立在“诚信”基础上，学术道德教育也应贯穿医学高等教育始终。高校的学术出版工作在塑造良好学术氛围和建立诚信学术风气中也应首当其冲地自觉担当这一使命。

医学生的学术诚信教育是医德教育的重要组成部分，医学生从本科生基础课程的学习到临床实习阶段，是医德培养的重要阶段，从学术出版领域规范医学生学术诚信，要求医学生在发表论文的过程中，从主观上要严格遵守学术规范，遵守学术道德，另一方面，在客观上，在学术出版过程中也要有相应的机制做好事前规范，在学术出版的各个环节都避免学术造假以及不端现象的发生。

3．医学生学术诚信教育是医学神圣职责的基本要求

医者仁心，医生的神圣职责在医学教育中也是最基本的人文关怀。医者的神圣职责都体现在对病人的尊重、对医者职责的尊重、对医学科学的尊重中，医者对病人的人文关怀和诚信也是治愈的一种力量，医生如果不能做到对医学科学的尊重，也会无视患者的生命健康，古今中外的许多医者都对病人怀有悲悯之心，都对医学的职责无限崇尚，都对医学科学十分尊重，医学生的诚信教育也应在诸多层面加以提升和凝练，让医学科学能在具有高尚医德的从医者身上闪耀出持久的生命之光。中国当代医生在抗疫中的那些无私奉献的精神和全心全意为病人服务的高尚作为，也都是医生神圣职责的一种体现。医学生的学术诚信教育也要在医学生职责培养中不断升华。

（六）学术诚信机制的建立

在学术出版领域，如何建立学术诚信机制，在医学生的学术研究过程中培养他们的学术诚信的高尚品质和遵守学术规范的学术道德，养成学术诚信的好品质呢？笔者认为，教育既要有润物细无声的感化方式，也要有对一些主观故意的不端行为的预防和惩戒机制，这些都是必不可少的，从学术出版层面、学术道德建设层面以及医学生课程体系层面共同建立学术诚信机制。

1．学术出版管理层面的机制——三审制与责任校对相结合

学术期刊出版要求严格实行“三审制”，实行同行评议制度，做好意识形态把控。“三审制”作为学术出版领域通行的审稿制度，要求从论文责任编辑、复审编辑、终审编辑三个审查主体出发，一篇稿件经过三个环节的审核方可采用。“三审制”与统一规范的稿件处理平台相结合，结合学术不端检测软件，在接受稿件初期就能识别出抄袭、剽窃等现象。在编辑及审稿专家的审稿过程中，进一步对伪造数据、抄袭修改图片等较为隐蔽的学术不端行为进行甄别，在遵守学术出版规范的前提下，确保稿件质量。

信息技术的发展促使学术出版平台的功能不断拓展与完善，可以将学术出版工作做得更加严谨，学术出版的各个流程中的稿件均会得到充分的查验和审阅，技术将会对学术出版过程中的漏洞弥补和完善，也会提升学术出版工作的严谨，减少各类错误的出现，尤其是与学术诚信相关的问题的鉴别和修正，确保将问题管控在初始阶段，并可以及时纠正，确保学术出版平台的完善，以此保障学术出版工作能在一个严谨无误的出版环境中进行。

2．从学术道德建设着手，将学术诚信融入三全育人工作中

学术出版视域下的医学生学术诚信教育具有极为重要的意义，高校学术出版工作应自觉担当学术诚信、学术道德建设，在学术出版工作中将学术规范教育融入出版过程中，传递学术规范的信息，从发挥学术出版工作人手，将学术出版工作中的规范和要求传递给师生，在学术出版过程中要树立优良的学术风气，严谨、诚实、负责，符合学术规范。学术道德和医德一样，都是对医学生神圣职责的良知塑造，都是对医学生良好职业道德的格外重视和特殊培养，学术诚信也是一个医学研究者诚信的最重要体现之一，培养教育要在整个课程设置、学术实践和临床实践中相结合，做到科学研究客观真实，学术成果真实可信，实验数据精准无误。严谨的学识和认真的态度是整个医学教育中都应不断完善的，并非一蹴而就，需要在一个良好的学风中氤氲，在润物细无声的学术养成中不断升华和成就。

3．融入医学生的医学教育课程体系中

学术诚信教育，尤其是针对未来科研人员在大学阶段所接受的学术诚信教育，目前还需要充实到医学生本科甚至研究生的课程中开展，开设科研诚信教育、科研行为规范、科研伦理道德等相关课程，具体措施如下。

（1）将学术诚信相关法律法规纳入大学生通识教育

学术诚信教育作为大学生学术诚信理念建立的关键支撑，需要从课程体系建设、教育活动、学术诚信宣传教育等多个方面开展，将关于学术诚信的法律法规纳入大学生的通识教育内容中，增加知识产权法律法规、学术诚信规范等内容，使学术诚信的法律概念与法律法规的认识从本科阶段入手，如同医学生掌握文献检索技能一样，医学本科生也应全面了解和掌握医学学术出版的相关法律法规，了解知识产权法体系，掌握著作权法、专利法、民法典等法律知识，为学术诚信建立良好的基础，法律法规知识的学习也是医学生诚信教育的最基本内容。2019 年国家颁布了《学术出版规范期刊学术不端行为界定（CY/T174-2019）》，该标准界定了学术期刊论文作者、审稿专家、编辑者所可能涉及的学术不端行为。该标准适用于学术期刊论文出版过程中各类学术不端行为的判断和处理，且他学术出版物可参照使用，医学生也应学习和掌握，避免出现类似问题。

（2）设置相应的课程，将学术诚信机制融入医学教育的课程体系

自 2011 年起，我校信息管理与信息系统专业开始招生，我们为信管专业学生开设医学编辑学课程，共 36 学时，在授课过程中融入学术规范的授课内容，引导学生遵守国内外学术规范，在学术活动开始，就能从学术规范入手，无论是文献引用、学术论文写作基本规范，还是参考文献标准著录格式，掌握必要的格式和规范，如 APA 格式、芝加哥格式等，以规范化强调诚信意识和法律意识，从规范和法规层面普和学术规范的知识。未来可能会结合学术诚信相关内容开办主题讲座及选修课等，将学术规范的教育渗透到课程中，从学术规范角度强化医学生的诚信教育。

（3）开展案例式教学——将学术不端的案例剖析给医学生

案例式教学可以全面揭示学术不端行为，可以给学生以警戒，深入学习各类学术不端的案例，可以达到比较好的教学效果。结合学术出版工作实际，以学术期刊审稿、出版、发行过程中出现的学术不端案例，如论文投稿汇总的代写代投行为、抄袭剽窃英文文献行为、抄袭剽窃英文文献中的图表数据行为、自身数据造假行为等，其中较为隐蔽的学术不端行为是“编辑加工”图表数据，作者利用图像编辑软件对关键性的图表数据涂改、拼接等，虚构出较为“完美”的数据结果，特别是折线图、函数图等常用数学图表，采取拼接、平移、伸缩变形等手段伪造、修改图表数据内容，从而规避了学术不端检测系统仅针对文字复制比较的检测功能，这就增加了学术出版中编辑甄别稿件的难度，即便有审稿专家评审及同行评议等环节，图标数据及图片修改也常常难以发现。科技期刊出版作为学术诚信建设的重要环节，针对上述学术不端行为能够采取制定图片处理规范、要求作者提供图表原始数据，以及提供数据变更详细说明等防范措施，如发现已出版的科技论文出现伪造数据等情况，期刊编辑部采取撤稿处理，相关科技主管部门予以通报批评，撤销评奖评优等处罚。根据国家卫生健康委员会科技教育司定期公布的“部分机构医学科研诚信案件调查处理结果”显示，自 2021 年 6 月至今，已公布几百起全国范围内的学术不端案件，触发方式包括科研诚信诫勉谈话、通报批评、行政警告处分、政党内警告处分、取消评优评先资格、终止各类相关科研项目、扣罚绩效工资、永久取消申报科技计划（专项、基金）项目及科技报奖资格等。国家及科技主管部门对学术不端案件的处理和处罚能够有效遏制学术不端行为，同时充分发挥典型案例的警示教育作用，给学生提供直观的学术诚信教育。

（4）依托学术出版各相关环节形成合力开展学术诚信宣传教育

在学术期刊出版过程中，学术诚信的要求贯穿始终，学术期刊出版机构除通过微博、微信公众号、视频号、抖音等自媒体宣传自身出版发行的学术期刊外，还应该善用当下媒体融合的大趋势，整合专业编辑团队、领域内审稿专家，向学术期刊的特定受众——作者及读者群体——多渠道宣传学术诚信的必要性和重要性，同时在投稿、审稿、校对等各出版发行环节，完善编辑出版规范和工作流程，规范投稿细则，将学术规范融入稿件要求中，约束和要求作者遵守学术诚信要求，达到宣传教育的目的。

（5）学术诚信学分制的建立

将学术诚信机制融入医学教育，要求学生必须修满学分，接受学术诚信课程的理论课学习和实践课的训练，不仅包括国家的政策法规学习，还包括国际学术出版规范的教育，既要强化学术规范类的学习和考核，又要给学生开设医学写作课，在实践中尝试出版医学研究的相关成果，整个过程都是一个学习和体会的过程，学生学习合理利用参考文献，规范标注中外文参考文献，学习与编辑出版的相关知识，让学生学会尊重科学研究成果，尊重他人劳动成果，学会科研，尊重科研，并正确发表科研成果，这个过程会使得学术教育得到落地生根，同时养成良好的学术道德，并能在科学研究中做到学术诚信。

科研诚信及学术规范在推动高校高质量、内涵化发展进程中发挥着极为重要的作用，医学生学术诚信的培养离不开学校整体科研诚信机制的建立。学术出版视域下，在制度体系、内控管理、医学教育等方面建立学术诚信制约机制，让医学生在本科阶段就接触到学术出版的规定和规范，结合实际案例融合到医学高等教育中、医德医风教育中、学术研究中，达到提升医学生学术诚信教育的目的，以期为学术出版视域下的对医学生的学术诚信教育提供一些方法和策略，同时也为学术期刊边发展边建设，边建设边提升开拓一个学术诚信教育的平台，不仅为医学生提供服务，也期待为其他专业类的学生提供学术诚信教育的资源和借鉴。

（迟殿元）

第三节　构建实践育人体系

一、基于“三导向”人才培养模式的实践育人体系研究

习近平总书记指出，“今天，党和国家事业发展对高等教育的需要，对科学知识和优秀人才的需要，比以往任何时候都更为迫切”。

哲学的沉思是一个优秀民族应该崇尚的品质。马克思曾经说过，“理论在一个国家实现的程度，总是决定于理论满足于这个国家需要的程度”。近年来，党和国家十分重视高校实践育人工作，政策文件相继出台，育人理念不断创新，习近平总书记在不同场合、不同时间多次强调实践对青年学生成长成才的作用，“道不可坐论，德不能空谈。于实处用力，从知行合一上下功夫”，这一切都饱含着党和国家对高校人才培养、对青年学生成长成才的发展指向和殷切期待。立德树人是高校的立身之本；躬行求真，探索真知，是当代大学生成长成才的必由之路。实践育人是高校全面育人的重要内容。如何进一步加强和推进实践育人工作，探索和构建实践育人长效机制，既是党和国家寄予的期盼，更是当前高校和思想政治教育者的共同使命和责任担当。做好高校思想政治工作要因事而化、因时而进、因势而新，同样，做好实践育人工作也要善于从规律探究上下功夫，从机制创新上去着力，旨在通过构建科学的育人机制不断地推动高校人才培养质量的提升。

“三全育人”是我国高等教育为社会各行各业进行人才输送前不可缺失的关键一环，而实践育人是发挥思想政治教育功能并检验其教育效果的重要手段之一。高等教育体系中受教育者的思想政治素质和思想道德修养不仅代表未来中华民族展现在全世界面前的国家形象，更关乎我国高质量发展目标的实现程度。新时代我国高等医学教育要以培养担当人民健康事业，将个人价值追求和职业目标融入国家发展目标的优秀医学人才为己任，在这其中，医学生“三全育人”发挥不可替代之作用。作为未来我国健康事业的重要技术人才，与普通高等教育人才培养重点相比，医学生成才要求只高不低。医学院校对医学生的思想政治教育应当在总结医学专业教育规律的基础上，专门针对医学生的特性，以马克思主义经典理论为指引，遵循新时代人才教育规律，建立以第二课堂等内容为代表的医学院校“三全育人”实践育人工作体系，发挥医学生教育主体作用，形成医学院校全过程、全方位、全员育人的格局，更好地完成医学生“三全育人”效度目标。

在以立足中国，放眼世界的视域下提出并解决人才培养问题这一过程中，应该明确：“优秀人才”和“科学知识”是经过反复实践考验的人才和能够服务于实践、创新于实践的成果。我们唯有深切体会这种迫切感，以实践育人为载体，全面深化教育改革，才能为中华民族伟大复兴贡献高等医学院校的力量。

（一）立足“三导向”模式，明确实践育人基础

在“三导向”模式的创立与实践运用中，我们进一步深化了对实践育人的认知和理解，进一步明确了实践育人概念，广大高等医学教育工作者形成了对实践育人基础的普遍共识和明确阐释。

1．“三导向”模式的提出与运用

2010年，齐齐哈尔医学院在遵循我国高等医学教育发展规律基础上，创新性地提出了以学生未来发展为目标，以“三导向”为培养模式的医学生教育方法，这一方法的主要内容是以“职业精神”为导向的人文素质教育；以“执业能力”为导向的专业素质培养；以“社会适应”为导向的身心素质养成。在此基础上，齐齐哈尔医学院构建了相应的课程体系、教学内容和教学方法。

在“三导向”人才培养模式中，以“职业精神”为导向的人文素质教育和以“社会适应”为导向的身心素质养成培养目标，其主要实现途径需要通过开展实践活动进行引导与提升。在寻找这一主要实践途径的过程中，我们强化对实践活动内容的整合和开展相关活动的组织形式，为进一步拓宽学生职业精神和社会适应能力的培养路径，进而提升“三导向”人才培养模式的实施效果，奠定了实践育人的基础。

2．实践育人的基础

（1）哲学基础

中国传统哲学基础：在中国传统文化中，常用“知”与“行”来表述认识与实践的关系。坚持知行合一、注重品德践履是中国古代哲学有关育人的重要思想。春秋时期，孔子在《论语》开篇提到“学而时习之”，后在《论语·公冶长》中有云“吾始于人也，听其言而信其行；今吾于人也，听其言而观其行”。《礼记·中庸》十九章提及“博学之，审问之，慎思之，明辨之，笃行之”。战国时期的荀子提出“不闻不若闻之，闻之不若见之，见之不若知之，知之不若行之”。北宋司马光曾提出“学者贵于行之，而不贵于知之”；南宋陆游也曾说过“纸上得来终觉浅，绝知此事要躬行”；理学家朱熹进一步提出“知行常相须”“论先后，知为先；论轻重，行为重”“知之愈明，则行之愈笃；行之愈笃，则知之益明”；明代王阳明进一步提出了“知行合一”说，强调要知，更要行，知中有行，行中有知，但“知”最后要落实到实践中去；知必然要表现为行，不行则不能算真知。清初王夫之则强调“知行相资以为用”“并进而有功”，认为“力行而后知真”，即要在实践中获得真理。这些论述是中国古代传统文化中知行观的精髓，包含了“知”与“行”的辩证关系，“学”就是知，即理论学习；“习”“行”就是实践，肯定和强调实践的重要性，都要求

为学者、为人者要努力践履所学，使所学最终有所落实，做到知行合一。但中国古代儒家思想所说的“行”，更多强调的是道德层面上的实践，强调人的道德形成是成于内而行于外，必须通过长期的道德践行才能得到完善，追求的是道德认识与道德实践的有机统一。同样，虽然实践一词出于西方，但西方古代哲学中的实践概念也主要是指道德层面上的活动。如代表人物亚里士多德认为“实践就是幸福，仁义和执礼的人所以能够实现善德，主要就在于他们的行为”“实践涉及人生的意义与价值，生产只关心人的欲望与要求的满足。实践的对象是人事，生产的对象是物体”。他把人类知识和活动分为理论、实践和创制。其中，实践主要指追求伦理德性和政治公正的行动。

马克思主义认识论是马克思主义哲学辩证唯物主义的重要组成部分，它揭示的是认识的发展规律以及认识与实践的辩证关系，实践观是其中最基本的观点。马克思主义认识论认为，实践是作为主体的人能动地改造客观世界的活动。人的所有活动都离不开实践，人的认识的发生、发展以及检验和归宿都必须在实践的基础上完成。认识来源于实践，又对实践具有能动的指导意义。正如毛泽东同志所说：“理性认识依赖于感性认识，感性认识有待于发展到理性认识”“实践、认识、再实践、再认识，这种形式，循环往复以至无穷，而实践和认识之每一循环的内容，都比较地进到了高一级的程度。这就是辩证唯物论的全部认识论，这就是辩证唯物论的知行统一观”。马克思主义认识论表明，理论知识只有通过实践才能得到真正的检验，也才能体现理论知识的价值和意义；而人在获取间接经验的同时，必须通过实践去检验知识的真伪，才能不断深化对理论知识的理解。“一个人的知识，不外直接经验和间接经验的两部分……就知识的总体来说，无论何种知识都是不能离开直接经验的。任何知识的来源，在于人的肉体感官对客观外界的感觉，否认了这个感觉，否认了直接经验，否认亲自参加变革现实的实践，他就不是唯物论者”。这就意味着，一个人“你要有知识，你就得参加变革现实的实践”。

一个人如果脱离了实践，没有遵循实事求是和一切从实际出发的原则，就容易出现主观臆想，容易用空想代替现实，就会陷入主观主义和唯心主义的误区。青年学生正处于世界观、人生观和价值观的形成时期，更需要在科学理论的指导下，通过实践深化自己的思想认识，实现自己的价值，进而在实践中认识自己、提升自己、完善自己。总之，马克思主义认识论强调了理论与实践相结合的重要性和必要性，以及实践在人的发展过程中的重要作用，这一伟大的思想为高校实践育人提供了哲学依据，为实践育人思想的实际运用奠定了坚实的理论基础。

医学生正处在世界观、人生观、价值观形成的重要关键时期，不仅要注重“三全育人”理论对其精神世界的塑造功能，还要通过实践形式进一步加强医学生对理论的深刻认识。由于医学生学习具有明显的实践性特点，在其教育中注入实践育人元素有助于医学生融会贯通地认识理论课程。认识过程和实践活动都有其规律性，因此，在进行医学生实践育人建设探索时，要在充分尊重医学人才培养教育规律和思想政治教育实践育人运行规律的前提下发挥主体的主观能动性。

（2）理论基础

1）学习理论

学习理论即以人的学习为研究对象，主要针对学习行为的生成机理、主客体对象、影响学习的因素、学习行为过程、效果作用机制等方面做探讨的系统理论。学习理论作为教育学科重要的基础理论之一，其发展主要经历了 19 世纪末 20 世纪初的行为主义学习理论，到 20 世纪 60 年代流行的认知主义学习理论，再到计算机时代的建构主义学习理论，以及当前以人为本的现代学习理论。行为主义学习理论主张在学习过程中通过教育者对受教育者在因素刺激下做出期望行为，并对这种因素和行为之间的关系不断强化，让受教育者形成自然反馈的方法来达到学习的目的。这一理论要求教育者要建立相应的环境模型以供受教育者反复对刺激因素做出行为反应，有意识地引导受教育者将行为选择向目标期望靠近，反复训练以强化学习效果；认知主义学习理论更加关注将受教育者的思维结果作为影响学习过程的关键因素，强调受教育者的认知思维可以发挥主观能动性，对外部接收的学习内容进行内部推理、吸收、加工处理后完成内化于心的学习过程，后期再作用于外部实践，通过外化于行的具体操作进一步保障学习效果的深化，形成反思；建构主义学习理论则充分考虑了受教育者的个性化特征，将学习内容之于不同主体形成的不同反馈纳入学习理论范畴，强调相同知识通过学习进入受教育者认知体系后，由于受教育者之间完全不同的个人经历和社会关系，学习内容会在其内在的思维体系中重新解构并形成完全不同的新认知。学习理论演进至今，被人广为接受的是以人为本的现代学习理论，其主张要关注受教育者的综合素质全面发展，将“人”作为一个独立完整的连续的教育对象，充分考虑其学习需求，倡导以受教育者的全面自由发展为中心设置学习内容，最终加深学生对“学习”本身的理解，主动开始学习行为。

2）素质教育理论

20 世纪 50 年代末，美国学者怀特将“素质”一词解释为“基于对科学知识的习得、科学技术的学习运用，以及无限追问的渴求的最基础的需要”；在后来的不断发展中，素质这一概念逐渐具体，并同社会需要、组织运行、职业技能等挂钩。与之相关的素质教育则被西方学者框定为“增强、提升受教育者知识和技能掌握等综合能力的教育”。

美国实施的素质教育最突出的特征是将其基本出发点始终落在学生身上，且同美国社会保持高度紧密的联系。美国从小学、中学乃至大学的基础设施配备、教学队伍设置以及资源开发利用都是为了实现美国学生素质教育效果的最大化。同时，为了契合美国高度发达的市场经济和保障受教育者具备未来进入社会的基本技能，美国学生的理财金融教育尤其被重视。

英国的素质教育则充分体现了其老牌资本主义国家的传统特色——英国绅士教育不仅存在于每一位英国公民的家庭教育中，还广泛见诸其国家专业素质教育体系中。由于“绅士”一词概念本身就可延伸至受教育者生产生活中的每一处细枝末节，因而英国素质教育最明显的特征即全面细致地对受教育者从个人角度、与人相处角度、与社会联系角度以及与国家关系角度进行思想道德教育。

法国的素质教育以保障公民具备求职的专业技能和正确行使公民权利及义务为培养目标。与其他西方国家有明显区别的是法国尤其重视每一位公民对国家情感的培养和使命担当的价值观培育。

德国素质教育充分尊重学生的个性化特征，强调公民的社会化角色扮演，主张教育者要善于发现和挖掘受教育者的潜在特质和隐藏特长，更要引导受教育者自我发现优点和长处，并以此为依据充分研判与其特点适配程度高的发展选择。

澳大利亚的素质教育则有较为系统的课程设置。由于澳大利亚联邦之间独立运行的特殊国情，其素质教育目标的制定无法实现统一，但仔细追究均有依据各地各州实际情况提出的具体育人目标，并在此目标指引下开展教育工作，进行系统的价值观课程教育。

日本的素质教育与法国有较为相似的一点，即十分重视受教育者在未来生存发展中基本技能的掌握。这种技能不单单是指走向社会需要具备的专业技能，也包括基本的伦理道德观念、与他人相处的交际能力、与社会交往的能力，甚至包括与自然和谐相处的能力。同时，日本作为迅速成长型国家，其审时度势、适时改革的魄力与能力功不可没，由此在其国民素质教育中也十分强调训练受教育者通过改变和调整自身来积极适应外部环境的变化。

韩国素质教育侧重对受教育者的德育教育。其德育教育尤其以儒家伦理道德为核心和主导展开，具有较为明显的意识形态特征。除了基本理论学习之外，其素质教育强调与实践活动相结合，通过二者联合进一步巩固教育效果。

3）生活教育理论

生活教育理论是我国著名教育家陶行知先生在长期的教育实践中提出来的教育思想，主要包括“生活即教育、社会即学校、教学做合一”三个方面。陶行知先生深受美国著名教育家杜威的影响。杜威强调“教育即生活”“教育即生长”“学校即社会”，强调教育要“做中学”。陶行知先生从中国国情出发，对杜威的实用主义教育理论进行了批判性的吸收和改造。他提出教育应与生产劳动相结合、与社会生活相结合的教育思想，创立了以生活实践为基础的生活教育理论，其最高目的是旨在培养德智体美劳全面发展的人。其中，“生活即教育”是生活教育理论的核心。他认为生活的性质和内容决定了教育的性质和内容，一个人“过什么生活便是受什么教育；过好的生活，便是受好的教育，过坏的生活，便是受坏的教育”。生活教育就是在生活中受教育，教育在种种生活中进行。如果教育不能与生活很好地结合，教育也将难以得到落实。“社会即学校”是生活教育理论的另一个重要命题。陶行知先生认为自有人类以来，社会就是学校。在社会这个大学校里，教育的材料、方法、工具和环境都可以得到大大的增加，通过社会生活中的教育，可以彻底改变传统教育与生活、学校与社会相脱节、相隔离的现象。“教学做合一”是生活教育理论的教学论。这一思想是建立在“实践第一”“行是知之始”和“理论与实践相统一”的哲学认识论基础上的。他认为“做是发明，是创造，是实验，是建设，是生产，是破坏，是奋斗，是探寻出路”“教而不做，不能算是教；学而不做，不能算是学。教与学都以做为中心”。这里的“做”其实就是实际生活，就是人的实践。学生通过实践活动产生新的思想，新的思想则将产生新的价值。如果离开了“做”这个中心，我们的教育就难以达到目的。生活教育理论强调实践，但并没有否认知识和经验的重要性，更没有说不要书本和前人的经验。只是要求学生在学习和运用别人经验的过程中，“必须有个人经验作基础，然后才能了解和运用人类全体的经验”。之后，科尔伯格的道德认知发展理论认为，学校应该在交往实践和生活情境中促进学生品格的形成。美国教育家弗雷德·纽曼也强调学习者的观察与实践的重要性，强调注重公民社会行动方面的教育和个体社会行为的培养，相当于我们所说的“学思行结合”“知行统一”。

这些理论与生活教育理论还是具有一定的共通性。生活教育理论的丰富思想为高校实践育人带来更多的启示，它既有教育理念上的启迪，也有方式方法上的借鉴：一是要坚持“以人为本”的教育理念。在高校实践育人工作中，无论是实践育人的组织主体——高校，还是思想政治教育者，都要尊重实践主体的发展，尊重实践主体的主体性，注重发掘实践主体的创造潜能，以促进青年学生的全面发展为目标。要始终关注实践主体的成长过程，既要了解实践主体的已然，还要关注实践主体的实然，更要关注实践主体的或然，通过实践教育引导实践主体的或然向应然方向转变。二是要充分认识到实践在人才培养中的重要作用。“行是知之始，知是行之成”。一切知识的根本是在具体生活中，是在直接经验里。青年学生只有以自己的直接经验为基础，通过实践才能检验知识的真伪，才能真正理解和掌握理论知识的真谛。社会实践其实就是让青年学生经历生活体验，在生活实践中接受教育，进而促进自身的成长成才。三是要把教师的教和学生的学统一在实践上。教师要注重引导学生发展，最大限度地调动学生参与实践教育的积极性和创造性，使学生学会学习，学会自己去获得知识与经验，从而培养独立观察、思考、分析、判断和解决问题的能力；而学生要在教师的引导下发挥主体作用，最大限度地掌握获取直接经验和间接经验的方法，积极实践、敢于探索、勇于创新，真正做到知识与品行、思想与行为、课内与课外相统一，使自己成为具有良好品行、身心健全、具有适应社会变迁能力与创造力的社会主义建设者和接班人。总之，生活教育理论所包含的强调学校教育与社会生活、生产劳动相结合，要求学生手脑并用、在劳力上劳心的深邃思想，为高校实践育人提供了坚实的教育原理，为实践育人机制的构建提供了重要遵循。

4）实践本质

准确把握实践的本质。马克思创造性地提出了实践的本质，科学地回答了实践和认识的辩证统一关系。马克思主义哲学认为实践就是人们有目的地改造客观世界的一切活动，即实践是客观的物质性的活动，是有意识、有目的的能动性的活动，是社会性、历史性的活动。其中蕴含着两个层面的意思：一是指人类产生的改变客观世界的活动，二是指人类自我完善的创造性活动，它不仅是主观改造客观世界，还是主体创造自身的活动。

马克思认为，实践是人特有的存在方式，“思想根本不能实现什么东西，为了实现思想，就要有使用实践力量的人”“人在改造外部世界的同时也在不断丰富自己的主观世界，发展着自己的本质特征，使人之为人永远处于一种创造、提升、发展的状态”。

所以，实践的主体是人，任何实践都是人的社会实践。马克思主义的实践观科学地回答了几千年来中国哲学史上争论不休的知行关系问题，中国共产党又在继承中发展了马克思主义的实践观，使实践的概念更具有时代性和价值性。毛泽东同志提出了著名的实践论，他认为认识的基本过程是，“实践，认识，再实践，再认识，循环往复以至无穷，而实践和认识之每一循环的内容，都比较地进到了高一级的程度。这就是辩证唯物论的全部认识论，这就是辩证唯物论的知行统一观”。邓小平同志在全国教育工作会议上的讲话中指出，在新的条件下，要认真研究贯彻教育与生产劳动相结合的方针，以便更好地培养社会主义建设需要的合格的人。江泽民同志在首都青年纪念五四报告会上的讲话中指出：“深入实践，深入工农。研究社会，了解国情，理论联系实际，在实践中认识世界，改造世界。”同时，江泽民同志向全国高等院校学生、各界青年提出了“四个统一”，其中之一就是要求广大青年“坚持学习书本知识与投身社会实践的统一”，为当代青年健康成长指明了正确的成长道路。胡锦涛同志鼓励大学生“积极参与社会实践，向人民群众学习，磨炼意志，增长才干，切实提高创造能力和创业能力，为今后走上社会、成就事业打下坚实基础”。

党的十八大之后，习近平同志号召广大青年学生积极参加社会实践，在社会实践中学习真本领。他指出，“坚持把文化知识学习和思想品德修养紧密结合起来，把创新思维和社会实践紧密结合起来，把全面发展和个性发展紧密结合起来，在艰苦环境中砥砺意志，在实践锻炼中增长本领，在奉献祖国中成长成才，充分利用所学知识、充分发挥聪明才智，书写充实、美好、灿烂的人生”。

之后，他在全国高校思想政治工作会议上又强调指出，“青年要成长为国家栋梁之才，既要读万卷书，又要行万里路。高校学生支教、送知识下乡、志愿行动等活动，都展现了学生的风貌和服务社会、报效祖国的情怀。许多学生正是在这样的社会实践和社会活动中树立了对人民的感情、对社会的责任、对国家的忠诚”。

习近平同志强调青年学生要理论学习和实践锻炼并重，强调掌握技能，学以致用，旨在更好地实现知行合一。以上系列论述，可以概括为几个层面：一是从哲学层面而言，广义的实践是指人类社会活动的总和；二是实践是人的根本存在方式，思想的力量在于实践中的人，只有实践的力量才能解决人的认识问题；三是实践是认识的来源也是认识的目的，实践是认识发展的不竭动力，更是检验认识真理性的唯一标准。因此，无论是改造自然还是改造社会，实践活动从来都不是孤立的个人的活动，都是在一定的社会关系中进行的。实践，其实也就是社会实践，两者在实质上应该是同一个概念。

5）育人本质

育人从字面上讲就是培养人、塑造人、改造人的意思；从育人的对象上来说，包括自我教育与教育他人。从其内涵上，它包含了三个层面的意思：一是为谁育人？二是育什么样的人？三是怎样育人？而这三个问题又是辩证统一、不可分割的。为谁育人，就决定了育人的目的和要求，也就决定了育什么样的人的性质和特点或者是人才标准，同时也就决定了育人的理念和方式方法。“育什么样的人”和“通过什么途径育人”从根本上说，是在“为谁育人”服务。在阶级社会里，无论社会怎么发展，育人都具有鲜明的阶级性，都是为统治阶级服务的，它不是单纯地提升人的素质、促进人的发展，而是着力于培养统治阶级的接班人，为了服务于和满足于自身统治的需要。在阶级社会，占统治地位的剥削阶级通过各种方式的教育，传播其倡导的政治思想和价值观为了满足少数人的政治要求，容易导致人的独立性及至整个人性的丧失。以马克思主义为指导思想的社会主义不同于阶级社会，它旨在消灭阶级，没有阶级差别和阶级斗争，对人的培养不是为少数人服务，而是为广大人民群众服务，是以人为中心、以人的自由全面发展为目的。马克思在《共产党宣言》里指出，“代替那存在着阶级和阶级对立的资产阶级旧社会的，将是这样一个联合体，在那里，每个人的自由发展是一切人的自由发展的条件”。

因此，要实现人的全面自由发展，必须坚持以人为中心，不是以人的独立性及至整个人性的丧失为代价，而是“使人真正成为人”。我国作为社会主义国家，就要以培养社会主义合格建设者和可靠接班人为根本任务，通过思想政治教育确保人才培养的正确方向，避免走向邪路歪路。习近平同志指出，“思想政治工作从根本上说是做人的工作，必须围绕学生、关照学生、服务学生，不断提高学生的思想水平、政治觉悟、道德品质、文化素养，让学生成为德才兼备、全面发展的人才”。而实践育人是育人方式中的一种，它是以实践为途径，通过实践活动使人在改造客观世界的同时，改造主观世界，进而提高人的认识水平，满足人们在生产、社会交往、精神生活当中的需求，最终实现人的全面发展。

育人既是教育工作总任务中最重要的一项子任务，也是贯穿教育工作全过程的重要教育观念。育人工作是教育工作中的关键过程和基础环节，育人观念是教育观念中价值揭示和逻辑遵循的重要起点。作为一项教育工作，育人育的不仅是学生的知识技能学习，更重要的是关注学生思想道德的养成。育人工作以培养德才兼备的全面发展型人才为最终目标，重点满足学生的特定发展需要，以学生为工作中心，以教师为运行支撑，运用各类教育资源，以确保新时代国家育人工作成效的落实。作为一个重要的教育观念，育人观点旨在强调和突出“人”的作用，即学校育人工作的开展必须以学生的立场进行教育活动设计和实践，重视学生的自主意愿，尊重其主体地位，从思想维度、情感维度、态度维度和行为维度四个方面将其培养为合格的满足国家未来发展要求的建设者。

3．实践育人的科学内涵

高校思想政治工作关系到“培养什么人、如何培养人以及为谁培养人”这个根本问题，而实践育人是高校思想政治工作的重要环节。中共中央、国务院在《关于加强和改进新形势下高校思想政治工作的意见》中指出，“要坚持全员全过程全方位育人。把思想价值引领贯穿教育教学全过程和各环节，形成教书育人、科研育人、实践育人、管理育人、服务育人、文化育人、组织育人长效机制”。“坚持遵循教育规律、思想政治工作规律、学生成长规律，把握师生思想特点和发展需求，注重理论教育和实践活动相结合、普遍要求和分类指导相结合，提高工作科学化精细化水平”。关于如何准确理解高校实践育人，我们可以从其实质、根本和形式上进行梳理。

（1）高校实践育人的实质。高校实践育人的实质就是引导青年学生走与实践相结合的正确成长道路。从质的规定性看，高校实践育人包涵着三个层面的意思：一是理论与实践的结合。青年学生在学校的主要任务是学习和掌握系统的科学理论知识，但检验学习的成效就需要将这些理论知识付诸实践，在实践中加以应用。要运用我们所学的知识帮助解决一些现实的问题、生产劳动中的问题或技术攻关的问题。因此，把理论付诸实践是青年学生最重要的成才道路。二是脑力劳动与体力劳动相结合。劳动的形态主要分为体力劳动和脑力劳动两种。作为接受高等教育的青年学生，其主要的劳动形态是作为脑力劳动者参与实践，青年学生要把自己的学习成果、研究成果转变为物质成果。要把理论知识转变为现实，就必须经过脑力劳动和体力劳动的结合，把我们学习掌握的科学知识转化为工人、农民和其他体力劳动者的生产实践，使理论对象化或脑力劳动成果对象化，从而实现个人价值和社会价值的有机统一。三是青年学生与劳动人民相结合。青年学生长期以来的活动空间是从学校到学校，接触更多的是学校里的老师和学生，对社会了解不深，与广大人民群众的感情不够。作为社会主义的合格建设者和可靠接班人，要树立自己正确的群众观、劳动观和利益观，要通过社会实践接触群众、接触人民、了解人民，更要熟悉人民，着力培养自己和广大人民群众的深厚感情，切实转变自己的立场、观点，牢记和践行党倡导的全心全意为人民服务的宗旨，把自己培养成为人民需要的青年知识分子，为人民的利益去奋斗，真正实现学习理论知识与加强思想修养的统一、实现自身价值与服务祖国人民的统一、树立远大抱负与脚踏实地艰苦奋斗的统一，才能成为党和国家、人民所需要的人才。我们党内的一些优秀领导人，像毛泽东、周恩来、邓小平、习近平等都用自身的成才经历证明了与实践、与群众相结合的成长道路的必要性。

（2）高校实践育人的根本。高校实践育人从根本上讲，就是培养具有社会责任感、创新精神和实践能力的人才，培养德智体美全面发展的社会主义建设者和接班人。高校的立身之本是立德树人。我们究竟应该立什么样的德、树什么样的人，对当今中国而言，目前最需要培养的就是具有高度社会责任感、强烈创新精神和突出实践能力，忠于祖国、忠于人民的人。培养这样的人才仅仅在大学校园里、在课堂上是培养不出来的，实践教育正是解决这一问题的有效途径。因此，高校一定要把课堂理论教学和实践教学、把学校培养和社会培养紧密结合起来，引导和支持青年学生参与社会实践，让青年学生在实践中感受国家和民族的巨大变化和伟大飞跃，在实践中感受取得巨大成就的曲折和艰辛，在实践中感受肩负的历史使命和责任担当，在实践中锻造优秀品格、激发青春活力，在实践中坚定道路自信、理论自信、制度自信、文化自信，从而通过实践真正引领青年学生自觉成才、健康成长。高校要实现实践育人的目的，重点要做到四个结合：

一是育德要与育智、育体、育美相结合。实践育人的过程不仅仅是培养青年学生的道德品质，社会责任感和创新精神等，还要与育智、育体、育美相结合。马克思曾经说过：“将生产劳动和智育、体育结合起来，不仅是提高社会生产力的一种方法，也是使人全面发展的唯一途径”。

俗话说“学到用时方恨少”，其意义就在于实践是对一个人知识掌握的广度和深度的检验。青年学生只有在实践中才会感觉到自己学得不足，才能感觉到社会需要青年学生更好地掌握理论知识和现代科学技术，需要不断地进行知识创新和应用；同时，青年学生在实践活动中还要与身体锻炼结合起来，通过实践活动培养自身坚强的意志和良好的品质。另外，美是人的天性，也是人的追求。正如马克思在《1844 年经济学哲学手稿》中告诉我们的：“人也是按照美的规律来建造的”。人是按照审美要求来创造世界，同时创造自己的。人不是容器，从某种意义上说，青年学生的实践教育不是理性义务，而是审美鉴赏，只有在审美愉悦的感受中才会产生接受教育的兴趣，才会勃发接受教育的冲动，只有在与美的追求相融合中才能体悟到接受实践教育是一种享受。

因此，在实践育人过程中，青年学生的受教育活动得到的应该是美的体验、美的满足、美的创造，形成审美情绪的积蕴，进而转化或上升为高尚的思想感情境界。马克思曾经说过，“一种美好的心情比十服良药更能解除生理上的疲惫与痛楚”。人的审美情趣是人的心灵净化与思想提升中的催化剂，愉悦感对人的思想、心理的矫正与激励都有着巨大的意义。高校实践育人应该让青年学生在实践教育中感受到一种精神享受，力求真、善、美的融合，而不能成为一种思想负担。因此，高校实践育人应该成为育德、育智、育体、育美四位一体的育人过程。

二是受教育要与长才干、做贡献相结合。高校实践育人还是一个受教育、长才干、做贡献相结合的过程。受教育，就是让青年学生通过社会实践接受教育，既接受实践的教育，也要接受人民的教育。毛泽东同志曾经说过，青年学生“既要读有字之书，又要读无字之书”。“有字之书”指的是教材上的理论知识，“无字之书”指的就是社会实践。青年学生既要学好教材上的理论知识，更重要的还要注重实践的应用，在实践过程中既接受教育，又锻炼才干，并努力为国家和社会做出自己应有的贡献，只有把这三者结合起来，掌握知识、增长才干、服务社会、造福人民、实现价值，才能真正成为国家和社会需要的人才，最终实现个人价值与社会价值的统一。

三是教育要与经济、科技相结合。从更高的层面来看，实践育人的过程还是经济、科技与教育相结合的过程，也是产学研用相结合的过程。实践教育不仅仅起着育人的作用，它还促进经济、科技和社会的发展。教育和经济、科技的结合是我国高等教育改革的根本方向，也是经济发展的根本方向。党和国家早已提出，实施科教兴国战略就是要把经济建设转移到依靠科技进步和提高劳动者素质的轨道上去。其中之义就是要实现经济、科技与教育相结合，这不仅是国家发展的需要，也是青年学生成长的需要。

四是促进个人成长要与促进社会发展相结合。实践育人的三个结合最终归结为一个结合，即促进个人成长与促进社会发展相结合。实践活动既是青年学生通过参与社会实践积极推动社会的进步与发展，也是青年学生走进社会、认识社会、了解社会、真正了解世情党情国情民情的有效途径。强化社会责任意识、规则意识、奉献意识，不断认识规律，从而实现自我完善、自我提高、自我超越与实现创新发展的过程。它不仅关系到青年学生成长成才的道路选择，还关系到我们国家和社会能不能全面协调可持续发展的现实问题。因为青年学生参加社会实践活动既是生产新的物质产品的过程，也是生产人的新的品质、造就社会新人的过程。

（3）高校实践育人的方式。从我国高校现有的实际情况看，高校实践育人主要通过五个方面的结合来提高育人的效果，即与专业学习相结合、与勤工助学相结合、与服务社会相结合、与择业就业相结合、与创新创业相结合等，具体形式主要有生产劳动、科学实验、教学实习、军政训练、勤工助学、义务支教、志愿服务、创新创业、挂职锻炼、生存训练等。高校通过运用多种实践育人方式，始终坚持五个结合，使实践与育人有机结合起来。青年学生通过实践教育，使自己在实践活动中参与实践、感受实践、领悟实践，真正在实践中成长成才，不断提高高校实践育人的成效。总之，高校实践育人就是以马克思主义实践观为指导，以思想政治教育规律和大学生成长规律为遵循，立足学生实际，组织和引导大学生参加社会实践，旨在培养具有社会责任感、创新精神和实践能力的全面发展的人才的教育活动。它代表的是一种新的思维方式、新的教育观和新的育人模式。实践既不是教育的一个环节或补充，也不是理论的延伸或运用，而是教育本身具有的内在属性。它从现实的人的实践活动出发，研究人的发展。

（二）把握新时代定位，深化实践育人意义

医学教育是卫生健康事业发展的重要基石。我国医学教育蓬勃发展，为卫生健康事业输送了大批高素质医学人才。在新冠疫情防控中，我国医学教育培养的医务工作者发挥了重要作用。但同时，面对世纪疫情提出的新挑战、实施健康中国战略的新任务、世界医学发展的新要求，我国医学教育还存在人才培养结构亟需优化、培养质量亟待提高、医药创新能力有待提升等问题。

因此，深入贯彻习近平新时代中国特色社会主义思想，深入领会习近平教育思想，特别是深入学习习近平关于高等教育工作的重要论述，落实立德树人根本任务，把医学教育摆在关系教育和卫生健康事业优先发展的重要地位，立足基本国情，以服务需求为导向，以新医科建设为抓手，着力创新体制机制，分类培养研究型、复合型和应用型人才，全面提高人才培养质量，为推进健康中国建设、保障人民健康提供强有力的人才保障，是新时代高等医学院校育人体系的指导思想，在新时代的历史定位上和科学思想的正确指引下，对于深化实践育人意义具有重要的指导价值。

1．新时代的历史背景

在党和国家高度重视实践育人历时性下，思想政治教育者需要系统把握实践育人的规律性与趋势性问题。青年学生的成长成才不仅需要知识的积累，更需要实践的磨砺，让知识通过实践的作用，内化为素质和能力，外化为贡献和成就。党和国家历来高度重视高校实践育人工作。一方面，在思想认识上，党和国家领导人历来强调实践的重要性。毛泽东同志指出“人的正确思想只能从社会实践中来”“读书是学习，使用也是学习，而且是更重要的学习”；邓小平同志充分肯定“实践是检验真理的唯一标准”；江泽民同志认为“理论知识、历史知识可以通过书本学习来获得，品格、意志的锻炼主要是靠在艰苦的实践中去解决”；胡锦涛同志强调“科学理论、创新思维来自

于实践，又服务于实践”；习近平同志提出“学习是成长进步的阶梯，实践是提高本领的途径”，要求青年学生“道不可坐论，德不能空谈，要坚持学以致用，于实处用力，从知行合一上下功夫，核心价值观才能内化为人们的精神追求，外化为人们的自觉行动”。由此可见，实践教育在促进人的全面发展和改造客观世界中发挥着重要作用。

特别是党的十八大以来，伴随中国特色社会主义迈入新时代，我国社会生产生活各个方面产生了巨大变革，医疗卫生事业发展也跻身于“健康中国”建设的新纪元，自然对我国医学人才的思想政治教育进一步提出了新的要求和任务。2019 年末，新冠肺炎疫情迅速席卷全球，遵照病毒及疾病的发展规律，其必定会有衰弱减退之时。我国始终以人民生命安全至上的核心理念开展疫情相关工作，目前逐渐由病例激增期向稳定控制期过渡，进入疫情防控常态化发展的“后疫情时代”，但其所带来的影响将持续体现在社会发展的方方面面。新时代多重发展交织下形成的复杂背景为医学院校树立了新育人目标——强调医学人才培养不仅要符合人才培养规律，还要符合医学育人规律的同时，也为医学生提供了良好的成长成才平台。

“三全育人”是我国高等教育为社会各行各业输送人才前不可缺失的关键一环。高等教育体系中受教育者的思想政治素质和思想道德修养不仅代表未来中华民族展现在全世界面前的国家形象，更关乎我国高质量发展目标的实现程度。新时代我国综合国力显著提升，文化软实力飞速增强，人民文化事业发展取得巨大进步，建设社会主义现代化强国的国家战略目标和实现个人抱负的个人人生目标逐步走向融合。在此发展基础上，更要继续坚持以培养担当民族复兴大任的时代新人为目标，正确指引方向，强化实践训练，完善制度保障，使得教育内容获得受教育主体的认同并形成行为惯性。

实践育人是发挥教育功能并检验其教育效果的重要方式之一。在政策措施上，相关文件是我国高校开展思想政治教育第二课堂实践育人工作的顶层决策背景：2004 年《关于进一步加强和改进大学生思想政治教育的意见》提出，要让实践育人成为高校思想政治教育的有效途径；《国家中长期教育改革和发展规划纲要（2010—2020 年）》把提高学生创新精神和实践能力作为我国高等教育发展的战略重点之一；《关于进一步加强高校实践育人工作的若干意见》进一步强调了实践育人工作的重要性，要求分类统筹落实实践育人各项工作，为各高校实践育人工作提供总体思路；2015 年《国务院办公厅关于深化高等学校创新创业教育改革的实践意见》、2016 年《关于加强和改进新形势下高校思想政治工作的意见》等文件对我国高等学校实践育人工作提出了系列的、有效的指引和具体的工作方向；2017 年为提升高校思想政治工作质量，教育部出台了《高校思想政治工作质量提升工程实施纲要》，将“实践育人”纳入“十大育人体系”。第二课堂作为高校实践育人最重要的依托平台，习近平总书记提出要重视和加强第二课堂建设。在共青团中央的号召下，全国高校积极开展“第二课堂成绩单”制度相关工作；2018 年 4 月，教育部印发《新时代高校思想政治理论课教学工作基本要求》，明确指出要在本专科思想政治理论课已有学分中划拨 1 ～ 2 学分专门作为思想政治教育实践育人工作指标，并以此为基础开展思想政治理论课实践教学；2020 年教育部等八部门颁布的《关于加快构建高校思想政治工作体系的意见》强调，把立德树人融入实践教育环节，加快建立并优化“三全”育人机制，建立健全高校思政体系，为医学院校切实加强第二课堂教育教学工作，以促进医学院校三全育人格局形成、完善医学院校思想政治教育工作体系提供了重要依据。

新时代我国高等医学教育要以培养担当人民健康事业，将个人价值追求和职业目标融入国家发展目标的优秀医学人才为己任，在这其中医学生思想政治教育发挥不可替代之作用。作为未来我国健康事业的重要技术人才，与普通高等教育人才培养重点相比，医学生培养目标只高不低。医学生专业课程教育教学普遍强调实践性，重视学科知识与动手操作能力的融合。医学院校思想政治教育在总结医学专业教育规律的基础上，专门针对医学生特性，建立以第二课堂为立足点的医学院校思想政治教育实践育人工作体系，主要发挥医学生的作用，形成医学院校全过程、全方位、全员育人的格局，更好地完成医学生思想政治教育的效度目标。

2．实践育人的显著特点

内涵概况：高校实践育人机制主要是指高校为实现人才培养目标和立德树人这一根本任务，按照一定的原理和方式协调实践育人各要素之间的相互关系和相互作用，形成的一套长期、稳定、有效的运行方式。从概念上看，高校实践育人机制蕴含着以下几层意思：首先，它是高校实践育人理念的反映，反映了对实践教育规律的认识、对实践育人各要素功能的理解。高校实践育人机制研究的对象是高校实践育人各个方面和各个要素的整体功能与规律，主要包括高校实践育人运行过程中遵循的工作原理和原则、运行过程中各个部分之间的相互关系和相互作用，也包括与其他关联因素之间的相互关系和作用。其次，它是一种特殊的运行方式。在高校实践育人工作中，有什么样的要素构成方式，就会产生什么样的机理、功能状态，也就会出现什么样的运行方式。高校实践育人是一个全员全方位的协同育人过程，它需要校内、校外各种资源的优化整合，需要通过协同各方面的资源力量形成合力才能实现育人目的。在高校实践育人过程中，实践育人的特殊性也必然带来机制构建的特殊性，它既具有稳定性，又具有发展性，既不会随意发生变化，又会根据形势变化与育人成效情况进行优化调整。因此，只有遵循相应的基本原则，构建与之相适应、相匹配的科学合理的机制，才能实现机制功能的最大化，才能确保高校实践育人工作的活力与成效。最后，它是以育人为中心也是以育人为根本目的。高校实践育人机制从基本功能上讲是为了保障实践育人工作的有序开展，但从其根本上讲是为了促进高校人才培养质量的提升，旨在将立德树人的根本任务真正落实落细。高校实践育人机制，按功能结构主要包括动力机制、运行机制和评价机制等。动力机制是根本和核心，运行机制是主体和保障，评价机制是促进和完善。这三大机制都是紧紧围绕着如何激发实践主体的积极性、主动性和创造性而发挥相应作用，旨在通过内外资源的整合和各系统的有序运行达到育人的最佳状态。从某种角度上讲，构建高校实践育人机制也是贯彻落实高校思想政治工作中的“三全”要求的具体体现，因为在“三全”体系中，实践育人才是其他育人要求的最终落脚点。因此，研究高校实践育人体系，对推动高校实践育人工作，更好地贯彻落实全国高校思想政治工作会议精神将起到非常重要的推动作用和现实价值。

呈现特点：根据高校实践育人体系的概念界定，它与其他社会生活中的机制既有共性又有自身特点，主要体现在人本性、系统性、发展性、开放性和多维性等几个方面。

（1）人本性。高校实践育人机制的运行在人，其存在的价值也是为了人，是为了保障高校实践育人工作的顺利推进，为了更好地提升人才培养质量，最终满足学生成长成才和全面发展的需要，满足党和国家期待的能担当民族复兴大任的社会主义合格建设者和可靠接班人的需要。因此，高校实践育人机制具有属人的特性，机制的构建和运行应坚持以人为本的理念，不应试图建立具有威慑力或刚性的运行机制，而应体现人本特点的柔性化。

（2）系统性。高校实践育人机制是一个系统工程，它不仅由动力机制、运行机制、保障机制、组织机制、评价机制和反馈机制等许多子系统构成，而且在实践教育组织者中还包括高校、政府、社会组织、企事业、家庭等众多成员单位。无论是青年学生这一实践主体还是组织主体都要围绕着人才培养这个核心目标任务，调动一切可用的实践资源有程序、有步骤地系统运行。

（3）发展性。高校实践育人机制并不是静态不变的，而是会根据外部环境和实践主体的变化，以及人才培养质量的要求进行动态调整。它会经过一个从初步构建到不断优化、不断成熟的发展过程，因此，高校实践育人机制不会满足于机制运行的规范性、稳定性、程序性、机械性，而会对运行过程中出现的矛盾、冲突、变动和创新做出灵敏的回应，解决运行过程中存在的作用发挥不平衡、不充分的问题，表现出一定的灵活性和创新性。因此，高校实践育人机制应该具有强大的灵活性，即动态性，才能促进可持续协调发展。

（4）开放性。高校实践育人机制具有极强的开放性。它能对各种实践育人资源作出最佳开发与综合运用，既是对全体学生开放，让更多的学生在实践过程中受益，也是对学生实践方式与实践内容选择的开放；同时还对符合规定要求的参与单位开放，尽可能吸引社会资源，加强实践平台建设，增加经费投入，共享实践教育成果，实现多方共赢的目的，不断提升机制运行的育人效能和社会效能。高校实践育人机制的开放性，有利于保证实践育人内容的丰富性、教育目标的全面性和教育方法的弹性，从而为实践育人赢得最大限度的教育空间。

（5）多维性。高校实践育人机制建设的目的是寻求实践育人的最佳功能，从问题意识上，需要我们进行多维研究。如高校实践育人的运行主体是谁？各要素之间结构方式怎样才合理？运行机理如何才科学？怎样才能建立起适应时代发展特点的因人、因地、因时、因事制宜的高校实践育人机制，确保实践育人根本目标的实现？同时，机制的建设也可以是多维的，可以有灌输式机制，如“两课”教学实践、党员学习教育实践、军训活动等；也可以有服务式机制，如开展导引性实践教育，或开展交流性、互动性实践教育；还可以有自主式机制，如实践主体自己组织设计实践活动，自己教育自己。高校实践育人机制的多维性，既为其今后的发展带来多种可能，也为相关课题的研究提供了更多的视角和机会。

3．实践育人的具体意义

（1）彰显理论价值，丰富马克思主义认识论

马克思主义认识论认为，实践是作为主体的人能动地改造客观世界的活动。人的所有活动都离不开实践，人的认识的发生发展以及检验和归宿都必须在实践的基础上完成。实践以主体、客体和中介三个要素为基础，通过与这三个要素的相互作用使个体得到改造。教育规律是不以人的意志为转移的教育内部诸因素之间、教育与其他事物之间内在的、必然的本质性联系，以及教育发展变化的必然趋势。教育所内含的教育主体、客体、介体和环体等基本要素，与马克思主义认识论中实践的主体、客体和手段一一对应。实践育人不仅是一个动态发展的系统，更是一个认识与实践相互作用的过程。它所蕴含的教育与生产劳动、社会实践相结合既是马克思主义认识论的基本原理之一，也是教育规律的具体体现。实践教育是现代教育的发展趋势，高校实践育人将实践主体和客观事物联系起来，大学生通过实践活动提升个人的知识、观念和能力，大学生又通过实践促进对人类知识的完善、对人类思想的丰富和对人类社会的贡献。因此，研究高校实践育人机制，既要深入探索高校实践育人的内在规律，同时也要探索保障实践育人有效运行的系统机理。它既要从理论上将马克思主义认识论与教育规律有机地结合起来，践行教育与生产劳动、与社会实践相结合的教育思想，以此指导高校思想政治工作，旨在推动高校人才培养质量提升；同时又要从系统科学视角出发，探索高校、大学生以及能促进学生发展的客观事物、实践育人的方法手段以及环境之间的关系。因此，高校实践育人机制研究不仅仅是研究育人机制的科学化构建，而且还将进一步彰显马克思主义认识论在新时代的旺盛生命力和时代价值，不断提升高校思想政治教育的科学化水平。

（2）围绕时代主题，密切回应国家人才需求

面向人民生命健康，是我国科技创新的出发点和脚落点，是高等医学院校育人的起点和立足点。人民至上、生命至上，是实践育人始终坚持的重要方向。在科技创新面向人民生命健康的理念下，要求培养的人才应该是科技创新服务人民、保障生命，促进人民身心健康发展，这是我国实践育人的出发点和落脚点。我们党历来强调，科技发展服务人民，科技成果惠及人民，科技攻关保障人民。这其中起着桥梁和纽带作用的就是切实发挥实践育人的意义。

习近平总书记强调：“人民的需要和呼唤是科技进步和创新的时代声音”。他洞察当今中国现实，秉承中国共产党的“科技民生”创新理念，高度重视科技为民、科技惠民、科技健民等创新思想，强调以人民为中心、以科技发展为核心、以科技创新为动力来解决与人民利益及生命健康

相关的经济、生态、社会等一系列问题。

生命健康是人民的最基本需求，也是人民对美好生活向往的重要组成部分。新时代，广大高等医学教育工作者坚持以人民的生命健康为最高利益和根本要求，以面向人民生命健康来引领实践发展。在关系国计民生和产业命脉的领域，高校要积极作为。实践育人成果必须同人民需求相结合，满足人民生命健康的需要，而人民生命健康的需要就是创新的需要，就是创新的目的，也是创新不断发展的动力。

在抗击新冠疫情过程中，我国科研人员和科技工作者坚持科学防疫、科研战疫，在疫情防控、疾病治疗和药品研发等多个环节，进行科技攻关、协同创新；在分离新型冠状病毒、研发疫苗、阻止病毒扩散等方面取得重大进展，为战胜疫情和保障人民生命健康做出巨大贡献；同时，又积极参与病毒溯源和传播途径的全球科学研究，开展国际合作，为全球抗疫贡献了中国科技力量，充分展现了实践育人的重要意义。在今后的实践育人中，广大高等医学教育工作者要始终认识到面向人民的生命健康与安全的深刻意义，要勇挑重担、不负重托，攻坚克难、不断创新，为全力保障人民的生命安全和身体健康不断提供强而有力的人才支撑。

（3）展现教育担当，深化高等教育改革成果

近几年，伴随着高等教育改革的深入前行，医学院校也在不断尝试医学育人模式改革。在社会主义核心价值体系引领下，实践育人的目标和内容都应进行相应的调整和改变。

育人的根本在于立德。习近平总书记在全国高校思想政治工作会议上强调，要坚持把立德树人作为中心环节，必须不断提高学生思想水平、政治觉悟、道德品质、文化素养，让学生成为德才兼备、全面发展的人才，这也是对医学院校素质教育提出的新要求。实践育人需探索卓有成效的新途径，在思想政治教育中突出医德、课堂教学中融入医德、先进典型引领中宣扬医德、校园文化建设中体现医德，积极构建医德教育的核心价值取向，内化信念，外化行为，培育医学生高尚的医德情操，培养优秀的医药卫生后备军和接班人，推动我国医疗卫生事业发展。

从古至今，医学作为通过预防、诊断和治疗疾病来保护和增强人群身体健康的事业，是属于全人类的事业。医疗卫生专业人才的培养是我国健康事业取得全面发展的基本条件，而高等医学教育则是医疗卫生人才培养的基础。医学发展进程不仅仅体现在医疗卫生技术的革新和医疗卫生条件的改善，而更要体现在医疗卫生人才的高质量培养上。技术水平当然是衡量医疗卫生人才的重要标准，但绝不是唯一的标准。新时代以来，我国医疗卫生技术发展迅猛，医学领域内现代化水平与发达国家相比已无明显差距，因此，决定我国未来医学人才的培养高点归根结底在于医学生思想品德修养水平。换言之，医学生思想政治教育成效关乎未来我国医疗卫生人才队伍的总体水准。

（4）拓宽研究思路，展示育人新思路的实践性

在理论层面：首先是丰富了高等学校思想政治教育实践育人研究。从“三导向”模式视角切入，系统深入地了解医学院校思想政治教育的实践育人现状，寻找优化医学院校实践体系建设之方案，符合马克思主义“从实践中来，到实践中去”的基本观点，有助于推进思想政治教育理论与实践育人的有机结合，促进医学人才培养目标的达成，深化高等学校思想政治教育的实践育人研究，提高医学院校实践育人研究的针对性；其次是明确实践育人在医学院校思想政治教育体系中的特殊地位。当前研究主要集中在医学院校思想政治教育建设上，提出要将实践育人同医德教育进一步融合，但对医生职业的特殊性要求也就决定了医学院校实践育人工作的特殊性，后疫情时代更是对医学院校医学生思想政治教育培养目标特殊性提出了更高的要求，聚焦以第二课堂等内容为代表的实践育人有助于医学院校思想政治教育体系进一步细化完善。

在实践层面：首先是促进医学院校提高医学生教育质量和水准。通过本研究推动医学院校思想政治教育第二课堂的实践育人目标向立德树人和培养救死扶伤“天使—战士”统一体融合聚焦。

新冠疫情的全球性暴发，凸显出医学教育的战略性、重要性和紧迫性，培养医德双馨、战士情怀的医生是高等医学院校专业教育和思想政治教育的联合培养要求。通过规范实践育人环节，完善实践育人组织管理体系，提供实践育人教育教学保障，健全实践育人活动的科学领导，构建科学有效的实践育人后续保障，促进医学院校实践育人工作向好发展，提升医学生全面发展水平和实践创新能力，以达到推动我国高等教育高质量发展的目标；其次是进一步拓宽医学院校思想政治教育工作的宽度和广度，加深其思想政治教育资源的利用效率；最后是提升医学院校实践育人实效。当前大数据和互联网技术迅猛发展，医学生受多元价值观和文化思潮影响，其思想政治教育需求更具鲜明的个性化特征。而融合更新、更受医学生喜爱的思政元素，能更好地落实医学生全员育人目标，更加贴合医学生现实需求，增强医学院校实践育人的针对性。

（5）服务学生主体，高度契合学生发展追求

高校实践育人体系是推动高校教育理念创新与发展的有效举措，将有助于促进实践主体的全面发展。在当代，理论进程的一个主要特征是知识技术化和理论实用化，在教育过程中越来越注重理论本身的实践解释力和对象化程度。实践育人是基于马克思主义认识论和主体性理论而形成的教育理念。高校实践育人机制是理论教育实践转向的具体体现，是将实践育人落实落细的重要保障，其价值追求旨在有效地引导高校青年学生坚定理想信念，培育和践行社会主义核心价值观，培养创新精神和实践能力，促进实践主体的全面发展，最终成为能担当中华民族伟大复兴大任的社会主义合格建设者和可靠接班人。这有助于推动现时的“七育人”体系与高校实践育人工作落到实处，切实实现个人、学校与社会的有效互动，从教育主体、环体和介体三个维度形成“全员育人、环境育人和实践育人”的教育理念，有效地教育和引导青年学生在积极参与实践教育中“受教育、长才干、做贡献”，在实践教育中将课程理论与生活实际、社会实践相联系，补短板、强弱项，巩固和运用所学的理论知识，增强同人民群众的感情，充分吸收人民群众的智慧和经验，改造自己的世界观、人生观、价值观，真正做到知识与品行、思想与行为、课内与课外相统一，不断认识自我、提升自我、完善自我，最终实现知行合一、全面发展。

（三）服务新医科建设，丰富实践育人内容

新医科建设基本原则指出，以新内涵强化医学生培养。加强救死扶伤的道术、心中有爱的仁术、知识扎实的学术、本领过硬的技术、方法科学的艺术的教育，培养医德高尚、医术精湛的人民健康守护者。

新医科建设的显著特点决定了实践育人体系必须通过不断完善自身的设计，丰富育人内容，才能与课堂教学一道形成新医科建设的合力。

1．高等医学院校实践育人形式的概述

时代是思想之母，实践是理论之源；实践没有止境，理论创新也没有止境。我们要以新时代的豪情，以时不我待的精神，继续着力研究提升实践育人科学化水平的方法和载体，研究完善实践育人体系建设的政策和制度，不断探索实践育人规律，积极推动高校实践育人机制的创新发展，为提高高校实践育人质量提供理论支持和决策依据，切实增强高校实践育人的针对性、科学性和实效性。

医学院校作为我国医疗卫生事业人才的重要培养基地，医学生作为推动我国健康中国战略落地的主力军和肩负人民健康事业的白衣卫士，其思想政治教育水平直接决定未来我国医疗卫生人才队伍的总体水准。医学院校思想政治教育在总结医学专业教育规律的基础上，针对医学生特性建立以“三导向”模式为立足点的医学院校思想政治教育实践育人工作体系，形成医学院校全过程、全方位、全员育人的格局，是医学院校学生成长成才的必由之路。在实践育人的过程中体现出如下显著特征：

实践育人蕴含生动鲜活的教育素材。通过引导学生参加、感知社会实践，可以把丰富的生活素材引入课堂，用开放发展的知识教育学生，让教育成为充满生命力的活水。新冠疫情防控中，教育始终没有停止，学生的学习也没有停止，特别是在生活中学习。他们从以齐齐哈尔医学院援助医疗队为代表的“最美逆行者”的群体中，理解了责任和担当；从中国防疫的成功实践中，体会到了中国特色社会主义制度的优势。旨在引导更多学生投入到中国特色社会主义建设的火热实践中，自觉增强“四个意识”，坚定“四个自信”，做到“两个维护”。立足于实践的教育探索，丰富了教育内容，增强了教育效果。

实践育人是行之有效的教育形式。实践出真知，对社会的“真知”必须通过社会实践来完成。通过“返家乡”等多种主题的寒暑假社会实践活动，学院每年组织千余名师生深入基层开展系统规范的社会调研，形成详实全面的实践报告，全面提升学生的思想认识、意志品质以及研究性学习的能力。类似的育人实践证明，教育肩负着为党育人、为国育才的重任，只有通过系统的社会实践，持之以恒地塑造和提升学生读懂中国的能力，才能培养出中国特色社会主义事业的合格建设者和可靠接班人。

实践育人是创造价值的教育过程。受教育、长才干、做贡献，概括了社会实践丰富而立体的教育效果，其中“受教育”“长才干”是社会实践的本体功能，而“做贡献”这个维度，则指出了青年学生通过社会实践可以激发释放出难以估量的创造力。人生最富有创造力的阶段正是青春年少时。通过引导学生积极参与大学生创新创业训练项目，梳理了一批经济社会发展的重要问题，由学生组建团队在实践中开展研究，形成了关心社会发展的责任意识，产生了一批有价值的成果。通过社会实践，让学生进入真情境、解决真问题才能创造出真成果。切实把握社会实践的真谛，引导师生把论文写在祖国大地上，是大学生社会实践的应有之义。

实践育人是办学水平的教育标尺。“学而时习之，不亦说乎”。在古人看来，能够将所学用于实践，是人生幸事。马克思也说，“哲学家们只是用不同的方式解释世界，而问题在于改变世界”。其思想的精髓，就是强调要把理论学习研究主动服务于改造世界的实践。对于高等医学院校而言，扎根中国大地办教育，为中国人民谋健康，实践育人也应发挥指挥棒和风向标的作用。学校服务社会的实践业绩、学生在工作实践中的具体表现，都应成为评价办学水平的重要指标。当前在高等院校教育改革背景下，广大教育工作者已从更多关注科研论文发表的数量转为更关注和考察学校在国家发展、民族复兴大业中的实际贡献，这些都将促进各级各类把社会实践的理念进一步融入育人办学全过程。

医学院校要高度重视实践育人在医学教育中的重要地位，以“三导向”人才培养模式为基础，建设实践育人体系，在引领医学生走出校门、服务社会和锤炼本领的过程中，始终贯彻实践育人理念，提升实践育人质量，拓宽实践育人渠道，完善实践育人方案，促进医学生增强实践能力，树立家国情怀。

2．高等医学院校第二课堂活动概述

“三全育人”系统下高等医学院校的“第二课堂”定义为：相对于医学生学习课程而言的，根据医学教育特点和医学生教育规律，结合医学院校思想政治教育工作整体方针，由教师指导、医学生主导的为促进医学生综合多向发展的实践教育教学活动。结合医学院校专业特性和医学生教学特点，主要将医学院校第二课堂活动分为特色生命主题教育活动、社会实践服务活动、志愿者服务活动、科技创新创业活动、校园文化艺术活动、心理教育辅导活动六类。将医学生思想政论理论课堂教育教学与思想政治教育第二课堂实践教育联合发挥作用，切实提升医学院校思想政治教育对医学生的实效。

我国高等医学院校的“第二课堂”是在当前我国社会主要矛盾已经转变为人民日益增长的美好生活需要和不平衡、不充分的发展之间的矛盾背景下建立起来的。主要矛盾的变化是我国迈入新发展阶段的重要标志，也是深化我国教育教学改革创新的宏观视域。我国进入新发展阶段，高等人才培养目标也由强调理论知识和实践应用联合发展转变为侧重培养高校学生综合素质的全面均衡发展。

3. 以“第二课堂”为主体的建设原则

（1）满足新时代高校思想政治教育“时代新人”的培育要求

新时代我国高校思想政治教育提出“时代新人”的新任务目标，其内在价值是实现中华民族复兴大任，探询其本质，即新时代我国高等学校思想政治教育守正创新的基本逻辑。从主导方向上来看，新时代各高校仍要坚持着力培养坚定的青年马克思主义者。以其基本立场、根本方法和重要观点为立足点对高校学生做理论学习和实践参与的方向指导，在涉及原则和底线的核心问题上绝不含糊，坚定前进方向。从培养方向上看，新时代高等学校要坚持“重点培养、全面铺开”的思想政治教育工作方针。在青年学生中先重点培养大学生马克思主义骨干力量，再以此为核心圈凝聚吸引其他大学生向时代新人目标靠近，以点带面，发挥高校学生骨干力量作用。从世界视角看，新时代与全球发展联系更紧密，与世界融合更深入，高校思想政治教育工作者要加强对大学生进行“世界人民命运休戚与共”的国际情怀培养，在发扬爱国主义精神和坚定自强信念的基础上，在建设现代化中国的伟大征程中与世界人民为未来的美好生活共同努力奋斗。

（2）满足国家治理现代化背景下高校思想政治教育的新要求

党的二十大报告提出全面建成社会主义现代化强国的战略安排和目标任务，这也为我国高校思想政治教育从完善管理体系和提升管理能力两方面着力改革达到现代化水平提供了基本指导。

从高校思想政治教育工作的配套机制体系建设来看，高校应牢牢把握国家现行制度、政策、方针的基本遵循和深层逻辑，着力提升思想政治教育质量，引导大学生既将人生目标设立与国家发展需求联系，又将个人命运与国家命运融为一体。根据学校自身情况，出台符合学校和学生发展特点的配套政策，完善高校思想政治教育工作体系现代化建设。

从效能作用上看，高校应着重保障思想政治教育育人的实际效果落实，创新运用多种教学手段和多种教学途径，深入挖掘思想政治教育资源，强化过程管理和建立实时评价反馈机制，运用多种措施，多管齐下推动高校思想政治教育教学能力向现代化水平靠拢。

（3）满足新媒体时代“三全育人”的新要求

随着信息化时代的高速发展，高校思想政治教育经历了由“引导学生正确使用新媒体”到“适当运用新媒体平台辅助思想政治教育教学”再到“创新利用新媒体资源”的转变，形成了“互联网＋”大背景下思政领域内新媒体思政教学新阶段，为适应这些新变化，高校思想政治教育必须及时调整，做出新变化。

从新媒体搭载内容上看，高校应重点把握住校园内容宣传阵地的内容方向，坚持以新媒体手段承载优秀思想政治教育文化，向更受青年学生喜爱的数据内容倾斜，高频度、高密度地输出优质内容，积极引导高校学生正确使用“学习强国”等客户端应用，增强信息化时代高校思想政治教育的温度和情感，深度融合学生的需求与学校育人理念。

从内容流动途径来看，高校教师要加快掌握新数据平台和信息手段的使用方法，主管高校宣传工作的部门工作人员也要提升自身思想政治素质，思政专业知识和技术水准过硬的双重保证才能确保思想政治教育工作的有效开展，进一步助推育人成果落地见效。

（4）确保后疫情时代医学院校落实立德树人根本任务

习近平总书记在党的二十大报告中强调：“育人的根本在于立德”。疫情防控既凸显了医务人员救死扶伤的特殊价值，又对其提出了舍生忘死、不辱使命的战士要求，因此，天使与战士统一成为必然。当前，我国生产生活秩序有序恢复，进入疫情防控常态化的“后疫情时代”。面对后疫情时代迅速做出的战略判断反映了党和国家在不断变化的环境下与时俱进的表现。

医学院校学生是未来重要医疗卫生技术人才，立德树人是当前教育的基础任务，后疫情时代必然对医学院校立德树人提出新要求，医学院校思想政治教育在立德树人中的作用不可替代，切实落实立德树人目标是新时代医学院校必要责任。

（5）服务健康中国战略全局

健康中国战略是国家在充分研判当前发展形势的前提下，结合我国卫生发展现状，为保障实现中国梦提供坚实健康保障的医学事业发展总体规划。因此，医学院校要在健康中国战略背景下，将具体要求和战略安排落实到高等医学教育中，为健康中国战略的落地提供人才资源保障。

针对医学生的思想政治教育是当前中国特色社会主义医学事业发展的重要保障。因此，从教学发展来看，应将健康中国战略的具体要求分别与医学生思想政治理论课教学、专业课程中的课程思政元素以及思想政治教育实践相结合。从教学内容上看，要着重提炼健康中国发展战略中的思想政治教育内容，在教学设计中将其与医学生的特性结合起来，创新运用多种教学途径，保障医学院校思想政治教育保持高质量高水平发展。

（6）形成后疫情时代医学生生命教育新模式

后疫情时代，在全国乃至全世界范围内展开了一场关于生命和死亡的生动教学。和疫情前对比，疫情后社会发展发生了巨大变化，因此，针对医学生的生命教育也应适时调整。

医学生作为除医护群体之外与人类生命健康打交道最频繁的人群，尤其自新冠疫情暴发以来，医学生的职业认同感、责任担当感以及相应的情绪调节反应和抗压能力都成为了社会各界关注的焦点。

在未来的医学生教育中，首先要增强医学生对生命的信念感。在医学生思政课程讲授和专业课程学习以及与思政元素融合中，都要牢牢贴合医学生誓言等医学人文精神，做好职业精神培育，为其在日后应对重大突发公共卫生事件以及紧急医疗卫生情形时做出正确价值判断打下基础。其次，还要调整医学生生命教育内容的设置，与新形势紧密结合，更新教材内容，注重相关理论教材的编写并投入使用，特别是要将抗疫元素融合进医学生实践主题教育活动中，将其对生命的认同和敬畏融进职业认同和职业信念中去。最后，还要通过实践过程积极了解医学生在后疫情时代的心理状态和情绪调节状况，及时发现心理波动过大的学生，对其进行专业抗压训练，为医学生未来工作发展打牢基础。

4．丰富实践育人目标的价值取向

（1）务实严谨的科学精神

科学是关于客观世界的知识和认识体系。科学的任务是解决人类不解的问题，通过研究客观世界及其规律，达到求知与求真的目的。科学强调知识的确定性，追求事物的本真。医学生有一定科学知识，掌握了一定医学科学研究方法，但并不意味着就获得了科学精神。医学科学精神是追求真理、勤于探索、实事求是、勇于批评、开拓创新。

科学精神，本质上是对事物本质规律的求索精神，是对知识的确定性的追求，是超越短期功利而对绝对真理渴求的意念。科学精神是人在不断深化对自然、对人和人、对人自身的关系的认识过程中形成的，它因不同的环境和制度因素的影响而表现出不同的特质。从东西方不同的文化土壤来看，西方古希腊传统中的逻辑推理与近代科学范式的形成所孕育的科学精神相比则更偏重个人自由，中国传统文化中的儒家思想和近代以来追求民族复兴的历史重任形成的科学精神相比则强调家国情怀。但是无论哪种表现形式的科学精神，对时代的进步、人类的发展和文明的演进都产生了巨大的推动作用。习近平总书记特别强调科学精神的重要性，在 2008 年 5 月 4 日召开的青年科技创新创业人才座谈会上，他就对广大科技从业者提出要求：“恪守科学精神，脚踏实地、埋头苦干，坚韧不拔、不畏挫折，淡泊名利、不浮不躁，始终保持探索真知的坚定意志和创新创业的高昂激情。”

恪守科学精神，要善于将中国传统文化的优秀基因激发出来。中国优秀传统文化的丰富哲学思想、人文精神、道德理念等，可以为人们认识和改造世界提供有益的启迪，可以为治国理政提供有益的启示。但长期以来，有些人谈到科学精神时忽视甚至轻视中国的传统思想，认为中国的传统思想过多地注重功利性模仿，忽略自由性思辨；过多地强调器物层面，而忽略思想层面；过多地重视技术而很少触及科学。不可否认，西方的古希腊传统对近代科学技术范式的形成产生了重大影响，甚至“科学”一词也是在五四运动中对“赛先生”演化而出现的，但是我们也要看到，中国传统思想中的科学精神形成了中国人独特的科学气质。在对世界本质规律的求真方面，中国传统文化同样蕴含着对当今发展有着积极意义的科学精神。

著名思想家孔子提倡“学而不思则罔，思而不学则殆”，强调思考在格物致知中的作用；理学家朱熹曾经说过，“读书无疑者，须教有疑；有疑者，却要无疑；到这里方是长进”，认为怀疑精神是经学致用的前提。著名科学史学家李约瑟曾经说过：“当希腊人和印度人很早就仔细地考虑形式逻辑的时候，中国人则一直倾向于发展辩证逻辑。与此相应，在希腊人和印度人发展原子论的时候，中国人则发展了有机宇宙的哲学，在这方面，西方是初等的，而中国是高深的。”

近代科学范式的兴起伴随着西方资本主义的世界化，形成了以形式逻辑、毕达哥拉斯传统和实验科学语言为架构的科学话语体系，在这个话语体系中理解中国的科学传统，难免会有“水土不服”的现象，但是如果从五千年中华文明发展史、中国科技对世界文明的影响和中国传统文化中的科学精神要素来看，科学精神在中华民族甚至人类文明的发展史上从未缺席。正如诺贝尔生理学或医学奖得主、中国药物学家屠呦呦所言：“中医药从神农尝百草开始，在几千年的发展中积累了大量临床经验，对于自然资源的药用价值已经有所整理归纳。”这种整理归纳，在当代科学发展中体现出重要价值，体现了中国独特的科学精神。

恪守科学精神，要善于培养适应当前时代发展的科学能力。有的人认为，西方自由精神是培育科学精神的天然土壤，中国的仁爱礼学不能激发出科学精神和科学力量。但是，分析总结人类发展过程，无论哪个民族、哪个国家，只要把握时代的需求，培养适应时代的科学精神和科学能力，就可能占据发展先机，这是超越个人狭隘功利主义的社会发展规律。如果把科学精神同人类文明的演进结合在一起，就能看清楚，只有时代的需要才是科学精神产生的最基础最根本的条件。科学精神的独立性，在于其不受功利主义的影响，而始终保持对于真理的探求；科学精神的时代性，在于其是人类认识和改造世界的成果，原生动力在于推动人类文明的进步。

当今时代，我们的发展处在世界新一轮科技革命和产业变革同中国转变发展方式的交汇期。新时代提出了新课题，谁能激发出适应时代的科学精神，培育出适应时代的科学能力，谁就能引领新一轮创新发展。科技兴则民族兴，科技强则国家强。我们必须坚持走中国特色自主创新道路，面向世界科技前沿、面向经济主战场、面向国家重大需求，加快各领域科技创新，力争掌握全球科技竞争先机。未来中国发展所需要的科学能力是有独立思想、实事求是、开拓创新、勇攀高峰的科学精神；是有担负国家民族前途命运、满足人民美好生活愿景的科学追求；是耐得住寂寞夯实基础研究、顶得住压力攻关重大研究、赶得上潮流引领前沿研究的科学定力；是矢志不移自主创新、坚定创新信心、着力增强自主创新能力的科学信念。只有培育出这样的科学能力，才能够激发出深沉而持久的科技动力，推动实现中华民族的伟大复兴。

（2）大医精诚的价值追求

党的十八大以来，习近平总书记高度重视青年价值观的塑造，发表了一系列重要论述，为高校青年大学生价值观培养指明了方向。习近平总书记在 2014 年 5 月 4 日北京大学师生座谈会上的讲话中指出：“青年的价值取向决定了未来整个社会的价值取向，而青年又处在价值观形成和确立的时期，抓好这一时期的价值观养成十分重要。这就像穿衣服扣扣子一样，如果第一粒扣子扣错了，剩余的扣子都会扣错，人生的扣子从一开始就要扣好。”正确的价值观教育指引着大学生的健康成长，大学阶段又是大学生价值观形成、完善和趋于成熟的关键时期。因此，以社会主义核心价值观为导向，结合医学生的职业特点，理论与实践相结合，有针对性地加强价值观教育显得尤为重要和紧迫。

医学学科从来就不是纯粹的自然科学，而是充满人文内涵的学科，它既是人与技术的完美结合，也是人与人之间的沟通交流。因此，育人过程中如何激发与维持医学生内在的价值追求是我们教育工作者始终应该坚守不变的初衷。无论技术革命如何发展，我们只有不断创生、建构充满情境化、个性化的实践内容，才能使学生在感性层面对要学或在学的内容产生愉悦感，只有当学生带着自我需要的学习动机去汲取知识时，知识才会充满意义和富有生命力，实践才达到真正的目的。这个过程是漫长的，需要一点一滴地积累，既需要教师化实践为知识的智慧，也需要教师化智慧为道德的引领。

医学生的责任意识和奉献精神的培育过程也是一个将自我责任意识转化为实际行动的过程。因此，要积极引导学生从身边小事做起，自觉参与志愿服务活动。志愿精神与社会主义核心价值观有着高度的统一性，“奉献、友爱、互助、进步”的志愿精神，有助于医学生在实践中学会关爱他人，讲奉献，培养责任意识。依托黑龙江志愿服务平台，让他们在实践中实现自我参与、自我反思、自我教育，增强承担责任实现能力，实现知、行、思三者合一。

完善校园志愿服务体系，设立实验室服务岗、校园文明岗等多个志愿服务岗位，并有序地把学生安排到相应的岗位上从事志愿服务实践活动。组织学生利用所学知识到社区或农村进行医疗知识宣讲，帮助留守儿童、孤寡老人、残障人士等弱势群体，使他们在服务过程中强化职业角色意识和责任担当。通过志愿服务实践活动，培养学生吃苦耐劳的精神和实践动手能力，增强其社会责任感和家庭责任感。

总而言之，实践育人活动有利于提高学生苦练技术的紧迫感，服务人民的责任感。形成“我服务，我快乐”的良好品格，树立正确的人生态度，培养积极向上的价值观。

（3）爱岗敬业的职业道德

近几年，实践育人体系不断得到充实和完善，医学生也越来越重视在学习过程中提高职业道德修养，临床一线也涌现出一批可歌可泣的优秀医生的先进事迹，如中国妇产科学的开拓者林巧稚、“最美医生”中国麻醉学科的先行者罗爱伦等，还有“最美乡村医生”“感动中国年度人物”等一批批优秀的医生。医学院校通过选树身边现实生活中看得见、摸得着、群众认可、社会好评的典型，营造浓厚的榜样示范氛围，以达到实践“润物细无声”的作用。

一是唱好正能量“主题曲”。通过开展著名国医大师、抗疫英雄等主题讲座、先进事迹报告会，尤其是“国际护士节”“中国防灾减灾日”“中国医师节”等特殊节日，组织医学生观看救灾抢险的相关影片、医院急救现场等身临其境地体验医德情感，增加医学生对职业的认同感和自豪感，树立强烈的责任感，加深医学生对职业的使命感。二是深入挖掘“领头雁”。以国之名医和中国消除贫困感动奖获得者姚尚龙教授、让世界听到中国麻醉最强音的黄宇光教授等为榜样，充分发挥身边先进典型的标杆引领作用，如齐齐哈尔医学院荣获全国抗击新冠肺炎疫情先进个人和援助医疗队的感人事迹，切实用身边人、身边事进一步加深医学生对职业的认同感。

避免育人过程中“知”与“境”分离，单纯的价值观的理论灌输容易成为空洞的说教，忽视学生的体验和感受，难以引发学生的情感共鸣，无法得到学生的认可。通过实践育人营造一个有利于学生体验和感受的环境，引导学生去体验、品味、欣赏；当精神与具体的学习场景相关联时，学生能更真切地体会到这种精神的实质与价值，并将其内化为自己的信仰与追求。实践育人的精神内涵与日常的临床诊断工作融合，学生置身于运用理论知识解决实际问题的“情境”之中；无论是学生还是教师，都必须明确实践目的，强化临床操作规范，一方面学生可以找出自己在理论学习方面的差距，努力提高临床应用水平，另一方面通过典型病例诊治服务的社会成果，激发学生努力学习报效社会的责任感和使命感。

医患沟通能力是人文关怀价值的具体应用，是提升患者医疗服务体验和构建和谐医患关系的具体路径和保障。它是针对患者健康需要而进行的贯穿整个医疗过程的一种信息传递机制，主要目的是让医患双方充分、有效地表达对医疗活动的理解、意愿和要求。作为未来医疗卫生事业的后备人才，面对当前复杂的医患关系，医学生除专业技能和医学人文关怀价值外，还需要具备较强的医患沟通能力。美国住院医师规培评价体系中提出了住院医师的六大核心能力，人际关系和沟通技能便是其中之一。1987 年英国医学会将医生的交往能力作为医生资格考试的一部分。1989 年世界医学教育联合会在《福冈宣言》上指出：“所有医生必须学会交流和处理人际关系的技能。”由此来看，医患沟通能力已成为当代医师必备的基本能力之一。医学生在医院实际策划、组织、参与和实施志愿服务实践活动的过程中，提升和锻炼了课堂之外的沟通协调能力，有利于医患沟通能力的提高。而且，通过做导医、深入临床，会与患者及其家属有大量的接触和互动，在此过程中，医学生能够了解患者的疾苦和愿望，理解家属的感受和情绪，熟悉患者的所思所想，掌握医生与患者的沟通技巧，为日后医患良性沟通奠定基础。

健康所系，性命相托。“竭尽全力除人类之病痛，助健康之完美”是医学生的使命。实践育人一方面帮助医学生拉近与群众的距离，了解群众现实的生产生活环境、生活行为方式及医疗卫生服务等具体情况，认清自己作为医者所承担的重任，坚定为解除人类病痛而奋斗的意志；另一方面通过社会实践不断深化实践成果，了解社情民意，审视自身的优势与不足，不断修正成长目标，将新时代对医者的要求化作自觉的追求。

通过实践，引导医学生从学生角色向职业角色转变过程中要履行医护人员的职责。学校加强与实践单位的联系，了解学生在实习中表现出的工作态度与能力，观察学生是否自觉将责任意识和奉献精神转化到实际工作中去，将实践反馈的情况作为培养学生正确职业价值观的依据。实践基地人员要引导学生在临床实习、工作过程中增强职业角色意识，自觉遵守医护人员的道德规范。带教老师通过言传身教，培养学生良好的医德、对他人生命富有道德情感；教育学生在行医过程中以救死扶伤为己任，以仁爱精神为准则。与此同时，引导学生树立正确的择业观，鼓励医学生到基层就业，到祖国更需要的地方去。

（4）创新协调的综合素质

社会实践活动能够帮助医学生灵活运用所学的专业知识，在解决实践问题中激发自身的内在潜能，全面提升综合素质。医学生在社会实践的团队组建、分工协作过程中，组织协调能力得到了提升；在设计活动方案环节，谋划思考能力得到了提升；通过与实践单位、服务对象的联络和沟通，劳动精神、职业素质得到了锻炼和提升；在活动开展阶段，工作执行能力、医学专业操作能力、应对突发状况能力和克服困难能力得到了强化；在成果转化和成果展示环节，通过撰写文案、即兴表演、总结报告和新闻报道，书面表达和口头表达能力得到了提高。

培养创新精神是新时代对大学生提出的基本要求，也是大学生必备的素质。医学生由于专业课程相对繁重，缺少将课堂知识外输的过程，而社会实践活动可以作为课堂教学的延伸，是大学生创新能力的有效补充。医学院校通过注重在课堂教学、实践实习和第二课堂活动中对医学生实践创新能力的培养，激发学生的创造力，调动学生的积极性、主动性和创造性，让学生成为创新型人才。

（四）弘扬大医特色校园文化，打造齐医特色育人品牌

当前，中国特色社会主义已经进入新发展阶段，高等医学教育应该如何从新阶段出发，找准新的发展方位，坚持新的发展理念，构建更高质量的人才培养体系，培养更高质量的人才，推进高质量发展，是高等医学院校必须解决的重大问题。在教育教学体系中，人才培养是一个复杂的、

开放的大系统，素质培养是分系统，学生综合素质的强弱是衡量人才培养质量的重要标准。课堂教学是立德树人的主渠道、主阵地，而第二课堂育人体系则是提高学生综合素质、促进学生全面发展的重要途径。新时代背景下，习近平总书记关于教育的系列重要论述和要求、系统思维方法和系统观念等作了重点梳理及解读，主要目的是通过理清马克思关于人的全面发展理论中国化的最新成果的理论逻辑、历史逻辑、实践逻辑，为构建并完善更高质量的高校第二课堂育人体系、促进学生全面发展提供理论依据。齐齐哈尔医学院教育工作者厘清“三全育人理念”与高校第二课堂育人体系之间的逻辑关系，两者在发展要求、发展路径与发展目标上具有高度的一致性。在此理论的指导下，齐齐哈尔医学院第二课堂育人体系构建和育人实效成果显著。

1．以特色志愿服务活动为引领，铸医学生“仁医”之魂

作为具备医学专业知识的医学生在开展志愿者服务活动时较其他类型高校更具有服务针对性和有效性，也更具备志愿服务他人的思想意识、文化水平和综合能力，同时，在进行志愿服务时较其他类型高校的学生群体受人民群体接受程度更高。学院团委积极打造志愿服务品牌，树立积极向上的校园文化形象。带领学生开展迎新接待、疫情防控、推广普通话等志愿服务活动。组织学生志愿者3000余人次投入到学生返校引导、接待等工作中，有力保障了学校复课、新生入学、核酸检测和疫苗接种。开展“以雪为令，志愿正红”团干部、团员清冰雪活动，方便师生安全出行。为服务学院疫情防控的近200名学子发放口罩、消毒湿巾等防疫物资，做好后勤保障。学院“爱心超市”志愿服务项目、精神卫生学院青年志愿服务队、公共卫生学院青年志愿者白怀睿，从全省志愿服务“五个100”推荐评选中脱颖而出，分别荣获“优秀志愿服务项目”“优秀志愿服务组织”“优秀志愿者”“优秀志愿服务工作者”。

2．以大力建设第二课堂为依托，强医学生综合素质之能

充分发挥第二课堂与第一课堂的协同育人作用，着力提升学生的综合素质。一年来，在美国大学生数学建模竞赛中荣获三等奖3项。在MathorCup高校数学建模挑战赛中获得国家级三等奖6项。在“挑战杯”全国大学生课外学术科技作品竞赛中荣获大赛主赛道三等奖3项。在第五届“创青春”黑龙江省青年创新创业大赛上荣获“互联网组”优秀奖1项，实现了零的突破。1名学生在第一届黑龙江省大学生版权征文活动中获一等奖，2名学生在第二届黑龙江省大学生版权征文活动中分获二、三等奖。1名学生在黑龙江省第六届“知识产权杯”竞赛中获三等奖。

3．以全面深化改革创新为动力，立医学生崇高信念之基

持续深化共青团改革，强化“一切工作到支部”理念，主动指导和服务基层工作。为基层团组织订阅《高校主题团日活动实用手册》《高校团支部书记工作指南》等4类书籍200余册，召开4次培训会议，开展8次基层调研，指导共青团和学生会工作，提高基层活力和能力。指导基层开展党史学习教育和支部在智慧团建的学习，活动覆盖率达到100%。在团中央组织开展的高校活力团支部评比中，精神卫生学院团总支被评为全国高校“活力团支部”，全国共1000个，黑龙江省仅29个支部入选。学院援鄂和援哈2支医疗队分别荣获黑龙江省和齐齐哈尔市“五四青年奖章”集体；6个团组织获得“全市五四红旗团委”“全市五四红旗团支部”荣誉称号；40名团干部、团员获得“全市优秀共青团员”“全市优秀共青团干部”等荣誉称号。

积极参与全市组织的五四评优及青年五四奖章评选活动。三年来，学院援助武汉医疗队荣获第22届“黑龙江省青年五四奖章”集体，病理学院教师董海颖获得全市“五四青年奖章”，附属第二医院第二党支部书记超声科大夫白连杰获得全市“十大杰出青年”称号。学院团委、附属第一医院团委、附属第二医院团委、附属第三医院团委获得全市“五四红旗团委”荣誉称号；学院团委学生办公室主任刘鹏程获得“全市优秀共青团干部”荣誉称号；齐齐哈尔医学院精神卫生学院青年志愿者服务队团支部、齐齐哈尔医学院药学院2017级制药工程专业团支部获得“全市优秀共青团员”荣誉称号。3人获“全市优秀共青团干部”、28人获“全市优秀共青团员”荣誉称号。

同时，组织召开了学院纪念五四运动周年命名表彰大会，对学院优秀个人和集体进行了表彰奖励，为广大青年更加自觉地听党话、跟党走树立了标杆；依托“齐医青年”宣传阵地，传播优秀思想，引导青年在中外对比、今昔对比中，正确认识中国发展大势。

4．以校园文化艺术活动为依托，添医学生医艺结合之美

丰富文体活动。学院团委高度重视校园文体活动的组织开展，带领校学生会、大学生社团管理部、“校园之声”广播电台等学生组织开展了校园文化艺体节、社团文化节以及“新生杯”篮球、排球、足球赛等大型文化体育系列活动，同时，还开展了齐医达人秀、校园魔方大赛、健美操大赛、“百家争鸣”辩论赛、“百事最强音”歌曲大赛等校园文化品牌活动，丰富多彩、寓教于乐，让学生在自我管理、自我教育中实现自我成长。

弘扬红色文化。2021年正值建党百年之际，学院团委统筹学生会和学生社团积极开展献礼建党百年活动。组织开展了“传承红色基因 缅怀革命先烈”主题升旗仪式和网上祭奠英烈活动、“传五四精神 颂百年华章”诗歌散文朗诵大赛等活动，黑龙江日报客户端刊发《齐医社团百花齐放倾情献礼建党百年》。校学生会开展了“请党放心 强国有我”文学大赛，激发齐医学子爱国热情；大学生社团管理部开展了“学四史”网上答题活动，从党史中汲取前行的力量；“校园之声”广播电台开展了红色经典诵读大赛暨展播活动，用声音铭记历史，用言语抒发爱国情怀；书法协会、魔方协会、武术协会等社团组织通过录制强国主题视频等抒发勿忘国耻、吾辈自强的思想。各基层团委、总支部也纷纷开展了征集“强国”口号、录制红歌、观看红色主题视频、开展线上演讲比赛、答题竞赛等“请党放心 强国有我”主题团日活动。

创新文化育人。录制歌曲MV《请战》表达对援鄂医护人员的崇高敬意；参与学院迎七一庆祝建党百年文艺演出节目策划，并组织选拔了120名学生，排演了群舞《灯火里的中国》，演唱了《唱支山歌给党听》，为建党百年献礼，广受好评。根据疫情防控要求，迎新工作中，选派15名同学担任大医文化传播志愿者，负责为新生和家长作导游，讲解“大医文化”，不仅自身接受熏陶，也让“大医文化”得到了传播和推广，促进了文化育人、美育育人，提升了学院的影响力。

（五）树立整体教育观念，提升实践育人格局

教育从字面上理解，包括“教”和“育”，其中“教”体现的是外界的力、量，“育”，既有从外界施加教育影响的含义，也有自身培养的意思。而自身培养显然需要人亲身经历、自我教化，这就规定了育人离不开实践，具有实践的属性。育人，绝不能简单地理解为让人们获取更多的知识，掌握一定的理论，更重要的在于引导人们学会在具备一定的理论、知识的基础上，到社会生活中去如何运用它们，即学会生活，因为理论与知识本来就是从社会生活中衍生出来的，同时又回归社会生活并进一步完善、补充，无限接近于客观真理。

实践育人并非只突出社会教育，而是强调知识、理论教育与社会、实践教育相统一，凸显教育的实践属性，从而“有助于改变理论与实践、学校与社会非此即彼的二元对立思维误区”。社会实践的最终目的在于促使大学生形成和发展社会要求的思想政治品德，从“教”和“育”的关系来看，是思想政治品德内化与外化循序渐进的过程，这一目的的实现无疑是要通过社会实践来实现的。

人的思想政治品德的形成过程是一个心理变化、发展过程，最终需要行为表现出来。而知、情、信、意的发展运动情况，是无法用肉眼观察到的。既然如此，就必须还要探寻，因为只有这样才能获得其中的规律，调整、改变相关影响因素，或者以新的排列方式进行重组，改变其原有的“顺序”和“秩序”，对人实际的“输出”行为进行控制。实际上这种发展运动就是思想政治品德认识转化为相应的思想政治品德行为的问题，在本质上这是一个矛盾运动过程。

任何事物都有自身的矛盾运动，矛盾运动又促进着事物的发展，它是事物发展的动力和源泉。大学生社会实践育人过程的基本矛盾是受教育者全面发展所必需的思想政治品德要求与受教育者

目前的思想政治品德素质现状之间的矛盾。既然社会实践具有促进大学生思想政治品德的形成与发展的作用，其中必然存在推动思想政治品德发展的矛盾运动，而蕴含的矛盾运动的工作原理就是机理。当然，任何事物的发展都是有规律性的，规律是由事物内部的矛盾运动所决定的。规律是事物发展过程中的本质联系和必然趋势，而社会实践育人的规律就是社会实践育人过程各要素之间的本质联系及其矛盾运动的必然趋势。目前，学界比较认可的思想政治教育过程的基本规律概括为，教育要求与受教育者思想品德发展之间保持适度张力的规律、教育与自我教育相统一的规律、协调与控制各种影响因素使之同向发挥作用的规律。那么，社会实践育人过程在遵循以上规律的同时，是如何实现育人的呢？为此，需要深入育人过程中去探究其中的道理和原理，这就涉及了机理问题。反映事物发展的本质联系和必然趋势的规律具有客观性，一定程度上是结果的体现，而机理作为事物变化发展的内在道理和原理，存在于事物过程之中。

大学生是国家发展的未来，民族振兴的希望，而高校则承担着大学生培养的重要任务。现代社会需要的是德才兼备的大学生，因此，高校不仅要培养大学生的专业能力，还要提高大学生的思想道德素质，而高校思想政治教育实践育人是完成该项任务的重要途径，培养符合发展需求的新时代大学生。

提升大学生社会实践育人有效性要坚持以问题为导向。理论与实践相结合是马克思主义的基本观点、基本原则，也是教育尤其是高等教育的基本原理。大学生社会实践作为高校实践育人工作的重要组成部分，坚持理论联系实际，遵循高等教育和思想政治教育规律，不断提升实际育人效果是新形势下加强和改进思想政治工作的需要。社会实践育人过程是在社会环境中完成的，因此，就需要面对不断发展、变革的社会，不断去适应社会的发展，并满足由此带来的大学生自身发展的需要。随着思想政治教育学科以及相关领域研究的不断深入，理论体系日趋完善，但由于思想政治教育关注的是人的思想和行为的变化，这种特殊性决定了在理论指导下加强其正确性、准确性并进行验证研究的重要性。

提升大学生社会实践育人有效性要以育人机理为依据。机理是事物存在着的活动原理，挖掘事物机理的目的在于依据和利用机理推动事物发展。在现实生活中我们会遇到这样的情况，虽然找到了一些影响事物发展的问题，但针对解决问题的措施并不十分灵验，付出了很多代价，但提升效果方面收效甚微，其中的症结就是没有找到事物内部的发展机理。在正视社会实践育人过程存在的问题时，导致这些问题产生的深层次原因，往往被教育者忽视，这是由于，一是问题的表现形式容易被观察到，而对于这些表象问题的改进短时间内会有一定成效，从而给人一种错觉，认为问题已经找到；二是问题的表现形式和产生的原因容易被人们所混淆，也就使事物发展运动的本质、机理被忽略；三是机理蕴藏在事物的内部、深处，发现和挖掘相对困难，甚至由于主、客观各种原因长时间得不到揭示。无论是社会实践存在的问题还是其背后诱因，都与其内在矛盾运动相关，这种矛盾运动就是社会实践实现育人的原理和内在规律。因此，加强和改进大学生社会实践必须搞清楚育人机理。

提升大学生社会实践育人的有效性要以育人机理为依据。社会实践育人是一项现实性、理论性、实践性、行动性很强的思想政治教育课题。大学生社会实践运行机制的研究是为了切实提高社会实践育人的有效性，为深化思想政治教育过程管理提供一定借鉴。从时代的发展来看，在经济全球化、网络信息化、知识经济时代的大背景下，思想政治教育的环境、任务、内容和方法都随之发生了很大的变化，固有的思想政治教育模式、机制已经不能适应这种变化的需要，迫切要求我们树立起全新的思想政治教育理念，创新工作方法、载体、途径、形式等，而社会实践作为普遍受大学生欢迎的促进他们成长成才、进行思想政治教育的途径，也应建立健全适应新形势要求的工作运行机制。从实践育人的理论研究来看，社会实践运行机制研究是实践育人科学研究、整体研究的需要，是对原有研究的完善和补充，同时也开拓了思想政治教育相关领域研究的新视野。从社会实践的具体实践研究来看，它对于提高社会实践育人的科学性和实效性，解决社会实践过程中的一些具体问题，具有直接的指导和操作意义。总之，研究社会实践育人过程运行机制不仅涉及教育者、受教育者、内容形式载体、社会环境等社会实践育人过程要素，还考察各要素的相互联系、相互作用和相互结合的方式。它不仅关注实践育人的系统结构，还关注系统结构的动态化运作方式和运作过程。因此，社会实践运行机制研究可以有效地提高社会实践教育功能的实现，更好地解决社会实践过程中存在的一些实际问题。

（刘柏人）

二、临床实践教学融入医德教育培养的探索研究

（一）医德教育，势在必行

“全员、全过程、全方位”的三全育人理念的落实，培育“全能型”医学人才，是我们临床培养医学生的宗旨，从我院现实基础和实践条件看，应优先推动德行、心理协同育人教育发展，思想教育是先导，德行教育是基础，对于医学生而言，实践重于理论，医德高于实践，只有树立正确的思想价值观，才能更好地服务社会，成为合格的医学人才。在医教协同的背景下，临床教学应着力于怎样培养医学生从一名学生转变为一名医生的德行改变，在临床实践中最能体现医学生医学素养的素质就是医德素质，在创新医德教育方式的引导下，从建立健全的医德评价体系以及正面宣传教育等方面加强和完善临床医学生的医德教育，终极目标为培养医德高尚、医术精湛和身心健康的专业医学人才，其中医德教育培养应贯穿于教育始终，着力培养医学生的责任感、职业感、高尚感、处世感，落实社会主义核心价值观，构建良好的医患关系，促进实现“健康中国”的战略目标。

临床实践是医学生与患者接触的基础方式，也是医生与患者建立关系的桥梁和纽带，医患关系和谐是社会和谐的内在要求，是保障人民群众健康、促进生产力发展的重要因素。随着改革开放的深入推进和医疗卫生事业的不断发展，和谐的医患关系已成为社会、医者、患者三方共同的诉求。当前，医学院校的医德教育虽然已普遍开展，但始终不能跻身于教学重心，我国高校医学生的医德教育问题在具体工作中存在“四重四轻”的偏向：重伦理素质、轻心理素质；重经验说教、轻理论分析；重抽象教条、轻行为指导；重认知、轻内化。所以提出加强医学生医德培养，在宏观上应转变教育思想观念；注重医学生的主体性教育；在学习的途径上强化医学生医德人格；在实践的途径上强化医学生医德人格；借鉴国外经验，加强具体方法的研究。把医学生培养成为适应生物 - 心理 - 社会医学模式需要的合格医学人才。

在党的二十大胜利召开以来，党和国家密切关注我国医疗卫生事业发展，规划健康中国蓝图，并对医疗卫生队伍提出了一系列要求。纵观系列文件，党的二十大主要针对医疗卫生规划集中在医疗保障、队伍建设、医德医风三个核心问题上。对于医学院校的附属院校来说，关系最为密切的是医德医风建设问题。面对紧张的医患关系，医学教育是医疗事业发展的基石，在新形势下做好医德教育培养工作对于临床实践医学生而言刻不容缓。

（二）德育教育，实践为主

医疗卫生事业的发展关系到人民群众的健康和生活质量以及社会安定，关系到经济社会的和谐发展和小康社会的建设。医学生作为未来医疗卫生事业的建设者和接班人，他们的职业道德水平和能力素质决定了我国未来医疗卫生事业的发展，曾经教育部、卫生部联合下发的《关于加强医学教育工作提高医学教育质量的若干意见》明确指出：“要将德育和职业素质培养列为医学教育

人才培养的重要内容”“要进一步加强以医学职业道德、职业态度和职业价值观为基本内容的职业素质教育，培养学生的道德责任感，重视伦理问题，将预防疾病、解除病痛和维护民众的健康利益作为自己的终身职业责任”。习近平总书记曾提出，“广大医务工作者要恪守医德医风医道，修医德、行仁术，怀救苦之心、做苍生大医，努力为人民群众提供更加优质高效的健康服务”。而医学院校作为培养医学人才的摇篮，培养合格医生的重要任务就是培养医术医德兼备、全方位发展的医学人才，在医学院校思想道德教育课程中，已将医德教育临床实践教学作为重要的内容，力求在培养学生医疗技能的同时提高职业道德操守。

医学院校医德教育还存在着医德教育授课形式单一、医德教学评估体系尚不完善等问题，因此，应该以丰富多样的形式让医学生接触医德教育，不应仅仅局限于课堂书本，而且需要在不同的教育模式中加强医德教育培养，在临床的实践过程中应该把掌握医德的重要性放在医疗行为之首，学医为治病救人，救人应先学会做人，再学会行医。医疗水平固然重要，但应把医德医风融入医疗活动中，才能成为一名为人民服务的合格的好医生。临床实践是医学生与患者接触的基础方式，也是医学生与患者建立基本关系的初级桥梁和纽带，只有临床实践才是医学生自我身份转换的初级渠道，医患关系就是衡量医生与患者的基本尺码，只有医患关系和谐，社会关系才能和谐，才能保障人民群众健康、促进生产力发展。随着改革开放的深入推进和医疗卫生事业的不断发展，和谐的医患关系已成为社会、医者、患者三方共同的诉求，也已经成为医疗行为不可干预的重要发展趋势，只有这样才能建立相互信任的医疗环境，创造和谐的医疗前景。

医德是对马克思主义哲学具有价值维度的确认，尤其是对马克思主义道德哲学的肯定，医德教育问题是对马克思主义道德哲学的问题模式的挖掘（对现实世界的提问方式），即“道德教育如何现实化”，而在医学院校教育中的道德模式主要是强调以医德教育模式培养医学生的医德，从“生存性恐惧”出发，我们可以在继承马克思主义道德哲学的问题模式的基础上，将此类医德教育问题下的研究领域进一步拓展到与“医学道德现实化的内在条件”和“医学道德实践的动力、阻力和能力”相关的诸多问题上来。在此“发展的马克思主义道德哲学问题模式”下，我们一起呼吁医学医德教育模式的转换，从当前主要的“知性医德教育模式”即课堂式的医德教育，转变为着眼于使医德现实化的“践行性的实践性医德教育模式”，就是我们所说的临床实习及实践中加强医德教育的模式。临床见习和实践可以说有本质的不同，在见习的过程中只能让医学生体会医生及医务工作者工作的一部分，不能深切地自我体会身为医务工作者的工作责任感及使命感，而临床实践是长时间、有计划、有安排的科室轮转，可以让医学生自我体会身为医疗工作的工作内容，从而培养医学生的工作责任感和使命感，而在实践的过程中，完全需要对“跨主体性（从医学生转变为医生）的能力和践行性的道德实践能力”进行培养，以及对作为其前提的“超越生存性恐惧的勇气”进行培养，进而需要对相关的培养路径等问题进行系统性的研究。

现代的医学院开展的医学教育可以说已经进入了标准化时代，尤其是现代的医学医德教育模式已经步入了标准化时代，其优势是在该体系下培养出来的医师的职业素养和专业素养能够保持高水平的同质化，我们希望的是在现代医德教育的模式下，能够培养出德以配位的优秀医疗人才，从而能够实现医患的和谐以及医患之间的相互理解。医学生是介于学生与医生之间的特殊存在的人群，应该将那些具备更符合医学职业要求潜质（爱心、善意、冷静、审慎、责任心等）的学生吸引到该群体中来，将他们培养成符合社会发展、人类需要的合格医学人才，因此，我们的重任就落在不同的节段。在招生时我们不能确定所需要的人才是否符合医学所需要的人才（这就是我们强调的先天不可控制性），因为招生过程中我们能够干预的因素太少，应试教育才是医学生自我选择的自由所在，所以在后天医学生培养的过程中，不仅仅要在课堂教育上加强医学生的基础知识教育、理论知识教育，更需要加强的是对医学生医德教育的培养，争取让我们提前接收的那些人才在后天的医学道德的熏陶模式中逐渐成为有担当、有作为、有能力、有素养的医学人才。可以说，在医学职业发展的历史中，曾经是最合适的人自主选择进入了医师职业群体，但是现代医学教育的准入体系将这种自我选择过程大大削弱了，特别是在我国医学院校的准入制度中，医学生的高中学习成绩是唯一的衡量和选拔标准，虽然报考医学院校的程序也包含了自我选择的成分，但事实上某些小范围的调查显示，有些高中生的高考决定是来自父母而非他们自己，有些高中生在选择医学院时对其了解甚少。所以，医学院如果希望培养出优秀合格的医疗人才，就必须要改进医学生的准入程序，选拔那些最符合该职业特质的人，而不是成绩最好的学生。而一旦这样的学生进入医学院，他们成长为具有高尚医德的、优秀医生的概率就会非常之高。

美国医学史学者罗伊·波特在《剑桥医学史》的开篇导言词中曾说道，“人们从没像今天这样如此健康、长寿”，还提及人类的健康、长寿归结于医疗事业的发展，而反过来也可以说医学的成就也从没达到过如此巨大，然而相对于肯定而言，其中更为讽刺的却是，人们也从没对医学有过如此的质疑和提出批评，不仅仅是对医疗水平的批评，相对于更为严重的批评之一即是指向了医德医风，书中强调医务人员医德的缺失是导致医患纠纷形势严峻的主要问题，也是现代医患关系不和谐的主要因素所在，所以在对医学生进行基础理论的教学过程中要融入医德教育的培养内容，更应该从基本的临床实践入手。临床实践可以说是医学生从一名学生角色转换为医生角色的必经之路。当前的医德教育从“知性的医德教育模式”转变为“践行性的实践性医德教育模式”，即在对医德道德认知能力、医德道德判断能力和医德道德反思能力等的“认知性的道德实践能力”的培养基础上，增加对“跨主体性的能力、践行性的道德实践能力”的培养，改变医学生自身的医德教育能力的认识。医德教育能使医学生自身在自然生理中潜在的能力发挥出来，并且这种能力的活动受医学生自身潜力的控制，如果我们无视当代人类所面对的时代特征的“生存性恐惧”，那我们的道德教育便会成为马克思在《德意志意识形态》中所批判的“道德说教”。所以，对于现代医学生的教育，是将理论的教育模式转变为实践的道德教育模式。因此，马克思主义是正确的理论引导模式，对我们人类可以说是指引性的思维引导，我们强烈呼吁发展马克思主义道德哲学问题模式的视域下的医德教育范式的转型，即在研究模式和实践道路上从“知性医德教育模式”转变为着眼于如何使医德现实化的“践行性的实践性医德教育模式”，从而提升医学生的自我存在感和自我责任感，培养医学生在临床实践中的医德。

（三）实践教育，以人为本

目前，大部分医学院校的医德课程授课模式及教师授课途径仅仅是通过让学生熟读经典，或通过教师课堂讲解去打开医学生医德认知领域，或者想要通过这种理论的形式去提升医学生医德水平的认知领域，却忽略实践教育的重要性，没有着力于建立学生深刻认知医德教育重要性的途径，在课堂教学中无法激发学生的学习热情，导致学生对医德教育课堂的兴趣不高，不能让我们更好地理解医德教育到底应该怎么用、用在哪里，因此，完善和改变医德教育课程的教育模式迫在眉睫。完善医德教育体系要求新时代医学院校要将人文精神教育融入职业道德教育中，将医德教育课程体系进一步完善，着重培养医学生的医德素养和人文精神，为日后的临床工作打下坚实的道德根基，将医德教育的成果展现在现代医学生的医疗品德中。医德即是思政的体现，思政也是医德教育的一种具体的表现形式，因此在课程设置上，突出思政课程与医学专业课程思政的融合，并且在教学内容上，将思政课程注入更多医学相关元素，将我们国家的优秀传统文化、红色革命文化、抗疫英雄医生的先进事迹等相关的医学案例引入课程教育，用真实的身边案例讲解医德教育的重要性，更加生动活泼，引人深入，可以增强医德教育课程的针对性。而在教学方法上，可以通过建设思想政治课程，建立理论课特色资源库、开展情境体验式教学方法改革、增加思政实践课时，使课堂无味道的思政课程活起来，从而丰富医德教育形式和医德教育的实质内容；可以在医学专业课程思政的医德教育中，将中国传统医德思想精髓、医学重大成果形成中的感人事迹引入课堂，增强医学专业课程的育人功能，使思政课程与课程思政同向共行，并且结合临床实践活动，加强学生医德教育培养，本着教育学生热爱生命、关注生命，应该在从事任何医疗活动中将患者的需求放于第一位，治病救人，救人救命，生命永远放在医疗事业的第一位，将医德教育融入医学生的人才培养中，将医学生培养成为一名合格的临床医生，因此，开展医德教育培养课程，并且在临床实践中加强医德教育培养刻不容缓。

（四）疫情无情，榜样有爱

2020 新年到来之际，全球新冠疫情肆虐，大批的医务工作者用付出生命的实际行动守护了人民群众生命安全。为防止疫情的传播，全国一心，不忘初心，牢记使命，不负党和人民的嘱托，完全无愧“白衣天使”的称号。他们的职业精神、职业道德体现着社会主义核心价值观，得到了整个社会的认可和肯定，我们的胜利，就是在用实际行动生动诠释医务工作者的“敬佑生命、救死扶伤、甘于奉献、大爱无疆”的崇高精神。医圣孙思邈曾从医德教育思想的视角出发，着重培养医者的医德精神，他所强调的就是救死扶伤。而医学生作为未来医疗卫生事业的建设者和接班人，他们的职业道德水平和能力素质决定了我国未来医疗卫生事业的发展，借此对广大医护人员的先进事迹进行过分析，提出有针对性的医德教育策略，以此增强医德教育形式的具体性和实效性，让医学生深刻体会医务工作者的使命和责任，在疫情的真实实践中演绎病毒无情、人间有爱的榜样力量。因为榜样才具有形象性、生动性、潜移默化的作用，我们深受榜样的影响，才能更好地感受医者的神圣使命。

在医圣孙思邈的观念中一直强调医乃神圣、至精至诚，并且在孙思邈的经典著作《千金要方》“大医精诚”篇中，曾提出医者必须兼具“至精至微”之医术和“至诚至爱”之医德。也就是强调“凡大医治病，必当安神定志，无欲无求，先发大慈恻隐之心，誓愿普救含灵之苦”。而其中的“人”与“仁”的命题就在我们新时代的医疗教育中，与医疗道德实践和教育教学中的理论具有同样深刻的现实意义，它要求医者应有“仁爱之心”，善始善终，行医应坚持“以人为本”，做到“仁心”与“仁术”结合，方能治病救人。人的生命至高无上，尊重生命，生命第一，其探讨治病救人的著作《千金翼方》《千金要方》均以“千金”命名，“人命至重，有贵千金，一方济之，德逾于此”，可见孙思邈对生命的重视，对生命的敬畏，并且孙思邈在《千金方》中有过这样的表述：“若有疾厄来求救者，不得问其贵贱贫富，长幼妍媸，怨亲善友，华夷愚智，普同一等，皆如至亲之想。”他认为，医者对待患者要一视同仁，不论贫富贵贱，就要像亲人一样呵护患者，“华夷愚智，普同一等”。在疫情之下，就彰显出一批舍生取义的大医者，钟南山院士再次临危受命，挂帅出征，敢于发声，全民不动，确保国泰民康；李兰娟院士奋战在疫情一线，潜心研究疫苗，确保全民健康；生化专家陈薇院士，缩短核酸检测时间，加快确诊速度，创造中国隔离速度；疫情“狙击手”张定宇身患渐冻症，仍抗战在抗疫一线，“我必须跑得更快，才能赢得时间，我必须跑得够快，才能从病毒中抢回患者”，这位硬汉、“狙击手”眼中只有一个目标——新冠病毒，狙击、再狙击；张伯礼院士发挥中医药特色优势，提高了中轻度患者的治愈率，降低了重症患者的死亡率。

抗击疫情展现人间大爱，正如在抗击疫情的过程中，医者的无私奉献精神感动感染了很多患者和家属，可以说疫情是最考验医患关系的关键时刻，也是最考验医务工作者医德的时刻。医患之间相互鼓励，相互取暖，没有任何利益纠纷，在疫情结束后，全国各地接受疫情救治的患者曾自主发言，他们自述在最初接触医护人员的过程中，患者内心是很复杂的，有担心，有恐惧，有害怕，但在整个治疗过程中他们真心地体会到了医生的耐心、护士们的细心。医护人员用轻松的语气与患者交谈，不仅缓解了患者内心的紧张情绪，对一些特殊的患者还会在纸上写下祝福的话语为他们加油打气，希望我们的救治行为能给他们带来无限的生命期望，当患者带着医护人员为他们准备的鲜花和礼物出院时，患者会说，隔着厚厚的防护服，甚至不知道他们的样子，也不知道该怎么感谢他们，这就是全国人民最崇拜的英雄，这就是医疗责任的使命。在抗击疫情的过程中，还有很多鲜活的事迹在时刻感染和提醒着我们使命的存在，那些24小时奋战在武汉雷神山、火神山、方舱医院等战疫一线的最可爱的人，还有患者的家属、病区的清洁工、患者的心理治疗师、警务人员、公职人员，无时无刻不参与这疫情的防控，尤其是医务人员不仅用精湛的医术仁心为患者精心治疗，还时刻注重患者的心理辅导，帮助患者渐渐克服恐惧，更好地实现社会的安定，因为疫情的肆虐，更多需要的是积极配合治疗，才能更好地维护社会的安定，实现人民的安居乐业。疫情的防控工作最终把医护人员的医德体现得淋漓尽致，因为在疫情面前始终强调普同一等，尊重人格，把医护人员的基本医德行为在实践中表现得极致到位，给医学生上了一堂生动的实践医德教育课程。

因此在新冠肺炎疫情大背景下加强医学生医德教育的现实更为意义深刻，尤其是能够将实践医德教育形式更为具体化，特别是身为医务人员，又身为师者，在怎样做到将医学教育融入医学实践中，又怎样让医学生能够时时刻刻将医学奉献精神融入医生生涯中，这才是值得我们深思的问题。因为医德教育永远在影响着每一位医者的行为，而对医者的教育培养又要从医学生做起，只有在实践的鼓舞中，在实践的历练中，才会让医学生们更好地接受医德教育的实践活动。面对这次新冠肺炎疫情，对我们而言既是一次危机，也是一次大考，更是一次活生生的真实奉献案例的体现、生动的医德课程的体现。在疫情防控的关键时期，应该可以说与“疫”魔抗争的阻击战中充满了艰辛与挑战，抗疫是一个长久战，我们可能要与病魔长期共存，所以我们身边时时涌现出真实的抗疫事迹，我们身边有无数的抗击疫情战士，他们都在用生命诠释生命的可贵。尤其是广大医务人员肩负艰巨使命，他们面临的是工作任务重、感染风险高、休息时间短、心理压力大等实际困难，时时刻刻挑战着人类的底线，时时刻刻诠释对生命的敬佑，但是他们用无私的奉献自我的精神，始终把患者的利益放在首位，用温暖的行动践行着医学的誓言，诠释着医学的温度。在这样的抗疫大环境下，医学院校可以充分利用白衣战士在抗击新冠肺炎疫情中的鲜活事迹，对医学生开展医德教育，并且这种途径开展医德教育具有重要的现实意义和实践意义，可以更具体化地加强医学生的医德教育，有助于培养医学生的仁爱精神，而其中的“仁爱”精神的根本体现是爱人、爱生命。在抗击疫情的最前线，医护人员毫不利己、专门利人、置个人安危于不顾的事迹无不彰显了医学诚信仁爱、救死扶伤的人道主义本质，也是医德教育的实质性体现。没有鲜活的事迹，就不能生动地阐释生命的可贵，这生动的实践一课，有助于医学生将外在刻板的医德规范、原则要求的理论，通过情感渗透的方式内化于心，从而加深医学生对医德教育现状的认识、坚定医学生学医救人信念、增强医学生自我坚持治病救人的意志，有助于培养医学生的仁爱精神，并养成积极向善的行为和习惯，因此，加强医学生医德教育有助于培养医学生的职业道德。记得身边的同事在支援湖北的医生战地日记中看到这样的话：“在这些天里，看见朋友圈里很多人都说我们是最美逆行的勇士，其实我想说，勇士谈不上，这是我们医者的职责！生而为医，定当为救护生命竭尽全力！”这是对医者职责的肯定，也是对身为医者职业赋予他们重任的肯定，更是医者职业带给他们的职业承诺和职业信仰。对于医生来说，这段经历可能一辈子不会忘，而对于医学生来说，这段特殊时期的医德实践带来的深刻记忆，定会激发他们对医学事业进行更为深入的理解和思考，因此，加强医学生医德教育与实践结合有助于培养医学生的社会责任。国家兴亡，匹夫有责，只有真正置身于医学奉献事业中，才能体会医者使命的神圣。因此，在抗击疫情面前，每一个医者都不能置身事外，尤其是那些逆行的身影，他们就是传播社会正能量的传递者，勇敢无畏，救死扶伤，全心全意为人民服务。在实践医德教育过程中，最初的接触渠道就是在思政课程中培养，是在培育基本的医德情感，医德情感教育是以个人感受和体验为基础的，只有在认知和实践的基础上不断地形成与发展，才能更好地影响个人，它以隐性教育的形式，帮助当代的医学生在医疗实践过程中产生良好的心理情感反应，在医德品质塑造中起到催化剂的作用。医学院校应以新冠肺炎疫情激发的情感体验共鸣为内在的移情共感基础，用现实生活事件加深感受，把已建立的医德认知与医德体验结合起来，通过特定的情感氛围媒介，形成稳定的医德情感品质，借助思政课程与课程思政两个抓手，在构建课程生态共同体的实践过程中，深化医德情感教育，尤其应强调在实践中加强医德教育的培养。所以可以说医德教育的培养是在思想政治理论课中持续深化医德情感，思想政治理论课是对医学生开展思想政治教育、医德教育的主阵地，在理论阐释和问题互动交流中根植理想信念，帮助医学生树立正确的世界观、人生观、价值观，为医德培养奠定基础。每一门医学课程都是对“人”的解读、对生命的探究、对伦理的思考，广大教师讲述抗疫一线的故事，生动传递广大医护人员的感人事迹，通过碎片化、案例化的形式对学生开展医德教育，使学生更加灵活自主地接受医德 教育，引起情感共鸣。

通过构建多维载体，内化医德信念，加强医学生医德信念培养，努力培养医学生成为一名合格的医学人才。对于医学生的医德教育不能仅仅局限于课堂教学方式方法的创新渗透，应当转变理念、拓展思路，在传统课堂教学基础之上，充分挖掘并整合医学院校和社会医学环境资源，打造“校园文化课堂”“线上线下课堂”“社会工作课堂”等，构建全方位多维度的医德教育载体。一是做到第一课堂与第二课堂相结合。医学院校要充分调动相关职能部门的积极性，组织思政课教师、专业课教师、辅导员、班主任等充分挖掘校园文化所蕴含的德育力量，打造校园文化活动品牌，引领医学生更多地参与第二课堂活动，潜移默化地对医学生进行自我教育和引导。二是做到线上教育与线下教育相结合。医学院校广大教职员工、医护人员要积极主动地利用网络讲述医德故事、推广医德案例，通过开展线上宣传、线下讨论，将医德教育融入医学生的日常习惯养成中。三是做到医学人文教育与医务社会工作实践课程相结合。医学院校要积极借鉴社会工作的人本理念、重视人的价值和尊严，将社会工作“服务”“助人”“平等尊重”的工作理念、方法、服务等引入医学生教育，启发学生以社会学的视角思考医德修养，更加深刻地体会和领悟医学人文精神，逐渐将医德内涵内化为医学生的自我约束，引领医学生成长为富有人文情怀的医者。四是强化实践育人，尤其是临床实践培养医德教育，外化自觉行为，始终强调医学生应把医德教育放于医生之首，时刻保持戒备状态，时刻把医德教育之风阐述于医疗实践之中，将医生的道德准则放在医疗实践活动之首，因此，在医德教育过程中，道德包含在人的一切行为之中，它是一种实践精神，以个体行为为表现。

医学与人类健康密切相关，医疗工作具有临床性、复杂性、社会性，蕴含着浓厚的道德属性。因此，对医学生的医德教育一定要具有实效性、实践性，在激发医学生建立医德认知、培育医德情感、内化医德信念的基础上，以中国传统文化中“仁爱、奉献、责任”等理念为中心，建立立体化的实践育人体系，将医德外化为医学生的自觉行为。一是重视课堂实践教学。相比于传统教学的课堂讲授、理论灌输模式，体验型、实践型教学模式更易于被学生接受，在医德教育教学过程中采取情景教学方法，创设虚拟医德情境，模拟医院真实场景、互动角色扮演，借助新冠肺炎疫情中的真实案例，让学生以医护人员和患者以及家属的不同身份进行参与和体验，激发学生对医德行为选择的思考。二是强化临床实践教学。在跟随带教老师参与的临床诊疗活动过程中，不仅可以检验学生的医学理论知识和医疗操作技能，也是临床教师对学生开展医德教育言传身教的重要环节。组织学生寻访在抗疫战斗中涌现的优秀校友、驰援武汉的白衣战士，到他们日常的工作岗位去感受和观察，将疫情沉淀下的经验、教训和体会作为宝贵的精神财富融入医德教育中。三是丰富社会实践教学。自新冠肺炎疫情发生以来，医学院校有大批学生党员、学生干部以及普通学生积极投身于乡村和社区的抗疫志愿者服务活动中。医学院校可以通过视频会议、微信群交流等方式开展第二课堂活动，引导学生围绕抗疫实践，进行小组讨论、主题分享、实践感悟等，通过讨论疫情下我国社会经济、政治、民生等领域发生的变化，分析时代青年的责任和担当。待疫情结束后，可以组织学生深入社区、村镇基层，调查了解社会大众对疫情的感受、对医护人员的看法，从另外一个角度审视医患关系、医德定位。

对于医学生的职业道德教育而言是一项系统工程的教育，因此，培养具有高尚医德、精湛医术的未来医务工作者是高等医学院校任重而道远的使命。高等医学教育要从办好人民满意的医学教育角度，加大教学改革力度，加强人文医学课程建设，从中华民族优良传统文化中攫取符合现代要素的合理内核，大力弘扬社会主义核心价值观，遵循医学教育规律，改革人才培养模式，创新教育机制，实践育人机制，强化职业道德教育，培养适应我国医药卫生事业发展的高水平医学人才，提升我国医疗卫生服务水平和国际竞争力，为人民提供最好的卫生与健康服务，为全面建成小康社会做出贡献。

（满新玲）

三、以质量循环改进模式推进“课程思政”教育融入临床实习过程

（一）研究理论基础

现如今，世界许多国家根据自己的社会文化、现实国情，提出了一套适合本国高校的全方位德育培养方案，强调从课堂、社会、家庭多角度，理论与实践相结合的方法，促进高校培养出德才兼备、素质过硬的优秀人才。虽然不同国家的主流价值观念、政治模式和文化种族存在差异，但各国都大力支持高校开展思想政治教育，在方式上都采取了强调隐性教育的方式。国外不少高校采用开设大学配套课程、动员社会相关资源的方式，值得我们学习和探讨。

中国教育源远流长，是世界上唯一没有中断文化的文明古国。从春秋战国开始，我国古代各时期的教育观都或多或少地强调了教书与育人、知识传授与价值引领之间的关系，为“三全育人”教育理念的提出奠定了理论和实践基础。当下，立德树人和教书育人已成为中国特色社会主义教育事业的主旋律。自 2012 年党的十八大以来，党中央高度重视培养社会主义建设者和接班人的相关工作，党的十八大报告首次提出，要坚持把“立德树人”作为根本任务，把思想政治工作贯穿教育教学全过程，实现全员育人、全程育人、全方位育人，开创我国教育事业发展的新局面。从内涵上讲，“立德树人”是对传统教育理念的创新性继承和对国外优秀教育理念的借鉴。“课程思政”的教育理念由此应运而生，该理念的提出是为了改进和加强高校思想政治工作，落实教书育人的主体责任，对于确保全员、全过程、全方位育人要求的实现具有重要的推动作用，也有助于全面提高高校思想政治工作的水平和质量。

课程思政是整个教育系统、整个社会都要积极参与并推行的一项任务，不但要横向铺开，还要纵向延伸。课程思政是一种内涵丰富而又立意深远的新型教学模式，它告别了专业教育与思政教育“两张皮”的状况，整合显性课程与隐性课程，寓价值观引导于知识传授和能力培养之中。推进教育综合改革，深入理解课程思政的深刻内涵和创新途径，使所有课程都具有价值塑造、能力培养、知识传授三位一体的课程思政教学目标。当前学术界围绕课程思政这一主题进行了多维度的研究，取得丰硕的成果，为进一步深化课程思政的学理性探究奠定了基础。

高校思想政治教育的本质是进行马克思主义理论教育，可以从三大层面进行分析和论证：一是马克思主义关于人的全面发展理论，课程思政的推进就是以促进人的全面发展为目标的；二是课程文化发展理论为课程思政提供了本体性依托；三是有效教学理论，课程思政具有知识传授与价值引导相统一的特点，有效教学理论为其提供了内在发展证明。可以说，课程思政是在马克思主义基本立场观点方法的指导下，以课程为载体，精选课程中的德育素材，将人文、专业知识和思政教育相融合。近些年，课程思政教育在课堂教育中的应用已经显现出较好的成果，在情感的

感染下使课堂更有温度；在德育的引导下，激发学生认真学习、广泛讨论、积极思考，实现认知、情感、理性和行为的全方位认同；让学生认识到专业的优势，激发出学习专业知识的热情，提高学生专业认同感。但在实践教学方面，还较少将“思政”教育应用其中，或引入生硬而不能真正发挥出“课程思政”的作用。

作为医学院校，承载着培养优秀医务工作者的光荣使命。医学院校的课程思政建设要以培养守初心、铸信念、强人文、有大爱的创新型卓越医学人才为目标，开展教育教学要具有全面性，以专业医药学知识为基础，加强学生的思想政治教育，构建“三全育人”的大思政教育体系。医学院校学生作为专业定位很强的大学生群体，职业特点要求其具备高尚的道德品质。在学生理论和实践学习中，深入发掘多方面、多角度、多层次的育人资源，充分发挥理论和实践教学的育人功能，推进“课程思政”的实施，对于培养全面发展的医务工作人才至关重要。医学院校的各专业多是实践性很强的学科，而实习阶段是学生理论知识与临床实践相结合的重要时期，在此期间把思想政治教育元素适当地融入授课、实习中，将对学生良好职业素质的形成有重要推动作用。但目前该阶段的教育存在思想政治教育与专业教育不同步、不和谐，思想政治教育方法生硬、内容死板的现象，效果欠佳。所以，探索能在临床实习中有效融入“思政”教育的方法势在必行。

要在实践教育中推进“课程思政”，达到“三全育人”的教育教学目标，需要去改进、创新的方面还有很多。一个重要的方面就是探索适当的方式方法，使“思政元素”的引入不再生硬，不再是“填鸭式”和“强制性”地对学生进行思政教育。可借鉴 PDCA 循环理论，采用质量循环改进的教育模式，使思政教育更自然、更全面、更贴合学生的心理和特点。

1．PDCA 循环理论概述

（1）PDCA 循环理论的起源与内涵

PDCA 循环理论是一种全面质量管理体系运转的基本方式，在 20 世纪 30 年代初由美国学者休哈特最先在其著作《产品生产的质量经济控制》（*Economic Control of Quality of Manufactured Product*）一书中提出，后来经过美国质量管理学家戴明博士的完善和发展，正式提出了 PDCA 循环这一概念。

PDCA 循环分为四个阶段，即 plan（计划）—do（执行）—check（检查）—act（处理）。PCDA 循环的含义就是把这四个阶段按照顺序往返循环，在循环中不断地找出问题，然后解决问题，再找出未解决的问题，遵循以上四个层次循环下去。主要特点表现在循环的过程中并不是一成不变的，而是呈阶梯状向上攀升。第一步是 P（plan）——计划，主要是根据目标及活动，分析现状，明确问题，设定目标和拟定措施。第二步是 D（do）——执行，基于掌握的信息，具体设计方法、方案和布局思路，接着是运作和实施计划中预先设计好内容。第三步是 C（check）——检查，根据实施情况分析总结，将执行结果与设定目标进行对比，验证方法是否有效、目标是否完成。第四步是 A（action）——处理，即处理总结分析结果，对可复制成功经验予以肯定，并在过程中标准化实施；同时要吸取失败的教训，要更加重视不足之处，如果存在问题没有解决的，及时放入下一次质量循环中去实施处理。

总的来说，PDCA 循环是以相应目的为前提进行方案设计并实施的，在实践中进行检查发现其中存在的问题，分析原因，并提出问题解决策略，将解决方案应用于下一个循环当中，提升相应方案的实施效果，以便达到预期目的。PDCA 循环的核心是以科学程序进行全方位质量管理，要求全员参与，全过程、全方位活动过程控制，有利于质量计划的确定和组织绩效的实现。

（2）PDCA 循环理论的特点

PDCA 循环是质量计划的制订和组织实现的过程，这个过程是不停顿地周而复始地运转的，是有效进行任何一项工作的合乎逻辑的工作程序。PDCA 循环理论的特点：①每一个组织、部门甚至个体都有自己的 PDCA 循环，形成一个大环套小环、环环紧扣、相互约束并相互促进的有机整体。在PDCA循环中，上一级的循环是下一级循环的来源和依据，下一级的循环是上一级循环的具体体现。② PDCA循环是动态循环的过程，在质量管理活动中，要求把各项工作按照作出计划、计划实施、检查实施结果，然后将成功的纳入标准，不成功的留在下一循环解决，每循环一次，质量便提升一个层次，体现了实践—认识—再实践—再认识的发展规律。③ PDCA循环是持续改进的过程，随着问题的不断出现并对此进行解决,PDCA循环一直处于持续上升、不断改进的状态。④ PDCA循环中的四个阶段必须按顺序进行，一个都不能少，其中处理阶段是整个PDCA循环最关键的阶段。PDCA循环理论通过持续不断的改进，使事物在有效控制状态下向预定目标发展，每循环一次都会把目标或标准推进到一个新的高度，促进管理效果的不断提升。

（3）PDCA循环理论的应用现状

目前，PDCA循环模式已广泛运用于企业、医院、学校等多领域的管理和实践应用当中。

1）企业管理和运营方面：孟彤宣将PDCA循环应用于发电企业的生产和运营的预算管理中，在预算计划、预算执行、预算审查、最终改善特定过程中，强化治理、强化战略方向、实施优秀治理、提高整体效率是必不可少的，从而为发电企业的健康、有序发展打下坚实的基础。贺勇基于PDCA循环理论找出立信会计师事务所在审计中的问题并分析其原因，最后从PDCA角度提出会计师事务所审计质量控制的优化建议。PDCA循环理论是管理中一种非常有用的工具，它并不仅仅限于在质量管理中运用，在生产经营管理过程的方方面面都能运用这项“工具”。

2）医院管理与临床实践方面：PDCA循环理论研究逐步趋于成熟，实践朝针对性、精准化、持续性方面的医院管理方向发展，国内部分医疗已经开始尝试将其应用于医院感染的监管和防控。潘莉运用PDCA模式持续改进医院医护人员的卫生状况，提高医护人员手卫生和院感措施的执行，促进医院各科室整改常见问题，提升抽检样品合格率。由于新冠疫情的突发性和暴发性，在全国乃至全球范围内引发了一次空前的防护用品紧缺危机。冯秋菊等通过运用PDCA循环法，在制度层面对突发疫情下医院防护用品应急管理相关制度流程进行了优化，健全了防护用品管理多部门协作机制，提升了医院对物资紧缺的应急处置能力。

鉴于PDCA循环理论是一种有组织、有计划的系统管理模式，重视不断发现问题、分析问题、解决问题，实现临床实践质量持续改善，可更好地满足患者生理、心理、社会等方面的需求，达到促进康复的目的，在多种疾病的诊疗护理和药学监护中得到广泛应用。张小雪研究发现PDCA循环护理用于胰腺癌根治术后患者，可提高患者的生活质量，降低并发症，提高护理满意度，具有推广价值。李海俏将PDCA循环管理应用在医院重点监控药品管控中，降低药占比和不合理处方比例，提升药物使用的合理性，提高药物治疗经济性、有效性和安全性。分析原因，PDCA循环理论应用于临床和护理中，使各项措施更具针对性，可满足患者个体需求，同时可以查缺补漏，减少临床、护理工作中存在的纰漏，及时发现问题，大大提高工作效率和质量。

3）学校教育教学方面：在中小学、职业院校和高校教育教学中，PDCA循环理论早已得到广泛应用。鉴于该理论有利于培养学生发现问题和解决问题的能力，更适合职业院校和高校的学生，因此，相关应用和研究更为普遍。魏兴福在资产评估教学中运用PDCA循环模式，促进了教师对资产评估教学课程的管理和教学方法的改善，促进教师授课内容主次分明、层次清晰、难易适当，提高教学效果；学生运用PDCA模式学习资产评估学，提高了对资产评估学的学习兴趣，循序渐进，学而不厌。何立佳利用PDCA循环理论的循序渐进性、管理因素的综合性、管理反馈的及时性、管理措施的建设性等特点，优化课程结构，提高教学管理效果，提高教师教学水平，激发学生学习兴趣，促进体育教学改革。总的来说，PDCA循环理论可根据不同教学对象的特点和接受能力，对教学重点进行持续改进，真正做到因材施教和个性化教学。同时，通过不断发现问题、分析问题，解决问题，使教学有序，质与量可监控，有效地提高了教学质量。

临床教学作为医学院校高等教育的重要组成部分，临床实习是医学生从理论走向实际、从课堂走向病房、从学校走向工作岗位的重要阶段，也是医学生临床技能、临床思维、职业道德养成的关键时期。应用 PDCA 临床教学有利于促进教学过程全面管理，有效地调动临床实习生学习兴趣和实习积极性，提高实习生自我管理能力、沟通能力、团队合作能力，巩固理论知识，提高临床操作技能，加强临床思维培养，提升实习生综合素质。廖君认为，借鉴 PDCA 循环模式来改进实习教学，就是由经验性工作方法阶段转变到现代化科学管理阶段，运用科学的质量管理理论作为指导，使专业综合实习教学的改进工作更加系统化、条理化、程序化、经常化和规范化，减少盲目性，按科学规律提示引导教师逐步开展工作，使教师能准确地把握和控制实习教学的每一个环节，做到有的放矢。张家忠通过构建“双元制”临床实习，引用 PDCA 模式证明临床实习是医学教育的重要环节，通过建立由学校、医院共同参与的 PDCA 临床实习管理模式，学校通过制定目标，随时检查学习情况，获得反馈信息，及时纠正错误，肯定成绩，提高了管理水平，医院有针对性地管理和指导学生，有效地提高了临床实习质量。多项研究证实，PDCA 循环模式应用于教育教学，乃至是医学教育领域，均取得较好的效果。

2．以质量循环改进模式推进“课程思政”教育融入临床实习过程的可行性分析

目前，医学高等院校需要加强对医学生的人文素养、职业道德、思政素质的培养，做到“知识传授”与“价值引领”同行并重，实现全程课程思政，全方位育人。医学生的实习是临床教育中不可或缺的一部分，是学生由校园过渡到社会的重要时期，故医学生临床教学是较为重要的一项工作，在该阶段加强“课程思政”教育的力度，有助于培养德才兼备的高素质医学人才。临床实习阶段融入课程思政教育有其必要性，也具有可行性。临床实习期间，学生不再是对着课本和电脑，而是要走进实践的大门，这就蕴含着更多的人文、道德、职业素养等思政教育切入点，学生更加能身体力行，感受也会更加深刻，使课程思政教育达到事半功倍的效果。

临床实习过程采用传统教学虽能全面提升学生的技能水平，但方法较为单一，教师按照教学计划传授学生知识，学生通过复习及实操等方法掌握临床技巧，但在此过程中遇到问题无法及时解决，拉长学习周期，效率低下，且积极性差的学生处于被动的学习状态，使得整体教学水平较差。换句话说，传统的教学方式忽略了对实习生临床思维和职业能力的培养，已无法满足当今社会发展的实际需求。而在临床带教工作中引用 PDCA 循环理念，更能重点锻炼学生综合考虑问题的能力，使执行、发现问题、总结等有序进行，非常适合运用于临床实习教学中。带教教师充分了解并根据工作实施的情况以及可能遇到的问题制定高效的带教方案，根据所制定的方案实施相关的带教工作，再根据该模式进行一段时间的带教工作，及时进行自我检查，如实施过程中与预想的带教工作存在差异，则需认真分析原因并及时改进，最后，应对带教工作进行归纳与总结，有效地处理带教过程中出现的问题，并充分利用教学资源，结合临床实践与理论知识，形成可持续发展的临床教学方式，持续更新，培养实习生的自主学习能力。

通过以上分析，不难看出在临床实习过程中运用课程思政和 PDCA 循环理念是有必要性和可操作性的。根据二者的特点，将其共同应用于实习教育教学中，实则也是非常具有优势的，甚至会达到“1 + 1 > 2”的效果。课程思政联合质量循环改进模式的教学方式是以 PDCA 循环理论为基础进行课程思政教育，通过计划阶段分析课程思政教育的意义，并制订教学计划，按照计划实施教育方案，并于阶段教学结束后对实施的效果进行检查，根据检查结果分析实施过程中存在的问题，并制定解决方案，将解决方案应用于下一个教学循环中。质量循环改进模式让课程思政成为教师教书育人的自觉行为，激发医学生对所学专业的认知感和认同感，带教老师和学生均参与教学的总结，并进行结果反馈，让学生主动了解和被动知晓自己的职业要求，深入理解医务工作者的责任和义务，使学生在螺旋上升中加强思想政治领悟。总之，以质量循环改进模式推进“课程思政”教育融入临床实习过程可以有效改善课堂教学设计，及时得到学生对课堂知识的反馈，形成可复制、可推广的建设性方案，使各项工作更加条理化、规范化、系统化，使思想政治工作质量不断得到提高与稳定，有效地克服传统经验性教学工作方法带来的弊端，迈向更高层次的教学管理水平，从而更快地实现总体目标。

（二）以质量循环改进模式推进“课程思政”教育融入临床实习过程实例

“课程思政”融入临床实习教育不是生硬的拼凑，也不是一味地灌输，更不能喧宾夺主。所以寻求一个适当的教育模式，将“课程思政”以润物无声的形式融入实习教育过程中是十分必要的。质量循环改进模式应用于思政教育的全过程，可有效地改善教学设计，及时得到学生知识和思想方面的反馈，形成可复制、可推广的建设性方案，让课程思政成为教师教书育人的自觉行为。以质量循环改进模式推进“课程思政”教育融入临床实习过程的具体教学流程如下。

计划（plan）阶段：带教教师事先进行相关文献资料的搜索、整理和提炼，发掘临床实习过程中所蕴含的“思政”元素，按照实习大纲和带教目标，结合以往传统带教的不足之处进行整合分析，设计教学内容。

实施（do）阶段：学生按照轮转计划到病区实习，带教教师按照既定计划开展临床带教工作，在知识讲授和实践教育（如查房、问诊或病例讨论）等常规带教过程中，潜移默化地添加“思政”元素，提升学生的兴趣，引起学生思想上的共鸣，注意职业素养、综合能力等方面的培养。

检查（check）阶段：实习过程中，带教教师及时了解学生情况，包括知识和技能的掌握、“思政”方面的提升等，检查计划执行情况和“三全育人”的思想政治教育效果。

改进（action）阶段：一个阶段实习内容结束后，带教教师对成果经验进行总结，分析在此循环中还没有解决的知识、技能和思政方面的问题。针对问题调整下循环周期计划、完善教学内容、改进教学方法，转入下一阶段的实习中实施，从而形成课程思政教育工作的良性循环，保证课程思政贯穿于带教过程的始终。

总之，借鉴 PDCA 循环管理模式，根据教学目的、教学内容和学生特点，进行创新性改进和尝试。在临床实习教育教学中采用质量循环改进模式，以探索实践教育中贯彻“三全育人”的新途径，打造匹配学习内容、适合学生特点、适应教育环境的实践与思政教育相融合的教育模式。

1．将“课程思政”融入临床药学实习生在肿瘤内科实习教育过程——以肺癌 / 宫颈癌为例

（1）教学内容构建

鉴于肺癌和宫颈癌发生的普遍性和疾病的典型性，将肺癌和宫颈癌作为临床药学实习的指定病种。针对肺癌和宫颈癌的临床表现、治疗原则、治疗方案制定及常用药物等方面的学习，巩固临床基础知识，提升临床基本技能和用药实践技能。结合教学大纲和教学内容，带教教师将“课程思政”融入教学过程，制定育人教学目标：①掌握肺癌和宫颈癌临床表现、治疗原则和治疗方案的制定，培养学生观察能力、分析解决问题的能力和知识运用能力，提升专业认同感等。②掌握肺癌和宫颈癌常用药物，提升学生学习兴趣，提升学生创新精神和科研意识等。③掌握用药教育、药学监护及药历书写，提升学生职业荣誉感，培养学生专业知识应用能力、沟通能力等。

（2）教学实施实例

【实例 1】

以往实习带教经验提示，临床药学专业的学生往往认为观察临床表现、按照治疗原则制定治疗方案仅仅是医生的责任，与药学专业人员关系不大。实则不然，临床药师在药物的特点、使用方法和注意事项等方面是专业的。作为临床药师应参与到治疗方案制定的过程中，特别是特殊人群（老年人、孕妇等）或特殊病理生理状况（心功能、肝功能或肾功能异常等）患者给药方案的设计和调整。为了让学生能更深刻地体会到自己专业的重要性，以一则医疗事故的报道导入。

医疗事故的原告称，患者秦某因乳腺癌于 2013 年 11 月 5 日入住被告肿瘤医院，入院后医生对其进行全面检查，检查结果显示患者是乙肝病毒携带者（肝功能异常），认定其无手术禁忌，于

2013年11月8日对其实行手术。后被告肿瘤医院在未采取任何保肝措施及未告知相关风险的情况下，于2013年11月18日对秦某实施化疗，秦某于2013年11月21日出院，住院17天。秦某于2013年12月10日在被告肿瘤医院进行第二次化疗。2013年12月18日，秦某因身体感觉无力、恶心等原因就诊于被告医院，检查发现患者肝功能明显异常、转氨酶升高，但该院既未采取进一步相关检查，也未采取任何救治措施，乙肝病毒在患者体内大量复制，秦某于2013年12月23日出院，住院5天。此后患者家属至被告肿瘤医院咨询秦某肝功能异常的事宜，被告知去中心医院（另一被告医院）治疗。2013年12月23日，秦某前往中心医院就诊，家属向医生告知患者因化疗导致肝功能出现异常，医院根据病情做了相关的处理和检查，乙肝DNA检测结果显示乙肝病毒大量复制，但被告中心医院没有积极治疗，2013年12月31日再次检测肝功能，已经发展为肝衰竭，直至2014年1月1日被告中心医院才让秦某住院治疗，此后虽经2个月的抢救治疗，但没有任何效果。最终，秦某于2014年3月2日病逝。法院判决被告市肿瘤医院赔偿原告人民币276721.86元，人民医院赔偿原告人民币92240.62元。

上述报道看似单纯是医生疏忽造成的医疗事故，但进一步深入分析，不得不让药学工作者发起深思。一个临床诊疗体制健全的医院，应配备足够的临床药师，特别是针对肿瘤这种病情复杂、治疗药物种类多的疾病。抗肿瘤药物往往存在着较多且严重的不良反应，用法用量也比较有讲究。此外，针对肿瘤患者的临床症状和药物不良反应的伴随用药也涉及很广。药物之间的相互作用、用药禁忌、药物选择和剂量调整等方方面面都需要医务工作者认真考量。这时，就极其需要临床药师“登场”，以其丰富的现代药学知识与医师一起为患者设计最安全、最合理的用药方案。

通过以上引导，来提高学生的专业认同感和职业自信。同时，提醒学生在参与制定患者给药方案的设计和调整时，一定要细心观察患者的临床症状和病理生理状况，综合分析患者的情况，利用所学的专业知识给出合理的治疗方案方面的意见。让学生更加重视基础知识，重视临床实习的机会，重视理论与实践的结合。

在带领学生查房中，恰好发现这样一例患者：患者，男，55岁。诊断：肺恶性肿瘤，淋巴结转移，骨转移。骶骨疼痛，钝痛，疼痛评分5分。入院前已连续服用对乙酰氨基酚片10余天，按需服用，一次1～2片（每片0.5 g），一日3～4次，服药后疼痛评分3分。患者入院检查：AST 203 U/L，ALT 73 U/L，AST/ALT 0.36，ALP 196 U/L，γ-谷氨酰基转移234 U/L，余无异常。带教教师组织学生进行讨论：该患者的情况存在哪些问题？如何指导患者用药？学生们多数提出该患者存在肝功能异常的情况。有少数同学认为可能与患者服用对乙酰氨基酚有关。讨论过后，带教教师对这则案例进行了梳理：如同学们所述，该患者确实存在肝功能异常，根据《药物性肝损伤诊治指南》，该患者已达到轻度肝损伤，而且《癌症疼痛诊疗规范（2018年版）》中指出，对乙酰氨基酚的常见不良反应为肝损伤。所以同学们讨论的方向是对的，但是不够全面，并且没有回答出如何指导用药。该患者服用对乙酰氨基酚的时间已超过说明书规定的时间（≤5天），且服药后疼痛评分仍然达到3级，效果控制不佳。所以作为临床药师应建议立即停止服用乙酰氨基酚。此外，根据规范，该患者属于中度疼痛，可以启用低剂量的强阿片类药物进行止痛治疗，所以推荐给予患者盐酸羟考酮缓释片10 mg q12h po进行止痛治疗。考虑便秘、恶心及呕吐是羟考酮等阿片类药物常见的不良反应，需对不良反应密切监测，也可给予患者乳果糖进行便秘预防治疗。特别注意的是，重度肝功能障碍是羟考酮的禁忌证，所以临床药师还应提醒医生重点监测患者的肝功能。患者经过一段时间的治疗，再带领学生查房时，发现该患者疼痛控制良好（NRS评分0分），无便秘、恶心呕吐等不良反应发生，同时监测患者肝功能也无明显异常。

通过此次实践、讨论，学生不仅学到了单纯的知识，同时也意识到自己在专业知识掌握、实践能力和综合分析问题的能力上还有所欠缺。学以致用、全面考虑问题是临床药师需要具备的能力。学生们表示明确了学习“枯燥”知识的意义、将知识合理应用到实践中的重要性、处理问题时思考要具有全面性。通过此次教学尝试，潜移默化地影响了学生的想法，对学生产生正向的引导，这就是“课程思政”的意义。

【实例 2】

通过一个阶段的实习，学生对于肺癌的临床症状、诊疗方法和治疗原则有了一定认识。在小组讨论和与学生交流中，学生反馈通过自行查阅资料和临床实践，他们知晓治疗肺癌的药物较多，包括化疗药物、靶向治疗药物、抗血管治疗药物以及免疫治疗药物。但部分学生表示在记忆这些药物的作用机制、适应证、常用剂量、给药方法和不良反应时，他们时常觉得枯燥乏味、难以记忆，或者仅仅重视知识的强化记忆，缺乏自己的思考，不能灵活应用。

因此，在常用药物学习阶段，尝试在教学过程中通过引入古今中外肺癌药物研发、临床试验的话题，使教学过程多元化，教学内容更丰富，以便增强学生的学习兴趣，提升学生的专业认同感和职业荣誉感，提高学生的创新精神和科研意识。下面以其中三个切入点为例。

①学习肺癌常用药物前，向学生讲述中国肺癌治疗药物发展历史：早在秦汉时期，中医药领域就已打开肺癌治疗的先河。《金匮要略》中采用养阴法，攻邪法治疗“肺痿”，其中麦门冬汤、旋覆代赭汤、泽漆汤等方剂至今仍有效地指导着肺癌的研究和治疗。可见，秦汉时期对肺癌的病因、机制及治疗方法已有初步认识，为后世研究本病奠定了基础。魏晋南北朝及隋唐宋时期，中医理论以攻邪为主。《千金要方》中列出肿瘤专方 50 余首，突出虫类药、毒剧药及攻痰化瘀药的使用。该时期首用针灸治疗本病，治疗方法上攻邪法较为明朗，注意使用虫类药、破气药及化瘀药。金元时期，已形成多法并立，诸医家倡导的不同中医理论既是对前人观点的总结与发展，也是对后人的良好启示。明清及民国时期，倡导攻补兼施，是肺癌治疗得以充实完善的时期，主张攻补兼施，灵活地根据病情和分期治疗本病。值得一提的是，该时期医家开始重视本病的分期。西医学的传入，使得放化疗在肺癌治疗中逐渐瞩目，而中医学整体观念和辨证施治的优势，在提高患者生存率、生存质量、放化疗增敏减毒等方面取得了可喜的成绩。

向学生讲述中国肺癌治疗药物的发展历程，一方面丰富学习内容，更重要的是想达到增强学生民族自豪感、提升学生学习兴趣的目的，同时让学生向先辈们学习实事求是、积极实践、追求真理的探索精神，以此鼓励学生面对学习中和生活中的阻碍要懂得迎难而上。先辈在过去那么艰难的大环境下，仍能勇于探索和学习，他们面对的不仅是枯燥和乏味，更可能是失败，但他们没有放弃。所以，现在学生在拥有如此优越的学习环境、丰富的学习资源和先进的学习手段的情况下，在学习过程中就更应该踏实、勤恳、敢于探索。

②在讲述肺癌常用药物过程中，引入当下热门话题、最新进展领域：肿瘤药的研发是国内外药物研究的热点，特别是靶向药物，近些年发展迅速。以靶向治疗药物吉非替尼为例，它是全球首个上市的表皮生长因子受体小分子酪氨酸激酶抑制剂（EGFR-TKI），竞争 EGFR-TK 催化区域上 Mg-ATP 结合位点，阻断其信号传递，抑制有丝分裂原活化蛋白激酶的活化，促进细胞凋亡，抑制肿瘤血管生成。2003 年美国批准，2004 年国内批准进口，用于 EGFR 基因敏感突变的局部晚期或转移性非小细胞肺癌（NSCLC）患者的治疗。因治疗效果和耐受性良好等特点，吉非替尼被国内外多个临床指南推荐为 EGFR 突变非小细胞肺癌患者的一线治疗药物。吉非替尼的推荐剂量为 250 mg（1 片），每日 1 次，空腹或与食物同服。不推荐用于儿童或青少年，对于这一患者群的安全性和疗效尚未进行研究。本药的优点是不需要因患者的年龄、体重、性别或肾功能状况以及对因肿瘤肝转移引起的中度或重度肝功能不全的患者进行剂量调整。

在全世界靶向药研究火热的大趋势下，我国对靶向药物的研究也从未懈怠，值得一提的是，阿帕替尼是我国自主研制的用于治疗晚期胃癌的小分子靶向药物，这是我国国家重大新药创制科技重大专项支持下，在肿瘤治疗领域取得的又一重大突破。虽然阿帕替尼尚未用于肺癌治疗，但是它也为我国自主药物研发，特别是抗肿瘤药等价格让患者望而生畏的药物研发提供了动力和希望。近两年，我国加快了抗肿瘤药的上市步伐，并且我国抗肿瘤药物研发也迅速崛起。许多具有国际品质的国产靶向药物、免疫治疗药物等相继问世。这使部分抗肿瘤药物价格大幅度下降，同时，我国还将多个抗肿瘤药纳入医保范畴，这无疑缓解了老百姓“看病难，看病贵”的问题，是广大肿瘤患者的福音。

教师在讲授靶向药物时，一改以往的枯燥“灌输式”教学方式。以肺癌治疗药物吉非替尼为例，介绍了它的研发过程，并将其作用机制、适应证和用药特点融入其中。让学生在听吉非替尼“诞生史”的过程中学习知识。向学生拓展介绍了我国自主研发的抗肿瘤药阿帕替尼和国家大力支持的药物特别是抗肿瘤药的自主研发，从而改变我国肿瘤患者“治不起病”的困境。在一改以往实践教学单调、死板的缺点的同时，以此提升学生创新精神和科研意识，增强学生的爱国情怀和民族自信，鼓励学生“立足国内，放眼世界”，在专业学习过程中不断提高自己，完善自己，为广大患者服务，为中国医药事业做一份贡献。

③伴随着化疗药物、靶向治疗药物、抗血管治疗药物以及免疫治疗药物的发展和广泛应用，中药抗肿瘤也越来越引起人类的关注。李大鹏自 1986 年开始研究“康莱特项目”，该项目先后被列入国家“七五”“八五”“九五”“十五”攻关课题。李大鹏进行了康莱特的药效学、毒理学、一般药理学及作用机制的研究，还攻克了薏苡仁活性组分的提取分离和制剂从小试、中试到正式大规模生产的关键性技术难题，在 1995 年终于获得新药证书，投入批量生产和小范围使用。同时，他进行了康莱特单用、联合化疗、动脉介入治疗肺癌、肝癌，联合放疗治疗鼻咽癌，联合外科手术治疗肺癌等 7 个方案的Ⅲ期临床试验。临床试验结果显示，康莱特均有显著疗效。康莱特用于不宜手术的气阴两虚、脾虚湿困原发性非小细胞肺癌和原发性肝癌，配合放、化疗有一定增效作用，对中晚期肿瘤患者具有一定的抗癌和止痛作用。李大鹏院士的成果让人欣喜，但不能忽略的是他为此付出的“代价”。他研发出康莱特注射液是经过无数次的实验，李大鹏在薏苡仁中提取、分离得到了一类结构式清晰、分子量明确的活性化合物，将其命名为甘油酯，最初的名称是“薏苡仁中性油脂”。然而，就在李大鹏踌躇满志地开发薏苡仁提取物时，一场灾难骤然降临，差点断送了他的生命！ 1989 年，李大鹏正专注于实验研究，实验室里用于提取薏苡仁油的万升溶剂因高温发生爆炸，李大鹏全身 85% 的皮肤、肌肉、血管被烧伤。他不得不在医院和家里休养了两年多，李大鹏坐着轮椅又来到了久违的实验室，他那“弘扬祖国传统医药学，振兴民族医药工业”的理想又重新被点燃。强忍着伤痛，李大鹏带领助手经过 300 多天的日夜奋战，抗肿瘤中药静脉乳剂——康莱特注射液终于成功问世！这一科研成果打破了中药只能作为辅助药而不能直接杀死癌细胞的传统观念。现在康莱特已经有注射液、软胶囊两种剂型。注射液应缓慢静脉滴注 200 ml，每日 1 次，21 天为 1 个疗程，间隔 3 ~ 5 天后可进行下一疗程。联合放、化疗时，可酌减剂量。首次使用，滴注速度应缓慢，开始 10 分钟滴注速度应为 20 滴 / 分，20 分钟后可持续增加，30 分钟后可控制在 40 ~ 60 滴 / 分。胶囊（0.45 g）则是一日 4 次，一次 6 粒。

本阶段教学尝试将中药抗肿瘤药康莱特的适应证、用法用量和不良反应的学习穿插在李大鹏院士研制康莱特注射液案例中，不仅提升了学生的学习兴趣，也让学生领会到科研的艰辛和科学家永不放弃的敬业精神。康莱特注射液的研发过程历尽艰辛，李大鹏在实验爆炸中严重受伤之后，却依然坚持自己的理想，坐着轮椅，强忍着伤痛，继续回到实验室进行科学研究，终于成功研发出可供人体动脉、静脉输注的乳剂，填补了国产静脉乳剂的空白。由此可见，科学研究要有所成就，除了需要充分发挥自身的聪明才智、克服诸多困难、承受巨大的压力甚至做出巨大牺牲以外，还需要具有坚定的信念，坚持不懈，方可见到成功的曙光。

【实例 3】

完成肺癌相关教学内容后，经过总结发现，学生确实对于学习内容更感兴趣、对自己的专业有更深层次的认识，同时实现了专业实践与“课程思政”的融合、知识学习与“思政元素”的融合。在学习过程中，潜移默化地灌输专业知识和思想政治教育。但在与学生探讨未来职业设想时，发现部分学生对于未来发展方向的想法还是比较局限的。因此，在进行宫颈癌相关知识学习前，引入了当下热门话题“宫颈癌疫苗”的研发史，提升学生的学习兴趣、拓宽学生的视野，同时让学生从中学习先辈的可贵精神。

宫颈癌是由病毒感染而引发的癌症，是一种常见的女性癌症，让广大女性患者苦不堪言。人们在研究如何治疗的同时，也有人思考是否能够预防。从理论上讲，既然它是病毒感染所致的，那么就可以发明一种针对这种病毒的疫苗。1988 年，周健在原北京医科大学生物化学研究所做博士后，跟随病毒学家张乃蘅教授做宫颈癌病毒（HPV）的研究。后来，周健申请到剑桥大学的英国帝国癌症研究基金会的肿瘤和病毒实验室做研究。他对导致宫颈癌的 HPV 病毒表现出特别的兴趣，致力于宫颈癌疫苗的研发。但研究过程是艰辛的，周健曾在 6 个月的时间里一无所获，许多人不理解他。与周健合作开展宫颈癌疫苗研究的是澳大利亚免疫学家弗雷泽，他们经过实验证实了新合成的病毒样颗粒能够激发免疫反应。弗雷泽和周健最担心的问题是：“病毒样颗粒”所产生的免疫反应是否足以让它制成疫苗？在最初的几年里，他们努力让这种“病毒样颗粒”表现出所期望的效果，但是进展缓慢。后来昆士兰大学开始与投资公司和有疫苗研发能力的制药公司联系，在获得默克公司支持后，大规模的动物实验和临床试验开始了。就在宫颈癌疫苗的临床试验还在世界各地进行中的时候，1999 年 3 月 10 日，周健在回母校访学期间，因为感染性休克永远闭上了眼睛。2006 年，默克制药公司和葛兰素史克制药公司生产的两种宫颈癌疫苗面世。一年之内，包括美国、英国、加拿大和澳大利亚等国在内的 80 个国家先后批准了这种疫苗的使用。

通过这则故事可以让学生们领会到未来作为医药行业的从业者，为人类“谋福音”的方式有很多，可以跻身于临床、立足于科研、从事生产和实践等。但无论以后在哪个领域，要想做出成绩，都离不开扎实的基础知识、坚强的意志和坚定的信心。就像周健是一位无私奉献、才华出众的科学家，他参与发明了世界第一支预防宫颈癌的疫苗。宫颈癌疫苗也成为世界上第一种癌症疫苗，它的成功研制是人类医学史上的一项重大突破，它问世的过程蕴涵着勤奋、执著、合作、机会、发现。以此感染学生，让他们对将要学习的内容产生兴趣，也鼓励他们在以后的学习和工作中发扬周健的精神，这将对学生的未来发展受用无穷。

【实例 4】

经过一段时间对肺癌和宫颈癌的临床表现、治疗原则、治疗方案、常用药物的学习之后，开始进入医疗机构药学服务的相关学习，包括用药咨询、用药教育、药学查房、用药监护等。对于临床药师来说，药学服务就是知识的实践，不再是纸上谈兵。所以，此部分教学不能单纯是老师或者学生以阐述形式学习，应更加注重实践。

事先让学生巩固理论知识，而后老师带领学生走进病房，指导学生进行药学查房。学生通过查房和患者病例收集，分析患者情况，制定合理的药学监护方案。然后让学生之间模拟用药教育。某学生收集一病例：某患者，81 岁，男，因咳嗽、胸闷、呼吸急促入院治疗，临床诊断为右肺叶中央型鳞癌Ⅳ期，慢性支气管炎，慢阻肺急性发作。基因检测 *EGFR* 突变阳性，使用厄洛替尼靶向治疗。治疗 8 天后，家属述患者粪便中发现完整的厄洛替尼片。临床药师查阅说明书和资料发现厄洛替尼的溶解度与 pH 有关，pH 升高时，厄洛替尼溶解度降低。进一步了解到患者胃部不适，自行服用奥美拉唑肠溶片，升高了上消化道 pH，所以导致厄洛替尼溶解度减小，从而改变其生物利用度。学生以此病例为基础，模拟“医生”（学生饰）和“患者”（学生饰）沟通，“医生”对“患者”的用药进行了用药教育：告诫患者用药后暴露于日光下会造成或恶化皮肤反应，建议患者防晒或避免暴露于日光下；建议患者如出现脑血管意外相关症状立即上报；指导患者上报严重胃肠道事件相关症状或肝毒性；告知患者药物副作用有皮疹、腹泻、厌食、恶心、呕吐等，有以上症状及时告知医生；告诫患者上报吸烟情况的变化，因为将影响药物使用剂量。

通过学生药学查房、病例收集到制定合理的药学监护方案，不仅考查了学生基础知识的掌握情况，也锻炼了学生归纳、分析和解决问题的能力。在模拟用药教育过程中，锻炼学生的沟通能力和表达能力。同时，让学生更深刻地体会到临床药师在药学服务中的重要性，提升学生的职业荣誉感。

（3）教学实施效果

由于肿瘤疾病本身的复杂性和治疗药物的多样性，以往临床药学专业学生在肿瘤内科实习通常是比较困难的。一方面，需要掌握的基础知识多，患者的病情复杂、多变，学生在学习肿瘤疾病的临床表现、治疗原则、治疗方案制定及常用药物等方面的过程中常觉得吃力。另一方面，学生自身不够重视临床实习，面对学习中的困难容易出现消极的态度。

通过“思政元素”的引入，临床实习一改以往的情况，学生表现出积极活跃、主动思考、严肃认真的学习态度，学生的合作意识、分析和解决问题的能力、沟通和表达能力等都有显著增强。从小组讨论和与学生交流中，发现学生对于所学专业产生浓厚的兴趣、对职业发展充满了自信，对未来从事的职业有了更清晰的规划。学生都表示，喜欢这种临床实习模式，这让他们很受益。

当然，初次尝试在临床实习过程中融入“课程思政”，在内容、方法和形式等方面还存在一些问题和不成熟。通过“思政元素”的引入，虽调动起了学生的学习兴趣，提高了学生专业和职业认知，鼓励学生科学创新等，但人文教育、人格塑造等方面还比较欠缺，还没能更好地实现“授之以渔”，这些都是在下一阶段实习中需要教师注意进一步改进、加强的重点。

2．将“思政元素”融入临床药学学生在神经内科实习的教育过程——以脑卒中为例

（1）教学内容构建

鉴于脑卒中发生的普遍性、疾病的多变性和复杂性，将脑卒中作为临床药学实习的指定病种。针对脑卒中的临床表现、治疗原则、治疗方案制定及常用药物等方面的学习，巩固临床基础知识，提升临床基本技能和用药实践技能。结合教学大纲和教学内容，带教教师将“课程思政”融入教学过程，制定育人教学目标：①掌握脑卒中临床表现、治疗原则和治疗方案的制定，培养学生的观察能力、分析解决问题的能力和知识运用能力，提升专业认同感等。② 掌握脑卒中的常用药物，提升学生的学习兴趣、创新精神和科研意识等。③掌握用药教育、药学监护及药历书写，提升学生的职业荣誉感，培养学生专业知识的应用能力、沟通能力等。

（2）教学实施实例

【实例 1】

通过在肿瘤内科实习，总结发现学生在认识疾病临床表现、常见临床症状时，还是比较偏重于从课本和网络中提取信息，死记硬背，与临床联系效果较差。针对此问题，在神经内科教学内容设计时，试图更多地引导学生自己主动发现、思考。

由于人们生活习惯的改变，脑卒中已成为较为普遍的一种疾病。其实，我们身边脑卒中患者是十分常见的，只是患者疾病严重程度不同，症状表现也就不同。为了让学生学会自己主动发现和思考，针对疾病脑卒中的临床表现、常见临床症状的学习，教师安排学生以调查的形式，归纳总结出脑卒中的临床表现。学生们反馈较多的症状有头晕、头痛、肢体麻木、失语、偏瘫等，还有同学提出部分有脑卒中后遗症的患者性格上也会比较反常。值得一提的是，其中有位学生表述，他看到一位失语且偏瘫的脑卒中患者，他觉得这个患者看起来很痛苦，而且心情也很糟糕。由此可见，学生们观察还是比较仔细的，也认真去思考。最后，教师再带领学生查房，系统讲解脑卒中的临床表现，学生的体会更深，记忆更牢固。

这次“思政教育”是在教学方式上改进的一个尝试，试图教会学生们如何思考、如何发现、如何分析和归纳总结问题，从而提高学生的综合素质和能力，取得了一定的效果。但发现学生看问题的全面性还是有所欠缺的，需要在以后的教学过程中加强锻炼学生的思维模式。此外，从认为脑卒中患者很痛苦的学生表述中，也提示学生们以后作为医务工作者要重视人文关怀。

考虑到前期教学中没有足够重视人文关怀方面的教育，在讲述脑卒中治疗方案制定、常用治疗药物和用药指导前，为了让学生能充分意识到作为医务工作者，我们的治疗对于患者就是生存的希望，通过一则故事引入：以色列总理沙龙于 2006 年 1 月 4 日晚突发脑卒中，被紧急送往医院抢救，经过多次手术，病情没有明显好转，陷于植物生存状态。2006 年 4 月 11 日，以色列内阁召开特别会议，宣布以色列总理沙龙永久失去履行职权的能力，同时任命代总理奥尔默特为临时总理。一场突如其来的变故，剥夺了沙龙的健康，也剥夺了他的事业和前途。其实无论任何人，一旦患了脑血管病，要么死亡，要么成为植物人，要么残疾，很难恢复到像正常人一样生活和工作。这种“活受罪”的感觉是常人难以体会的。特别对于肿瘤患者来说，面对疼痛，面对化疗和放疗的不良反应，面对死亡，疾病给他们带来的肉体和心理上的折磨更是难以想象的。根据 2015 年经济学人智库发布的一份死亡质量指数报告显示：在全球死亡质量排行榜中，中国排名仅列第 71 位，不仅远低于发达国家，也落后于部分发展中国家。而国内一项癌性疼痛控制满意度调查结果亦表明，仅有 12.66% 的癌症病人对疼痛控制效果满意或基本满意。吴瑾教授认为，想方设法减轻或阻断癌痛就是最好的人文关怀，也才是对癌症病人真正地负责任。名人故事的引入和数据的列举对学生的教育和引导往往是缺乏“温度”的。因此，经课题组教师讨论，带领学生深入病房，与神经内科和肿瘤内科的患者及家属多沟通，勤交流，从疾病方面、心理方面、生活方面，全方位地了解他们的真实情况。

通过这次实践活动，学生们普遍反映对患者有了更多理解，也认识到自己未来工作的重要性和意义。教师对学生做出了提示：作为医务工作者，治疗并不仅意味着治愈某种疾病，更重要的在于体恤和减轻患者的痛苦，提高患者生命质量；医务工作者不仅仅要关注客观指标，还要关注患者体验，给患者更多的人文关怀。历史上有名的全科医生——爱德华·特鲁多的墓志铭“to cure sometimes，to relieve often，to cemfort always”，翻译为“有时去治愈，常常去帮助，总是去安慰”，体现了人文关怀，也是对医务工作者的人文要求。

【实例 2】

在学习脑卒中药物前，让学生查阅资料、归纳总结出预防脑卒中的常用药物，目前分为两大类：第一，预防脑卒中的药物，目前世界上公认的还是阿司匹林、氯吡格雷之类的抗血小板聚集类的药物，有一定疗效，而且相对比较确切。第二，改善脑循环、脑保护的药物等，比如艾地苯醌、苯醌、胞磷胆碱钠片等。此外，患者若伴有高血压、高血脂、糖尿病等危险因素，还需要服用降压药、降脂药和降糖药。对于脑卒中患者来说，身体里就像有个“定时炸弹”。脑卒中患者病情得到控制后，需要长期服药控制病情、预防卒中复发，甚至是终生服药。临床研究数据显示，对既往有缺血性脑卒中的患者，阿司匹林可使严重脑血管事件发生率下降 25% 左右。所以对于脑卒中患者，应该终生服用阿司匹林。可很多患者对于长期服用药物有所担心，一是觉得麻烦，更重要的是认为长期服用会有副作用。医务工作者出于人文关怀，应该安慰患者，减轻患者的心理负担，对患者进行用药教育也是十分必要的。这时，临床药师就应该发挥自身的价值，给予患者正确的用药教育和指导。

以此为契机，教师给学生布置任务，以脑卒中常用药物阿司匹林为例，要求学生通过查阅其相关信息，汇总整理，模拟如何能用专业知识和沟通技巧，尝试说服一位不愿意按照医嘱坚持服用阿司匹林的脑卒中患者愿意积极配合治疗、坚持服药。结果显示，基本每个学生都会先叙述阿司匹林有抑制血小板聚集，减少动脉粥样硬化患者的心肌梗死、暂时性脑缺血或脑卒中发生率的作用，同时列举出一些数据和案例，加以证实。有部分学生从患者普遍关心的药物不良反应角度出发，尝试让患者正确认识药物的不良反应。其中一位学生描述如下：胃肠道不适是阿司匹林最常见的不良反应，可以选择肠溶剂型预防或减轻不良反应发生。而且应该餐前服用，胃内酸性环境强，药物不易在胃内溶解，胃排空速度也快，在胃内停留时间短，从而减少药物对胃黏膜的损伤。在阿司匹林长期治疗的过程中，应重视随访监测、观察消化道不适和出血等不良反应，注意有无黑便或不明原因的贫血，以早期发现不良反应。以这位学生为代表的少数学生还是考虑得相对全面的。教师对于学生的努力给予了肯定，但还是提出了几点建议：一是学生们都忘记了嘱咐患者药物的用法用量，一般是 75 ~ 100 mg/d。二是学生都忽略了先区分阿司匹林是用于一级还是二级预防，如果是一级预防，应评估患者的出血风险，再决定药物的使用。三是学生描述的语言都比较专业，未注意到实际与患者沟通时，应较少使用专业术语，多用通俗易懂的语言。

这次模拟教学蕴含了多方面的“思政元素”。首先，让学生自行查阅资料、汇总整理、组织语言和实际演练，锻炼学生信息检索的能力、分析和解决问题的能力、表达能力等。其次，提示学生们药物具有偏性，但只要善加利用，可以发挥其巨大的潜能。再次，提示学生们思考问题要具有全面性，要懂得换位思考，才能更好地与人沟通。此外，警示学生保证患者用药安全与有效是每位医务工作者的责任，强调药学从业者的使命感。此次尝试达到了专业知识学习、实践演练和思政教育有效融合的目的。

在对患者进行用药教育时，不单单需要指导患者如何服用治疗或预防疾病的药物，还需要提醒患者注意其他药物的使用，用药不当也可致脑卒中的发生。教师提出两则小案例，让学生们进行讨论，分析原因。案例一：张大爷患有高血压和脑卒中多年，未能规律地服用降压药，某次体检发现血压高，认为是降压药量不够，自行加大剂量服用降压药，没过几天，张大爷突发脑卒中进了医院。案例二：王先生患高血压、脑卒中 5 年，前几日患感冒，出现发热、打喷嚏等症状，于是自己买了含有盐酸伪麻黄碱、布洛芬成分的感冒药服用。服药后第二天，他便出现头晕、头痛等不适症状，随即一侧身体麻痹，到医院检查确诊为脑卒中。通过学生们的激烈讨论，最终达成共识：案例一中患者是降压药服用不当，高血压患者如果不经过有效治疗，会长期处于高血压状态，以维持自身脑部的血液灌注，倘若患者突然服用大剂量降压药，会导致血压骤然下降，脑部供血不足，血流缓慢，从而诱发缺血性脑卒中。案例二中，因为患者自行服用的伪麻黄碱有收缩血管、加快心率、升高血压的作用，同时布洛芬有抑制前列腺素分泌的作用，会导致血管收缩、血压升高，从而诱发脑卒中。

对以上两则案例的讨论，目的不完全是单单让学生记住脑卒中患者服用降压药和感冒时用药的注意事项，毕竟脑卒中治疗和预防药物很多，可诱发脑卒中的药物也不占少数，不能以三言两语就阐述全面。而是想通过问题的提出、学生们之间的讨论，让学生学会分析问题、发现问题和处理问题，提高学生的合作精神，更让学生认识到临床药师用药指导对于患者的重要性，从而使学生更重视基础知识的学习、专业技能的锻炼和自身能力的提高，达到“授之以鱼，不如授之以渔”的目标，让学生能主动学习，懂得学习，喜爱学习。

【实例 3】

当今社会，对于医药学从业人员的素质要求很高。在讲述氯吡格雷时，教师给学生讲述了一位华人科学家的故事，希望借此能给予学生一些提示和激励。

2016 年 11 月的华盛顿，在美国 FDA 的会议室内，黄京军博士带领的爱德晟制药公司与 FDA 正在进行一个临床前预备会议。会议的中心是爱德晟制药公司的 ASD-002，这是世界级重磅药，即我们常说的氯吡格雷（波立维）的注射剂型。ASD-002 可认为是世界首个氯吡格雷的稳定注射剂型。研发氯吡格雷注射剂是十分困难的，氯吡格雷本身具有不溶性以及容易被外界物理或者化学环境破坏原来的结构，以至于很难做成高载药量、稳定的注射液。奇迹总是在卓绝的努力和坚持后出现，五年磨一剑，2016 年，黄博士带领他的团队应用自身专有的纳米乳技术，解决了该技术难题，研发出高载药量、稳定的氯吡格雷注射剂。他成为该项发明专利的唯一专利人。如果成功获批上市，氯吡格雷注射剂型将再次敲响百亿美元世界畅销药大门，成为挽救数千万患者生命的发明。

通过这则故事，希望可以鼓励学生们要有科研意识和探索精神。更希望学生们明白，“爱岗敬业”是现代社会最为普遍的工作精神，它看似平凡，实则伟大。“爱岗敬业”不光是嘴上说说，要树立“干一行、爱一行、精一行”的工作信念，增强工作责任感和主动性，其精髓就是做好自己的本职工作。敬业就是要脚踏实地，一步一个脚印地做好本职工作；就是要认真对待自己的工作，对自己的工作职责负责到底，无论在任何时候，都尊重自己岗位的职责，对工作勤奋努力。只有爱岗敬业的人，才会在自己的工作岗位上兢兢业业，不断地钻研学习，才有可能认识到以往工作的不足，改进工作，取得成绩，并为社会、为国家做出贡献。医务工作者工作繁重，责任重大，技术性强，回报不多，要做到“敬业”确实不容易，有些人碰到一点压力就觉得人生黑暗，遇到一点挫折就觉得社会不公，其实这都是为自己不努力工作而找的理由。人活在这个世上，总要有人生目标，既然我们选择了这个职业，我们可以将它作为自己的人生依托，把医好每一位患者作为自己奋斗的目标，纵然不能成为医学界的参天大树，亦能为医学事业增添一丝新绿！

（3）教学实施效果

神经内科相关疾病具有复杂性，治疗药物具有多样性的特点。以往学生实习效果也不是很理想。本次在神经内科的实习教学过程中，教师吸取了在肿瘤内科融合“课程思政”的经验，继续发扬积极有利的方面，改进不足的方面。学生仍保持了积极活跃、严肃认真的学习态度，各方面能力也进一步增强，专业认同感和职业自豪感持续升高。此外，增加了人文教育、人格塑造和人生规划方面的教育，更多地注重培养学生自主学习的能力和处理问题的能力。

实习时间和所学习内容是有限的，但“课程思政”教育是无限的。在这短暂的实习过程中，以质量循环改进模式推进“课程思政”的融入，因应学生的特点和教学效果的反馈，不断总结经验、不断改进教学中的“思政”教育内容，以求更贴近“三全育人”的教学目标。这种模式使思政教育不再是“填鸭式”和“强制性”的，思政教育的内容和方法更灵活、丰富。这次教学尝试取得了一定成果，但仍存在许多问题值得教师们继续去探究，更需要广大临床教学工作者进一步去创新尝试。

（三）研究启示与探讨

提升思想政治教育的亲和力和针对性，就要遵循思想政治工作规律，遵循教书育人规律，遵循学生成长规律，不断探索“思政课程与课程思政双向贯通”和“思政实践与实践思政双向贯通”的培养路径，把思想政治工作贯穿于医学生教育教学全过程，使思政课程与课程思政有机契合，使思政理论与思政实践有机融合，实现全程育人、全方位育人，为国家培养担当民族复兴大任的时代新人。医学院校担负着为祖国和人民培养“卓越好医生”的历史使命。临床实习是学生角色转换的过渡阶段。针对医学类院校的特点，将“课程思政”融入临床实习过程中，不仅在于让学生学习更多的专业知识和实践技能，更是让学生对学习产生兴趣、对专业和职业充满自信、提高综合能力，达到思想教育与专业学习同向同行的目的。

课程思政建设的重点在“思政”，没有正确导向的“思政”教育功能，课程教学就会失去“灵魂”，迷失“方向”，导致传道与授业、解惑不能合一，教书与育人“两张皮”。课程思政建设的基础是“课程”。没有优质的课程，课程思政建设就会成为无源之水、无本之木。为此，要遵循教育教学和课程建设的规律，切实优化课程设计，为高校课程思政和思政课程同向同行的践行提供坚实的基础。在高校的教育教学过程中，在知识传授的同时，应深入挖掘各类课程的思想政治理论教育资源，发挥所有教师在知识传授中的价值引领功能。推进教育综合改革，深入理解课程思政的深刻内涵和创新途径，使所有课程都具有价值塑造、能力培养、知识传授三位一体的课程思政教学目标，形成协同效应，切实贯彻“三全育人”的教育理念。

课程思政是高校育人的一项系统工程，任重而道远。高校学科专业划分复杂，专业自身又具有其特有的学科属性与知识体系，这需要探索课程思政建设方案和指导意见，着力解决培养目标、专业设置、学科发展、课程设置、教学评价、育人效应等一系列问题。高校教师不仅要确立课程思政的教育教学理念，而且还要落实到教学大纲、教材、教法、课外拓展等各方面。总的来说，课程思政在理论上还需进一步探索论证，在实践中还有待进一步落实和完善。

（孙晓雪）

四、“三全育人”理念下思政元素融入外科学教学的探讨

（一）“三全育人”理念的提出背景

党的二十大报告指出，“要用党的科学理论武装青年”，同时，习近平总书记在全国思想政治工作会议上也提出，“要把思想政治工作贯穿教育教学全过程，实现全程育人、全方位育人”。我国“三全育人”的理念契合新时代党中央对思想政治工作的要求，是当今时代所需要的理想的思政教育模式，也是当前探索思政牢记红色历史的重要课题。随着全球的信息化及不同外来文化的开放，我们有必要在新时期与时俱进，重温经典历史，深刻理解“三全育人”理念在现代教育过程中的内涵拓展，寻找新的改革路径，使思想政治工作得以在教学科研中更好地发挥其实效性。在全国教育大会上，习近平总书记指出：“培养德智体美劳全面发展的社会主义建设者和接班人，加快推进教育现代化、建设教育强国、办好人民满意的教育。”中共中央、国务院《关于加强和改进新形势下高校思想政治工作的意见》提出，坚持全员全过程全方位育人。高校要把立德树人作为根本任务，融入思想道德教育、文化知识教育、社会实践教育各环节，把思想政治工作贯穿教育教学全过程，把思想价值引领贯穿教育教学全过程和各环节，形成教书育人、科研育人、实践育人、管理育人、服务育人、文化育人、组织育人长效机制。提高站位，以知促行，切实增强做好“三全育人”综合改革试点工作的政治自觉、思想自觉和行动自觉。强化担当，以行践知，深入推动“三全育人”综合改革试点工作见常态、出实效。

（二）“三全育人”相关概念

“三全育人”是一个整体思想的整合，体现出一个“全”字，全员育人、全程育人、全方位育人三个方面共同构架起这一系统，它们之间互相联系、缺一不可，可谓思政理念下的三大马车，它们之间整体上共同围绕着育人核心相互联系，相互依存，缺一不可。同时也有着各自的特点。全员育人侧重于强调育人对象；全程育人侧重于突出育人的空间维度，即时空范围；全方位育人侧重于说明系统的深度维度，即育人领域范围。全员育人是立足于育人主体而言，即育人之路。育人工作的开展和落地都需要教师队伍去完成，全员育人强调人人都是育人者，可见教师队伍的重要性。全程育人是从空间上而言的，它一方面强调育人要持久，贯穿学生在校学习的全过程；另一方面也强调要因材施教、划分阶段实施教育。全方位育人是对育人范围的陈述，它强调以学生为中心，让其根据自身特点发展所长，促进其潜能激发，全方位地展现自我，提高综合素质，从而达到全面自由健康地发展。

（三）新时代“三全育人”的内涵延伸

新时代要准确理解习近平总书记在思想政治工作会议上的讲话精神，切实把握和领会“三全育人”的时代特征和育人内涵，进一步聚焦全员全过程全方位育人，使三者有机统一，相辅相成，

协同发挥育人作用。

1.“全员”概念的时代内涵

传统意义上，育人中“全员”指工作学习的各类人员，具体包括党政干部、教师、班主任、辅导员、后勤服务人员、学生骨干等，这些群体协同育人能够较好地保证和关注到学生在校期间的主要活动和变化。然而，一个人的成长成才受诸多因素的影响，包括家庭环境、社会环境、生活环境、学校环境、朋辈群体环境等，这些环境都直接影响到一个人的思想观念、社会行为和价值导向，只有学校一方面的关注是远远不够的。新时代，育人工作的开展越来越离不开各方力量的协同和整合，尤其是学生家长的积极参与和配合。

2.“全程”概念的时代内涵

传统意义上，育人中的“全程”指学生从入校到毕业这一时间区间，学生入校前的教育与学生毕业后的教育并未在传统概念上得到关注。新时代赋予全程育人新的内涵，育人作为一项长期工作，不能一蹴而就，它应该贯穿一个学生学习成长的始终。这就需要与时俱进，树立起终身教育的理念，既要关注到学生入校前的教育背景，又能在学生毕业后进行持续跟踪，对“校友”进行再教育，一方面促使校友得到母校的继续培养，另一方面也培养出更多的优秀校友来影响在校学生，相辅相成。

3.“全方位”概念的时代内涵

传统意义上，育人中的“全方位”重点关注于育人涉及的范围领域的全面，它强调促进学生的全面发展。随着全媒体新时代的到来，赋予了“全方位育人”新的严峻挑战和时代内涵。需要牢牢把握网络意识形态的领导权，在网络文化上取其精华，去其糟粕，有效利用网络媒体的教育措施，拓宽教育的传播途径，营造良好的校园新媒体育人氛围，实现文化育人的全方面覆盖。

（四）普外教学思政元素的引入

“医学职业素养要求”是医学专业人才培养方案的必要内容，不仅体现在专业课程大纲里，而且还直接设立以培养医学职业素养为教学目标的课程，如医学职业素养系列课程、医学伦理学、医患沟通技能、PBL等；同时引导临床一线医学专家重视并关注相关课程建设，如外科开设的“外科手术设计与美学”“普通外科学历史发展与人物漫谈”等，都云集了众多学科主任；最后，通过举办具有仪式感的活动来教育学生，包括新生开学典礼的授予白大褂仪式、医学生宣誓、护理学生的授帽仪式、毕业典礼中的重温誓词等。

普外科课程思政即在生产实习中联系实践经历，从实践中总结规律。随着社会与经济的发展、医学院校的招生数量逐年增多、时代的更替，医学生教育和培养过程中存在着一些值得我们思考的问题，如只看重专业文化知识的学习，注重考研率及升学率，注重医学生毕业的就业率等硬性指标，而忽略医学生本人医生素养的培养和医德体系的建立，以及人生观、价值观、职业认同感的树立。临床医学生甚至普外科实习生应该具备的外科素养包括坚定的政治立场和信念、良好的医学生道德、扎实的医学知识、出色的组织能力和优秀的沟通交流能力以及沟通技巧等。医学院校要想提高应届毕业生的质量，为社会提供人才及输送新鲜血液，就得在医学生在校学习阶段，分时间段、分层次、分专业、根据个人兴趣完善医学专业课程，同时必须开展医德、医风教育。通过思想道德素质的注入可以促进医学生职业素养的形成，医学生必须具备的七个基本素质中，排在第一位的就是“职业道德素质”。因此，职业道德素养是医学生成才的基石。医者仁心，仁心仁术，如何将三全育人的理念和思政元素注入医学生课程中传授给学生是首先应该思索和探讨的关键问题。

1．普外科教学中实施课程思政的现状

面对当今紧张异常的医患关系，医学院校需要加强当代医学生的职业素养教育显得尤为重要。

医学专业课程有着明确的专业知识与专业技能的教学目标，但是在思政元素融入专业方面存在缺失的现状。临床医学专业是实践性非常强的应用型专业，临床医学专业本科教育的目标是培养具备初步临床能力、终身学习能力和良好职业素质的医学毕业生。绝大多数医学院校的教学体系和课程设置都是围绕专业进行的，其课程一般分为医学专业课程和实践课程。医学院校课程设置存在重专业、轻人文元素、思政元素、缺少医德方面的教学，思政课所占比例偏低的问题。一线临床医学专业教师未能充分意识到课程思政教学对改善医患关系的重要性，导致学生缺少沟通技巧，缺乏对职业道德的建立过程，对如何获得患者的信任与处理医疗纠纷等现实问题知之甚少。因此，必须加强临床医学专业的思政教育，在培养学生医德的同时，让医学生学会处理医患关系，建立良好的信任关系，从而改善医疗环境。

2．医学专业课程思政的不足之处

（1）临床医学专业课程思政教育未引起重视

课程思政的要义是立医德、树医人。通过多角度的挖掘课程思政元素资源，发挥思政课程和优秀案例的育人作用。例如普外专业课程授课教师均为临床医师，临床一线的繁重工作使教师无法全身心地投入教学工作中，在课堂上无暇顾及对学生人生观、价值观和世界观的培养，只能做到医学知识和技能的传授。带教教师过于关注学生的成绩，毕竟现实社会中医学生必须考研升学才能找到一份满意的工作，所以医学院校很少有意识地进行职业素养和医学的人文教育。同时临床医学专业课程多，内容宽度广，深度深，知识量巨大，使医学生学习生活压力较大，从而忽视自身的思想政治意识。传统的观念认为，育人是思想政治教育的范畴，和医学专业课是没有必然关系的，从而导致了专业课教师只关注专业知识的教学。可以说，现在临床医学专业课程思政处于探索的初级阶段，教学没有实现“三全育人”的有效途径。

（2）收集思政元素资料不细致

课程思政不是思政课程，而是把思政教育元素潜移默化、润物细无声地融入普外课程中，贯穿到普外教学全过程的方法。临床医学专业课程蕴含着丰富的思政元素，包括理想信念元素、人文关怀元素、社会责任感元素、格局视野元素和品格塑造元素等。如何在课程教学中挖掘思政元素，提升课程育人质量，做到“以学生为中心”，将理论融入故事，引发学生的内心共鸣，是每位教师需要注重的地方。在专业课中找到思政教育切入点是非常关键的问题。如果所结合的思政元素与学生的需求契合度不够，那么就不能吸引学生，就无法对学生正确的世界观、人生观和价值观的形成产生深远影响。所以，思政元素的融入途径应该是我们重点思考的问题。

（3）教学方法不够多样化

探索多样化的教学方法有助于提升课程思政的有效性。因此，要把多样化的教学方法和评价方法结合起来，不断增强课程思政的思想性、亲和性和针对性，最终实现“门门有思政，人人讲育人”的目的。然而，目前医学院校实际的教学方法过于单一，还是以传统的课堂讲授为主，没有多样化的教育方式可以选择。有的教师由于理解的偏颇，甚至把专业课讲成了思政课，思政的痕迹太明显，目的太刻意。

（4）教师思政育人能力不够

课程思政的载体是课程，实施主体是教师，教师是实施课程思政的关键。教师必须提升自身的育德意识和育德能力，把立德树人作为根本任务，深刻领会“让有理想的人讲理想、有信仰的人讲信仰”的含义，理解教书育人的本分，在课程思政教学中不断提升自我，言传身教。但是，目前，临床医学专业教师实施课程思政的能力不足，缺乏挖掘课程中思政教育元素的方法，开展思政教育的形式单一，内容生硬。因此，教师思政育人能力还有提升的空间。

3．普外科课程思政的实现路径与创新实践

普外科课程思政首先着手于从哪些方面注入思政元素。一个理想的优秀的普外专业医生应该具备哪些优秀的品质？第一，在政治上高度的认同感，坚持中国共产党的领导，坚持一个中国的理想信念，坚决维护国家统一。第二，具有强烈的爱国主义情怀，以祖国为傲，将医学的技术走出去、引进来，最终服务于中华儿女。第三，严谨的科学精神，对于普外科医生而言，精细地解剖理解是手术的基础，第四，普通外科的文化自信、发展历史、科技发展史为现代化普外科奠定了雄厚的基础。第五，具备法律意识，当今医患关系紧张，作为一名临床医生必须拥有法律意识保护自己。第六，具有全球视野，课程思政思考全球国际形势，对医学前沿科技进行探索和追求。

（1）普通外科教学设计方案的制定

1）思政元素的选择。

第一，理想主义信念：理想主义信念即榜样的力量，引导学生树立崇高的理想和坚定的信念，追求卓越和向前的前进之心。学校可邀请本校专家、杰出校友开展讲座，利用榜样的力量给予学生不同领域的引领，使医学生树立远大的理想与坚定的信念。医学生必须要有远期目标和短期目标，必须规划自己的未来，要做怎样的一个人，要当怎样的一名医生，要担负起怎样的责任，履行怎样的义务。三观要正，要有正的心态，说正的语言，做正的时间，追求正的精进。例如学习我国普外肝胆外科之父吴孟超院士感人事迹。理想主义信念即共产主义信念，在红色的中国历史文化传承下，高举社会主义鲜明旗帜，建立社会主义新中国，在习近平总书记的领导下开启中国的新纪元。努力学习马克思主义、毛泽东思想、邓小平理论、“三个代表”、可持续发展观，共同建立中国梦。

第二，人文爱国主义情怀：带领实习学生参加义诊活动，引导学生具有仁爱之心，充满阳光和正能量，实现爱的传递。临床教师可以讲述身边优秀的事迹，以感染学生并唤醒他们的感恩之心。最典型的事迹是白求恩的事迹，可以倡导学生自学白求恩的事迹，以故事会的形式，把思政信念贯穿外科学教学活动中，参加义诊后要求实习学生写感悟心得，强化内心人文建设。建设和谐幽默的教学环境，做到人物传记引起兴趣，兴趣是最好的老师，达到学海无涯、以乐作舟的教学目标。

第三，社会责任感：带领学生参观市博物馆，牢记历史，具有新时代的使命感，争做社会的主人，引导学生爱党、爱国，进行爱国主义教育，看爱国主义题材电影，如《长津湖》，电影《长津湖》告诉我们，在面对凶悍的敌人时，一定要放下私心、精诚合作，齐心协力、守望相助才能夺得胜利！面对敌人的坦克时，你不能只把战友推上去塞炸药包，自己却往后缩，不帮他打掩护；当战友在前方厮杀，增援敌人赶过来，你不能只顾自己生命，却不帮着堵截敌人！覆巢之下，焉有完卵；雪崩时，没有一片雪花是无辜的。 唇亡齿寒的道理大家都懂，我们国家的医疗技术与西方先进国家还有很大的差距，我们大家一定要放弃个人的蝇营狗苟，紧密团结，心往一处想，劲往一处使，拧成一股绳，才能有所突破；否则，当面对西方国家的技术封锁时，我们将毫无还手之力。能力越大，责任越大，担当越大！我们今天虽然生活在和平环境中，但是世界并不太平，这样的和平环境有可能转瞬即逝，我们一定要有忧患意识，沉心静气地钻研，踏踏实实地工作，亲密无间地协作，这样，在危险来临时，我们才不会被卡住脖子，沦为待宰的羔羊。

学习靠的是个人的刻苦，成绩靠的是团队的努力。 在医疗技术领域，一个人的见识是有限的，一个人的精力也是有限的，但是团队的协作却可以集思广益，取长补短，最大限度地发挥众人的力量，看得更远，做得更专，走得更久！在学校学习可以组织学生参加足球、篮球比赛，从中淬炼意志品质，学会合作，时刻牢记医学生的使命与担当，为祖国分忧，为人民健康保驾护航。教师可分享抗击新冠疫情的先进典型事迹，使学生产生共鸣，明确医学生的社会责任与担当。另外，教师可引导学生通过团队社会实践进行科普宣传和健康教育，服务于社会大众。可以鼓励同学在疫情防控期间争做志愿者，为社会献出一份力量。

第四，全球格局观：引导学生学习中华优秀传统文化的精髓，学习中华中医文化，集西医之精华，中西医结合治疗普外科疾病，如本科室急性胰腺炎的治疗采用清胰汤剂治疗，术后胃瘫治疗采用胃瘫汤剂治疗，具备博采众家之长的胸怀与格局，开阔视野，增长见识，勇于创新。教师可结合学科进展，展示中国传统医学与文化的先进性，使学生树立民族自豪感和文化自信心，例如诺贝尔生理学或医学奖得主屠呦呦发现青蒿素治疗疟疾的伟大壮举，激发其勤奋学习的历史使命感，以文化激励自我修为，勇于批评与自我批评，思政结合专业，使专业更加内涵化。医学无国界，以全球化的眼光看待世界，例如，由国家广播电视总局重点指导的《埃博拉前线》电视剧讲的是中国医疗队在非洲抗击埃博拉病毒的故事。《埃博拉前线》以 2014 年中国医疗队奔赴非洲西部多国参与抗击埃博拉出血热疫情的感人事迹为原型，讲述了病毒学家郑书鹏所在的中国医疗队突然遭遇凶险疫情，在极其落后的医疗条件下，本着医道无界的人道主义精神、疫情就是军情的使命感，以及构建人类命运共同体的责任感，用精湛的医术与病毒展开艰苦卓绝的战斗，最终成功遏制病毒的蔓延，挽救大量生命，圆满完成了党和人民交与的任务。同时，调查记者何欢因暗访一桩钻石走私的谜案而深入西非，阴差阳错间与郑书鹏结成搭档，共同抗击疫情。《埃博拉前线》将人类命运的休戚与共、国家和职业赋予的使命，以及普通人之间的真挚情感结合在一起，显示了疫情全球化视野下的别样思考和动人叙事。

《埃博拉前线》聚焦了在艰险的抗疫过程中，人与人之间跨越国界与民族、职业与文化藩篱的无疆大爱。不论是中国医疗队和非洲医护之间生死与共、并肩同袍的情谊，还是医疗队队员与疫区普通居民之间的信任和真诚，都感人至深，生动诠释着“构建人类命运共同体”的伟大理念，以极具温度和深度的形式，向观众传递了真善美的人性理念。

第五，引导医学生崇尚真善美，严谨求实，实事求是，勤奋实干。教师可在课程中融入人体组织绘画、建模比赛等活动，使医学美术化、艺术化，摆脱乏味的传统教学模式，鼓励医学生观察身边点滴，发现美，捕捉美。可以成立摄影大赛，记录临床工作的瞬间，丰富校园文化建设，使医学变得更加具体感。

2）思政元素的来源：普外思政元素来源可包括以下几个方面。普外技术的发展与成就；普通外科学前沿知识；普外大师名家经典的历史事件；优秀毕业生成长的故事；学生身边发生的事；医患沟通案例。

3）授课形式：普外课程思政的实施形式可以多种多样，包括社会实践、实验、PBL 教学、混合式教学和共同叙事（叙事医学）等。

①社会实践：大四、大五的临床医学专业学生可以身临普外科，感受床旁的询问病史、查体等技能。与患者家属沟通，去安慰患者家属，学会初步接触社会，接触各行各业的人才，因为患者家属的文化水平、层次不同，这不仅丰富了自己的阅历，还能在实践中帮助需要帮助的人。真正理解社会价值，在社会中正确定位自己，规划职业未来。

齐齐哈尔医学院临床医学院本着“三导向为核心，以学生为主体”的思路， 通过实施以“职业精神”为导向的人文素质教育、以“执业能力”为导向的专业素质培养、以“社会适应”为导向的身心素质养成“三导向”人才培养模式，在校园建设中将教育性、功能性、艺术性融为一体，正在不断强化校史、校情、校园文化对学生的教育和熏陶。

教书育人，德育为先。齐齐哈尔医学院不仅在校园建设中贯彻“人文医学”理念，更在课程建设中对思想政治理论课进行了改革，让思政课教师走向社会，走进基层，实施以专题为主要形式的授课方式，同时增加了人文课程，注重职业体验，将人文理念有机地融入各门医学专业课程之中，一改以往的简单说教，使之鲜活生动。除了已在 2005 级学生中开课的“医学生成长导论”外，“人文医学”也在 2016 级临床医学、精神医学、医学影像学、护理学等专业学生中正式开课，贯彻“人文医学”理念的系列教材仍在编撰之中。学院正在通过系统的德育教育，让学生成为富有同情心、爱心、耐心，掌握与患者沟通技巧、具有良好职业道德和职业操守的医生。

在实践环节，齐齐哈尔医学院从基础课学习的第二学期开始，利用“志愿星期六”品牌活动安排学生到附属医院门诊，体验医生接诊的全过程，让学生做义务导诊，陪同患者就医，体验患者就医的全部流程，体验疾病带给病人及家属的痛苦，强化学生对疾病、事故、死亡等事件给日常生活造成的影响等方面的认识。利用暑期社会实践活动安排学生到县、乡镇卫生院，接触更多需要医治的病人，让学生早接触临床，懂得医生在社会中的角色和责任，提早感受医生职业的崇高使命。

针对医学教育的特殊性，齐齐哈尔医学院还坚持开展新生入学教育宣誓、进入附属医院学习的入院教育宣誓、进入临床科室进行生产实习前的宣誓、毕业教育上重温医学生誓言宣誓的“四宣誓”活动，开展培养学生诚信精神的零违纪院系寝室创建活动，开设了讲述道德故事的“道德讲堂”、培养人文素养的“至善讲坛”。同时，通过“高雅艺术进校园”、校园文体节提升学生艺术修养，利用寒暑假开展“读一本好书——医学人文阅读主题读书活动”，让学生在阅读中体会大医精诚、平等仁爱的人文精神。

以学生职业素质，职业规划建设为抓手，全方位整合教学示范中心、国家级规范化培训基地、省临床重点专科等医教研优质资源，完善医学生进科研实验室、进科研项目的规章制度，鼓励教学与科研、课程与课题、研究团队和教学团队相结合，促进学生创新创业能力的提升。学院通过学生青年志愿者服务队组织校内外各项志愿服务活动，先后参与下乡镇卫生所义诊志愿服务，构建了“一医一护一志愿者”的模式。通过此次社会实践活动，让联合服务团的同学们在实践中受教育、长才干、做贡献，将理论与实践相结合，真正做到了以知行合一的方式践行社会主义核心价值观。

②实验研究：在临床学习过程中，知识会不断得到积累，当知识积累到一定程度时，要注意更新，这样才能发现问题，实证证明自己的观点，需要建立实验模型，进行统计学比较差异，从而证明自己发现的观点的准确性。真理是从一次次的失败探索经历中挖掘出来的。

③ PBL 教学：PBL 教学是以问题为导向的教学模式，对临床上一个知识点深层次剖析会引发一些问题。医学生必须首先学会发现问题、分析问题、提出假设、论证假设、得出结论，从而解决问题。

④混合模式：是多种模式交融形成的杂交模式。

⑤共同叙事：把病人的病历、诊治过程以故事的形式叙述出来，让医学生了解病人所想、病人家属的期望，赋予一个个枯燥的病历和疾病以生命，让病历活起来，叙事病历也是这几年我们所推崇的，让更多人更真切地理解医生的经历。

（2）课程思政教学设计举例

1）社会责任感和使命感：教师可通过向学生展示齐齐哈尔医学院医学教育的发展史，以及近年来学校在医学教育中的投入，展示医学教育的迅猛发展，阐明国家发展与医学发展、个人发展的关系，引申出医学生的社会责任感、使命感，帮助学生提升对母校的认同感和自豪感。另外，可介绍我校医学生参加全国高等医学院校大学生临床技能竞赛取得优异成绩的过程，他们自强不息，利用课余时间苦练基本功，为校争光，医学生在有医德的同时也要有精湛的专业技能，这样才能更好地服务病患。鼓励医学生向优秀的学生代表学习，赶超他们。

2）理想主义信念：医学院校可组织杰出专家、知名校友、全国劳模，围绕医学生的成长路径、职业担当、奋斗目标和人文积淀开展系列讲座。如我院龙江名医专家教授、三八红旗手、道德模范，以及疫情防控期间的一线医护人员等，榜样就在身边，社会正能量影响着当代医学生，成功的工作经历是当代医学生的力量源泉。

3）人文关怀：人文关怀的理论基础来源于马克思主义哲学，其核心是对人性和人的价值的肯定，通过理顺个人与其周围环境中其他对象之间的关系来关注人的生存状况、维护个人尊严，以肯定符合人性的生活条件、追求人类的解放和自由等方式，赋予人以人生意义和人生价值。

可以把人文关怀融入叙事医学病历（又称“平行病历”）中记录下来。医生除了写临床标准病历之外，还要用非技术性语言记录病人的疾苦和体验，类似于“临床笔记”。医生只有真正进入病人的世界，才能产生信任和爱。医学生不仅要对疾病诊疗技术有正确的认识，还要对疾病和死亡有深刻的理解，这样才能使医患关系变得越来越好。叙事医学通过倾听患者叙述、关注曾被忽视的情感因素、再现患者所讲，实现与患者的共情，与其建立关联和归属关系，从而建立医患间的互信，使患者得到良好的就医体验，使医生获得职业满足感。

通过用心去叙事，去感悟，去接触患者及家属，达到共情的效果，从而获得有效的医患沟通的能力。加强医患沟通，是改善医患关系的需要；加强医患沟通，是医学科学发展的需要；加强医患沟通，是改进医院工作的需要；加强医患沟通，是塑造医院形象的需要；加强医患沟通，是患者及其家属的需要；加强医患沟通，是医护人员工作的需要；加强医患沟通，是减少医疗纠纷的需要。医师职业精神是医学与社会达成的承诺，医学与社会达成承诺的本质是公众对医师的信任，这种信任是建立在医师个正直基础上的。目前，医学界面临科技爆炸、市场力量介入医疗体系，医师发现越来越难以承担他们对患者和社会所肩负的责任。医学界必须和错综复杂的政治力量、法律力量和市场力量相抗争。在这种环境之下，沟通能力显得尤其重要。

4）临床沟通能力的培养：美国著名学府普林斯顿大学对 1 万份人事档案进行分析，结果发现，智慧、专业技术和经验只占成功因素的 25%，75% 决定于良好的人际沟通。哈佛大学就业指导小组 1995 年调查结果显示，在 500 名被解职的男女中，因人际沟通不良而导致工作不称职者占 82%。医患沟通的实质是人性、情感沟通交流的需要，是心灵的交流、情感的交融、知识的互动。医患双方能充分有效地表达对医疗活动的理解、意愿和要求。医患沟通是学、理、情、法相结合的艺术。卡耐基曾经说过，“一个人事业上的成功，只有 15% 是由于他的专业技术，另外 85% 靠人际关系、处世技能”。而处理人际关系的核心能力就是沟通能力，正如有的专家所说：“沟通的素质决定了你生命的素质”。

医生与患者是一对亲密的合作伙伴，他们共同面对的是疾病这一敌人，医患之间不能良好地沟通，就无从发现善于伪装的疾病真相。没有良好的沟通，就无从建立信任。没有信任，一切矛盾由此而产生。“两会”期间，全国政协委员钟南山说，在中华医学会处理的医患纠纷和医疗事故中，半数以上是因为医患之间缺乏沟通引起的。没有沟通、不会沟通、沟通不恰当都在不同程度上加剧了医患之间的紧张对立情绪。他认为，一名优秀的医生除了有责任感、有对病人的关爱之心外，更重要的是要学会与人沟通。传统上医患关系定位在“以疾病为中心”的医学模式之上，关系是不平等的，容易产生纠纷并激化矛盾。而现代的医患关系建立在“以病人为中心”的新型医学模式之上，促进医患关系的平等，首先要加强医患之间的沟通。

5）外科医生必备的心理素质：外科医生要有狮子一样的心，就是要求外科医生要具备坚毅、沉稳的品质，无论遇到任何事都应有条不紊，遇险不惊，遇难不退，坚忍不拔，这才是外科医生应有的素质。外科医生当然还应具有悯伤怜病之心。因为外科疾病的诊断较之内科疾病要直观得多，诊断也较内科疾病要迅速和准确，病理诊断应该是目前诊断的金标准，大多数外科病例都需要病理诊断，所以要求外科医生要有更敏锐的思维和判断力。思维也是可以训练的，其实医学生的学习就是训练思维的开始，打好坚实的理论基础对任何一个医生都是必不可少的，但是仅仅死记硬背课本知识却远远不够，在学习中要不断思考，不断联系，将各门课程串联起来，学会从不同方面解释同一问题。成为真正的医生后，当接触大量的临床病例时，就需要在诊断、治疗过程中将所学的解剖学、生理学、病理学、生物化学、药理学等知识融会贯通，举一反三，从各个方面综合判断、综合处理，这是思维训练的必要措施和过程。

医生是一种特殊的职业，说特殊就是因为服务对象是人，来不得半点马虎，懈怠，要成为一名出色的、精明的医生就要付出艰苦的努力，成为名医大师就更难了。医生每天的工作就是面对病人的诊断、治疗，对许多疾病的诊断、治疗要做到系统性、全面性、准确性，有时需要经过艰苦的、漫长的认识过程，需要点点滴滴的积累，需要经过肯定－否定－肯定的过程。作为一名普外科医生，直到现在对阑尾炎的诊断、手术治疗还表现出毕恭毕敬，不能有丝毫的怠慢，除典型的阑尾炎，还有一些不典型的、特殊性的阑尾炎，没有一个病人的疾病和另一个病人是百分之百地一致，在工作中要经常不断地去认识，去总结，并加以提高。

（3）普外课程思政教学路径规划与实践———以乳腺癌教学为例

乳腺癌是一种严重危害女性健康的恶性肿瘤。以乳腺癌为例，开展结合思政的相关教学，探讨如下几个方面。首先，乳腺恶性肿瘤诊疗相关医学教育中的思政教育有极其重要的现实意义。一方面，乳腺恶性肿瘤是危害人类健康的重要疾病之一，近年来肿瘤相关死亡率在我国人群全因死亡率中所占比例逐年提高，而且出现年轻化的趋势，乳腺癌所造成的人群生理健康和心理健康负担越来越重。医疗工作者的诊治规范是解决这一问题的关键，普外科医生是人民健康最忠实的捍卫者。随着医学思政形势的潮流高涨，有效的思政教育可以帮助普外科医师或乳腺外科医师扮演好这一角色。经查阅资料，普外科疾病相关思政教育的研究与实践探索较少，需要我们更多关注和探索。而乳腺癌具有恶性肿瘤的典型共性特征，如发病人群为中年人，最近 5 年乳腺癌的发病中位年龄提前，预示着乳腺癌发病年龄趋于年轻化，肿瘤易发生转移、易复发、治疗过程困难等。以乳腺癌为入手点可以以点带面，推动整体肿瘤相关思政教育研究。其次，与其他癌症相比，乳腺癌还有一些特性，这些特性也使其成为研究医学课程思政教育的典型抓手。乳腺癌患者群体大多为女性，女性群体往往在社会和家庭中扮演相对弱势的角色，对于她们的术后关注以及综合治理往往随诊跟踪不足，需要通过课程思政建设予以纠正。同时，像乳腺癌疾病早期诊断发现的情况更加突出，乳腺癌检查以乳腺彩超为首选，一般乳腺癌发病女性可以通过自我检查的方式发现异常，乳腺区域触及包块就诊，但 20% 的乳腺癌患者一经确诊时即为晚期癌症，因此，这些患者预后极差。此时患者的心里往往更难以接受患有乳腺癌的事实，因为女性追求美的心理与生俱来，乳腺则是女性的标志性器官，所以乳腺癌根治术对于患者来说无疑是一个巨大的心理负担，为此，乳腺癌的诊疗需要医疗工作者对患者展现出足够的医学人文关怀和医学专业素养，让患者在信任医生、接受目前患病的事实下保持积极乐观的心态，应对接下来的漫长诊疗过程。同时，由于晚期乳腺癌常规疗法治疗周期极长，患者往往要接受经年累月的抗肿瘤治疗，对患者的身体和心理造成的负担极大。乳腺癌患者的标准治疗流程是首先接受手术治疗，之后接受多西他赛和紫杉醇等联合化疗，大多数患者刚开始对化疗反应良好，但随诊多次化疗后有部分患者会出现化疗不良反应，如胃肠道的恶性症状、腹泻症状，有的存在脱发的症状，还有部分患者会在后续过程中经历癌症复发。随着肿瘤不断复发，标准化疗方案的疗效逐渐下降，患者需要接受越来越频繁的治疗，直至癌症导致的患者死亡，在这个过程中患者不但要忍受癌症带来的痛苦，还要接受化疗的副作用，承受来自家人和社会的心理和经济负担。这时普外科医生是她们最强有力的依靠、他们坚强的后盾，而课程思政也可以通过强化医德医风建设，增强青年医生的责任心和同情心来做到这一点。把患者视为亲人，下病房反复沟通，扫清患者的心理障碍和对化疗的焦虑以及对疾病本身的恐惧心理，要让患者感受到生命的希望，感受到有活下去的勇气与动力。思政不仅是医生的课程，也是患者与医生共同参与的课程。此外，早期诊断的困境和高效新型药物的缺乏也更加体现出科研创新在医学中的重要性。恶性肿瘤中的宫颈癌和乳腺癌得益于国家"两癌筛查"政策，发病率和疾病负担均得到了有效缓解，"两癌筛查"政策的全面普及是我国社会主义制度优越性的体现，也是教育青年医生爱国爱党、坚持人民健康至上的课程思政教育的优秀案例。如何用好这一思政资源，强化医学生政治觉悟，提高其爱国热情也是课程思政的重要内容之一。

1）课程思政要点

课程思政教育的目的是立德树人，讲得更具体些，乳腺癌乃至其他恶性肿瘤的相关课程思政教育要点应主要包括五个方面，分别是建设医德医风、提升医患沟通能力、增强服务意识、深化爱国爱党情怀和培养科研创新精神。

①建设医德医风：怎样建设医德医风是课程思政的重要教学内容之一。良好的医德医风首先是昂扬向上、积极向上的精神面貌，要求教育青年医生在面对患者时端庄大方，专业认真。此外，良好的医德也必不可少，中国外科学之父裘法祖院士曾说过的“德不近佛者不可为医”就是对医德建设的最高要求，医德教育可以通过课程中列举具体的实例来实现，例如，实际诊疗工作中拒绝患者及其家属的红包；对待患者一视同仁。同时还可以妇产科医生林巧稚几十年如一日专心为患者服务，不为钱财，不求名利为例丰富课程思政内容。提升医患沟通能力是社会交往准则在医生与患者之间的具体体现。在患者的治疗过程中，这一交流属性更加重要。一方面，患者在健康上的损害，以及各种经济和社会负担会对患者造成巨大的压力，往往造成其更加敏感的性格和更加消极的态度，这使得医患沟通相较于其他类型的交流需要更多的技巧和耐心。另一方面，医患沟通不仅是患者获取有效医疗相关知识最重要的渠道之一，也是医生对患者进行社会心理治疗最有效的手段，对患者的治疗结局起到了重要作用。此外，现行社会制度中的医生往往是社会主义公立医疗体制的代言人，而医患沟通的质量和水平是患者可以最直观感受到我国医疗体制水平的指标。因此，重视医患沟通是所有医学相关专业中最重要、最关键的思政目标之一。为了实现这一目标，最有效的方法是导师的切身教导，医学生会通过各种不同的渠道观察到导师对待临床患者的态度和医患沟通的技巧。导师对待患者时的一举一动都会成为学生学习和模仿的榜样，最典型的案例是裘法祖院士当年为一位肝癌患者看病时耐心触诊腹部包块而获得患者感恩的故事。同时，实时总结和传授医患沟通技巧也极为重要，比如如何在身体检查时注重保护患者隐私，如何在诊疗过程中尽量考虑患者的个人感受等。

②强化服务意识：强化服务意识的培养是我国社会主义特色医疗事业中必不可少的一环。我国的医疗工作者不但要做到会看病、看好病，还要做到服务好患者，服务好公共卫生事业，服务好国家医疗健康体系。服务精神相关的思政课程设计既要体现在日常诊疗工作中医生积极主动为患者服务，为患者排忧解难，真正做到将患者的需求放在心上，将患者的需要当作自己努力的方向的精神，还要强调这种服务精神不仅体现在服务于每一个患者个体上，还应该体现在对公共卫生事业和国家医疗卫生体系的奉献上。例如，社区全科医生是我国分级诊疗体系中最直接面对患者的群体，这一群体往往除了要负责社区居民日常医疗需求外，还担负着繁重的社会公共卫生任务，例如慢性病的流行病学调查等。另外，在服务国家医疗体系上，应强调医疗工作者在面对国家重大突发公共卫生事件时需要具备的服务精神，例如，在此次新冠肺炎疫情的过程中，“白衣执甲，勇往直前”“不计报酬，不论生死”等都是服务精神的最好体现。医务工作者们克服困难，不顾个人安危，一心一意为患者着想，尽最大的努力挽救每一个生命，这些事迹就是思政教学的最佳素材。这种奉献精神和服务意识也要通过思政教学在医疗体系中代代传承，不断发扬光大。

③深化爱国爱党情怀：目前，我国医疗工作还存在一些问题，社会中还存在一些医疗工作者以个人利益为上，大局观薄弱，难以担当起国家赋予的医疗责任。这种风气的存在说明目前缺乏对医生进行爱国主义教育的培养。爱国主义是医疗工作者与国家和社会共同进步、共同成长的基础。只有“心中有祖国，行动中爱国”的医疗卫生人才才是未来我国医疗事业的基石。爱国爱党的热情同样在此次抗击新冠肺炎疫情的战斗中发挥了重要作用。疫情每次在国内有暴发的苗头时，医疗工作者均冲锋在前，急国家之所急，想人民之所想，用自己的专业知识和实际行动践行了爱国主义，这些都是学生爱国主义的最好榜样。此外，还要通过近年来我国医疗事业的进步为人民生活水平提高做出的贡献来激发医学生的爱国热情。近年来我国医保体系不断纳入肿瘤治疗靶向

药物，为人民群众节省了巨额医疗费，避免人民群众“因病致贫、因病返贫”。这些制度性优势，以及切实为人民群众服务的精神和实例，正是爱国爱党的力量源泉和自信来源。

④培养科研创新精神：在医疗实践中，中国医生最得意之处是我们的外科技术比老外强，我们外科医生的手巧，手术做得比外国医生漂亮。曾经有一段时间我也非常自得，看到外国专家演示手术出那么多血，层次也不是很清楚，心生不屑，觉得不过尔尔，心想要是让自己做，肯定做得比他们漂亮。可是，国内结直肠外科领域的外科大咖王锡山教授常说的一句话惊醒了我，手巧不如家什妙！外科医生手上功夫再好，你教得了多少人？外科医生手上功夫再好，你离得开器械？器械是人家的，针和缝线是人家的，止血材料也是人家的，腔镜设备甚至手术床都是人家的，何来的底气说自己的水平比老外高？何来的自信说自己的技术比老外强？当然，我们现在也有自己的器械、自己的针和缝线、自己的止血材料，甚至自己的腔镜设备和手术床，但是，质量上尚无法与进口的相提并论不说，原始专利也是对方的，我们是仿制对方产品。每位医疗工作者都能真切地感受到目前的医疗技术还远远不能满足治愈疾病的要求。特别是在肿瘤领域，以乳腺癌为例，从肿瘤的早期诊断，到精准治疗，到疾病管理，每一步都在患者需求和现有诊疗方法之间存在巨大的技术鸿沟。这种技术鸿沟只能通过一代一代医疗工作者的不懈科研探索来跨越。

我们要在医疗上摆脱对西方国家的依赖，摆脱他们的技术钳制，就一定要有创新精神！这个创新，不仅是指手术技巧、手术方式、手术理论上的创新，更是包括医疗器械、医疗设备与生物医药领域的创新！因此，科研创新的精神也是我们需要在思政教育中特别强调的方面。在这一方面我国先进模范很多，可以通过模范事例进行学生教育，开启普外课程思政教育路径。

好的课程思政教育应该做到“润物无声”，让学生在不知不觉中潜移默化地接受思政教育的思想。要坚持把立德树人作为中心环节，把思想政治工作贯穿教育教学全过程，切实解决全国高校思想政治工作会议上提出的培养什么人、怎样培养人、为谁培养人的根本问题。构建全员、全程、全方位育人新格局，在大纲设计上，要将课程思政置于课程目标之首，将“课程”与“思政”有机融合，使其相互促进，协调发展。课程大纲是医学肿瘤学课程的顶层设计，由于课程思政内容往往没有专门的教材，因此，教学大纲的设计和规划就起到了决定整个课程中思政教育效果的作用。在医学院校中，外科学往往是由不同年资的临床医生共同任教。不同年资医生对思政课程的理解不同，教授方法和内容拓展也不尽相同，这时就需要通过教学大纲对课程思政内容进行规范。在课程大纲的设计过程中，一方面要经过教学团队的集思广益和党政机关的审核把关，确定思政教学目标和需要达到的效果，同时，还要将不同的思政主题分配到最适宜、最相关的理论课程中，将各个思政教学目标合理地分配到理论课程目标中，从而使思政教学的顶层规划做到合理全面。同时，还应发动所有参与教学的医务工作者广泛地收集思政素材，这些素材可以是教师日常诊疗工作中发生的事件和体会，也可以是新中国成立以来的医德医风模范事迹。这些素材应直接写明在大纲中，供教师上课使用。当然，课程大纲只起到提纲挈领的作用，当授课教师在教学过程中发现了新素材，有了新体会，也应该及时更新加入大纲中。另外，思政教学内容的讲述要注意“由近及远，由表及里”，引人入胜地引导学生理解社会制度的历史性变革和国家取得的历史性成就，把家国情怀自然渗入课程的方方面面，实现显性与隐性教育的有机结合。同时，也应把握好各类实践教学的机会，对学生进行言传身教，让学生在实践的过程中真切体验到思政内容的重要性，要利用好不同的实践平台实现不同的思政主题。例如，在临床早期见习的过程中要着重让学生体验良好的医德医风。因为在这一阶段，医学生们还没有接触到专业的医学知识，难以更深刻地理解更加贴近临床和科研的思政课程内容。同时，在这一阶段对医疗工作的第一印象、积极向上的精神风貌、对待患者专业认真的态度都能为学生留下深刻的印象，帮助其在未来的医疗道路上行稳致远。而在进一步的实习过程中，课程思政的内容应更加丰富和深刻，并与专业知识相结合。在这一阶段，要尤其重视思政课程的全面性，并结合学生个人的医疗实践提出具体而翔实的意见，帮助学生知道如何做，知道为何做。实习阶段是医学生学习新知识、新技能最快的阶段之一，这个阶段学到的各种思政知识、了解到的各种道德职业标准往往也会伴随学生的整个职业生涯。

总的来说，课程思政必然在未来的医学教育中发挥越来越重要的作用。尤其是在肿瘤这类治疗困难、造成社会负担重的疾病的诊疗上，课程思政所起到的立德树人的作用在青年医生的培养中至关重要。课程思政教育要注意内容和方法的选择，全方位、多角度地完成社会主义医疗事业人才的培养。

（4）国内优秀的医学人物传记举例——读医学人物传记

古人说“少年立志”。如何立志。通过读名人传记是一个很好的方法。他们的经历成为我们学习的榜样，他们的品格足以激发我们的志向，读史可以明志，丰富我们的阅历，增强我们的理想信念，这样可以让我们思政思学。中国医学拥有着悠久的历史和岁月的积淀，其中诞生过不少如华佗、孙思邈、李时珍等为中国古代医学发展作出伟大贡献的医学大家，也诞生过不少如屠呦呦、钟南山、李兰娟等为中国现代医学作出突出贡献的医学家，他们在这个领域中发挥着重要的作用。我们阅读他们的人生经历，不但能了解医学领域的发展，还能从中汲取一些人生经验和智慧，指引我们更好地朝着某个方向努力。

吴孟超（1922 年 8 月 31 日—2021 年 5 月 22 日）

人物简介：

生于福建省闽清县，著名肝胆外科专家，中国科学院院士，中国肝脏外科的开拓者和主要创始人之一，李庄同济医院终身名誉院长，被誉为“中国肝胆外科之父”和有可能获得诺贝尔生理学或医学奖的中国大陆学者之一。

吴孟超是最先提出肝脏解剖“五叶四段”新见解的中国人，在国内首创常温下间歇肝门阻断切肝法，率先突破人体中肝叶手术禁区，建立了完整的肝脏海绵状血管瘤和小肝癌的早期诊治体系。他主持建立了肝胆外科疾病治疗和研究专科中心，先后获国家、军队和上海市科技进步奖 24 项，出版《腹部外科手术学图谱》《肝脏外科学》等医学专著 19 部，发表论文 220 余篇。

书名：《吴孟超院士集》

本书由六部分组成。第一部分奋斗历程，介绍了吴孟超院士的主要经历和事业发展的宝贵经验；第二部分学术贡献，包括院士的主要学术论文、学术著作以及学术年表等；第三部分治学之道，阐述了院士的创新意识、严谨作风和刻苦精神；第四部分大师风范，记载了院士在培养人才和团队建设上为人师表的事例；第五部分社会影响，汇集了社会各界对院士学术成果和先进事迹的评价和赞誉；第六部分人生风采。了解其辉煌的人生历程，再现其对党和国家的忠诚热爱、对职业的敬畏创新、对学生的言传身教，学习其崇高的精神境界。

那些与我们同时代的光芒熠熠的人物，其实和伴随我们的日月星辰没什么区别，平时你总不大会时常想起他们，你总觉得他们永远会在。然而，他们却又和日月星辰不同，西沉了就不会再升起，划过天幕就不会再回来。他的光芒照耀到的地方越多，你就越会感到随着他们的离去，时代的一部分也随之定稿，后人翻阅时代的书页时，会清晰地看到这个天体陨落的注脚。

“孩子们，这世界上不缺乏专家，不缺乏权威，缺乏的是一个“人”——一个肯把自己给出去的人。当你们帮助别人时，请记得医药是有穷尽的，唯有不竭的爱能照亮一个受苦的灵魂——中国医学泰斗，吾辈楷模吴孟超院士。

屠呦呦

人物简介：女，1930 年 12 月 30 日出生，药学家，中国中医研究院终身研究员兼首席研究员，青蒿素研究开发中心主任。1971 年首先从黄花蒿中发现抗疟有效提取物，1972 年分离出新型结构的抗疟有效成分青蒿素，1979 年获国家发明奖二等奖。1980 年被聘为硕士生导师，1981 年加入中国共产党，2001 年被聘为博士生导师。多年从事中药和中西药结合研究，突出贡献是创制新型抗疟药——青蒿素和双氢青蒿素。2011 年 9 月，获得被誉为诺贝尔奖“风向标”的拉斯克奖。2015 年 10 月，因发现青蒿素治疗疟疾的新疗法获诺贝尔生理学或医学奖。屠呦呦是首位获得诺贝尔科学奖项的中国本土科学家、首位获得诺贝尔生理医学奖的华人科学家。

书名：《屠呦呦传：中国首获诺贝尔奖的女科学家》

本书分“呦呦初鸣”“向医而行”“矢志寻蒿”“中国神药”“享誉世界”等 6 个部分，清晰披露了屠呦呦及其团队坚守科研寂寞、“久久寻蒿”、终于发现青蒿素的艰辛过程，以及屠呦呦斩获诺奖给当代人乃至后人所带来的深刻启示。书中还附有屠呦呦赴瑞典出席诺贝尔奖颁奖典礼时在卡罗林斯卡学院发表的演讲全文。

此书是一部全面完整记录屠呦呦女士人生经历的传记。全书通过对她本人、家人、同事、同窗、学生等的探访，以及 130 余幅她本人珍藏的照片，为读者展现了一位杰出女科学家成长、学习和工作的独特经历。他们的亲身讲述，也大大丰富了本书的内容，更好地让读者走进屠呦呦的心灵深处。书中大部分内容为首次披露，许多关于她生活、成长、爱情细节的小故事让读者读起来饶有兴趣，相信读者能从她不平凡的人生经历中看到一位“中国的居里夫人”。

钟南山

人物简介：1936 年 10 月出生于南京，福建厦门人，中共党员，中国工程院院士，著名呼吸病学专家，中国抗击非典型肺炎的领军人物，曾任广州医学院院长、党委书记，广州医科大学呼吸内科教授，博士生导师，973 首席科学家，中华医学会前会长、顾问。2003 年的非典让大家知道了钟南山，2019 年，新冠肺炎让大家铭记钟南山。

书名：《钟南山传》

尽管非典已成为历史，可亲历者终身难以忘记。当初，他急于查明病毒，却触犯了“国家机密”；危重非典病人避之唯恐不及，他却主动请缨；面对错误的疫情报告，他公而忘私毅然揭开真相……质疑也好，责难也罢，老百姓的口碑让钟南山巍然屹立。是什么原因促使他走上非典岌岌可危的风口浪尖？是什么力量让他承载了巨大的压力，毅然挑起千钧之重？是谁让他身不由己陷入是是非非的旋涡？是什么磨难使他从一个遭人白眼的“医生”成为一言九鼎的医学权威？ 本书一一为您讲述。阅读钟南山坎坷多舛的人生传奇，你会汲取一种无私无畏的力量，确定一个坚定不移的目标，树立起不懈追求的信念，奋发有为，坚不可摧！无论是“非典”还是新型冠状病毒肺炎，钟南山都冲在了一线。本书用了大量的一手资料，呈现了钟南山院士在抗击非典和新型冠状病毒肺炎中经历的风风雨雨，以及他的求学、工作历程，生动刻画了钟南山这样一位热爱国家、热爱事业、胸襟开阔、面对挫折却淡定无畏的科学工作者的形象。钟南山直面新冠肺炎和非典时的英勇事迹，也讲述了他风风雨雨奋进一生的传奇故事。

任应秋（1914—1984）

人物简介：出生于四川省江津市（今重庆市江津区），当代著名中医学家、中医教育家、北京中医药大学终身教授；曾任中华医学会医史分会常务理事、原卫生部学术委员会委员、国家科学技术委员会中医组成员、全国政协委员等职。任应秋从医 50 余载，博览群书，对医古文、中医各家学说有很深的研究，率先创立了“中医各家学说”学科，在中医学术流派研究、中医文献整理研究、《黄帝内经》研究以及中医基础理论研究方面成绩卓著。任应秋把一生的心血倾注于中医事业，学生弟子遍及华夏，真可谓桃李满天下。

书名：《任应秋传》

本书主要介绍了一代名医任应秋的生平、代表论著、临床经验、学术思想研究以及学术传承等。“代表论著”选择了任应秋 1942—1984 年不同时期的代表著作，收录了原书的内容提要、自序等内容，从中可了解作者的编写思路、著作的主要内容及其学术思想。“临床经验”以“论”带

“案”，突出其强调理论指导临床的主张。“学术思想研究”选择了任应秋学术思想的15篇文章，涉及中医领域的方方面面，从一个侧面反映出任应秋治中医学之广博以及影响之深远。“学术传承”则介绍了他培养研究生的情况。读《任应秋传》可以在任师的学术思想、道德文章中领受甘霖，从而获得个人的灵感，有助于中医临床和理论各个方面的研究。

吴咸中

人物简介：男，满族，1925年8月28日出生于辽宁省新民县。天津医科大学外科学教授，博士生导师、博士后流动站负责人，国家级重点学科带头人，中国工程院资深院士，国家首批国医大师。吴咸中院士是我国中西医结合治疗急腹症的主要奠基人和全国中西医结合事业的卓越开拓者。他创立并不断完善了中国中西医结合急腹症诊疗体系，实现了外科治疗学的重要变革。

他品德高尚，治学严谨，是我国优秀的普外科专家和杰出的中西医结合专家，曾6次被评为天津市劳动模范和特等劳动模范。

书名：《吴咸中院士集》

本书由六部分组成。第一部分奋斗历程，介绍了院士的主要经历和事业发展的宝贵经验；第二部分学术贡献，包括院士的主要学术论文、学术著作以及学术年表等，反映了院士在理论创新、技术进步方面的主要成果及其价值；第三部分治学之道，阐述了院士的创新意识、严谨作风和刻苦精神；第四部分大师风范，记载了院士在培养人才和团队建设上为人师表的生动事迹；第五部分社会影响，汇集了社会各界对院士学术成果和先进事迹的评价和赞誉；第六部分人生风采，以丰富的图片资料展示了院士在不同时期工作、讲学、国际交流、社会活动和业余生活等方方面面的风采。

吴咸中的成就和品格显示出他崇高的大师风范。我们要学习他“矢志不渝、勇攀高峰、鞠躬尽瘁、奋斗不止”的工作作风，学习他“慧眼识人、精心育人、诚心昭人、甘为人梯”的宽广胸怀，学习他“高风亮节立德、高瞻远瞩立功、高屋建瓴立言”的大家风范。

（五）总结

一个医生苦读多年，讲述了他最好的时光。他是儿子、丈夫，也是父亲……这个地球总有勇士在守护，人类在遭遇灾难的时候，特别需要英雄。因为英雄的存在，就像是灯塔一样，会让我们更加坚信黑暗一定会过去，光明一定会到来。一个优秀外科医生的魅力：自内而外的自信、泰然自若的气场、和颜悦色的神情！只要他站在面前，患者就能觉得温暖，感到力量，看到希望；内修于心，外修于行；潜心修炼，不务虚名。以技术赢得尊重，以德行赢得人心。是因为有人生病才诞生了医学，而不是因为有了医生才知道自己生病，事实上，医学是因为病人的疾病和痛苦才开创了越来越新的诊断和治疗方法，动摇了旧的医学理论，探索新的医学视角，在这个世界上，总有一些人会不断地接受这样的挑战，他们终其一生都在寻找自己视野的边界，在追逐医学梦想的道路上，夜以继日地不断开拓深耕，终在医学的金字塔里面，擦亮那颗璀璨的明珠！

为医者，就是那些因为自己淋过雨，所以更想为别人撑起那把伞的一群人。

（王　峰）

五、医学检验实习中实践育人新路径研究

“三全育人”即全员育人、全程育人、全方位育人，是中共中央、国务院《关于加强和改进新形势下高校思想政治工作的意见》提出的坚持全员全过程全方位育人的要求。“三全育人”综合改革工作的总体目标，是以习近平新时代中国特色社会主义思想为指导，坚持和加强党对高校的全

面领导，紧紧围绕立德树人根本任务，充分发挥中国特色社会主义的育人优势，以理想信念教育为核心，以社会主义核心价值观为引领，以全面提高人才培养能力为关键，切实提高工作亲和力和针对性，强化基础、突出重点、建立规范、落实责任，一体化构建内容完善、标准健全、运行科学、保障有力、成效显著的高校思想政治工作体系，使思想政治工作体系贯通学科体系、教学体系、教材体系、管理体系，形成全员、全过程、全方位育人格局。

“实践育人”是“三全育人”中“全方位育人”的重要环节，是高校开展“全方位育人”的最主要形式。实践育人是新时代教育和教学工作中的重要载体，是全力推动新时代育人工作迈上新台阶的强大动力。以“育人于行”的理念着力推动实践育人模式创新，使得学生真正内化深度体验，实现“知情意行”合一。

医学教育承担着培育医学人才的重任，而医学生作为祖国未来医药卫生事业的中坚力量，肩负着重要的社会责任和时代使命。因此，如何充分发挥实践育人在医学教育中的重要作用，成为医学院校思想政治教育工作者探究的重要命题。医学院校应紧扣高等医学人才培养的目标和要求，结合学生的思想状况、专业特征以及就业定位，确立高校思想政治教育实践育人的目标，以实践育人为理念，以理想信念教育为核心，将社会主义核心价值观贯穿于医学生思想政治教育的全过程。

（一）医学实践育人的内涵

实践育人是基于实践的观点形成的育人新理念，是指在一定思想理论指导下、为完成立德树人目标而开展的影响大学生成长的活动和过程的总和，以及归纳形成的一套清晰成熟、具体可操作的育人理念和方法。医学实践育人，是以学生在课堂上学到的医学理论知识和间接经验为基础，通过学生支农、送医药下乡和志愿者服务等应用性、综合性、引导性的实践活动，去发现学生的潜能，激发学生的兴趣，发展学生的个性，促使学生成长，对学生进行全方位教育，并促进其形成正确的世界观、人生观、价值观等新型的育人方式。医学院校实践育人主要围绕医学生的家国情怀、职业精神、职业能力进行培养。

（二）医学实践育人的作用

临床医学作为一门特殊学科，有着极强的实践性。在对医学生进行教育的过程中，仅仅依靠课堂教育是远远不够的，课堂教育内容单一、方法教条、形式枯燥往往达不到预期的效果。医学实践的育人效果不同于课堂：第一，实践可以让学生带着问题走出校园，走进社会，到实践中去体验，将自己作为社会人，使其意识到自己作为一名医务工作者的社会责任。第二，活动内容的多样性使学生受到爱国主义、集体主义、社会主义的熏陶，获得课堂上无法得到的体验和经历。第三，深化发展各种具有先进性和引导性的实践活动，有利于推动学生的党团建设工作。第四，实践可以促进大学生全面素质的提高，尤其是社会综合素质的提高。

医疗卫生专业人才的培养是我国健康事业取得全面发展的基本条件，而高等医学教育则是医疗卫生人才培养的基础。医学发展进程不仅仅体现在医疗卫生技术的革新和医疗卫生条件的改善上，更体现在医疗卫生人才的高质量培育上。技术水平当然是衡量医疗卫生人才的重要标准，但绝不是唯一标准。新时代以来，我国医疗卫生技术发展迅猛，医学领域内现代化水平与发达国家相比已无明显差距，因此，决定我国未来医学人才的培养高点归根结底在于医学生的思想品德修养水平。换言之，医学生思想政治教育的成效关乎我国未来医疗卫生人才队伍的总体水准。医学生是维护人民生命健康安全、构建全社会良好医疗和卫生服务体系的重要力量，更是国家创新驱动发展战略和“健康中国”战略的主要参与者，尤其是新冠肺炎疫情以来，医学人才在健康领域、民生领域和经济领域的影响得到了全社会的关注。具有正确的世界观、人生观、价值观，崇高的道德素养和人文情怀，扎实的基础理论和专业知识，较强的创新精神和实践能力，热心奉献卫生健康事业的高素质医学人才，才是实现国家“两个战略”的助力，还涉及政治、社会的安全稳定和发展。

通过医学院校的实践育人教学，可以培养医学生实事求是、科学严谨的研究精神和善于思考、敢为人先的创新精神；培养弘扬救死扶伤、甘于奉献、大爱无疆的崇高精神，以及具有尊重、关心、爱护病人，为病患服务的精神，树立正确的世界观、人生观和价值观；牢记医务工作者的初心和使命，提升职业认同感和使命感；树立全面健全的生物安全意识和杜绝医疗废物污染环境的环保意识，并将之贯穿医疗工作的全过程。

（三）医学实践育人研究现状分析

随着国家高等教育改革的持续深入，我国高校实践育人工作取得了相当大的成绩，实践内容得以丰富，实践形式得以拓展，实践机制得以完善。医学院校作为培养现代化医学人才的教育机构，在实践育人方面也倾注了大量的研究，并取得了一定的效果。研究包括多方面，如实践育人模式的探究、实践育人机制的研究、实践育人体系的构建、实践育人平台的搭建以及实践育人在具体专业领域的应用研究成效等。

在实践育人模式研究方面，某医学院校进行“1234”全方位思想政治教育实践育人模式教学研究，“1234”即“确立一个目标、推进两个计划、打造三大平台、提供四大保障”。该研究在引领医学生走出校门、服务社会和锤炼本领的过程中，始终贯彻实践育人理念，提升实践育人质量，拓宽实践育人渠道，完善实践育人方案，促进医学生增强实践能力，树立家国情怀。此外，在实践育人模式研究方面还有大学生志愿服务模式研究，如关于大学生“五进四化”的实践育人模式研究，以志愿服务为载体的医学生实践育人模式探析，基于立德树人的高职医学院校实践育人模式探索。医学生志愿服务的育人功能可以塑造奉献的个人品质，树立服务社会的价值观；充实校园文化生活，丰富社会经历和体验；提升个人专业知识，助力职业经验获取和成长成才。

在实践育人平台搭建方面，杨朝宝等基于医学创新人才培养的实践育人平台搭建研究中，通过开展校友交流，激励在校大学生努力学习知识、了解医学工作实践的内容、了解一名医生需要具备的心理素质与工作能力；通过开展临床技能竞赛不仅让在校大学生加深了基础知识，同时还能检验学生目前对知识的掌握程度，让他们尽早发现自身存在的不足，激励他们不断地进行学习，不断就问题进行钻研；通过开展基地教育，成立实践育人工作领导小组，积极为在校学生搭建创新教育平台，持续培养学生的社会责任感，同时提升其创新能力。

在实践育人体系构建方面，建立医院 - 社区联合实践育人基地，创建“健康社区先锋”服务品牌，形成常态化实践育人活动体系，转变思想，提高实践带教教师的育德意识和育德能力，强化实践带教能力。增强医院医学人文素养，帮助医学生树立职业认同感，提升社会实践活动参与度。强化学生临床基本操作技能培训，提升综合能力，发挥学生的主导作用。此外，通过开展暑期“三下乡”社会实践活动，对促进学生发展有着重要的德育价值，促使当代医学生与基层农村有机融合，加速医学生社会化进程。

概括起来，当前对医学高校实践育人的研究主要集中在如下几个方面：第一，高校实践育人存在四个方面的问题，即认知不足、机制不健全、教学体系不健全、实践基地不稳定。第二，高校实践育人模式方面。应当构建“三全育人”发展模式，建立高校思想政治教育“协同体”，以此推进高校实践育人符合新时代发展要求；应当建立“一体两面式”发展模式开展高校实践育人工作，实现理论课程与实践课程的结合，使学生回归实践、回归价值理性，实现学生的全面发展。第三，高校实践育人途径方面。应构建科学的实践教学体系，构建科学的考核评价机制，规范实践环节，提升大学生的思想道德素质，增强实践育人的针对性和时效性。对医学生应建立校院联合、校企联合培养机制，强化学生责任意识，从多个渠道增强实践育人的实效性。

综上所述，学术界对高校实践育人的研究相对较多，但系统性地分析其存在的问题并有针对性地提出解决措施的并不多，因此，高等教育理论与实践结合，突出实践育人的价值，值得我们进行探索。

（四）医学高校实践育人普遍存在的问题

1．医学实践育人活动目标不明确。目前，实践育人普遍受到各医学高校的重视，但是部分高校对实践育人活动目标的贯彻落实存在不足，实践育人作为普遍的活动开展，并未给予科学的指导，没有充分发挥思想政治教育的功能。

2．医学实践育人活动设计与学生关联度不够。高校实践育人的有效开展需要科学规划和针对性的指导，但由于实践育人活动设计的过于笼统，专业性不足，导致实践育人活动缺乏实践性和针对性。

3．医学实践育人活动缺乏长效性和连贯性。长期以来，各医学院校普遍存在注重课堂理论教学、忽视实践活动的教学观念，使得实践活动价值缺失，流于形式。实践育人活动更多的是一种消极和被动的参与，使得实践育人活动的主动性和参与性缺失，这必然导致长效性不足。无论是医学志愿服务还是体验类的实践育人活动，部分医学院校实践育人活动往往仅持续几天，部分活动甚至在假期举行，这就使得部分高校组织的实践育人活动具有明显的阶段性，缺乏长效性。另外，部分医学院校为实现实践育人的教育目的，会采取一种突击性教学的方法，令大学生的实践育人活动缺少了时间积累，违背了客观发展规律。

4．医学实践育人活动的内容缺乏创新性、活动主体范围较窄。开展实践育人活动时，很多医学院校会采用社会调查、实地观察等方式。这些固定的实践育人活动形式，容易导致内容空洞、缺乏创新性，活动流于形式。此外，部分医学院校开展的实践育人活动使得大学生的参与面较窄，参与度较低，参与活动更多的是学生干部，一些极具特色的实践育人活动的参与者也限于某些固定圈子的大学生。

综上所述，现阶段医学高校实践育人工作存在很多不足，但随着国家对实践育人的重视，以及社会各界对全方位人才的需求，各高校及其他育人机构已经把实践育人作为重要的研究课题，并逐步完善各种制度和体制，已经取得了相当的成果。

（五）实践育人在医学检验实习中实施的重要性

医学是一种充满人文、人性和人道主义精神的学科，医学生应树立正确的医学观和治疗观，具备高尚的职业精神和道德素养，医学高等院校承担着维护人类健康和培养医药卫生人才的重要使命。高校医学教育实践育人旨在通过学校教育和社会实践两者的结合，培育学生身心素质健康和扎实的专业知识能力，依托专业特色和优势，密切联系学生参与社会实践，不断培养学生社会责任感和使命感，提高学生务实、创新和终身学习的能力。作为医务工作者，我们也应该跟上政策的改革、跟上时代的步伐，做医学教育的先行者。

医学检验专业是源于基础医学、服务于临床医学的一门课程，是课程教学与实践教学并重的综合性应用型学科。医学检验知识有两种类型——理论知识和实践知识。理论知识是指从书本上和正规教育中所获得的医学检验知识。而实践知识则是指日常检验工作中，通过经验的积累，个体自身总结出的医学检验知识，是深刻影响我们日常医学检验工作的知识。理论知识对检验技师的工作起指导作用，实践知识对检验技师的行为起定向作用，用理论知识指导实践知识，将实践知识运用理论知识去检验，使两者相互融合，建立起完整的医学检验技师知识结构。

此外，临床医学检验专业除了要让学生具备扎实的理论基础知识、精湛的临床实践技能外，更重要的是要培养他们救死扶伤的人道主义精神，热爱医务工作的奉献精神，对患者认真负责的敬业精神，对医术精益求精的探索精神，不畏艰难、勇于攀登的创新精神，对患者全方位关怀的人文精神，诚信服务、维护患者利益的诚信精神，相互协作、共同提高的团队精神。这些能力及素质的培养也是一项极其重要的教育任务。

实习阶段是切实将理论知识与实践技能有机结合的关键时期，是从医学生过渡到医学工作者的时期，此阶段为职业生涯奠定了坚实的基础。如何提高医学检验实习的效果和成果，一直是医学检验教育中的一项重要课题。

实践育人理论的提出，不仅要完全符合医学检验教育的客观规律，还要为医学检验实习教育工作的进行开发新的课程资源。医学检验临床实习是学生阶段获取实践知识的重要途径，有鲜明的实践特征，强化医学检验实习教育，促进医学检验技术专业教学与岗位实践的深度融合，精准培养高素质应用型医学检验专业人才。大力寻求双院（学院、医院）健全合作机制，积极探索人才培养，建立与社会需求、岗位要求接轨的医学检验技术专业的双院合作模式。在医学检验实习阶段强化实践育人理念、实施实践育人活动，可以使实践育人活动目标明确，思想贯彻落实到位，使实践育人活动的组织策划专业、系统，通过对教师和学生的思想及能力的评估可以有效地验证实践育人的实施效果，使实践育人的评估过程具有可行性。在实习中带教老师和学生有密切的接触，可拉近师生关系，对思想和学习有充分讨论和交流，在教学方法、教学内容以及教学思想上可以进行灵活的调整和完善，使实施效果具有直观可视性，使实践育人考核评价体系具有科学性和先进性。在医学院校本科实习生中构建实践育人体系，发挥医院在本科实习教学中的育人作用，通过师生、社会群体，院校、医院和社区的有机结合，建立自我教育和相互教育的良好平台，将所学知识和技能运用于社会实践，加以检验和自我提高，能够有效地促进其理论知识的巩固、动手能力的锻炼、专业技能的提升、批判性思维的培养和实践能力的提高。并通过处理突发应急事件，锻炼学生分析问题、解决问题的能力，同时也使教师教学效果进一步提升。

综上所述，在临床检验实习中寻找实践育人新路径具有重要的研究意义。

（六）临床检验实习中实践育人新路径的研究

1．夯实临床医学知识，提高医学检验实习中的实践质量

（1）优化医学检验实习的综合环境

1）健全质量标准体系，实施医学检验实习标准化和规范化。强化医学检验实习监管，严格规范实习生、院校和用人单位在医学检验实习中的实习标准。联合实习单位完善医学检验实习体制，增强实习的统一性、专业性、权威性，为医学检验实习提供组织和制度保障。继续推动医学检验实习与用人单位岗位标准对接，加快提高实习生的能力水平。推动传统实习模式的创新，促进医学检验实习工作优质稳步发展。实施医学检验实习标准，改进行动计划，鼓励广大教师、教学管理人员、医学生、实习单位广泛参与，开展医学检验实习的教学改革，全面提高医学检验实习的质量水平。

2）创造良好的实习氛围，提高实习学生的综合素质

①实习单位应组织开展实习生入院后的岗位强化教育，使其快速适应新环境。实习生离开学校进入到医院学习，开始必然会面临一定的压力，如对课本理论知识的遗忘或模糊不清、实践技能的生疏、面对检验设备不知所措、陌生的科室同事不知如何交流等问题。实习教学单位最好是在实习期的第一周安排进行学生岗位强化训练。一是带学生参观医院全貌，从门诊挂号、收费，临床科室及医技科室区域等分布逐一给学生介绍。除了让学生尽快适应环境之外，也给学生多些人文关怀，使其消除心理的抵触感和陌生感。二是对学生进行组织纪律教育，树立服务意识。学生离开学校进入到临床一线实习，基本上已经脱离了学校教育，学生要具备自我管理、自我约束的能力。认真执行医院的各项规章制度、服从实习生管理规定、尊重各级管理人员，尽快树立在

医院以病人为中心的服务理念。三是对实习生进行院史教育，让学生了解医院的发展历史和优良传统；介绍院内著名的专家、学科带头人、优秀的医务工作者等，使学生有油然而生的敬佩感，理解医务工作者的神圣使命，从而使他们树立立足岗位、爱岗敬业的意识，激发学习的主观能动性。

②强化技能学习，争做实习过程中的优秀生。检验专业课程是一门实践与理论高度结合的学科，带教老师应该安排工作经验丰富、教学方法独特的临床一线检验人员。学生要养成不懂就问的习惯，多思考，多动手练习，对自己的实验结果要谦虚谨慎地对待；发现问题及时向带教老师请教，总结教训和积累经验，及时记录实习日志，重视医院举办的各项专题讲座，做好读书笔记，扩大自己的知识容量，实习生结合自己的实习计划，查缺补漏，认真了解检验科室工作的流程、与医院其他部门之间的交流环节、实践操作的规范、注意事项等。通过扎实、细致的学习和锻炼，学生才能较好地掌握基本技能，逐步成为优秀的实习生。

③正确应对实习过程中的各种关系。一是学生从单一的学校进入医院，要听从带教老师和其他医护人员的工作指导和安排、相互信任和理解、和谐相处，这样才能得到更多的学习和锻炼的机会。二是正确处理医患关系，严守为患者服务的医德规范，急患者之所急、想患者之所想、帮患者之所需。与患者相处时，要态度和蔼、语言温柔亲切、举止恰如其分、尊重患者隐私权等。在工作繁忙时，要做到礼貌对待患者。三是实习过程中要学会处理与其他社会人员的关系，如其他院校的实习生、进修生、患者家属等。要通过良好的人际沟通增长自己的见识，处理好人际关系。

（2）提升实习生自身实习实践能力

1）明确实习目的、牢固树立为患者服务的意识，加强医患沟通。学生从学校课堂学习变为实际岗位实习，环境变化较大必然会有各种不适应的情况。身份从学生变为实习医生，角色的变化也必然会有不适应。尤其是检验专业从5年制的临床医学检验改成4年制的医学检验技术后，检验专业学生临床知识有限，造成了与临床沟通意识不强，但是良好的临床沟通能力又是医学生未来工作中必须具备的一种实践力，所以，检验专业实习生进临床实习尤其重要。在临床工作中，除了可以获取临床专业知识外，加强检验与临床医护人员的沟通、加强与患者之间的沟通，更能将临床疾病和临床症状以及体征与各项检验指标结合起来，更好地熟悉检验指标的临床意义，更快更准确地为临床医生提供检验结果，有助于对疾病的诊断和治疗。所以，要在学生实习前的教育中，提倡学生端正思想、提高认识、明确实习目的。教育学生树立一定的吃苦耐劳精神，树立为患者服务的职业意识。

2）加快角色转换速度，提升岗位融入能力。医学检验实习是学生从理论走向实践、从课堂走向工作岗位、从学校走向社会的过渡期，这一时期对培养学生积极的工作态度、坚韧的责任心、完善的知识结构、树立职业操守、医德观念等起着非常重要的作用。学生步入实习岗位之前，首要任务是做好自身的三个角色转化和融入：理论—实践、学生—医生、学校—医院。树立学生的责任心意识和防范医患纠纷意识，帮助学生迅速适应实习场所环境。

“不以规矩，无以成方圆”。医院作为一个较为特殊的服务行业，与一般的服务行业有很大不同，医疗服务行业承担了一定的社会公共职能，直接关系到病人的生命和健康，同时，随着社会的进步和发展，病人对医疗服务的要求也在不断提高，不仅要求较高的技术水平，而且还要求优质的服务质量，更需要高素质的医务人员，医院公共服务环境与学校相对单一的教学环境有着天壤之别。实习前，学校要有计划地对准备实习的学生进行相关的医疗卫生法律法规、规章制度的简单介绍和学习，如医院《实验室工作制度》《设备仪器操作管理制度》《安全制度》《质量管理制度》《职业暴露紧急处理制度》《感染管理制度》《医疗废弃物处理制度》等制度的强化学习和培训，缩短由学校环境向医院环境过渡的适应期。

3）针对不同实习生的因材施教、安排个人的具体实习计划。医学检验学生虽然有较深厚的理论知识基础，但在实习中实际动手操作能力却不尽如人意。加之医学检验专业是一门比较枯燥和对动手操作能力要求较高的专业，学生在校学习仅仅是学到了专业中的理论知识。实习前，学校应组织协助学生寻找理论知识和实践技能学习的薄弱环节，针对自身不足制定相应的实习前学习计划，并将学生的知识掌握、脾气秉性情况详细地与实习带教老师交流。有助于带教老师在医学检验实习过程中建立一套完整的实习流程，有目的地对其实习计划进行规划、强化，对知识技能短板进行训练。由此，可以避免学生初到实习环境茫然不知所措，使其尽快地适应理论知识转换为实践技能的过渡。

（3）增强师资队伍建设，明确教师责任

在检验实习过程中，带教教师对实习生有着潜移默化的影响。带教教师的水平和能力直接影响着实践育人的效果。通过带教实习，进一步巩固和提高其基础理论知识、基本操作技能，培养他们热爱医学检验专业、树立救死扶伤为患者服务的思想和严谨的工作作风。作为临床的带教老师，需尽最大努力，尽可能地帮助学生完成医学检验实习任务。

1）强化师资队伍素质建设，提高教师实践育人水平。医学实践育人的目的是培养出道德高尚、能力强大、具有独立思考、创新诊疗思维以及良好的科研能力的高校毕业生，要求老师必须具备相应的能力。高校必须加强师资队伍素质培养，主要有几个途径。一是优化师资结构，提高临床理论知识扎实、临床经验丰富、教学水平突出的带教教师比例，降低年轻无经验、年老无创新、不具有科研教学能力的教师比例。二是要完善教师培训体系，不断提高教师实践育人水平。要以符合高等院校实践育人理念为核心，从教学特点、课程开发、教学组织、教学方法等方面开展系统培训，提高教师教育教学能力，同时，强化思想政治教育、心理健康教育等方面的知识，提高教师的育人能力。三是要以院校合作或校企合作为平台，努力提高教师实践教学能力，实行“双导师制”。提高教师的职业素养和能力以及实践教学水平。四是要大力开展师德师风建设，鼓励教师静心教书、潜心育人。倾心高端技能型人才培养事业，积极提升自身的教育教学水平。五是鼓励教学与科研、课程与课题、研究团队和教学团队相结合，促进师生创新创业能力的提升。

2）带教老师对实习生的影响。学生临床实习首先接触的是实习带教老师，老师的言行、举止、工作态度和道德修养等会不自觉地影响实习学生，被其潜移默化地接受。因此，带教老师不但要有扎实的临床理论知识、精湛娴熟的实践操作技能、丰富深厚的临床工作经验、灵活机动的应变能力，还必须具有诲人不倦、循循善诱的育人精神，取得学生的信任和尊重。要以积极勤恳的工作态度和无私奉献的医德修养，激发学生对医学检验专业的热爱。带教老师应努力做到寓德育于智育之中，成为学生的良师益友。

3）带教老师应做好学生的心理疏导。实习生初入医学检验实习，表现为好奇心强，热情高，但同时，因对临床医学检验工作陌生而产生一定的紧张感，甚至是恐惧感，具体工作中产生依赖性强，还难免出错。万事开头难，开始时毫无经验，因此，容易产生一定的心理障碍。作为带教老师应该保护学生的热情，选择合适的起点，让学生尽早地主动参与，而不是被动旁观，克服紧张恐惧感，尽快进入角色。带教老师对学生操作的每一步都要作出明确的指点，肯定学生的优点，对学生操作过程中的不足之处不应直言责备，而应多鼓励和指导，并纠正其错误，这样可避免伤害学生的自尊与自信。要求学生遵循操作规程，大胆实践，同时，老师根据学生的进步情况，积极稳妥地逐步放手不放眼地让学生工作，发挥其主动性，拓展其能力，从而正确引导学生顺利地进入实践阶段，完成实习任务。

4）带教老师应严格要求学生。医护工作者肩负救死扶伤、实行人道主义精神的神圣职责。患者是我们服务的对象，牢固树立“患者与服务对象至上”的价值观。工作中要求学生认真负责、仔细、踏实、严谨，严格遵守检验管理规范、检验操作规程、法律法规及劳动纪律，在严格的监督下指导学生的实践操作。

5）带教老师应分层次施教。医学检验实习一方面要靠学生自身刻苦钻研、勤学好问、积极进取。另一方面需要带教老师主动进行剖析讲解、实地示范，根据自己的工作经历和经验，将学生的课堂知识和临床实际工作有机地结合起来，提高学生分析问题和解决问题的能力。实习生个体不同，层次有别，对理论知识掌握的程度、接受能力、操作技能都会有差异，根据不同的特点，有针对性地分层次实施带教。

（4）提升医学检验实习质量，构建长效机制的思路

要解决医学检验实习中存在的几大问题，切实增强实践活动的实际效果，就必须要推进医学检验实习质量提升的长效机制，做好符合要求的制度建设、队伍建设、基地建设等工作，重视实践育人的真正含义。

1）加强领导，齐抓共管。医学检验实习是学生素质教育的重要组成部分，高校党政领导应给予高度重视，成立医学检验实习领导小组，要增加医学检验实习在教学计划中的比重，规定学分、明确要求。要聘请校内外医学检验的专家，从提升人文精神、推进专业学习、丰富实践内容、拓展综合能力等方面给予医学检验实习生精心指导。在全员育人、全程育人、全方位育人的指导思想下，将医学检验实习纳入目标责任管理体系，要求各司其职、共同关心、倾力指导学生的医学检验实习活动。

2）加强内涵建设，扩大实习影响。医学检验实习是素质教育的一部分，围绕专业特点开展，学生通过医学检验实习受教育、长才干，更要努力为社会作出力所能及的贡献。所以，医学检验实习要注意加强内涵建设，形成特色。实习形式要灵活机动，弹性有度，便于开展，易于参与。

3）完善激励机制，坚持质量为重。为营造良好的检验实习氛围，形成良好的实习风气，鼓励广大师生员工积极参与医学检验实习，高校以质量为重、建立完善的评价激励机制相当重要。将教职员工参与学生社会实践的时间计入工作量，对长期指导学生实践活动，尤其取得优秀成果的人员，除了树立先进典型大力宣传外，还要将其纳入职务职称晋升以及重点培养的人才梯队。通过目标考核和过程考核脱颖而出的学生，高校社会实践领导小组应大力宣传、公开表彰，用榜样的力量引领广大学生积极投身实践、主动迎接社会的锻造。

4）重视基地建设，拓展求职空间。实习基地是医学检验实习活动得以顺利、可持续开展的重要基础，高校学生可借此平台检验知识水平，逐步锻炼成长，最终努力服务社会。高校社会实践领导小组可整合各方资源、牵线搭桥，促进大学生与社会的联系对接，并努力保持长期合作关系。与此同时，实践基地有用人需求时，可以近距离了解学生实践情况、分析学生的能力，为选拔用人提供第一手资料。大学生借助实习的机会充分施展才华、展示自我，为拓展自己的就业渠道、争取就业机会抹上浓墨重彩的一笔。

（5）学校应加强实习后期的就业分析，为毕业生顺利就业做好准备

通过一段时间的实习，学生增强了基本技能，巩固了理论知识，实现了从理论到实践的转变；分析问题、解决问题的能力得到了充分的提高，已经可以较好地独立完成检验科室的各项工作任务。

1）结合实习前的就业指导安排，参考实习带教老师对学生实习成绩的反馈，引导学生全面合理地对自己进行就业分析，正确认识自身状况，积极分析当前的就业形势，有意识地选择就业目标和方向。

2）鼓励及引导部分学生做好考研的准备工作，教育学生处理好实习与复习备考之间的冲突。

2．在医学检验实习中开展志愿服务评价认证

目前，大学生志愿者活动在我国蓬勃发展，受到了全社会广泛的重视和关注。但医学检验专业学生在医学检验实习中，因与其专业特点有关，志愿者服务的实践活动相对较少。在医学检验实习中开展志愿者服务活动，是更好地让专业学生适应社会、融入社会、提升自身素质的有效途径。

（1）医学检验实习中志愿者服务的特点

1）应具有高尚的职业道德。以“践行志愿精神，无私奉献爱心，传递青春激情，全心服务社

会”为工作理念，创建一批志愿者服务的品牌项目，确立建设学习型、创新型、奉献型文明医学检验专业学生志愿者团队的思路，为医学检验专业学生提供提高思想道德素质、提升自身综合能力的平台。

志愿者的服务对象大多是某些慢性疾病的患者，因此，医学检验专业学生志愿者首先要恪守医德，要竭尽全力为患者服务，维护医生的圣洁和荣誉。其次，要有救死扶伤、不辞艰辛、执著追求、为卫生事业的发展和人类身心健康奋斗终生的精神。有效地开展志愿者服务活动，是培养医学生职业道德的有效载体。医学检验专业学生开展志愿者服务活动，体现了志愿者道德意识和道德行为的自觉性、自愿性和自主性，表明对完善自我和完善社会的道德价值的精神追求。

2）应具备较高的专业技能。医学检验专业学生志愿者服务有其专业的特殊性，服务对象带着需求向志愿者寻求帮助，如志愿者不能给予科学的、专业的帮助，势必会让服务对象感到失望。因此，医学检验专业学生志愿者首先要认真刻苦地学习专业知识，掌握志愿者服务的基本本领。其次，要结合自己的特长，发挥医学检验专业的优势，必要时还需接受服务前期的专业培训。同时，在服务中还要善于理论联系实际，在实践中不断完善与提高专业技能，不断学习与提高志愿者服务的水平，做到学用相长，相得益彰。

（2）医学检验专业学生志愿者服务的实践成效

1）医学检验实习中志愿者服务的预期成果

①学院和实习单位积极合作，建设能长期合作的服务基地。医学检验志愿者服务团队深入到社会各领域开展丰富多彩的志愿者服务，通过交流与沟通，与社区服务基地、部队服务基地、敬老院服务基地、福利院服务基地、幼儿园服务基地等建立长期合作的医学检验专业学生志愿者服务基地，为医学检验专业学生实习中的志愿者服务提供基本的基地保障。

②学院和实习单位积极合作，建立具有医学特色的服务团队。根据医学检验专业学生志愿者服务的特点，联合临床医学、检验医学、影像医学、护理学等组建跨专业、跨年级志愿者服务团队，实施卫生宣传、健康检查、医疗咨询一条龙的服务。这种跨专业、跨年级的团队合作模式，不仅可以实现各专业之间的优势互补，而且还实现了由医学公共基础、医学专业基础和医学专业学生组成的年级梯队机制，从而提高了学生志愿者服务的效果；同时，志愿者本身在这种团队合作中也增长了知识，改善了个人知识结构，以及融入社会、服务社会的能力。

③学院和实习单位积极合作，创建可持久服务的志愿者品牌项目。在基本的志愿者服务基础上，应创建可持久服务的志愿者品牌，在被服务对象心中进行合理定位，并获得被服务对象的品牌共鸣。以品牌来吸引更多医学生加入志愿者团队，形成团队文化，打造志愿者服务品牌。

④学院和实习单位积极合作，建立志愿者服务的激励机制。为充分调动和激励在校医学检验专业学生积极投入到志愿者服务中去，根据志愿者服务的效果、服务对象的评价以及志愿者的互评，每年都评选出一批优秀志愿者和先进个人，给予一定的奖励。

2）通过志愿者服务，使医学检验专业学生志愿者的自身能力得以提高

①提高综合素质，培养学习型人才。志愿者活动为医学检验专业学生提供了接触社会的便捷通道。志愿者在接触病例、回答咨询等服务的同时，深知丰富自身知识结构的重要性，提高了学习医学知识的主动性，树立了终身学习的思想。同时，志愿者在与同学、老师、被服务者等各种人群的广泛接触中，提高了社会责任感，培养了独立思考、吃苦耐劳的精神；在与他人的合作交流中，锻炼了社会交流与适应能力，培养了团结协作和组织管理的能力；从而培养了学习型人才，提高了志愿者的综合素质。

②提高专业技能培养创新型人才。为了更好地提高医学检验专业学生志愿者的专业技能和服务水平，学院和实习单位应建立长期合作关系，定期和不定期地为志愿者进行医学专业技能讲座和培训，开展医学志愿者服务研讨。同时，志愿者服务本身就是医学实践的演练场，大大提高了

其专业技能，可以锻炼出大批思维活跃、勇于创新的医学检验专业学生志愿者。不仅有利于医学生接触到更多的专业知识，打下扎实的基础，也使学生在实习中丰富对其专业的感性认识，为培养创新型人才提供了一条有效的途径。

③提高职业精神，培养奉献型人才。提高职业精神是医学教育的首要任务。志愿者活动是医学生开展社会实践活动和提高思想道德水平的有效载体，对培养学生的道德素质、陶冶高尚的道德情感、磨炼坚强的道德意志、培养良好的道德行为习惯具有良好的作用。医学检验专业学生在志愿者服务中培养了良好的医德医风，具备了奉献精神，用自豪和自信点燃激情，踏上全面建设社会主义现代化国家的新征程。

3）对医学检验实习中学生志愿者服务的几点思考

①影响医学检验实习学生志愿者服务的主要因素。一是管理模式比较被动，目前，志愿者服务主要由学校指派的团队完成，采取自上而下的方式层层推动，即行政化管理模式。这种任务化的服务是与志愿者精神相违背的，虽然在开展志愿者服务的早期能够起到一定的推动促进作用，但缺乏志愿者本身的主动性，在一定程度上制约了志愿者服务的发展。二是志愿者主观上较为被动，医学检验专业学生志愿者服务的开展应立足于围绕医疗卫生工作中心，服务医疗卫生工作大局，并紧密结合行业特色和专业优势开展服务，才能形成良好的社会效应，取得更好的社会效果。目前，多数的志愿者活动停留在较浅层次的社会公益服务和便民服务上，对于专业、实践知识运用提升效果较差，加之检验实习中的学生面临毕业的压力，结果导致志愿者大多被动参加志愿者公益服务。三是保障机制不够健全，缺乏有效的监督、评估以及激励机制；缺乏必要的权益保障机制。这些保障机制的不健全会阻碍医学检验专业学生志愿服务事业的发展。

②推进医学检验专业学生志愿者服务可持续发展的建议。一是改革管理模式，结合西方发达国家志愿服务的成功经验，应健全与完善适合中国特色的志愿者服务，把志愿者服务的活动纳入规范化的轨道。应进一步明确志愿者的管理、志愿者的权利与义务、志愿服务的支持与保障等，有助于更多医学检验专业学生参与到专业性的志愿服务中去。二是提高专业技能和服务水平，参加医学检验实习的学生虽然已具备一定医学知识，但临床经验、医学心理学等相关知识仍相对匮乏，难以处理各种复杂的患者问题；同时，医学检验实习生志愿者平时实习任务重，时间宝贵，更适合去做那些发挥其特长的服务工作。所以，除了要加强对志愿者进行长期规范化医学培训外，还应针对某次志愿服务的特殊要求开展专项培训，如医学心理学讲座、急救培训、常见病多发病的诊断和防治等，事先要做好充分的思想准备和技术准备。三是建立和完善考评激励机制。考评是志愿者组织持续发展、建立良好社会信誉和提高绩效管理水平的重要保证。目前，志愿者的考评与其在校教育成绩处于脱节的状态，绝大多数在校的志愿者服务只考评了志愿者的参与数量，对其实际服务的质量、被服务人群的反馈等没有纳入系统的考评机制中。这种简单的评价体系显然存在一定的形式化。应探索和建立综合的、多层面的考评体系，这不但有利于志愿者组织的管理，更能促进志愿活动的发展。另外，还必须通过探索和建立有效的激励机制来维持志愿者的服务热情。如结合专业开设“医学生志愿者服务”必修课程，要求学生在规定的时间里参加志愿者服务，达到一定时间后授予学分，还可对志愿者服务中表现突出者在其就业、读研等方面给予优先推荐。为学生施展才华创造条件，使志愿者活动更深入持久地开展下去。

综上所述，在医学检验实习中开展志愿者服务具有自身的优势与特点，通过建设服务基地、创立特色团队、创建品牌项目和建立激励机制，培养了学习型、创新型、奉献型人才，提高了医学检验专业学生的综合素质、专业技能和职业道德；在思想政治教育和成长发展中起到了独到的作用，但也存在一些制约因素，还有待于进一步的研究与实践。

3．特殊时期医学检验实习与实践育人的探索

2020 年伊始，新冠肺炎疫情席卷华夏大地，一场没有硝烟的阻击战骤然打响，各行各业停工停产，院校教学也转为“线上教学”，人们闻疫色变。医学检验实验室和各大医院的医学检验科室作为核酸标本的检测集散地，成为疫情防控的重点区域，也是病毒感染的高危区。而医学检验专业毕业生实习场所，也绝大多数是上述区域。因此，如何在特殊时期保障学生实习教学有效开展，是医学检验实习面临的问题。

（1）提高实习生对医学检验毕业实习的正确认识，以及面对疫情的自我防护能力。学院应建立特殊时期有效的实习生实习前准备方案，成立相应的教育组织领导机构，有计划地组织开展实习生实习前宣讲课程，做好实习前实习生的心理疏导工作和提高疫情政策的执行力、自我防护力。

一是要通过宣讲课程提高实习生对医学检验毕业实习的正确认识，让学生明确地认识毕业实习是大学学习阶段重要的实践性教学环节之一，是理论与实践相结合的重要方式，是提高学生政治思想水平、业务素质和动手能力的重要环节，对培养坚持四项基本原则、有理想、有道德、有文化、有纪律的德才兼备的技能型、应用型人才有着十分重要的意义。在毕业实习过程中通过深入基层工作单位，了解当前医学检验行业发展现状，可加深理解，并巩固所学专业知识，进一步提高认识问题、分析问题、解决问题的能力，为今后走向社会做好思想准备和业务准备。毕业实习是教学与生产实际相结合的重要实践性教学环节。在毕业实习过程中，以培养学生观察问题、解决问题和向生产实际学习的能力以及方法为目标。培养学生的团结合作精神，牢固树立群体意识，即个人智慧只有在融入集体之中才能最大限度地发挥作用。通过毕业实习可以加深毕业生对职业与行业的了解，确认喜欢或擅长的职业，也为从学生向医师或技师身份转变做准备，同时也增强了就业时的竞争优势。

二是要通过宣讲课程提高学生疫情政策的执行力和自我防护力，深入传达习近平总书记关于疫情防控工作的重要指示，提高学生政治站位，服从防控大局意识，深刻认识做好新型冠状病毒感染的疫情防控的重要性和紧迫性，切实把思想和行动统一到党中央、国务院决策部署上来，增强“四个意识”、坚定“四个自信”、做到“两个维护”，坚定不移地把党中央各项决策部署落到实处，坚决执行党中央、教育部、省市、学校和实习单位的各项要求，把防控工作作为当前的极端重要的政治任务。党（团）员和学生干部要充分发挥模范带头作用，带头遵守国家和学校的各项防控措施，关键时候要能站得出来、顶得上去。让学生全面了解新型冠状病毒引起的肺炎的临床特征、传播途径、防控方法等相关知识，号召全体实习生要高度重视，不能存侥幸心理。同时，要教育实习学生不发布不实信息，不传播未确认的信息，不信谣、不传谣。

（2）结合疫情发展趋势，合理制定实习计划。学院统一领导、统一部署，做好疫情防控期间实践、实习管理工作，根据属地疫情防疫管控措施，制定疫情防控期间合理的实践、实习工作方案和突发情况的应急处置预案，组建一支善于应对各种突发情况的领导队伍，确保学生检验实习教育任务平安、高效完成。

1）由学院统筹安排，确定每名学生的医学检验实习地点和安排。由校主管领导带领相关教师成立医学检验专业毕业实习地点和人员分配工作小组，组织开展实习地点分配工作。根据每名学生的实际情况，如家庭所在地、个人特点、自身要求等，逐一进行详细研讨，如本地生（可回家住宿）实习地点尽量选择在家庭周边范围内，党（团）干部学生或善于沟通协调的学生选择防疫防控任务较重的实习地点等，周全地分配实习地点。除实习分配小组外，不得在疫情防控期间擅自安排实习计划和更改实习地点。

2）医学检验实习期间服务与管理。为扎实做好我校疫情防控期间的实习实训管理工作，坚持学校主导、实习领导小组统一协调、校企通力配合的工作思路，履行立德树人的根本任务，以实践育人为指导，全力做好疫情防控期间的医学检验实习工作。根据本学期的医学检验专业实习计划，成立疫情防控期间医学检验实习管理工作组。明确工作职责，细化实习实训带队人员名单，积极与实习单位对接，协调如何保障医学检验实习效果等有关事宜。制定疫情防控期间医学检验实习管理工作方案，并调动辅导员、教科办主任、学团组织的积极性，充分利用有效资源，扎实有效地推进疫情防控期间医学检验实习管理工作的实施。要科学完善考核评价方案，充分考虑疫情防控需要，必要时可实行“一事一议”，经学校相关部门集体研究同意后，对毕业标准中的医学检验实习要求等适当调整，消除学生的焦虑情绪，做好心理疏导。要通过网络、电话、短信和微信等形式，向实习学生及时推送科学防控疫情的信息，开展健康教育，引导理性认识疫情及防控措施。

（3）搭建校企沟通网格化管理，关爱特殊时期学生实习期间的生活起居。在学生参加医学检验实习期间，学校要做好与企业对接，按照相关要求制定切实可行的工作方案，明确管理责任，对参加医学检验实习的学生加强健康教育，开展疫情监测，详细掌握学生思想动向和实习任务完成情况，与实习单位共同做好学生的安全防护工作。

1）校企合作，建立三网格化管理制度

①第一网格：将在同一实习单位实习的学生纳入同一网格，由学院教师（辅导类）担任网格长，党（团）学生干部根据实习岗位担任网格内小组长，同岗位实习的其他同学为组员。要建立网格名册，建立上报制度，每日汇总网格内学生身体状况，对出现疑似症状的，要及时有效处理，第一时间上报学校和当地有关部门。借助网格微信平台，加大宣传政府部门发布的有关疫情资讯，不断提高网格内学生的思想认知，让其全面了解新型冠状病毒肺炎的临床特征、传播途径、防控方法等相关知识，要教育引导在外实习学生严格遵守当地疫情防控要求。号召全体要高度重视，不能存侥幸心理，养成良好的个人卫生习惯。并收集学生在检验实习中遇到的困难，帮助其解决、克服困难，完成医学检验实习。

②第二网格：将在同一实习单位的带教老师纳入同一网格，由医院实习主管领导和学院教师共同担任网格长。加大校企沟通能力，及时结合实际情况，妥善安排检验实习生实习任务，及时接收带教老师对实践教学的反馈，了解学生实习情况，掌握其实习生活动态。第一时间对突发事件采取措施。

③第三网格：将在同一实习单位实习的学生家长纳入同一网格，由学院教师担任网格长，及时与家长沟通联络，使其及时掌握其子女实习、生活动态和实习属地的防疫管控措施，配合学校及时引导和干预特殊时期学生的心理变化，关注实习期间实习生的学习生活动向，使家庭教育、学校教育形成有效合力。

通过三网格重叠管理，可以将过去传统、被动、定性和分散的实习管理，转变为现代、主动、定量和系统的管理。网格中，实行“一会一本一单”的工作方法，做到主动发现、及时处理，提高实习管理能力。“一会”即网格议事会议。对网格内事件进行研究、分析、解决，向上一级领导部门议事会议提出待解决事项和工作建议。“一本”即《实习日记本》。《实习日记本》是学生在网格中实习、生活情况的日常记录。学校责任部门每月不定期抽查《实习日记本》，掌握学生的实习情况，作为考核依据。“一单”即《学生实习情况填报单》。是通过表格形式，对学生实习等情况全部登记，系统分析总结学生在实习中遇到的不同问题，以便日后学校有针对性地开展教育教学工作，为实践教育教学工作决策提供科学依据。学校责任部门每月收集《学生实习情况填报单》，掌握学生实习情况，作为考核及整体实习工作情况统计分析的依据。医学检验实习中，实行“一本一会一单”，使实习管理工作更加规范化与精细化。有利于整合资源，提高检验实习效能，提升检验实习水准。使检验实习工作作风更扎实，对加强医学检验实习管理、促进检验机制建设、完善医学检验实习体制具有重要作用和意义。

2）加强组织领导。学校从进一步提高政治站位做起，切实加强特殊时期对实习学生的生活关爱工作。结合疫情管控措施，与有条件提供住宿的实习单位加大沟通力度，尽量由实习单位统一安排实习生住宿；对不能安排统一住宿并需返校住宿的实习生，重新在校内安排寝室，将在同一单位实习的学生集中安排在相同的寝室，尽量避免不同实习单位学生的接触感染风险。将自行解决住宿的实习生住宿地进行登记造册，并与其家长进行沟通确认，明确责任。安排教师经常对实习生生活情况进行认真摸排。针对受疫情影响无法返校或无法出校实习的学生制定合理的工作方案，确定一名校级领导主抓此项工作，落实职责，细致做好并关爱受疫情影响的实习学生的生活活动，确保在疫情防控期间，教育引导在外实习的学生严格遵守当地疫情防控要求。对于目前正在疫区进行实习的学生，要教育其遵守疫区人员流动的管理规定；对正在非疫区进行实习的学生，要引导他们在疫情持续期间尽可能留在原地不动。加强人文关怀。学校通过各种方式对受疫情影响的实习生进行帮助，用电话家访、微信聊天、QQ 视频等不同方式及时了解学生的身体和生活等情况，把真情和关爱送到每位学生心里，帮助学生完成学习任务。

（4）加强优秀党团员学生的带动力，服从实习单位开展志愿者服务

把加强实习生参加志愿者服务作为推进疫情时期思想和能力建设的有效途径和载体，做到边学边用，在深入配合实习单位对社会服务的需求的前提下不断探索、不断创新。疫情防控志愿者服务作为疫情大环境下的志愿者服务重点工作，学校积极推动，配合实习单位探索志愿服务活动思路和实施方法，积极号召实习生广泛参与志愿服务活动，加强实习生对“提高自我，回报社会”社会责任感与服务精神的培养，使广大实习生从中得到锻炼。实习单位和学校对实习生进行志愿者服务理念培训，使实习生正确认识防疫志愿者的角色定位、责任、义务和权利，更加正确地认识所从事的防疫志愿服务工作的意义，从而更好地传承志愿精神，增强参与志愿服务的自觉性。主要通过理论授课、现场指导等形式对志愿者进行理论技能培训，如专业理论培训、综合素质拓展等，提高防疫志愿者服务能力，以此提高志愿服务水平和质量。对实习生在实习单位参加防疫志愿者活动进行评估，从而激发实习生从事志愿者服务的热情，使防疫志愿活动成为一种自觉行为。在评价激励方面，通过制定规范的量化评价标准和考评办法对志愿服务进行评价，包括服务记录、总结、服务反馈，把个人参加志愿服务活动的情况纳入其综合素质测评体系。

（七）“实践育人”成果实际案例解析

案例

徐某某，男，56 岁，突发心前区疼痛，伴大汗淋漓，乏力，不能自行走动，停留在急诊检验室玻璃窗前。实习学生留意到这个患者状态异常，出去询问，患者不能清楚地回答问题，只显示无力状态，实习学生下意识地感觉该患者可能患了急性心肌梗死，赶紧告知带教老师。在带教老师的协助下第一时间向胸痛中心求助，胸痛中心医护人员马上到现场接走患者，进一步实施救治。该实习学生为患者第一时间救治赢得了宝贵的时间。

案例医院急诊检验室位于急诊大厅的门口位置，附近有挂号收款室、急诊药房、急诊大厅休息区、急诊内外科诊室及卫生间。平时经常有闲散人、或者等人或者等待检查结果的患者在窗前逗留，且经常有人向室内观望或者在窗台上翻包等情况，所以在繁忙时，值班老师通常也不会留意有人在窗台前逗留。当天事件发生正是上午 9 点左右，是门诊、急诊繁忙的时段，此时该实习学生能及时发现问题，准确判断，并及时处理，有赖于两点：第一，该实习学生曾经去心血管内科实习，了解急性心肌梗死的常见症状体征和临床表现，也熟知急性心肌梗死可能威胁患者的生命，这着重体现了学生在临床检验实习过程中对临床知识和临床常见疾病的熟悉和了解；第二，这件事充分体现了学生在实习过程中的主人翁精神和责任感以及使命感（图 4-28 ～图 4-30）。

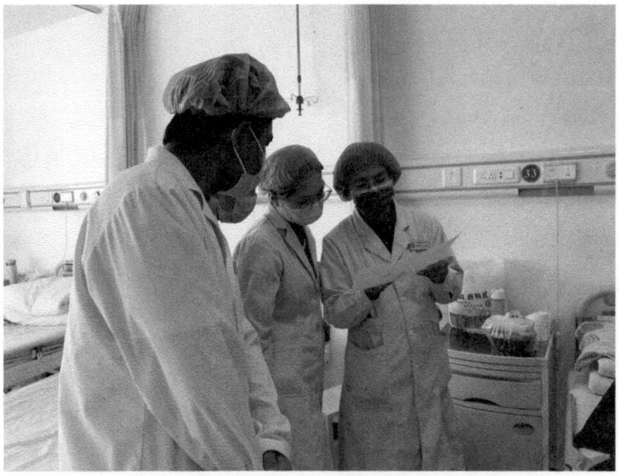

图 4-28　实习生在心血管内科进行临床实习

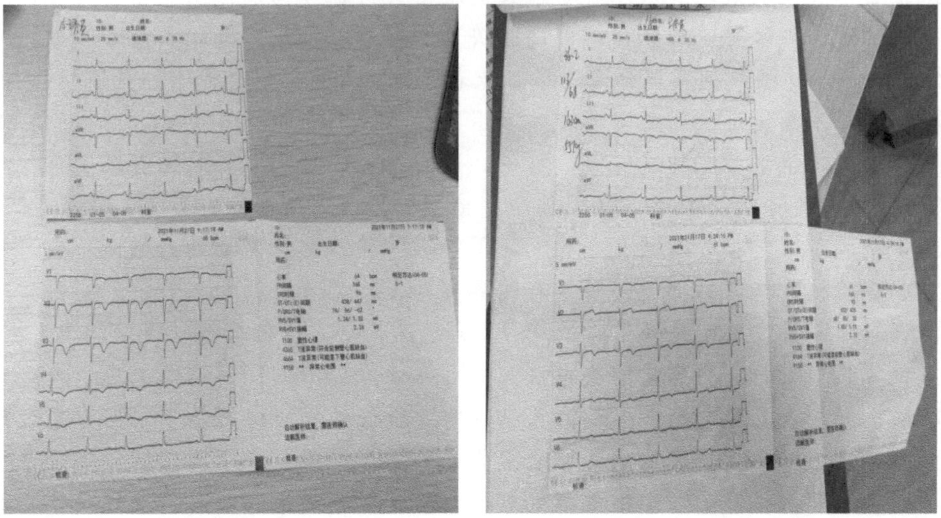

治疗前　　　　　　　　治疗后

图 4-29　患者治疗前后心电图结果

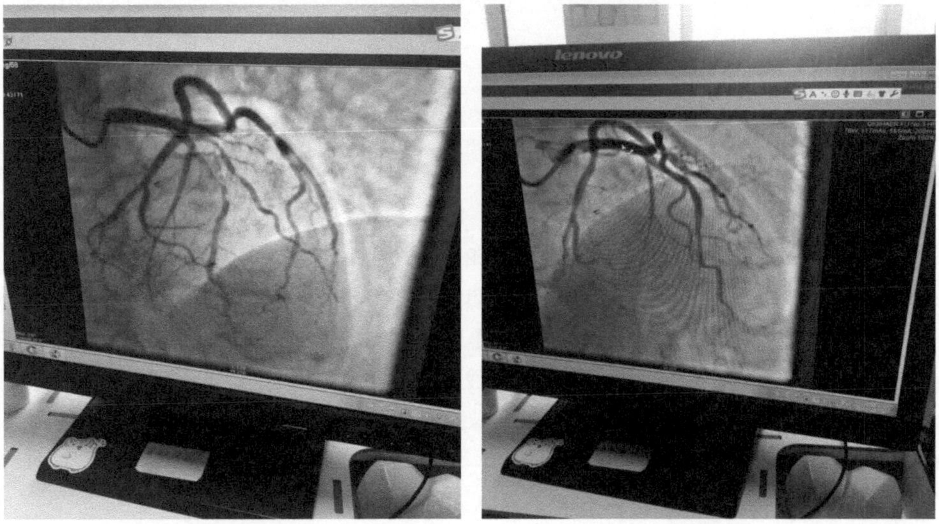

造影前　　　　　　　　造影后

图 4-30　患者治疗前后的冠状动脉造影结果

案例

某实习学生在窗口协助值班，接待一位查找核酸结果并打印核酸报告的患者，结果不但让患者及时拿到了报告，还通过帮助协调各职能科室，补全患者身份证等重要信息，为患者后续乘坐飞机出行解决了可能出现的麻烦，解除患者的后顾之忧。

该事件的具体经过：该患者本人与其丈夫一同采样做核酸，她本人的结果通过自助打印机打印，但是其丈夫的却无法打印，所以来检验科窗口咨询。实习学生通过查找姓名查到其丈夫的报告，询问年龄和就诊科室等信息，确认报告是其要查找的结果，但是学生发现没有身份证号码，查看其本人自助打印的报告也没有身份证信息。询问患者是否使用身份证进行挂号，患者说不清楚，他们是正常在急诊窗口挂号缴费的，不知道为什么没有身份证号码，他们想在报告单上显示身份证号码，因为他们要乘坐飞机去外地，担心携带没有身份证的核酸阴性结果报告单受到质疑，所以患者要求我们填上身份证号码，但是学生告诉她，我们没有这个权限，加不进去，可是她会帮忙协调解决这个问题。于是，她联系挂号收款室，询问发生该现象的原因，挂号收款室解释说该患者是老患者，用他们的挂号卡挂号就没有身份证号，如果实在需要显示身份证号码就需要先签字退费，然后再重新挂号交款，回检验科重新录入信息。但是，实习学生考虑到这样做，第一，浪费患者的时间，需要患者来回跑，考虑到患者年龄比较大，来回折腾不方便，而且影响患者提前安排好的时间；第二，重新录入的信息，会出现标本接收时间与报告时间几乎相同，不符合核酸检测所需要的时间，不合逻辑，可能会出现某些查看核酸结果的部门怀疑报告的真实性，给患者出行带来不便。实习学生主动找核酸室值班老师说明该患者的情况，并说出了自己的担心，值班老师觉得该学生考虑很周到，进而联系计算机中心，共同商量解决办法，最后，计算机中心针对这两个患者给检验中心扩大开放权限，允许在 LIS 系统中手工输入患者的身份证号码。实习学生重新为患者打印报告并主动加盖科室公章，把完整的核酸检验报告交到患者手里，患者很感谢，夸赞该学生认真负责，不以各种理由推卸责任、推诿拒绝患者。从这个案例中我们可以发现在检验实习中实践育人的重要性，可以充分体现学生的责任感、使命感和主人翁精神，充分体现了医疗工作者想患者之所想、急患者之所急的特殊使命。

案例

某实习学生在窗口协助值班，协助一位行动不方便的患者取消核酸检测并成功退费。具体经过：2021 年 11 月 5 日下午 3：20，一位患者自诉要退费，经系统查实该患者信息已经录入系统，标本状态显示检测中，但患者说本想住院，可是现在由于某些原因不能住院了，所以不需要做核酸了，想退费。一般本科室核酸 15：30 左右进样，实习学生赶紧跑到 PCR 室跟核酸检测老师说明情况，老师把该患者的标本找出后取消信息录入，学生跑回窗口告知标本已拦截，可以退费了。之后，患者说还有一人，作为陪护也是一样的情况，学生又跑去核酸检测室与老师进行沟通，也拦下了另一个人的检测标本，同时删除已录入信息，学生返回窗口告知患者退费需到收款室并指导患者去收款室怎么走。过了十几分钟该患者返回检验科窗口，拿来检验费收据要求科室主任签字后再退款，学生找主任说明情况，并签字后返回窗口，将签好字的收据归还患者。又过了十分钟左右，该患者再次返回检验科窗口，说收款室退不了，她又回来找检验科，希望我们跟收款室电话协调一下。按理说检验科能做的都做了，再退不了费也不是我们能力范围内的事情，但是，考虑到患者没有检测核酸，虽然采样和耗材浪费了，但是我们也给退费了，而且考虑患者行动也不是特别方便，所以我们没有进行电话沟通，直接亲自带领患者去急诊收款室沟通，收款人员说他们也真没有办法，系统就是不让退，还让我们看了这两个患者的信息状态。这怎么办呢？我们也没遇到过这种情况。后来考虑到患者核酸检测除了挂号收款、检验，再就是核酸采样了，所以我们让患者坐下休息，我们又去采样室进行沟通，请求采样人员在他们的 LIS 系统中退回这两个患者的采样信息，然后再回收款处进行沟通，这才把这两个患者的费用退了。患者表示非常感谢，并讲述了她和陪护是姐妹，一个行动不太方便，另一个还是癌症患者，经济条件也不富裕，特别感谢我们为他们做的事情。虽然我们还急着回窗口值班，但还是听了患者的讲述，因为我们知道她想表达她的难处和对我们的感谢。我和学生上下楼、排队等候、沟通协调，在这个患者身上大概花费了半个小时的时间，为患者节约了 80 元钱的费用，觉得很值得。学生跟我说：“老师，有时候我觉得检验科的工作很渺小，很多时候医生和患者并不重视我们的劳动成果，有时候我又觉得我们的工作挺伟大的，能帮助患者解决一些事情。听了患者的经历，我觉得心情很沉重，得到患者的表扬和感谢我也高兴不起来，我们的能力是有限的，但是我们尽了最大的努力，我觉得挺欣慰的。”听了学生的一席话，我也很欣慰，她在实习的经历中潜移默化地成长，包括自信心、价值观、责任心、使命感等很多方面都有提高。

案例

实习学生作为志愿者，指导门诊患者就医就诊、报告打印及核酸检测。当前全国面临的新冠疫情是对全体人民的挑战，更是对所有医务人员的严峻考验。作为一名在校生，他们不能奋战在疫情防治一线，但是他们也为国家和人民做出了一份自己力所能及的贡献。作为一名医学生，他们愿为患者提供更好的服务。第一，学生自愿在门诊大厅服务台指导患者就医就诊，疏通患者聚集，有效地缩短了患者的就诊等候时间，减少患者在医院的逗留时间。第二，学生自愿在自助打印机旁指导患者自助打印检验报告、CT、磁共振等影像学报告，并在现场帮助患者解决某些问题，指导患者快速就医，有效地减少了患者在医院内排队聚集现象。第三，学生自愿在核酸样本采集点指导患者如何使用手机在本院服务平台进行网上挂号、网上缴费，指导患者按流程快速采样，指导患者如何查看、打印检验结果及核酸报告。尤其是针对一些老年患者，他们耐心地讲解手机操作步骤，有时候老年人眼睛看不清，他们就帮助操作，甚至给没有手机支付功能的人转红包、找零钱（图 4-31、图 4-32）。通过与患者的直接接触，学生更能体会患者就医的难处，更能真切体会到作为一名医务工作者身上的使命感和责任感；通过直接与患者沟通，改变了以往检验实习教学中检验人员只接触标本、不接触人的情况，使学生掌握了更多的医患沟通技巧，提高了医患沟通能力。

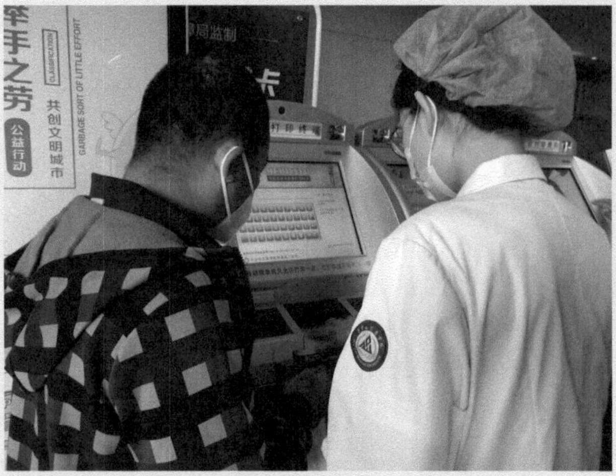

图 4-31　指导患者自助打印报告

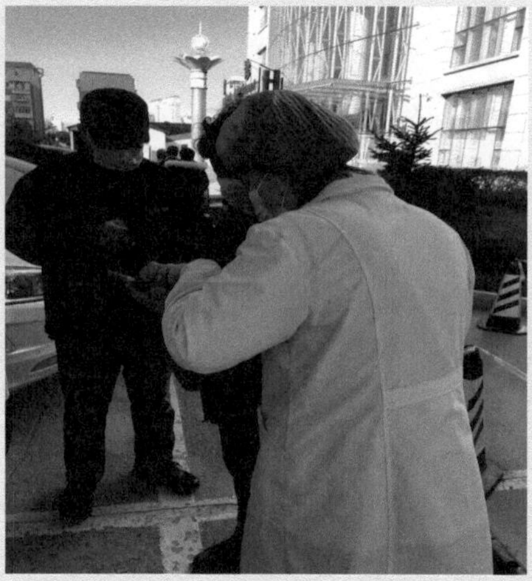

图 4-32　指导患者核酸检测网络挂号、缴费操作

（八）结语

“三全育人”是党中央提出的教育方针中的重要内容，习近平总书记在全国高校思想政治工作会议上指出，要坚持把立德树人作为中心环节，把思想政治工作贯穿于教育教学全过程，实现全程育人、全方位育人，努力开创我国高等教育事业发展新局面。现阶段医疗机构内部普遍存在医学检验科室社会地位低下、经济收入微薄的现象，也普遍存在一种错误的观点，即在医院里，检验科只不过是个辅助科室，检验仪器大多是自动化分析仪，检验科医生也是随便一个人培训一段时间就可以去做的，每天做的只是成千上万次的重复工作。实习学生往往也受这些错误观点的影响，实习没有积极性，对实验不认真负责，缺乏责任感和使命感。怎样改变这样的现状是我们医学检验教学中应该解决的问题。在教学中融入实践育人活动，使实习学生深度内化体验，实现“知情意行”合一，这些错误的观点自然会破灭。现阶段全国乃至全球所面临的新冠疫情，尤其对医疗工作者是严峻的考验。在这样大环境下的实习阶段融入实践育人教学理念和教学手段，融入思政元素，可以提升检验实习生职业认同感与使命感，培养敬畏生命和救死扶伤的精神，树立制度自信和文化自信。实践育人是提高学生职业道德水平的一剂良药。通过社会实践，帮助医学生提高专业素养，充分认识医疗卫生事业不仅需要一批具有精湛专业技术水平的医护人员，更需要一批具有高尚道德情操和职业素养的医护人员，医学生应该使自身专业知识通过实践内化为素质和能力，培养“大医精诚、医者仁心”的职业道德。

在国外，实践教育逐渐成为现代高校制度化理念的重要组成部分，有较长的发展历程，国际高校的实践教育思想趋于成熟和完善。通过研究总结得出国外大学的实践教育模式主要有两种类型：①以课堂教学为依托的认识实践，主要方式有课堂讲授、课堂讨论、讲座、实验等；②以课外活动为依托的操作实践，主要方式有本科生科研、社团活动、小组促进活动、实习、职业适应培训等。通过增加课程设计和实践教学环节比例，讨论教学与实践教学的融合来提高学生动手和解决问题的能力，实行“个别化”“开放式”“协作式”等教学方法，根据学生的自身特点定制相应的特色教育，实现学生实践能力培养。

古训云：“读万卷书，行万里路”。可见我国对实践育人的认识由来已久，近代教育家陶行知提出“生活即教育”“社会即学校”“教学做合一”三大生活教育理论，强调要让学校教育伸展到大自然、社会中去，把整个社会生活活动都作为教育的内容，让学生充分参加社会实践，做到教、学、做合一。现今，“三全育人”是党中央提出的教育方针中的重要内容，习近平总书记在全国高校思想政治工作会议上指出，要坚持把立德树人作为中心环节，把思想政治工作贯穿于教育教学全过程，实现全员育人、全程育人、全方位育人，努力开创我国高等教育事业发展新局面。但目前，我国大部分院校在课程体系设置方面，理论课程明显多于实践课程，而且在教学方法上，不利于培养学生的创新能力，也不能很好地发挥学生的个性特长。一些资金不足的高校，校内的实践教学缺乏基本的实践教学条件；对于校外的实践教学，有些高校让学生自择实习单位，有些高校虽然建立了校外实践教学基地，但实习环节却流于形式。综上所述，我国实践育人观念仍存在形式化的问题，保障机制、体系并不完善，实践教育研究工作与实践育人实施工作不能有效结合的问题。在医学教育过程中，实践育人观念还需要进一步深化，实践育人方法和内容还需要进一步优化，实践育人路径也需要进一步研究。

临床医学检验技术是一门实践性很强的医学专业，是源于基础医学、服务于临床医学的一门课程，是需要借助现代医学手段进行诊断的专业性技术学科，其教育目的是培养能满足医疗及其相关行业需求的高素质高层次应用型医学检验人才。在以往的教学中，本科室师资已有丰富的理论教学与实践教学经验，尤其在实践教学上也取得了良好的效果，本科室培养的实习学生曾在全国技能大赛上获奖。已有的实践教学方法完全可以培养出适应工作需要的检验实习生，在实验操作、质控管理、仪器设备的使用保养、临床沟通及科研论文方面均可以满足工作需要。本课题结合四年制医学检验技术专业特点及现阶段学生所处的实习阶段，响应党中央提出的“三全育人”综合改革工作的要求，并结合现阶段全球面临新冠疫情的严峻形势，在已有的教学经验基础上侧重培养实习学生实验室外的实践能力，以适应新形势下医学检验技术专业的培养目标。

实习阶段是切实将理论知识与实践技能有机结合的关键时期，是由医学生向医学工作者的过渡时期，此阶段为职业生涯奠定了坚实的基础；现阶段全国乃至全球所面临的新冠疫情，尤其是对医疗工作者的严峻考验时期。在这样的大环境下的实习阶段融入实践育人教学理念，不仅增强了学生的使命感、责任感、主人翁意识，丰富了校园生活；还能使学生更好地走进基层，深入群众，洞察国情，了解世情；更能强化医学生群体服务社会的主体性，实现理论学习到社会实践的转化，完善医学生专业知识结构，激发医学生自我教育的内在活力，锤炼医学生奉献社会的意志品质；最终达到服务他人、奉献社会、提升自我的有机统一。

（孙士明）

第四节 构建文化育人体系

文化是一个国家的精神标志，是由劳动人民创造的宝贵财富，更是当今时代综合国力竞争的关键因素，在国际环境中把握了文化的主导权，即占据了中心话语权。我国在中国共产党的领导下一向对文化建设高度重视，党的十五大报告中就体现了中国特色社会主义文化的强大精神动力，“建设中国特色社会主义文化，要不断加强马克思主义在意识形态的指导地位，发展人民大众喜闻乐见的社会主义大众文化”。党的十六大再次提出“坚持培育和弘扬民族精神，切实加强思想道德素质”。十七届六中全会强调，“要增强国家文化软实力，建设社会主义文化强国”。随后，党的十八大指出要坚定文化自信以推动中国特色社会主义文化的繁荣兴盛，同时进一步强调要加强高校思想品德教育，强调立德树人是高校的根本任务。党的十九大会议上习总书记指出“坚定文化自信，推动社会主义文化繁荣兴盛，文化是一个国家、一个民族的灵魂，文化兴，国运兴，文化强，民族强，并积极培育和践行社会主义荣辱观”。改革开放以来，随着互联网的快速发展，全世界各类思想文化、意识形态碰撞交流。“文化越来越成为一个国家综合国力竞争的重要标志，文化软实力成为国家和民族经济发展水平和文明程度的重要标志，是国际综合竞争力的重要体现”。作为文化传承发展的重要基地，高校肩负着文化育人的重要使命。

在高校思想政治教育工作中，文化教育更是关键。在全国高校思想政治工作会议上习总书记强调：“要更加注重以文化人、以文育人，要坚持把立德树人作为中心环节，把思想政治工作贯穿教育教学全过程，实现全程育人、全方位育人，努力开创我国高等教育事业发展新局面”。为加强和改进高校思想政治工作，坚持党对高校的领导，2017 年 2 月 27 日中共中央发布《关于加强和改进新形势下高校思想政治工作的意见》，指出高校要形成包括文化育人在内的七项长效育人机制。2017 年 12 月 6 日再次发布《高校思想政治工作质量提升工程实施纲要》，指出高校要构建包括文化育人在内的十大育人体系，以提升高校思想政治工作的教育质量。

相对于其他学科而言，医学专业有其鲜明的特殊性，它所直面的是人的生命，守护和保障人类的最高利益。而医学生担负着守护人类生命和健康的神圣使命，践行“竭尽全力除人类之病痛，助健康之完美，维护医术的圣洁和荣誉，救死扶伤，不辞艰辛，执著追求，为祖国医药卫生事业的发展和人类身心健康奋斗终生”的医者誓言。健康积极的校园文化，有助于塑造和培养德才兼备的医学人才，实现这个目的的过程就是文化育人，以文化价值渗透的方式，使人内化于心，外化于行，从而达到文而化之的目的，促进学生的全面发展。医学院校校园文化的构建，不仅在于培养学生牢固掌握医学理论知识和医学技能等的教书育人方面，更要注重人文环境、道德精神及特色活动方面的育人工作，真正达到“三全育人”标准，帮助学生扎实掌握医学理论及技能的同时，树立高尚的医德品格，形成健康积极的价值观，努力培养出符合时代需求的医学人才。

一、高校坚持文化育人的重要意义

《大学》有曰：“大学之道，在明明德，在亲民，在止于至善。”美国著名教育家赫钦斯认为：“睿智（wisdom）及至善（goodness）是高等教育的目的，不可能有其他的目的，因为睿智及至善是人类生命的终极目的”。党的十九大报告中习总书记指出：“要加快一流大学和一流学科建设，实现高等教育内涵式发展”。“至善”不仅是人类生命的终极目的，也是高等教育实现内涵式发展的目标。不仅要培养学生的理性思维，使他们成长为有智慧和学识的人，还要注重培养他们的德性品质，使他们成为具有人文精神的全面的人。着力提升文化育人质量是培养至善大学生、高等教育内涵式发展早日实现的有效途径；是培养以建设精神家园、提升医学人文素养为核心，有救死扶伤使命担当的、对医术精益求精的、热爱医学事业的、具有奉献精神的未来医务工作者的必要途径。

2016 年 8 月，习近平总书记在全国卫生与健康大会上指出：“没有全民健康，就没有全面小康，要把人民健康放在优先发展的战略地位”。2016 年 10 月，中共中央、国务院发布了《“健康中国 2030”规划纲要》，提出了“以人民健康为中心”的方针，对医疗卫生工作者和医学生的素养提出了更高的要求。医学院校不仅要强化学生的医学技能培养，更要加强培养学生的人文素养，以文育人，提升学生的人文关怀能力、共情意识和医学伦理品格。

（一）文化育人与提升高等医学院校人才培养质量的内在联系

理论知识水平、实践操作能力、人文内涵素养等方面的全面协调发展即为医学生综合素质的提升，也是高等医学院校提升人才培养质量的实质。大学文化的诸多特点决定了其本体功能即为“育人功能”。在理论知识水平方面，大学文化浓厚的学术特性能够通过课堂教学、学术讲座等帮助学生建立科学的思维方式，拓展知识储备，引导学生掌握专业的学科知识体系。在实践操作能力方面，大学文化充满激情和活力，能够通过多样的社会实践活动和丰富的品牌文化活动等帮助学生理论知识向实践能力的有效转化，激发学生的创新和创造活力。在人文内涵素养方面，大学文化积淀的丰厚历史性和高尚道德性所创造的良好校园氛围能够提升学生自身使命感和责任感、人性道德和社会公德，在灵魂深处种下优秀文化基因的烙印。因此，高校的文化育人同人才培养质量提升具有统一的目标和最终效果，文化育人既是提升学生综合素质的核心内容，又是提升学生综合素质的基本途径。

（二）文化育人是高等医学院校立德树人的根本要求

我国始终把培养什么样的人和怎样培养人作为教育事业发展的重要问题，党的十八大和十八届三中全会先后把立德树人作为高校教育发展要求的重要论述，正是对“培养什么样的人，怎样培养人”的积极回答。从字面理解立德树人的科学内涵可分为“立德”和“树人”两个方面。对立德的最早记载可见于《左传》，写道“太上有立德，其次有立功，其次有立言，虽久不废，此之谓不朽”，古人认为有德、实现道德理想是人生的最高境界，建功立业是其次的追求，有知识有思想是最后的追求。对树人的古籍记载可见于《管子权修》，“一年之计，莫如树谷；十年之计，莫如树木；终生之计，莫如树人”，即所谓的“十年树木，百年树人”，在当今社会就是培养世界观、人生观、价值观端正清明的人。才者，德之资也；德者，才之帅也。立德树人是我国传统的优秀民族文化，立德是树人的前提，树人是立德的最终目标。进入新时代立德树人是高校教育的根本目的，在德育的引领下促进学生全面发展。2018 年习总书记在北大同师生座谈时提出：“要把立德树人的成效作为检验学校一切工作的根本标准，真正做到以文化人，以德育人，不断提高学生的思想道德水平、政治觉悟、道德品质、文化素养，做到明大德、守公德、严私德”。“立德树人是教育的根本任务，对象主要是广大青年群体，目的就是落实立德树人的根本任务，培养以德为先社会主义建设者和接班人，重点是发挥德育在人才培养中的重要作用”。要积极践行德育要求，引导学生形成上层建筑领域的正确道德建设，为高校人才培养指明方向。

从“立德”之医德维度来阐述，医务人员必须遵守的基本职业操守即为医德，这也是每个医学生的必修课。医德教育指对在校医学生开展有针对性、有计划、有步骤的系统医学理论、原则和规范等相关教育，旨在通过医德教育将医德相关知识内化为学生对医德的认知、意志、信念及行为习惯，最终转化为良好的医德品质。当今医疗卫生行业在不良思潮的冲击下，出现了医德滑坡现象，不仅激化了医患冲突，同时医疗纠纷事件发生频率也逐年攀升，医德医风问题俨然已成为社会关注的热点问题。医学德育是为了培养具有仁心仁术的医护人员，他们的医德医风和人文素养将对人民群众的生活幸福指数和就医体验造成直接的影响。贯彻立德树人教育理念，推进实习医院增强医德教育不仅仅是为了培养高素质的医学专业人才，更是顺应新时代的人民追求，是发展新时代中国特色社会主义医学事业的关键环节。

在全国思想政治教育工作会议上习总书记指出，要注重以文化育人，多开展校园文化活动，争创文明和谐校园。加强校园文化建设，应着力加强学生理想信念教育，应以社会主义核心价值观为核心。推动大学校园文化的发展也是积极弘扬和践行社会主义核心价值观、实现立德树人的重要举措。社会主义核心价值观作为社会主义意识形态的一部分，高校校园文化建设以社会主义核心价值观为核心，就是将社会主义核心价值观与高校教育教学过程相结合，将社会主义核心价值观在高校转化为发展素质、培育德育为先、德才兼备的高素质人才，与立德树人的价值完美结合。

（三）文化育人是高等医学院校人才培养的属性要求

作为社会的文化产物，传承和创新文化是大学一项十分重要的社会职能，不仅保证了人类社会文明的世代相传，更因其自身发展形成的独有文化丰富了社会文化宝库。袁贵仁部长曾说：“从一定意义上说，大学即文化，大学的教学过程实质上就是一个有计划、有目的的文化过程。所谓的教书育人、管理育人、环境育人、服务育人，说到底都是文化育人。”因此，文化育人就是大学教育的本质。2010 年 5 月，国务院会议审议通过了《国家中长期教育改革和发展规划纲要（2010—2020 年）》，指出“全面实施素质教育是教育改革发展的战略主题”“文化素质教育要纳入人才培养体制改革之中”，以此明确在新的人才培养体制中文化素质教育的重要地位。文化是人们灵魂和精神的支柱，无论什么阶段，坚守文化本性、培育有文化的高素质人才都是大学必须遵循的发展目标。2016 年 12 月，习总书记再次强调“要注重以文化人、以文育人”，因此，逐步构建高校文化育人体系、提高文化育人质量不仅是大学的本质属性，也是党领导下的我国高等教育人才培养的时代要求。《“健康中国 2030”规划纲要》明确提出：“改革医学教育制度，加快建成适应行业特点的院校教育、毕业后教育、继续教育三阶段有机衔接的医学人才培养培训体系”。医学院校培育学生人文素养，必须改革医学人文教育制度，形成有效衔接院校教育、毕业后教育和继续教育三阶段的医学生人文培育体系，以不断满足医学生在不同时期对人文素养的需求。

（四）文化育人是大学生全面发展的本质要求

在科学技术日新月异、经济全球化高速发展的当今社会，世界各国发展都急需综合素质高、创新能力强的复合型人才。钱学森曾说：“一个有科学创新能力的人不但要有科学知识，还要有文化艺术修养。”在国外，诸如耶鲁大学、哈佛大学、麻省理工学院等著名高校都重视学生创新以及人文精神的培育，“由于这种育人的理论和目标指引，美国培育了大量的创新型人才，并且在此过程中形成了其独特的文化育人模式”，培养了众多领域的杰出人物，如耶鲁大学的克林顿、布什两任总统，哈佛大学的微软创始人比尔·盖茨，麻省理工学院的筑梦建筑师贝聿铭等。大学文化能够“促进人的全面、自由、充分、和谐、健康的发展”。优秀文化的陶冶教育能够丰富大学生活、拓展学生视野、滋润学生心灵、激荡学生情怀，拥有优秀文化滋养熏陶的大学生，才能在德智体美劳等方面全方位发展，拥有深厚文化底蕴和民族国家精神的大学生才是内心有温度、行动有力量、发展有潜力的时代新青年。

（五）文化育人是民族复兴大业的使命要求

实现国家富强、民族振兴、人民幸福是全体中华儿女的奋斗目标，实现中华民族的伟大复兴是全体中国人的梦想。在世界形势复杂多变、经济网络全球化、文化互通多元化的当今时代，在中国人民努力复兴民族事业的如荼大潮和前进步伐中，一些妄图阻挠的敌对势力不断将“颜色革命”的低劣手段渗透到意识形态各个领域，实施不良的文化侵略。新时代大学生是为祖国未来发展勇担使命和重担的一代，是急需优秀文化教育引导、坚定文化自信的一代，决不能被西方扭曲的意识形态所蒙蔽。正确的价值观能够凝聚、引领全体中华儿女。社会主义核心价值观是中国特色社会主义文化的灵魂所在，是社会主义核心价值体系的内核。在风云变幻的历史新阶段，高校教育务必以社会主义核心价值观为核心，将立德树人作为根本教育任务，着力实现育人效果的内涵式深化和外延式扩展。将社会主义先进文化、红色革命文化、中华传统文化融入高校教育各个环节，全面兼顾“知识和道德双面育人”，合理构建文化育人体系，提升文化育人质量，引导大学生树立社会主义核心价值观，促进大学生追求真理和价值的统一，鼓舞大学生为民族的复兴大业积蓄力量。医学高等院校作为培养医学专业人才的摇篮，尤其要重视职业素养的教育，培养他们把救死扶伤作为自己的神圣使命的思想。只有这样，才能为国家和社会培养既有专业水平又有责任心的高素质人才，从而为实现中华民族伟大复兴的“中国梦”做出应有的贡献。

二、利用优质文化资源，构建有效育人路径

（一）以社会主义核心价值观为引领，贯穿医学育人全过程

培养德智体美全面发展的高素质人才及为祖国事业长足发展的建设者和接班人是中国特色社会主义高校的办学使命。因此，要将我国高等教育办强办好，就必须在马克思主义的指导下坚持正确的政治导向。广大师生必须在校园文化的不断浸染和熏陶下坚定信仰，积极传播和践行社会主义核心价值观。继承和不断弘扬、创新人类文明，是高校育人的重要使命。社会主义核心价值观是将中华民族优秀传统文化整理与归纳、继承与发扬的核心价值理论，是保障高校校园文化和谐发展的必然要求，是当前我国人民的最高价值追求，是推动国家社会经济科技不断前行的不竭动力，因此，高校在教育过程中必须将核心价值观教育作为重中之重贯穿教育全过程。

在新的历史时期，以社会主义核心价值观引领高等医学院校的医学教育是时代赋予的重要使命和责任，医学教育工作者应积极践行百姓健康所急、政府管理所需、医学教育所能，努力为人民健康培养合格守护者、为社会主义培养合格建设者，促进国家治理、经济发展和社会进步。当前我国医学生社会主义核心价值观教育存在学生主观认识不足、医学专业教育与人文素质教育不够统一、自媒体时代舆论报道尚不规范造成的信仰动摇等问题，因此必须坚持以社会主义核心价值观为引领，着力培养守护人民群众身体健康、兼具高尚医德和专业技能的合格医生。要坚持“立德树人”为首，逐步完善道德培养制度建设；坚守价值观传播主阵地，坚持以文化人润物无声；强化师德医德建设，树立道德榜样，同时广泛开展医学道德建设。

1．医学生社会主义核心价值观培育现状

（1）学生主观认识不足。在主观认知上，医学生对非专业课程不够重视。因医学院校的课程设置相比于其他院校或专业相对繁重，大量专业学科内容和操作技术需要精确记忆、操作娴熟，加之执业医师资格考试、大学英语等级考试、国家计算机等级考试等各类资格考试都使医学生应接不暇、疲于应对，将主要精力投入到专业课程学习中，继而在社会主义核心价值观等相关思政类课程学习上投入的程度不够。同时，“唯分数论”是很多大学生的错误认知，尤其是医学生，认为只要专业成绩好就能顺利找到工作，对学习之外的事情完全不感兴趣。这种错误认知不仅容易造成人际交往障碍等一系列心理问题，而且也不符合国家培养德智体美全面发展的高素质人才需要，是高等医学院校教育教学过程中急需正视的重要问题。

（2）医学专业教育与人文素质教育不够统一。医学和人文教育融合程度不够或相对分离的情况是目前高等医学院校较为普遍的教学现象。究其根本，一方面是专业课程教师在课堂有限的时间内只对专业课程重点教授，虽有课程思政在文化育人上的相关教育环节，却在重视程度上明显不够。另一方面，大多是文科出身的思政课程教师在医学方面的知识储备相对缺乏，很难做到将现代医学和社会主义核心价值观、思政元素等巧妙融合。

（3）自媒体时代舆论报道尚不规范导致信仰动摇。近年来，医疗卫生行业急需解决的重大人文问题即医患矛盾。虽然从宏观角度分析，这一现象是现代医疗模式转换及人口素质逐渐提高过程中一定会出现的现实问题。但是，在自媒体时代一些以营利为目的的不良媒体过度报道暴力伤医或正常医疗风险等情况，在博得读者关注提高阅读量的同时牟取暴利。在校大学生正处于人生的转型期，思想可塑性极强，对是否对错的理解缺少主观评判，易被外界环境左右。在大量不当信息的影响下，失去独立思考能力，久而久之导致信念扭曲，理想缺失，进而出现三观偏差，无法有效地接受和学习社会主义核心价值观。从医学生职业生涯角度看，大量负面新闻的不实报道也将打击学生的从业信心和从医信念，最终影响国家医疗事业的长足发展。

2．医学生社会主义核心价值观培育路径

（1）坚持“立德树人”为首。高等医学院校的中心工作即通过正确有效的教育方法培养兼具专业学识和高尚医德的合格医务工作者。“才者，德之资也；德者，才之帅也”，坚决维护并持续发扬社会主义道德良知，牢记育人必先立德、育人育才相统一是医学教育者的工作原则，如此才能使社会主义核心价值观成为新时代医学教育的价值标杆，努力提升医疗行业人员的整体道德水准、人文素养、专业技能，把社会主义核心价值观融入新时代医学教育的全过程，努力建设人文修养高、科学素养好、专业技能过硬、师德医德高尚的师资队伍和服务保障队伍，潜移默化地影响医学生的行为习惯，帮助医学生自觉认同社会主义核心价值观，全面培养、提升医学生的道德修养、人文素质、科学知识、专业技能；积极探寻合理可行的路径，实现社会主义核心价值观的有效践行，全力培养“大学至善、大医精诚”的兼具高尚德行和精湛医术的新世纪医学人才。

（2）积极完善道德培养的制度建设。医学教育工作者要加强思想道德教育制度建设，规范医学道德教育工作流程，把社会主义核心价值观建设纳入医学教育的工作计划、工作总结，统一领导、齐抓共管并持续跟进，让思想道德建设融入医学教育全过程，将自律与他律紧密结合，从制度上保障社会主义核心价值观的贯彻落实，全面培养医学生的道德修养、工作作风和奉献精神，为国家发展、社会进步、民族富强奠定坚实的基础。

（3）坚守价值观传播主阵地，坚持以文化人、润物无声。高等医学院校要正确把握舆论导向，积极引导主流思想，将社会主义核心价值观教育贯穿到医学生专业课程、临床实习、第二课堂等环节，充分发挥医学教育工作者的教学主导作用。通过校园广播、校内论坛、微博超话、抖音快手平台等多种自媒体形式，从舆论监督、热点宣传、典型报道等多方面传播校园正能量、弘扬价值观主旋律，同时为稍显枯燥的专业学习增添色彩，烘托积极向上的校园氛围，引导学生在自觉融入核心价值观的建设主体中，在不知不觉中践行社会主义核心价值观。通过各种报告会、研讨会、论坛、讲座和学生社团、班会管理，努力营造风清气正、积极向上的校园文化氛围，充分发挥舆论和教育的导向和带动作用，及时跟进、了解、掌握师生思想动态，正面引导师生关注的社会热点难点问题，在尊重客观事实、三观正确的基础上求同存异，理性探讨。

医学教育工作者要在中华五千年文化长河中去粗取精，将传统优秀文化同具有时代特点的校园文化相结合，以学贯古今、大医精诚、仁心博爱等优秀传统文化精髓涵养医学生的道德情操；同时，在继承传统文化的基础上，将其赋予社会主义核心价值观的时代内涵，能够达到传统文化新的创造性转化和持续发展。新时期校园文化同传统文化相结合，开展特色鲜明的校园文化品牌活动、临床志愿服务活动、社会公益活动，如组织参观医学展览馆、博物馆，招募医学生志愿者，通过暑期社会实践、临床实习、医学论坛、志愿者服务等多种活动形式，积极培养医学生文明民主、包容和谐、自由平等、法治公正、敬业诚信、互助友善的品质，既培养医学生认真学习、掌握精湛的医学知识、专业技能，又对健康所系生命相托的医学使命加以引导，让医学生逐步领悟后能增强责任意识、强化担当精神，成为品德高尚、技能娴熟、兼具专业医疗水准和人文情怀的合格医生。

（4）强化师德医德，树立道德榜样。“德高为师，身正为范”。医学教育工作者要不断学习和提升自身师德、医德修养水平，为医学生树立身边的道德典型和学习榜样。医学教育工作者的世界观、人生观、价值观、言行举止潜移默化地影响医学人才的行为和生活方式选择、是非判断标准和价值观选择以及职业操守培养。医学教育工作者要以爱岗敬业、严谨求实的工作作风引导医学生树立责任心和事业心；把握国家大事、社会焦点，大力弘扬在关乎广大人民群众生命健康安全的重大医疗健康保障工作如重大自然灾害、重大传染病防控、健康扶贫、精准脱贫攻坚战中医疗卫生工作者勇于担当、不怕牺牲、救死扶伤的职业精神，以专家党员突击队、青年突击队为价值标杆和广大医务工作者英雄群体为典范，用先进人物的高尚医德、人格魅力、精湛医术引领、示范、激励医学生，全面培养医学生的道德修养、人文精神、专业态度和科学文化等职业素养；多使用诸如抖音、快手、微博超话、校内论坛等深受在校医学生喜爱且广泛使用的自媒体形式，合理引导热点舆论和社会话题，培植社会主义核心价值观校园沃土，潜移默化润物无声地影响、鼓励医学生自觉自愿地践行社会主义核心价值观，帮助医学生树立全心全意为人民服务的精神，全面提升医学生的医德修养、沟通能力、共情能力以及科学文化素质，尽己所能、帮助他人、服务社会。

（5）广泛开展医学道德建设。高校要加强包括个人品德、职业道德、家庭美德、社会公德等多方面的医学道德建设，着力引导医学生做人做事要守信诚实、自律自重、自觉自省，不断提高医学生道德修养水平，塑造律己礼让、宽容向善的校园风尚；通过先进典型评选表彰活动，为医学生树立身边学习榜样，营造新时代学先进、当先进的校园氛围；以相互关爱、服务社会为主题，围绕重大灾害紧急救援、重大传染病疫情防控、国家医疗卫生精准扶贫、国家医学教育和城乡医疗卫生对口支援帮扶、公众医学科普公益教育宣传等，组织医学生参加各类形式的医学志愿服务活动，全面培养医学生的责任意识、担当意识、助人意识和人道主义精神。

弘扬社会主义核心价值观，引领新时代医学人才培养是国家和历史赋予医学教育工作者的使命和责任。医学教育工作者应积极思考和探索社会主义核心价值观引领医学人才培养的形式和途径，充分发挥医学教育对社会公共道德的引领、示范作用，把医学人才培养与人民群众生命健康和医疗保障需要、社会主义现代化国家建设需要、个人事业发展需要及专业所能相结合，牢记医学教育是服务人民、服务社会的建设原则，全力推进医学教育事业持续发展，以保障人民群众身体健康，增强生活幸福感，为祖国培育医学人才，以促进健康中国建设为己任，以社会主义核心价值观引领高等医学院校培育符合生命需要、社会需要的新时代合格医生。

（二）重温红色文化，赓续医学红色血脉

习总书记强调，文化是国家民族的灵魂，没有文化的繁荣和自信，中华民族的伟大复兴则无从谈起。在中国特有的民族文化中，红色文化蕴涵着中华民族的信仰、宗旨和崇高追求，是共产党人的精神内核，是奋斗党史的真实写照。作为凝神聚魂的优质育人资源，红色文化展现出的光荣传统和价值追求为青年医学生的思想前进指明方向，诠释了高等医学院校培养什么人、为谁培养人的重要教育问题。将红色文化融入医学生日常思想政治教育过程中，把红色资源利用好、发扬好、传承好，对当代医学生价值观的引领、民族自豪感的增强、四个自信的认同、职业情感的提升等方面都起到了润物无声和潜移默化的重要作用。

1．红色文化的内涵

红色文化研究的热潮大概始于 20 世纪 80 年代翻唱红歌之后，截至目前对其内涵并没有统一界定，以“就是中国共产党的文化”“是战争年代的革命精神、革命传统”“是革命时期的文献资料、历史遗迹、文物”“是虚无主义、执行马列主义、教条主义以及各种花样的形式主义”为主要研究观点。红色文化是伴随马克思主义中国化而逐步形成的新的文化形态，代表着中国优秀文化的前进方向，具有显著的中国风格和中国特色。其中，红色寓意光明、象征信仰，是中国共产党的政治本色。“红医精神”和“红医文化”即“红色医生精神”，它源于中国革命战争年代，红医精神是在人民卫生事业创建发展的战争年代里，广大医务工作者所形成的理想信念、价值取向、工作作风、专业技术等多维度的思想体系。它包括了政治坚定、对党忠诚的理想信念；救死扶伤、全心全意为人民健康服务的宗旨意识；埋头苦干、无私奉献的优良作风；技术优良、精益求精的工作作风。它们相辅相成，共同构成红医精神的本质内涵。

（1）坚如磐石的理想信念。习总书记强调，“坚定理想信念，坚守精神追求，始终是共产党人安身立命的根本”。这也是红色文化的强大精神支柱。百年党史仍历历在目，共产党人坚不可摧的铜墙铁壁正是由星星之火可燎原、长征之火信念不熄、抗日战争抵御外贼的铮铮铁骨、解放时

期小米加步枪的英勇无畏层层铸就的。让中国人民在百余年苦难磨砺中不言放弃傲然崛起的，正是如此种种坚如磐石不可动摇的理想信念，正是这样的信念引领中华儿女为实现中国梦不断前行、不懈奋斗。

（2）艰苦奋斗的优良传统。习总书记强调，“人类和社会，都是劳动创造的”。红色文化中所蕴含的艰苦奋斗精神在和平年代并不过时，也被总书记赞誉为新时期工匠精神的核心内涵。艰苦时期，共产党人“啃树皮、吃草根、睡窑洞、用步枪”不仅是物资匮乏的被动选择，更是支撑党从胜利走向胜利的优良传统。在物质优渥的今天，我们更要牢记革命先贤、发扬工匠精神，提高党性修养，戒除淫逸骄奢之风。

（3）敢于斗争的革命风范。习总书记强调，“发扬和增强斗争本领，勇于进行有新历史特点的伟大斗争”。中国共产党在新民主主义革命时期、解放战争时期以及改革开放初期形成的勇于斗争、敢于胜利的崇高革命风范和革命斗志，是红色文化的又一显著特征。从新民主主义革命胜利到改革开放，从国际共产主义运动曲折到西方国家团团围阻，从九八抗洪、非典抗击、汶川抗震到新冠肺炎疫情完美阻击战，中国共产党在历史性问题面前总是表现出敢于斗争、敢于胜利的强大风范。红色文化是不同时代焕发出的共产党人强大生命力的内在驱动，是我们党的事业成功的法宝和精神指引。

2．红色文化的育人作用

（1）价值观的引领作用。正确而坚定的价值观，是高校大学生奋勇前进、披荆斩棘的动力之泉，是破浪前行的人生灯塔。尤其对于医学生，其价值观的正确与否，不仅关乎学生自身的品格素质、道德水准、医疗技能的提升，也关乎整个国家的医疗健康和医德建设水平。当前新媒体时代下各类信息纷乱复杂，受网络不良思想和西方资本主义思潮影响，拜金、享乐、佛系、极端个人主义等与主流价值要求相悖的现象频频出现。传承红色文化，以马克思主义真理和共产主义理想信念匡正不良的价值取向，能够帮助青年医学生树立价值观自信，“扣好人生的第一粒扣子”。

（2）家国情怀的培养作用。强烈的家国情怀和民族自豪感是培养大学生爱国主义精神的重要前提。在历史长河中，红色文化生动而鲜活的历史故事、勇敢无畏的英烈事迹能激发青年学生的民族自豪感，进而增强爱国主义情感。近年来，面对突如其来的新冠疫情，无数医护人员挺身而出，坚持守护一线岗位，积极参与到对抗疫情的工作中，并以实际行动证明了国人在面对突发性疫情时的责任与担当。纵观我国发展历史，不同时期的疾病肆虐均属于国家与民族发展的重大灾难，疾病的发生发展不仅关系到人类的存亡，也关系到国家发展的延续。每一次重大疾病的蔓延不仅是对人类的警醒，也是对科学技术发展的反思。此次新冠疫情中，“医生”这个职业尤为伟大，他们不畏困难，坚守在前，突破生命防线，保卫人民的生命安全，这种临危不惧、舍身为民的强大精神对医学生产生了重大影响，中国抗击疫情取得的重大成果在全球范围内备受瞩目，这更使身处校园内的广大医学生的民族自豪感油然而生。从素质教育的角度分析，国家每一次抗击疾病的过程与取得的成果，均可作为医学生学习过程中关键的思想政治案例。尤其在科技不断发展与信息技术不断创新的当下，医学生的学习方式和思维模式日趋多元化，家国情怀则是在疫情下医学生应具备的核心素养。医学生具备家国情怀，不仅是指个人对民族热爱的表达，更是个人对国家建设表现出的认同感与归属感，这种个人情感属于社会群体的潜意识。作为中华民族自古以来的主旋律，爱国主义是激励炎黄子孙自强不息的精神力量，特殊时期当代医学生当遵循“恪守本分、修已济世”的职业精神，高等医学院校当有效地运用红色资源的育人作用，夯实爱国主义教育，厚植爱国主义情怀，使广大医学生的爱国情转化为强国志、报国行。

（3）四个自信的认同作用。“四个自信”是推进社会主义现代化建设的精神动力，与红色文化有着本质的同源性和一致性，是高等院校理想信念教育的重要内容。红色文化中的历史事件和显著成果，如新民主主义反帝反封建运动的胜利，马克思主义中国化的伟大成果，中国特色社会主义制度探索和完善的全过程，海纳百川、兼收并蓄的文化凝聚态度等都是对道理自信、理论自信、制度自信、文化自信的最好诠释，活化和拓宽了四个自信的教育方法，从而达到增强认同、强化青年医学生理想信念教育的作用。

（4）职业情感的提升作用。作为人类健康的“守护神”，医学生在服务人民群众健康需求、实现健康中国战略目标中承担着举足轻重的作用。习总书记明确指出，“共和国的红色，不能淡化”，同样，“医学生的红色”也不能淡化。在传承红色文化方面，“医学生的红色”代表着爱心、呵护和温暖，代表着职业精神、职业情感的崇高体现。作为马克思主义中国化的优秀成果，红色文化折射出来的无私无畏、甘于奉献、自律修身等价值追求为培养高等医学院校有情怀、有信仰、有担当的合格医学人才提供了鲜活而宝贵的教育素材。

1）以患为本的人性观。当前医患纠纷严重，究其根本是部分医德偏下的医务人员没有“以病患为本的人性观”，对患者摆出高高在上、颐指气使的蛮横态度，从而使一部分患者对医护人员产生畏惧、抵触、厌烦心理，对医护行业整体评价不高。在红色文化的熏染下，以柯棣华、白求恩、新冠抗疫英模等红医精神为指引，对在校医学生进行教育引导，为日后医学生走向工作岗位打好从业服务的良好素养，以人文关怀为本，降低医患相处压力。

2）医学责任的使命观。祖国中医药文化博大精深，并已得到世界的初步认可和尊重，秉承红色文化中“悬壶济世”“大医精诚”的人文精神，传承、创造、发扬医药文化，并最终服务社会是当代医学生和医务工作者的基本责任和使命。“国家兴亡，匹夫有责”，2003 年春节前“非典型肺炎”一度引起社会恐慌，众多医务战士披甲前行、勇担使命；2020 年初新冠肺炎疫情暴发，仍是无数医务工作者不畏危险主动请缨，以甘于奉献、敬佑生命、大爱无疆的职业精神向全国人民展现了医学责任的崇高使命。在这两场没有硝烟的战争中，钟南山的名字家喻户晓。2003 年初，在那场突如其来的“非典”疫情中，钟南山成为人民心目中高高飘扬的一面旗帜。他是最早接诊“非典”患者的专家之一，也是最早觉察到“非典”蔓延的严重后果并果断向有关部门提出紧急报告的第一人。“把重患者都送到我这里来！”面对疫情，钟南山院士主动请缨，奔赴“战场”。他不顾自身安危，全力救治危重患者，奔赴疫区指导医疗救治工作，倡导与世界卫生组织合作，主持制定我国“非典”等急性传染病诊治指南，创建了“合理使用皮质激素，合理使用无创通气，合理治疗并发症”的方法治疗危重“非典”患者，被膺了 96.2% 的国际存活率。2019 年 12 月至 2020 年初，在抗击新冠肺炎疫情中，钟南山出任国家卫健委高级别专家组组长。他不顾个人安危，84 岁高龄的他再次挂帅出征奔赴疫区指导抗疫，有力地控制了疫情的发展。在接受媒体采访时，钟南山向民众呼吁：“如果没有特殊情况，不要去武汉。”但他自己却乘坐高铁去了武汉，他在高铁餐车里打盹的图片，瞬间刷屏朋友圈，感动了无数国人。钟南山不仅医术精湛，医德高尚，他还尊重科学，实事求是，他敢医敢言的道德风骨和学术勇气更令人景仰。在与非典、新冠疫情的殊死斗争中，钟南山等一大批医务工作者以战士的勇敢无畏、学者的铮铮风骨和悬壶济世的仁心仁术，挺身而出、义无反顾、力挽狂澜，赢得了世人由衷的敬重，他们以自己的精湛医术和坚强斗志，成为“抗疫”战场上的不倒红旗，他们的宝贵精神财富烛照今天。

钟南山院士表现出的尊重事实甚于尊重权威的求实精神，鞠躬尽瘁的敬业奉献精神，把科学当作毕生追求的探索精神，首倡联合攻关的合作精神，严于律己、宽以待人的博爱精神，具有强烈民族使命感的精神等是医学责任使命观的重要体现，这些精神将永远教育和激励当代人和后来人，永远鞭策一代代医务工作者。高等医学院校要以立德树人为首要任务，充分利用红色文化中的育人资源，引导学生在夯实专业知识的基础上将医学责任的使命观内化为自身的道德信仰和价值追求。

3．育人视域下红色文化融入高校思政教育的具体措施

（1）依托基地建设，加强多部门联动，打造红色实践育人体系。从红色文化形成与发展的历程来看，它是中国共产党领导各族人民在革命斗争、改革开放和社会主义国家建设中积累形成的一种实践文化。因此，要依托红色文化教育基地建设，积极组织开展育人活动，将理论宣教和实践活动相结合，打造红色实践育人体系，引导当代大学生以实际行动来践行红色文化中包含的艰苦奋斗、勤俭节约、迎难而上等一系列优良品质。为了实现这一目的，应当加强多部门联动，学校内部的党委宣传部、团委、学工、教务等部门，学校外部的纪念馆、革命遗址、烈士陵园等单位，可共同组织开展多样化的红色实践活动，实现全员参与、全员育人。例如举办“红色文化之旅”的体验活动，由教师带领学生到革命烈士故居、红色革命遗址进行实地参观，感受革命先辈浴血奋战、舍家为国的革命精神；定期组织开展社会志愿服务活动，让大学生利用所学知识服务大众，在社会实践中锻炼吃苦耐劳、热情奉献的精神品质。

（2）依托基地建设，坚持方法创新，搭建“互联网＋红色教育平台”。高校在落实“立德树人”教育任务时，应依托红色文化教育基地建设，一方面要吸收红色文化，丰富育人资源；另一方面还要创新方法，提升育人效果。事实证明，通过搭建“互联网＋红色教育”平台，一来能够充分利用网络上海量的红色资源，二来极大地调动了学生的积极性、主体性。例如，高校可合理利用抖音、快手、微博超话、校内论坛等学生喜爱并广泛使用的自媒体平台，有效打造红色文化“线上”育人基地，除了定期发布一些以“红色文化”为主题的资料外，还能够与学生展开密切交流互动，在贴近学生群体的基础上，以此为契机多多了解学生们的内心真实想法，能使下一阶段的思想政治教育更易进行，能让红色文化的育人价值得到更高效的开发。基于“互联网＋”的校园红色教育新模式，吸引广大学生踊跃参与，通过打造“线下＋线上”相结合的红色教育体系，实现了全方位育人。

（3）依托基地建设，强化高校思政教育，把握好课程育人主渠道。目前来看，多数高校在推行“红色课程育人体系”时，还是侧重于以思想政治课为载体，穿插讲解革命历史、传播红色文化。但由于课时有限，并未取得理想效果。下一步，要深化推进“思政课程”与“高校思政教育”的深度融合，除了思想政治课外，还要把红色文化融入基础课、专业课、选修课、科技创新中。例如，在专业课教学中，应结合本专业的职业素养，与红色文化相关联，比如吃苦耐劳、精益求精、爱岗敬业、忠于职守等一系列品质，既是红色文化中的优良精神，也是当代大学生职业发展中不可或缺的核心素养。大力培育和激发当代医学生热爱专业、刻苦学习、勇于创新、不断增强综合素养的职业精神，以及立志为医学献身的崇高思想，不断提升医学生服务社会的综合能力。突出面向基层价值取向的认同，把地方院校服务基层的办学目标和医学生的择业、就业价值观有机地结合起来，有效地引导医学生到一线去，到基层去实现人生抱负，以期达到全国范围内医师资源均衡性分布。开设“百年党史”“红色经典影视作品赏析”等选修课，满足学生了解党史、国史的诉求。此外，还应大力鼓励学生积极参与“红色专项”等科技创新活动，将课堂所学的知识融入科研中，只有将红色文化与各门课程密切联系起来，以“高校思政教育”为契机，把红色教育贯穿于大学生的整个学习生涯，才能实现全程育人。

（4）依托基地建设，注重氛围营造，在红色校园文化中提高育人实效。校园文化对大学生的思维、认知与行为都会带来潜移默化的影响。在校园里营造一种红色氛围，能够使大学生沉浸在红色文化之中，无论是对专业学习还是身心发展都会产生促进作用，这也符合全方位育人的要求。因此，应挖掘红色文化，并将其体现在校园的方方面面。例如，定期邀请老红军开展“红色故事会”；定期在学校图书馆设立“红色主题展区”，集中展示与革命斗争、改革开放、社会主义建设等内容相关的红色书籍，为大学生了解党史、加强红色教育提供充足的资料；布置具有特色的校园“红色文化墙”，张贴红色革命的宣传画，或是介绍革命先辈的生平事迹，或是展示老一辈无产阶级革命家的名言格言，时刻激励着当代学生；开办“红色之声”广播活动，每天播放一首红色歌曲；定期举办“红歌会”等赛事。通过开展上述形式各异的校园红色文化活动，营造红色氛围，传承红色基因，进一步增强“三全育人”的实效，帮助当代大学生沐浴在红色文化中，实现全面成长。

（5）“一院一品”校园文化品牌建设的实践探索。当前，很多地方高校启动了“一院一品”校园文化品牌建设项目，致力于打造校园文化品牌。所谓“一院一品”，就是把培育和实施的重心放到二级学院，通过发挥二级学院的学科专业优势，打造出一批既反映学院历史积淀，又体现学院现实特色的校园文化成果，从而构建一套较为完善的文化品牌生产机制。为将红色基因融入大学生思想政治教育，深入开展理想信念教育、革命传统教育、近代历史教育，引导学生树立正确的历史观，坚定中国特色社会主义共同理想，坚定马克思主义信仰，坚定理想信念，增强历史使命感，厚植家国情怀，自2021年3月起，齐齐哈尔医学院基础医学院开展“红色宣讲团”校园文化品牌活动，邀请马克思学院任课教师、二级学院学生党支部书记、辅导员、优秀学生代表等开展主题宣讲活动，结合相关线上线下系列教育活动，建立长效宣传机制、激励机制，形成具有一定影响力的校园文化品牌活动，是建党百年之际促进红色基因融入大学生思想政治教育，提升教育针对性、实效性和亲和力的有利契机，为实现文化育人，改变过于刻板的学生思想政治教育方式，丰富学生思政教育内容，构建思政教育理论体系，搭建思政教育实践平台，增强思政教育的实效性，完善高校育人机制，推动高校基层学生思想政治教育事业的长足发展提供了一定的研究及实践基础。

基础医学院红色宣讲团校园文化品牌活动以主题宣讲为主要活动内容，以教师教育教学研究课题和学生创新创业课题为理论支撑，结合相关线上线下系列教育活动，以期达到学生“人文素质”“专业素质”“身心素质”全面提升的“三导向”人才培养指标，最终实现以文化人、以文育人的教育目的。截至2021年12月，宣讲团共举办5期宣讲活动，分别以“井冈山革命精神”“1927年红色起义”“众志成城做最美志愿者”“梁家河革命精神”“重温抗疫精神，赓续红色血脉”为主题，邀请马克思主义学院思政课程教师、基础医学院学生党支部书记、党委组织成员及优秀学生代表共8人，表彰优秀宣讲团支部共16个。主题宣讲内容深入浅出、形式丰富，结合当前时代形势及医学生救死扶伤的崇高使命，既是生动的红色故事分享会，也是面向广大青年学生的动员会，激励了广大医学生把“识大体、顾大局、同舟共济、守望相助的家国情怀”融入血脉，把“自强不息、甘于奉献”的齐医精神发扬光大，以红色资源启迪人、感化人、鼓舞人、温暖人的精神力量筑牢信仰之基（图4-33～图4-36）。

线上活动内容包括建立红色文化素材库，并多平台推送，以易班为主要平台开展线上活动等。素材库以微信公众号形式体现，名称为“红色宣讲团”，分为“红色历史回顾”“红色知识科普”“红色电影鉴赏”“红色人物故事”“红色圣地分享”等部分，分别从史料知识、影视人物、革

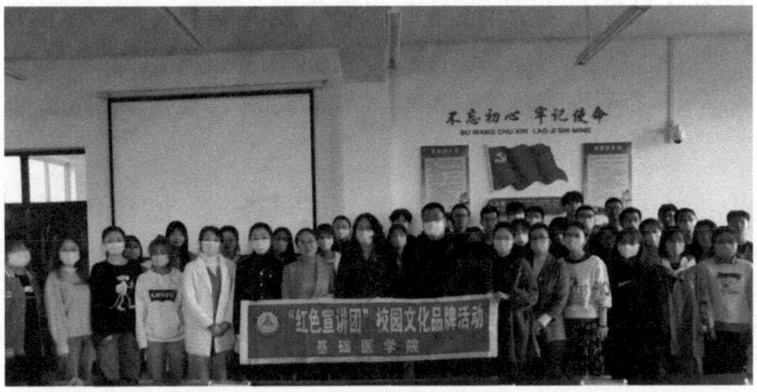

图4-33　基础医学院“红色宣讲团”校园文化品牌活动1

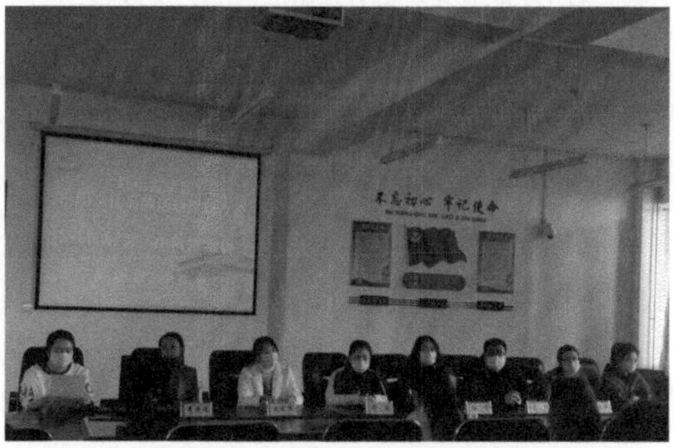

图4-34　基础医学院“红色宣讲团”校园文化品牌活动2

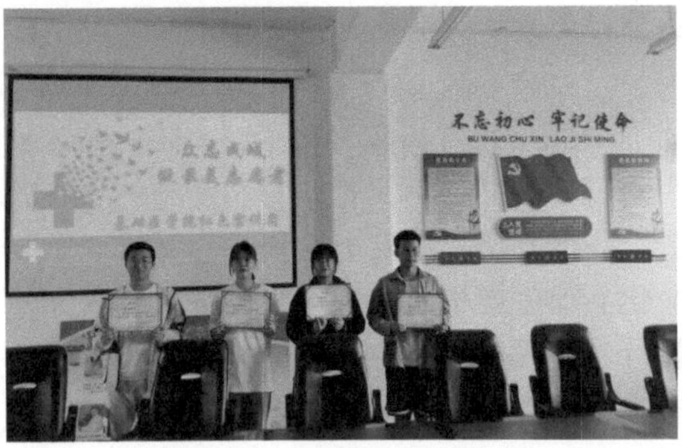

图 4-35 优秀学生代表宣讲

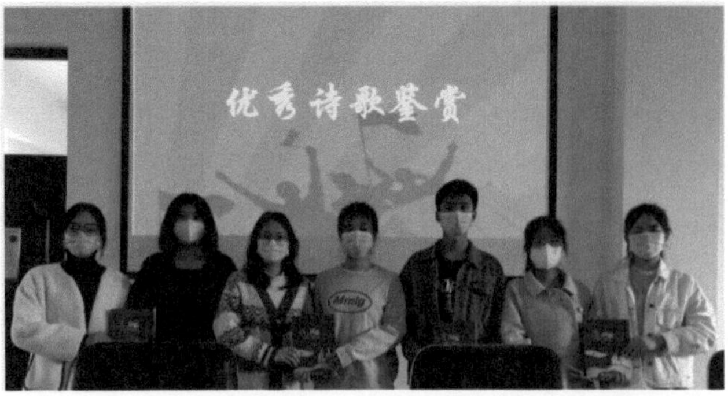

图 4-36 “重温抗疫战歌，赓续红色血脉”主题宣讲活动

命遗迹几方面发表原创及转载博文，为学生提供红色文化线上学习平台。据数据统计，目前在校大学生使用最多的学习自媒体工具为 QQ、微信等，在基础医学院所有班级 QQ 群、微信群推送“红色文化素材库”，以达到学院全覆盖的学习效果。同时，在易班平台开展与红色文化相关主题活动，如“忆党史、铭党恩、易心向党跟党走”“护士节致敬白衣天使”“网上祭英烈别样清明一样情”等活动，以发布倡议书、签到签名墙、说出你最想说的话、书画作品以及征文展览等多种形式开展，内容丰富、趣味性强，学生参与程度较高，在活动中感受红色文化的崇高内涵，收到了较好的教育效果（图 4-37）。

线下活动内容主要通过学生第一课堂、第二课堂、第三课堂开展。第一课堂，现有医学体制下，医学生课业负担繁重，没有精力和兴趣去主动接触红色文化，因此，作为第一课堂的任课教师要有意识、有针对性地将红色文化引入教学。宣讲团教师以“传承红色文化培育时代新人 - 医学院校文化育人的探索与实践”“红色资源融入高校学生党建工作的理论价值及路径研究”及学生创新创业项目“基于‘互联网 +’的校园红色文化工作室”等内容为课题开展研究实践，为宣讲团相关活动的顺利进行提供了一定的理论支撑和实践条件。课题组成员于 2021 年 3—7 月负责基础医学院 2019 级全科医学 1 班、2 班、3 班、儿科班教学任务，教授“毛泽东思想和中国特色社会主义理论体系概论”课程，配合课题组分工及建党百年之形势，开展“学四史讲四史活动”，并利用学生备课、学生分享的形式将红色资源、红色文化有效融合于课堂教学，学生参与积极性高、活动效果良好，所在班级毛概课成绩明显高于其他平行班级。第二课堂，使教育更加生动，更具趣味性和实践性。宣讲团除定期宣讲外，还同时进行主题团日、理论宣讲、知识竞赛、专家讲座等活动。利用休息日或重大节日契机，组织学生到革命纪念馆、英雄故居等红色圣地参观，以当地的红色资源为依托，建立健全校地联动机制，通过活动让学生切身感受革命先烈的英勇事迹和悲壮历史。第三课堂，学生公寓活动。学生公寓团建工作、在学生公寓设立学生团支部和团员活动室，利用学生碎片化的时间将红色主题宣讲等团员日常学习活动安排在学生公寓进行，提高校园红色文化宣传工作的覆盖面和实效性。学生公寓党建工作：开展党建引领的学生公寓活动，丰富公寓文化建设，要求学生党员亮身份、做表率，引导学生形成自我管理、自我教育和自我服务的工作机制（图 4-38 ~ 图 4-41）。

百年党史为高校开展“立德树人”教育提供了丰富的红色文化资源，通过挖掘、提炼红色文化，将其融入全员、全程、全方位的育人工作中，让红色基因在当代大学生群体中传承，让青年学生坚定理想信念、增强使命担当、实现全面发展。在育人视域下将红色文化融入高校思政教育的过程中，学校方面应注意加强内部协调和外部联动，为红色实践活动开展搭建良好的平台；同时，还要注意校园红色氛围的营造、高校思政教育的建设，并推广“互联网 + 红色教育”模式，让大学生在了解、感悟红色文化的过程中，联系生活实际，以革命精神为引领，以专业知识为基

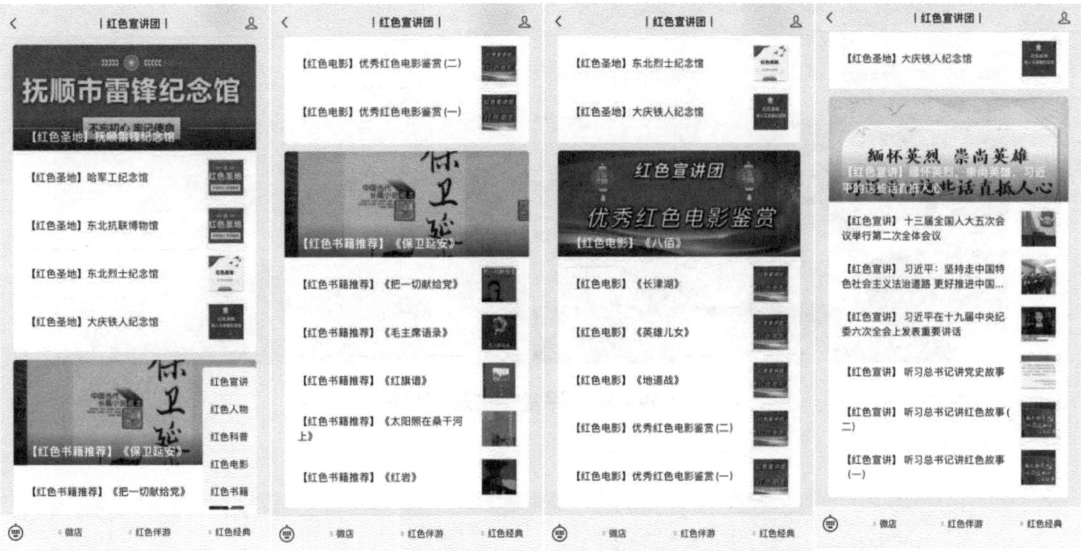

A. 红色文化素材库——微信公众号红色宣讲团

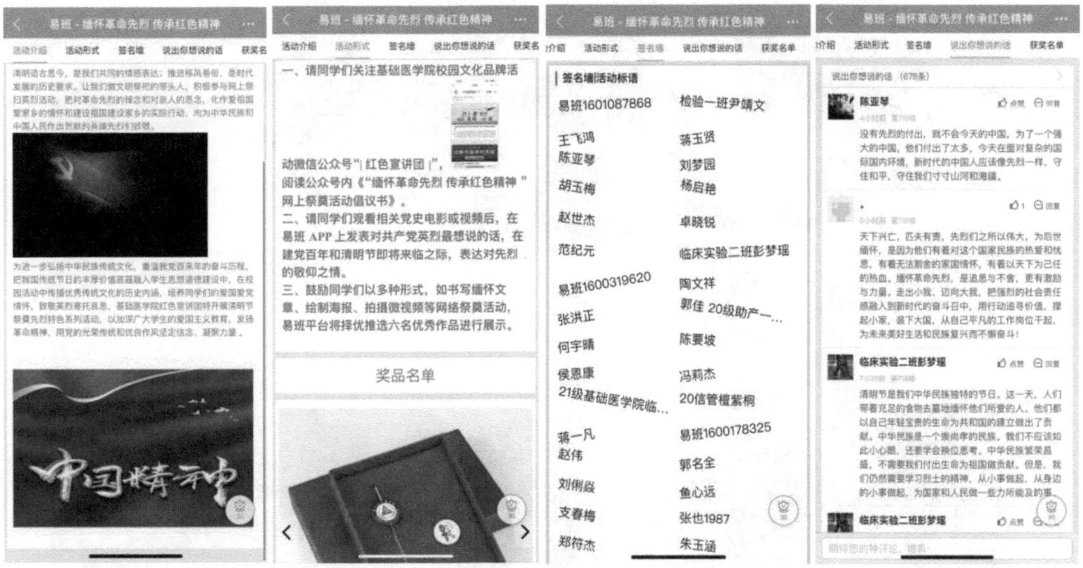

B.易班平台组织学生线上活动

图 4-37　线上活动平台

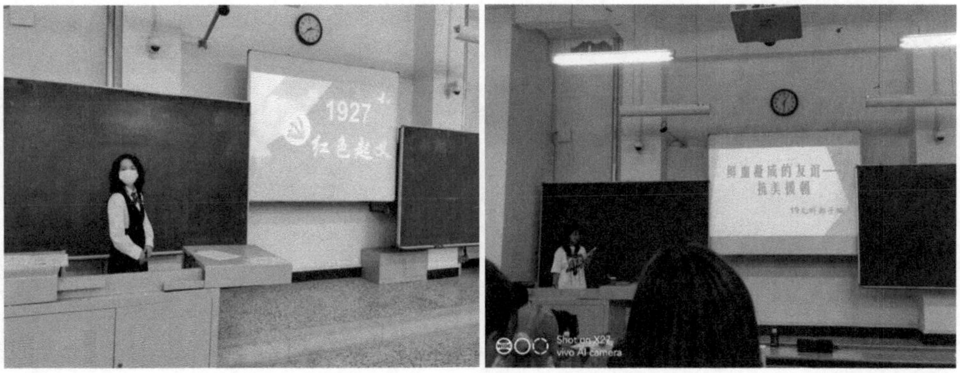

图 4-38　第一课堂　学生宣讲

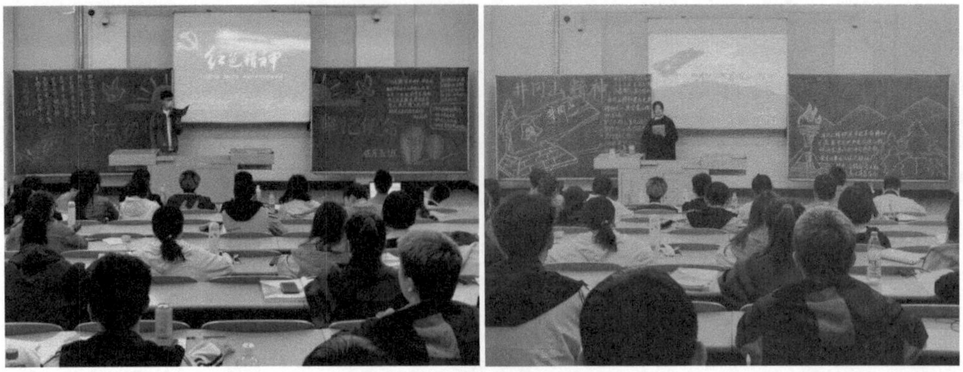

图 4-39　第二课堂　主题团日活动

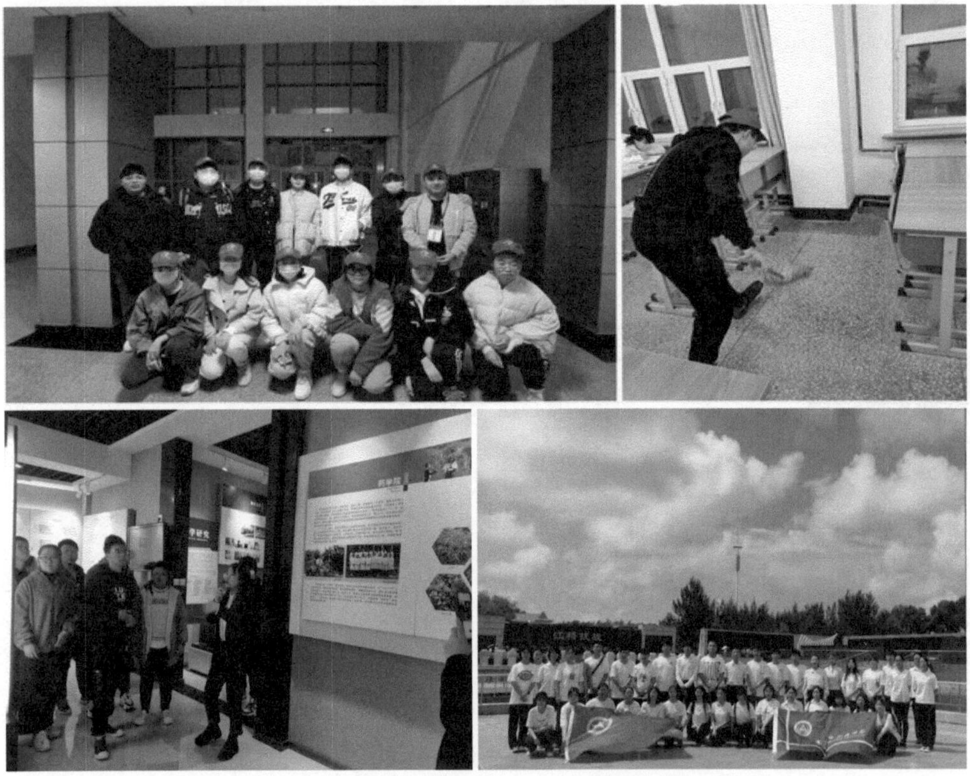

图 4-40　第二课堂　社会实践

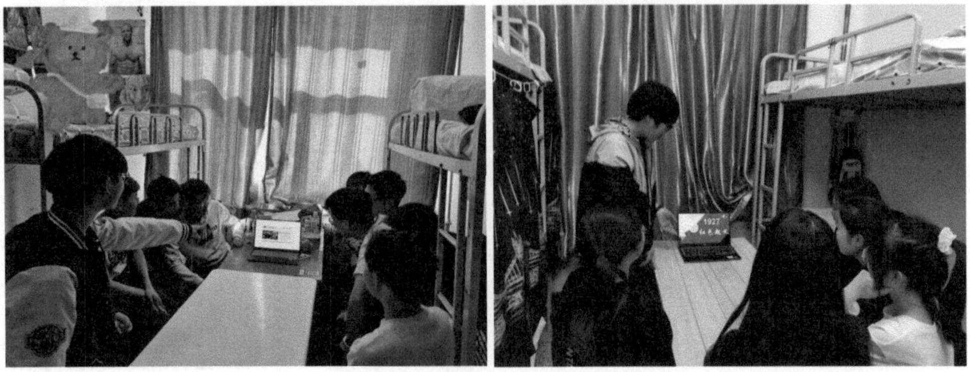

图 4-41　第三课堂　利用碎片化时间开展公寓宣讲

础，投身于建设社会主义事业的伟大实践中。

（三）弘扬传统文化，培育医师职业精神

中华民族五千多年孕育发展的优秀传统文化是中华儿女的血脉，是中国人民的精神家园，是历代先祖不断累积的精神成果，是新时代炎黄子孙奋发前行的精神源泉。作为思政育人的主渠道，高校肩负着立德树人、文化育人的重要使命和教育任务，在培育大学生的过程中融入传统文化，融入以“学生为本”的教育教学理念，更易增强学生的文化自觉和传统文化自信，更有利于达到思政育人的良好教育效果。思想政治教育是文化的延伸，推动着文化的发展；文化是思想教育的不竭源泉，为思想教育的开展提供全方位支撑。中华优秀传统文化和思想政治教育的目标都是培养大学生的爱国情怀，陶冶道德情操，中华优秀传统文化是实现文化育人的重要武器，两者相辅相成。

在中华文明史中，扁鹊、孙思邈、华佗、李时珍等许多名医提出了许多医者精神。扁鹊有六不治原则，李时珍曾提出“医之为道，君子用之以卫生，而推之以济世，故称仁术”，孙思邈始终坚守“纵绮罗满目，勿左右顾眄，丝竹凑耳，无得似有所娱，珍馐迭荐，食如无味，醽醁兼陈，看有若无”。明朝医学家裴一中在《言医·序》中说：“学不贯今古，识不通天人，才不近仙，心不近佛者，宁耕田织布取衣食耳，断不可作医以误世！医，故神圣之业，非后世读书未成，生计未就，择术而居之具也。是必慧有夙因，念有专习，穷致天人之理，精思竭虑于古今之书，而后可言医。”我国“外科之父”裘法祖将其概括为“才不近仙者不可为医，德不近佛者不可为医”。以上这些优秀的职业精神正是中华优秀传统文化“民为邦本”“圣人无常心，以百姓心为心”的价值内涵与延伸。中国医师协会所公布的《中国医师宣言》，强调医师执业的核心精神是“平等仁爱、患者至上、真诚守信、精进审慎、廉洁公正、终身学习”。医学生作为我国医疗行业的储备人才，他们的职业道德素养对我国医疗事业的建设与发展起着决定性作用。在2020年初的新冠肺炎疫情防控期间，我们看到各个行业的工作者身上都体现出“苟利国家生死以，岂因祸福避趋之”的中华优秀传统文化精神蕴含的内容，证实了优秀传统文化在大学生，尤其是医学生职业精神培育中的重要意义。但是，大学生越来越不满足于用刻板古老的方法去学习、去理解，需要我们合理创新中华传统文化，并与医学生的职业素养培养相结合。将中华优秀传统文化融入医学生职业道德教育活动中，探索出“95后”“00后”新时代医学生易于接受的新方式，可使优秀的中华传统文化展现出新的生机。

但是部分医学生对中华传统文化认识不足，接受渠道有限。随着全球一体化的深入，东西方文化碰撞愈演愈烈，年轻大学生对于中华优秀传统文化的认识仍停留在个别范围，缺乏整体认识。随着互联网时代的快速发展，大学生容易受一些网络不实言论的影响，学到不完整甚至错误的传统文化信息，影响对中华优秀传统文化的认知与认同，限制中华传统优秀文化在职业精神培育过程中的内化。对于医学生来说，传统文化中的医学职业精神存在一定的理想主义色彩，与当今社会医疗技术、经济水平、理论认知快速发展的实际有一定的现实差距，一些医学生认为传统文化的时代性不强，只是一种可望而不可及的精神追求，限制了医学生对中华传统文化全面、深刻的认识。

1．搭建新媒体平台，加深医学生对传统文化的理解

对于当代大学生群体来说，接触新媒体最频繁，最容易接受。在新时代背景下，以“互联网+”为抓手，牢牢把握新媒体阵地，通过新媒体平台、自媒体或微信公众号，以抖音视频、快手视频、西瓜视频等大学生喜闻乐见的方式，用新颖、有趣的短视频讲解古代名医如何精业济群，借助新媒体技术消除传统文化与大学生之间的时代鸿沟。例如，抖音短视频平台爆火的“戳戳乐”受到大学生的热烈追捧，但“戳戳乐”是传统羊毛毡工艺。羊毛毡主要采用羊毛制成，距今至少有

8000年的历史，属于非编制而成的织物形式，在古代是取暖的重要织物品类。这说明中国优秀传统文化其实具有很强的吸引力，利用新媒体，一定可以加深大学生群体对中华传统文化的理解和接受，促进中华优秀传统文化融入医学职业精神培育。

2．加强就业指导工作者及辅导员对中华传统文化的理解、学习，培养丰富的职业精神内涵

医学院校建立专门的教师团队至关重要。院校应招聘专业人才，建立教师团队，使医学生更加清楚地认识到医务人员在社会中承担的责任，帮助医学生树立正确的职业价值观，不断完善职业精神课程教学。组织开展就业指导工作者及辅导员传统文化培训班、技能大赛等素质能力提升活动，不断加深对传统文化的理解，加强研究和认同。通过优秀传统文化工作室、传统文化课题研究等形式，引导就业工作者及书院辅导员了解传统文化、传承传统文化，将中华优秀传统文化融入医学生职业教育的实践教学。还可以专门配备人文社科学专业的医学人文教师，在辅导员的聘任中，兼顾人文学科和医学学科的交叉，鼓励协作研究医学人文的相关问题，增强教学效果。辅导员教师应具备一定的医学经验，在对医学生职业精神培育的过程中，深入了解学生职业精神培育中欠缺的问题，组织开展有针对性的职业精神主题教育活动或者主题党日、团日活动，使学生把个体的道德体验内化为自觉追求。职业精神的培育可通过多途径进行，对缺乏系统性、多样性及持续性的职业精神培育内容进行改革与完善。把握医学院校的专业特殊性，在高年级本科生的医院临床实习阶段和基础医学教育专业知识教育的基础上，有针对性地培养医学生的职业精神和医学人文精神，帮助本科基础阶段的医学生在本科实习阶段树立“为人民服务”的职业理想及“患者至上”的职业理念。

3．专业知识教学与就业工作交叉，引导学生在专业课程中升华对医学的认识

医务人员对患者的救治不仅包括对疾病进行治疗，使患者达到健康状态，还要通过言语、态度及行为表达对患者的尊重。可以根据每个临床专业的特点，与专业课程同时设置不同的人文精神及职业道德培养课程。同时，在人文素养培育过程中，建立抗击疫情医护人员及科研人员先进事迹案例库，并将这些内容融入优秀传统文化，组织医学生学习医护人员为医学献身的精神。在医学生的选修课学习中，增加医学伦理学、中华医学史、社会医学及美育等人文历史选修课，使学生在学习专业的同时学习中华传统文化和人文历史，开阔视野，升华对医学的认知，提高职业修养。

4．灵活运用教学方法，适应教育教学发展趋势

学习内容生活化、组织活动情境化、教授方式情景化是新时代高校教育教学的发展趋势，也是新时期弘扬传统文化的实践路径。将思政育人过程中看似宏大的诸如爱国爱党、价值观树立、理想信念树立等“曲高和寡”、易让学生产生疲惫感的大道理分解揉碎，再与传统文化中的典型事例相结合，从叙述小故事到呈现大道理，从学习英雄事迹到抒发个人见解，从震撼心灵到深入头脑，以传统文化的人文情怀润泽浸染学生心灵，激荡灵魂，引导思想格局，夯实信念根基，树立正确的“三观”。

第一，从叙述小故事到呈现大道理。思政育人不仅要会讲故事、更要讲好故事，讲好中华民族从古代、近代到现代，从辉煌古国到列强欺辱，从奋起抵抗到夺取胜利，从改革开放到新时代追寻中国梦的宏伟故事。育人过程中，将科学理论体系、热点时事政治、国家外交内政局势、经济社会发展现状等现实事例同传统文化故事相结合，帮助学生加深、加快理解，打开思维弧度。同时，传统文化的不断发扬持续发展也很重要，特别在帮助学生理解社会主义核心价值观问题上，要以准确的点切入问题，以深入浅出的方式阐述，以生活化的方式推进思政育人。此外，践行社会主义核心价值观，正确认知社会生活，正确分析国家社会发展趋势是高校育人的最终目的，要引导在校大学生提前感受社会环境，做到学以致用，学会在是非对错间有效选择和正确判断。从叙述小故事到呈现大道理，教学过程中淡化思政痕迹，将相对枯燥单调的理论知识同生动有趣的故事相融合，让学生在易于接受和理解的前提下慢慢体会、逐步思考，最终提炼出人生哲理，在毫无抵触、不知不觉中接受思政教育并达到高效的育人效果。

第二，从学习英雄事迹到抒发个人见解。思政育人离不开中华优秀传统文化的浸润。在情景重现的环境下，让学生通过话剧表演、歌剧舞蹈、小品相声等形式重温文化经典，感悟历史故事，达到思想境界的提升。当前这个年龄阶段的青年大学生，擅长形象思维，对“情境化”接受能力更强，在感性认知的影响下喜欢英雄，崇拜强者，因此，可以组织学生开展“情境辩论赛”，鼓励学生阐述自己的观点，活动中感受到“羽扇纶巾，谈笑间，樯橹灰飞烟灭”的豪情壮志，真正领悟到中华传统文化独具特色的磅礴魅力。

第三，从震撼心灵到深入头脑。摒弃传统文化的陈旧形式，将网络既有的视频、音频、史料图片等资料有效整合，将教师要教授的思想道理展现在学生更加喜爱、更易接受、感染力更强、更吸引学生的自媒体平台，这样能达到事半功倍的育人效果。在建立学生民族自豪感的教育中，可将习总书记出访备受尊重、北京奥运会开幕式盛大场景、G20峰会成功举办、国庆阅兵典礼、神舟飞船成功升空等精彩视频片段给学生播放，让震撼的场景撼动学生心灵，使他们的自豪感油然而生，育人目标有效达成；在爱国爱党教育中，可选用斗争时期和当前的红色资源，让居住在革命老区的学生以亲眼所见的真实经历讲述催人奋进的红色故事，这样的切身叙述情感更加真实饱满，更加引人入胜，再加之老师的总结升华，使学生更易理解，更易达到高校文化育人的教育作用。

医学生担负着促进国家医疗卫生事业持续发展的重要历史使命，其职业精神状况直接影响我国医学事业的发展前景。随着现代医疗体系和社会环境的发展与变化，我国医学院校对医学生的职业精神培育重视程度不够，但是，自新冠肺炎疫情发生以来，全国各地医生用实际行动诠释了“医者仁心”“悬壶济世”救死扶伤的医学职业精神，见证了中华传统文化对于医学生职业精神培育的重要意义。探索中华传统文化与医学生的职业素养结合的新方法，着力实现文化育人，将使医学生的传统文化教育更具有时代性，更能培养医学生的职业精神。

（四）学习大学文化，提高医学育人质量

“双一流”建设是党和国家当前在高等教育领域作出的重大战略决策，其中在“传承创新优秀文化”方面提到，“加强大学文化建设，增强文化自觉和制度自信，形成推动社会进步、引领文明进程、各具特色的一流大学精神和大学文化”。党和国家在“双一流”建设中强调文化的重要作用，究其根本是由大学文化的内涵、特性和功能决定的。大学文化是一所大学的核心和灵魂，是大学生命力的源泉和凝聚力的支撑，加强对大学文化的研究与建设，发挥大学文化的功能，不仅是国家建设文化强国的客观要求，也是推进立德树人、致力于文化育人的内在需要。在此背景下，探究大学文化育人就有重要的现实意义与深远的历史意义。

1．大学文化的内涵与特性

“双一流”建设的重要指导思想之一就是“培养中国特色社会主义事业建设者和接班人，更好地为社会主义现代化建设服务、为人民服务”。其根本就是要“立德树人”，而大学文化之所以能达到培养、塑造人才的办学成效，也是由其具有的独特文化内涵与特性所决定的。

第一，指引导向功能。一所大学长期历史形态的逐步积淀，即形成了大学文化。大学文化不仅具有文化的普遍功能，同时在高校办学实践中还发挥着引领在校大学生正确的价值观念、合理的行为规范、健康的生活方式以及健全的人格构建等多个方面的指引导向功能。纵观我国一流大学的大学文化，都既代表了社会先进文化的层次，又在价值理想、价值追求和道德要求上与社会主义先进文化保持了高度一致，都在引导和教育着广大学生成为符合时代需要的具有人文主义情怀的担当者。

第二，激励凝聚功能。孔子曰：“古之学者为己，今之学者为人”。大学文化是优秀先人们以身

垂范、共同奋发进取形成的结晶，是凝聚意志的鲜明旗帜，是催人奋进的精神标尺。历代先人的杰出事迹和不朽精神不断激励、浸染、熏陶着校内外学子不懈前行的斗志，不断增强对学校的归属感、亲切感、认同感，不断培养爱校情怀，不断为学校的长足发展凝聚不竭力量。

第三，价值认同功能。正处于人生转折期的大学生有很强的可塑性，外界环境极易左右其是非对错的判断和三观的形成，而大学文化所具有的独特内涵对学生行为的选择、人格的形成产生了主导性影响。大学文化的价值倡导和弘扬，对学生的外在行为方式、内在人格健全等方面有很强的促进作用。大学文化作为一种无形的价值导向力量，渗透在学校的校史文化、校风校训及学风师风等学校精神文化的方方面面，它将外在的理念倡导内化于学生内心的价值准则，引导和约束着学生的行为。当前各个高校的竞争，不仅仅在于教学质量的竞争，而更多的是在于校园文化的竞争。实现大学生乃至全社会的价值认同，是高校知识教育之外更能推动社会进步，更能汇聚力量、凝聚共识，发挥众志成城的重要作用。

第四，情操陶冶功能。审美激发、情感共鸣、氛围浸染三个方面是大学文化陶冶学生情操的主要体现。审美激发方面，校园环境之美以其具体生动的美感形象激发学生的审美情趣，培养了学生感受美、鉴赏美、创造美的能力；情感共鸣方面，积极健康的校园文化是学生与老师之间亦师亦友的知识情感交流，学生与学生之间朝夕相处的同学情谊交流，情侣之间相互欣赏的互促进步的爱慕交流，是高校人才培养过程中影响学生感性认知的重要环节；氛围浸染方面，大学文化是对学生“随风潜入夜，润物细无声”的熏陶感染，是文化氛围，更是每个人的心理氛围，在大学文化的洗礼和沐浴下，学生陶冶了自身性情，增强了道德修养，提高了人文素质。

2. 弘扬大学文化的实践路径

大学文化是激发大学争创一流、跨越发展的原动力，培养一流的人才离不开一流的大学文化，其育人功能的实现和途径还有以下值得探讨和加强的方面。

第一，合理构建大学文化育人机制。把握全局，合理构建系统化的育人机制，将大学文化育人有效地分解为集合目标任务、教育内容、教育形式、实践执行、效果评价、反馈优化等诸多要素构成的统一整体，才能不断推进育人功能更加深入、持续优化。同时，还需形成和完善文化育人的长效机制，统筹协调好文化育人与教书育人、科研育人及管理育人等其他育人的关系，形成可持续发展的活力机制。在目标任务方面，必须明确“为谁培养人、如何培养人、培养什么样的人”这个根本问题，将“立德树人”作为根本任务，“坚持用价值观引领知识教育，把社会主义核心价值观融入教育教学全过程，引导教师潜心教书育人、静心治学”，以期“培养中国特色社会主义事业建设者和接班人”。在教学内容与形式方面，文化育人要渗透在学生培养的全过程，既要注重学校思政教育课堂这个显性教育形式，也要通过有意识地设置文化环境、举办文化活动等隐性教育形式将大学文化贯穿于学生培养的过程。在实际实施方面，应该按照关注效果、设计合理、操作简便的要求，使文化育人程序化、常态化和效益最大化，结合学校的办学理念与特色，找准目标定位，抓住重点难点，综合施策。对于效果评价，注重提高质量、提升水平，把握好“以质取胜”“以量取胜”的协调关系，切勿走重数量轻质量的老路，以切实提升育人质量、保持育人水准、坚定育人标准为大学文化育人的最终教育效果。对于反馈优化，要准确掌握大学文化的特色优势和不足之处，做好规划，适时调整，发挥优势，摒弃不足，对学生参与度高、活动效果好、成效反馈明显的教育内容要多加组织和进一步发展，如此，大学文化的先进性和旺盛生命力才能得以保持。

第二，努力提高大学文化的创新能力。“海纳百川，有容乃大”。大学是一所开放性的教育场所，因而大学文化的建设必须要强调继承性、开放性和包容性的统一。“双一流”建设总体方案明确要求，“加强对中华优秀传统文化和社会主义核心价值观的研究、宣传，认真汲取中华优秀传统文化的思想精华，做到扬弃继承、转化创新”，这就规定了“双一流”建设中一流大学文化的源头活水和“初心”所在。在大学文化育人过程中，必须充分汲取我国传统文化的优秀基因助力大学文化建设，以社会主义核心价值观指导大学文化建设，从而让学生感受到学校优良的校风、教风、学风，不忘初心，自觉成长为拥有良好人格素质的人才。提升文化的创新性，要注重不同文化间的合理包容、交融互动，这也是加强文化创新能力的重要举措。在开放的文化环境中，学生能够开阔眼界，多角度思考，切实形成“多元一体”的校本特色大学文化。

第三，着力增强大学文化自信和文化自觉。作为学校和学生之间最为紧密的沟通纽带，大学文化是增强大学人文化自信的有效强心剂。着力提升大学文化的自我觉醒、自我创建、自我创新，深刻挖掘大学文化内部底蕴，并实现大学文化认知的内化，才会建立大学文化的开放化、多元化视野，从而树立大学文化自信。大学文化自觉本质上是对大学文化价值的觉醒，大学文化自信本质上是对大学文化生命力的信心。它们包括两个方面，一方面是对大学文化意义、文化作用的深度认同；另一方面是对大学文化建设、文化进步的信心与担当。所以必须使大学文化在每个学生的心中占有一席之地，让学生自觉自愿地积极参与、有效建设、努力融入大学文化，逐步形成大学文化育人的良好氛围。同时，要对大学文化广泛研究、深度挖掘，通过认真学习学校建校及发展的辉煌历程、优秀校友和代表人物的先进事迹，增强大学文化的感召力、凝聚力、认同感，增进学生的文化自觉和文化自信，如此才得以构建学生们认可认同的精神家园。

第四，注重大学文化的精神传承。“以文化人、以文育人”的核心和关键在于“文化”，一流的大学文化则是“大学文化育人”的前提和基础，脱离了一流的大学文化，所谓的“文化育人”就成了无源之水、无本之木。因此，一流大学的存在和发展离不开一流的大学文化，一流大学必须要“具有师生认同的优秀教风学风校风，具有广阔的文化视野和强大的文化创新能力”。这就要求大学必须充分挖掘和梳理符合本校特色的大学文化资源，形成独具特色的一流大学精神和大学文化。世界上任何一所有着深厚文化底蕴的大学，必定拥有着丰富的文化资源。因此，必须充分梳理校史资料，以收集整理的文字、照片、录像和实物等资料为传播媒介，分析整合档案资料中沉淀的文化内涵，将精神文明传承下去。有效达成校风校规影响下的价值导向作用，使学校对学生的教育教导转换成学生积极自愿的行为自觉。注重文化载体的有效发掘和利用，将校内建筑注入大学文化特色，成为文化传承的有效载体。校规、校训、教学建筑等各类精神资源、物质资源的充分利用，能够推动大学文化更优质、更高效地传承和创新。

第五，满足需求丰富文化育人形式。大学文化育人既需要有一流的大学文化内容，也需要有符合当代大学生需求的育人形式，这样才能有效地“引导广大青年学生勤学、修德、明辨、笃实”。所以，满足学生真实需求，找准教育的切入点，才能增加教育吸引力增强针对性，在更加贴近学生生活、学习、情感需要的情况下开展各项活动，才能使教育的亲和力和感染力进一步提升，最终实现以满足实际需求为导向的高校文化育人目的；还要注重将人文精神贯穿于文化育人的全过程，摆脱纯理论的生硬灌输与说教，以更多的人文关怀来引起学生的情感共鸣，从而得到其认可与认同。同时，大学文化育人要注重丰富实践形式，正如习近平总书记强调的那样，“要更加注重以文化人、以文育人，广泛开展文明校园创建，开展形式多样、健康向上、格调高雅的校园文化活动，广泛开展各类社会实践”。若做到内容上充实饱满、范围上涉猎广泛、形式上丰富多彩，大学文化的育人优势将会更加突出、更为显著，“润物无声”的育人境界和效果将更易达成。

大学文化育人还必须充分发挥网络文化育人的功能，坚持以大学优秀文化为载体，发挥现代传媒的传播作用，更好地吸引学生的关注，既要运用各类网络门户网站等传统网络媒体传播优秀大学文化，也要通过“三微一端”等新媒体推介大学文化，必须掌握网络化的语言，将抽象概括、晦涩难懂的理论观点转化为通俗易懂的网言网语；另外，包括思政教师、专业课程老师、学生工作管理人员、辅导员在内的教育工作者要在遵循教育发展规律和媒体传播规律的前提下，本着繁荣丰富大学文化建设、创新营造大学文化氛围、有效发挥大学文化教育引导作用的原则下，积极创作符合时代特征、顺应学生需求、彰显大学文化区域特点的高质量网络作品。

大学文化反映了一所大学的历史变迁，凝聚着一所大学独特的优良品质和精神气质，是培养一流人才的内在精神力量。在“双一流”建设背景下，高等院校应该进一步优化文化育人环境，将一流的大学文化内容加以传承，用有效的文化育人形式加以弘扬，用丰富的文化育人活动加以践行，用多样的文化媒介加以传播，构建基于本校特色的大学文化育人体系与实践，这样才能更好地培养符合“双一流”建设要求的一流人才。

（五）重视家书文化，重拾家风育人成效

“家书”一词最早见于西汉孔安国的《尚书序》，文中写道：“及秦始皇灭先代典籍，焚书坑儒，天下学士，逃难解散，我先人用藏其家书于屋壁。”然而，彼时的“家书”并非书信的意思，而是指家藏的书籍。最早作为书信意义上的“家书”一词的文字记载，见于三国时期曹丕的《典论·太子》：“上书自陈，欲繁辞博称，则父子之间不文也；欲略言直说，则喜惧之心不达也。里语曰：‘汝无自誉，观汝作家书。’言其难也。”曹丕文中的“家书”来自民间俚语，可见，“家书”即家人或亲人之间往来书信的含义，在曹丕以前就已经广泛应用于人们的日常生活之中。

1．家书文化的育人作用

第一，絮语绵绵，培养亲情。相互沟通、抒发情意是家书的主要功能，因受法律保护和道德约束，家书具有内容和情绪真实可靠的特性。像《梁启超家书》等中国传统家书，都展现了家庭成员之间互致情谊、互送温暖的美好情意。就如梁启超对子女的爱护和教育在写给子女的400余封家书中得以深刻体现。“汝必须顺承我意，若固欲速以致病是大不孝也。汝须知汝乃吾之命根。吾断不许汝病也”。在写给大女儿梁思顺的这封家书中，梁启超对女儿的关切溢于言表。400余封家书无一不是父亲思女念女之情的深刻表达，无一不将慈爱老父形象刻于纸上。

第二，促进思考，启迪成长。从呱呱坠地到牙牙学语，从初入学堂到青春叛逆，从社会愣头青到江湖老油条，家风家书是教导家庭成员“做人之道、学习之道、生命之道”的主要渠道和载体。同打电话、发短信、视频聊天等迅捷直观的现代普遍交流方式相比，跃然眼前的白纸黑字、笔锋顿挫更能让人感受到情感的温度、情绪的热度，更能让人反复阅读思量，时常回味。傅雷在写给远在留学海外的儿子傅聪的信中说：“孩子，我真恨不得天天在你旁边，做个监护的好天使，随时勉励你，安慰你，劝告你，帮你铺平将来的路，准备将来的学业和人格。”在写给傅聪的家书中，傅雷对于儿子傅聪的人格养成和学业规划都表现出无微不至的关心，常以与朋友促膝谈心的心态平等地与他谈论人生和艺术。通过一封封家书的沟通和交流，傅雷在家国观、人生观、价值观、道德观、学业观、择业观、恋爱观、婚姻观、人格修养等方方面面给予孩子恳切而又耐心的教育和指导。傅雷两个儿子的成就也印证了他的家庭教育是值得肯定的，“钢琴家”和“人民教师”也将会在家风家训的指引下、在一封封家书的沟通中，继续家族下一代的思想传承。

第三，笔墨达意，传承文化。中国几千年的文化传承，涌现出许多值得称颂学习的家书典范，如南北朝时期的《颜氏家训》、清代鼎盛时期的《板桥家书》、清代晚期的《曾国藩家书》、清末民初的《梁启超家书》、新中国成立初期的《傅雷家书》等。中国传统文化中的父慈子孝、尊老爱幼、兄友弟恭、手足情深、举案齐眉、相敬如宾等道义美德无一不在亲子敬老家书、同辈兄友家书、夫妻家书中流露展现，笔墨达意是中华传统文化的重要组成部分。

第四，培育良好家风家训，维护社会和谐稳定。家风是无形的，是整个家族历代形成的为人处世的气质风范；家训是有形的，是多年累积总结形成的做事规则规范的具体文字表述。因家庭氛围中家庭成员的差异性和社会时代的环境影响，家风家训有着兼具独特性和普遍性的双重特征，对家庭成员行事风格、个人品行、文化素养等方面会产生较为深刻的教化熏陶作用。习近平强调，“千千万万个家庭的家风好，子女教育得好，社会风气好才有基础”。家庭是社会的基本细胞，是

国家发展、民族进步、社会和谐的重要基点，家风建设与社风建设之间相互影响、相互制约。如同千万支流汇入大海，只有每一个小家庭的涓涓细流清澈纯正，大海才能呈现出原有的蔚蓝底色，只有纷纷建设千万家庭的家风家训，整体社会风气才得以构建。

2．家书文化的重建路径

家书文化原本在中国千年的文化传承中占据重要位置，曾经在很长一段时期内，家书以其培育亲情、促进思考、启迪成长、维护社会和谐的众多功能对个人高素质成长和社会发展进步产生了深远影响。然而今天，伴随着网络时代的到来，手写家书这种古老的交流方式在人们生活中似已渐行渐远，家书独有的育人功能被大大遮蔽，而家书文化的发展亦面临严峻的挑战，高校教育应重视家书文化的育人作用，思考家书文化的重建路径。

第一，融入第二课堂，增强学生自我教育意识。自我教育是人的主体意识的觉醒、主体能动性的发挥和主体地位的体现。实质上，书写家书的过程对大学生来说是培养大学生主体的自我教育意识、推动大学生主体进行自我教育的过程。自 2018 年起，齐齐哈尔医学院基础医学院定期举办校园文化品牌活动“三行家书＊一世恩情”主题教育活动（图 4-42），活动要求学生们手写家书后，或邮寄或以微信 QQ 等工具截图发给家人，以最原始的方式表达对家中父母、兄弟姐妹的感恩思念之情。至今已组织活动 4 期，累计参与学生近 1000 人，书写家书 1000 余封。活动总结中，学生们纷纷表示书写家书是对自己成长经历的再度审视，是对父母养育之恩的再度回味，是对自身社会责任和未来理想的再度思考。通过活动，学生的自省意识、感恩意识和责任意识得到了升华和强化，育人作用显著。经校园网宣传报道，主题教育活动得到了学校领导和很多学生的广泛关注和认可，很多学生表示不仅要把“写家书”当成教学活动，更要把它作为对家人情感的真实表达继续坚持下去。

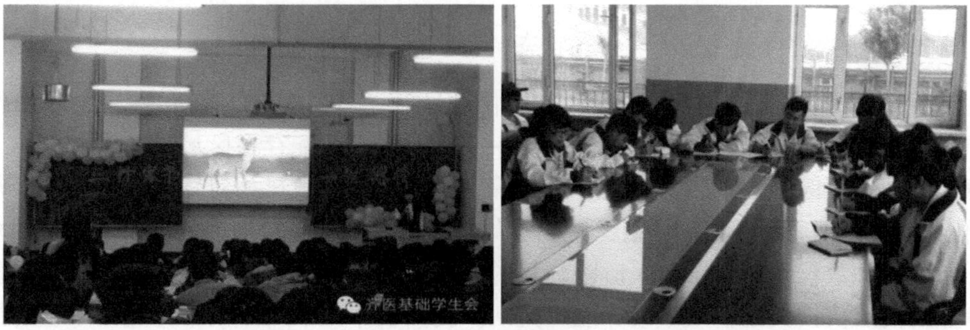

图 4-42　“三行家书＊一世恩情”主题教育活动

对大学生群体而言，学校是实现家书文化育人功能的重要阵地之一，毕竟大学生在大学期间的大部分时间都是在学校中度过的。大学期间，课堂学习是大学生学习生涯的主要任务，参加课外丰富多彩的校园活动也是大学生涯中不可或缺的部分。因此，学校教育可从课内课外多角度、多渠道、多层面地创造更多实践机会，以利于在大学生群体中更好地发挥家书文化的育人功能。学校还可以举办丰富多彩的以家书为主题的校园活动，比如开办讲座讲述家书历史、举办沙龙分享家书、开展家书征文活动等。同时，还可以多与家书活动开展较好的国内外高校学习交流。中国人民大学的“家书社团”作为个中典范于 2015 年率先成立，社团旨在宣传传统家书文化、传承文化经典、唤起在校大学生对于早已陌生的家书文化中笔墨芬芳、笔墨达意的兴趣与重视，以期更有成效地发挥家书育人的教育引导作用。

第二，整理文化素材，发挥名人家书效应。名人家书、民间家书是按照写信人的地位身份简单划分的两大类。名人家书是历史上某个大家庭、大家族或社会精英人物的家书，有其自身的历史文献价值和文学欣赏价值，如《颜氏家训》《板桥家书》《曾国藩家书》《梁启超家书》《傅雷家书》等，这些名人家书一版再版，在社会上的影响更为广泛，其带来的名人效应不容小觑。民间家书即广大普通民众与家人之间来往的书信，如怀玉家书、慕兰家书等，他们以普通人的视角在家书里记录了历史的变迁和社会的变革，这类家书的影响力虽不及名人家书，但其内容却是时代特征和社会环境在个别家庭中的真实展现和现实缩影。2005 年，费孝通等文化界代表人物发起了“拯救民间家书”全国性倡议活动，活动以包括抢救民间家书、守护亲情、传承文化、共建和谐社会在内的几方面内容为宗旨和目标，被誉为“一场撼动中国人心灵的文化”。可见，家书文化的育人价值已在新时期重新被文化界乃至社会各界广泛关注和逐步重视。

第三，重视学科融合，深化家书文化理论研究。作为家书文化的现实载体，家书不仅具有文学作品的情感性，还具有历史文献的真实可信性，在文学、史学、美学、教育学、伦理学、档案学、社会学、心理学等多个学科领域都有其独特的研究价值。着眼于家书实物，重视学科融合，加大家书文化的深度研究，不仅肯定了家书文化的历史文化价值，更能保障家书文化在新的历史时期发挥更加广泛的社会作用。

三、新冠疫情大考面前提升医学生文化育人必要性的探讨

新冠疫情是对我国医学教育供给水平和支撑能力的一次“大考”“严考”，提示出当前我国医学教育面临的诸多挑战，但从“危”与“机”并存的辩证角度来看，不失为一个倒逼医学教育改革发展的有利契机。通过“2021 国际医学教育研究前沿报告”中国际医学教育论文 2019—2020 年高频主题词聚类分析，研究主题主要涵盖“新冠肺炎疫情对本科医学教育（医学院校教育）的影响”和“新冠肺炎疫情对临床实践（毕业后医学教育和继续医学教育）的影响”两个方面。

（一）医师资源始终存在非均衡性分布状态

过往肺炎的情况凸显了我国医师资源的不协调特征，各省区市之间和城乡之间的发展水平有明显差异，拔尖创新医学人才供给匮乏。第一，医师供需匹配存在区域性差别问题。北京、浙江和上海等东部地区医师数量相对充足，云南等中西部地区的数量相对短缺。第二，医师整体的“两极分化”明显。即中心城市和三级医院相对集中，广大城乡基层地区的医师数量“捉襟见肘”，农村每千人口医师数仅为城市每千人口医师数的 45%。第三，受传统的计划性招生制度影响，临床医学专业的高层次拔尖创新人才培养能力欠缺。我国临床医学八年制本博连读专业的招生规模较小，具备招生资格的大学不多。目前，仅有 14 所大学可以招收临床医学八年制学生，且各校每年八年制实际招收人数占医学招生比例较低。

加快建设我国基层医疗卫生事业，改善基层医疗卫生条件是实现全面建成小康社会的重要任务之一，医学生应当具有强烈的社会责任感，勇于投身基层，为基层医疗卫生的发展奉献力量。从当前医师资源分配不均的现状分析可见，医学生基层服务意向较低、服务意识淡薄，高等医学院校应通过“以文化人、以文育人”着力加强医学生理想信念教育、职业理想教育以及艰苦奋斗的精神教育，开展系列主题思想教育活动等增强医学生的社会责任感和奉献精神，树立正确的择业观，培养高尚医德，将思想转化为行动，认真践行社会主义核心价值观，扎根基层，服务基层。

（二）医疗卫生事业的发展环境存在“隐患”

新冠肺炎疫情折射出政府财政投入不高、医生受尊重不够等掣肘医疗卫生发展的问题。第一，医疗卫生领域的财政投入仍需增加。相较于美国、日本等发达国家，我国医疗卫生支出占政府总支出比重较小，且处于相对落后状况。第二，大学人才培养的政府投入不足，且部属高校和地方

高校之间的经费差距较大。第三，医生的社会地位和尊医重医的社会风气亟待提升和形成。医患关系的不平等和医生社会地位的逐渐下降，极大地削弱了医学教育，尤其是临床医生的吸引力、培养力和输送力。

在社会整体性医疗卫生行业发展困境的问题面前，医学生应积极抵抗外界消极因素的影响，在提高自身业务能力的同时，更要加强自身的人文素质和职业精神。高等医学院校要有效地利用各类文化资源，加强文化育人，树立社会主义核心价值观，加强对医学生爱岗敬业精神的培养，只有医务人员热爱医疗卫生事业，热爱自身所从事的专业，尊敬自己所从事的专业，处处维护专业所具有的基本要求，热爱患者，把自己的全部生命和力量都投入到专业活动中去，才能使医学专业充满生命力。只有具备了对医疗卫生事业的深厚情感，医务工作者才会在医疗工作中兢兢业业，尽心竭力，对职业所要求的各种知识、操作和规范竭尽全力去掌握和实现，有所作为。同时，新医改方案中提到“医德教育和职业精神的培养不能仅仅局限于说教，而应把教育内容扩展到整个人文社会科学领域，努力学习医学伦理学、心理学、法学、人文科学，并将理论认真贯彻到医疗实践中去”。医学生步入工作岗位后的价值理念、沟通技巧、语言能力、团队协作精神、谦逊求实精神等都是维护医患和谐、提高医生社会地位、促进医疗进步的重要因素。

（三）对公共卫生体系的规划建设缺乏足够重视

新冠疫情暴露了我国公共卫生管理体制机制的难点，疾病预防控制机构的规模不大、力量不足等支持力问题，尤其是从业人员专业性不强和人才流失压力更成为制约公共卫生体系防疫抗疫作用发挥的主要瓶颈。第一，公共卫生事业的管理体制机制的束缚，在一定程度上挤压和削弱了专业机构的发展空间及关键话语权。第二，我国疾病预防控制机构数量与从业人员储备均呈现“不增反降”的趋势，致使疫情期间出现大量“突击”招人的现象。第三，公共卫生医师流失现象堪忧。薪资收入偏低、职业归属感遗失已成为高学历毕业生和公共卫生执业医师“不愿来”“留不住”“不好留”的主要原因。

针对公共卫生管理体制的现有问题和“医师流失”现象，高等医学院校着力加强医学生职业奉献精神培养和家国情怀建立至关重要。疫情当前，在国家民族的危难时刻，医务工作者应以钟南山、程远雄等抗疫英雄为楷模，学习他们舍小家为大家的大无畏精神，扛起医疗卫生事业的大旗，身先士卒保境安民，不能因待遇、工资、社会地位等原因放弃职业理想、摒弃职业精神。

（张　也）

四、构建“课程化”安全教育体系，营造良好校园安全文化氛围

文化育人体系是通过开展中华文化教育、践行和弘扬社会主义核心价值观、优化校风学风、繁荣校园文化、培育大学精神、建设优美环境、滋养学生心灵、涵育学生品行、引领社会风尚而建立的育人体系。齐齐哈尔医学院药学院基于“当代大学生理想信念教育载体体系开发与实践”研究的基础上，进一步挖掘文化育人的内涵与途径，将“新生入学教育”设计成班本课程，采用“课程化 项目化 活动化”的文化育人研究与实践，系统开展理想信念、价值理念、道德观念、法制观念等教育。

安全是社会发展的前提，是人类个体发展的根本保证，更是做好一切工作的重要基础。作为培养和造就高素质社会主义建设人才的高等学校，是大学生进入社会开始人生的第一站。校园的安全稳定直接影响到大学生的生命安全和身心健康，关系到社会的和谐与稳定。如何营造安全稳定的校园环境，预防校园安全事故的发生，是我们应该深思的问题。

营造良好的校园安全文化氛围是做好大学生安全教育工作的重要保证。正所谓“近朱者赤，近墨者黑”，校园的安全人文环境将直接或间接地影响大学生个体安全意识的形成和发展，其影响是潜移默化的，影响力是深入持久的。通过构建“课程化”安全教育体系，营造良好的校园安全文化氛围。

（一）构建大学生安全意识养成教育课程体系

结合当前社会安全形势，设计国家安全、网络安全、预防诈骗、人身安全、财产安全、交通安全、消防安全、意外伤害9大教育主题，明确教育内容及目标，新生入学后由辅导员对大学生进行系统的安全教育（表4-7）。

表4-7　大学生安全意识养成教育课程设计

教育主题	教育内容及目标
国家安全	国家安全的概念与形势、总体国家安全观的重点内容、危害国家安全的行为、我国基本宗教政策常识、抵制邪教等。引导学生树立国家安全意识、主动维护国家安全的意识
网络安全	网络安全的概念、信息安全的重要性、网络犯罪对社会的危害、网络渗透破坏对国家的危害、理性看待网络舆情事件。引导学生加强个人信息保护，树立网络安全意识，维护网络安全，远离网络侵害
预防诈骗	电信诈骗、校园贷、传销等各种骗局的发案情况、类型、作案手法和识别方法。帮助学生树立防骗意识，避免上当受骗
人身安全	抢劫、抢夺、敲诈、性侵案件、爆恐袭击等突发安全事件的发案情况、类型和作案手法，自然灾害的逃生与应对。教会学生正确预防和应对人身伤害，保护人身安全
财产安全	入室盗窃、公共场所财物偷盗、内盗、网上财物盗窃的主要类型和作案手法。教会学生养成妥善保管财物的意识和习惯
交通安全	交通法规常识、交通安全标识、步行和驾车的交通安全问题、旅游出行安全注意事项、交通事故的自救和处理。引导学生树立交通安全意识
消防安全	火灾的基本概念与常识，各种室内火场、车船火灾、野外火场的逃生应对方法，日常火灾隐患种类，灭火器的使用。教会学生警惕火灾危害、远离火灾隐患、树立消防安全意识
意外伤害	日常生活中意外事故紧急自救、意外伤害急救、突发疾病和创伤处置。教会学生掌握自护自救的基本原则方法，培养学生重视生活中的意外危险，远离意外伤害的原则和方法
社交安全	师生、同学、恋爱关系的妥善处理，实习、兼职、职场安全注意事项，艾滋病、性病常识，“黄赌毒”的危害。教会学生警惕社交危险，学会自律自爱，掌握避免社交安全隐患、处理社交安全问题的方法

（二）开展大学生安全教育活动实践

在大学生安全意识养成教育系列课程基础上，充分利用学生课内外时间，拓展教育思路，拓宽教育形式，加深教育深度。通过系列实践活动，营造浓厚的安全教育氛围。

1．充分发挥安全教育平台的育人功能

安全教育除课堂教育外，还应拓宽学生安全教育平台。组织全体同学关注“国家反诈中心APP”，经常向同学们推送“花季学子走歧途，疯狂洗钱成帮凶！”“开学防骗第一课”等防骗小课堂，使同学们时刻警惕各类骗术，避免上当受骗。通过“易班”平台宣传安全知识、开展安全知识有奖问答等形式对学生进行安全教育。通过“齐齐哈尔医学院药学院美篇”发布涉及安全问题的真实案例，提高学生处理安全问题的能力（图 4-43）。

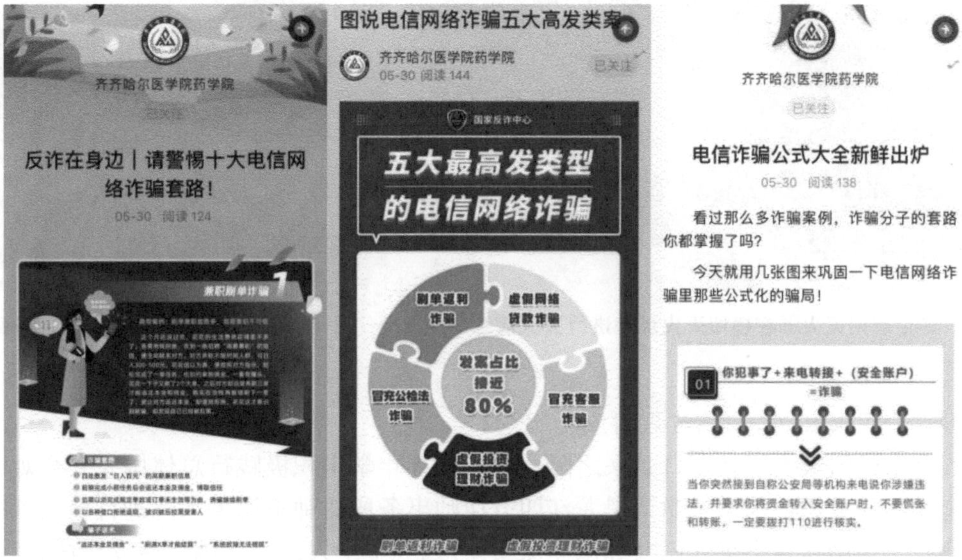

图 4-43　通过“齐齐哈尔医学院药学院美篇”发布涉及安全问题的真实案例

2．以特殊纪念日为契机开展专题教育

（1）开展“11.9”消防安全宣传系列活动

为深刻汲取社会上消防安全事故教训，及时发现、消除火险隐患，有效预防火情火灾的发生，确保学生人身、财产安全，药学院以“11.9”消防安全宣传月为契机，组织开展了一系列消防安全宣传活动。

消防知识要记牢，专题讲座率先行。为提高学生的消防安全意识，丰富学生的消防安全常识，充分认识火灾的危害性，邀请消防安全宣传员围绕大学生消防安全管理规定、火灾案例分析、火灾隐患自查自改要点、火灾扑灭和逃生自救能力等方面，为同学们详细讲解了日常安全用电防火常识，并结合实际案例，让学生了解消防安全在我们生活中的重要性。通过讲座，使同学们进一步增强了安全意识，提高自救能力，筑牢自身安全防线。

扑救火灾有技巧，灭火实操显身手。为提升学生扑救初起火灾的能力和自救互救能力，药学院联合保卫处消防科开展了灭火器实操演练。演练以同学自行报名、分时段参加的方式举行。参加人员按时到达指定区域集合后，由保卫处消防科老师逐批讲解火灾的危害、灭火器种类以及灭火器使用方法等知识，在现场工作人员指挥下分批进入模拟灭火场地，利用灭火器将火扑灭，所有参演人员严肃认真、动作规范（图 4-44）。通过实操演练，让学生掌握了灭火器的使用方法，懂得在真正面对火场时如何冷静应对、有效操作，降低火灾的损失和伤害，从而保证自身安全。

逃生自救记心中，紧急疏散来保障。“着火啦，大家赶快疏散逃生”。伴随着火警铃声，药学院学生紧急逃生疏散演练正式开始。楼内所有学生弯着腰、用湿毛巾捂住口鼻，按疏散指示标志指引的方向，沿疏散楼梯向楼下安全区域疏散，整个演练过程中，参演人员动作敏捷、秩序井然（图 4-45）。演练结束后，保卫处工作人员通过列举典型案例，强调了逃生疏散演练的重要性，要求大家在遇到火灾、地震、爆炸等突发状况时，第一时间以同样的方式快速逃生自救，同时，也希望全体同学关注消防安全、参与消防安全，共创良好校园消防安全环境。

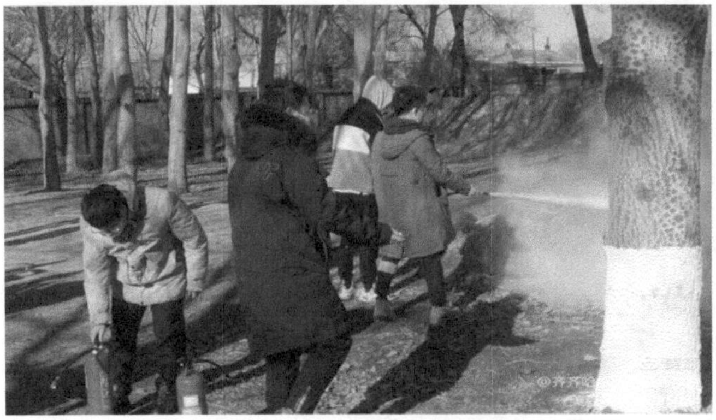

图 4-44　学生利用灭火器在模拟灭火场地进行灭火演练

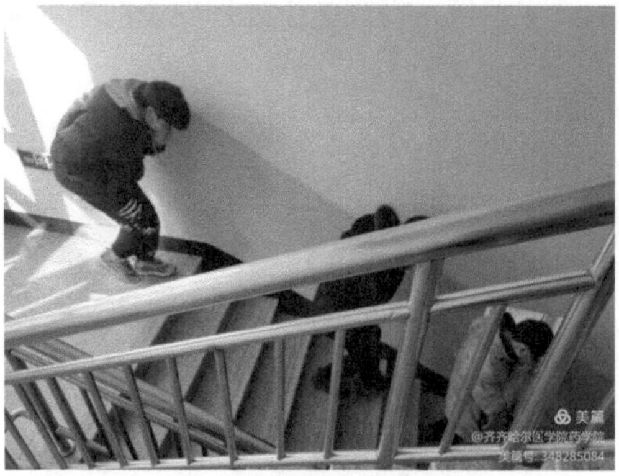

图 4-45　学生正在进行紧急逃生疏散演练

(2) 开展全民国家安全教育专题讲座

在第 6 个全民国家安全教育日到来之际，为教育青年学生积极践行总体国家安全观，提高维护国家安全的法律意识，药学院邀请黑龙江四方律师事务所律师王海涛来院进行全民国家安全教育专题讲座。王律师从《中华人民共和国国家安全法》《中华人民共和国网络安全法》《中华人民共和国反恐怖主义法》等法律法规入手，针对防范电信诈骗、非法获取公民个人信息、不能在军用港口等地未经允许拍摄、表达爱国情感要采取合理合规的方式、不要被不怀好意的人挑唆利用等大学生关注的突出问题，以案说法、现场讲解。本次全民国家安全教育专题讲座，宣传了国家安全相关法律法规，增强了师生总体国家安全观，提高了对危害国家安全行为的辨别能力，营造了“国家安全、人人有责”的浓厚法治氛围（图 4-46）。

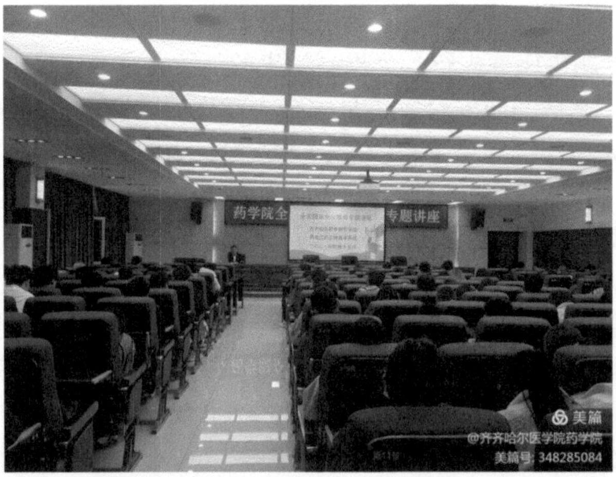

图 4-46　黑龙江四方律师事务所律师王海涛进行全民国家安全教育专题讲座

五、开展“大学生日常行为规范养成”项目，营造向上向善优良校风

文明礼仪是中华民族的传统美德，我国素有“文明古国，礼仪之邦”的美誉。古人云：“不学礼无以立，人无礼则不生，事无礼则不成，国无礼则不宁。”文明礼仪是一种律己、敬人的行为规范，崇尚礼仪、践行文明是人类共同的责任。为深入开展大学生文明行为养成教育活动，引导广大学生注重行为规范，帮助学生提高基本文明素养、养成良好习惯、优化育人环境，促进优良学

风、校风的形成，药学院开展“大学生日常行为规范养成”项目，营造向上向善的优良校风。

(一)“大学生日常行为规范养成”项目的目标与任务

以养成基础文明习惯、形成浓厚学习风气、创造优美环境、维护良好秩序为重点，营造良好自我管理与自我教育的浓厚氛围和良好风气。强化日常行为养成，引导学生自觉树立当代大学生的良好风范和形象，切实做到“六讲”“六无”(即语言讲文雅，行为讲文明，校园讲秩序，学习讲诚信，人际讲和谐，处事讲真诚；地上无杂物，墙上无污迹，门窗无灰尘，生活无陋习，口中无秽语，行为无违纪)。力求达到待人接物，文明礼让；仪容举止，恰当庄重；衣着打扮，朴素大方；男女交往，行为得体；生活秩序，优美和谐。

(二)“大学生日常行为规范养成”项目的内容

以“思想文明、举止文明、课堂文明、宿舍文明、就餐文明、生态文明”为主要内容，广泛开展形式多样的活动，营造文明修身氛围，强化文明意识，做文明学生，建文明校园，树文明风尚(图4-47)。

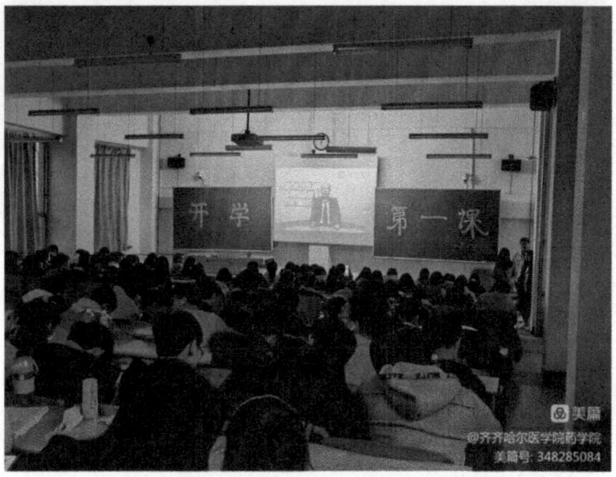

图 4-47　齐齐哈尔医学院党委副书记崔光成在为同学们讲授“开学第一课”

1．思想文明

(1) 树立“齐家治国平天下”的远大抱负，立志报国，刻苦学习，奋斗成才。

(2) 修身立德、严于律己，努力弘扬与践行“天行健，君子以自强不息”的中华文明精神瑰宝。

(3) 自觉培植以诚信、忠义为本、“穷则独善其身，达则兼济天下”的伟大人格与高尚道德。

(4) 堂堂正正做人，老老实实做事，扎扎实实学习。

2．举止文明

(1) 尊敬师长，尊敬长辈。

(2) 团结友爱，与同学和谐相处。

(3) 遵守社会公德，爱护公物，爱护花草树木，不践踏草坪，不随地吐痰，不吸烟，不乱扔废弃物，不穿拖鞋、背心进入公共场所，不在公共场所大声喧哗。

(4) 语言规范，不说脏话，注意文明礼貌用语。

(5) 树立正确的审美观念，衣着得体。

(6) 培养良好的人际关系，与异性交往言行适度。

(7) 遵纪守法，不做有害身心健康、有损大学生形象的事情。

3．课堂文明

(1) 上课不迟到、不早退，不将食物带入教室，按时认真完成作业。

(2) 认真听课，不做与课堂无关的事。

(3) 上自习、做作业或阅读课外书籍保持安静不吵闹。

(4) 自觉保持教室整洁，营造良好的教学环境。

(5) 进课堂手机关闭或静音，不影响他人学习。

(6) 积极配合老师，促进师生互动，改善教学质量。

(7) 积极倡导擦净黑板、清洁讲台、相互问好等尊师行为。

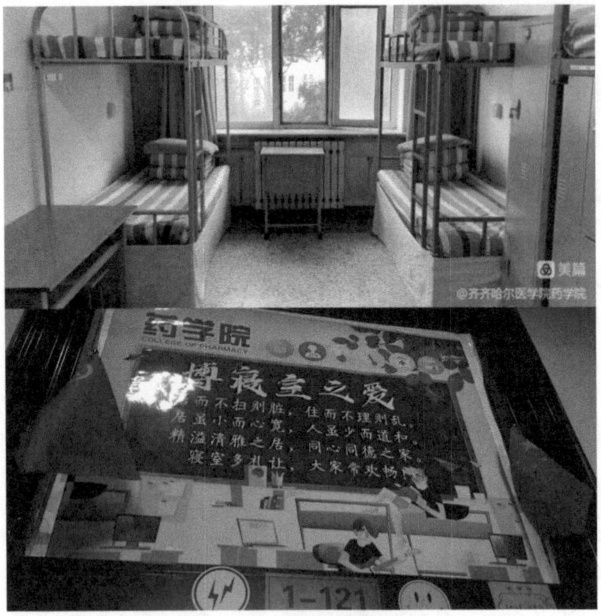

图 4-48　药学院寝室文化

4．宿舍文明（图 4-48）

（1）严格作息时间，按时起床、就寝。

（2）遵守公寓管理规定。

（3）讲究宿舍格调，不乱涂乱刻乱画，不贴不健康字画。

（4）宿舍保持整洁，物品摆放有序，被子叠放整齐。

（5）保持公寓区安静，不大声喧哗。

（6）创建文明宿舍氛围，不做违法违纪之事。

5．就餐文明

（1）遵守就餐时间。

（2）节约粮食，不铺张浪费，不随意丢弃饭菜，做到“光盘行动”。

（3）自觉维护食堂秩序，不插队、捎带，饭后将餐具放到指定地点。

6．生态文明

（1）善待大自然，善待人类，与大自然和谐相处，与他人和谐相处，关爱弱势群体，共建和谐校园环境。

（2）爱护一草一木，爱护公共卫生，养成爱卫生、爱惜与尊重他人劳动的良好文明习惯，克服乱扔垃圾、乱蹬脚印、践踏花草等不文明的坏习惯。

（3）爱护公共财物，珍惜学校资产，养成节水、节电、节能与自觉保护校园内的家具、器材、设备、图书等所有财产的文明习惯。

（三）“大学生日常行为规范养成”项目的实施

项目实施分为宣传学习、清理整顿、总结三个阶段。

1．宣传学习阶段

（1）成立大学生日常行为规范养成教育领导小组，组织召开全体学生管理工作人员大会，明确实施任务，统一思想，提高认识，全力做好大学生行为规范养成教育工作。

（2）各班结合实际，制定出切实可行的大学生行为规范养成教育具体实施方案，分别组织召开团员干部、学生党员（入党积极分子）动员会，启动大学生日常行为规范养成教育系列活动。

（3）各班认真组织学生学习《高等学校学生行为准则》和《齐齐哈尔医学院学生手册》，并结合《齐齐哈尔医学院学生日常行为规范》的相关内容，以班级为单位开展大学生行为规范养成教育大讨论活动。每一位同学都认真参与，引导学生从一言一行做起，提高学生的思想道德修养，进一步融洽师生关系，完善人际关系，提高师生的文明素养，在全院形成良好的道德行为规范。引导学生发现潜在问题和认清努力方向，以求最大限度地调动广大同学的积极性，提高参与率和育人效果。

（4）各班做到全员参与，全面动员，层层发动，利用学生 QQ 群、“齐齐哈尔医学院药学院美篇”、条幅、海报等多种形式加强宣传，营造浓厚的舆论氛围。

2．清理整顿阶段

各班结合学院大学生行为规范养成教育实施方案，在前一阶段工作的基础上从各自工作实际和专业特点出发，将正面宣传教育与学生自我约束相结合，坚持自我教育与文明服务相结合，围绕校园公共场所、宿舍、课堂、食堂等重点区域，开展形式多样的自律与实践活动。组织各班学生干部、党员、学生代表开展“校园文明我先行”“学生党员形象大讨论”等主题民主生活会等不同层次的座谈和讨论活动，具体活动范围涉及学生的基础文明修养、社会公德、安全意识、协作能力、社会责任感、法律意识、诚信行为、环境保护、网络道德等方面，采取爱心互助活动、讲座、报告、演讲、辩论、知识竞赛等多种方式进行，让每位学生懂得树立良好的文明形象、养成规范的文明行为对今后的影响和重要作用。

加强学院文明行为规范的监督检查工作力度，各班组织成立“文明督导组”，深入宿舍、班级等公共场所进行定点、定期监督检查，集中开展专项检查监督和治理活动，整顿范围如下：

（1）校园公共场所行为：包括乱丢乱扔、破坏校园公物、男女交往不得体、公共场所吸烟酗酒（特别是教学楼内吸烟）、衣冠不整进出教学区、在教学区用餐等现象。

（2）课堂秩序：包括旷课、迟到、早退、上课睡觉、使用手机等不良行为。

（3）学生宿舍行为：包括寝室卫生、就寝秩序、夜不归宿、违禁电器及宿舍管理规定执行情况等方面。

（4）食堂就餐行为：包括浪费粮食、饮酒等现象。

根据以上内容进行逐一清理和整顿，结合综合素质培养，继续加大对大学生行为规范养成教育力度，努力创新教育形式，进一步提升教育效果，同时对上一阶段中出现的问题和不足进行整改和调整。

3．总结阶段

各班在开展大学生行为规范养成教育活动时，在每个阶段活动结束后，认真总结，提炼经验，查找不足，提出下一步整改意见，树立典型。

六、“我们的节日”主题活动设计，弘扬中华民族传统文化

传统节日凝结着中华民族的民族精神和民族情感，承载着中华民族的文化血脉和思想精华，是维系国家统一、民族团结和社会和谐的重要精神纽带，是建设社会主义先进文化的宝贵资源。充分运用民族传统节日，大力弘扬优秀民族文化，对于弘扬和谐文明社会风尚，推动形成团结互助、融洽相处的人际关系和平等友爱、温馨和谐的社会环境，对于进一步增强中华民族的凝聚力和认同感、推进祖国统一和民族振兴、发展壮大中华文化、维护国家文化安全具有重要意义。

齐齐哈尔医学院药学院以中华传统节日——春节、元宵节、清明节、端午节、中秋节、重阳节等为切入点，在各班开展丰富多彩的经典诵读、节日民俗、文化娱乐和体育健身活动，推动“我们的节日”主题活动深入开展。

（一）春节（元宵节）

春节和元宵节这两个传统节日凝聚着华夏人民的生命追求和情感寄托，传承着中国人的家庭伦理和社会伦理观念。节日期间要突出辞旧迎新、团圆平安、兴旺和祝福的主题，突出“红红火火过大年”的节日气氛，营造家庭和睦、安定团结、欢乐祥和的喜庆氛围。

1．开展“疫情下的春节”摄影大赛

对于中国人而言，春节最大的意义就是回家团圆。即使相隔万里，也要穿越千山万水，与家人团聚。为营造春节喜庆、祥和、团圆、美好的节日气氛，让学生深切感受到中华民族文化魅力，加强爱国、爱乡、爱家的思想教育和亲情教育，药学院开展了“疫情下的春节”摄影大赛活动。来自五湖四海的同学们有各自家乡不同的春节文化，但不变的意义是团圆。在新冠肺炎疫情的影

响下，国家倡导就地过年，成就了2021年春节的别样“年味”。参赛人员上传自己在春节期间特别的所见所闻——承载着自己快乐回忆的照片，度过了这个注定不一样的春节（图4-49）。

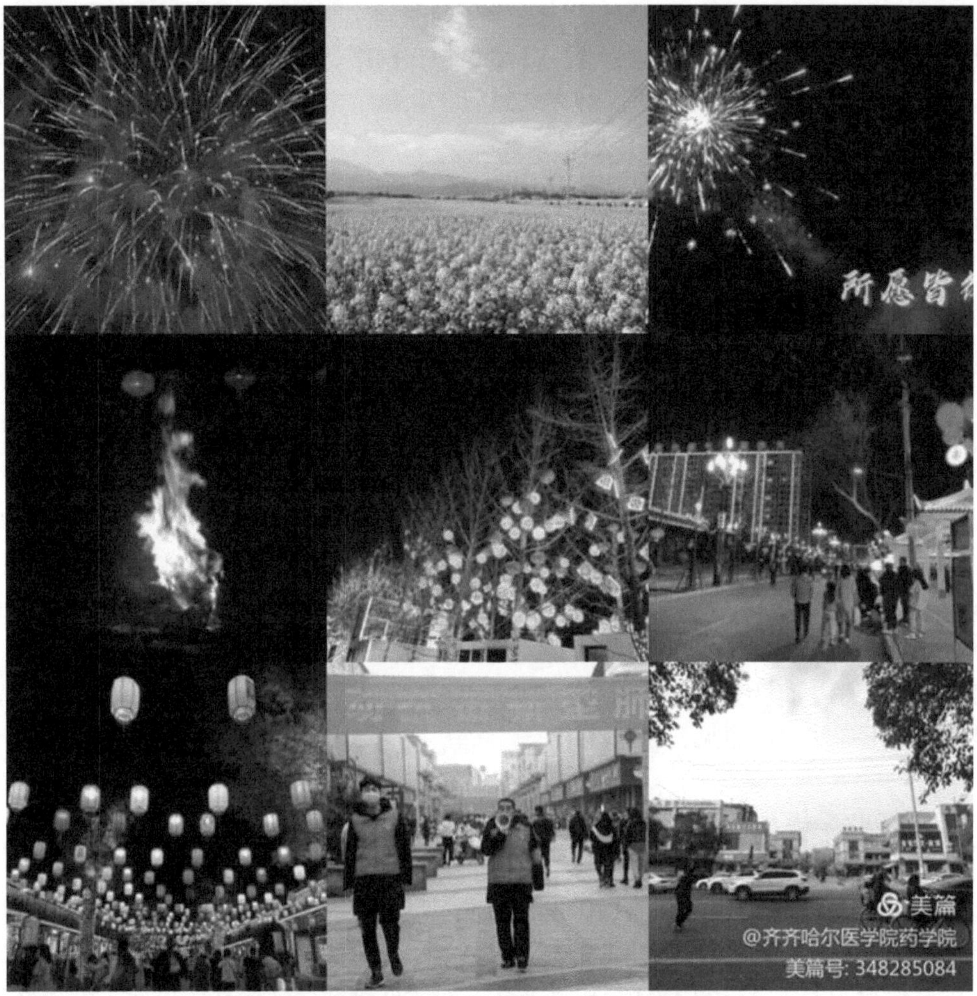

图4-49　药学院开展“疫情下的春节”摄影大赛

2．开展“欢庆元宵节，家家共团圆”主题活动

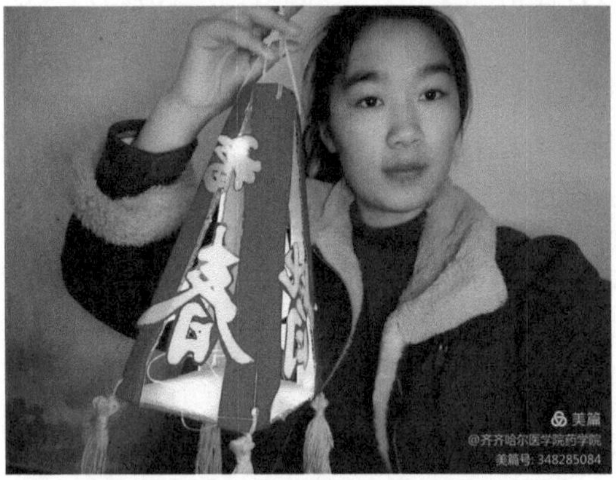

图4-50　变废为宝花灯制作

为了弘扬中国优秀传统文化，积极培育和践行社会主义核心价值观，提升和谐幸福的正能量，药学院线上举行以“欢庆元宵节，家家共团圆”为主题的活动。本次活动分为两部分，分别是变废为宝花灯制作大赛、线上猜灯谜抢红包。此次活动通过制作花灯、猜灯谜的形式，营造了节日氛围，丰富了传统佳节的内涵，让同学们感受到了民族文化的博大精深，体会到传统文化的魅力，同时也对元宵节有了更深入的认识，丰富了同学们的精神文化生活，增进了同学之间的感情交流，为同学们带来了一个温暖、快乐的元宵节（图4-50）。

（二）清明节

清明节是一个纪念先祖及离世亲人的节日，主要的纪念仪式是扫墓，要突出纪念先人、缅怀先烈的主题，引导学生正确认识和理解中华民族优良传统和革命传统，慎终追远，珍惜幸福生活。

清明节来临之际，药学院团委在共青团黑龙江省委员会的组织下，结合疫情防控形势，依托网络新媒体平台，组织学生广泛开展形式多样的祭英烈活动，致敬英雄，追思烈士，为先烈献花，向英雄致敬。

1．“弘扬英烈精神 赓续精神血脉”主题云团课

组织学生观看由共青团黑龙江省委员会举办的“弘扬英烈精神 赓续精神血脉”主题云团课。作为全国兴建较早的烈士陵园，哈尔滨烈士陵园长眠着247位不同历史时期牺牲的英雄烈士。团课以讲解员视角带领青少年走进烈士陵园，参加升旗仪式，聆听英烈故事，回顾峥嵘岁月。

2．“今天为英烈献花”主题慢直播

英雄是民族最闪亮的坐标。清明节之际，组织全体同学参加由共青团中央宣传部、退役军人事务部宣传中心组织的“今天为英烈献花”主题慢直播。追思中华民族英雄先烈，为“觉醒年代”的陈延年、“海空卫士”王伟、“戍边英雄”陈祥榕等英烈所在陵园“云端”献花，寄托哀思，慎终追远。

3．“2022 · 奋进 · 网上祭英烈”互动打卡活动

组织学生参加由共青团黑龙江省委员会举办的“2022 · 奋进 · 网上祭英烈”互动打卡活动。通过线上献花、擦拭纪念碑、“云打卡”各地红色纪念馆等方式，组织学生接受线上“沉浸式”精神洗礼，缅怀革命先烈，弘扬英雄精神（图4-51）。

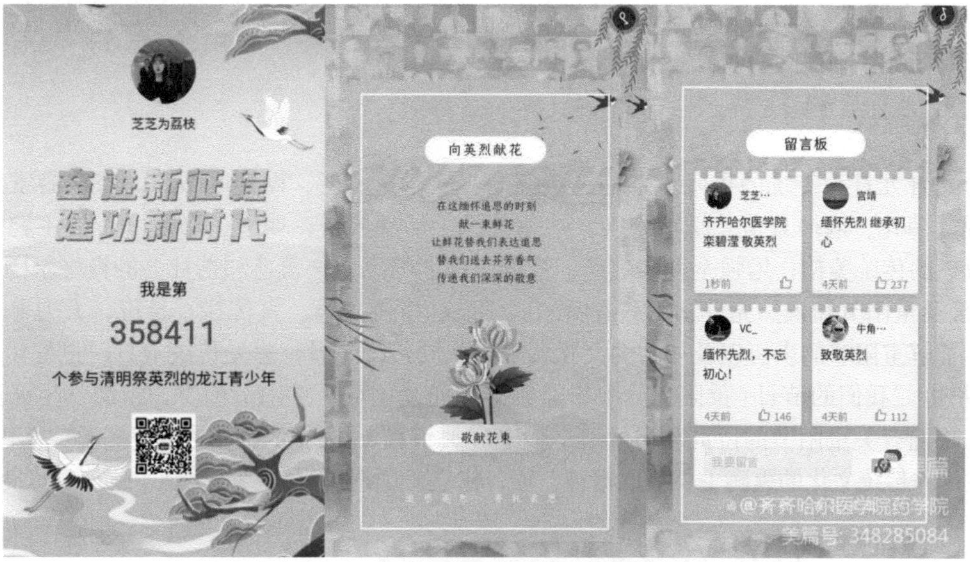

图4-51 “2022 · 奋进 · 网上祭英烈”互动打卡

（三）端午节

端午节以纪念屈原之说影响最广。诗人屈原胸怀祖国、心忧天下、至死不渝的爱国情怀，激励着一代又一代中华儿女。端午节有赛龙舟、打扫庭院、挂艾蒿、踏青等习俗。充分挖掘端午节的深厚文化内涵，围绕人与自然和谐共生这个主题，积极组织文化娱乐、体育健身和科普宣传活动，增强同学们的爱国情感，提高同学们的科学意识。

1．开展“和谐端午日，弘扬民族魂”主题教育。通过召开主题班会，组织学生上网浏览、查

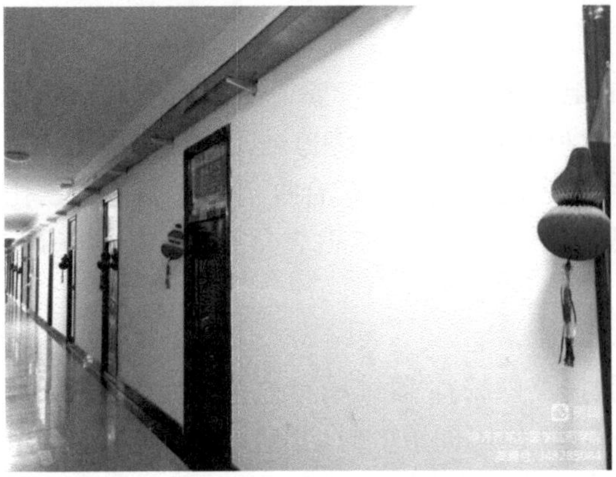

图 4-52　同学们将组装的七彩葫芦挂在寝室门口

阅有关屈原的故事和诗歌，引导学生缅怀先贤，学习其忧国忧民的博大情怀、忠诚祖国的高尚品质，弘扬传统美德，提高对民族文化的认同感和自豪感。

2. 组织开展讲传统美德故事活动。广泛开展传讲历史名人、英雄模范、道德楷模和我们身边好人的故事，引导学生在活动中接受爱国主义教育，增进爱国情感、树立报国之志，唱响主旋律。

3. 开展主题社会实践活动。结合端午传统习俗，组织开展制作七彩葫芦等富有传统节日文化内涵的端午节主题社会实践体验活动，让学生感受传统，了解民俗，体验成功的乐趣（图 4-52）。

（四）中秋节

中秋节又称“团圆节”，是我国仅次于春节的第二大传统节日，以其丰富的文化内涵和民族性、群众性的特点，深深融入人们的日常生活和精神世界。要突出团结、团圆、庆丰收的主题，努力营造民族团结、国家统一、社会和谐、家庭幸福的节日氛围。

1. 组织“探月”活动。通过齐齐哈尔医学院药学院美篇、主题团日等形式，让学生了解和讲述有关中秋节的典故；大力普及传统节日知识，营造浓厚的节日氛围，倡导文明向上的道德风尚。

2. 举办“咏月”经典诵读活动。各班结合实际，精心选择历代“咏月”名篇佳作，开展形式多样的诵读、赏析、创作活动，引导学生感受传统文化的魅力，增强爱国主义情感。

3. 开展志愿服务活动。开展关心孤寡老人、残疾人、留守儿童等，向他们赠送月饼、过中秋活动，让他们感受到家的温暖。

（五）重阳节

农历九月九日为传统的重阳节，是一个尊老、敬老、爱老、助老的节日，有出游赏景、登高远眺、观赏菊花、遍插茱萸、吃重阳糕、饮菊花酒等活动习俗。要突出敬老孝亲的主题，大力弘扬尊老敬老的传统美德，增强全社会敬老、爱老、助老的意识，营造和谐社会的良好氛围。

1. 普及重阳节知识。充分利用齐齐哈尔医学院药学院美篇、宣传栏、易班，大力普及重阳节的知识，了解重阳节的来历以及相关的文化背景，认同传统节日、喜爱传统节日、过好传统节日。

2. 举办“我们的节日·重阳节”中华经典诗词诵读比赛。重阳节前夕，组织学生诵读国学经典诗词，吟诵有关重阳节的诗词和历代尊老爱老经典诗篇，引导学生感受传统“孝”文化的魅力，让学生在优秀传统文化的熏陶中，汲取精神营养，树立正确的世界观、人生观、价值观（图 4-53）。

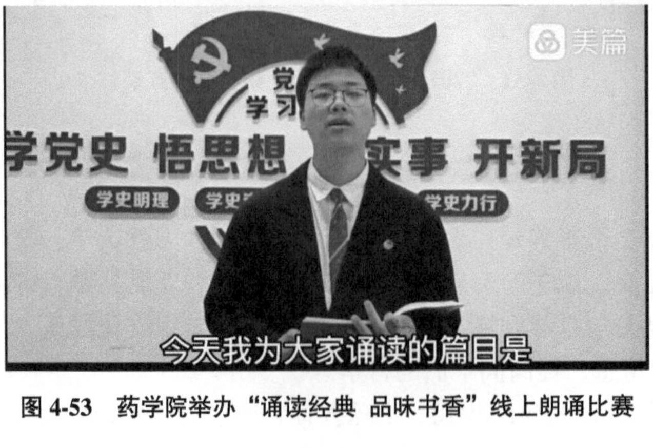

图 4-53　药学院举办“诵读经典 品味书香”线上朗诵比赛

3．开展我为老人献爱心活动。通过多种形式大力宣传敬老孝亲道德模范事迹，弘扬尊老敬老的良好风尚，同时在学生中开展“我给爷爷奶奶写一封信”等活动，教育学生学会感恩，学会做人（图 4-54）。

4．开展主题志愿服务活动。组织学生到社区“空巢老人”“孤寡老人”家走访慰问，为他们送去节日的祝福，进一步树立社会责任感和历史使命感（图 4-55）。

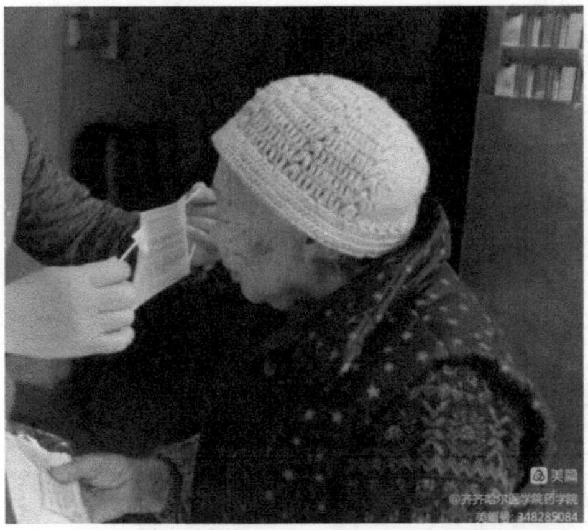

图 4-54　志愿者为老人讲解如何正确佩戴口罩

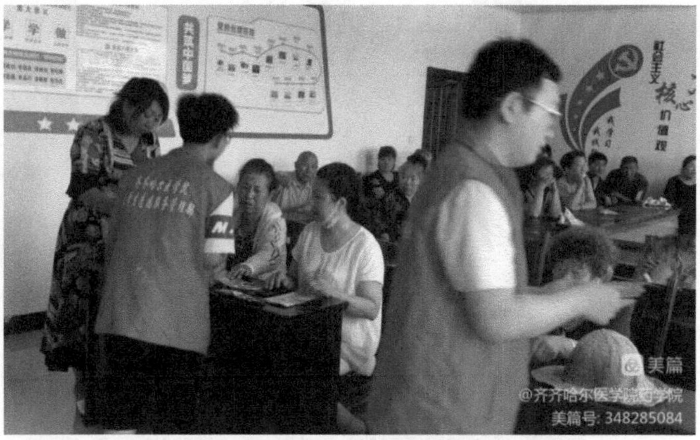

图 4-55　志愿者在为老人发放“慢性病的预防”宣传材料

（六）“五·四”青年节

在“五·四”青年节，营造校园节日氛围，让学生感受到浓烈的节日气氛。突出爱国、进步、民主、科学主题，充分挖掘“五·四”青年节在新时期的内涵，继承和发扬“五·四”运动的光荣传统，弘扬爱国主义、集体主义和社会主义理想，培养和提升学生的文明素质。

1．开展“青春梦与中国梦”主题团日活动。开展一次“青春梦与中国梦”主题团日活动，组织广大团员青年围绕个人“青春梦”与“中国梦”的实现，广泛开展大讨论。

2．开展“举团旗、唱团歌、戴团徽、学团史、过团日、上团课”活动。通过“六团”活动进一步强化团员意识教育，进一步强化全院团员青年对团组织的认同感和归属感。

3．开展丰富多彩的系列庆祝活动。广泛组织开展团史知识竞赛、重温入团誓词、演讲征文比赛、摄影比赛、合唱比赛、“我与团徽、团旗合张影”等丰富多彩的庆祝活动（图 4-56）。

（七）国庆节

每年国庆节，突出社会主义好、伟大祖国好主题，举办文艺演出、歌唱祖国等活动，激发广大学生热爱祖国、建设家乡的责任感和使命感（图 4-57）。

1．开展“我们爱祖国”为主题的弘扬民族精神活动。组织各班召开“我们爱祖国”主题班会，借助网络、媒体让学生深入了解祖国建设所发生的翻天覆地的变化，了解全国各族人民为给祖国母亲献礼所开展的活动等，对学生开展爱国主义教育。

2．向学生推荐反映我国辉煌历史、光荣革命传统、锦绣壮美河山的书籍，写读书笔记，召开读书交流会。让学生从书籍中了解祖国，感受发展。

3．以“画祖国、唱祖国、颂祖国、看祖国、写祖国”为主题，开展庆祝活动。

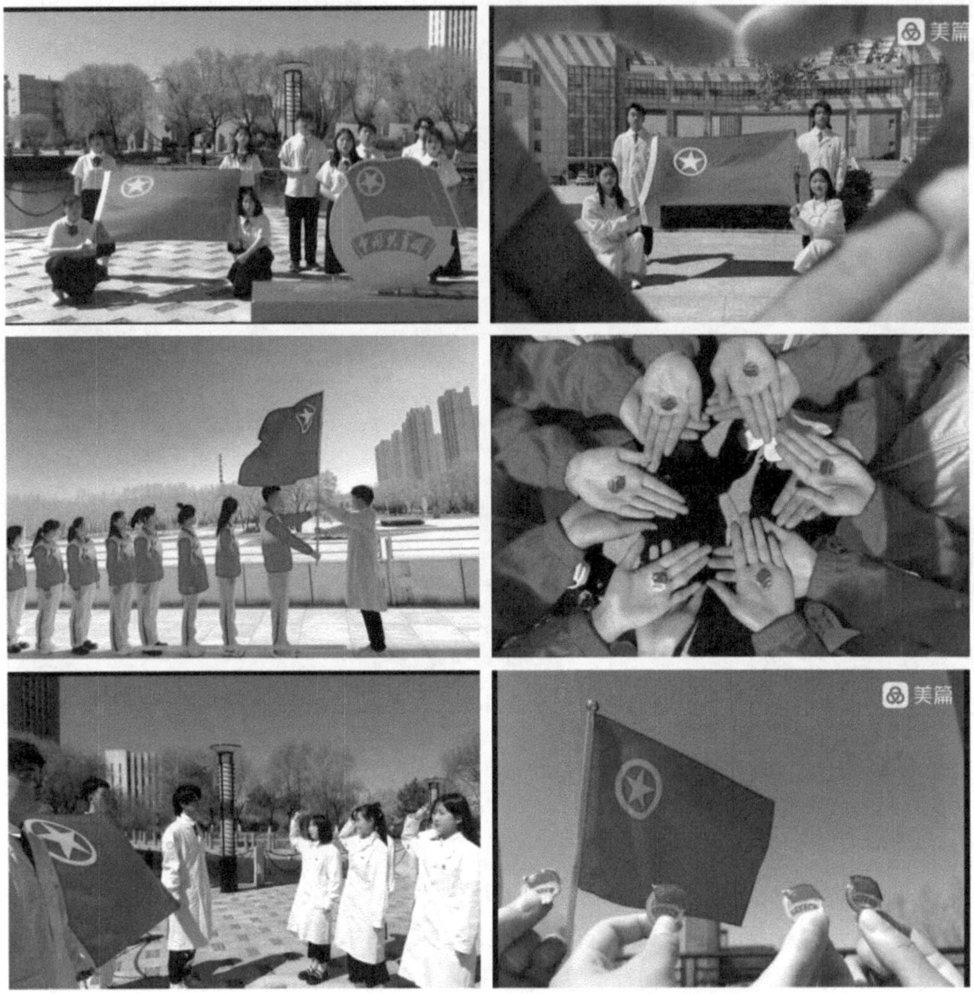

图 4-56 “我与团徽、团旗合张影”

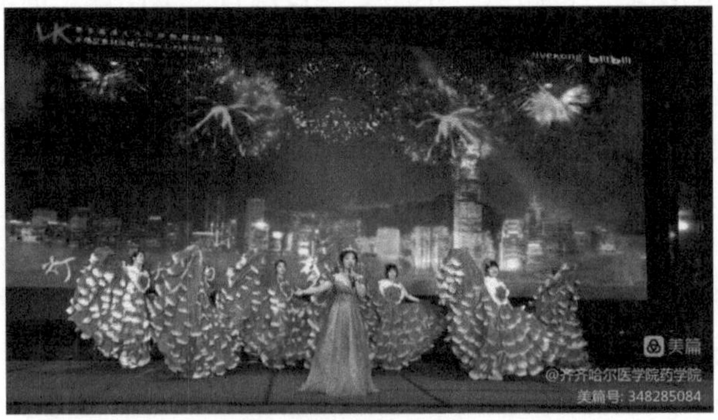

图 4-57 文艺演出歌伴舞《灯火里的中国》

（梁玉清）

第五节　构建网络育人体系

教育部于2017年12月将“网络育人”纳入“十大”育人体系，为校园网络文化建设指明了方向，提出了新的要求。网络育人成了高校大学生接受德育的重要平台。网络推动着人类文明的快速发展，影响着当代青年人的生活、学习、工作模式，对高校大学生的影响最为显著，创新着大学生的学习方式，改变着高校教师的教学模式。新媒体时代高校网络文化的快速发展，一方面加速了高校校园文化的建设，另一方面也给高校网络育人工作的开展带来了新的挑战。因此，理清高校网络育人工作的重要性，分析网络文化育人的困境，探究网络育人的新路径，为大学生提供健康、积极向上的网络文化，对促进高校网络育人工作具有重要意义。

一、高校网络育人的重要性

网络育人工作是高校育人工作的重要环节和内容。在十大育人体系的指引下，提升网络育人工作的质量，是高校网络育人工作的新要求，是新媒体时代下高校德育工作的时代要求，是当今大学生发展的内在使命。

首先，高校德育工作是素质教育的灵魂，党的十八大报告明确指出，把“立德树人”作为教育的根本任务。在新媒体时代背景下，高校育人工作被赋予了新的意义，这就要求高校教育工作者在做好学生的德育工作时，必须结合时代的要求，探索新平台，挖掘新渠道，以提高教育的实效性。其次，在新媒体时代背景下，当代大学生对网络媒体的依赖性越来越强，这就要求高校教育工作者要重视网络文化的发展，创新网络文化内容，更新网络育人理念，完善网络育人体系，提高网络文化育人水平，进一步推进大学生的健康、全面发展。最后，实现校园网络文化育人功能是提高人才培养质量的必然选择。强化高校人才素质培养是当前高校的重要任务，这就要求各高校增强对网络道德的建设，创造优良的校园网络文化，培育更多能够满足社会需要的优秀人才。高校要充分认识网络文化的育人作用，加强校园网络文化建设和管理，建设优秀的校园网络文化。

二、高校网络育人面临的困境

1．网络文化的复杂性冲击着主流文化。新媒体时代网络的快速发展，给高校网络文化育人工作既带来了机遇又带来了挑战。新媒体的高速发展使得网络文化变得复杂，一方面，校园网络文化空前繁荣，互联网的发展催生着新媒体平台的发展，大学生的学习、生活、工作等都可以借助网络平台完成，形成了“线下线上”相结合的校园网络文化体系，衍生出了很多时政热点平台，如学习强国App、喜马拉雅App等，大学生可以利用课余时间浏览和学习时政新闻。但是，校园主流文化也受到网络文化的冲击，网络的多元性、复杂性影响着主流文化的地位，学生在获取信息时，由于受到各类亚文化的影响，主流价值观容易发生偏离。除此之外，虽然学生可以通过互联网获取大量信息，但其中混杂的一些错误或者不良信息会对学生产生负面的影响，甚至导致个人价值观出现偏差；同时，在新媒体时代，网络的隐匿性弱化了网络道德对行为的约束，学生借助网络平台发表言论，而有些言论过于极端，出现了道德失范的现象，不利于校园网络文化的健康发展。

2．网络文化的育人队伍建设亟须强化。高校网络文化育人工作的开展需要一支专业素质高、业务水平强的队伍，但随着时代的变化与发展，网络文化育人队伍存在知识结构不完善、人员组成不合理、培训欠缺等问题。与此同时，目前很多高校都没有专业的网络文化育人队伍，因此，高校网络文化育人队伍亟须强化。

首先，在新媒体时代背景下，信息快速发展，高校会出现一批思想觉悟高但不能适应时代变迁的教育工作者，他们对网络文化育人的知识储备不充分，在开展网络育人活动时缺乏创新性，很难吸引大学生的注意力，不能满足当代大学生对网络知识的需求。其次，高校教育工作者对网络文化育人工作的重视程度不够，认为网络只是育人工作的一种辅助工具，没有意识到网络文化对大学生的重要性，主要表现为育人工作责任意识薄弱，对新媒体时代背景下网络文化对大学生育人工作的重要性和必要性的认识明显不足，仅通过简单、传统的网络文化育人方法对学生进行教育，缺乏对学生特点和社会时代背景的认识、了解和研究。最后，目前高校网络文化育人队伍基本都是由辅导员、党团工作者、思政课教师等人员组成的，他们大多数以兼职为主，很难有大量时间投入具体的工作中，同时，他们缺乏专业的知识和网络操作能力，在实际的网络文化育人工作中也是困难重重，导致了当前高校网络文化育人队伍不完善。

3．网络文化的育人载体较为弱化。高校网络文化育人工作的有效开展，离不开对高校网络与网站平台载体的建设，这是高校在新媒体时代背景下网络育人的必然选择。高校网络平台建设得越完善，功能越齐全，内容越充分，形式越多样，就越能吸引更多的学生关注网络文化内容，这样网络文化对大学生的学习和生活的影响就越深远持久。

目前，高校基本都利用网络平台开展育人工作，但是在实际工作中发现，大多数高校的网络文化育人载体建设不够完善，还存在很大的问题。在网络版面设计方面，吸引力不强、版块设计比较单一，难以满足广大学生的上网需求，同时，在对网页进行版块设置时忽略了对学生意见的反馈模块设置，使得网站在进行版面设计时，不能有效地把学生意见融合到版面设计之中。在网络文化的内容建设方面，各大高校基本借助“两微一端”等网络平台推送内容，但是推送的内容比较单一，大多数以党政、时政新闻为主，对于娱乐性内容的推送较少，长此以往，大学生逐渐对校园网络文化失去了兴趣，不再浏览校园网站信息，使得高校教育工作者难以借助网络载体对学生进行教育。另外，高校网络文化的育人平台上经常重复推送内容，缺乏创新，难以引起学生的注意。不管是网站平台的版面设计还是内容的推送，都体现出高校网络文化育人载体建设不够完善，因此，对网络文化育人载体的建设亟须加强。

三、齐齐哈尔医学院在网络育人方面的积极尝试

（一）制定网络育人质量提升工作方案

为深入贯彻全国、全省高校思想政治工作会议精神，根据教育部党组《高校思想政治工作质量提升工程实施纲要》有关精神、《教育部等八部门关于加快构建高校思想政治工作体系的意见》和《中共齐齐哈尔医学院委员会“三全育人”实施方案》要求，结合学院实际，制定了《齐齐哈尔医学院网络育人质量提升方案》。

方案总体要求是：按照学院党委《“三全育人”实施方案》要求，紧紧围绕立德树人根本任务，通过互联网和新媒体等开展思想政治工作，引导学生强化网络意识，树立网络思维，提高网络文明素养，守护好网络精神家园。包括7项具体措施。

1．加强工作统筹，推动思想政治工作传统优势同信息技术高度融合

建立网络思想政治中心，统筹整合学院网络思想政治工作资源，通过加大对学院网络文化建设统筹协调力度，推动形成共建共享、互联互通、同向同行的网络育人工作格局，示范带动全院

整合网络平台、丰富网络内容、建强网络队伍、推进成果评价，发挥网络育人功能。

2．强化网络意识，提高建网用网管网能力

加强学生网络素养教育，开展对《高校师生网络素养指南》的学习宣传教育，引导师生增强网络安全意识，遵守网络行为规范，养成文明的网络生活方式。

3．拓展网络平台

重视全国高校校园网站联盟作用，推动“易班”和中国大学生在线全国共建，建设校园网络名站名栏，建设校园网络新媒体矩阵。丰富网络内容，积极参与和开展“大学生网络文化节”“网络育人优秀作品推选展示”“网络文明进校园”等网络文化建设活动，推广展示“网络名篇名作”。推动优化成果评价，探索将优秀网络文化成果纳入科研成果统计。培养网络力量，实施“网络教育名师培育支持计划”“校园好网民培养选树计划”，动员引导广大教师，特别是学术大师、教学名师、优秀导师、辅导员班主任参与网络育人，建设一支政治强、业务精、作风硬的网络工作队伍。

4．加强网络育人工作队伍建设

加快网络工作队伍建设，加快培养网络创作人才、网络管理人才和网络服务人才，建立系统的网络思政教育工作的培训与管理体系。利用专职辅导员与大学生密切联系的优势，加强辅导员素质能力建设，充分发挥其在学生学习、生活、心态等方面的思想政治引导作用，建设辅导员思政指导工作的体制机制。

5．建立网络舆情监察制度

重视对网络舆论的监控，正确引导网络舆论，大力发挥权威人士或是主流媒体的舆论引导能力。坚持正确的政治方向，重视在虚拟世界对社会主义核心价值观的弘扬，培养大学生评判是非曲直的能力与素养，不盲目跟风，理智上网。对网络负能量进行积极防控，主动应对，对一些非法网站、恶意评论、低俗内容等进行彻底清理。

6．建立网络教育效果评价认证制度

积极建设网络育人实践平台，将理论与实践结合起来，把社会主义核心价值观践行在生活中，塑造大学生的优秀品格。根据实践结果，及时发现网络育人长效机制的不足与缺陷，补齐问题短板。加强网络平台建设，创新网络思政内容，改变网站语言方式，增加高校思政网络内容的趣味性，提高大学生对该类网站的关注度。通过后台回复评论、网络投票等方式增加与大学生的网络互动，不断了解和掌握大学生思想政治动态。基于广泛的学生反馈，建立对网络教育成果的评价认证制度，保留能够引起大学生共鸣的思政教育内容与形式。持续引起学生关注，让广大学生积极参与，成为互联网思政教育内容的编辑者、宣传者、践行者，使思想政治教育如春风化雨般滋润人心，达到良好的育人效果。

7．整合线上线下有效资源，促进两线模式协同发展

重视马克思主义理论学科课程的开发与教学，充分发挥课堂教学的主渠道育人作用。把思想政治教育和各学科课程学习融合在一起，促进学生各方面的发展，用社会主义核心价值观武装头脑、指导实践。利用网络互动性强、资源共享和信息快速传输等特点，打造高品位、全方位、多层面的思想文化传播平台，形成校园网络文化宣传联动传播矩阵。提高大学生思想政治素养，强化网络育人阵地建设和管理，增强学校官方网站、微信公众号、微博等校园网络的权威性和影响力。不断拓宽网络育人覆盖面，统筹线上线下思想政治工作，形成网络育人与课堂主渠道育人的良性互动。

方案还对网络育人工作提出了明确要求。一是高度重视，认识到位。各基层党委、总支要将网络育人工作纳入重要议事日程和年度工作计划，统筹安排，整合资源，突出特色，抓好落实。二是加强领导，保障到位。各基层党委、总支要成立网络育人工作领导小组，切实做好网络育人工作的统筹规划和相互协调，确保网络育人各项工作顺利、有效地开展。三是明确责任，落实到位。各基层党委、总支要不断创新和探索网络育人工作渠道和途径，切实提升育人效果。

（二）成立学院网络思想政治中心

为贯彻落实全国全省教育大会和高校思想政治会议精神，切实加强和改进学院网络思想政治工作，发挥网络育人功能，学院拟成立网络思想政治中心，并制定了具体建设方案。

网络思想政治中心（以下简称中心）主要承担学院网络思想政治工作资源统筹整合，承担学院网络思想政治工作平台建设运行、活动组织开展、人才培养研修，承担学院网络意识形态研判分析、网络舆情研究引导、师生思想政治状况调查、网络文化产品创作产生、网络文化成果评选展示等工作。中心将通过加大对学院网络文化建设统筹协调力度，推动形成共建共享、互联互通、同向同行的网络育人工作格局，示范带动全院整合网络平台、丰富网络内容、建强网络队伍、推进成果评价，发挥网络育人功能。

中心下设6个工作中心，将专门开设门户网站，及时发布工作动态、研究成果及活动信息，扩大政策、社会及学术影响力。中心主任由学院党委副书记担任，常务副主任由宣传统战部部长担任，负责制定工作规划，整体推动中心工作。中心设副主任（兼职）数名，分别负责“易班”建设、融媒体联盟建设、意识形态与网络舆情研究、社会主义核心价值观传播研究、网络思想政治工作队伍建设、心理健康教育与咨询等工作。中心办公室设在宣传统战部，具体事务由中心办公室负责协调组织。

为实现学院网络文化建设与管理的统筹和协调，形成互联互通、协同创新、共建共享、同向同行的网络育人工作格局，学院网络思想政治工作中心根据工作的性质、内涵要求建立相关组织机构，并对应分配到各相关部门，实现网络思想政治工作的有序化发展、网络资源整合互联及网络成果共建共享。

1．“易班”发展中心

责任部门：学生工作部（处）。功能及职责：对接全国“易班”发展中心，负责学院“易班”的建设、推广、培训、考核、验收等工作。指导学院“大学生网络文化节”和“网络教育优秀作品推选展示”等网络文化建设活动的开展，引导广大师生积极参与优秀网络文化产品创作生产，开展师生网络思想行为的调研分析。

2．融媒体联盟

责任部门：宣传统战部。功能及职责：组织开展网络育人相关理论和实践研究，加强新媒体平台的交流合作和良性互动，推动新媒体平台健康发展，提升新媒体的传播力、影响力，促进校园网络文化建设，增强高校网络思想政治教育的针对性、实效性和吸引力、感染力。

3．意识形态与网络舆情研究中心

责任部门：宣传统战部、现代教育技术中心。功能及职责：组织开展网络育人相关理论和实践研究、网络舆情分析研判与处置的实践探索，开展网络意识形态研判分析、舆情引导的研究和研判等工作，为学院提供决策依据和工作参考。

4．社会主义核心价值观传播研究中心

责任部门：宣传统战部、马克思主义学院。功能及职责：在网络空间开展社会主义核心价值观的研究和传播，有效推动社会主义核心价值观融入“三全育人”教育全过程，组织开展网络人才队伍建设活动。

5．思想政治教育网

责任部门：学生工作部（处）、马克思主义学院、宣传统战部。组织开展网络育人相关理论和实践研究，制定网络思想政治工作队伍（辅导员）建设规划，定期开展网络思想政治工作队伍培训，组织开展“网络教育名师”和“网络评论员”等网络人才队伍建设。

6．心理健康教育与咨询工作网

责任部门：学生工作部（处）。开展网络育人与心理育人有效融合，开展大学生心理健康教育工作督查，推进大学生心理健康教育工作创新发展，开创大学生网络心理健康教育工作新局面。

中心将强化网络思想政治教育资源、文化资源和教育资源配置，推动学院网络思想政治工作共建、共治、共享新格局。一是加强顶层设计。研究制定相关政策、完善体制机制，统筹学院网络建设管理资源、文化资源和教育资源，定期组织召开网络思想政治工作研讨会，组织开展网络思想政治工作的推优选树，推动网络育人工作顺利开展。二是繁荣网络文化。探索学院网络文化建设长效机制，开展“大学生网络文化节”“网络教育优秀作品推选展示”、大学生网络原创作品展等网络文化建设活动，引导广大师生积极参与优秀网络文化产品创作生产。三是统筹平台建设。统筹推动学院各类网络教育平台、网络教育资源，把网络思想政治工作网、易班网、大学生在线、思想政治工作网在全院范围内共建、共治、共享。制定发展规划、开发特色项目、组织考核评估、定期总结交流、凝练网络成果。四是开展调查研究。组织开展网络育人相关理论和实践研究，开展师生网络思想行为的调研分析，开展网络意识形态研判分析、网络舆情引导的研判工作。五是培养网络人才。制定网络思想政治工作队伍建设规划，定期开展网络思想政治工作队伍培训，组织开展培育“网络教育名师”“网络思想政治教育名师”“校园好网民”“网络名辅导员工作室”等网络人才队伍建设活动。

成立中心有助于深入研究网络思想政治工作面临的新形势、新情况、新问题，统筹学院网络建设资源，在专项经费、专用场地、专兼职人员等方面提供支持保障，推动形成共建共享、互联互通、同向同行的网络育人工作新格局。

（三）编制《齐齐哈尔医学院师生网络素养指南》

为培养和提高全院师生的网络素养，规范师生网络行为，营造健康向上、风清气正的网络环境，结合学院实际，制定了《齐齐哈尔医学院师生网络素养指南》，倡导全院师生共同遵守，共筑美好精神家园，争做新时代好网民。

1．坚定的网络政治素养。爱党、爱国、爱社会主义，不断提高政治判断力、政治领悟力、政治执行力，增强“四个意识”，坚定“四个自信”，拥护“两个确立”，做到“两个维护”，自觉宣传党的理论和路线方针政策，为建设网络强国贡献力量。

2．明确的网络法治素养。心存敬畏，遵守法律，坚守法律底线不可逾越，坚决抵制一切违法违规的网络行为，自觉做到讲诚信、守底线，不信谣、不传谣，不从事违法牟利活动，自觉抵制网络欺诈、暴力、淫秽色情等不法行为，筑牢网络空间的法治屏障，学会运用合法渠道保护好个人信息和财物安全。

3．过硬的网络道德素养。通过网络积极践行社会主义核心价值观，严守社会及网络公德的基本要求和规范，坚守诚信、安全、公开、公平、公正、互助的网络道德基本原则，自觉维护崇德向善、见贤思齐的网络文明环境，传播正能量、弘扬主旋律，共筑网上网下同心圆。

4．高度的网络安全意识。维护国家安全，保守党和国家秘密，积极践行总体国家安全观。不断提高网络安全防范意识和网络安全技能，增强涉网素质和用网能力，做到网络操作规范和数据安全，保护好个人财物和人身安全，积极营造网络安全人人有责、人人参与的良好氛围。

5．敏锐的网络辨识素养。坚定维护国家主权、安全和发展利益，维护安定团结和谐稳定的社会环境，增强对网络错误思想的辨别能力，不参与网上非法组织的活动，不发布和传播抹黑党和国家形象、诋毁英雄等的错误言论，自觉抵御歪风邪气的侵蚀，敢于同网上的杂音噪音、歪风邪气做斗争，坚决对网络不文明行为“亮剑”。

6．良好的网络应用素养。依托网络提高学习能力，学会利用网上学习资源，增强“互联网+”

创新意识，积极实践和提高教育效果，拓展互联网教育资源开发利用，培养学生互联网思维和使用网络应用工具的能力，使网络空间成为大学生全面发展的“第三课堂”。

7．健康的网络行为习惯。加强自身的网络行为规范和时间管理，加强网络的自我管理、自我教育，增强自制力，避免沉迷于网络游戏和娱乐活动，增强劳动和奋斗意识，注重在现实生活中创新创造，注重在现实生活中情感沟通，培养理性、平和、健康的心理品质。

8．丰富的网络创作能力。发挥高校师生的专业特长和智力优势，适应网络传播的特点和表达方式，积极创作丰富多彩的图片、漫画、歌曲、视频、推文等优秀网络文化作品，传承中华优秀传统文化、革命文化和社会主义先进文化，持续开展网上“四史”教育，为实现中华民族伟大复兴壮大网上思想基础。

同时，为保护师生合法权益、维护校园安全和谐稳定、树立学院良好社会形象，制定了《齐齐哈尔医学院师生互联网群组公约》，要求学院师生互联网群组（如微信、QQ 群等群组及贴吧、下课聊等）的建立者、管理者及成员应履行以下公约：

1．严格遵守《中华人民共和国网络安全法》《互联网群组信息服务管理规定》等法律法规，文明互动、理性表达。

2．弘扬社会主义核心价值观，培育积极健康的网络文化，维护良好的网络生态。

3．崇尚社会公德、职业道德、家庭美德、个人品德，共同构建文明有序的网络群体空间。

4．不发布、不传播危害党和国家安全、荣誉和利益，煽动颠覆国家政权、推翻社会主义制度，煽动分裂国家、破坏国家统一的信息。

5．不发布、不传播宣扬恐怖主义、极端主义、民族仇恨、民族歧视和涉及政治敏感话题的信息。

6．不发布、不传播黄、赌、毒、暴力信息，不编造、传播虚假信息。

7．不发布、不传播侵害他人名誉、隐私、知识产权和其他合法权益的信息。

8．不组建、不参加与宗教有关的群组，不发布、不传播与宗教有关的信息。

9．不组建、不参加超大型群组，不发布、不传播内部资料和涉密信息。

10．不发布、不传播有损学院形象、危害学院安全和谐稳定的信息。

（四）推动“易班”建设

为贯彻落实中共中央、国务院《关于加强和改进新形势下高校思想政治工作的意见》和《教育部办公厅 国家互联网信息办公室秘书局关于印发“‘易班’推广行动计划和中国大学生在线引领工程实施方案”》精神，切实发挥易班在学院思想政治工作中的重要作用，根据省教育厅《关于印发〈黑龙江高校易班推广行动计划实施方案（2017—2019 年）〉并开展首批易班建设高校申报的通知》要求，经学院积极组织申报，2018 年，学院被确定为我省高校易班建设首批试点院校。

学院易班建设坚持以习近平新时代中国特色社会主义思想为指导，认真贯彻全国全省高校思想政治工作会议精神，紧紧围绕立德树人根本任务，遵循思想政治教育规律和学生成长规律，结合时代发展要求和大学生发展特点，推动思想政治工作传统优势同信息技术高度融合，用好用活网络平台，占领网络舆论阵地，增强大学生思想政治教育时代感、吸引力和实效性；坚持“围绕中心，突出重点，打造特色，协同育人”的工作理念，即围绕人才培养这一中心任务，突出思想引领这一工作重点，打造学院“易文化”，实现教学、管理、服务协同育人。

建设目标为：按照“正能量、真声音、快节奏”的建设要求和“易学易用 共创共享”的建设理念，力争用 2 ~ 3 年时间，把学院易班建设成为具有学院特色，融“互联网 + 思想引领、互联网 + 生活服务、互联网 + 教育教学、互联网 + 文化建设”为一体的师生思想精神家园、网上服务大厅、教育教学平台、时代文化阵地。

一是打造校园网络平台新应用。把“易班”网建成大学生获取专业知识、获得校园服务的首要平台；打造学院及时了解学生思想动态，加强学生教育管理的重要平台；打造学院网络文化育人的主要平台。

二是提升师生网络媒介素养。广泛开展师生网络文明教育和网络法治教育，引导广大师生形成科学、文明、健康、守法的用网习惯；完善网络管理规定，增强师生对网上有害信息的甄别、抵制、批判能力，实现师生网上自我教育、自我约束和自我保护。

三是繁荣校园网络文化。以弘扬中华优秀传统文化、革命文化和社会主义先进文化为主线，组织校园网络文化活动，引导学院师生积极创作、主动传播优质网络文化产品，大力推动校园网络文化繁荣发展。

四是强化网络舆论引导，加强学院各类媒体与易班发展中心互动。坚持马克思主义的舆论观，坚持正面信息传播导向，全面提升校园网络舆论引导的针对性和实效性，牢牢把握校园舆论阵地的话语权和主导权。

学院成立了由党委书记任组长，党委副书记和分管教学工作副院长为副组长，学生工作部、党委宣传部、党委组织部、团委、教务处、招生就业处、国际交流合作处、马克思主义学院、现代教育技术中心、财务处、后勤管理处、保卫处、二级学院和附属医院等单位和职能部门相关负责人为成员的易班建设领导小组，统筹规划和指导各项建设任务，协调解决易班建设发展中遇到的主要困难和问题。易班建设领导小组下设发展中心，易班发展中心下设学生工作站。为加强二级学院易班的建设和推广，二级学院成立由党委（总支）书记任组长，分管学生工作的党委（总支）副书记任副组长，辅导办主任、辅导员代表、班主任代表、学生会主席等为主要成员的易班建设领导小组，二级学院设易班学生工作分站，积极配合学院易班学生工作站开展工作。利用教育部易班平台自身功能和结构，学院结合具体情况整合了校内各类资源，制定了公众号与公共群组建设、校园活动整合推广、校园内容整合推送、易班宣讲培训、校园信息系统整合与易班应用开发五个不同维度的易班建设整体计划，通过强大的使用功能和丰富多彩的活动与内容吸引同学们进入易班。

学院将易班建设作为思想政治工作的重要内容，纳入学院加强思想政治教育的整体规划，予以重点支持和建设，为易班发展中心和学生工作站提供专用办公场所，配置办公设备，建设易班线下体验中心，在增列 10 万元经费用于易班场地、环境营造、办公设施设备等先期建设费用的基础上，每年列支 20 万元专项经费，用于技术人员培训、大学生线上线下活动、宣传推广、数据对接、产品开发等工作。同时，完善激励机制，建立易班建设评价体系。设立了易班建设专项课题，加强易班工作研究，首批即确立了 6 个文化思政类项目、4 个文娱体育类项目、4 个应用开发类项目，总计支持易班立项资金 6 万余元。截至 2021 年已经开展 3 期立项活动，有效推进了易班平台的内容建设，使学生参与度逐步提升；开展基于易班平台的辅导员优秀网络作品评选，探索将辅导员易班建设成果纳入职称评聘和干部选拔条件；制定教师应用易班的激励机制，鼓励引导教师通过易班开展教育教学活动；每年评选表彰一定数量的易班优秀工作分站、易班优秀公共群、易班优秀指导教师、易班优秀评论员和易班工作先进个人；探索易班建设考核评价体系，纳入学院学生工作组织绩效考核体系。同时，学院创新工作思路，利用易班平台，将新生入学教育工作前置到学生入学前，在易班平台上开发新生入学教育专题页面，通过这个官方正规渠道向即将入校的新同学介绍学院整体情况，同时设计了校规校纪、校史校情答题内容，新生可通过学号便捷登录易班网进行校规校纪学习及考核测试。新冠疫情暴发后，学院于 2020 年 1 月 30 日成立了“齐医易班防疫宣传领导小组”，自 1 月 30 日—5 月 18 日，累计推送置顶 528 篇防疫抗疫推文。

在“易班”推广建设过程中，充分发挥了思想引领、教育教学、生活服务、文化育人等功能，深入推进了“易班”建设内涵式、特色化发展，探索建立了学院思政育人新机制。将校内外新媒体网络平台与“易班”实现对接，打造“思政教育阵地集群”，以包容的姿态使师生在自身喜爱平台上实现与易班的“信息互通”；将“易班”打造成教育教学的“线上主阵地”，实现校际间互动，教育教学资源全共享，将“易班”建设为教师微课、师生互动新平台，从而更便捷地服务于教师教学工作；挖掘出了适合“易班”模式开展的多项线上活动，调动学生参与活动的积极性，学生在活动的组织、策划、实施中唱主角，实现学生的自我教育、自我管理和自我服务；以“个性化需求”为导向，全方位拓展校园学习、生活服务平台，提供学生便捷的学习、生活信息查询和网上业务办理等服务，从而拓宽了网络育人的新途径。

目前，全院已有近万名师生入驻易班。教育部易班发展中心 2018 年 9 月发布了【易班优课】“互联网 + 思政教学”活跃度增量排行榜，学院以全国第 67 名的成绩位列我省易班建设高校之首。2019 年黑龙江易班统计数据，学院易班活跃度周排行在省内平均处于前 5 名；在 2019 年和 2020 年黑龙江省易班共建高校优秀项目评选活动中，学院荣获 5 个奖项中的 4 个奖励。

（五）推进网络优秀文化成果评价

在 2017 年一次教育部召开的新闻发布会上，教育部思想政治工作司司长张东刚在回应“网络文化成果能不能算科研成果”时表示，任何成果，不管在哪发表，只要有正能量，对人有正面的促进、引领作用，都是好成果。评价应以内容为标准，不应以载体为标准。无论是论文、著作、普及读物，还是发展报告、咨询成果、网络成果，只要能发挥正能量，都是好东西。张东刚称，经过多年努力，相关单位就网络技术及内容的科学性、思想性、安全性的界定，以及有关的组织工作设立了评价中心，共同对网上理论引领的好成果进行认定，并倡导要推动高校将网络成果纳入科研评价体系，发动更广泛的专业教师在网上提供正能量理论成果。目前，浙江大学、吉林大学等高校已经把有关网络成果纳入学校的评价体系，在科学研究、成果认定、职称评定中均发挥了积极的作用。

在网络文化成果评价中，学院也进行了积极的尝试。首先在职称评聘中，深化“破五唯”改革，不断完善评价体系，突出教师教育教学能力、医疗水平和相关工作业绩。在注重“业绩与成果”方面增加了如下条件：

1．省级精品在线开放课程（含虚拟仿真实验教学项目）主持人。

2．作为指导教师（第 1 名）指导学生参加竞赛获国家级奖励，其中教授：一等奖 1 项及以上或二等奖 2 项及以上；副教授：二等奖 1 项及以上；讲师：三等奖 1 项及以上。

同时，辅导员单独核定岗位总量。目前，学院已拟定了辅导员职称评聘改革方案，将网络文化成果作为评聘的指标内容。可以更好地激发广大教师参与网络作品创作、利用网络空间对学生进行教育引导的积极性和主动性。

（六）实施“高校网络教育名师培育支持计划”

为深入学习贯彻习近平新时代中国特色社会主义思想，进一步把全国教育大会、全国高校思想政治工作会议精神贯彻落实引向深入，推动高校思想政治工作质量，提升工程有效实施，切实加强高校网络工作队伍建设，着力培育一批政治强、业务精、作风好的网络育人工作骨干，2018 年 10 月，教育部思想政治工作司启动实施了“高校网络教育名师培育支持计划”。

“高校网络教育名师培育支持计划”的总体目标是以习近平新时代中国特色社会主义思想为指引，围绕立德树人根本任务，培育一支富有创新和奉献精神，有志于在网络育人领域持续投入做出贡献的高校网络工作骨干队伍。充分发挥这支队伍的示范、引领、辐射、带动作用，进一步加强网上正面宣传，培育积极健康、向上向善的网络文化，为广大网民努力营造一个风清气正的网络空间。该计划面向全国各高校在编在岗教职员工，包括思想政治工作干部、党务工作干部和专业课教师等，每年遴选一次，培育支持期为3年。

学院将依托“高校网络教育名师培育支持计划”，重点在思想政治工作者中培育学院网络教育名师，并开展以下6个方面工作。

1．理论宣传教育。面向师生群体，以报告会、座谈会等多种形式，深入推进习近平新时代中国特色社会主义思想学习教育和社会主义核心价值观宣传教育。

2．网络热点阐释。围绕师生关心关注的热点、难点、焦点问题，及时撰写高质量网络文章，深度阐释政策及理论，强化网上正面宣传声音，凝聚社会共识，构建网上网下同心圆。

3．网络作品创作。充分运用网言网语和图表、音视频等多媒体手段，积极创作一批优秀网文、微电影、微课堂、微动漫等网络文化产品，推动习近平新时代中国特色社会主义思想的网络宣传和阐释，推动社会主义核心价值观的网络传播与弘扬。

4．网络人才培养。成立相关工作室，通过集体学习、专题研讨、工作实践等形式，培养一支具备较高理论水平和丰富实践经验的高校网络工作骨干队伍。定期开展网络教育活动，提高大学生网络文明素养、网络安全意识、网络法治意识，提高大学生对不良网贷等网络诈骗行为的甄别抵制能力。指导大学生参与各级各类网络文化建设相关活动。

5．网络阵地建设。指导或参与全国高校思想政治工作网、中国大学生在线、易班网在学校的共建工作；指导或参与学校综合性门户网站、主题教育网站、“两微一端”新媒体平台建设工作；开通工作室或个人微博、微信公众号或网站专栏，建设具有示范引领作用的网络育人平台。

6．网络机制研究。围绕网络文化建设长效机制、网络文化作品创作激励机制、网络人才培养机制、网络舆情引导和研判工作等热点难点问题开展深入研究，发挥高校网络育人工作智库的作用，定期总结研究成果，形成先进经验。

（七）实施“校园好网民培养选树计划”

为深入贯彻落实习近平总书记关于“培育中国好网民”的重要指示精神，大力培育“有高度的安全意识、有文明的网络素养、有守法的行为习惯，有必备的防护技能”的中国好网民，促进网络空间更加清朗，中央网信办制定了《争做中国好网民工程方案》。结合此方案，学院也要积极开展“校园好网民培养选树计划”，大力培育具备爱国主义精神、网络法治观念、文明用网习惯、网络安全技能、责任担当意识等基本素养的新时代中国好网民，弘扬网络正能量，促进网络空间更加清朗。

通过线上为主、线上线下相结合的形式，开展丰富多彩的校园网络文化活动，引导师生遵循文明健康的网络生活方式，打造一批以弘扬爱国主义精神、反映我国治理体系和治理能力、聚焦脱贫攻坚乡村振兴、落实“五个更加突出”、倡导网络文明校园、加强互联网法律法规宣传教育等为内容的校园网络精品。可开展以下具体活动。

1．通过中心组学习、政治学习等形式，专题学习习近平总书记关于培育中国好网民的重要讲话精神。

2．开展网络法律法规宣传教育。以习近平新时代中国特色社会主义思想为指导，充分利用新媒体，用师生喜闻乐见的音视频等方式，宣传互联网法律法规知识；《齐医报》开辟学习专栏，刊登师生学习网络法律法规，文明上网学习体会文章；将网络法律法规纳入法制宣传教育活动中；易班网要选择相关内容的网络资源，组织学生进行学习，通过举办知识竞赛等多种方式，大力宣传互联网法律法规，规范和引导师生网络行为，文明上网，争做新时代“四有好网民”。

3．举办丰富多彩的网络文化活动。各二级学院根据专业学科特点，创新校园文化活动方式方法，开展线上线下相结合的校园文化活动。举办“图说社会主义核心价值观公益广告设计”和“我们的节日”标识设计大赛。组织好一年一度的互联网大赛。积极引导学生在“三下乡”活动中，借助互联网讲好身边的故事，汇聚网络正能量。积极探索"互联网+"公益模式，组织大学生开展线上公益活动。积极开展"争当校园好网民 传递青春正能量"活动，鼓励广大师生创作优秀的网络文化作品，引导校园网络文化在网络文化产品创作中融入"好网民"理念，讲好校园故事。

4．加强线上线下教育。各级党组织、各班级要通过线上主题党日、主题班会，组织大学生学习党史、新中国史、改革开放史和社会主义发展史，了解新中国成立以来，特别是改革开放以来党和国家事业发展取得的伟大成就和积累的宝贵经验，切实做到知史爱党、知史爱国，践行初心和使命。要创新学校红色基因线上宣传手段，将学校校史呈现在互联网上，打造一批红色文化网络课程，推出一批现场教学名师。

5．建设好师生互动平台。利用校园门户网站、微信公众平台、微博、微信群、QQ群等网络媒体优势，加强"校园好网民"话题设计和活动推送，开展在线交流和活动展示，传递好网民正能量，共筑网上网下同心圆。

各二级学院、各相关单位要坚持正确的政治导向、舆论导向、价值取向，制定切实可行的活动方案，周密部署，精心组织，确保活动取得圆满成功。同时，要及时总结活动中的好经验、好做法，加强宣传，增强活动影响力，力争选树一批"校园好网民"。

（郝莉洁）

第六节　构建心理育人体系

2017年12月，教育部党组颁发了《高校思想政治工作质量提升工程实施纲要》，提出"充分发挥课程、科研、实践、文化、网络、心理、管理、服务、资助、组织等方面工作的育人功能，挖掘育人要素，完善育人机制，优化评价激励，强化实施保障，切实构建'十大'育人体系"。

心理育人被列为"十大育人体系"之一。2018年7月，为了切实加强高校思想政治工作体系建设，进一步提高心理育人质量，教育部党组颁布了《高等学校学生心理健康教育指导纲要》，进一步提出"把立德树人的成效作为检验学校一切工作的根本标准，着力培养德智体美全面发展的社会主义建设者和接班人。坚持育心与育德相统一，加强人文关怀和心理疏导，规范发展心理健康教育与咨询服务，更好地适应和满足学生的心理健康教育服务需求"。

一、心理育人的概念及理论基础

（一）心理育人的概念内涵

"心理育人"的理念可以追溯到20世纪初，我国学者王国维就提出"心育"概念，并指出心育包括智育、情育和意志教育，这也可以被视为我国"心理育人"理念的开端；著名教育学家陶行知在20世纪40年代提出创造教育，强调儿童的全面发展，是对这一理念的进一步发展；20世纪90年代以来，我国学者们又先后提出了心育、心理教育、心理素质教育、心理健康教育等一系列有关心理教育的概念，对心理教育的"教育"属性进行了更深入的强化。

现在心理育人一般是指通过心理的方式来实现育人的目的。具体地说，是教育者从教育对象的身心实际出发，遵循人的心理成长规律和教育规律，通过多种方式实施心理健康教育，有目的、有计划地对教育对象进行积极的心理引导，缓解心理困惑，开发心理潜能，提高心理品质，促进人格健全，以实现培育有理想、有能力、有担当的时代新人这一目的的教育活动。

（二）心理育人的理论基础

“立德树人，育人为本”，素质教育要坚持先育人的原则，因此，在新时代开展学校心理健康教育是尤为必要的。心理健康教育看似与思想政治教育不属于同学科范畴，但二者都含有“教育”的意思，即同是对思想意识领域的教育体系。近30年来，心理健康教育与思想政治教育协同发展，思想政治教育涉及的是人的思想品德形成发展规律，以及其他相关原理，为学校心理健康教育提供了学科理论依据。

从狭义上讲，心理健康是知、情、意、行的统一，是人格完善协调，社会适应良好。而思想政治教育学是把人们思想品德形成发展的基本规律和对人们进行思想政治教育的规律作为自己研究的对象。所以思想政治教育过程是以人的内在心理到外在行为的变化发展过程为基础的，这与人的知、情、意、信、行的变化发展过程及规律相一致。因此，研究思想政治教育规律能够更好地促进学校心理健康教育发挥更好的效果。

西方许多学者在心理健康问题上提出了很多丰富的思想，他们大部分的思想是从学校心理辅导的相关实践中产生的，并形成了各自不同的思想流派，这些思想特征都对心理健康教育产生了重要的参考作用和理论支撑。

1．人本主义

亚伯拉罕·哈洛德·马斯洛于1908年4月1日出生于纽约市布鲁克林区一个犹太家庭，是美国著名哲学家、社会心理学家、人格理论家和比较心理学家，人本主义心理学的主要发起者和理论家，心理学第三势力的领导人。1926年入康奈尔大学，三年后转至威斯康星大学攻读心理学，在著名心理学家哈洛的指导下，1934年获得博士学位，之后留校任教。1935年在哥伦比亚大学任桑代克学习心理研究工作助理。1937年任纽约布鲁克林学院副教授。1951年被聘为布兰戴斯大学心理学教授兼系主任。1967年任美国人格与社会心理学会主席和美国心理学会主席。1969年离开布兰戴斯大学，成为加利福尼亚劳格林慈善基金会第一任常驻评议员。1970年6月8日因心力衰竭逝世。1970年8月国际人本主义心理学会成立，并在荷兰首都阿姆斯特丹举行首届国际人本主义心理学会议。1971年美国心理学会通过设置人本主义心理学专业委员会，这两件事标志了人本主义心理学思想获得美国及国际心理学界的正式承认。遗憾的是，马斯洛本人未能亲眼看到他多年为此事鞠躬尽瘁所获的成果。

马斯洛强调以人的发展为中心，他认为“自我实现”是个人最高动机水平的发展，教育需要依靠学生的内在驱动力来发挥自身的潜能，通过这种“自我实现”的形式来达到个人水平的极致发挥。他认为，人对于自我成就和实现的欲望，是一种使他的潜力得以发挥的倾向。这种欲望是自发性的和自主性的，这种独立于环境和文化的倾向性成为了学生形成良好性格的必要构成，从而适应社会现存文化。另外，他排斥急功近利、以成绩为目的的教学方式，认为道德教育同样重要，更强调受教育者的“人性”。以至于他认为，没有人性的教育，是没有知识的教育，这就是在强调教育的形式和途径，应更加注重内心世界的培养。马斯洛认为学校是个体接受教育的重要环境之一，学校应该要给学生更多的心理体验的机会，而不仅仅是“物化”教育，在一些课堂教育上，要更多地体现“人性”教育，为个体的良好发展提供坚实的环境保障，使得个体更具自觉性、主动性、创造性。

马斯洛认为，人类价值体系存在两类不同的需要，一类是沿生物谱系上升方向逐渐变弱的本能或冲动，称为低级需要和生理需要。另一类是随生物进化而逐渐显现的潜能或需要，称为高级需要。

人都潜藏着这五种不同层次的需要，但在不同的时期表现出来的各种需要的迫切程度是不同的。在高层次的需要充分出现之前，低层次的需要必须得到适当的满足。

马斯洛还认为，在人自我实现的创造性过程中，产生出一种所谓的“高峰体验”的情感，这个时候是人处于最激荡人心的时刻，是人的存在的最高、最完美、最和谐的状态，这时的人具有一种欣喜若狂、如醉如痴、销魂的感觉。

2．建构主义

维果斯基（Vygotsky）是苏联杰出的心理学家，也是一位享誉世界的大学者。他一生主要研究儿童心理和教育心理，探讨思维与语言、学习与发展的关系问题。由于他在心理学领域做出的重要贡献而被誉为心理学中的莫扎特。他所创立的文化历史发展理论奠定了苏联儿童发展与教育心理学的基础，不仅对苏联，而且对西方心理学也产生了广泛的影响。他的《高级心理机能的发展》一书是该学派的奠基之作。

在短暂的学术生涯中，他以马克思主义哲学为指导，创立了著名的社会文化历史学派。维果斯基的心理发展理论是社会文化历史学派的典型代表。维果斯基认为，个体的心理发展过程是在社会文化环境影响下，通过社会交往、中介、内化和最近发展区的跨越等方式，从低级心理功能向高级心理功能发展的过程。维果斯基的心理发展理论在20世纪70年代传入西方，与建构主义思潮相融汇，孕育了作为建构主义重要范型之一的社会建构主义，在此基础上，社会建构主义的学习理论应运而生。维果斯基是“内化”学说的最早提出者。他指出，教学能够激起和推动儿童一系列内部的发展过程，从而使儿童把人类经验内化为自身的内部财富。他认为儿童早年的心理活动是“直接的和不随意的、低级的、自然的”，只有掌握了语言这个工具以后，才转化成“间接的和随意的、高级的、社会历史的”心理功能。所有高级的社会历史的心理活动形式，首先都是作为外部活动的形式，而后内化为在头脑中进行的内部活动。

最近发展区是指“个体独立解决问题的实际发展水平与在教师指导下或在有能力的同伴合作中解决问题的潜在发展水平之间的差距”。维果斯基指出教学应该走在发展的前面，教学唤醒或促进了一系列位于最近发展区内处于成熟状态的功能。实际上，最近发展区强调的是社会活动在意义建构中的作用，新手在能力较强的他人的帮助下跨越发展区，实现对意义的建构和知识的学习。

3．行为主义

行为主义产生于20世纪初的美国，代表人物是华生和斯金纳，这是针对冯特学派理论的不足而在美国进行的一场心理学革命，它一反传统心理学，而主张对人的行为进行研究的观点；主张心理学不应只是研究人脑中的那种无形的像“鬼火”一样不可捉摸的东西——意识，而应去研究那种从人的意识中折射出来的看得见、摸得着的客观东西，即人的行为。他们认为，行为就是有机体用以适应环境变化的各种身体反应的组合。这些反应不外乎是肌肉的收缩和腺体的分泌，它们有的表现在身体外部，有的隐藏在身体内部，其强度有大有小。他们认为，具体的行为反应取决于具体的刺激强度，因此，他们把“S-R”（刺激 - 反应）作为解释人的一切行为的公式。行为主义理论认为，心理学的任务就在于发现刺激与反应之间的规律性联系，这样就能根据刺激而推知反应，反过来又可通过反应推知刺激，从而达到预测和控制行为的目的。

行为主义心理学在20世纪20年代发展到高峰，成为从20年代到50年代整整30年在美国心理学研究中一直处于统治位置的美国心理学史，甚至世界心理学史上都绝无仅有的一大学派。行为主义非常看重业绩的后果并坚持认为：得到强化的反应在未来发生的可能性就更大。行为主义不在乎学习者的知识结构，或者评估哪一种心理过程对学习者运用知识来说是必不可少的。学习者被看成是对环境中的条件作出反应的人，而不需要在发现环境中担负起积极主动的责任。

行为主义的创始人是华生，但对心理治疗产生较大影响的却是巴甫洛夫的经典条件反射理论、斯金纳的操作性条件反射原理和班杜拉的社会学习理论。除系统脱敏法之外，行为疗法还有其他的一些方法，如主张训练法（在人前能够自我主张的训练方法）、情动心像法（提示一些影像印象等)、强化法（如经常表扬的方法)、思考停止法（头脑中想象做不好的事时大声说“停止”)、想象厌恶疗法（将欲戒除的行为与某种不愉快的或某种惩罚性刺激结合起来，通过厌恶性条件反射作用，达到戒除或减轻目标行为的目的）等。

4．认知主义

认知主义源于格式塔心理学派，这个学派认为学习是人们通过感觉、知觉得到的，是由人脑主体的主观组织作用而实现的，并提出学习是依靠顿悟，而不是依靠尝试与错误来实现的观点。该理论关于“学习”的观点是：关于学习的心理现象，否定刺激（S）与反应（R）的联系是直接的、机械的。认为人们的行为是以“有机体内部状态”——意识为中介环节，是受意识支配的，他们以 S-O-R 这一公式代替 S-R 这个公式（O 为中介环节)；学习并不在于形成刺激与反应的联结，而在于依靠主观的构造作用，形成“认知结构”，主体在学习中不是机械地接受刺激，被动地作出反应，而是主动地有选择地获取刺激并进行加工；对学习问题的研究，注重内部过程与内部条件，主要研究人的智能活动（包括知觉、学习、记忆、语言、思维）的性质及其活动方式。简单地说，就是我们不是机械地接受刺激，而是主动对相关刺激进行解释。这一学派的代表人物有皮亚杰、布鲁纳、奥苏贝尔、托尔曼和加涅。

5．精神分析

西格蒙德·弗洛伊德，奥地利精神病医师、心理学家、精神分析学派创始人，被称为“维也纳第一精神分析学派”。1873 年入维也纳大学医学院学习，1881 年获医学博士学位。1882—1885 年在维也纳综合医院担任医师，从事脑解剖和病理学研究。然后私人开业治疗精神病。1895 年正式提出精神分析的概念。1899 年出版《梦的解析》，被认为是精神分析心理学的正式形成。1919 年成立国际精神分析学会，标志着精神分析学派最终形成。1930 年被授予歌德奖。1936 年成为英国皇家学会会员。1938 年奥地利被德国侵占，赴英国避难，次年于伦敦逝世。他开创了潜意识研究的新领域，促进了动力心理学、人格心理学和变态心理学的发展，奠定了现代医学模式的新基础，为 20 世纪西方人文学科提供了重要的理论支柱。他提出“潜意识”“自我”“本我”“超我”“俄狄浦斯情结”“力比多”“心理防卫机制”等概念。他提出的精神分析学后来被认为并非有效的临床治疗方法，但激发了后人提出各式各样的精神病理学理论，在临床心理学的发展史上具有重要意义。著有《梦的解析》（释梦)、《精神分析引论》《图腾与禁忌》等。被世人誉为“精神分析之父”、20 世纪最伟大的心理学家之一。

精神层次理论阐述人的精神活动，包括欲望、冲动、思维、幻想、判断、决定、情感等，会在不同的意识层次里发生和进行。不同的意识层次包括意识、前意识和潜意识三个层次，好像深浅不同的地壳层次而存在，故称之为精神层次。意识即自觉，凡是自己能察觉的心理活动即是意识，它属于人的心理结构的表层，它感知着外界现实环境和刺激，用语言来反映和概括事物的理性内容。

前意识又称下意识，是调节意识和无意识的中介机制。前意识是一种可以被回忆起来的、能被召唤到清醒意识中的潜意识，因此，它既联系着意识，又联系着潜意识，使潜意识向意识转化成为可能。但是，它的作用更体现在阻止潜意识进入意识，它起着“检查”作用，绝大部分充满本能冲动的潜意识被它控制，不可能变成前意识，更不可能进入意识。

潜意识又称无意识，则是在意识和前意识之下受到压抑的没有被意识到的心理活动，代表着人类更深层、更隐秘、更原始、更根本的心理能量。“潜意识”是人类一切行为的内驱力，它包括人的原始冲动和各种本能（主要是性本能）以及同本能有关的各种欲望。由于潜意识具有原始性、动物性和野蛮性，不见容于社会理性，所以被压抑在意识阈下，但并未被消灭。它无时不在暗中活动，要求直接或间接的满足。正是这些东西从深层支配着人的整个心理和行为，成为人的一切动机和意图的源泉。

二、心理育人的功能体系

（一）心理育人的功能

1．提升大学生的幸福感、获得感

随着社会分层加速、竞争激烈，多媒体网络时代的发展，现实社会人际情感变得淡漠，面对家庭教育观念落后、留守儿童增多、青少年心理问题逐渐增加等问题，传统的心理健康教育方式方法已无法满足学生的需要，高校心理育人应当适应当前的社会需求，将更加积极的心理健康要素渗透到学生成长成才的过程中，引导学生自我发现、自我成长，以更加积极健康的方式提升自我、面向社会。当学生再次遇到内心冲突、外界挫折时，积极的心理育人效果会彰显其力量，帮助学生巧妙应对突发事件，消除不良情绪，提高大学生内心的幸福感、获得感。

2．提高高校思想政治教育的实效性

高校思想政治工作的目的是培养人才，而心理育人则是培养人才的重要方式和途径。心理健康教育能够帮助学生养成健康的心理品质，良好的心理品质是接受思想政治教育的基础和前提，而不健康的心理则是思想政治工作的绊脚石。由此可见，尊重学生个性品质及其成长规律能够达到育心与育德相统一，能够在培养社会主义接班人的道路上添砖加瓦。

3．服务国家、服务民族未来

“青年最富有朝气、最富有梦想，青年兴则国家兴，青年强则国家强”。青年大学生应承担起国家富强、民族崛起的重要使命。青年大学生的身心健康十分重要，学校心理健康教育关乎培养什么样的人、怎样培养人的大事，关乎正确的世界观、人生观、价值观的塑造，健康人格的形成，互助、奉献等优良品格特质的培养。

（二）心理育人体系

1．心理育人体系的运转机制

经过多年的实践与探索，齐齐哈尔医学院利用自身优势构建了全过程、全方位心理育人网络。

（1）以学校为统领

学校党委高度重视心理健康教育工作，在人员和物质条件上给予充分保障。学校早在2010年就开始实施“以学生未来发展”为目标的“三导向”人才培养模式，其中以“社会适应”为导向的身心素质教育目标，为全过程全方位心理健康教育的实施提供了基本制度保障。

学校通过加强顶层设计、制定一系列关于心理健康教育的管理制度、完善体制机制、明确各级人员的责任、构建培训体系、强化业务指导工作，形成全过程、全方位心理育人的工作机制。

（2）以二级学院为主体

明确二级学院是承担心理健康教育的责任主体，将二级学院心理健康教育工作成效作为年终绩效考核的重要内容，对出现严重心理危机事件的二级学院实行一票否决的制度。这个环节主要是让二级学院的领导重视起来，让辅导员动起来、怕起来，真正把大学生心理健康教育工作落到实处。

（3）以班级为依托

学校每年制定培训计划，聘请校内外专家开设沟通技巧培训和心灵提升工作坊，从而提高辅导员心理辅导专业技能，让他们有能力履行所在班级心理健康教育的责任。选拔两名学生（一男一女）担任班级心理委员，对他们进行系统的朋辈心理辅导培训，让他们担负起班级心理健康教育宣传、关注心理动态、开展心理普查、带头营造和谐氛围的责任。由于辅导员和心理委员培训到位、责任到位，使学校能够及时发现学生的心理危机，使问题得到及时有效的处理。

（4）以寝室为重心

寝室是学生学习生活集中的场所，也是最容易发生心理问题的地方。学生心理问题常常源于寝室内部同学人际关系的紧张，所以选任一个身心健康、责任心强的寝室心理联络员非常重要。为此，我校根据心理普查和平时观察，筛选身心健康、阳光乐观的学生担任寝室长，同时兼任心理联络员，对他们进行心理异常识别、危机预警、沟通技巧等基本知识和技能的培训，使他们有能力及时掌握同寝室学生的心理状况，带头营造温馨和谐的室风。另外，我校还在每个公寓园区都设置了朋辈心理咨询室，让心理健康教育走进公寓。

（5）以家长支持为补充

心理健康教育一定要调动学生家长的积极性，要让学生家长及时了解自己孩子的心理健康状况，知晓心理健康的重要性，主动与学校建立联系，形成育人合力。具体做法：一是通过新生报到家长见面会讲解心理健康知识和正反两方面案例，让家长提高对自己孩子心理健康状况的重视和警惕；二是通过对有心理问题学生的家访活动取得家长的信任与理解，近三年走访有心理问题学生家庭200多个；三是一旦学生罹患心理障碍，首先要劝导家长让学生休学接受系统的专业治疗，如果家长坚持要求边治疗边上学，那么一定要让家长在校外租房陪读。

（6）以精神病专科医院为兜底

我校附属四院是一所精神病专科医院，学校与该院建立了顺畅的转诊机制和反馈机制。门诊医生如果发现我们的学生去就诊并患有严重心理障碍，医院会及时向学校汇报，从而使患有严重心理障碍的学生被学校及时发现。

（7）以心理健康知识的普及教育为基础

我们认为普及教育的目的有三：一是让已经心理健康的同学更加健康；二是让有心理问题的同学实现主动求治；三是同学之间能够及时识别危机个案并及时上报。普及教育的方法有四：一是持续提高大学生心理健康教育课程课堂教学质量；二是适时开展丰富多彩的大学生心理健康教育实践活动；三是通过高水平的易班建设实现心理健康教育的线上服务；四是善用融媒体手段丰富心理健康教育的路径和方法。

2．心理育人的条件保障

（1）专业的心理教育队伍保障

随着教育体制改革的不断深入，高校规模都有了很大发展，学校设置一定的专职心理健康教育教师编制，并重视起对专职心理辅导教师队伍的建设。心理辅导教师主要负责学校心理健康教育工作的规划和实施方案的设计，建立学生心理状况档案，开设心理教育课程和讲座，开展各种心理辅导培训和心理咨询、治疗工作。

为使专职教师发挥作用，一是要不断加强专职心理辅导教师的培养和系统的专业训练，使其掌握新的心理测量技术、心理咨询治疗手段和方法，提高专职队伍的专业水平，适应高校心理健康教育发展的需要。定期对心理健康教育专职教师开展培训、督导等活动，通过对案例的讨论和分析不断加深对心理咨询的理解，更好地为学生服务。二是专职思想品德工作者的培训保障。辅导员、班主任与学生接触多，最易了解、掌握、发现学生中存在的各种心理问题及其原因。因此，对他们进行培训，除了介绍心理健康，还应讲授心理咨询等方面的专业知识和方法，使其能配合专职心理教师进行心理健康教育。三是针对当前高校心理健康教育效果不佳的现状，设立能担负全校心理健康教育工作的专门机构，如成立心理健康教育中心、心理健康辅导站等，负责教育计划的制订、实施和协调。通过落实心理健康教育机构，配备专业的老师，以确保心理健康教育工作顺利、有效地开展。

（2）与时代发展相契合的制度保障

习近平总书记在党的十九大报告中强调，中国特色社会主义进入新时代，我国社会主要矛盾已经转化为人民日益增长的美好生活需要和不平衡不充分的发展之间的矛盾。当前，人们对自身的认识有了进一步的加深，主动追求幸福生活的迫切性也空前提高。对美好幸福生活的质量要求已不再是物质与金钱的富足，而是能够身心舒畅地在文明、和谐、生态的大环境里实现自身的价值，是对安全感、获得感、幸福感的渴求。

学校心理健康教育制度作为一种狭义的制度，调节与学校心理健康教育有关的活动，在学校心理健康教育制度提供的框架和范围内，规范教育行政部门、学校、教师、学生以及家长的行为，并促使这些群体和个人按照学校心理健康教育制度规定的权利和义务去完成学生心理健康的养成，对不利于学校心理健康教育开展的一切事物进行规范与整合，促使学校心理健康教育的顺利开展。

总之，学校心理健康教育制度应该是一种规范，它规定了参与学校心理健康教育主体的权利与义务，规范了学校心理健康教育所必须包含的目标、任务与内容、途径、原则与方法、课程实施与评价、心理测评及心理档案建立、学校心理健康教育组织与管理、师资建设与培训，以及学校心理健康教育监督保障体系等。学校心理健康教育制度是一个完整的制度体系，由教育行政部门颁布，并指导和监督学校开展实施。在学校心理健康教育制度的规范下，心理健康教育受到高度重视，将其作为学校常规教学活动中的一个重要组成部分，组织师资力量开展学校心理健康教学。因此，学校心理健康教育制度的建立与实施将起到重要的组织监督作用。

齐齐哈尔医学院大学生心理健康教育工作实施办法（院发〔2020〕6号）

第一章　总　则

第一条　为深入学习贯彻习近平新时代中国特色社会主义思想和党的十九大精神，全面加强大学生心理健康教育工作，不断提高我院心理育人质量，根据教育部《普通高等学校学生心理健康教育课程教学基本要求》《普通高校学生管理规定》《高等学校学生心理健康教育指导纲要》和黑龙江省教育厅党组《关于进一步加强和改进新时代高校学生心理健康教育工作的实施意见》等文件精神，结合我院实际，制定本办法。

第二条　大学生心理健康教育是新形势下全面贯彻党的教育方针、落实立德树人根本任务的重要举措，是提高大学生心理素质、促进其身心健康的重要途径，是加强和改进大学生思想政治教育、培养德智体美劳全面发展时代新人的重要任务，是学院思想政治工作的重要组成部分，是实施大学生素质教育的重要措施。

第三条　大学生心理健康教育工作紧紧围绕教育教学、实践活动、咨询服务、预防干预、学院家庭社会协同育人“五位一体”的工作格局，坚持社会主义办学方向，遵循思想政治教育和大学生心理发展规律，切实提高政治站位，强化协同育人，促进学生心理健康素质与思想道德素质、科学文化素质协调发展。坚持学习国外先进知识与弘扬中华优秀传统文化相结合，学习国外先进技术与本土实际相结合，学习、探索与创新相结合；坚持普及教育与个别咨询相结合，课堂教育与课外活动相结合，教育与自我教育相结合，解决心理问题与解决实际问题相结合。

第四条　大学生心理健康教育工作的主要任务是宣传普及心理健康知识，指导学生正确认识心理健康对成长的重要意义；掌握促进心理健康的方法和途径，帮助学生培养良好的心理素质，开发心理潜能，培养创新精神；解析心理现象，帮助学生了解常见心理问题产生的主要原因及其表现，以科学态度对待心理问题；传授有效的心理调适方法，帮助学生消除心理困惑，珍爱生命、关心集体、悦纳自己、善待他人，增强克服困难、承受挫折的能力，积极预防和干预心理危机事件的发生。

第二章 组织机构建设

第五条 大学生心理健康教育工作纳入学院改革发展整体规划，纳入人才培养体系、思想政治工作体系和督导评估指标体系，成立齐齐哈尔医学院大学生心理健康教育工作领导小组，学院党委书记、院长担任组长，学院分管学生、教学、财务、医疗工作的副院级领导担任副组长，成员单位由学生工作部（处）、研究生处、国际交流合作处（国际教育学院）、组织部、宣传统战部、党委办公室、学院办公室、团委、教务处、财务处、人事处、保卫处、后勤管理处、高教研究与教学质量评估中心、精神卫生学院行政负责人及二级学院书记、副书记和附属医院书记、教学副院长组成。领导小组下设办公室，办公室设在学生工作部（处）。

第六条 大学生心理健康教育工作领导小组职责：全面统筹学院心理健康教育资源，构建院内各部门统筹协调机制，研究制定学生心理健康教育工作规划和有关规章制度。学院党委常委会或院长办公会每年至少听取一次心理健康教育工作专题汇报，研究部署工作任务，及时解决实际问题。学院党政主要领导每年听心理健康课程或参加心理健康教育与咨询相关活动不少于3学时。

第七条 在机构设置上，积极推进建立不低于学院副处级别的心理健康教育与咨询中心，隶属于学生工作部（处），具体组织协调开展大学生心理健康教育工作。建立完善学生、寝室、班级、二级学院（附属医院）、家庭、专科医院、学院“七位一体”的心理健康教育工作网络，明确职责分工和协调机制。加强二级学院（附属医院）心理健康教育工作，建立健全二级心理辅导站，设置专职辅导员负责本单位心理健康教育工作，有效发挥主体作用。学院学生会设立大学生心理卫生协会，二级学院学生会中设立心理学部，班级团支部设立心理委员，寝室设立心理联络员，积极协助辅导员、班主任和研究生导师开展心理健康教育工作。

第八条 建立健全大学生心理健康教育工作管理及考核评估体系。结合学院大学生心理健康教育工作实际需要，健全完善心理健康教育工作管理制度和考核评估体系，继续将二级学院（附属医院）心理健康教育工作成效纳入学院学生工作组织绩效考核评估体系之中，大学生心理健康教育教学工作质量接受学院高教研究与教学质量评估中心的督导和评估。

第三章 教育教学体系建设

第九条 加强大学生心理健康教育课程建设，发挥课堂教学主渠道作用，在新生入学第一学期开设“大学生心理健康教育”公共必修课，设置课堂教学26学时、实践教学不低于6学时，覆盖全体学生。其他学期开设“朋辈心理咨询”“积极心理学”等心理健康教育相关公共选修课程，建立科学系统的“1+X”课程体系，丰富学生相关知识，提高学生综合素质。讲授心理健康教育课程以专职教师为主，必须承担开课学期一半以上的教学任务。

第十条 学院鼓励支持心理健康教育专兼职教师进行跨校合作，利用优势资源，开发建设慕课、微课等线上课程，探索建设融媒体公开课，积极打造示范课和精品课。丰富教学模式，通过线上线下、课内课外、案例分析、活动体验、行为训练、心理情景剧等多种形式，激发学生学习兴趣，同时充分利用图书馆资料、影视资料、心理测评工具等丰富教学手段，聘请有关专家举办专题讲座等方式补充教学形式，不断提高教学质量和效果。学院每两年举办一次心理健康教育教学竞赛或展示活动，推动优质教学资源共享。

第十一条 加强心理健康教育教材体系建设，在我院主编规划教材《大学生心理健康教育》的基础上，充分发挥专业优势，进一步丰富完善教材内容。鼓励专兼职教师根据学生需求编撰心理健康教育校本读物、宣传手册等学习资料，扩大补充学习内容和效果。

第十二条 加强心理健康教育科学研究工作。鼓励支持专兼职教师参与大学生心理健康教育科学研究及国内外相关学术交流活动，通过举办心理健康教育工作坊、成立辅导员心理健康教育工作室、设立心理健康教育专项课题等多种方式和平台，积极开展大学生心理健康教育相关理论和技术的科学研究，培育优秀工作案例，促进教学、科研和咨询服务水平不断提高。

第四章　教育实践体系建设

第十三条　定期开展系列活动，加强普及宣传。每年通过举办心理健康教育月、“5·25”大学生心理健康节、“10·10”世界精神卫生日、心理素质拓展训练等多种形式的主题教育活动、文体娱乐活动和心理素质拓展活动，不断增强活动的针对性、实效性，扩大覆盖面、受益面，积极打造一批特色品牌项目。鼓励支持二级学院（附属医院）适时举办心理情景剧大赛、微视频大赛或心理健康知识竞赛，不断优化学生心理素质。

第十四条　拓展传播渠道，创新宣传教育方式。鼓励支持学生社团、班级充分利用校园网、广播、电视、校刊、影视、动漫、校服、橱窗等传播形式，组织创作展示心理健康宣传教育精品和公益广告。加强心理健康教育网络平台建设，充分利用易班网、微信、微博、手机客户端等融媒体平台，大力宣传普及心理健康知识，倡导健康生活方式，提高学生心理保健能力。每学期针对期末考试、考研、就业等特殊时期至少举办2次心理健康专题讲座，帮助学生缓解心理压力。

第十五条　开展自主互助，发挥朋辈作用。有效发挥学生社团和班级、寝室在学生心理健康教育工作中的重要作用，充分利用大学生心理社团、朋辈辅导员积极开展心理健康自助互助、朋辈帮扶等活动。加强对学生骨干的培训，具体由二级学院（附属医院）负责选拔、培训班级心理委员，组织建立心理社团；由心理健康教育与咨询中心负责对朋辈辅导员等学生骨干开展心理培训和团体心理辅导，对培训合格的学生干部，颁发心理工作合格证书，学生干部持证上岗，切实发挥学生自我教育和同伴教育的作用，培养学生维护自己和关爱他人心理健康的意识和能力。

第五章　教育咨询服务体系建设

第十六条　丰富心理咨询服务渠道。充分利用“和美身心灵”“心理茶社”、24小时心理热线等现有线上平台，积极探索开发智能网络系统，努力构建教育与指导、咨询与自助、自助与他助的心理健康教育与咨询服务体系。通过在学生公寓、教学楼、体育场等校园明显位置和偏僻角落张贴心理援助流程的方式，向全校学生公布心理健康教育与咨询中心的信箱、网址和热线电话。通过个体咨询、团体辅导、电话咨询、网络咨询等多种形式，向学生提供不间断的线上线下心理健康指导与咨询服务。

第十七条　健全心理咨询工作机制。加强心理咨询及相关制度建设，坚持学生心理健康月报制度，建立完善心理健康教育与咨询的值班、预约、访谈、记录、回访、转介等制度，保证心理咨询工作科学规范运行。做好心理咨询的记录与整理，建立心理咨询数据安全保护机制，严格档案管理，保护学生隐私，杜绝信息泄露。遵循心理咨询伦理要求，针对每位来访学生，均需有知情同意书、咨询记录、评估记录、危机记录及危机干预情况等资料，并及时存档。定期开展心理咨询个案研讨与督导活动，不断提高心理咨询的专业水平和咨询效果。

第十八条　实施心理咨询分类引导。二级学院（附属医院）辅导员和班主任必须准确掌握所负责班级学生的心理健康状况，针对不同学段、不同专业学生，精准施策、因材施教，把解决思想问题、心理问题与解决实际问题结合起来。要重视特殊人群如大学新生、应届毕业生、特殊家庭学生，特别是学习困难、挂科、失恋、受到严重处分、言行异常学生的心理辅导和咨询工作，及时帮助他们化解心理压力，克服心理障碍，切实在关心关照和暖心帮扶中开展教育引导工作。新生辅导员、班主任必须在新生入学一个月内，与每名学生谈一次话，了解学生的适应情况和家庭状况，及时与家长取得联系，一个学期内必须完成与所有学生家长建立联系的任务，为心理健康教育和心理危机预防奠定坚实基础。

第六章　心理危机预防干预体系建设

第十九条　开展心理普查与排查工作。每年利用新生入学资格复查期间，由心理健康教育与咨询中心组织全体新生开展心理健康状况普查和心理问题学生筛查工作，及时建立心理档案，对于心理问题严重的学生进行重点跟踪，定期通过访谈等形式进行补充筛查，心理普查实施动态管理。建立健全危机风险排查评估机制，对于重要时段、重点人群及时进行排查和风险评估，将定期排查上报与不定期排查相结合，建立校园危机事件及时报告和研究会商制度，切实做好密切跟踪和监护。对于曾经有过自杀经历和严重心理疾病的学生，应及时建立跟踪和干预档案；对于新生入学资格复查期内，因患有精神疾病而不能进行正常学习生活的新生，根据《中华人民共和国精神卫生法》和学院相关管理规定，应及时上报院长办公会不予注册。

第二十条　健全心理危机预防和干预工作机制。完善大学生心理危机干预实施细则，不断健全学生、寝室、班级、二级学院、家庭、专科医院、学院“七位一体”预警防控体系，明确工作流程及相关层级的工作职责，加大技能培训力度，发挥联防联控机制作用。建立从学生骨干、辅导员（班主任）到二级学院（附属医院）、心理健康教育与咨询中心、家庭、学生工作部（处）、精神疾病医疗机构之间快速的心理危机反馈机制和顺畅的心理危机转介机制。积极做好心理问题高危人群的预防和干预工作，做到心理问题及早发现、及时预防、有效干预，坚决防止因严重心理障碍导致的不良事件发生。对于疑似患有精神病的学生，及时通知其法定监护人，相关二级学院（附属医院）协助监护人做好监控工作，并及时指导其转介到精神疾病医疗机构就诊和治疗。转介过程详细记录，做到有据可查。

第二十一条　按照一例一督导原则，学院将对发生心理危机事件的单位开展专项督导检查，对连续发生重大事件的单位实行倒查机制，将根据失职行为严重程度给予主要领导、主管领导或当事人问责、离岗、降职等处理。同时，学院设立“心理危机干预特殊贡献奖”若干名，主要对于在心理危机预防和干预工作中表现特别突出、在心理危机事件预防和干预中具有重大贡献的人员，每年由学院组织相关单位和部门根据实际情况进行认定，并且将对获得此项奖励的个人给予表彰和发放奖金。

第二十二条　积极开展生命教育和励志教育，提高大学生对心理危机事件的认识和应对能力。一旦发生心理危机事件，心理健康教育与咨询中心按照有关规定做好大学生心理危机事件的善后工作，重视对心理危机事件当事人及其相关人员提供支持性心理辅导，最大程度地减少心理危机事件的负面影响，不断提高广大师生对心理危机事件的应对及处理能力。

第七章　协同育人机制建设

第二十三条　建立健全校内协同育人机制。全面加强大学生心理健康教育与咨询服务工作和校内各部门之间的协同，建立健全心理健康教育工作领导小组成员、专兼职教师与辅导员、班主任、研究生导师以及其他专业课教师、管理服务人员等学院各群体的协同育人机制。贯彻落实学院党委“三全育人”实施方案，健全完善《心理育人工作质量提升方案》，强化学生心理健康教育的全员参与意识，将心理健康教育内容纳入新入职教职工岗前培训的重要内容，形成全员、全过程、全方位的育人合力。每年为全体辅导员至少组织一次心理健康教育相关专题培训，定期对公寓管理员等管理服务人员开展相关心理学常识培训。

第二十四条　有效发挥家校合作育人机制。发挥学院主导作用，强化家校合作理念，通过开展寒暑假家访、定期电话家访、新生家长见面会、家长联动微信群、心理健康教育网络平台等多种途径拓展家校联合育人渠道，通过正面、反面典型案例，引导家长重视心理健康教育工作，积极参与家校协同育人工作。每学期辅导员至少电话联系一次学生家长，共同了解学生近期学习、生活及心理健康状况。

第二十五条　加强学院、社会联动机制建设。充分发挥专业优势，持续加强服务社会职能，积极与地方宣传、新闻、文化、公安、医疗等部门建立优势互补和协调联动机制，切实为学生心理健康教育提供良好的宣传舆论环境和心理文化服务。鼓励支持专兼职心理健康教育工作者积极参加社会心理服务，与附属第四医院联合开展心理健康教育、咨询服务、危机干预及科学研究，努力构建和完善“以学院为主导、家庭重点参与、社会资源支持”的联动育人机制。

第八章　师资队伍建设

第二十六条　通过专职、兼职、聘任等多种形式，着力建设一支以专职教师为骨干、以兼职教师为补充的专兼结合、专业互补、相对稳定、素质较高的心理健康教育与咨询工作队伍。学院按照师生比不少于 1 ∶ 4000 的比例配备专职教师，按照师生比不少于 1 ∶ 1000 的比例配备兼职教师，并将专兼职教师专业技术职务评聘纳入辅导员系列技术职务评聘序列管理。专兼职教师在校内开展个体心理咨询、团体心理辅导、计入实际教学（纯课时）工作量，按照专业课教学标准发放讲课酬金。

第二十七条　心理健康教育专兼职教师培训计划纳入学院师资整体培训计划。对于专职教师每年接受不低于 40 学时的专业培训或参加至少 2 次省级以上主管部门及二级以上心理专业学术团体召开的学术会议，每两年至少参加 1 次“心灵之旅活动”。对于思政干部、辅导员、班主任、宿舍管理员和从事心理健康教育的学生干部队伍定期举办相关业务培训班，对于兼职教师每年接受不低于 20 学时的专业培训，从事大学生心理咨询的教师必须接受专业督导，每学期不少于两次。对于新入职的专兼职教师每年安排固定时间到附属第四医院进行实习实践。

第九章　工作条件保障

第二十八条　保证专项资金投入力度。学院实行心理健康教育工作经费单列，每年在学生工作经费中以生均每年不低于 15 元标准安排专项经费，纳入学校经费预算，保证专款专用。经费主要用于学生心理健康教育日常工作和专兼职教师培训研修、社会实践、研讨交流活动等支出，确保大学生心理健康教育与咨询工作全面有效开展。

第二十九条　加强必要的场地建设和设备、设施投入。学院心理健康教育与咨询服务机构场地面积应不低于 300 平方米，根据大学生心理健康教育工作特点和实际工作需要，应设置数量充足、布局合理、设施完备的办公室、预约接待室、个体咨询室、团体辅导室、心理测评室、综合素质训练室、心理发展辅导室、积极心理学体验中心室等相关功能室。各二级学院、附属医院均设立 24 平米以上的心理咨询室。逐步建立学生特色成长辅导室、公寓心理辅导咨询室、校内外心理素质拓展基地。充分利用我院专业优势，力争将学院心理健康教育与咨询中心建成全省高校心理健康教育示范中心，发挥我省西部高校示范引领作用。

第十章　附　则

第三十条　本办法由学生工作部（处）负责解释；研究生处和国际交流合作处（国际教育学院）参照此文件执行。

第三十一条　本办法自发布之日起执行。

（3）多方合作联动保障

社会资本理论、交互作用理论和生态系统理论从各自的角度对家校合作进行了阐述。美国社会学家科尔曼将社会资本理论运用到教育研究领域，将社会资本分为“家庭内社会资本”和“家庭外社会资本”，家庭内社会资本包括父母对孩子的教育投资、亲子关系等，而家庭外社会资本则是指父母的社会关系，包括邻里关系、与教师的关系、师生关系等。为了明确家庭与学校在教育活动中的任务和权利，提出“合作”来代替“参与”，强调学校与家庭在合作过程中的地位是平等的，家庭具有更重要的潜在影响。

我国也高度重视在高等教育中开展家校合作，在《中共中央国务院关于进一步加强和改进大学生思想政治教育的意见》等文件中，分别从家校合作的必要性、健全“学校 - 家庭 - 社会”协同育人机制及如何开展家校合作等方面给出了明确指示。首先，学校需要探索并建立与大学生家庭联系沟通的机制，家长也要加强与学校的沟通配合，增强家校育人合力，有效提高学生心理健康教育水平。其次，明确要健全学校、家庭和社会协同工作机制。通过家长讲堂等方式帮助家长更加了解大学生所处年龄阶段的心理特点和规律，可以通过线上线下平台向家长宣传普及心理健康知识，引导家长树立正确的教育观念，以健康和谐的家庭环境影响学生。

对于入学时就确定有抑郁症等心理障碍的学生，家校要建立长效合作机制，及时把握学生心理动态，明确任务分工，主动承担自己的责任，预防心理危机的发生。学生出现自伤自杀、伤人毁物倾向等严重心理危机时，学校及时协助家长送医就诊。此外，2013 年颁布实施的《中华人民共和国精神卫生法》对学校、家庭的责任以及对监护人的法律责任进行了明确的规定，为家校合作提供了法律保障。这些法律和条例为在高校中开展家校合作提供了政策支持和实践方向，具有重要的意义。

三、新时代心理育人的现状及发展

（一）心理育人的现状

虽然心理育人的思想和理念起源很早，但是从当今发展来看，从心理育人的提出直至发展到现在的心理育人概念到底是什么？如何进行心理育人？谁来进行育人？这些一直是笼统且模糊的。

当前国内对于心理育人的定义尚处于灰色地带，大致可以分为两个方向：一是将心理育人等同于心理健康教育，即根据学生生理、心理发展特点，运用有关心理教育方法和手段，培养学生良好的心理素质，促进学生身心全面和谐发展和素质全面提高的教育活动，是素质教育的重要组成部分；二是心理育人是指在教学过程中合理利用心理学规律，如运用人际吸引律、南风效应、禁果效应、配套效应等心理效应，达到“事半功倍”的育人效果。第一种观点是大众较为普遍认可同时也是广为引用的定义，在国家全面推行素质教育和培养学生全面发展的大背景之下，“三全育人”的育人要求使得心理健康成为其中一个衡量指标，于是心理健康教育逐渐开始受到各大高校的注意和普及，同时也促进了大众把心理健康教育的育人功能等同于心理育人。

在此观点下，心理育人即是心理健康教育，心理育人的作用不仅是思想教育的基础，更是对思想教育的弥补，通过优化学生的心理结构，增强其心理承受能力，发挥心理潜能，建立个人世界的内心秩序，去探索自己的内在价值观，从而可以达到提高思想道德水平、提升思想道德素质的目的。

第二种观点更多出现在中小学教育教学过程中，强调从教师的角度出发，在日常的教学任务中，教师要善于探索和把握学生的心理特征，巧妙地利用典型的规律性的心理效应来减少工作的盲目性，提高针对性和工作效率，将心理学作为一种手段和桥梁，缩短师生之间的距离，打开学生的心灵大门，提高自己教书育人的工作水平。

（二）心理育人面临的难题

1．对实现更高质量的心理育人紧迫感不强，系统化的顶层设计有待优化

部分高校对心理健康教育的认识还停留在“解决学生心理问题、防止学生心理突发事件”的层次，尚未从“提高学生心理健康水平、拓展学生心理素质、促进学生心理发展、增强学生发展后劲”的高度去认识心理育人的巨大作用，缺乏系统的思考和科学的顶层设计，在人才培养体系、人才培养方案、政策措施等方面，心理健康与心理发展教育的制度性安排不到位，尤其是促进学生心理持续发展的举措不多。

2．组织领导体系和制度体系建设及运行机制有待加强

尽管高校普遍成立了心理健康教育领导小组，但明责、履责、追责的责任链条不紧，运行机制不够有力，工作中存在条块分割、管理脱节、协同性不够等问题，定期信息反馈机制、分析会商机制、沟通协调机制亟待强化。制度建设和落实碎片化，逻辑性、关联性、整体性、规范性不强，尚未形成科学的制度体系，督促检查的常态化、实效化不够。

3．教育教学体系和实践活动体系有待完善

在课程体系建设方面，部分高校尚未建立包括核心课程、发展课程等在内的课程体系，尤其是促进学生心理持续发展的拓展类课程成为短板，有的高校甚至未能做到心理健康教育必修课程全覆盖。在教学实践中，一些高校不重视发挥系统整体功能，尚未科学构建心理健康与心理发展教育第二课堂实践活动体系，第一课堂、第二课堂的有机衔接不紧密，实践活动形式、内容、方法和手段相对落后，缺乏针对性、吸引力和感染力。

4．咨询服务的能力和预防干预体系的合力亟待增强

在咨询服务方面，帮助求助者摆脱心理困境之后增强心理适应能力、耐受能力和发展能力等还不够到位；为更广泛的学生群体提供心理问题预防性、心理素质拓展性、心理能力发展性咨询服务的积极性、主动性有待提升。在预防干预方面，部分高校“五级工作体系”不健全，尤其是学生心理骨干的作用未能有效发挥，预防干预的实效性较差；统筹校内外资源，家、校、社区及专业机构互联互通互动的协同机制不畅，预防干预合力不强。

5．网络心理育人相对滞后，未能形成线上线下育人合力

在网络心理育人方面，拓展学生心理素质、提高学生心理发展水平的线上课程明显偏少，寓教于乐的教育资源短缺，网络课堂、微信、微博、QQ、智慧校园“五位一体”的网络心理健康与心理发展教育平台建设滞后，教师运用信息技术开展网络心理育人的能力亟待增强；高校运用大数据科学分析研判学生的心理健康状况、及时进行教育疏导或危机干预的能力较弱。

6．心理健康与心理发展教育条件保障有待加强

心理健康与心理发展教育师资队伍相对薄弱，数量、质量和能力与人才培养的新要求有较大差距；把心理育人渗透到教育教学和学生成才的全过程，真正做到全员心理育人更是任重道远；高校心理健康和心理发展教育投入机制及条件建设发展不平衡，部分省属高校、民办高校条件保障能力相对薄弱。

（三）心理育人的发展和质量提升

1．构建心理育人体系要坚持育心与育德相结合，深入构建教育教学、实践活动、咨询服务、预防干预、平台保障“五位一体”的心理健康教育工作格局。不断发挥以学校为统领、以二级学院为主体、以班级为依托、以寝室为重心、以家长支持为补充、以精神病专科医院为兜底、以心理健康知识的普及教育为基础的七级心理育人机制的重要作用。

2．持续发挥心理健康教育教学课程主渠道的作用，在原有的授课基础上增加跨校合作，整合资源，加强心理健康教育知识的普及力度。加强学生心理健康教育实践活动体系建设，面向全体学生举办心理健康教育月、“5・25 大学生心理健康节”“10・10 世界精神卫生日”等形式多样的心理健康教育活动，逐步增强学生的心理素质和求助意识，拓宽学校心理咨询的途径，完善学校二级心理辅导站建设。

3．优化心理咨询服务平台，充分利用心理健康教育网站、易班网、微信公众号等融媒体平台，大力宣传心理健康知识，提高学生心理保健能力。通过个体咨询、团体辅导、电话咨询、网络咨询等多种形式，向学生提供线上线下的心理健康指导与咨询服务。

4．充分发挥具有我校特点的“七位一体”心理预防体系。每年保证专职教师不少于40学时的省级或以上层次的心理健康教育专业教师培训，至少参加2次省级以上高层次的学术会议；保证兼职教师不少于20学时的专业培训。通过开展心理咨询技能、心理危机识别等培训，充分提高辅导员、班主任、班级心理委员、朋辈心理辅导员、寝室长等学生骨干对异常言行的识别能力、鉴别能力以及心理危机的初步干预能力。利用家访、新生家长课堂等方法拓展家校联合育人渠道，完善“以学校为主导、家庭密切参与、社会资源支持”的“七位一体”预防体系。

5．加大资金投入力度，应按照生均每年不低于15元标准设置专项经费。加大场地设置和专业设备投入的支持力度，应尽快增设预约接待室、综合素质训练室、心理发展辅导室、积极心理体验中心等相关功能场所，配备配齐专业化的设备设施，力争依托自身专业优势积极创建黑龙江省心理健康教育示范高校。

（四）心理育人提升途径

1．通过课程教育构建立体化心理育人途径。课程教育是大学教育的主要部分，通过课堂教学将心理健康教育渗透到各学科的课程中，每门课程都不可避免地涉及思想道德规范和价值观的引领，教师在传授知识的过程中通过了解学生的心理需求激发学生的学习兴趣，将知识传授与人格塑造相结合，注重学生精神财富的培养，就能够转化为学生的内在素质的养成，高校心理育人就可以实现由教师引导的灌输育人和大学生自我引导的自我育人相结合，达到心理育人的目的。

除此之外，强化家校共建理念，通过网络问卷、电话访谈、线上微课等形式密切家校联系，引导家长树立正确的教育观念；建立家校联动机制，鼓励家长引导学生按时参加网络课程学习，及时关注心理预警学生；明确家校双方共管责任，提醒家长关注学生的心理困扰，建立家校联动机制，并做好当学生出现心理波动时能够及时向社区、专科医院、学校辅导员老师和心理咨询中心求助，促进学生与家长之间形成良好的互动氛围。

父母教养方式评价量表是1980年Umea大学精神医学系的Carlo Perris等共同编制的用于评价父母教养态度和行为的问卷。该量表分为接纳 - 拒绝、心理自主 - 心理控制、严厉 - 放纵三个维度。量表共包括81个项目，涉及父母15种教养行为：辱骂、剥夺、惩罚、羞辱、拒绝、过分保护、过分干涉、宽容、情感、行为取向、归罪、鼓励、偏爱同胞、偏爱被试和非特异性行为。

在回答问卷之前，请您认真阅读下面的指导语：

父母的教养方式对子女的发展和成长是至关重要的，您很难确切地回忆您小时候父母对您说教的每一个细节，但我们每个人都对我们成长过程中父母对待我们的方式深刻印象。回答这一问卷，就是请您努力回想小时候留下的这些印象。

问卷有很多题目组，每个题目答案均有1、2、3、4四个等级。请您分别在最适合您父亲和您母亲的等级数字上面做选择。每题只准选一个答案。您父亲和母亲对您的教养方式可能是相同的，也可能是不同的。请您分别如实回答。

如果您小时候父母不全，可以只回答父亲或母亲一栏。如果是独生子女，没有兄弟姐妹，相关的题目可以不答。问卷不记名，请您如实回答。下面举例说明对每个题目的回答方法。

		从不	偶尔	经常	总是
1．父母常常打您吗？	父	①	2	3	4
	母	1	②	3	4
2．父母对您很亲热吗？	父	1	2	③	4
	母	1	2	③	4

姓名：　　性别：　　年龄：

您与父母一起生活到　　岁

父亲是否健在　　是　否（或在您____岁时去世）

母亲是否健在　　是　否（或在您____岁时去世）

父母是否离异：　是　否（或在您____岁时离异）

父亲文化程度：大学（包括大学以上、大专）、中专（包括高中）、初中、小学

父亲职业：工人　　农民　　知识分子　　干部

母亲文化程度：大学（包括大学以上、大专）、中专（包括高中）、初中、小学

母亲职业：工人　　农民　　知识分子　　干部

1．我觉得父母干涉我所做的每一件事。

2．我能通过父母的言谈、表情感受到他（她）很喜欢我。

3．与我的兄弟姐妹相比，父母更宠爱我。

4．我能感到父母对我的喜爱。

5．即使是很小的过失，父母也惩罚我。

6．父母总试图潜移默化地影响我，使我成为出类拔萃的人。

7．我觉得父母允许我在某些方面有独到之处。

8．父母能让我得到其他兄弟姐妹得不到的东西。

9．父母对我的惩罚是公平的、恰当的。

10．我觉得父母对我很严厉。

11．父母总是左右我该穿什么衣服或该打扮成什么样子。

12．父母不允许我做一些其他孩子可以做的事情，因为他们害怕我会出事。

13．在我小时候，父母曾当着别人的面打我或训斥我。

14．父母总是很关注我晚上干什么。

15．当遇到不顺心的事时，我能感到父母在尽量鼓励我，使我得到一些安慰。

16．父母总是过分担心我的健康。

17．父母对我的惩罚往往超过我应受的程度。

18．如果我在家里不听吩咐，父母就会恼火。

19．如果我做错了什么事，父母总是以一种伤心的样子使我有一种犯罪感或负疚感。

20．我觉得父母难以接近。

21．父母曾在别人面前唠叨一些我说过的话或做过的事，这使我感到很难堪。

22．我觉得父母更喜欢我，而不是我的兄弟姐妹。

23．在满足我需要的东西方面，父母是很小气的。

24．父母常常很在乎我取得的分数。

25．如果面临一项困难的任务，我能感到来自父母的支持。

26．我在家里往往被当作“替罪羊”或“害群之马”。

27．父母总是挑剔我所喜欢的朋友。

28．父母总以为他们的不快是由我引起的。

29．父母总试图鼓励我，使我成为佼佼者。

30．父母总向我表示他们是爱我的。

31．父母对我很信任且允许我独自完成某些事。

32．我觉得父母很看重我的观点。

33．我觉得父母很愿意跟我在一起。

34．我觉得父母对我很小气、很吝啬。
35．父母总是对我说类似“如果你这样做我会很伤心”这样的话。
36．父母要求我回到家里必须得向他们说明我在做的事情。
37．我觉得父母在尽量使我的青春更有意义和丰富多彩（如给我买很多的书、安排我去夏令营或参加俱乐部）。
38．父母经常对我说类似“这就是我们为你整日操劳而得到的报答吗？”这样的话。
39．父母常以不能娇惯我为借口不满足我的要求。
40．如果不按父母所期望的去做，就会使我在良心上感到很不安。
41．我觉得父母对我的学习成绩、体育活动或类似的事情有较高的要求。
42．当我感到伤心的时候可以从父母那及时得到安慰。
43．父母曾无缘无故地惩罚我。
44．父母允许我做一些我的朋友们做的事情。
45．父母经常对我说他们不喜欢我在家的表现。
46．每当我吃饭时，父母就劝我或强迫我再多吃一些。
47．父母经常当着别人的面批评我既懒惰又无用。
48．父母常常关注我交往什么样的朋友。
49．如果发生什么事情，我常常是兄弟姐妹中唯一受责备的。
50．父母能让我顺其自然地发展。
51．父母经常对我粗俗无礼。
52．有时甚至为一点儿鸡毛蒜皮的小事，父母也会严厉地惩罚我。
53．父母曾无缘无故地打过我。
54．父母通常会参与我的业余爱好活动。
55．我经常挨父母的打。
56．父母常常允许我到我喜欢去的地方，而他们又不会过分担心。
57．父母对我该做什么、不该做什么都有严格的限制而且绝不让步。
58．父母常以一种使我很难堪的方式对待我。
59．我觉得父母对我可能出事的担心是夸大的、过分的。
60．我觉得与父母之间存在一种温暖、体贴和亲热感。
61．父母能容忍我与他们有不同的见解。
62．父母常常在我不知道原因的情况下对我大发脾气。
63．当我所做的事取得成功时，我觉得父母很为我自豪。
64．与我的兄弟姐妹相比，父母常常偏爱我。
65．有时即使错误在我，父母也把责任归咎于兄弟姐妹。
66．父母经常拥抱我。

总分：父亲　　　；母亲：　　　　结果分析

	父亲 / 母亲教养方式	备注
情感温暖理解	描述父母对孩子的亲近、理解、爱和欣赏的程度，分数越高，表明孩子感受到的来自父母的情感温暖、理解的程度越高	父母的指标分开描述
惩罚严厉	描述孩子感受到的来源于父母的惩罚、严厉的程度	父母的指标分开描述
过分干涉	描述父母对孩子的生活控制，如果孩子在该纬度上得了高分，则说明父母对孩子的控制太多了，让孩子感到透不过气来	母亲的过度干涉行为和过度保护行为往往结合在一起不能分开，因此，统称为过干涉、过保护
过度保护	描述父母对孩子的保护过多的程度	
拒绝否认	描述孩子感受到的来源于父母的拒绝与否认程度，如果孩子在该纬度得高分，则表明孩子与父母关系疏远，亲子之间有心理隔膜	父母的指标分开描述

注1：父、母亲量表各因子所含条目如下：

因子Ⅰ

父亲：2，4，6，7，9，15，20，25，29，30，31，32，33，37，42，54，60，61，66（父亲情感温暖与理解关心）

母亲：2，4，6，7，9，15，25，29，30，31，32，33，37，42，44，54，60，61，63（母亲情感温暖与理解关心）

因子Ⅱ

父亲：5，13，17，18，43，49，51，52，53，55，58，62（父亲惩罚严厉）

母亲：1，11，12，14，16，19，24，27，35，36，41，48，50，56，57，59（母亲过度干涉）

因子Ⅲ

父亲：1，10，11，14，27，36，48，5，56，57（父亲过分干涉）

母亲：23，26，28，34，38，39，45，47（母亲拒绝否认）

因子Ⅳ

父亲：3，8，22，64，65（父亲偏爱被试）

母亲：13，17，43，51，52，53，55，58，62（母亲惩罚严厉）

因子Ⅴ

父亲：21，23，28，34，35，45（父亲拒绝与否认）

母亲：3，8，22，64，65（母亲偏爱被试）

因子Ⅵ

父亲：12，16，39，40，59（父亲过度保护）

注2：66个条目中，父亲量表不含有19、24、26、38、41、47、54、63；母亲量表不含有5、10、18、20、21、40、49、66。为了方便，可以让被试对所有问题进行回答，但在计算分析时，可以不将以上条目计算在内。

2．通过实践教育建立一体化心理育人途径

高校承担着教学育人、知识育人、文化育人、管理育人、服务育人等重任，应建立一体化育人方式，将心理育人渗透在课堂教学、第二课堂、社会实践活动等领域之中，通过与其他育人方式的有机整合，形成衔接有序、互动融通、目标统一的整合机制，促进心理育人效果的提升。例如，文化知识的学习是促进心理健康发展的有效手段，文化修养的提升能加强品德修养，社会实践活动可以培养当代大学生的组织能力、团队协作能力和集体主义观念，让学生在实践活动中互相学习，提升心理品质。

我国高校辅导员、班主任和心理教师的主要服务对象“00后”一代大学生，他们充满活力，对生活抱有热情和希望，以乐观的态度面对困难和挑战，精力充沛地投入学习和工作，对人生成长发展和自我价值实现有着强烈的渴望，但他们没有经历过多少坎坷和磨炼，吃苦精神、抗压能力、学习动力还需加强。他们在思维认知、价值观念和心理特点等方面都深刻地烙印着时代特征，因此，教师需要认识新时代大学生的心理特点、品格特征，在心理育人的过程中需要更接近他们需要的育人方法，并重视实施积极的实践教育。

团体心理咨询与治疗是西方先发展起来的心理咨询方法。近年来，团体心理咨询与训练逐渐升温，在大学生群体中广泛应用并取得了很好的效果。因为在学校内部，团体自然而然地存在，通过招募有共同发展课题或有共同心理困扰的人组成团体成长小组，团体中的成员互动，实践性强，形式多样，生动有趣，适用面广，通过团体互动感受到同龄群体的肯定与欣赏。如根据不同年级学生的需求，开展如新生入学的适应教育，针对毕业生的生涯迷茫、就业焦虑和对因特殊原因不能如期毕业的学生实施有针对性的心理干预，通过实践活动帮助新时代大学生塑造出健康的品格与健全的人格，因此，在心理健康教育课、各类课外活动、班级管理和团队活动中被广泛应用。团体心理咨询与训练逐步发展成为协助学生成长发展、学生自我教育的主要方法。

（1）团体案例：欣赏与赞美

教学理念：大学阶段课业繁忙，学生往往忙于学习而忽略与人相处这方面，通过学习与人相处的品德和艺术，让学生体验欣赏与赞美他人给别人和自己带来的愉悦心情，感受真诚的赞美对改善人际氛围、营造良好人际环境的作用，从而有针对性地引导和培养学生善于欣赏与乐于真诚地赞美别人的品质。

教学目标：认识懂得欣赏美好事物和人们的美好特性是积极的人生态度，懂得欣赏与赞美在人际交往中的积极作用。

培养善于欣赏、善于发现别人的优点和长处的审美心态和能力，学习掌握人际交往的技巧和艺术。通过真诚的欣赏和赞美，主动去营造一个人心情愉快和积极向上的人际氛围，形成人际关系的良性循环。

教学重难点：欣赏与赞美在人际交往中的积极作用，学会欣赏与赞美他人的交往艺术。

活动时间：2 学时

1．内容导入	多媒体播放歌曲《小草》，思考：这首歌表达了什么？你从中得到什么启示？学生回答后，教师点拨，从而导入新课	5 分钟
2．情境体验——“你的文章真棒”	第一步，多媒体显示图片，并出示问题：①小伟的心情为什么好了起来？ ②陈小力为什么要赞美李伟？他这样做是阿谀奉承吗？ ③ 陈小力从这件事中得到了什么收获？④你愿意像陈小力这样与人打交道吗？ 第二步，学生分组讨论、交流，教师深入小组适当指导 第三步，各小组长分别陈述本组同学的意见，并允许同学之间互相质疑和辩驳 第四步，教师进行学生前面的讨论，进行总结点评，突出赞赏在人际交往中的作用	10 分钟
3．活动：猜猜他（她）是谁	第一步，每组同学任意挑选班内某一同学，并详细写下他（她）的至少 3 个优点 第二步，教师随机点名，让小组代表讲出自己所写的某个同学的优点，但不讲出对方的姓名 第三步，全班同学共同猜想所描述的优点属于哪个同学 第四步，让被猜中的同学谈感受 第五步，教师总结，引导学生互相欣赏，互相赞赏、认识到欣赏他人对人生的重要作用	15 分钟
4．活动：真情流露	第一步，多媒体显示情境内容：值日生忘记擦黑板，班里一个学习成绩不好的同学主动把黑板擦完，同学们议论纷纷。同学甲说：“他只配擦黑板。”同学乙说：“他擦得真干净，以后轮到我当值日生，就让他帮我擦好啦。”同学丙：“大惊小怪，这点鸡毛蒜皮的事也值得议论？” 第二步，针对以上甲、乙、丙三个同学的观点，引导同学进行辩驳：这时你会说：______________。 第三步，在辩驳的基础上，教师让学生明理，得出结论：赞美他人，必须是真心实意的	10 分钟
5．课堂小结	与同学相互欣赏，培养自己欣赏和赞美别人的能力。 （1）以“我喜欢你……”的方式，用欣赏的语言给小组中的每一个同学写下你对他（她）的欣赏 （2）全组交换彼此的欣赏 （3）教师进行课堂小结，释疑解惑，使学生认识到欣赏与赞美在人际交往中的积极作用，掌握欣赏与赞美的技巧和艺术	5 分钟

（2）团体案例：消除自卑，增强自信——扬起自信的风帆

教学理念：自卑是一种消极的心态和不良的心理品质，如果任由它发展下去，将使个人失去

希望，从而导致自暴自弃、偏执、孤僻、社交恐惧等心理障碍的产生。自卑产生的原因有心理缺陷、性格障碍、认知偏差等。与自卑相对应的是自信，自信是指相信自己有能力实现一定目的和愿望的心理状态。它是人们成长与成才过程中不可缺少的一种重要心理品质，也是自我意识中的核心成分。自信是挖掘内在潜力的最佳法宝，西方的皮格马利翁效应讲的就是自信的力量。当人失意时，或失去前进的动力时，自我激励是一种重新找回自信的简单方法。

活动理念：21 世纪对人才的要求不只限于其学识与能力的高素质，更要求其具备较好的心理素质，主动参与竞争。大学阶段的学生初次体验对新事物的尝试与竞争，最常见的普遍心理是自卑与胆怯，这是因为他们对自己的实力没有正确的认识，不相信自己的能力，导致出现退缩或回避的消极行为，最终无法得到成功的体验。针对这一现象，我们迫切需要让学生正确认识自身实力，帮助学生消除胆怯、自卑，掌握树立自信心的方法，大胆尝试，敢于拼搏，勇于实现自我价值，体验成功，成为真正高素质的、适应社会的人。

因此，通过这节心理辅导活动课，旨在帮助学生消除自卑，树立自信心，激发自身的潜能，助其奋力追求并实现自身价值。

活动目标：

1．让学生认识到自卑心理的危害性和树立自信心的重要性。

2．帮助学生分析自身的自卑心理。

3．帮助学生克服自身的自卑心理。

4．通过学习活动，让学生走出自卑的阴影，树立自信心，激发自身潜能。

活动形式：①分礼品游戏；②讨论；③小品表演；④尘封自卑游戏；⑤过自信关游戏

活动准备：①四种礼品，每种四件，老师准备。②纸棒两根，老师准备。③小品排练。④一些白纸。

活动对象：大学一年级学生（大一新生由于对大学学习生活的不适应，往往会有较多不成功的体验，容易对自己产生疑问和否定。而在这个年龄段，具备一定的自信心将对他们今后的成长起重要的作用）。

活动时间：2 学时

活动重点：消除自卑，增强自信。

活动难点：帮助学生消除胆怯、自卑，掌握建立自信的方法和步骤。

活动过程：

活动阶段	活动内容	备注
一、引入课题	老师说明在该班进行心理辅导活动课的原因：该班同学优秀，上课气氛活跃，发言积极，与老师配合默契。进而表达希望同学把自己的风采展示给在座的同学、老师的愿望，引入课题	使学生放松，活跃气氛，引入课题
二、游戏：分礼品	1．做游戏 老师说明游戏的规则后挑选五位同学上台进行游戏 第一次分：四件礼品，五个人分，最矮的没有。老师问没有得到礼品的最矮的同学有什么感觉，得到礼品的同学送给他一句安慰的话 2．思考与讨论 ①第一次分礼品时谁没有得到？为什么？ ②第二次、第三次、第四次分礼品时他得到了吗？又为什么呢？（条件改变了） ③同样是这位同学参与礼品分配，为什么有时能拿到，有时不能拿到？这说明什么？你从中感悟到了什么？	屏幕显示分礼品以及游戏规则 每次游戏都选定一个标准，让五个人中有一个人不能得到礼品 游戏进行四次 幻灯出示问题 该问题情境与实际生活贴近，学生容易联系生活，回忆自己经历时的

活动阶段	活动内容	备注
	3．让学生分组讨论并自由发言 4．老师认真倾听学生发言后，适当加以引导（每个人都有强项也有弱项，有长处也有短处，只是这些都是相对的，在特定的条件下是可以相互转化的。这方面的弱势也许就是另一方面的强势，今天的失意不等于明天也会失意） 5．老师讲述下列故事，要求学生认真思考，谈谈自己对这个故事的感想 有一位男孩，在一次意外事故中失去了父母，自己也失去了左臂，孤苦的他被一位武术大师收养。大师传授武艺给他，可始终只教他一个动作，当然他也把这一动作练到了炉火纯青的程度，可他总也想不明白，师傅就这样教我，我可能连自保都成问题，怎么与他人对决呢？ 一次大规模的武术比赛，师父让他去参加比赛，他推脱不了，硬着头皮上了，心里却总在想，我一只手能打过别人吗？没想到，比赛结束，他是唯一的胜者。在他疑惑不解时，师父只告诉了他一句话：“我教你的这招，别人只有一个破解方法，那就是抓住你的左臂”	感受，讨论发言时气氛活跃，学生都能积极参与其中 幻灯显示故事
三、小品表演：期中考后的烦恼	1．观看小品 人物：母亲和小丽 情节： 小丽：（手拿成绩单边走边说）真倒霉，真倒霉。怎么对妈说呢？ 妈：小丽，吃饭。 小丽：哦，我不饿，我不想吃！ 妈：怎么啦，不舒服吗？（转身看见小丽手拿成绩单在发呆）小丽，期中考试成绩知道啦，考得怎么样？ 小丽：妈。 妈：怎么啦？ 小丽：退步啦！ 妈：给妈看看（拿过成绩单） 小丽：妈，我进入高中就找不到感觉，成绩一次比一次差，我越来越没信心，妈，我很怕，我看见书都怕了，我不想读书了。 妈：你说什么呀？你这样的心态怎么行呢？ 2．思考与讨论： ①小丽知道了期中考的成绩后心态怎样？你从哪些地方看出来的？ ②我们应该怎样帮助小丽摆脱这种心理？ ③假如你的期中考试成绩退步了，你会怎么做？ 3．讨论结束，送给小丽也送给大家一句话： 克服自卑是成功的希望 树立自信心是迈向成功的必经之路	小品由同学表演（事先排练） 屏幕显示问题 该情境贴近现实，广大同学都亲身体验过，容易引发同学间的讨论发言，气氛活跃 屏幕显示
四、尘封“我不敢”，与自卑说再见	1．老师引导 要求学生回忆自己已走过的读书生涯，回忆自己错失的机会 2．尘封“我不敢” ①给每位同学分发一张白纸 ②在白纸上列出我不敢做的事 要求：态度要认真诚恳，独立完成，不讨论 ③老师收回学生写好的纸，放进档案袋里，贴上封条，盖上印章 ④告别“我不敢”仪式 同学默默地说一句告别“我不敢”的话，在心灵深处与“我不敢”先生告别	播放《命运》乐曲 将这些“我不敢”尘封以后，待到5年后开同学会时，再把它打开看看，5年前尘封的“我不敢”是什么？那时还会是我的“不敢”吗？ 播放舒缓的音乐

续表

活动阶段	活动内容	备注
五、过自信关游戏	1．教师引导 尘封了“我不敢”，那留下来的应该是我敢、我能、我行、我会、我愿意、我自信……希望同学能够再自信一点 2．做游戏：过自信关 （1）游戏规则 ①两个守门神，守门把关 ②过关人的外在要求：昂首挺胸向前走，眼神正视前方，说话声音响亮有力，办事态度坚决 ③过关人的内在要求：你凭什么本事来过关，请现场表演 ④守门神三米的距离开始走过去，站在守门神前面说：“报告守门神，我是 ×××，我凭……来过关，现在请求过关” ⑤合格的过关，并去领奖品，不合格的打回去，并告诉他为什么不合格，让他重来 （2）在《相信自己》的歌声中游戏开始	屏幕显示游戏规则 学生参与游戏，活跃气氛，也起到培养学生自信心的作用 纸棒敲打 播放歌曲《相信自己》
六、屏幕滚动显示“建立自信的方法和步骤”	1．建立自信的方法： ①挑前面的位子坐 ②练习正视别人 ③把你走路的速度加快 25%，昂首挺胸，正视前方 ④练习当众发言 ⑤咧嘴大笑，每天至少赞美别人一句 ⑥提高说话的声音 ⑦自我暗示，如：遇到突然变故要能够镇静下来，可以暗示自己镇静；想你会成功，不要想你会失败；不时提醒自己，你比你想象中的要好 ⑧培养运动的习惯，可以是跑步、跳舞、远足、篮球等，最好是晨练 ⑨万一自卑起来，要马上改变一下自己的姿势，变得像自信时候的姿势。如：做几个深呼吸，看看蔚蓝的天空，暗示说“我不错，我不错，我真的很不错！” ⑩树立大志 2．建立自信的步骤： ①告诉自己：一定要实现目标 ②要做最好的准备 ③重心放在你最大的长处上 ④培养信心 ⑤从你的错误和失败中吸取教训 ⑥放弃逃避的念头，方能产生信念	屏幕滚动显示“建立自信的方法和步骤”，要求学生运用这些方法和步骤进行演练，争取掌握 成功的大小取决于自我抱负和期望。目标树立得小，所得的成就也就小，目标树立得大，所得的成就自然也就大，而且，大抱负、小理想更容易实现
七、总结	老师总结：相信自己，你将赢得胜利，创造奇迹；相信自己，梦想在你手中，这是你的天地；相信自己，你将超越极限、超越自己；相信自己，当这一切过去，你们将是第一。成功就这么简单，从我做起，从一件小事做起，如果今天比昨天进步了，就要为自己鼓掌，为自己喝彩，为自己加油！让自己有自信，那么胜利的曙光、美丽的彩虹一定属于你！	鼓励学生
八、家庭作业	要求学生注意在日常生活中多培养自己的能力，学会树立自信心，以表格的形式记录自己尝试成功的点滴小事，一周后共同分享由自信和实力带来的成功的喜悦	自信体验表（见附录）

附录 自信体验表

日期	尝试做什么事?	怎么鼓励自己?	是怎样做的?	结果（个人收获）

反思：在本次活动中，老师通过循序渐进地开展辅导活动，使学生体会自信的感觉，并在行为上学会如何建立自信，以及建立自信的步骤，从而达到提高自信水平的目的；布置家庭作业，要求学生在平时的学习工作生活中时刻提醒自己，注重对自己能力的培养、自信心的树立。

补充活动：

（1）讲学、讲座：请一些有名的科学家或成功人士到校进行讲座，以他们成才的经历启发、鼓舞学生，以增强学生的自信心。

（2）向学生推荐一些有关科学家成才故事的书籍。

（3）举办大规模的朗诵会、科技板报等比赛活动，增强学生的参与意识，让学生对自己充满信心。

建议：

自信心的培养并非一朝一夕的事情，需要老师和学生共同努力。老师在教学中应帮助学生树立和培养信心，教会学生自我调节自信，并通过以下活动增强学生的自信心：①把上课不敢正眼看老师的学生调到最前排，上课时，有意识地注视他们，用目光鼓励他们认真听讲，下课多接触他们。②开展轮流当班干部、轮流出板报活动，让学生在学习与工作中发现自己，锻炼自己，约束自己，创造一个可以让学生充分表现自己的机会，特别是要让那些缺乏自信心的同学不断获得成功的体验，让他们坚信我能行！③让学生充分了解自己的能力（优点、长处），努力发挥自己的才能，获得别人的承认和肯定。④积极反馈，及时给予学生表扬和肯定，强化学生的成功体验。学生在平时注重利用积极的心理暗示，比如语言的、环境的、动作的、态度的、对方观点及意识转换的自我暗示来提升自信。

3．通过多元化平台教育构建整合式心理育人途径

因后疫情时期教学的特殊性，线上线下结合教学成为高校因势而变的育人主渠道，通过线上活动的开展使学生不断适应网上学习的新途径。将信息技术广泛应用于教育领域之中，给心理育人工作提供了有别于传统的面对面交流、书信对话、课后留言等育人方式，开启了现代化的心理育人途径。辅导员、班主任在充分了解当代大学生心理动态与心理发展需求的基础上，就可以充分利用信息技术配合线下开展线上活动，如“5·25 大学生心理健康节”“10·10 世界精神卫生日”等活动宣传心理健康知识，借助于 QQ、E-mail、微信、微博、公众号、微博超话等交流平台，同大学生进行在线匿名交流，跟他们进行实时对话、实时沟通，帮助他们答疑解惑、排忧解难，引导他们健康成长。辅导员或班主任教师还可以通过播放心理短剧、心理健康教育微视频、心理健康教育慕课和建立心理咨询电台等方式，传播积极向上的价值观和人生观，在大学生群体中弘扬正能量，调动他们的积极情绪，实现价值观育人、优秀榜样育人、谚语格言育人、名人事迹育人等，引导在校大学生培养活泼开放、追求上进的心理状态。

（1）雅各布森肌肉放松训练

雅各布森在自己的书《你必须放松》中提出：人之所以会出现紧绷状态，是因为能量消耗过高。如果对能量不加节制过度使用，就像过度花钱让财务状况紧张一样，会造成人的身体状态紧张。与紧绷状态相对应的是放松状态。雅各布森对放松状态的定义是不激动，也没有不安。

人在放松状态下处于低紧张水平，不会感觉到愤怒、恐惧和焦虑，而是处于一种平静的喜悦感中，这是一种理想的身体状态。下面介绍雅各布森的“渐进性肌肉放松法”，可以通过 15 分钟的时间来帮助人放松。找一个安静舒适的地方，闭上眼睛，对特定肌肉群进行先紧绷然后再放松的练习。比如，握紧左手，让肌肉紧张起来，同时吸气，持续5秒之后，迅速松开，让肌肉放松，同时呼气。你可以对身体的各个肌肉群，包括脚、小腿、大腿、臀部、腹部、手、胸部、脖子和肩膀等部位重复进行这种“紧张 - 放松”的循环练习。

这套理论的核心是：能量过度消耗是导致人始终紧绷的原因，要想做到真正放松，就应该像管理预算一样去管理自己的能量消耗。

（2）正念呼吸放松法

正念，是从坐禅、冥想等发展而来的一种个人修行方法。正念的创始者乔·卡巴金将“正念”定义为：通过有目的地将注意力集中于当下，不加评判地觉知一个又一个瞬间所呈现的体验，而涌现出的一种觉知力。

正念训练内容

时间	主题	内容
星期一 13：00—13：13	像青蛙一样静坐	带着清醒的注意力安静地坐定
星期二 13：00—13：11	关注呼吸	将注意力集中在关注自己的呼吸上：体会呼吸时身体的变化、头脑的变化
星期三 13：00—13：08	意大利面试验	将注意力集中在关注自己的身体，学习放松身体的方法
星期四 13：00—13：06	不愉快情绪的急救	关注自己的情绪、当出现不愉快情绪时的态度，接纳情绪，做冲动的事情前停下来
星期五 13：00—13：04	焦虑传送带	如何停止担忧，跳出念头，融入身体

大学生时间管理自我诊断量表

【指导语】以下选择不存在正确与错误之分，主要用于了解你在日常学习与生活中对待时间的方式与态度。请根据自己的实际情况，选择最适合你的一种答案。

【测试题】

1．星期天，你早晨醒来时发现外面正在下雨，而且天气阴沉，你会怎么办？（　）

A．接着再睡　　B．仍在床上逗留

C．按照一贯的生活规律，穿衣起床

2．吃完早饭后，在上课前你还有一段自由时间，你怎样利用？（　）

A．无所事事，根本没考虑学习点什么，不知不觉地过去了

B．准备学点什么，可是不知道学什么好

C．按照预定好的学习计划进行充分利用这一段自由时间

3．除了每天上课外，对所学的各门课程在课余时间里怎样安排？（　）

A．没有任何学习计划，高兴学什么就学什么

B．按照自己最大的能量来安排复习、作业、预习，并紧张地学习

C．按照当天所学的课程和明天要学习的内容制订严格有序的学习计划

4．你每天晚上怎样安排第二天的学习时间？（　）

A．不考虑　　B．心中和口头上做些安排

C．书面写出第二天的学习计划

5．我为自己拟定了“每日学习计划表”，并严格执行（　）

A．很少如此　　B．有时如此

C．经常如此

6．我每天的休息时间表有一定的灵活性，以使自己拥有一定的时间去应付预想不到的事情。（　）

A．很少如此　　B. 有时如此

C．经常如此

7．当你发现自己近来浪费时间比较严重时，你有何感受？（　）

A．无所谓　　B．感到很痛心

C．感到应该从现在起尽量抓紧时间

8．当你学习忙得不可开交而又感到有点力不从心时，你怎样处理？（　）

A．开始有些泄气，认为自己脑袋笨，自暴自弃，但仍然拼命学习

B．有干劲，有用不完的精力，但又感到时间太少

C．开始分析检查自己的学习时间分配是否合理，找出合理安排学习时间的方法，提高学习效率

9．在学习时，常常被人干扰打断，你怎么办？（　）

A．听之任之　　B．抱怨，但又毫无办法

C．采取措施防止外界干扰

10．当你学习效率不高时，你怎么办？（　）

A．强打精神，坚持学习　　B．休息一下，活动活动，以利再战

C．把学习暂时停下，转换一下兴奋中心，待效率最佳时刻到来时再高效率地学习

11．阅读课外书籍，你怎样进行？（　）

A．无明确目的，见什么看什么，并常读出声来

B．能一面阅读一面选择

C．有明确目的地进行阅读，运用快速阅读法，加强自己的阅读能力

12．你喜欢什么样的生活？（　）

A．按部就班、平静如水的生活　　B．急急忙忙、精神紧张的生活

C．轻松愉快、节奏明显的生活

13．你的手表或书房的闹钟经常处于什么状态？（　）

A．常常慢　　B．比较准确

C．经常比标准时间快些

14．你的书桌井然有序吗？（　）

A．很少如此　　B．偶尔如此

C．常常如此

15．你经常反省自己处理时间的方法吗？（　）

A．很少如此　　B．偶尔如此

C．常常如此

【计分与评价】

选择 A 得 1 分，选择 B 得 2 分，选择 C 得 3 分。将自己各题的得分加起来，然后根据下面的评析判断出自己的时间管理能力和水平。

35 ～ 45 分，有很强的时间管理能力。在时间管理上，你是一个成功者，不仅时间观念强，而且还能有目的、有计划、合理有效地安排学习和生活时间，时间利用率高，学习效果良好。

25 ～ 34 分，比较善于对时间进行自我管理，时间管理能力较强，有较强的时间观念，但是在时间安排和使用方法上还有待进一步提高。

15 ～ 24 分，时间自我管理能力一般，在时间的安排上和使用上缺乏明确的目的性，计划性也

较差，时间观念较淡薄。

14 分及以下，不善于时间管理，时间自我管理的能力很差，在时间的自我管理上是个失败者，不仅时间观念淡薄，而且也不能合理地安排和支配自己的学习、生活时间。你需要好好地训练自己，逐步掌握时间管理的技巧。

注：本测验的结果仅供参考。

大学生在校心理适应能力测试问卷

【指导语】为了帮助大学生了解自己的心理适应情况，提供一份具体的心理小测试，每道题有三个答案，每个学生可以根据自己的情况，选择一种填入括号内。

【测试题】

1. 我最怕转学或转班级，每到一个新环境，我总要经过很长一段时间才能适应。(　)
   A. 是　　B. 无法肯定
   C. 不是
2. 每到一个新的地方，我很容易同别人接近。(　)
   A. 是　　B. 无法肯定
   C. 不是
3. 在陌生人面前，我常无话可说，以至感到尴尬。(　)
   A. 是　　B. 无法肯定
   C. 不是
4. 我最喜欢学习新知识或新学科，它给我一种新鲜感，能调动我的积极性。(　)
   A. 是　　B. 无法肯定
   C. 不是
5. 每到一个新地方，我第一天总是睡不好，即使在家里，只要换一张床，有时也会失眠。(　)
   A. 是　　B. 无法肯定
   C. 不是
6. 不管生活条件有多大变化，我也能很快习惯。(　)
   A. 是　　B. 无法肯定
   C. 不是
7. 越是人多的地方，我越感到紧张。(　)
   A. 是　　B. 无法肯定
   C. 不是
8. 在正式比赛或考试时，我的成绩多半不会比平时练习时差。(　)
   A. 是　　B. 无法肯定
   C. 不是
9. 我最怕在班上发言，全班同学都看着我，心都快跳出来了。(　)
   A. 是　　B. 无法肯定
   C. 不是
10. 即使有的同学对我有看法，我仍能同他（她）交往。(　)
   A. 是　　B. 无法肯定
   C. 不是

11．老师在场的时候，我做事情总有些不自在。（　）
A．是　　B．无法肯定
C．不是
12．和同学、家人相处，我很少固执己见，乐于采纳别人的看法。（　）
A．是　　B．无法肯定
C．不是
13．同别人争论时，我常常感到语塞，事后才想起该怎样反驳对方，可惜已经太迟了。（　）
A．是　　B．无法肯定
C．不是
14．我对生活条件要求不高，即使生活条件很艰苦，我也能过得很愉快。（　）
A．是　　B．无法肯定
C．不是
15．有时自己明明把课文背得滚瓜烂熟，可在课堂上背的时候，还是会出差错。（　）
A．是　　B．无法肯定
C．不是
16．在决定胜负成败的关键时刻，我虽然很紧张，但总能很快地使自己镇定下来。（　）
A．是　　B．无法肯定
C．不是
17．我不喜欢的东西，不管怎么学也学不会。（　）
A．是　　B．无法肯定
C．不是
18．在嘈杂混乱的环境里，我仍然能集中精力学习，并且效率较高。（　）
A．是　　B．无法肯定
C．不是
19．我不喜欢陌生人来家里做客，每逢这种情况，我就有意回避。（　）
A．是　　B．无法肯定
C．不是
20．我很喜欢参加社交活动，我感到这是交朋友的好机会。（　）
A．是　　B．无法肯定
C．不是

【计分与评价】
单数号题：是，–2 分；无法肯定，0 分；不是，2 分。
双数号题：是，2 分；无法肯定，0 分；不是，–2 分。
将各题的得分相加，即得总分。

35 ~ 40 分：社会适应能力很强。能很快地适应新的学习、生活环境，与人交往轻松、大方，给人的印象极好，无论进入什么样的环境，都能应对自如、左右逢源。

29 ~ 34 分：社会适应能力良好。

17 ~ 28 分：社会适应能力一般。当进入一个新的环境，经过一段时间的努力，基本上能适应。

6 ~ 16 分：社会适应能力较差，依赖于较好的学习、生活环境，一旦遇到困难则怨天尤人，甚至消沉。

5 分及以下：社会适应能力很差，在各种新环境中，即使经过一段相当长时间的努力，也不一定能够适应，常常因感到与周围事物格格不入而十分苦恼。在与他人的交往中，总显得拘谨、羞怯、手足无措。

如果一个学生在这个测验中得分较高，说明其社会适应能力较强。但是，如果得分较低，也不必忧心忡忡，因为一个人的社会适应能力是随着年龄的增长、知识经验的丰富而不断增强的。只要充满信心，刻苦学习，虚心求教，加强锻炼，就一定会成为适应社会的成功者。

注：本测验的结果仅供参考。

（五）当代大学生心理健康情况

1．当代大学生心理健康现状

大学生群体，一个看似轻松、事实上却承担巨大压力的群体，在学业、生活、情感、就业多重大山的压迫下，大学生的心理健康已经告急。

那么，为什么大学生自杀事件越来越多？究竟是什么原因，让处在青春年华的大学生选择用自杀的方式结束自己的生命？自杀是一个非常复杂的心理、生理和社会问题。大学生自杀的危险因素很复杂，个体差异较大。

但总的来说，大学生自杀的原因大体可以分为四大方面：个体因素、家庭与社会因素、学习和情感因素，以及长期存在的应激事件。

（1）个体因素——心理疾病

从个体的因素看，身体疾病、生理缺陷等生物性因素，长期抑郁、精神障碍、个性缺陷、网络成瘾等个体精神因素，自我期望高而产生失落感等都可能成为大学生自杀的原因。另外，北京心理危机研究与干预中心的研究显示，引发自杀的第一诱因是严重的抑郁症。哈佛大学精神病研究者阿瑟·克莱因曼认为，年轻人缺乏应对困难的经验，容易患抑郁症并由此引发更严重的心理危机。

（2）家庭与社会因素

不合格的教育方式带来的结果就是年轻人承受挫折的能力差，适应能力差。另外，现在多数家庭出生的大多是独生子女，心理承受能力比较弱，缺乏社会责任和对人生价值观的认识，遇到挫折可能采取极端行为。加之当前社会上对大学生的评价及其待遇、地位都较以前下降，加上市场经济带来的竞争压力，让学生们对找工作深感焦虑，并产生自卑感。此外，媒体经常报道自杀、他杀现象，对受众有感染作用。网络上曾出现的“自杀方式研究”等帖子转载率很高，这对有潜在自杀愿望的人很可能是一篇指南。

（3）学习和情感因素

某市危机干预中心的调查显示，学习压力占大学生自杀原因的 29.8%。北京高教学会心理咨询研究会会长林永和教授表示，过去高校自杀的学生中以本科生居多，现在硕士和博士自杀的比例呈增加趋势，这是由于高学历学生面临的压力比过去更突出。另外，某市危机干预中心的调查还显示，恋爱失败占大学生自杀原因的 44.2%。

（4）长期存在的应激事件

应激指的是人在某些情境下，或面对某个目标任务时所经受的心理压力。某省的研究显示，89% 的自杀大学生在自杀前一年内至少遭遇过一个应激事件；排在前五位的应激事件分别是学业受挫（44%）、爱情受挫（38%）、严重家庭冲突（19%）、身体疾病（12%）和人际冲突或关系恶化（10%）。可见，绝大部分自杀者的行为都与应激事件有关，外部应激事件甚至会成为一个人自杀的主要原因。

正确理解大学生心理健康的标准应重视以下几个方面：一是标准的相对性。事实上，大学生心理健康与不健康也并无明显界限，而是一个连续化的过程，如将正常比作白色，将不正常比作黑色，那么在白色与黑色之间存在着一个巨大的缓冲区域——灰色区，世间大多数人都散落在这一区域内。这说明对多数大学生而言，在人生的发展过程中面临心理问题是正常的，不必大惊小怪，应积极加以矫正。与此同时，个体灰色区域也是存在的，大学生应提高自我保健意识，及时进行自我调整。人的健康状态的活动是一个发展的问题，一个人产生了某种心理障碍并不意味着永远保持或行将加重。在心理上形成心理冲突是非常正常的，而且是可以自行解决的。二是整体协调性。把握心理健康的标准，应以心理活动为本考察其内外关系的整体协调性。从心理过程看，健康的人的心理活动是一个完整统一的协调体，这种整体协调保证了个体在反映客观世界的过程中的高度准确性和有效性。事实表明，认识是健康心理结构的起点，意志行为是人格面貌的归宿，情感是认识与意志之间的中介因素。从心理结构的几个方面看，一旦它们不能按规律进行协调运作，就可能产生一系列的心理困扰或问题。从个性角度看，每个人都有自己长期形成的稳定的个性心理，一个人的个性在没有明显的剧烈的外部因素影响下是不会轻易发生变化的。从个体与群体的关系上看，每个人在其现实性上都可划分为不同的群体，不同群体间的心理健康标准是有差异的。三是发展性。事实上，不健康的心理可能是人的发展中不可避免的发展性问题，随着个体的心理成长而逐渐调整并趋于健康。心理健康的标准是一种理想尺度，它一方面为人们提供了衡量心理是否健康的标准，同时也为人们指出了提高心理健康水平的努力方向。如果每个人在自己现有基础上能够做不同程度的努力，都可追求自身心理发展的更高层次，从而不断地发挥自身的潜能。大学生心理健康的基本标准，是他们能够进行有效学习和生活。如果正常的学习和生活都难以维持，就应该及时予以调整。

2．当代大学生心理健康的预防

一是培养良好的人格品质。良好的人格品质首先应该正确认识自我，培养悦纳自我的态度，扬长避短，不断完善自己。其次，应该提高对挫折的承受能力，对挫折有正确的认识，在挫折面前不惊慌失措，采取理智的应对方法，化消极因素为积极因素。挫折承受能力的高低与个人的思想境界、对挫折的主观判断、挫折体验等有关。提高挫折承受能力应努力提高自身的思想境界，树立科学的人生观，积极参加各类实践活动，丰富人生经验。

二是养成科学的生活方式。生活方式对心理健康的影响已为科学研究所证明。健康的生活方式指生活有规律、劳逸结合、科学用脑、坚持体育锻炼、少喝酒、不吸烟、讲究卫生等。大学生的学习负担较重，心理压力较大，为了长期保持学习的效率，必须科学地安排好每天的学习、锻炼、休息，使生活有规律。学会科学用脑就是要勤用脑、合理用脑、适时用脑，避免用脑过度引起神经衰弱，使思维、记忆能力减退。

三是加强自我心理调节。自我调节心理健康的核心内容包括调整认识结构、情绪状态，锻炼意志品质，改善适应能力等。大学生处于青年期阶段，青年期的突出特点是人的性生理在经历了从萌发到成熟的过渡之后，逐渐进入活跃状态。往往这个时期是多事之秋，应正视现实，学会自我调节，保持同现实的良好接触。进行自我调节，充分发挥主观能动性去改造环境，努力实现自己的理想目标。

以下为大家介绍一些简单的训练方法：

帕梅拉运动：越来越多的人选择居家运动，并且帕梅拉确实有暴汗的效果，帕梅拉的运动视频强调高效燃脂，并推出了7天不重样的运动计划。视频背景设计了3D浮雕的壁纸，并选择了能有共鸣且好听的音乐，没有复杂器械的在家就能轻松完成锻炼，帕梅拉设置自主搭配3周训练清单，为新训练者扫清挑选障碍。帕梅拉在中国的爆红也跟2020年初疫情暴发息息相关，小区的封闭式管理、健身房的关门等外在因素都导致人们更倾向于在家锻炼身体，所以帕梅拉这种高效并且具有针对性的训练成为女性健身爱好者的首选。

绘画治疗：绘画治疗是表达性艺术治疗的方法之一。方法是让绘画者透过绘画的创作过程，利用非语言工具，将混乱的心、不解的感受导入清晰、有趣的状态。可将潜意识内压抑的感情与冲突呈现出来，并且在绘画的过程中获得纾解与满足，从而达到诊断与治疗的效果。可以在有限的空间（纸张）呈现完整的表现，绘画者可以客观地观看自己的作品。这种方法适合成人和儿童。绘画治疗指的是通过美术媒介、意象、艺术创造过程以及来访者对绘画作品的反应来呈现个体的发展、人格、能力、关注点、兴趣和冲突。可用于增强自我意识、缓解情感冲突、提升行为管理、发展社会技能、减少焦虑、解决心理问题、帮助联系现实和提高自尊等。

瑜伽：膝靠胸运动，仰面躺在床上，双腿伸直，抬起你的左腿，把双手放在大腿后面抓紧。轻轻地把你的膝盖拉向你的胸部，直到你感觉到大腿背部轻微拉伸。保持这个动作 5 ～ 10 秒。不要放开你的手，抬起头，将你的前额抬向你的膝盖。再保持 5 ～ 10 秒，然后慢慢地回到初始位置。换你的右腿重新做。每条腿做 3 次。

抱膝运动，把你的膝盖朝向你的胸部，将你的手臂环绕在大腿上。保持这个姿势 5 ～ 10 秒。然后不要放开你的手臂，抬起头，将你的前额抬向你的膝盖，保持这个姿势 5 ～ 10 秒，然后慢慢地放松，做 3 次。

脊椎扭转运动，仰面躺在床上，膝盖弯曲，双脚平放在床上，双臂放在身体两侧伸开。慢慢地将你的膝盖放向你的左侧，同时眼睛看向你的右侧，尽量让自己感觉舒服，让你的肩膀贴在床上，身体上半部放松，保持这个动作 5 ～ 10 秒，然后慢慢地回到初始位置。换右侧重新做，每侧身体做 3 次。

猫式伸展运动，跪在地上，双手撑地。把你的腹部拉向你的脊椎，头朝下，身体呈圆形。保持这个动作，做 3 次深呼吸。慢慢地放松，将你的腹部放在地面上，弓起你的背，抬起头，眼睛看向天花板。保持这个动作，做 3 次深呼吸，然后回到初始位置，做 3 次。

医学生在校期间课业繁重，医护工作岗位不仅要求医学生具有扎实的专业知识和技能，还要具备良好的心理素质和抗压能力。在通常情况下，相比较其他专业而言，高校对医学生的要求更高，因此，在很大程度上医学院的学生都是同层次的佼佼者，对于自己的成绩或者能力具有一定的优越感，对未来具有准确的定位，更加有自信。但是对于这些学生来说，大学是重要的，大学是其生理和心理健康发展的重要时期，学生可能会产生各种各样的情绪或者心理问题，特别是面对各种各样的现实问题，比如就业压力或者医患矛盾等，这样就导致了现实不能与预期相符，现实与理想冲突，在一定程度上会影响学生的情绪和心态，如果这些负面情绪没有得到很好的疏解，那么学生就很难适应社会环境，同时也不能很好地适应医务工作者这个职业，甚至在一定程度上会影响学生的发展，对学生的思想观念有着极大的影响。

更有甚者，有些学生可能会出现严重的心理疾病或者抑郁情绪等。从目前的医疗改革等社会环境来看，在一定程度上对医学生的思想都是有一定的影响的，因此，为了更好地适应环境，医学生应该有效地转变自己的思想观念，从而更好地开展工作。即使医学是一个很好的就业方向，但也不可否认，随着高校越来越多，高校逐渐扩招，医学生也越来越多，竞争更加激烈，面对这种就业竞争，医学类大专生应该用高强度的心智去应对，这样才有利于其未来更好地适应工作岗位。

医学生的心理健康问题是当前急需关注和解决的问题。医学生是医学发展的未来，其心理健康水平将直接影响着自身的长期健康，并对医疗质量产生直接的影响。全球医学生心理健康关注度不断提高，教育及心理研究领域热度增加。本研究结果显示 2010—2019 年医学生心理健康研究相关文献呈逐年递增趋势，说明全球对医学生心理健康的重视在不断提高。我国的发文量从 2015 年开始迅速增多，研究起步相对较晚。研究领域主要在医学生心理健康的流行病学调查方面，而有针对性的干预性研究较少。

美国医学生心理健康研究实力雄厚，我国应加强对外合作。有研究结果显示，发文量最多的国家是美国，占 30. 570%，中国排名第 5 位，占 5.233%；发文最多的机构是英国的伦敦国王大学，发文量排名前 10 位的机构中，有 4 个来自澳大利亚，3 个来自美国，且发文前 10 位的期刊和机构均不属于我国，说明我国在该领域的科研水平和美国、澳大利亚之间的差距还是相当大的，这与发达国家的科研能力有一定的关系。我国的科研工作者应当加强与国际上优秀的科研机构的合作，例如伦敦国王大学、多伦多大学、耶鲁大学等，以提高自身的科研水平。

3．心理育人标准化建设

（1）优化配置与能力提升协同推进，加强心理健康教育专业队伍建设

按照省教育厅要求，配备具有心理学、教育学等相关专业背景的心理健康教育专职人员；通过专、兼、聘等多种方式，组建一支以专职教师为骨干，专兼结合、相对稳定、素质较高的大学生心理健康教育和咨询工作队伍。各学院成立以学院分管学生工作的领导为站长、辅导员为成员的学院学生心理健康教育辅导站。成立校自律监察委员会心理部、学院心理部两级心理健康教育组织，在班级组建由班长、心理安全委员和寝室长为骨干的心理安全互助小组，充分发挥学生的朋辈队伍基层力量，普及心理健康知识，组织心理健康教育活动，及时有效地开展心理危机干预。

（2）采取“走出去，请进来”的方法积极打造平台

选派心理健康教育和心理咨询队伍教师参加校内外学术交流活动和系列培训，提高心理健康教育工作的科学化、规范化水平。开设心理委员培训班，依托全国高校心理委员工作平台，加强对学校、学院、班级、宿舍四级心理健康学生队伍的培训认证和技能提升。通过交流和培训，打造一支专业素质高、责任心强、反应迅速的心理健康教育工作队伍。

每年开展心理健康工作评比，对工作表现突出的班级心理委员和校院心理组织进行评选表彰，并推荐参加全国赛事。面向相关教师队伍开展心理健康教育主题论文征集活动，并推荐参加全国心理健康教育论文评比。发挥心理健康队伍示范引领作用，充分彰显育人实效、凝练育人成果。

（3）知识普及与意识强化协同推进，加强心理健康教育课程体系建设

充分发挥课堂教学在大学生心理健康教育中的主渠道、主阵地作用，开设“大学生心理健康与发展”公共必修课程，覆盖全体本科生，同时开设心理健康教育相关选修课程和尔雅在线课堂。面向全校选拔通过国家心理咨询师认证培训，具有心理学、教育学等相关专业或心理学课程教学经历的教师，组建心理健康课程授课队伍。

开展心理健康必修课程集体备课会，充分发挥集体的智慧，针对大学生心理特征进行精心调研与设计，提升整体教学水平；在课程内容上，充分考虑学生的心理发展规律和特点，注重理论联系实际，培养学生实际应用能力；在教学方法上，采用理论与体验相结合、讲授与训练相结合的教学方法，增强团体训练、情境表演、角色扮演、课堂互动和体验部分，引导学生“在做中学”，确保教学课程质量，打造心理健康教学“精课”。

（4）内容拓展与品牌凝练协同推进，加强心理健康活动体系建设

充分利用“5·25”和“12·5”大学生心理健康节活动，不断创新活动载体，通过学校、学院、班级、宿舍四级网络积极推动，多渠道、多形式、多媒介地开展贴近学生需求的心理健康教育活动，为学生搭建起锻炼心理品质、提高心理素质的平台，共同营造大学生心理成长的良好环境。

利用世界预防自杀日、世界睡眠日等节日，结合入学季、毕业季、考试周等开展心理健康知识普及宣传，邀请校内外心理专家有针对性地开展各类主题的心理健康讲座，开展团体训练；创新利用新媒体开展线上心理健康教育宣传，通过心理中心官方网站、微信公众号传递最新的心理健康知识，提高心理健康教育的普及性和及时性。

各学院按照“一学院一特色”原则，充分调动学生的积极性和创造性，精心打造具有学院特色的心理健康教育系列活动，通过心理情景剧、心理沙龙、知识竞赛、论文征集、主题演讲等形式，营造积极、健康、高雅的校园文化氛围。

（5）谈心谈话和咨询辅导协同推进，加强心理健康服务体系建设

充分发挥谈心谈话有效载体，根据学生个性化需求，分类谈话，精准施策，逐步完善并落实谈心谈话制度，帮助学生处理好环境适应、自我管理、学习成才、人际交往、求职择业、人格发展和情绪调节等方面的困惑，提高心理健康水平。

心理咨询采用专兼职结合的工作体制，充分发挥心理健康教育的专家、教授、德育工作者、医生的积极作用，保证咨询室每个工作日对学生开放，全面开展教育和咨询工作。建立健全心理咨询预约、值班、咨询、反馈、档案管理等制度，遵循心理咨询的伦理规范，保证咨询工作有效运行。配置心理放松室、心理宣泄室、心理沙盘室等专业功能室，并提供专业心理测试、专业书刊阅览、专业网页服务。各学院在办公楼或学生宿舍设立心理晤谈室，配备个体咨询或团体的基本设备，满足学院学生心理咨询的需求。

坚持发展性咨询为主、障碍性咨询为辅的方针，实施个体心理咨询辅导在线预约制度，提供心理危机援助热线，充分利用面询、电话咨询、网络咨询等灵活多样的形式，有针对性地开展学生的个别咨询和团体辅导，帮助学生更好地调节情绪、缓解压力。

（6）全面排查和重点关注协同推进，加强心理预防与干预体系建设

持续推进新生心理健康工程，从源头上把好新生入学关，利用开学季对全体新生进行心理健康测试，并建立心理健康档案，对测试筛选出来的疑似严重心理问题的同学逐一访谈，对需重点关注同学及时采取心理咨询、联系家人和送医就诊等应对措施，有效避免学生因“带病入学”而出现更严重的问题。

抓住春秋两季敏感时间点，在全校范围开展专项心理危机排查工作，以心理普查为基础，建立筛查、干预、追踪、监控一体化的防御体系。组织校院相关两级学工队伍认真学习和掌握学生心理危机排查标准，深入到学生班级和宿舍开展谈心谈话，对照标准发现和识别可能存在心理异常的学生，做到早发现、早干预、早治疗。

建立学校、学院、班级、宿舍“四级”预警防控体系，完善心理委员和宿舍心理联络员制度、心理危机排查制度、心理异常学生及时报告制度、重点关注学生谈话制度等，形成人人懂常识、个个有意识、处处有雷达的工作局面，不断提升心理健康服务工作的前瞻性、针对性，突出心理育人功能。

齐齐哈尔医学院心理育人发展历史

齐齐哈尔医学院始建于1946年，至今已有72年的办学历史，校园规划占地面积110万平方米，建筑面积27万平方米；图书1 095 029册；教学科研仪器设备总值13 527.00万元。教职工5704人，其中副高职称以上人员1096人；院本部专任教师中具有博士、硕士学位人员的比例为89.09%。现有来自31个省市的普教、成教、留学生等各类在校生15597人。学院设有24个教学及教辅机构，设有本科专业21个，涵盖了医学、理学、工学、管理学、法学等5个学科门类。其中精神医学为国家一类特色专业，学校是国家本科精神医学专业教材总主编单位，医学心理学为省级精品课程，应用心理学为校重点学科，精神医学教学团队为省级教学团队，应用心理学为市级重点学科（专业）带头人梯队，具有雄厚的心理学师资力量、齐全的教学设施为学生提供心理育人的专业环境。近年来，学院被评为黑龙江省特色应用型本科高校、国家首批卓越医生教育培养计划项目试点高校；先后通过了教育部临床医学专业认证、教育部护理学专业认证、黑龙江省特色应用型本科高校建设项目验收、教育部本科教学工作审核评估；是硕士学位授予单位、全国文明单位、省十佳和谐校园。

多年来，学院全面实施“三导向”人才培养模式改革，始终坚持育心与育德相结合，加强人文关怀与心理疏导，深入构建教育教学、实践活动、咨询服务、预防干预、平台保障“五位一体”的心理健康教育工作格局，把构建心理育人体系作为学校思想政治工作的重要抓手，努力总结推

广理论研究和实践探索经验，辐射推动区域心理健康教育工作发展。

以“三导向”人才培养模式为基础，以德育为本、心育为先为宗旨，促进师生身心素质全面提升。

2010年，齐齐哈尔医学院依据《中国本科医学教育标准》创新性地提出以“学生未来发展”为目标的“三导向”人才培养模式，即以“职业精神”为导向的人文素质教育模块、以“执业能力”为导向的专业素质培养模块、以“社会适应”为导向的身心素质教育模块共三个教育模块，进而全面培养学生的综合素质能力。其中以“社会适应”为导向的身心素质教育模块为心理育人部分，涵盖了人际、生涯、情绪、压力等多方面学生培养的指标，进一步深化了对医学教育“德育、心育”的内涵理解。该项教育改革经过8年的实践，取得很大成果，2018年获得黑龙江省教学成果一等奖。

以平台建设为载体，以解决师生思想、心理、实际问题为目标，推动心理育人工作全面发展。

大学生心理咨询中心切实发挥咨询服务和预防干预的重要作用。学院大学生心理咨询中心现有专兼职教师20余名，其中2名为心理咨询专职教师，专兼职教师队伍中教授3人，副教授15人，讲师4人，均为硕士及以上学历。心理咨询中心年咨询量3000余人次，开通24小时电话服务热线，团体心理咨询每学年约200学时。心理健康教育队伍人员充足，职责分工明确，技术力量雄厚，为解决师生的心理困惑提供了可靠的专业支持。现设有预约接待室、心理测评室、个体咨询室、团体咨询室、行为训练室、沙盘治疗室、户外大型素质拓展训练基地等场地，总面积共计900余平方米，可以通过多种渠道对师生进行心理疏导和心理素质提升训练；学生公寓和各二级学院还设有独立的心理健康辅导室或谈心室，为推动心理育人工作顺利开展提供了有力保障。

利用融媒体技术，开拓线上线下相结合的咨询服务新途径。学院于2016年建立“和美身心灵”心理健康教育咨询微信公众服务平台，实现了心理健康教育、技能训练、咨询预约、危机干预等功能的网络化，畅通了师生之间的沟通渠道，2年里微信公众号文章的阅读量达20000余次，点赞量达4000余次，转发量达2000余次。微信公众号的使用拉近了师生之间的距离，提高了心理健康服务效率。2010年学院建立大学生心理咨询中心网站，截止到目前注册会员达6000余人。网站的建立为师生提供了丰富的心理健康教育自学资源，大量教学视频为学生提供了优质的线上学习机会。

大力发展校际合作，推动心理育人水平不断提升。学院先后与上海交通大学、东北师范大学、哈尔滨工程大学、哈尔滨医科大学建立校际导师团队，并聘请精神病学家陆林院士、赵旭东教授、郭延庆教授、王小平教授，心理学家刘晓明教授、杨艳杰教授、盖笑松教授等作为我院客座教授，每年定期对我院课程体系、业务培训、咨询回访等方面进行指导与讲学，从多方面不断提升我院心理健康教育与咨询水平。

以体制机制建设为统领，以考核评价为手段，促使心理育人成效全面展现。

积极构建科学的心理健康教育体系与心理危机干预机制。学院依据上级文件精神与要求，结合我院实际情况制定《齐齐哈尔医学院大学生心理健康教育工作管理办法》，对心理健康教育师资队伍建设、心理咨询服务与心理健康教育活动、心理健康教育教学与科研工作、心理健康教育工作条件建设等方面进行明确规定；制定《齐齐哈尔医学院大学生心理危机干预工作实施细则》，建立寝室、班级、各二级学院、学院四级预警体系。全院1300余个寝室均设有学生心理联络员，近270个班级均设有班级心理委员，通过学生社团建立朋辈辅导中心，定期举办理论讲授、成长小组及团体辅导等形式的培训，经培训合格的学生干部持证上岗，积极协助大学生心理咨询中心开展心理危机干预等方面的工作。各二级学院均设有1名专职辅导员负责本单位心理健康教育工作，每个月对学生心理状况进行摸底排查，及时上报心理异常学生情况备案表。学院定期对负责动态心理监管的工作人员进行培训，不断提高识别心理危机的能力，确保心理危机干预工作的有效开展。

学院领导高度重视心理育人工作，成立大学生心理健康教育工作委员会和心理危机干预领导工作小组，由学院主管领导负责全院心理危机干预的组织领导工作。同时，积极在二级学院、心理咨询中心、学院卫生所、地方精神疾病医疗机构之间建立有效的心理危机转介机制，快速指导患有严重心理问题的学生到精神疾病医疗机构就诊和治疗。

学院将大学生心理健康教育工作纳入各二级学院年度学生工作组织绩效考核体系，进一步细化“以学生未来发展”为目标的“三导向”人才培养模式，建立了科学合理的心理育人工作目标管理体系，通过绩效考核指标更加强化了大学生心理健康教育工作的质量与成效，不断提升大学生心理健康教育的工作水平，使我院大学生心理健康教育工作逐步实现科学化、制度化和规范化。

以“五位一体”工作格局为导向，以重点难点工作为突破口，助推心理育人途径的全面创新。

1+X 心理健康课程体系——创新心理健康教育新途径。以 32 学时、2 学分的大学生心理健康教育必修课为核心，通过开设多门如朋辈心理辅导、人际沟通学、人际关系心理学、生命教育和积极心理学等心理健康教育相关的公共选修课程，形成立体的心理健康教育课程体系，提高心理健康教育课程的趣味性和可选择性，突出理论知识与实践技能相结合的教育理念。

发挥专业优势，组织编写符合医学院校特点的心理健康教育规划教材。2013 年，由我院党委副书记、医学博士崔光成教授组织全国 9 所医学院校，依据教育部的教学大纲，结合医学院校特点，主编了全国高等医学院校教材《大学生心理健康教育》（北京大学医学出版社出版），教材现已使用 5 年，受到使用单位师生广泛好评。

关注重点人群，健全大学生心理普查制度。始终坚持利用每年新生入学资格复查时期，大学生心理咨询中心应用由教育部组织研制的“中国大学生心理健康测评系统”全面开展心理健康状况普查和心理危机筛查工作，及时建立心理健康档案，对于心理问题严重的学生进行重点跟踪回访，并通过访谈等方式与筛查工作互为补充，对心理普查工作实施动态管理。特别对于曾经有过自杀经历和严重心理疾病的学生，以及患有精神疾病学生的康复期状况建立跟踪和干预档案，及时掌握学生心理动态。

不断提高管理干部的心理育人能力。针对全体学生工作干部开展形式多样的心理健康知识培训，不断强化自身素质，提升心育工作能力。形成以辅导员心灵提升工作坊为平台，以心理健康知识宣传讲座、心理咨询技能培训、系统心理素质拓展训练为手段的学生管理干部心理育人能力提升体系，强化心理健康观念，加强心理自我保健意识，提高学生管理干部心理行为训练技能。

不断提升师生心理健康水平。通过情景剧大赛、“好心情加油站”特色心理咨询服务、心理电影赏析、母亲节献礼、团体心理辅导等一系列活动向我院师生以多种渠道和形式传播心理健康知识，多层次、全方位地促进心灵成长。并充分利用学院广播、网络、橱窗、报纸、板报等宣传媒介广泛传播心理健康知识，使学生掌握基本的心理保健知识和心理调适方法，提高心理承受能力，培养良好的心理品质和健全的人格，从而更加珍爱生命。

为学生健康成长成才提供助力。除日常心理咨询工作外，学院始终坚持每年 2 次深入 8 个二级学院和 6 家附属医院为学生提供心理健康辅导。如在期末考试期间开展情绪管理讲座、传授缓解压力技巧；考研期间开展“暖阳在心，轻松应考”心理辅导；四六级考试前提供心理咨询服务台；就业季面对即将毕业学生的择业压力与困惑提供心理疏导等服务，帮助学生调整心态，积极面对各种挑战与困难。

积极服务地方。学院心理咨询中心先后与华山监狱、齐齐哈尔社区大学、齐齐哈尔市铁锋区失独家庭志愿者服务队等单位和组织建立长期的心理帮扶关系，举办了“打开心锁、阳光进来”、志愿者培训等系列公益课程，场场爆满、座无虚席。同时，成立了齐齐哈尔市青少年心理健康志愿者服务队，长期向全市中小学校、社区、青少年服务站等青年聚集场所提供心理咨询、心理健康知识普及、心理健康讲座等服务。

学院在实施“三导向”人才培养模式过程中，将以“社会适应”为导向的身心素质养成作为其中的重要一环，突出了心理育人在医学人才培养中的重要作用。通过系统的德育与心育教育，使学生不仅要以健康的心理状态来救治病患，还要心存仁心，博爱友善，努力培养学生成为具有良好职业道德和职业操守的合格医生。同时广泛开展心理教育系列课程、团体辅导、心理健康教育等系列活动，让学生体会心理健康的重要性，从而自觉完善人格、管理控制情绪、提升人际交往能力，不断提高学生适应社会的能力。

实施学生管理干部心灵提升计划，促进管理队伍素质全面提高。学生管理干部心灵提升计划以习近平总书记在全国高校思想政治工作会议上强调的“立德树人”为宗旨，以教育部颁发的第43号令为指导，以促进学生管理干部全面发展为目的，以心理 - 道德教育理论为依据，以辅导员为主要研究对象，构建学生管理干部三阶段课程培训体系，促使学生管理干部的心灵得到成长、工作能力得以提高，在理论基础、个人素质、职业能力等方面得到提升，不断适应新时代对学生管理干部提出的新要求，最终形成以心理 - 道德教育为核心的学生管理干部工作培训体系。并适时筹建学生管理干部心理 - 道德教育培训基地，开展学生管理干部心灵提升系统工程，帮助更多的学生管理干部从中受益。

课程上形成 1+X 课程体系，即以心理健康教育为必修课，以朋辈心理辅导、人际关系心理学等多门课程为选修课的课程体系。课下以绘画治疗、意象对话、元认知技术、沙盘、舞动治疗、彩虹卡、涟漪卡等积极心理学技术培训为手段，提升学生的心理咨询技能；以“好心情加油站”“现代人的精神快餐”等活动搭建实践活动平台，为学生提供学以致用的机会。同时，通过团体心理辅导、户外素质拓展训练等活动提升学生坚强的意志品质。

4．心理育人案例

【案例分析】阳光笑容背后的抑郁——一则学生严重心理问题案例的处理与启示

2018 年 4 月 8 日上午，第三节课上课时间我接到 × 同学请假就医的电话，就在我询问具体病情时 × 同学却含糊其辞，而我让同学陪同就医的建议也被她拒绝，但 × 同学告诉我其家长知晓请假情况，并安排了亲戚陪同前往就医。回想起 × 同学从喜欢三五成群到现在经常独来独往，从下课就回宿舍到现在每天很晚才回宿舍，在十分努力学习的情况下却挂科 2 门，加之今天请假时的吞吞吐吐，我不由得担心起来。于是立即电话联系 × 同学的家长确认请假事宜，询问 × 同学在家的表现，并将 × 同学的变化告知家长。后来，在我的再三询问下，× 同学在就诊后电话告诉我，她被湘雅二医院诊断为严重抑郁症，目前还在医院，拒绝住院治疗，准备回校。

× 同学，女，20 岁，工科生，连续两年担任学生干部，深受老师、学生喜爱，是同学们心中阳光开朗、热心助人的“小太阳”，是老师心中有想法、有个性的尖子生，是父母心中笑得最美的女儿。但这位如此阳光的女孩有长达 15 年的抑郁，因为过早被家长要求独立，导致缺乏安全感，小学时开始出现幻听，初中抑郁难熬时主动向家长求助，家长不以为意，并予以斥责。后来 × 同学开始伪装，成了我们心中的阳光女孩。大学期间，× 同学担任学校某中心主任时，因与某些学生干部不合，进而人际关系紧张，加之一学期 11 门课程的学习压力，导致 × 同学病情越发严重，从而出现在上课期间上网搜索自杀方式的行为，后被网络引导前往就医。

案例定性分析：此案例反映的是在人际关系紧张和学习压力大的双重影响下，因家庭教育方式不当而长期存在抑郁倾向的学生产生自杀想法的心理问题事件。问题关键点：①如何尽快找到该生，确保该生的人身安全，防止意外事故发生？②如何帮助该生解决当前人际关系紧张和学习所带来的压力，帮助该生营造较为舒适的环境？③如何协助医生、学校心理咨询中心开展心理治疗，促进该生的健康成长？

解决思路：首先，立即采取保护措施，确保该生的人身安全；其次，跟领导和家长汇报情况，妥善安排；再次，帮其规避压力源，缓解焦虑情绪；最后，转介到学校心理咨询中心和医院进行系统治疗。

实施办法：

（1）找到学生，确保安全

考虑到该生病情严重，且拒绝住院治疗，当前安全无法得到有力的保障，因此，我以关心身体为由电话联系该生前往学院谈心，要求其亲戚护送到校。该生到校后，立即启动“学校心理咨询中心 - 学院党委副书记 - 辅导员 - 朋辈心理辅导员”四级心理危机干预机制，采取保护措施，确保该生人身安全。

（2）汇报情况，寻求配合

在确保该生当前安全后，立即将初步情况汇报领导，请求指示；向校心理咨询中心寻求帮助，请求专业指导；联系家长，告知学生当前的情况，要求家长当天赶往学校配合工作；立即联系该生所在班级的心理委员、所在寝室的朋辈心理辅导员赶往学院听候安排。

（3）用爱关心，用情沟通

该生到校后，以关心学生为前提，了解和掌握该生抑郁症的形成过程。一是关心身体，询问病情。在得到该生的同意后，查看该生病历本以及各项检查报告，熟悉病情，做好分析。二是探究原因，分析提炼。与该生的深入谈话，让我了解到该生之所以产生自杀想法，主要有以下几方面原因：第一，家庭教育方式不当导致长期存在抑郁倾向，并日积月累无法排泄，病情越发严重；第二，担任学生干部后工作不愉快，人际关系紧张；第三，当前的学习课程过多，学习压力大。三是提出解决方案，努力帮扶。我引导该生正确看待病情，对自己要有信心，引导该生住院治疗，按时服药，接受学校心理咨询中心的心理辅导，多向他人倾诉，学会排泄。四是安排心理委员和朋辈心理辅导员陪其聊天，直到其家长赶来学校。

（4）暖心陪伴，全员帮扶

考虑到该生强烈拒绝住院治疗，在家长请求学校允许孩子一边学习一边治疗的情况下，制定以医院医生治疗为主、学校心理咨询中心心理辅导为辅的治疗方案，做好以家长为首、辅导员和同学为辅的暖心陪伴，建立领导 - 辅导员 - 系主任、专业老师 - 同学的全员帮扶机制，全员、全方位地对该生进行帮扶。一是家长的暖心陪伴，安排家长在校陪读，照顾孩子的饮食起居，为孩子提供良好的家居环境；做到每天接送孩子上下课，保证孩子校外安全；带孩子定期就医，督促孩子按时服药，保证有效治疗。通过家长贴心、暖心的陪伴，让孩子感受到父母的爱意、家庭的温暖。二是学校心理咨询中心的辅导，采用定期和不定期相结合的方式，做好该生及时有效的心理辅导。三是激发学生的主动性，引导该生主动前往中心咨询辅导，四是预防该生的不可控性，督促家长定期带其前往中心辅导。五是辅导员的帮扶，全方位掌握该生情况，畅通领导、学校心理咨询中心、系主任、班导师、家长、朋辈心理辅导员之间的沟通渠道。六是系主任、专业老师的帮扶，在征得学校心理咨询中心、院领导同意的前提下，将该生情况告知系主任、专业老师，让老师留意该生的上课状态，引导学生正确看待当前的学习压力，并做专业前景分析和职业生涯规划，缓解该生的学习压力。七是学校其他老师的帮扶，考虑到该生十分喜爱学校某中心的工作，且即将卸任，通过与分管学校某中心工作的老师协商沟通，后期将会减轻该生的工作任务，同时出面协调学生干部之间的矛盾，消除因人际关系而带给该生的压力。八是同学的帮扶，安排心理委员、朋辈心理辅导员做好陪伴，密切留意该生动向，掌握思想心理状态，一旦发现异常，立即汇报，并采取紧急保护措施。

经验与启示：

（1）深入学生群体，掌握学生状态

只有切实地深入学生之中，持续地关注学生，才能洞察学生每个时期的状态，也才能发现问题，及时做到心理危机预警和干预。辅导员通过线上线下相结合的方式，掌握学生方方面面的信息，做到心中有数。线下辅导员可通过下寝卧谈、下课堂听课、下场地参加活动等掌握学生状况；线上辅导员可通过 QQ 动态、微信朋友圈、微博等方式关注学生网上的动态，全方位地关注学生、关心学生。

（2）加强专业素养，提高鉴别能力

学生心理问题往往具有隐蔽性，而辅导员、朋辈心理辅导员、心理委员对学生的心理健康鉴别能力是进行心理危机预警与干预的重要前提，因此，加强辅导员、心理委员、朋辈心理辅导员的心理专业素养必不可少。一方面，辅导员需自我提升，经常去参加各类心理专业相关培训讲座，加强心理学相关知识的学习，掌握一些大学生常见的心理健康问题的鉴别能力和处理方法，提升业务水平。另一方面，对心理委员、朋辈心理辅导员等的专业信息队伍进行专业培训。首先进行岗前培训，帮助心理委员、朋辈心理委员明确工作职责和工作内容；其次进行理论培训，将开展心理咨询方面理论知识培训，从心理委员、朋辈心理委员的沟通和陪伴技巧、危机预防和转介以及班级心理活动辅导等方面展开；最后进行实践培训，注重心理委员、朋辈心理辅导员的倾听、共情等专业知识的实际操作，帮助心理委员、朋辈心理辅导员更好地将理论和实践相结合。

（3）加强家校联系，齐心协同解决

大量的高校心理健康教育工作的实践表明，大学生心理健康问题往往来源于家庭，过往的生活经历，特别是一些特殊经历会直接导致心理问题的产生。家庭力量在高校心理危机干预工作中具有不可替代的重要作用，家长的积极配合能够有效地改善孩子的心理健康状况。学生在校出现任何异常行为和心理健康问题需及时和家长沟通，争取家长配合，必要时联系家长到校，与他们进行深入细致的沟通交流，做好思想工作，合力解决问题，形成以学校为主、家庭为辅，以学生为主体的心理危机干预机制。

【案例分析】用心呵护 助力大学生成长成才

案例简介

胡 ××，女，萍乡学院 ×××× 专业 18 级学生，20 岁，家住萍乡城区学校附近，走读。该生入校以来，成绩中等，喜欢绘画，性格偏内向，与同学很少交往，能够遵规守纪。

2020 年五一劳动节期间，由于疫情全校学生仍然居家在线学习。本人发现该生在微信发布了信息，主要内容为“一直以来，看到别人一家人和和美美吃饭、嬉戏都特别羡慕。昨晚，几年来我梦中的场景再现，梦见自己从 4 ～ 5 层高楼坠下，鲜血淋漓，竟然无所畏惧，一切都特别自然”。看到后，我马上与学生联系，了解具体情况。学生反映不想活了，自己完全是世界上多余的人，家中父母天天吵闹，日子确实无法过下去了。原来，学生父母年轻时在广东打工认识，由于意外怀孕，仓促结婚。她父母性格差异大，感情基础不牢固，婚后一直在吵闹，已经 20 年了。胡 ×× 和在上小学的妹妹两人多次目睹父母吵架、打架（如父母用电热壶、电熨斗等砸伤对方等），最厉害时父母双方都被对方打伤去医院治疗。母亲喜欢当着胡 ×× 的面埋怨，如果当初不是怀了胡 ××，这辈子根本不可能嫁给她爸爸。新冠疫情期间家人朝夕相处，父母矛盾升级，多次闹分居、离婚，胡 ×× 姐妹经常跟着爸爸吃快餐，家里没人打理，一片狼藉。胡 ×× 觉得人生太痛苦，对家庭极为失望，只想一死了之。

案例分析处理

（1）发现隐患立即联系家长，要求家长高度重视

得知学生情况后，年轻老师、班主任熊老师有些束手无策，而辅导员家住湖南并且还在哺乳期。作为分管学生工作的副书记，本人立即查找电话与学生爸爸电话联系，告知其女儿自杀倾向明显，非常危险，父母务必引起高度重视，尽量 24 小时温馨陪伴女儿，且不能再言语刺激女儿胡 ××。要求父母立即停止家庭战争，心平气和地交流，创造温馨的家庭环境，以免酿成悲剧。同

时，班主任通过微信、QQ 密切关注该生的动向。该生得知我与她父亲联系后，次日微信屏蔽了我和班主任。

（2）家长不重视、不沟通，事态升级

与家长联系一周后，晚上 9 点，班主任熊老师发现学生 QQ 动态内容颓废，并发图片，显示在家中附近的饮食城喝酒消愁。班主任立即让学生父亲马上去找到孩子本人，同时在电话中安抚学生情绪，然后报告副书记，十几分钟后家长告知班主任老师已经找到胡 ××。

次日上午，我再次与学生父亲电话联系，问候其女儿情况，提醒他务必处理好夫妻关系，家长沉默无语，最后只说他没有办法改变孩子母亲，希望我多做做胡 ×× 母亲的工作。此时我才得知上次我与学生爸爸反馈胡 ×× 想自杀的情况后，他根本没有重视，没有和配偶进行任何交流。

我立即与胡 ×× 母亲电话沟通一个多小时，孩子母亲对我极为信任，把胡 ×× 那晚独自喝酒和随后发生的事件，以及胡 ×× 已经在医院洗胃等治疗和观察的事实告诉我。她反映道，从四川远嫁萍乡，亲朋好友极少，夫妻两人经常意见不合，考虑孩子胡 ××20 岁了，她近期也经常把与孩子父亲的微信聊天内容（吵架及准备离婚等）给胡 ×× 看看。那晚胡 ×× 特别伤心，晚上独自溜出去实施自杀计划——吃过买来的头孢胶囊药物后大量喝啤酒（喝酒时发了 QQ 动态，幸亏班主任及时发现）。

父母赶到她喝酒处后，她情绪崩溃，怒吼父母并在地上打滚，母亲当场斥责胡 ×× 不懂事，不理解母亲的苦衷，胡 ×× 然后快速跑走，并跳入前方的河水中，想一死了之。他父母亲立即追上去，父亲也立即跳入河中拉孩子，幸亏河边荆棘丛生，父亲及时救起胡 ×× 并立即送萍乡市第二医院急救。

（3）学院领导和学校专业人员快速干预学生家庭关系

获悉情况后，我马上报告学院领导，院领导决定尽快看望学生，与家长深层次交流。次日，学院党总支书记胡艳维带领我、班主任等一起赶往医院看望学生，并与家长面对面沟通。我们在医院 ICU 与学生交流后，发现学生已经清醒过来，仍然消极厌世，双亲在病房外守候。

胡书记进入 ICU 与学生亲切交流，学生提不起精神。随后，胡书记严厉地批评胡 ×× 父母对孩子极端不负责任，老师一再交代不能再闹，我行我素，不顾孩子生死，导致悲剧的发生。同时，告诫家长，身为父母，要以身作则、相互包容，努力适应对方并欣赏对方的优点，一举一动均要考虑两个孩子的感受，这样闹下去肯定毁了两个可爱的女儿，也毁了整个家庭。

交流中家长反映胡 ×× 初中、高中就喜欢把死挂在嘴边，也曾经实施两次自杀（跳楼等），未遂，父母以为女儿胡 ×× 只是吓吓家长，并非真的想结束自己的生命。借此机会，我把国内大学生由于原生家庭的影响导致心理问题突出走极端的典型案例告知家长，希望家长引以为戒，学会反思和总结。要求父母后期必须多关注胡 ×× 姐妹，为了孩子，夫妻双方要尽快调整心态，每人从改变自己开始，进一步改善家庭关系，为女儿创造温馨的家庭环境。

胡 ×× 父母对学院领导和老师的关心、教育和引导非常感谢。说他们闹了 20 年，第一次有领导、老师干预他们的家庭矛盾，也让他们对怎么当父母有了全新的认识，并承诺一定按照领导、老师的要求去改善家庭关系和气氛，并好好陪伴子女的成长。

（4）引导学生懂感恩，知奋进，成就自我

我们考虑学生胡 ×× 妈妈个性强，说话不太注意，容易触及学生胡 ×× 敏感的神经，学生身体康复且返校复学后，我们主动求助学校阳光心坊，刘寅华老师建议家长和胡 ×× 一块来阳光心坊面聊。胡 ×× 直接拒绝了，于是，我直接和学生母亲电话联系，随后，阳光心坊刘寅华老师进行电话疏导。刘寅华老师与家长电话沟通了将近一个小时，学生母亲态度有了可喜的转变。

记得在 ICU 与学生交流时，学生胡 ×× 当时说了让我特别震惊的一句话：“你们领导看望我并非真正关心我，来看我是因为学生出事了你们要承担责任”。当时，考虑学生身体特别虚弱，我没有过多地解释，只是告诉她我们老师就像爱自己的孩子一样爱每个学生，希望每个学生健康成长、成才。

当该生返校复课后由于扁桃体发炎找我批假时，我以此为契机，告诉她一定要学会感恩，感恩父母、老师和同学，理解父母一些不得已的苦衷，告诫不懂感恩的人会变得冷漠、自私，发展道路越来越狭窄。长大了必须对自己的生命负责，不能任性，微信屏蔽关心你的领导和老师特别危险。人生都会遇到困难，要学会坚强，办法总比困难多。身为成年人，要主动向父母说出自己的感受，积极改善家庭关系，同时，要制定自己的中长期发展目标，并制定详细的实施计划，充实自己的学习生活，而不是每天沉浸在家庭矛盾的忧伤中。暑假即将来临，希望她到儿童美术培训机构兼职锻炼，既加深对儿童的了解，又发展自己的专长。

胡 ×× 回家后马上取消了对我和班主任老师的微信屏蔽，后来，微信不时有一家人周末出游、捕鱼、玩耍等其乐融融的动态，看来父母确实作出了积极的努力，家庭关系有明显的改观，胡 ×× 的精神面貌发生了可喜的变化。暑假，她主动到美术培训机构实践，带孩子们绘画，总是想方设法调动孩子们绘画的积极性，并鼓励他们大胆创造。

新的学年，师生反映胡 ×× 有了很大的进步：学习主动、积极、刻苦，彬彬有礼且性格开朗不少，遇到困难会及时求助。她还积极准备幼儿教师资格证考试并顺利通过，主动参加江西省大学生艺术展演、绘画比赛等，目前还在积极准备小学美术教师的资格证考试。

案例反思

（1）业务培训常态化，提升辅导员、班主任心理育人的本领

新时代的大学生面临不少的机遇和挑战，辅导员、班主任若没有以学生为本的意识和过硬的育人本领，不能防患于未然，也不能敏锐地觉察到学生思想与情感的变化，不能科学处理和应对大学生的各种突发事件，则难以胜任立德树人的使命，不利于守护大学生的心理健康。

（2）家校合作，形成合力，提高育人效果

尽管大学生普遍是成年人，但社会的进步给家庭带来了不少冲击，新时代的大学生常常面临家庭贫困、家庭关系不稳定、不和谐等危机，这给大学生心理健康带来很大的安全隐患。辅导员、班主任、心理咨询专业人员不仅要深入了解学生，还要了解学生的家庭状况，找准原因，科学指导，形成良好的家校合作关系，提升育人效果。

（3）聚焦改变，促进学生成长成才

我们既要干预大学生的心理危机，确保学生的生命安全和心理健康，同时要趁热打铁，针对大学生心理问题的根源，切实采取得力措施，点燃青年学子的追梦热情，坚定他们前行的动力，提升他们的获得感、幸福感，从而改变他们的人生！

（马　倩）

四、高校心理健康教育工作现状

（一）国外高校心理育人体系建设

1．发达国家

现代意义上的学校心理健康教育起源于美国，从 1915 年第一位学校心理工作者格赛尔（A. Gesell）开始从事学校心理健康教育工作发展至今，已经有近百年的历史。随着学校心理健康教育理论研究的深入和实践应用的拓展，发达国家学校心理健康教育的发展呈现出以下趋势。

（1）价值取向的人本化和研究取向的本土化

价值取向的人本化。心理健康教育的根本问题是人的问题，其功能理所当然直指人的成长、发展与自我实现。随着人本主义思潮对学校心理健康教育的影响日益深刻，发达国家学校心理健康教育工作者认识到，自己的工作对象不仅仅是一个信息的加工者和学习者，更重要的是一个富有思想感情和个性，充满需要且富于潜能，具有社会性品质的整体的人。作为一种特殊的社会服务，学校心理健康教育要真正尊重人的心理需要，关怀人的精神价值，即要树立以人为本的教育理念，这已经成为许多发达国家学校心理健康教育工作者的共同信仰和思想先导。发达国家学校心理健康教育工作者坚持“以人为本”的教育理念，强调对每个学生的尊重和信任；强调为学生提供学习、心理发展和职业发展等方面的指导与帮助，通过构建小组和班级内的支持性学习环境，最大限度地满足学生发展过程中对外界帮助的需求；强调将心理辅导与学校教学活动有机结合起来，在辅导活动的设计和编排上，充分考虑到学生身心发展的顺序性和阶段性，使心理辅导活动与学生发展的阶段性任务紧密结合起来，保证心理辅导活动的针对性和时效性。同时，许多发达国家要求学校心理健康教育的价值取向转向人本服务与全人发展，把人视为自身心理发展与建设的主人，把人的主体性发展作为“目的”而不是“手段”，着眼于人的全面发展，真正确立起人在学校心理健康育中的中心地位。

研究取向的本土化。随着实践的发展，学校心理健康教育研究取向的本土化正成为一场势不可挡的时代潮流。学校心理健康教育在一定程度上必然受到一个国家的历史、文化、教育和经济的影响。因而，发达国家在注重国际间交流的同时，在各国的学校心理健康教育发展中又形成了各自的特色，本土化取向也显著增强，如美国的“科学家—实践者”、德国的“学校系统咨询师”、日本的“学校心理士制度”、法国的“心理健康教育小组”、英国的“以问题解决为中心”的培养模式等。本土化的研究取向，其目的是要创建面向世界的各具特色的心理健康教育，而不是建立闭门造车的学校心理健康教育模式。当前，发达国家学校心理健康教育工作者不断构建各国本土化的心理健康教育理念和理论模式，研究本国人特有的与社会文化因素有关的行为特征，修正并设计出适合本国人使用的心理测量工具。这种本土化取向为世界各国学校心理健康教育提供了新的视野、理念和技术，使得全球学校心理健康教育在主流范式与非主流范式之间呈现出一种相互沟通、相互交融的发展趋势，同时为解决学校心理健康教育面临的理论危机提供了新的途径。

（2）教育内容的综合化和课程结构的系统化

教育内容的综合化。发达国家学校心理健康教育的课程内容一般都由三个部分组成：一是学术性的心理学课程，包括发展心理学、学习与认知、统计学、社会心理学、心理测量学、人格心理学、研究设计、实验心理学、生理心理学、生物学等；二是测验性的课程，包括智力、人格、情绪、行为、学习、社会、神经生理等方面的测验与测量；三是干预性的课程，包括学校心理学概念、咨询、职业发展、学习与行为障碍等。发达国家学校心理健康教育的内容从关注青少年的认知、情感，到把他们作为一个“完整的人”来进行教育，通过探索和发现他们的潜力来促进其健康成长。日本从 2003 年开始就在中小学进行人格教育的实践，内容包括让孩子们理解“心的活动”，学会尊重自己的“心”，让自己的“心”变得充实并富有弹性，学会尊重他人的“心”。为此，日本选用各种各样的主题进行指导和训练，通过这样的一种预防教育，使得孩子们拥有一颗“善良的心、柔韧的心”，不欺侮他人也不被人欺侮。20 世纪 90 年代以来，越来越多的心理健康教育专家倾向于主张从多学科（如心理学、教育学、文化学、社会学等）综合的角度来探索和研究心理健康教育这一领域的现象。这种多元综合的研究取向是学校心理健康教育内容综合化的推动力和催化剂。

课程结构的系统化。由于世界各地心理健康教育的起步和发展情况不同，各国的学校心理健康教育的课程结构也存在很大差异。通常，亚洲、非洲和拉丁美洲等发展中国家课程结构比较简单，大多只注重对少数有问题行为的学生进行单一的心理咨询与辅导。而发达国家的课程结构却向系统化方向发展，具体包括职业和学业选择指导，学习咨询，学生的社会问题和情绪问题咨询，对学校的课程设置等进行干预，对家长、教师提供咨询服务，对问题学生进行行为治疗和具体的学业指导等，还包括开展服务机构自身的发展工作，如组织发展测量研究和专业研究等。发达国家学校心理学专业的核心课程包括五个方面：①心理学基础课程，包括发展心理学、认知心理学、社会心理学、生理心理学等；②教育学基础课程，主要包括特殊学生的教育、学习辅导技术等；③心理诊断与干预，主要包括行为矫正技术、心理咨询、心理治疗等；④心理学研究方法，主要包括统计学、心理测量学、项目评估方法等；⑤职业心理课程，主要包括心理学史、学校心理学家的职业道德等。如今，日本和美国都在中学阶段（8 ~ 10 年级）开设健康课程，其内容涉及十几岁青少年生活的各个方面，有许多内容与心理健康有关。健康课讲授与身心健康相关的知识，也进行一些技能培训，开展各种各样的游戏或活动，使学生在生动活泼的教学中学到一些有利于身心健康的知识和技能，效果颇好。近年来，日本的小学甚至幼儿园也开设了心理健康相关课程。日本开展的心理援助服务，概括来说有三个方面：一是对学生或班级的状况进行评估，目前所作的心理检查包括性格检查和智力检查；二是对教师或家长提供有益的指导和建议，即协助教师和家长科学有效地解决学生的学习、心理等方面的问题；三是开展心理咨询。

（3）辅导取向的发展性和教育模式的多元性

辅导取向的发展性。发达国家学校心理健康教育传统的辅导取向仅着眼于矫治的层面，只为少数有问题和适应困难的学生提供服务，注重补救性工作而忽视对绝大多数正常学生的帮助。现在矫治性工作虽是心理健康教育不可缺少的一部分，但强调提高学生心理素质水平、发掘学生心理潜能的发展性工作日益受到重视。如美国学校辅导主任协会在所制定的“中学辅导主任的工作”中就明确提出：“发展性的指导是指导工作的组成部分，这个指导是努力对学生成长有计划的、积极的干预，从而推动学生个人的、社会的、情感的、生计的、道德的、认识的、审美的方面都得到发展，并促进这些方面综合统一到个人生活方式之中”。现今，发展性心理辅导已成为美国中小学校心理辅导的主流取向，并且全面渗透到学校教育的各个层面，成为学校教育的重要组成部分，其中以顾问教师计划、邀请模式和心理辅导综合模式为代表的三种模式影响较大。当今，发达国家学校心理健康辅导取向已呈现出发展性的特点，心理健康教育的对象、内容、目标也相应发生了积极的变化，呈现出涵盖面宽、适应范围广、针对性强的特点。

教育模式的多元性。发达国家心理健康教育所采取的模式主要有个体干预、环境干预和整体干预。个体干预包括课堂教学、辅导、心理门诊；环境干预包括调整课程设置、对教师和学校员工进行干预、家长干预；整体干预包括基于学校的整体干预和基于社区的整体干预。在干预模式的背景下，美国著名学校心理学研究者雪尔顿（Sheridan）和古特金（Gutkin）撰文提出，21 世纪的学校心理学应提倡生态模式，学校心理学家必须直接与学生所处的各级生态系统发生联系，而学生所处的生态系统包括学校、家庭与社会环境。瑞斯利（Reschly）认为传统的涉及测验定位和医学诊断的学校心理服务模式不足以应对持续发展的学校心理学的角色期待，必须改善儿童在班级、家庭和社区中的生态环境。卡佩拉（Cappella）等的研究指出，建立一个生态示范的校本心理健康服务系统，利用学校的固有能力和当地资源，提高学校的能力。发展家庭和社区环境，借助校本心理健康生态模型这种手段来促进贫困儿童健康发展。

现今，另外一种教育模式“参与特定文化咨询”（participatory culture specific consultation，PCSC）正在兴起。参与特定文化咨询要求学校心理学工作者像研究者和实践者一样提升他们的专业技术。该模型建立在人种学和行为研究方法的基础上，强调人与人之间的参与过程，跨越常模文化影响特定来访者的发展，展示文化多元主义。PCSC 方法应用于学校心理健康教育，能促进咨询和干预的成效，帮助去除多元社会的需要，回应了 20 世纪末期所谓后现代社会所带来的文化多元主义的思潮。这股思潮被称为继精神分析、行为主义、人本主义之后影响心理学的第四股思潮。

随着实践的发展，发达国家学校心理健康教育诸多的辅导模式呈现出多元性的趋势。

（4）服务范围的普及化和途径方法的多样化

服务范围的普及化。服务范围的普及化包括教育阶段、服务对象和服务地区三个方面的普及化。随着发达国家学校心理健康教育的不断发展，其服务范围越来越广泛。教育阶段由过去的中学扩展到幼儿园、大学和研究生的所有教育阶段。同时，把学校心理健康教育贯穿于整个教育历程并加强低龄预防性辅导成为发达国家学校心理健康教育界的共识。服务对象由过去的只为学生服务扩展到家长、教师、学生监护人等，服务地区由校内扩展到了校外。在校内，建立了由心理辅导主任、辅导教师、社会工作者、一般教师、学校行政人员和学生干部组成的辅导网。在校外，建立了由心理辅导主任、校外辅导人员、警察、社区官员和学生家长组成的辅导网。这种家庭、学校和社区相结合的教育网络也促成了“辅导学生，人人有责”的良好局面。由于工作任务明确，职责划分清晰，使心理健康教育工作更加统一、协调和有序，效率进一步提高。同时，随着学校心理健康教育学科的不断完善，并根据社会各个时期的不同需要，学校心理健康教育的基本任务和作用也逐步拓宽到为学生、教师、家长以及整个教育管理系统提供综合性的服务——心理健康教育测量、心理咨询、学习辅导、与教师或家长之间的咨询会诊、项目评估和学术研究等。

途径方法的多样化。发达国家学校心理健康教育的途径和方法非常丰富多样。不仅通过学校心理健康教育课程和学校心理健康中心来实施心理健康教育，还利用学校青年服务中心、校园文化渗透、社会服务等途径来实施。个别咨询、团体咨询和开设心理健康教育课程是发达国家学校心理健康教育工作的主要形式，也是普遍熟悉的形式，其中三种十分有效和普及的形式是研讨会、学生自我保健教育和健康图书馆。“中间联系者”和“朋辈心理互助”是学生自我保健教育的主要形式。其中，“朋辈心理互助”包括朋辈心理咨询、朋辈调解、朋辈伴读等。美国大学大多设有健康图书馆或者健康资料中心，其目的是拓展心理健康服务途径，提高服务质量，通过提供最新、准确的知识，帮助学生做出正确、健康的选择。此外，近年来出现了一种新的学校心理健康教育途径——“集体合作”。“集体合作”表现为：一是学校和社会人员的合作，在家庭、社会和学生中激发起强大的支持力量，如美国新泽西州的“学校青少年计划”、加利福尼亚州的“健康始于主动性”、纽约州的“灯塔计划”等；二是专家的集体合作，如发达地区的学校有一个由学校心理学家、学校社会工作者、教育评估专家、学生辅导员和语言矫正师组成的“以学校为基地的辅助组”（School Based Support Team，SBST），为普通学生和特殊教育学生进行日常心理服务。SBST 受其学区“特殊教育委员会”（Committeeon Special Education，CSE）的直接管辖。

（5）师资建设的专业化和资格认证的标准化

师资建设的专业化。学校心理健康教育师资队伍的建设是有效开展学校心理健康教育的保证。1956 年，联合国教科文组织的报告中提出学校心理学家的最低条件是具有教学资格，或作为教师的其他职业资格，至少有 5 年教学经验，且具有大学水平的心理学专业资格。发达国家对学校心理健康工作者的专业训练和实践非常重视。美国的学校健康教育工作者要达到专家水平，最少需要 54 小时的受督导学习、一年的学校心理健康教育“见习期”；要达到博士水平最少需要 78 小时的受督导学习、一年的学校心理健康教育“见习期”。

自 20 世纪 80 年代以来，心理健康教育作为一门应用学科成为最有生机、发展最快的领域之一，直接促进了学校心理健康教育的发展。学校心理健康教育工作者深入学校第一线，直接参与教育教学过程，充分调动起学生、家长、教师、学校行政领导、社会教育工作者、社区服务工作者，开展心理咨询和团体心理辅导。学校心理健康教育教师队伍逐年增加，专业素养也不断提高。截止至 2004 年 12 月，美国有 148 所大学的学校心理学专业符合美国学校心理学会（National Association of School Psychology，NASP）的认证标准，共有约 25000 名学校心理学家服务于学校系统，加上大学里的学校心理学教授、医院和诊所里从事临床工作的学校心理医生等，共计 30000

名左右，每年还有 1000 ~ 2000 名毕业生充实。在澳大利亚，学校心理学家的许多职责很类似于美国的同行，同时，又秉承美国学校咨询师和英国教育心理学家的一些职责。他们的主要职责包括：心理测验，特殊儿童的诊断和安置，为特殊儿童、家长和教师提供咨询，为青少年提供就业指导等。法国学校心理学体制有其独特的特点，学校心理学家的候选人只是从教师队伍中选出，然后基于原有的教学经验，教师再接受大专院校心理系的一般培训和学校心理学系的专业培训。加拿大从事学校心理学工作的人员有学校心理学家、社区工作人员、咨询心理学家、心理测验专家、特殊教育教师等，学校心理学家都是受雇于学区的有执照的心理学家。德国有专门的学校心理学家培养计划，受训者要完成 100 小时的专业学习，分两部分：一是心理学基础，包括研究方法、生理学、差异心理学、普通心理学、发展心理学、社会心理学等；二是应用部分，包括教育心理学、临床心理学等。特别值得一提的是，德国的学校心理学家还必须是学校的某一学科的教师。

资格认证的标准化。学校心理健康教育工作者资格认证的标准化是学校心理健康教育师资建设专业化的必由之路。据有关统计显示：63% 的高国民生产总值国家和 35% 的低 GNP 国家要求专业的学校心理工作者必须拥有执照或资格证书，大部分高 GNP 国家规定硕士学位是领取执照的最低要求，而大部分低 GNP 国家的最低要求是学士学位。发达国家通过证书制为学校心理健康教育工作者资格认证的标准化提供依据，如美国学校心理学会对从业人员的资格和标准提出了明确要求：要求辅导主任要具有硕士甚至是博士学位。学生在完成学校心理学硕士或博士学位后可获得所在州的学校心理学家证书。持有博士学位的学校心理学家方有资格参加各州心理学家执业考试。美国国家水平的资格认证是由国家咨询员认定委员会负责，有职业、老人学、心理健康、学校和成瘾 5 种专业资格，申请者须提交包括知识、训练、督导、经验和继续教育等方面的档案资料及其真实性证明。法国要求辅导人员至少要接受 2 年的训练，或具有 5 年以上的教学经验，并通过考试获得证书。在英国，心理学会审查认证受训者的资格水平。英国心理学会规定工作者的最低资格条件是研究生以上学历，拥有教师资格证，2 年以上的儿童青少年教学经验，至少 2 年研究生学位后的教育心理学训练。随着发达国家学校心理健康教育师资建设专业化的发展，其资格认证的标准化趋势愈加明显。

2．同等发展水平的发展中国家

随着发展中国家现阶段经济发展对人才的需求，高校逐步扩大招生，高校的贫困大学生也相应增多，约占大学生总人数的 26%。基于发展中国家的基本国情，贫困大学生这一庞大的特殊群体在现阶段将会普遍而稳定地存在。积极完善高校心理健康教育体系，以帮助贫困大学生获得更好的资源以及建立健全的人格，促进贫困大学生心理健康发展，使得他们能够顺利地完成大学学业，并在未来的发展中能更好地适应社会。

（二）国内高校心理育人体系建设

1．源头——古代

在中国的传统文化思想里面蕴含了丰富的心理健康教育思想和观点。主要包括倡导修身养性的平衡健康思想、礼乐协同的教育思想、防治干预的身心医学思想、强调适应的抗挫折思想以及注重心理健康的教育学理念等。

（1）传统文化注重心理平衡、倡导修身养性

中国文化基本上是以“求善”为传统的，如儒家的道德取向、墨家的功利思想、法家的权利追求、道家的自然无为意识，汇聚成中国传统心理健康教育思想的主流，洗涤、陶冶和塑造着世代中国人的心灵。除了儒家文化的主导思想和行为外，也还有功利、权利意识，这三者都有利于催人向上，同时，道家的自然无为思想将会自觉发挥其独特作用，为人们提供广阔的缓冲空间，提供安全的避风港湾，可以有效地避免走投无路的极端思想和行为。例如，儒家倡导的“欲先修

其身者，先正其心”“心正而后身修”，就明确了思想品德修养对身心健康的积极意义。更进一步，孔子把修身与保持心理平衡紧密地联系在一起，提出“所谓修身养性在正其心者，身有所愤懥，则不得其正。有所恐惧，则不得其正。有所好乐，则不得其正。有所忧患，则不得其正”。

（2）防治心理因素致病的身心医学思想

从中国传统医学文化看来，由于生活条件之变（内伤或内邪）而引起心理异常最终导致疾病，是构成疾病的两大诱因。著名医家庞安时早就指出“精神内伤”“非外邪所中，而伤之于内也”。在内邪中，精神刺激是主要组成部分。李杲认为精神刺激能资助心火，壮火食气，如说“因喜怒忧恐，损耗元气，资助心火，火与元气不两立，火胜则乘其土位，此所以病也”，进而指出内伤之病“皆先由喜怒悲忧恐，为五贼所伤，而后胃气不行，劳役饮食不节继之，则元气乃伤”。不仅概括地说明了内伤病形成的整个原因，而且还表现出李氏颇为重视精神因素在其中的先导性作用。明代中医学家缪希雍还专门论过“七情”致病。缪希雍指出，“论病由七情生者，只应养性怡神，发舒志气以解之，不宜全仗药石攻治。”“喜怒忧思悲恐惊七者，皆发于情者也”。进而分析了“情”的机理，得出了“心病还将心药医之”的结论。由于人心易受温馨声色等物欲所诱，“心动则引起相火动”，所以医家们主张在动的基础上“主之以静”，即所谓“动而中节”。“喜、怒、哀、惧、爱、恶、欲（欲望）”七者是“弗学而能”的“情欲”并明确指出“愤怒、恐惧、好乐、忧患、亲爱、贱恶、敬畏、哀矜、敖惰”这些人所固有的情感（绪）体验如果不加督察，则会“欲动情胜”“陷于一偏”，失去“正中”，从而破坏心理平衡，影响身心健康。

2．发展——近代

心理健康教育是高校人才培养的核心目标之一。改革开放以后，我国高校心理健康教育经历了重新起步、制度规范、发展完善、科学提升四个阶段。在党和政府的高度重视以及高校的共同努力下，组织机构不断健全，研究探索全面深入，人才队伍持续发展，学校教育活动取得了丰硕的成果。立足新时代要求，我们要坚持发展性教育，提高思想认识；坚持本土化趋势，注入时代特色；坚持多元整合，注重形成合力，构建既体现时代精神，又融合传统精华的高校心理健康教育发展趋势。

高校心理健康教育是根据学生身心特点、发展规律以及心理健康的标准，运用各种心理技术和方法促进健康发展的教育活动。由于历史、政治、战争以及国家经济等因素影响，我国高校心理健康教育真正开始于20世纪80年代中期，大致可以划分为四个阶段。

（1）重新起步阶段

所谓重新起步阶段，是指从1978年改革开放以后逐渐恢复到1993年之间的发展阶段，主要表现为留学归国学者开始介绍国外心理健康教育工作模式，同时，本土学者开始尝试本土化教育实践。

1985年改革开放以来，全国第一个针对大学生提供心理咨询服务的心理咨询中心在北京师范大学建立，强调关注学生的精神世界，心理健康教育课程开始进入高校教育课程体系。随后，上海交通大学在1988年召开了研讨会，创办了《高校心理咨询通讯》，推动了心理健康教育的高校联系以及理论与实践的结合。1991年，北京师范大学成立了大学生心理咨询专业委员会，探讨大学生心理健康问题，随后，学术交流活动逐渐频繁起来。

（2）制度规范阶段

20世纪90年代以来，我国高校心理健康教育开始进入制度规范阶段，主要表现为国家教育政策的制度化和高校人才课程的规范化。

1993年的《中国教育改革和发展纲要》将心理素质明确为全面发展的标准之一；1994年明确提出了“心理健康教育”一词，作为高校德育工作重要研究课题，开展针对不同年龄层次学生的心理健康教育与指导；教育部1998年颁布的《面向21世纪振兴行动计划》强调要重视培养学生的健康心理。学者也开始关注心理健康教育工作的现实需求，开展专题培训，培养师资队伍，建立专职教师；编写心理健康教育书籍，开发适用于我国的量表以及测量工具等。

（3）发展完善阶段

快速发展与参差不齐严重影响了高校心理健康教育的重要价值和地位，20 世纪 90 年代末心理健康教育开始进入完善阶段。

2001 年，教育部颁发了文件，指明了心理健康教育工作原则和队伍建设，2002 年颁布的《普通高等学校大学生心理健康教育工作实施纲要》极大地推动了该项工作的深入开展。在此阶段，各高校高度重视，将心理健康教育作为高校教育体系的“必选项”，采取措施大力推进，取得明显成效。同时，心理健康教育课程成为大学生的必修课，部分高校开始积极申报心理学专业，相关领域的课题研究和实践活动也蓬勃发展，全国心理专家联合成立了全国高等学校心理健康教育数据分析中心。

（4）科学提升阶段

学者们开始不断深入研究高校心理健康教育的价值定位、教育理念、服务体系以及机制管理等课题，促使其进入科学提升阶段。

2011 年，教育部办公厅颁布的《普通高等学校学生心理健康教育工作基本建设标准》从机制、师资、教学、活动、咨询服务以及危机干预等制度体系等方面提出了明确的建设标准以及心理健康教育的要求和目标，要求高校科学系统地组织实施教学活动，保证学生能够普遍接受心理健康教育。自此，我国高校心理健康教育开始进入结构优化、质量提高与实力增强的科学提升期。

3．逐步完善——现代化

在全国教育大会上，习近平总书记指出：“培养德智体美劳全面发展的社会主义建设者和接班人，加快推进教育现代化、建设教育强国、办好人民满意的教育。”

“三全育人”综合改革工作的总体目标，是以习近平新时代中国特色社会主义思想为指导，坚持和加强党对高校的全面领导，紧紧围绕立德树人根本任务，充分发挥中国特色社会主义教育的育人优势，以理想信念教育为核心，以社会主义核心价值观为引领，以全面提高人才培养能力为关键，切实提高工作亲和力和针对性，强化基础、突出重点、建立规范、落实责任，一体化构建内容完善、标准健全、运行科学、保障有力、成效显著的高校思想政治工作体系，使思想政治工作体系贯通学科体系、教学体系、教材体系、管理体系，形成全员、全过程、全方位育人格局。

“三全育人”综合改革既是对当下育人项目、载体、资源的整合，更是对长远育人格局、体系、标准的重新建构。做好试点工作，不仅要巩固优势、扩大影响，更要破立并举、善于创新。通过改革试点，构建一体化育人体系，为办好中国特色社会主义大学、培养德智体美劳全面发展的社会主义建设者和接班人贡献力量。

《高等学校学生心理健康教育指导纲要》中指出，要形成教育教学、实践活动、咨询服务、预防干预“四位一体”的心理健康教育工作格局。心理健康教育的覆盖面、受益面不断扩大，学生心理健康意识明显增强，心理健康素质普遍提升。常见精神障碍和心理行为问题的预防、识别、干预能力和水平不断提高。对学生心理健康问题关注及时、措施得当、效果明显，心理疾病发生率明显下降。

五、基于贫困生的心理育人

（一）心理育人的内涵

心理育人是通过心理健康来实现育人的，在这一概念中，“心理”与“育人”之间包含了多方面的内容、多层关系，“心理”既可以指“育人”的手段、途径、方法，也可以指“育人”的内容、理念、态度、氛围等，总之，都是指通过“心理”最终实现“育人”的目的。育人是目标，是目的，是根本，是出发点也是归宿。只有这样来理解心理育人，才能更好地把握心理育人的实质。

（二）贫困生资助工作的内涵

高校贫困生资助工作是一项关乎学生健康、家庭幸福、社会和谐的系统工程，每个学校、每位教育工作者都应该把解决学生的经济困难与关心学生的心理健康相结合，构建出更为有效的高校贫困生物质与心理资助有机结合的体系，真正实现经济脱困，心理脱贫，切实解决贫困生的生活和心理问题，促进贫困大学生的身心全面发展，让他们在广阔的舞台上收获更大的成功。

（三）结合资助探究贫困生心理育人的进一步研究

我校对于贫困生所面临的问题，如经济问题，做到经济扶持，体现在贫困补助、助学金、勤工俭学等方面。但贫困大学生面临的问题不仅只有这一方面，还有心理方面的问题。

（四）资助体系（以齐齐哈尔医学院为例）

1．国家类资助

国家类资助包含国家奖学金，按照每生每学年 8000 元标准，国家奖学金的申请、审批、发放都有着严格的程序和流程；国家励志奖学金按照每生每学年 5000 元标准，与国家奖学金不同的是，国家励志奖学金的申请对象需是按照规定被认定为家庭经济困难的学生；国家助学金按照学生家庭经济困难认定等级分为一等助学金每生每月 430 元、二等助学金每生每月 330 元、三等助学金每生每月 230 元，每学年按照 10 个月计算。

2．学校类资助

（1）奖学金

依据《齐齐哈尔医学院学生管理规定》相关条例，本科生奖学金分为一等奖学金、二等奖学金、三等奖学金、单项奖学金，单项奖学金包含学习进步奖、创新创业奖、体育活动优秀奖、科技竞赛优秀奖、精神文明建设优秀奖、社会实践优秀奖、见义勇为奖。一等奖学金按照学生人数的 5% 评定，每人每学年 1200 元，二等奖学金按照学生人数的 10% 评定，每人每学年 800 元，三等奖学金按照学生人数的 10% 评定，每人每学年 600 元，单项奖学金按照学生人数的 10% 评定，每人每学年 1000 元。奖学金评定遵循公平、公开、公正原则，严格按照《齐齐哈尔医学院普通本科学生奖学金评定办法》进行评选发放，评定工作由学生工作部（处）统一组织，各二级学院具体实施。

（2）勤工助学津贴

依据《齐齐哈尔医学院勤工助学活动管理办法》，各用人单位招录学生参加勤工助学活动并发放酬劳。学工部根据岗位的工作性质、工作时间和劳动强度确定酬劳，一般酬劳标准为每小时 4 ~ 5 元，用工单位根据酬劳标准制定岗位酬劳明细表，报学工部审核备案。岗位酬劳每个月发放一次，学工部将学生勤工助学岗位酬金核定表报财务处会审后，由财务处将勤工助学学生的酬金打入学生个人开立的银行账户。

（3）临时困难补助金

依据《齐齐哈尔医学院学生临时困难补助管理办法》，由学生本人提出书面申请，辅导员审核申请学生的基本情况以及申请条件，报送二级学院、附属医院主管学生领导审核、签字、盖章，再由学工部会议讨论通过补助方案，学院主管领导批准后，由学生工作部会同财务处将临时困难补助款打入受助学生个人账户。临时困难补助金额范围原则为 500 ~ 2000 元人民币。

六、高校心理育人体系下贫困生教育的实践探索分析

（一）教育实践的探索

1．积极心理学教育实践

（1）案例简介

小闫，男，2019级本科大三学生，自入校以来，担任班级班长，大一时加入学院学生会，锻炼自己的能力，大二时期担任学生会办公室主任，任职期间勤恳、认真、努力工作，每次都能圆满完成分配的各项工作，受到老师和广大同学的一致表扬，现担任二级学院团委干事一职。小闫同学是从甘肃省的一个农村走出来的大山里的孩子，家中父母年事已高，与同龄孩子家长相比，小闫同学父母的年纪大了很多，且父母身体并不是很好。小闫同学在学习、工作和生活过程中一直秉承着农村孩子惯有的诚朴、踏实。伴随大三新学期的开始，学校组织全体同学的心理测评，在测评结果反馈中发现小闫同学存在轻微的心理问题。辅导员及时找机会与小闫同学进行谈心，在交谈过程中，小闫同学向辅导员坦诚表露自己近期的学习工作和情绪状态，小闫同学向辅导员袒露心声，说自己在暑假遭遇了一些不顺心的事情。在暑假中，家中种植的农作物成熟，在收割农作物期间，小闫母亲旧疾突发，晕倒在地里，小闫同学利用自己所学的知识即刻开始急救，但并未见效，随后拨打急救电话送往医院进行急救，所幸在及时的抢救之下并无大碍。这件事给小闫同学造成了严重的心理影响。小闫同学坦言，母亲没有上过学，也没有去过外面的大城市，在自己的记忆中，母亲去城里就是去看病，而且母亲为了生育自己遭了很多罪，而自己现在什么都给不了母亲，觉得自己很没有用，对自己产生了怀疑，对自己的未来充满了疑惑，同时他也很担忧父母的身体。

（2）案例分析

此案例中小闫同学最大的问题就是因为家庭父母的身体状况让他产生了很多的顾虑，同时，自己又因为没有足够的能力改变或者改善目前这种糟糕的状况而对自己产生了怀疑。究其根本，这是因为小闫同学对自己没有足够的信心。让小闫同学找到信心、重拾自信是解决问题的关键点。近年来，很多高校把积极心理学理念融入大学生心理健康教育中，以全方位开拓大学生心理健康教育的新视野、新思路和新局面，也为高校心理健康教育工作者的心理健康教育研究提供了理论依据和新视野。

（3）处理措施

基于小闫同学的此类情况，辅导员鼓励小闫积极参加学校的各类活动，希望小闫在参加活动中能够体验到积极情绪带给自己的自信。在辅导员的鼓励下，小闫从此开始积极参加学校活动。刚开始，小闫因为没有经验，而且没有完全展现自己的才能，所以一直未取得好成绩，但是每次他都会寻找自己的不足，然后去请教学长学姐，慢慢地，小闫变得更加外向活泼。下一次的演讲比赛中，小闫彻底放开自我，在赛场上展现自己，完美的表现让小闫获得一等奖，小闫逐渐变得自信了起来。

为了让小闫发现自身的优点，辅导员给小闫安排了一项工作，在心理活动月到来之际，让小闫筹办一个活动。小闫通过自己的努力，圆满地举办了一项活动，活动具有足够的趣味性，吸引了不少人积极主动参加到活动中来，小闫还在此活动中担任主持人。此活动受到学院领导的关注，活动精彩纷呈，小闫同学也受到了老师和学生的赞扬。

（4）案例思考与工作建议

积极健康的心理教育是对传统心理教育的继承、发展和融合。它在教育方向上，重心是人和社会的积极因素方面；在教育目标和对象上，注重全体师生潜能的开发和心理素质的培养；在教

育任务上，把重点放在培养师生的内在积极心理品质和潜能开发上；在教育核心内容上，主张增进师生的主观幸福感、提高生活满意度、完善积极人格；在教育途径上，提倡全方位、全过程、全参与；在评价方式上，以积极心理品质的发展为核心。

2．思政教育学教育实践

（1）案例简介

孙某是口腔医学专业的一名大三学生，性格比较内向，平时话不多，表现也不突出，班级集体活动很少主动参加。在同学眼里，他是一名高冷的小青年，在老师眼里，他是一名安静的学生。某天，孙某找到辅导员，说自己想退学。辅导员当时很震惊，通过进一步的沟通了解到，孙某在入学之后逐渐丧失了兴趣。自己当时填报高考志愿的时候，并不想选择医学，自己热爱的是计算机编程，但是父母非要让自己报考医学，无奈之下，孙某填报了医学专业，本就对医学没有什么兴趣，现在随着学习内容的难度增加，自己更是对学习提不起劲，感觉每天都是在浪费时间，虚度光阴，自己更是承受身体和心理上的煎熬，所以想退学去外面的世界看看。

（2）案例分析

据孙某的讲述，我初步判定，这是由于孙某思想偏差导致的学习行为障碍，而且因为父母的原因，孙某一直很抗拒医学专业的学习。

（3）解决措施

多方了解，精准把握情况。我首先与班主任进行沟通，了解该学生最近的思想动态以及各方面的表现，同时向班级内其他同学了解孙某最近在学习和生活中的表现，又与学生会和团委的相关人员取得联系，了解孙某入学以来参加活动的情况。

耐心沟通，找到症结。在了解孙某的大致情况之后，我主动联系孙某进行沟通，在起初的沟通中，孙某不太愿意说明自己内心的真实想法，我没有放弃，耐心地给孙某分析退学的弊端。随着沟通的深入进行，孙某终于袒露心声，他觉得自己学识尚浅，学习困难，日复一日，对于医学没有什么兴趣，久而久之产生了厌学。

思想引领，及时帮助。首先，引导孙某明白退学对自己产生的巨大影响，一旦退学，再想进入校园学习就变得难上加难，而且自己现在也没有什么技术可以挣钱，让他清楚地认识到学历和文凭的重要性；其次，引导孙某找到学医学的动力，对医学产生兴趣，给他讲述新冠疫情期间医护人员的光荣事迹，让他觉得学医学是一件非常具有荣誉感的事情；最后，我提醒他作为一个成年人需要学会承担家庭的责任，需要学会为自己的决定负责。

家校联系，形成合力。要解决孙某的思想问题，单单从学生个人出发还不够，需要结合家长的力量。从家长那里得知，当初执意让孙某选择医学，是为了孙某以后的发展考虑，但是，现在孙某萌生退学的念头让他们很是自责和悔恨。最后，我与孙某家长达成沟通，让他们好好沟通沟通，向孙某表明家长的想法，取得孙某的理解。

（4）案例启示

心理育人的基本任务是以立德树人为根本，坚持育心与育德相结合，加强人文关怀和心理疏导，促进心理健康素质和思想道德素质、科学文化素质协调发展的过程。心理育人与思想政治教育相辅相成、相互促进。学生的思想政治工作很多时候靠辅导员一个人是无法完成的，需要班主任、家长、学生干部等的共同努力。通过多管齐下的方式，形成教育合力，让思想政治工作更具有感染力和实效性。

3．职业生涯规划以及人生价值取向

（1）案例简介

孙某，女，临床医学专业，即将面临毕业。据其班长王某向辅导员反馈得知，孙某近期情绪低落，生活行为出现异常，与室友和同学经常产生矛盾，得知此情况之后，辅导员立即向孙某询问缘由。从两人的交谈之中得知，孙某临近毕业，在就业和考研之间产生思想冲突，不知道该如何抉择。孙某来自一个普通的工薪家庭，父亲在一家小公司上班，母亲在小区内经营着一家小型超市，孙某家中还有年迈的爷爷奶奶，且都患有慢性疾病，常年用药，父母的收入勉强支撑家庭开销。孙某看着家中情况，想早点就业工作，为父母分担一部分压力。但是在当下严峻的就业形势之下，自己根本找不到一份理想的工作，但如果选择继续考研深造的话，对于父母来说，又是一笔巨大的开销。孙某思考良久，决定先就业，但是遭到了父母的强烈反对，父母希望孙某能够继续考研深造。看着父母辛苦的工作，日渐苍老的身躯，孙某内心很是纠结，一时陷入矛盾之中，不论做什么事情，都感觉没有兴趣，每次到就餐的时候，感觉吃任何东西都味同嚼蜡，夜晚休息时经常彻夜失眠，对于未来充满了迷茫，对自己的生活造成了严重的影响。

（2）案例分析

孙某与父母各执己见，各自从自己的角度出发思考，从而产生分歧，孙某不想父母再为自己过于劳累，便想着早点就业，为父母分担压力，而孙某父母却认为孩子应该追逐梦想，继续深造。此案例中，可以看出来，孙某与家长对于就业和考研没有明确的认知，仅凭自己和社会上的一些说法就干扰了自己的判断，从而致使孙某产生一系列心理问题，影响到自己的日常生活。

（3）处理措施

正确认知，精准判断。针对孙某事件产生的原因，学院相关单位领导召开专门会议研究商讨，其实像孙某这样的学生不在少数，只是孙某的问题较为突出，为此，学院与相关部门积极协调沟通，邀请专业讲师来校讲学，为毕业生讲解就业和考研的利弊，分析选择就业和选择考研对于自己未来发展的不同影响，使得广大毕业生对于就业和考研深造有了清晰的认知，帮助自己在做决定时能够精准而无悔。

熟悉政策，以解后忧。孙某产生这种想法的其中一个原因就是考虑到自己如果选择考研深造，就会产生一大笔费用，会带给父母不小的压力。在此之前，国家就已经出台了相关政策，为高校学生解决入学学费的后顾之忧，高校学生可在就读期间申请国家助学贷款，还款周期也比较长，工作之后偿还贷款也没有太大的压力，因此，孙某无需担心学费问题。

（4）案例思考

在处理孙某事件的工作中，我们也需要思考一个问题：为什么要就业？我认为帮助学生清晰地认识这个问题，会比十场甚至一百场讲座更有效果。就业不仅仅是挣钱养活自己，养活家庭，更是用所学的知识去实现自己的梦想和理想抱负，尤其是医学生，学好扎实的专业技术和知识，去治病救人，去救死扶伤，去回报社会，是一件很开心、很光荣的事。在岗位上，我们会比在学校里学到的更多，学校里学到的更多是理论，而在岗位上我们学到更多的是实用的技术、技能等，而且更能够锻炼自己的责任感。任何一个职业，都需要有极强的责任感。浅尝辄止，没有吃苦的精神，很难有所作为。

4．齐齐哈尔医学院心理育人咨询服务工作案例

（1）案例简介

李某，女，21 岁，医学影像学专业大三学生，平时学习刻苦认真，与班级和寝室里其他同学关系较好，为人诚恳，乐于帮助他人，但是比较内向，有轻微社恐。最近一段时间内，经常感到心慌，经常失眠，而且很多时候会不受自己的控制胡思乱想一些其他事情，给自己的学习和生活造成了十分严重的困扰，于是预约了学校的心理咨询服务。

（2）咨询工作流程

学生通过学校心理健康咨询平台，根据自己的需求选择适当的咨询服务类型，然后根据实际情况选择咨询时间，在咨询服务平台上填好自己的基本信息，并确定咨询日期、时间等信息后，提交咨询服务预约申请，工作人员会在 1 小时之内受理预约，并给出预约结果回馈信息，学生根据预约结果信息提示去往大学生心理健康咨询中心即可。

现场咨询：

李某：老师，你好。

老师：你好，同学。看了你遇到的问题，你能再详细说说吗？

李某：最近一周时间，我上课的时候经常走神，经常会不由自主地想起一些奇奇怪怪的事情，学习没有以前那么认真了，我也想认真听课，但就是听着听着就走神了，晚上睡觉的时候经常失眠，有时候睡着不久就会突然惊醒。

老师：你的这些情况我了解了，接下来，我问你一些问题。你的家庭情况怎么样？

李某：我父亲是一名工人，母亲在我们当地的一所中学工作，我小时候，父母对我一直也都很严格，在生活上对我的照顾无微不至，在学习上更是严格要求，每一次考试成绩下来后，他们十分重视我的成绩，如果没有达到理想的成绩，就会批评我。

老师：父母也是望子成龙，希望你能够理解父母的良苦用心，有机会和父母坐下来好好谈谈心。你感觉现在学的课程难吗？能够接受现在的课程安排吗？

李某：现在大三了，相比于大一来说，不论是从课程数量，还是课程内容上都有了很大的改变，学习时间很紧张，所学的知识在理解和掌握上都比以前难了很多，自己需要用更多的时间去掌握这些知识。

老师：你对于自己的未来有什么规划吗？

李某：现在是大三，离毕业还有两年，现在就是学好当前的知识，掌握更多的技能，希望毕业了能够找一个比较好的工作，暂时并没有考研的想法。

老师：对于就业和考研，你要有充分的了解，这样才能更好地帮助你做出选择。你最近就是因为心理压力巨大，造成你无法集中精力学习。你不能把自己绷得太紧，大学的学习方式和高中时期的学习不同，希望你能找到更适合自己的学习方式。此外，你需要劳逸结合，不能一味地学习，大学是一个大舞台，有来自全国各地的同学，根据你的兴趣选择一些学习之外的事情去放松自己，这样你也可以认识一些优秀的同学，取长补短，你会变得更加优秀。

安排李某进行心理放松训练。

（二）教育工作的意义

心理育人作为新形势下提升高校思想政治教育质量的重要途径，在《高校思想政治工作质量提升工程实施纲要》中被纳入了“十大育人”体系。正确理解心理育人的理念内涵、把握其特点以及教学工作的实践探索，将有助于培养大学生的积极心理品质和主流社会价值观的形成，有助于增强大学生的心理归属感和自我成就感。

在“三全育人”的框架下，正确理解心理育人的内涵。心理育人不能简单地等同于“心理健康教育”，它不仅是工作方法和手段，也是一种理念和氛围。“心理”与“育人”两者之间存在内在逻辑关系，通过“心理”教育实现“育人”目标，通过“育人”实践促进“心理”发展，两者密切相关，高度统一于学生的思想政治教育实践中，并在更深的层面真正实现学生的心理与人格健康的发展。在新时代“三全育人”的大背景下，用“全员、全过程、全方位”的理念来指导高校心理育人工作的开展，将育人的主体、育人的时空边界、育人的方法路径三者有机地结合起来。统合高校所有部门、所有教职员工参与心理健康教育，在大学生的成长阶段全过程融入心理健康教育，在整体教育教学过程中，全方位地渗透心理健康教育。

遵循大学生心理发展规律，准确地把握心理育人的特点。尊重学生的主体性。马克思主义实践观认为，人在实践活动中具有主动性、能动性和创造性。心理育人是一个“他助—互助—自助”的过程，要达到最终的“自助”，没有学生的自主参与，只有知识和理论，再好的心理健康理念学生也无法接受和运用。因此，心理育人强调以学生为主，凸显学生积极主动地参与、主体的体验与感悟，通过心理育人工作提高学生的心理健康水平，并鼓励学生在现实生活中思考、完善自身的发展。强化学生的体验性。心理育人的效果不是以学生对心理健康知识的接受和掌握为考量的标准，而是看学生自己内心是否能够产生真切的心理情感体验，以及体验的程度如何。心理育人以“体验式”教育为主，让学生在教育过程中获得深刻的情感体验，内心受到触动，心理得到成长。个体心理品质的形成是“知、情、意、行”四个因素共同作用的结果，心理育人通过“行”发挥了“情”的作用，让学生在教育中体验内在的心理感受，这种对内心的自我体验不仅是学习心理知识的一种方式，更是将知识内化构建成个体心理品质的基础。

关注学生的成长性。心理育人注重发挥学生的心理潜能，提升学生的心理素养，促进他们在认知、情感、人格等心理素质方面的发展和成长。为学生创设发展心理能力的环境，促进其自我人格的完善，加强自我心理修养，激发内化机制，在内化过程中不断完善和生成良好的心理素养，实现自我成长的可持续性。

以立德树人为总目标和基本遵循，促进心理育人各元素的协同发展。心理育人不应仅仅局限于解决大学生的心理问题，还要站在更高的角度，着眼于为国家育人育才，为社会主义培养合格建设者和可靠接班人。首先，要从“育心”向“育人”深入推进。在引导帮助大学生调整消极情绪和失衡心理，重新获得心理平衡的基础上，进一步对他们进行思想和价值层面的教育。引导学生正确看待自己与自身、与他人、与社会、与国家的关系，保持平和的心态，理性处理现实问题，提升自我认同。其次，要从“育心”向“育德”提升。心理育人不仅是帮助学生“解除心理的痛苦”，更重要的是要引导他们将个人的快乐感受与社会发展联系起来，使他们的个人意识与社会主流价值观相融。充分挖掘心理育人在立德树人、“三全育人”中的价值引导作用，通过心理层面对学生进行思想和价值层面的引导，发挥其在育人中的理想信念导向价值和道德人格塑造价值。

心理育人队伍的“育心”“育人”“育德”融合能力需要不断提升。学生的心理问题常常与社会认识、价值理解相互联系、相互影响，心理教师要打破固有的心理学专业思想，对自身的“育人”“育德”职责进行深入的思考，深化对思想政治教育、社会学、教育学等学科的价值认识，学习运用这些学科的研究成果和理论框架开展心理育人工作。从不同的角度看待社会的转型变化、学生个人成长经历、家庭教育、心理创伤等因素对大学生心理发展的影响，全面分析与准确把握他们的心理健康状态、思想认识状态、道德认知水平等。学习掌握马克思主义的观点和立场，对价值认识、道德判断有更深层次的理解，进而提升“育心”“育人”“育德”的融合能力，切实实现立德树人的心理育人总目标。

心理育人要在“三全育人”的大框架下与课程育人、科研育人、实践育人等其他育人体系协同合作，互联互通。学校各职能部门、学生工作干部、专任教师等，都应努力树立心理育人的意识，学习相关理论知识与实践技能，在教学管理、专业学习、思想教育等工作中充分尊重学生的心理发展与心理需求，将心理育人元素有效地融入其中，真正实现全员、全过程、全方位的一体化高校心理育人格局。

1. 打破心理育人瓶颈，提高心理育人质量

目前，大学生心理健康教育工作在各地各高校开展得很不平衡，一些高校对其重要性认识不足，还没有把这项工作放到应有的位置上：一些高校对新形势下大学生心理健康教育工作的任务、特点和规律等还缺乏足够的认识和研究，大学生心理健康教育工作队伍建设亟待加强等。这些都是当前高校心理健康教育工作中急需解决的问题，但是理顺管理体制和加强师资队伍建设是当务之急。

心理辅导咨询是一项专业性很强的工作，国外从事此项工作的人员都必须有辅导心理学、临床心理学、教育心理学、社会工作硕士以上学位，还要有较多的实践经验，相比之下，国内的从业人员还远远不能满足这种要求。尽管北京市 67 所高校中有 28 所已经设有心理咨询机构，但调查发现，高校从事心理咨询和辅导的人员以兼职居多，专职人员少，其中大部分是经过短期培训后上岗，缺乏系统的专业训练。

从我国国情来看，仅靠从国外引进心理辅导人员是无法满足现有需求的。因此，加强对现有心理健康教育从业人员的培训就成了解决师资奇缺问题的重中之重。北师大著名教育心理学家林崇德教授认为，培训可以分三步进行：首先，对高校心理辅导站的骨干进行培训，把他们送到心理咨询搞得比较好的国家或地区去观摩学习，重在借鉴他们关于心理辅导的思想。其次，培训高校从事心理辅导的专职人员，完善他们的知识结构。最后，通过骨干和专职人员来带动其他从事心理健康教育的教师，提高整个心理学教育的师资水平。

除了加强师资队伍建设以外，高校心理教育缺乏规范管理、体制不顺也是制约心理健康教育迅速发展的“瓶颈”。北京高校学生心理素质教育研究课题组的调查显示，28 所高校建立的心理咨询机构的隶属关系多种多样，60.7% 挂靠学生处，17.9% 挂靠社科部或德育室，7.1% 挂靠心理教育科研部门，7.1% 为学校直属，3.6% 归校医院管理，3.6% 不明确。因为隶属关系不明确，无人监督，无人管理，工作缺乏科学性和规范性，而且容易导致受过心理专业训练的人员找不到自己的位置，加之职称不明确，工作报酬低，使得有限的心理教育师资流失严重。

针对上述“瓶颈”问题，教育部原社政司司长顾海良教授要求各高校采取专、兼、聘等多种形式，建设一支以少量精干专职教师为骨干、专兼结合、专业互补、相对稳定的大学生心理健康教育工作队伍。要把大学生心理健康教育工作纳入学校德育工作管理体系中，进一步完善或健全工作体制和体系。

做好心理育人，必须做到育心与育德有机统一。只有铸牢育人之基，才能促进育德实效；只有深耕育人之本，才能提升育心品质。育心与育德相互影响、有机融合，从而实现心理健康教育课程与思想政治课程同向同行，同频共振。

2. 优化心理素质适应未来社会

大学生心理问题是一个社会问题，它深深根植于社会环境的土壤之中，优化大学生的心理素质是解决大学生心理问题的关键所在。

一是提高大学生对心理障碍的免疫能力，办法是开展丰富精彩的校园文化活动。校园文化活动一方面可以锻炼大学生的动手动口能力，展现他们的与众不同的才华；另一方面，在这样的活动中，可使他们多接触同学、接触老师、接触社会，在广泛的人与人交往实践中锻炼自己，从而在无形中提高了人际交往的技巧。

二是减少和控制不良刺激，主要措施是建立校园网过滤系统。针对网络上一些淫秽文字、图片，一些反动的电子邮件，学校应建立起校园网过滤系统进行适度的过滤和净化，给大学生营造一个健康、安全、有序的成长环境。

三是改变态度，提高认知，可在大学里开设形势与政策选修课。针对社会转型这一问题作出思想上的强化、调整。社会转型是社会发展的一个必经阶段，它对大学生的心理冲击也是必然的、不可避免的，唯有适应为上策。这需要一个过程，我们能做的就是创造出这样一个环境，使大学生能够尽快适应这种社会转型期的环境。这是积极意义上的适应，多少会减少一些恐惧、不适应感。具体来说，可以在大学里开设形势与政策选修课，让大学生认清形势，积极调整自己认识上的偏差。如果自己有能力，还在乎什么“铁饭碗”？挑战也就意味着机遇，当下唯一能做的就是好好学习专业知识，积累知识财富，提升自己的综合素质。

四是发挥社会媒体的作用。“大学生心理问题需要科学的、文化的甚至慈善的社会力量来协同解决”。社会媒体的宣传教育导向功能具有不可替代的地位，多播放一些倡导独立自主、奋发向上人格的节目、故事片，使家长们认识到过分的周到、细致未必是一种真正的爱。“人之为人，首先要成为人”，也就是俗话所说的“先做人，后做事”。良好的人格、行为方式是人一生受用不尽的财富。家是孩子成长的第一站，重视家庭对孩子性格、心理形成的作用，就是从源头上减少大学生心理问题的发生。

经济社会化要求当代大学生要树立起合理的消费观，要有强烈的竞争意识和社会参与意识，要有正确的择业观。尤其是当今就业形势严峻的状况下，树立正确的择业观，保持一种乐观的心态也是避免大学生心理障碍的一个重要方面。媒体应发挥宣传作用，宣传新的就业理念。认识到鱼和熊掌不可兼得，问题也就迎刃而解了。

大学生社会心理环境是一个比较复杂的系统。要优化大学生社会心理环境就要充分发挥人的主观能动性，创造条件以提高大学生对心理障碍的免疫力、对一些问题的认知能力，同时，尽量减少和控制不良刺激，并通过媒体支持，最终达到弱化大学生心理问题的目的。

（崔　莹）

第七节　构建管理育人体系

管理育人是育人工作的重要内容，学校管理与育人的关系，可概括为手段与目的关系。育人是目的，管理是手段。科学的管理，是为了更好地培养人，提高育人效果。从源头上看，学校之所以存在是因为有学生要学习、要成长，所以，学校的管理要把“育人”放在第一位，让育人为本的思想为根本，切实促进学生的全面发展。学校管理要以满足人的发展需要为目标，让师生感受到能力的需求得到满足，提高价值感；要通过创造和接纳舒适的人文环境和人际关系，让每个人参与学校管理，满足归属感；要通过建立可行的支持系统和科学的评价体系，使校园内每个人看到自己的进步，发挥潜能。总之，管理育人需要科学的理论与方法，充分利用管理的职能，在以人为本的理念指引下实现育人的目的。

党和国家高度重视高校思想政治工作，2017 年，中共教育部党组下发《高校思想政治工作质量提升工程实施纲要》，基本任务是发挥课程、科研、实践、文化、网络、心理、管理、服务、资助、组织等方面的育人功能，挖掘育人要素，完善育人机制，优化评价激励，强化实施保障，切实构建“十大”育人体系。管理育人是“十大”育人体系中的一项重要内容，主要是指高校把规范管理的严格要求和春风化雨、润物无声的教育方式结合起来，加强教学规章制度建设、群体公约体系建设、各类干部队伍和教师管理考核以及各类管理人员能力建设，全面推进依法治教，强化科学管理对大学生思想政治教育的保障功能，创造治理有方、管理到位、风清气正的育人环境。

从管理育人的概念不难看出，要实现育人的目标，学校需要遵循以人为本的教育管理理念，通过科学的管理过程，把各项工作及其组成要素结合起来，发挥整体功能，以实现其对学生的培养目标和各项工作目标。这个过程是学校对本校的教育、教学、科研、后勤和师生员工等各项工作进行计划、组织、协调和控制的活动。从学科视角来看，学校管理是教育管理的一部分，与教育行政管理同属教育管理范畴。

法国社会学家埃米尔·涂尔干在《教育思想的演进》中认为，历史研究能加强我们与自己交流的能力，让我们从先辈那发现一些至关重要的东西。了解我们学科自身的发展历程，能从中获得学科当前与未来建设的宝贵经验。学校管理作为一门科学，其发展始终是无法与历史割裂的。回顾学科的发展历史，我们自然会有不同的解读方式，但是我们至少可以达成这样的共识，那便是我们应该在回顾历史时，深刻理解古今中外教育管理制度与方法以及教育管理思想发展变化的过程，借鉴中华民族教育发展史上丰富的教育管理智慧，探索教育发展规律，促进现代教育管理改革，准确预测当下和未来的发展趋势，立足现实，面向未来。

一、管理育人的历史追溯

我国古代教育管理思想源远流长，博大精深，发端于先秦时期，经过两汉、宋明理学等各种不同学术文化思潮的激荡、洗礼、筛选和陶铸，不断丰富发展，成为世界上最有特色的管理思想体系。经典流传的儒家、道家、法家等思想，其中蕴藏着丰富的哲学思想和道理，内容极其丰富，个性极其鲜明，是世界上管理思想宝库中一颗璀璨的明珠。这些思想中提倡的“以人为本”“以德为先”等观念同现代管理发展的精神是吻合的，也是现代学校管理发展所必需的。

（一）中国教育管理简史

1．先秦的教育管理

从原始社会燧人氏的钻燧取火、教民以渔，到夏商的“序”“校”，及至私学的发展冲破了西周以来的“学在官府”，促进了先秦教育理论的发展。先秦在教育对象上遵循有教无类原则，学制上设计了“家有塾，党有庠，术有序，国有学”的蓝图；在教育管理思想上主张以道德教育为核心，尤其要重视“仁”的教育；教学常规管理中重视入学教育，尊师重教；提倡视学制度，天子一年一度的视学内容包括学生的德行和道艺；在教学方法上主张因材施教、启发诱导；在教师管理上要求教师言传身教，学生管理上以稷下学宫《弟子职》为学生守则。

2．秦汉的教育管理

秦代对文字的整理和统一工作对中国文化和教育的发展无疑有重大的贡献，但秦代文教专制主义对后世影响也是极深的。秦采取的以法为教、以吏为师的偏颇做法，焚书坑儒的阴影使教育受制于权势者之需，影响了教育自身的健康发展。汉代鉴于秦灭亡的教训，重视知识分子的作用，允许开办私学，废除挟书律，采纳董仲舒提出的“独尊儒术”思想，立“五经博士”，开设“太学”并被各代王朝依例设立，以儒生为标准实行察举选士制度，不仅促进了汉代思想的统一，对整个中国封建社会统治思想和文化教育都产生了深刻的影响。

3．魏晋南北朝的教育管理

魏晋南北朝是秦以后中国古代分裂时间最长、动乱频率最高的历史时期，高等教育在这个时代发生了中国历史上第二次大变革、大转轨。在体制上，打破了汉代沿袭200余年的中央正规官学的一学单轨制，出现了除太学之外的国子学、四门学和书学、算学、律学等多学多轨制；在教育内容上，突破独尊儒学，出现了包括儒学、佛学、道学、玄学、史学、文学等多元性内容。玄、儒、佛、道等各种教育理论形成了百家争鸣的理论焦点，并促进了当时教育管理思维水平的提高。在教学管理上，魏晋时期沿用两汉的专经教授，南北朝时期课程设置更加多元化，重视学礼在高校教学管理中的作用，主要的学礼是释菜之礼和释奠之礼。魏晋南北朝时期都非常重视考试，用考试来淘汰、约束学生。

4．隋唐五代的教育管理

隋初学校教育比较发达，设立国子寺，置祭酒，专门管理学校教育工作，这是我国历史上设立专门教育行政部门和设置专门教育长官的开始。隋文帝以分科举人取代了魏晋时期的九品官人，成为我国科举制度创立的开始。唐朝尊孔崇儒，设中央和地方学制系统，新生入学时行“束脩之礼”以表尊师。学校教学计划服从科举考试的要求，教育行政管理上设国子监祭酒、司业、丞、主簿等进行分级管理。唐承隋制，逐渐形成了较为完备的科举取士制度，从积极方面来看，科举考试对学校教育具有调控和约束力量，学校教育内容和教材的统一也促进各级各类学校管理制度和考试制度日趋完善；从消极方面来看，学校教育独立性丧失，教学内容形式主义，学生从入学第一天起，就受到读书做官的狭隘教育，读书的目的具有强烈的功利色彩。

5．宋元的教育管理

宋元时期是中国封建社会持续发展而又中道衰落的时期，一方面，统治者在政治上恢复和不断强化中央集权制，推行重文轻武的政策，进一步抬高文人的政治地位，另一方面，国家经过庆历兴学、熙宁元丰兴学、崇宁兴学等几次大规模的兴学运动，逐步建立了较为系统的官学体制。而为了恢复和重建封建的纲常礼教，朱熹的理学得到了推崇，最终发展成为中国封建社会中后期教育领域中占主导地位的官方哲学。朱熹关于教育作用的主张是建立在其人性论的基础上的，认为每个人都有与生俱来的善性，性即理也，然而，每个人又受"气质"的偏禅，使其本性不能充分表现出来。因此，应受教育，变化其气质，明复善性。朱熹对怎样读书提出了自己的见解，被其弟子概括为朱子读书法六条——循序渐进、熟读精思、虚心涵泳、切己体察、着紧用力、居敬持志，对后人也具有很好的借鉴价值。

6．明清时期的教育管理

明清时期是中国封建教育发展到顶峰，同时也是走向没落的时期。这个时期的文教政策是尊孔崇儒，坚持文以治天下，推崇程朱理学，科举考试一切要以朱熹的《四书集注》为标准答案。实行文化专制，在国子监设立"绳愆厅"，对违规师生进行惩罚。屡兴文字狱，压制士人的思想。明统治者对学校教育十分重视，明太祖曾说："治天下当先其重其急而后其轻且缓者。今天下初定，所急者衣食，所重者教化。"明清时期的八股文取士使读书人沉溺于八股的套数之中，不求真才实学，严重阻碍了学术的进步。

7．清末民初时期的教育管理

晚清时期的中国，在重新认识世界的同时也开始重新认识自己。19 世纪中叶，中国的教育依然维持着传统封建教育的特征，其衰败已是不争的事实。官学名存实亡，教育内容陈腐无用，科举考试弊端尽显。鸦片战争战败后，中国的教育主权随着国家独立地位的丧失而被逐渐剥夺，以传播西学为主要目的的教会学校和以实现"师夷长技以制夷"为目的的新式学堂成为促进中国传统教育现代化转向的两种实践力量，酝酿出中国社会寻求近代教育管理知识的内在需求。1898 年，光绪帝下诏变法，谕令官办书局引译外书，教育管理学从日本漂洋过海来到中国，教育管理学逐渐在我国诞生，为教育管理过程现代化、科学化提供理论指导。

从以上中国历代教育发展简史来看，教育管理的思想早已渗透到教育的全过程和教育内容中，并且通过教育和教育管理进行育人的理念也体现得非常明确。高质量的教育离不开有序、有效的管理手段，《中国大百科全书 · 教育》从作用与意义的角度对教育管理的性质展开解释，认为在社会主义国家中，教育管理需要为社会主义社会的教育事业建设服务，即"维护和适应社会主义的生产关系和社会制度，实行社会主义民主管理，运用思想政治工作科学化的规律，调整好人民内部的关系，调动人的最大积极性"，最终提高教育质量。

（二）中国古代教育管理思想的精髓

虽然教育管理作为一门学科，从清末师从日本、学习美国，到改革开放前的初步改造、照搬苏联、受到冷落，再到改革开放之后的恢复性发展和新世纪的反思发展，经历了近百年的曲折发展历程，但是，中国古代文化源远流长，中国古代管理思想的价值也得到了越来越多的西方学者的肯定和推崇。当今，国际著名的美国管理大师杜拉克 1997 年在其新著《杜拉克论亚洲》中曾预测："过去十年内，'日本管理哲学'之类的书盘踞西方书市；未来十年内，有关'中国管理哲学'的书将会成为畅销书。"取其精华、去其糟粕，用古代管理文化的智慧之源来启迪现代管理，这将为我们的学校管理创新提供源源不断的灵感和智慧。

1．儒家、道家、法家、兵家、墨家的管理思想

儒家：儒家管理思想由孔子开创，较晚的孟子和荀子进一步补充。汉武帝时代，董仲舒把孔孟之学融会贯通，并提出了为适应当时统治者的儒家管理新观点。到了宋代，儒学理论又加上了朱熹的程朱理学，儒家成为2000多年封建王朝的统治工具。孔子的儒家思想主要提倡为政以德、选贤任能、和与中庸。孔子管理思想体系中的灵魂是以人为本，这是孔子管理思想最鲜明也最重要的特色和标志。孟子强调仁政、人和、以德服人、通权达变、仁民爱物、修齐治平，这与现代管理学中的人本管理、情感投入、灵活应变、构建独特的组织文化和团队精神在意义上是相通的。荀子的人性恶论、尚贤使能、隆礼重法等思想对当代学校管理实践有着一定的借鉴意义：管理活动的两大任务就是用人和决策——知人善任、任用贤能；激励则能调动人的积极性——无功不赏，无罪不罚。

道家：老子管理思想的最高范畴是“道”，“无为”是老子管理哲学的最高原则。老子“清净、无为”的管理思想要求建立任人唯贤、进出自由、能上能下、民主决策、既有分工又有合作的用人制度；同时，也要求组织为组织成员提供必要的教育培训机会和优厚的薪酬待遇，以培养和激励成员；还要求组织建立适应于工作任务和团队工作方式的绩效考核制度，以合理评价组织内部的成员工作。这样就可以充分而合理地利用人力资源，提高组织的竞争水平。

法家：法家认为“法”是管理的最有效途径，而把它作为管理的最高原则。战国末期的韩非是先秦法家理论的集大成者。韩非的管理控制思想是偏重于控制体系的设计的，其对体制因素的重视远胜于对人的素质、能力等主观因素的重视，这显示了其崇尚客观理性的管理理念。他提出的法制的性质、原则、赏罚与执法的观点，对于建立现代法治和学校规章制度有借鉴意义。

兵家：兵家的代表人物是春秋末期的孙武与战国中期的孙膑。孙武《孙子兵法》中的主要管理思想包括领导有力、决策科学、组织严密、控制严格等内容。

墨家：战国初期，墨子和他的弟子以及墨者后学组成了墨家学派。墨子管理思想的总目标是“兴天下之利，除天下之害”（《墨子·兼爱》），劝勉和鼓励人们彼此相爱，是处理人与人之间关系的道德规范。选贤任能的人事管理思想也是墨子管理思想的重要组成部分。

2．中国古代管理思想的特征与精髓

（1）思想特征

刚柔并济，表现在谋与动、义与利、赏与罚、德与刑、上与下、中央与地方的管理关系上。灵活变通，表现在不慕古、不留今，与时变，与俗化，强调管理者的创新精神。中庸和谐，以和为贵、和而不同、同中存异，这是人们处理矛盾、对待差异所采取的积极的态度和方法。

（2）思想精髓

以人为本——核心价值观。“以人为本”的思想在中国古代管理思想中始终占主导地位，孔子主张富民、教民；孟子坚持“民为贵，社稷次之，君为轻”。

以德为先——道德取向。“民为邦本，本固邦宁”“民为贵，君为轻，社稷次之”。德才兼备的选人标准是我国历史上的优良传统，今天仍然具有重要的价值。

中庸之道——行为法则。“中庸之为德也，其至矣乎”（《论语》）。中庸不是折衷主义，不是平均，而是要取得事物之间的平衡、均衡。

无为而治——理想境界。《老子》中提出无为而治，而且把“无为”视为最高治国境界。“无为”不是“不为”，而是反对违反自然规律的妄为。对领导者而言，分工协作、权责分明、各展其长、各尽其力才是“无为而无不为”。

以和为贵——终极目标。孔子强调“礼之用，和为贵”，认为管理的最高境界是通过协调管理中的各种矛盾因素，以达到最佳的和谐管理状态。

管理是一把“双刃剑”，它可以使一所学校充满活力，也能使一所学校逐渐萎缩，走向萧条。

作为现代学校的管理者，既要吸收古代的管理理论，又要掌握现代学校管理的理论和方法。我国实行改革开放以后，西方教育管理理论涌入中国，如果不加思考地拿来和应用，则会使我国传统精粹的学校管理被“物本”“权本”的理论模式所覆没，而真正的本——“人”却被忽视了。

例如，在很长一段时间内，学校对教师采取的考核方式多采用量化的形式，更多关注教师的科研产出、论文著作的数量和级别，而教师最宝贵的品质，对教育事业执著的追求和热爱，对工作追求卓越、充满激情和具有的创新精神，对学生无私的关怀和培养，对同事尊重、合作的人格魅力，则因为难以量化而被忽视。对于学生管理工作，主要是以满足学校的稳定和发展为重点，只重视学校管理中的理性因素，只相信严密的组织结构、周密的计划方案、严格的规章制度和明确的责任分工，结果却忘掉了“人”，忘掉了要重视师生的“德”，忽视学生个人的权利，忽视学生个人潜能的发挥，将理性作为学校的全部本质属性，进而人为地漠视非理性因素教育，从而使管理育人的效能也大打折扣。

（三）近现代高等教育管理思想精粹

近现代中国教育管理学肇始于清末时期日本教育管理学的传入，20 世纪初叶，随着“癸卯学制”的颁布，各类学堂广设学校管理法、教育法令、学校卫生等有关教育管理学的课程，标志着学校管理学在中国的诞生。西学东渐是中国近现代化的直接促成因素，在它的影响下，中国高等教育逐步迈向近现代化。在这一历史激荡过程中，各种教育思想相互交流与融合，郭秉文、陈垣等教育家作为我国近代高等教育管理实践的先行者，其教育思想和学校管理思想为现代大学管理育人以及“双一流”建设都提供了新的视角和借鉴作用。

1．郭秉文的高等教育管理思想

（1）郭秉文的教育人生：郭秉文（1880 年 2 月 16 日—1969 年 8 月 29 日），男，教育家，生于上海青浦。他是中国现代高等教育事业的先驱，其主持的国立东南大学被教育界称为“中国第一所现代国立高等大学”，成为中国最早的现代意义上的大学被称为“中国现代大学之父”。

1889 年入学上海清心书院，在清心书院学习和任教的经历使他接触到了早期近代科学和西方文化精神的教育，思考后指出，古老的中国教育有着甚少培养人的生存技能的教育弊端。1906 年赴美留学，在结束伍斯特预备学校 2 年的学习之后，顺利进入伍斯特学院进行深造。伍斯特学院时期是他“科学”的育人理念的萌生时期。1911 年，郭秉文怀揣“培养人才，有赖教育”的初衷进入哥伦比亚大学师范学院主修教育学，1914 年获哥伦比亚大学教育学博士学位。1914 年回国后即参与南京高等师范学校创办，先后任“南高”教务主任、校长和首任国立东南大学校长。

（2）郭秉文的教育思想：郭秉文教育思想的两大来源是留学教育和中国文化，既有高瞻远瞩的国际视野，又深深根植于博大精深的中国传统文化。作为一名教育管理工作者，通过其科学性、创新性和适用性为一体的教育管理实践，展现他对高等教育管理理论深刻的认识与探索。

“寓师范于大学”。郭秉文立足于国内师范学校无法培养优秀师资的社会现状，借鉴美国哥伦比亚大学师范学院的办学模式，将“寓师范于大学”作为南京高等师范学校的发展方向，牵头在综合性大学办师范教育。“寓师范于大学”中“师范”的含义是师范教育应该“通才”与“专才”平衡，多学科互融、互通发展。一方面对师范生“以养成思想及应用能力为智育标准”，注重实践能力和应用能力的培养，另一方面，他认为高等师范学校的办学，不仅要着眼于中学教学的需要，更要从社会需要出发，实现多学科的师范教育培育模式，有助于拓宽学生知识面，优化学生的知识结构，为师范生的培养奠定厚实的综合学科的理论基础。“寓师范于大学”中“大学”的含义是大学应该“学”与“术”共同发展，大学应该结合社会办学。郭秉文认为办大学的发展要实现“四个平衡”，具体为：通才与专才平衡，科学与人文平衡，师资与设备平衡，国内与国际平衡。综合大学需要人文社会科学与自然科学并重，相互交叉和渗透，这样才能培养出具有较高人文修养和科学素养的复合型人才。同时，在郭秉文看来，学校的教学设置不仅要符合社会，培养出的人才也要与社会需要相契合，其学科设置应当尽量反映经济的发展和国家、社会的需求，这样大学所培养出来的人才也能符合当下社会之需，为社会所用。

在“寓师范于大学”思想的指导下，他在继任“南高”校长之后对学校的科系设置操刀改革。国立东南大学成立之后，他瞄准社会需求，对学校内的科系进行设置调整，逐渐实现了校内多学科发展的办学规模。在师资引进与管理方面，他秉持开阔的国际性视野，以“引进来”与“走出去”为师资延揽和师资力量拓展的主要渠道。在国立东南大学的师范生培养中，郭秉文秉持“教育之关系社会生活”的思想，更好地履行大学服务的功能，注重科研成果的转化与应用，以研究、教学、推广三者结合的方式实现为社会服务的目的。同时，他倡导开办的暑期教育为推广社会教育做出了卓越贡献，也扩展了师范生的社会实践，为学校在社会上赢得了更广阔的发展空间。

“三育并举”。人才培养永远是大学的首要使命。郭秉文担任南京高等师范学校的教务主任时，就提出了“三育并举”的育人方针。主张人才培养中训育、智育、体育三者相互结合、协同发展，力求学生在才能、体魄、精神、道德和学术诸方面均能得到发展。“三育并举”思想充分体现以学生为主体、以社会生活为教育之本源的实用主义思想，对现代大学管理育人工作提供了良好的借鉴意义。

“训育”实则是“德育”的含义。他认为学校是养成国民道德的重要之地，学校理应重视德育培育，注重学生的修养、培养，师生交流也应以感化和激励为主。“智育”的目的是“以养成自力研究之习惯，为最要之目的”。智育要注重理论与实际相结合，帮助学生养成独自思考和应用的能力。“体育”即“以养成坚强之体魄，充实之精神为精神”，强健的身体是一切行为的根本保障，学生身体素质的好坏紧密关系到学生的德育和智育发展。

在“三育并举”思想的指导下，郭秉文提倡要通过实践和学校训练相结合来培养“三育”，光靠教授和传播理论是不足的，“三育”并非一朝一夕之间就可养成，必须走出“课堂”，实验操作，持续养成。在郭秉文“三育并举”的思想中，德育是先导，智育是关键，体育是基础。“三育并举”的思想在方法上强调个人知行合一，在目标上追求的是落实社会发展需要，反映出知行合一的意蕴，更强调了学校管理者要注重“三育”方法的渐进性与持久性。由此可见，郭秉文以中西融合的眼光，将道德教育、智力培养与身心素质放在同等重要的位置，并从社会需要的角度出发，培养了适应社会需求的可用之才。

“大学自治”。约翰·S.布鲁贝克说，失去了自治，高等教育就失去了精华。民国初年，中央政权未统一的政治时局客观上为中国近代大学制度的发展和完善营造了一个“良好”的环境。郭秉文受到哥伦比亚大学治校模式的影响，主张教育应该和政府、社会相对独立。提倡学术自由，学校要保持学术的独立，使学术活动维持在一定的界限而不受政治的牵连，“学者不党”。他主张大学里的教授和教育委员会应该主持大学的事务，“教授治校”。学生也要“发展自动之机会，养成互助之精神”。他任东南大学校长之时，建立校长负责制下的“三会制”，由评议会、教授会和行政委员会三个机构构成，与董事会相结合，建立了责任制与合议制，体现了民主集中、分工明确的特点，确保了教授在治校过程中的主体地位，提高了学校行政工作的效率。在学生管理方面，学校设立学生自治会，培养学生的自主能力和思维能力，创设学术研究会，繁荣学校的学术发展。

(3) 郭秉文教育思想的反思与启示：从世界高等教育的发展史来看，一流大学不仅要在科研方面对世界做出卓越的贡献，其办学思想同样也要引领世界的潮流，这离不开大学自身的教育制度创新。郭秉文先生造就了东南大学，诚然有些理念与思想受到时局限制不能移植，但是其文理兼通、学贯中西的教育思想仍然是我国高等教育史上的财富，其高等教育管理理念仍有积极的意义和启示。

第一是构建和谐的学科生态体系。郭秉文先生不仅要求在学科上的文理并重，更强调学生要德行与知识并举，学习科学知识和培养人文素养并重。对现代学校学科体系的建立而言，要建立完备的学科体系，文理交叉融合，人文与科学相辅相成，才能形成和谐循环的学科生态体系。

第二是构建完善的大学内部治理体系。实现大学内部治理体系现代化是为了实现高等教育的内涵式发展。郭秉文先生建立的“三会制”保证了学校内部决策过程的民主化，也倡导自由学术的氛围，极其有利于创新思想的迸发与发展。

第三是建设一流的师资队伍。教师是学科建设的第一要素，郭秉文秉持开阔的国际性视野，学与术并重，兼收并蓄的胸怀吸引了大批一流学者。除此之外，他还注重对教师的养护，给予教师充分的游学与考察机会，使师资队伍不断壮大。这对现代大学的教师选聘、考核与教师发展有很好的启示。

第四是以实施学生发展为中心的人才培养模式。郭秉文先生的“三育并举”使学生在才能、体魄、精神、道德和学术诸方面均能得到发展，充分体现了以学生为中心的育人理念。这与齐齐哈尔医学院的以学生未来发展为中心的“三导向”医学人才培养模式有异曲同工之妙。

2．陈垣的高等教育管理思想

（1）陈垣的教育人生：陈垣（1880 年 11 月 12 日—1971 年 6 月 21 日），字援庵，又字圆庵，广东新会县人。在宗教史、元史、考据学、校勘学等方面著作等身，成绩卓著，受到国内外学者的推崇。其实，陈垣不仅是著名的史学泰斗，更是一位伟大的教育家和高等教育管理者。在战乱中，将北京辅仁大学带领成为在抗日战争时期北平唯一坚持继续招生的高等学府，捍卫了中国近代大学的尊严，推动了近代高等教育世界化的进程。他的高等教育思想受时局的影响具有一定的局限性，但思辨地看，他的思想仍具有很高的时代价值。

他自幼好学，无师承，靠自学闯出一条广深的治学途径。1885 年人学私塾，对传统“不会便要挨打”的教育方式极其反感。1907 年进入美国教会所办的广州博济医学院学习西医，1908 年与友人创办光华医学院并于 1910 年毕业，这是陈垣致力于中国高等教育事业发展，对西方教育形成初步认识的起点。陈垣有着 70 余年的教学经历，先后教过小学、中学以及大学，自 1926 年，初便开始担任北京公教大学（辅仁大学前身）副校长职务，后改任北京师范大学校长直至逝世，前后担任过 45 年大学校长职务。

（2）陈垣的教育思想：大学管理的对象主要是人、物系统，囊括具体的制度管理、教学管理、学术管理、学生管理以及后勤管理等。陈垣校长在对北京辅仁大学 20 多年的管理实践中，形成了自身独特的治学方针与教育理念，对学校办学定位与发展方向做出了科学合理的规划，在学校教师聘任和学生培养等大政方针上有着独特的主张，也兼顾了校园物质层面和文化层面的建设。

陈垣的办学宗旨观。主要体现在中西贯通，兼容并包；科研与教学并重。陈垣将英敛之“中西贯通、兼容并包”的办学宗旨付诸实践，广揽知名外籍学者和国内人才组成辅仁大学师资队伍，倡导国文与外文并重，丰富课程体系设置，并在东西方文化激荡时努力促进中西学之间的交流交融。他参照蔡元培的办学理念提出“科研与教学并重”的立校宗旨，并要求教师做到“科研与教学并重，不断以科研成果充实教学，同时也不断以教学推动科学研究”，这个理念也具有一定的前瞻性。

陈垣的教师管理观。主要体现在教师选聘：崇德尚贤；教师任用：合力共筑；教师保障：尊老培新、升职加薪。陈垣在任用教师上尤其注重教师的品德修养与教养本领，他曾说过：“教师在教育过程中是具有决定作用的人物，教师要教育学生成为一个具有高尚道德修养的人，首先自身应该具有可供学生模范的品德修养。”另外，在百年之前，陈垣不仅深刻认识到名师的重要性，同时特别注重选聘在某方面有专精的专才教师，唯才是举。引进人才之后，陈垣校长运筹帷幄，为这批优秀教师创设平台，并与教师一起合力推动学校学科建设与教学方法改革，形成了一套由“通”至“优”、由“优”至“精”的学科建设理念，并且利用这些优秀教师一起进行教学改革，注重课堂气氛，调动学生学习积极性。又以高薪挽留教师，提升老教师的地位，扶持青年教师成长。

陈垣的学生管理观。具体表现在招生与培养两方面。在招生上重平等、重质量，不分男女，促进教育公平；严格选拔，落实生源质量，“以严为主、精优唯是”，这种入学选拔制度，也促进了北京辅仁大学教学制度、行政管理制度等一系列现代教育管理制度的形成，推动着学校的不断发展。在学生培养上遵循从严要求、通专结合、全面发展，在对待大学“如何育人”的问题时，推崇爱国主义教育的先进育人理念，实行“严出”的人才培养机制，重视通才教育和社会需求，把“树人”与“育人”的观念做到极致。

陈垣的校园管理观。具体体现在物质管理和文化管理两方面。校园建设是高校办学活动的重要组成部分，陈垣校长积极筹建新校舍，创造良好的学校建筑环境，关注学校教学硬件建设，建设图书馆，购置实验器材，夯实办学条件，吸引了众多学生和教师资源，促进了学校的长久发展。在校园文化管理上，陈垣提倡开展丰富多彩的文体活动，可以增强体魄，提高审美能力，促进德智体美劳全面发展。陈垣还积极创办特色期刊，成立学生社团，传承学校精神，砥砺学术研究，良好的校园文化潜移默化地引领着大学的发展。

（3）陈垣管理思想的反思与启示：陈垣的高等教育思想主要形成于民国初创至建国前后担任北京辅仁大学校长的这段时期，具有鲜明的个人特点。兼具学者和大学管理者双重身份的陈垣，在治学和学校管理中始终以“严”为主要原则，将校长引领、教师选聘以及严格学生管理这三大教育要素有机配合，注重科学性和实践性相统一的教育管理，客观认识其管理思想，不论对推动天主教高等教育本土化，还是对促进近代我国高校教学管理质量的提升以及管理体系的创新都具有重要价值。

追求学术本真，坚守学者风骨。随着科举制的瓦解和西学的传播，学术与政治冲突给大学校长带来诸多困惑。陈垣前期游走与政治和学术之间，后期专心学术研究，严谨治学，以学者的风骨维护学术研究的尊严。

科学规划学校发展战略。随着社会发展，人才需求的多样化给高校发展提出了新要求，应该学习陈垣校长对学校内外部环境的深入分析，明确“中西贯通，兼容并包”的办学宗旨，确立科研与教学并重的高校运营模式，并能基于学校特色，开设专门为女子设立的“家政学”等课程，发展特色学科。

革新固有模式。他担任校长后，勇于打破传统固有的模式，明确教学与科研并驾齐驱的教育理念，注重教学与科研的相互融合，促进学校教学与研究水平的整体提升。因此，现代大学应该努力革新教育教学模式，推动特色专业建设和复合型人才培养，实现国内外资源共享、优势互补。

完善人才培养模式。高等教育规模不断扩张，生源质量下滑，教育质量下降。陈垣校长实行严进严出的招生和毕业管理，为培养符合社会需要、具有创新精神和实践能力的高素质人才打好基础。同时，他对学生进行爱国主义教育，实行以学生为中心的育人模式，成为学校区别于其他大学的法宝。

坚持立德树人，优化教师队伍结构。陈垣校长以“唯才是举”作为教师聘任标准，对教师品德十分关注，同时对年轻教师和年长教师实行分层次的培养和管理，对于现代大学改革深化教师聘任制度，优化教师队伍结构有很好的借鉴作用。

加强校园物质与文化双重建设。高校物质和文化建设应以新时代中国特色社会主义思想为统领，传承创新，形成独特的校园文化。陈垣在管理北京辅仁大学期间，完善校园硬件环境，营造浓厚的文化氛围，将“以人为本”的核心思想融入学校校园建设的具体环节，在充分考虑功能使用的同时，注重人文气质的观照。

二、现代大学管理育人拾珍

（一）西迁精神

1955 年，数千名交通大学师生响应中央号召，果断抛弃了大都会上海，从繁华的黄浦江畔奔赴千里之外的黄土地。他们将自己的命运与国家命运紧紧联系在一起，仅一年多，新校园在麦田中拔地而起。从此以后，他们向科学进军，开拓奋进，备尝艰辛，投身西部建设，扎根在三秦大地上的西安交大成为祖国西部的科技高地，累计培养大学生 23.6 万余名，投身西部建设者达 10 万人之众。这就是闪闪发光的“西迁精神”。

1955 年初，朝鲜战争已经结束，在紧张的国际形势中，国内第一个五年计划开始，基于西北工业基地建设的要求和远离国防前线的考量，国务院决定将交通大学“内迁西安”。1955 年 4 月初，时任交通大学校长、党委书记的彭康接到一通来自教育部的电话，被告知党中央的重大决策，那就是交大西迁。接到中央指示当月，彭康即率资深教授亲往西安踏勘校址，1955 年 10 月，交通大学校园建设破土动工，1956 年 8 月，校园建设初具规模，交大师生克服一切困难，全力以赴开始西迁。后来，在这片麦海中，崛起了一颗璀璨的西部高教明珠。

那是一个炽热的年代，“为建设祖国出一份力”是年轻人心中的至高理想，西迁动员的时候，大家都是非常积极的，许多班级写信给校刊，交大校刊曾刊载过锅炉 41 班写的《我们向往着》的文章，里面写道：“……就像有一些树木，随便种在什么地方都会欣欣向荣地成长、壮大、成荫。我们就要学习这种随处生根的坚韧气质。”

1956 年 3 月 4 日，电制 53 班全体同学首先提出“跑西安”的倡议，建议用从上海到西安的象征性长跑来祝贺迁校西安。一年级各班立刻纷纷举行班会讨论，都一致响应。当时上海到西安的火车里程有 1509 千米，平均每人要跑 50 千米，并且要求坚持不懈，天天都跑。5 月 26 日，绝缘 52 班首先“到达”西安，其余班级也在暑假前陆续“到达”西安会师。全体同学实际跑的路程加起来就有 80455 千米，相当于绕地球赤道跑了两圈。同时，机制 56 班、电制 54 班等全体同学纷纷给彭康校长写信，表示保证百分之百愉快地迁往西安。

1956 年 8 月，千余名交大师生员工和家属在锣鼓喧天中踏上了西去的专列，他们的车票是粉色的，在“乘车证”三个字的上方印着“向科学进军，建设大西北！”字样。德高望重的老教授、年轻有为的学术骨干、朝气蓬勃的青年学生、勤劳肯干的园丁……义无反顾地从十里洋场来到荒原与麦田，成为西部大开发的先行者。

“学校所有工作是为了学生”。在建校资金并不充裕的情况下，迁校后落成的图书馆气势恢宏，设施先进，英国政治家蒙哥马利来校参观时将其誉为“亚洲一流的图书馆”。1957 年学校大礼堂还没有建成，学校专门从南方聘请能工巧匠，依地势而建，用粗竹子做房梁，用茅草做顶，搭建了一座能容纳 5000 多人的“草棚大礼堂”，一条条可坐七八个人的长板凳摆放整齐，在此后的很长一段时间内，“草棚大礼堂”都是交大开大会、演出、放电影的地方，给交大人留下了很多美好的回忆。

西迁师生员工在艰苦岁月的磨砺中创造了崭新的业绩：没有因为迁校而迟一天开学，没有因为迁校而少开一门课程，也没有因为迁校而耽误原定的教学实验，这实在是一个奇迹。

在西迁的老教授中，被誉为“中国电机之父”的钟兆琳教授，花甲之年安顿卧病在床的妻子，依然西行。时年 38 岁，后来成为院士的陈学俊将自家位于国际饭店后面的房子无偿上交房管部门后举家西迁。力学专家朱城授课之余编写急需的讲义教材，著成堪与国际大师媲美的中国版《材料力学》。院士谢友柏亲手搭建的教研室实验平台现已被国际同行赞为这一领域最大的大学实验室。光阴如箭，岁月如梭。如今，老一代的西迁教职工绝大部分已离开人间，当年 30 岁以下的青年也已步入耄耋之年，但老一代知识分子的人物风貌和崇高追求却在继续传承。年近 80 岁的陶文铨院士，依然坚持站在三四百人的大课讲台上传道、授业、解惑，先后被评为国家教学名师、党和人民满意的好老师。师从陶文铨院士的何雅玲院士，“治学在严，为人要正，做一个学生心目中的好老师”是她一直坚守的信念。2015 年，何雅玲院士当选全国教书育人楷模。

西迁 60 余年来，在一代代交大人的奋斗中，枝繁叶茂，硕果累累。西安交大培养了 26 万名毕业生，有 1/3 以上在西部地区奋斗，成长为各个行业的中坚力量，培养的 34 位两院院士中，有近一半留在西部工作。西部地区仍是西迁高校学生择业、创业的首选之地。如今的西安交大，不仅是国家重要的人才库、智力库，更是西部地区位居前列的科教高地。1996 年，西安交大在全国首获教学优秀学校称号，彰显其百年如一的人才培养质量。

2020 年 4 月 23 日，习近平总书记来陕西考察期间回顾了西安交通大学艰辛的西迁历史，精辟地阐述了“西迁精神”的内涵:“西迁精神”的核心是爱国主义，精髓是听党指挥跟党走，与党和国家、与民族和人民同呼吸共命运，具有深刻的现实意义和历史意义。大学精神是大学在发展中形成的具有独特气质的精神文明成果，是推动和引领大学发展的精神动力。新时代中国高等教育肩负着“培养担当民族复兴大任的时代新人”的重任，需要积淀好、淬炼好发展的精神动力，将立德树人作为中国大学精神的使命担当，在学生成长“拔节孕穗”的关键阶段，引导大学生扣好人生的扣子，培育好德才兼备的社会主义建设人才，在为民族复兴贡献科技、教育力量的历程中书写“以人民为中心”的大学精神。

（二）天津中医药大学勇搏励志班

一位大学校长的励志试验

来源：中国青年报（2012-10-24）　　　　发表日期：2012 年 10 月 24 日

过去 3 年，天津中医药大学校长、中国工程院院士张伯礼做了一个试验：他在校内发起一个名为“勇搏励志班”的课外社团，任何学生均可自愿加入。然而，参加者面对的是一种颇具压力的生活，譬如每天 6 时 30 分的晨练和晨读，只要一次无故缺席就必须退出。

这项试验始于 2009 级本科学生。在校长的号召下，1500 多名新生中最初有 1071 人自愿加入，一年过后还有 570 人；再过一年，仅剩 300 人；目前为 233 人。

张伯礼校长不动声色地观察着学生们退潮式的淘汰过程。他理解退出，但更关注的是哪些学生能将这样的大学生活坚持到底。每“熬”过一年，同学们都会获得校方发出的一张星级纪念证书，一年是 1 星级，最高 5 星级。

这张纸，是勇搏班成员所能获得的“仅有的好处”。除了晨练，他们必须参加每月一次的读书会，以及定期的公益服务、社会实践活动。可无论表现得多么出色，都不会得到任何现实的奖励，更不会因为加入校长发起的社团，就会吃上什么“偏饭”。

“这个班没有什么‘好处’，他们的回报将用一生去兑现。”张伯礼说，他只是向学生承诺，毕业时，他会在 5 星级证书上亲笔签名。

“不讲大道理，不要去召唤”

“野蛮其体格，文明其精神”的勇搏班，是这位著名中医针对当今青年人身上的弊病开出的一剂药方。

张伯礼说，当今大学生多为独生子女，大学里常见的情况是，相当一部分学生以自我为中心，不太关心他人，公益意识淡漠，缺乏责任感，不敢担当，纪律松懈、生活懒散、“混”风盛行。大学受到各界议论，这与学校教育一段时间内重“教才”而轻“育人”的导向有关。

他注意到，下雪后，学生争先恐后扫雪的情形少了。有学生考试作弊不以为耻，反而“磨”老师放一马。附属医院的医生也反映，实习生会坐等医生给自己打水。

在张伯礼看来，学生身上的这类问题，“靠上一次团课、听一次报告，解决不了”。他希望通过勇搏班的探索，“不讲大道理，不要去召唤，要去营造一种氛围，形成一种风气。”

不设“返回机制”，没有回头路

勇搏班的活动出勤，“晚到30秒就记迟到”。许多学生就卡在这30秒。勇搏班设立不久，天气转冷，“在寒风怒吼中离开”的人与日俱增。

护理学院学生潘薇是不报名的少数派。她所在宿舍的8名同学分成两派，5个人愿意，3个人不愿意。有的同学不屑地问：为什么要这么折磨自己？

张伯礼为勇搏班拟订了一条班训：“责任、坚韧、克己、奉献”。

勇搏班规定：各项活动，无故缺席一次者自动淘汰。无故迟到或早退累计3次者自动淘汰。在学业上，一学年内有两门课程经补考尚未及格者，也必须退出。出现违纪行为和诚信问题，勒令退出。而退出者，“原则上不再吸纳”。

张伯礼说，他曾考虑将迟到的上限改为5次，并设置“返回机制”，但最终没有调整。

“这告诉他们，要对自己的行为承担责任，就像‘一失足成千古恨’。毕业后到了社会，一个决策往往会影响他们的一生。”

2010级学生入学后，张伯礼在一次全校大会上请2009级勇搏班的同学起立。然后，他向他们深深鞠躬，并号召新生向经受了一年考验的学长“表示热烈祝贺和崇高敬意”。在场的学生记得，掌声持续了50秒。

2010级学生程延飞记得，等到勇搏班又一次纳新，全宿舍只有自己报了名。当时有学长告诉她“不参加一定会后悔”。而其他室友听到的另一种说法是，“珍爱生命，远离勇搏”。

在这两种说法中，程延飞开始了“勇搏式”的生活。她用别人睡懒觉或看电视的时间准备活动材料，感到“特别悲壮”。

“带着我们的希望继续前进”

最初的“折磨”过后，中药学院学生王琰发现了勇搏班一个起码的益处：体育课的测验中，勇搏班的学生明显比其他同学轻松。

原本跑800米气喘吁吁的学生邓忆伏形容，她去爬泰山，居然一鼓作气登上了山顶。

大量学生发现自己不再需要闹钟了。周末没有晨练，可潘薇注意到勇搏班的同学会照常早起。她们告诉她，“习惯了”。

潘薇当初认为苛刻的勇搏班不适合崇尚自由的自己，如今她表示“打心眼儿里”佩服勇搏班。在她的观察中，她们的生活越来越有序，有时她睡懒觉不吃早饭，这些同学拉她到食堂；有时逛完超市见到提着重物的老人，勇搏班的同学会十分自然地上前帮忙。

勇搏班安排了大量的公益活动，还组织学生实践“了解国情、社情、民情”，并要求每人每学年至少阅读10本非专业的励志类和学习实践类书籍，每月至少上交一篇读后感。

如今，潘薇会主动去听勇搏讲坛。每当有同学表示坚持不下去，她会给他们打气。她劝那些打算退出的人，“带着我们的希望继续前进”。潘薇觉得，自己是勇搏班的“编外”成员。

要想走得远，一群人走

在一次交流会上，一位同学的话让张磊印象深刻：要想走得快，一个人走；要想走得远，一群人走。

在勇搏班，除了磨炼意志力外，张磊认为自己收获最大的是团队意识。用中医学院学生熊可的话形容，“看到了集体强大的力量”。

2011级护理学院学生李三玖说，勇搏班让自己“开始考虑社会责任了”。今年正月初二，她和哥哥在家里发觉村里的林地失火。兄妹俩分头喊来村民扑灭了林火。李三玖是第一个到达火场的人。她事后回忆，这种“下意识”的责任感，是在勇搏班里养成的。

她说，如果没有勇搏班，自己也许还会是那个什么也不参与、特别内向的女生，守在“一个狭小的空间”中。

中医学院2010级勇搏班班长何润东有个习惯——扶起校园里倒下的自行车，把它们摆放整齐。有人称他为“摆车哥”。何润东说，原本自己是个“不太热心公益的人”，认为一些事情“做与不做差别并不大”。但在勇搏班里做公益，他越来越体会到，做与不做有质的差别。

从许多方面来看，张伯礼开出的药方已经初见疗效。下雪天，学生们会主动扫雪；养老院、孤儿院里常年有他们的身影。在许多班级，成绩前十名的同学，有六七位是勇搏班的成员。根据校方详细的统计，无论是学业还是其他方面，勇搏班成员都明显突出。

不过张伯礼多次跟学生们强调，加入勇搏班不意味着比班外的同学优秀，而是要比以前的自己优秀。他提醒他们慎重选择。从第二年开始，勇搏班不再拥有那样高的报名率，但退出率也随之降低。2010级862人报名，目前在班288人，2011级968位报名者中还余345人。

勇搏班程延飞说，勇搏班不是把优秀的人聚在一起，而是让聚在一起的人变得优秀。

一位南方的大学校长到天津中医药大学，看到冬季的操场上黑压压的人群，很受震撼。一位企业负责人讲，带“星”的学生我都要。

张伯礼的试验仍在进行，谁也无法预计能有多少人坚持到底，但他说，这件事情上，过程远比结果重要。

为培育有责任、敢担当、有志向、能奉献的新时代中医药人才，天津中医药大学校长张伯礼院士于2009年倡导建立了勇搏励志班，以“责任、坚韧、克己、奉献”为班训，旨在培养学生高尚的道德情操、磨炼坚韧的意志品质，“野蛮其体质，文明其精神”。学校党委高度重视勇搏励志班建设，将其纳入学校思政改革攻坚重点任务和学校“一校一品”重点建设品牌项目，通过开展意志力训练、学习能力训练、表达能力训练、人格修养锻炼、社会实践能力训练、团队协作能力训练、专业能力训练、就业能力训练“八大能力”训练，全面提升勇搏学子的综合素质和能力。

勇搏励志班每年在新生中招纳学员，通过自我管理、自我约束、自我激励和自我评价的模式，让学生懂得勇于克服困难、团结协作、坚持不懈，在自我修炼中提升自身素质。截至2019年底，先后有12356余名学子在勇搏励志班学习历练，517名同学获得了勇搏四星学子结业证书，有1944名同学获得勇搏三星学子结业证书，有2482名同学获得勇搏二星学子证书，有4717名同学获得勇搏一星学子证书。454人荣获市级以上竞赛奖励、3358人获得校级竞赛奖励，平均每人参与晨练、晨读1074小时，人均参与读书交流活动71次，参加社会公益服务活动达53544人次，累计服务时间183494小时；保送研究生名单中有80%来自勇搏励志班。勇搏励志班先后荣获全国高校校园文化建设成果一等奖、天津市高校首批“一校一品”思想政治工作品牌项目。

勇搏励志班的建制是学校层面，从顶层制度设计抓起，有明确的管理制度和实施方案并严格执行。勇搏励志班强调的是大学生自我教育，目的是培养可堪大用、能负重任的中国中医学人才。强调对学生的意志品质培养、人格修养塑造、服务意识和社会责任感以及综合素质培养。天津中医药大学用实证研究表明，这种管理模式是培养大学生人文素质的新尝试和新载体，具有很强的生命力。

（三）高校“光盘”在行动

聚沙成塔。如果每人每餐只是浪费了小小一粒米，那么一年下来会怎样？

答案：一粒米，约为 0.02 克。0.02 克 ×14 亿人 ×3 顿 ×365 天 = 30660000 千克，够 28 万人吃一年。

一粥一饭，当思来之不易；半丝半缕，恒念物力维艰。这是很多高校食堂悬挂的标语，然而，在现实生活中，高校食堂往往是浪费的重灾区。仅咬了几口的雪白馒头、大半份莹白的米饭、不喜欢吃的蔬菜、肉类，都被无情地倒进了回收桶。一份调查数据显示：每年大学食堂食物浪费量足够养活 1000 万人！“餐饮浪费现象，触目惊心、令人痛心！”习近平总书记对制止餐饮浪费行为作出重要指示，他强调，尽管我国粮食生产连年丰收，对粮食安全还是始终要有危机意识，全球新冠疫情所带来的影响更是给我们敲响了警钟，要在全社会营造浪费可耻、节约为荣的氛围。

为更好地节约粮食，消灭高校食堂浪费现象，近年来，众多高校开启“花式”节约粮食行动，鼓励学生“光盘”，督促师生养成勤俭节约的行为习惯。在西北工业大学海天苑餐厅，每天都会推出 1 元菜、0.6 元鸡蛋、0.25 元馒头、免费汤等，普通学生一顿饭平均价格不超过 5 元。学生们能享受到经济实惠的饭菜，且做到拒绝浪费。南京航空航天大学食堂为号召学生节约用餐，推出“一毛钱米饭”，仅需 1 角钱，学生便可以购买一碟一两的米饭，米饭区域还摆放着售价 6 毛、4 毛、1 毛的不同分量的米饭，学生们可以根据需要自行拿取。广播循环播放着“疫情防控，你我通行；厉行节约，杜绝浪费……”“光盘”的学生可以凭借光盘换取酸奶、水果等奖励。江西理工大学和西南科技大学城市学院学生吃完饭后只要将“光盘”放至餐盘回收处，即可获得一个饭后水果作为奖励。首都经济贸易大学在食堂推出了小份菜，每份菜品分量都只有原来的 2/3 左右，连馒头、花卷等主食也推出了“迷你版”，价格相应下调。在北京化工大学食堂的各个角落，都贴着光盘行动的海报和标语，在一点一滴之间提醒学生“粒粒皆辛苦”。他们还推出了“营养餐”，花同样的钱能让学生吃到比原来更多的种类，既符合营养要求又减少了浪费。同样推出小份菜的还有天津大学，设置了小份菜窗口，增添很多自选小碗菜，有些荤菜还能按重售卖。他们还开展了“厉行节约，从我做起”主题宣传月，学生在新老校区食堂即可“光盘换礼”，在食堂领取一份水果及文创奖品，让“光盘行动”引领“新食尚”。

勤俭节约是中华民族的传统美德，每一个人都应该自觉继承、努力践行。学校承担着为社会“立德树人”的光荣使命，在校园中推行光盘行动，意义更加深刻。学生终究会是社会的中流砥柱，在价值观形成的学生时代，把勤俭节约的传统美德作为一种潮流，根植于学生的内心，他们在走入社会后，优良的品德也必然对他们产生不可磨灭的影响，于人生大有裨益。“光盘行动”在校园盛行，实际上就是对勤俭节约这一传统美德的一堂生动教育课，也是提升学生自我修养的美好行动。学校通过各种管理手段营造光盘行动的氛围，看似是一件无足轻重的小事，并没有特别多的管理理论，但是通过小事的持之以恒，就餐光盘必将成为一种新兴的校园文化，进而成为一种影响深远的校园正能量。

三、新时代高校管理育人的新内涵

管理在人类的发展和进步的历史长河中扮演着重要角色。管理犹如治水，合理进行疏与堵是管理行为的正确思维，而育人则犹如种树，十年树木，百年树人，只有给予明媚的阳光和丰沛的营养，才能培育成才。在高校中，管理是高校人才培养和科学研究的基础，更是高校各部门统一协调运转的核心和纽带，管理的对象是人，因此，管理和育人的落脚点都在于“人”。广义上讲，管理育人是一种教育思想，是在学生的培养过程中，通过全校教职工的共同努力，创造优质的育人环境，形成各方统一协调合作的综合育人系统，教育、引导、督促学生成长成才。管理育人是高校应完成的最基本任务，通过教学、科研、行政等各项管理工作，充分利用制度、师资、环境等资源，实现高校特定的人才培养目标。因此，管理育人是指高校各部门管理人员及一线教师始终坚持“以人为本”的理念，将育人功能融入管理行为中，通过多层次和多元化的方式影响客体的思想道德和政治素质，最终实现高校立德树人的育人目标。从过程上来看，管理和育人是一体的，管理的动作是短期的，它是一种外部驱动，通过各种管理行为来约束和激励，使被管理者达到组织要求的目标，但育人是长效的，是被管理者在科学管理这种外部驱动下，长期培养和形成的一种价值观以及成长内部驱动力，通过管理育人，来实现教育的发展。

管理是育人，这是教育学的一条重要原理。它是教育者根据被大众认可的社会要求，对受教育者进行的一系列有目的、有计划、有组织的传授知识、培养技能、提升素质的活动，通过教育行为把受教育者培养成为有社会服务能力的人。学校是被赋予完成这一使命的实体，因此，学校应该制定相应的规章制度来管理教育学生。德国教育家赫尔巴特把教育过程分为三个部分：管理、教学和道德教育。他在《普通教育学》一书中指出：“如果不坚强而温和地抓住管理的缰绳，任何功课的教育都是不可能的”。我国的教育家在继承历史上优秀教育理论成果的基础上，逐步建立具有中国特色的教育管理学理论：“管理既是教育的前提，又是教育的手段和结果”。

西方近代教育理论的奠基者、捷克民主主义教育家扬·阿姆斯·夸美纽斯非常重视学校的育人功能。他在《创建纪律严明的学校的准则》中把学校人员分成三部分：“一部分是那些学习知识的人，即学生和他们的十人长；一部分是传授知识的人，即学校的教师……还有一部分是管理学校工作的人，即副校长和主任”。在夸美纽斯的著作中，管理人员已从教学人员中分离出来，专门从事管理工作，有了真正意义的管理，并且对学校各类人员提出了不同的管理性规定。他认为，学校是造就人的工场；学校没有纪律就像磨坊没有水，如果你给学校去掉了纪律，你便算是去掉了它的动力和力量。因此，高校管理工作在育人的职能上起到了非常重要的作用。

在我国社会发展的过程中，在计划经济条件下形成的教育管理观更强调教育应履行的社会功能，而忽视了教育对促进“人”的发展的功能。其实，就教育学领域而言，“人”应该是教育学学科发展的核心问题，是教育学的理论依据。随着时代发展，“人”的自我主体意识逐渐觉醒，教育在观念上也更关注个体的发展。但是单纯强调社会本位或个体本位的教育管理观都不利于指导教育的发展实践，因此，探寻与社会发展高度契合的教育管理观念，或者说将“以人为本”的理念渗透到高等教育管理领域，成为我们必须关心的问题。2017 年教育部党组印发的《高校思想政治工作质量提升工程实施纲要》中明确将管理育人质量提升体系作为高校“十大育人”体系之一，指出了管理育人在高校思想政治工作中的重要地位。因此，高校要把规范管理的严格要求和春风化雨、润物无声的教育方式结合起来，强调科学管理对大学生思想政治教育的保障功能，创造治理有方、管理到位、风清气正的育人环境。

（一）“立德树人”是高校管理育人的根本目标

管理育人是依托高校管理工作开展的实践教育活动，这就要求高校管理育人将立德树人作为根本目标，解决好“培养什么人、怎样培养人、为谁培养人”的问题。

现代管理学家彼得·德鲁克所说：“管理的实践是有结果的。这使得管理成为一种技术性工作。但是，管理也与人及人的价值观、人的成长和发展有关。这又使得管理成为一种人性化的工作。”高校管理育人目标指向“立德”是由管理的社会属性决定的，这个属性是“为谁管理”的问题。

在人类发展史中，管理多数是为统治阶级服务的，“德”作为“占统治阶级的精神力量”的表现形式，很自然地需要靠管理来塑造与培养。在社会高度发展的今天，管理已经建立起更科学的社会属性，不仅具备工具价值，更具有人性化的特点。管理的目标不应只局限于管理任务的完成，其更深层次的目标在于塑造人和培养人。高校管理育人就是以高校管理工作为依托，使学生坚定马克思主义信仰、中国特色社会主义共同理想和共产主义远大理想，培育和践行社会主义核心价值观，让学生真正成为“有大德大爱大情怀的人”。

立德树人是必然之选。《资治通鉴·周纪一》中说：“才者，德之资也；德者，才之帅也。”人才培养一定是育人和育才相统一的过程，而育人是本。人无德不立，育人的根本在于立德。“立德”一词最早可追溯到《左传·襄公二十四年》：“大上有立德，其次有立功，其次有立言，虽久不废，此之谓不朽。”“立德”就是将“德”深入人心、根植人心的过程，促使人成为有道德有德行的人。“树人”一词可追溯于《管子·权修》，其中记载着“一年之计，莫如树谷；十年之计，莫如树木；终身之计，莫如树人”。“树人”是有意识地塑造人才、打造人才的过程，“树人”力争将自然属性一致的人逐渐培养成具有不同知识体系、专业技能、能够满足不同领域需求，且具有较高思想道德素养的个性化人才。因此，要把立德树人内化到大学建设和管理各领域、各环节中，以习近平新时代中国特色社会主义思想铸魂育人，不断增强社会主义意识形态的凝聚力、引领力，实现对学生思想与行为的价值性主导和倾向性引导。

（二）“以学生为中心”是管理育人的价值取向

2018年，教育部印发了《关于加快建设高水平本科教育全面提高人才培养能力的意见》，文件中明确指出，要切实“强化管理服务育人”，并强调要坚持“学生中心，全面发展”的基本原则，这为做好新时代高校管理育人工作提供了价值指向。学生是高校运行最重要的利益相关者，在高校治理过程中突出学生的主体地位是实现高校管人育人职能的核心要义。高校管理工作必须以“围绕学生、关照学生、服务学生”作为出发点，突出学生的主体地位，保障学生的合法权益。

“以学生为中心”是现代教育的基本理念，其理论基础是人本主义和建构主义。其中人本主义强调个体起点的差异性，而建构主义则认为其区别于认知主义和行为主义的根本是目标的不确定性。“以学生为中心”的内涵为“以学生为本，尊重学生，方便学生，发展学生”。华中科技大学原校长、中国工程院院士李培根从本科教育的角度阐释“以学生为中心”的理念是：使学生在校期间能够自由发展，能够最大限度地发挥自身的潜能，未来学生能够成为最适合他自身的自己，能够对社会有更大的贡献。中国高等教育学会院校研究分会会长刘献君认为，以学生为中心的教育理念不是指教师围绕着学生转，也不是指教师与学生在角色、身份、地位的高低，而是指教育理念、管理理念、服务理念的转变，教学方法、评价手段的转变。卡耐基教学促进基金会在1990年出版的《校园生活：找回失落的校区》中呼吁加强校区建设，营造一个学生积极参与的、将学术化和社会化融于一体的环境。哈佛大学校长福斯特有一句话说得非常好：“大学的本质是对过去和未来负有独一无二的责任——而不是完全或哪怕是主要对当下负责。”这句话有很深刻的内涵，学生是教育的对象，教育的使命就是对学生的未来发展负责任，这也是大学服务和引领社会的重要之处。

新时代高校管理育人把“以学生中心”作为价值取向，要求高校突破“重管理轻服务”的思维定势，打破传统以行政权力为主导、自上而下的单向输出管理理念，由“官本位”转向“学生本位”，注重对学生的人文关怀，立足于学生内在需求，通过尊重、鼓励、帮助、引领的方式达到凝聚、启发、激励学生的目的，彰显高校管理工作的育人价值。

（三）“制度之治”是管理育人的坚实保障

恩格斯指出：“在社会发展某个很早的阶段，产生了这样的一种需要：把每天重复着生产、分配和交换产品的行为用一个共同规则概括起来，设法使个人服从生产和交换的一般条件。这个规则首先表现为习惯，后来便成了法律。”恩格斯的这段论述不仅表明了制度的产生与发展，还体现了制度的基本特征就在于对个人的“约束”，即规范性。

学校教育的真正内涵是价值引导和自主建构的统一。从学生的成长过程来看，是精神的唤醒，潜能的激发，内心的明朗，主体性的弘扬和个性的彰显。从师生共同活动的角度来看，是经验的共享，世界的融合和灵魂的感召。《国家中长期教育改革和发展规划纲要（2010—2020年）》指出，培养什么人的问题关涉教育的方向和本质；怎么培养人的问题关系到教育的途径和方法。学校管理制度是学校的办学法规，也是学校依法治校、依法治教的基本保障。高效的教学管理制度能够最大限度地挖掘教育的潜能，使学校健康、和谐、稳步快速地发展。

科学的管理制度不是“管人”，而是“育人”。学校规章制度所针对的问题和解决问题的方式，无非涉及管理者、教师、学生等学校成员在理解学校这个组织机构以及在这个机构中互相关联的健康关系和发展过程。这个过程中管理制度是否能够真心并且智慧地解决彼此之间的问题是最关键的。例如，学生也是学校的主体，他们有权利也有能力参与学校的治理，当然这种能力是需要通过培养和鼓励来获得的，但是，学校的存在价值不就是通过这个育人过程实现的么？所以，让学生积极参与学校规章制度的制定过程，对其人格的培养，增强其个人的价值感、归属感、责任感和认同感有很积极的意义，也有利于在规范化执行制度的过程中引导学生对自己的行为做出选择，使制度由外在他律转化为学生自身需要的内在自律。

学校是一个和谐统一的整体，因此，学校的各项规章制度也不是彼此孤立的存在，而是由多个层次的制度要素共同构成的制度体系。既包括代表学校发展方略的学校章程，也包括学术治理、组织人事、教育管理、科研管理、学生管理、后勤服务等，因此，高校要注重各层次制度的有机融合，推动形成以大学章程为核心，规范统一、分类科学、层次清晰、运行高效的管理育人制度体系，坚持“以信任为基，以制度管事，以制度育人”的导向，体现出对依法治校的准确理解。

另外，管理制度应有深厚的民意基础，靠师生自觉践行。管理的本质是激励而不是约束。只有这样，才能加速管理制度的“他律”功能向“自律”功能转化，促进管理内化和习惯化。从管理制度的制定、实施、检查、奖惩到自觉执行的每一个环节，制度制定者都要充分考量师生对制度的态度：是否会主动愿意接受？是否有利于激发师生的创新精神？是否有助于师生养成良好的职业习惯和学习生活习惯？充分考虑到这些，才能将刚性的管理制度转变为柔性的引导规范，起到润物细无声的作用。

（四）“顶层设计”是管理育人的有效方式

所谓的顶层设计是指“运用系统性的方法，从全局的角度对某项任务或者某个项目的各方面、各层次、各要素统筹规划，以集中有效资源，高效快捷地实现目标”。这个概念用到学校管理上，就是从学校管理的整体性出发，对各个层次的具体工作进行统筹，形成上下一盘棋的格局，最大限度地提高管理效率。学校管理是一项系统性工作，要上下一致，统筹协调，突出其整体性。在学校管理工作启动之前，首先要进行顶层设计，使管理工作的目标清晰，步骤明确，责任到位。为使宏观设计方案得到充分的落实，在具体操作中还必须分层实施，使每个层次的工作都能对应具体的任务，从而形成依据学校的具体情况，执著于学校工作目标的顶层设计与分层实施无缝对接的格局，实现管理效能的最大化。

四、齐齐哈尔医学院对管理育人的诠释

从学校管理的表达形式上看，管理分为硬性管理与柔性管理两种。硬性管理体现在管理的方

针政策、规章制度、技术方法等方面，强调依法治教，依法治校；柔性管理体现在管理的思想观念、文化氛围、价值取向等方面，强调对人的管理。联合国教科文组织指出：“实现发展的动力实际上存在于文化之中……文化是实现发展的摇篮。”学校科学的管理文化包括共同的理想信念、价值观念、历史传统、道德规范和行为准则等因素，其核心是组织共同的价值观。教职工是学校管理的主体，包括一线教师、管理人员、工勤人员等，只有在治校过程中能够“软硬兼施”，尊重教职工的人格和个体成长需要，才能使全体教职工在各自的岗位上自觉地、积极地参与学校管理，成为学校发展源源不断的动力，达到育人的目的。齐齐哈尔医学院通过各种途径的培养、培训，积极提升教师、党政和行政管理人员及工勤人员的综合素质，提升各类人员的专业化认识，使之成为优秀组织文化和有效运行机制的有力推动者，成为学生知识生成、意义建构的主动参与者。

（一）教师发展导向的教师管理

1．实施“教学管理干部领导力提升工程”

领导力（leadership）是时下的一个热点词汇，在谈及企业文化和组织管理时常常会用到，当代有些定义把领导力描述为一个基于共同目标、向着特定行动和变化迈进的关系过程。为深入贯彻落实《教育部关于加快建设高水平本科教育全面提升人才培养能力的意见》（教高〔2018〕2号）、《教育部关于狠抓新时代全国高等学校本科教育工作会议精神落实的通知》（教高函〔2018〕8号）、《教育部、国家卫生健康委员会、国家中医药管理局关于加强医教协同实施卓越医生教育培养计划2.0的意见》（教高〔2018〕4号）等文件精神，推动教学管理干部领导力建设，促进教学管理干部专业发展，2019年学院制定了教学管理干部领导力提升工程实施方案，以更新教学管理干部的教育理念，增强政治素质与业务能力，提升领导艺术与领导力，主动适应互联网+教育形势，积极服务教育教学改革为指导思想，并于2019年5—12月、2020年5—12月分别开展了两期教学管理干部领导力提升工程培训。

教学管理干部领导力提升工程通过举办“领导力”讲座极大开阔了教学管理干部的视野，启发教学管理干部审视与提升自身的领导力水平。首批遴选67位教学单位、直属及非直属附属医院、教学管理及教辅单位管理人员（含教研室主任）参加培训，第二期66位教学管理干部已于2020年12月通过在线云培训完成全部培训计划。教学管理干部在培训中通过微信群、钉钉群等分享交流学到的新理念、新方法，培训结束后，撰写培训总结体会，通过反思、交流和总结给教学管理人员以深刻启迪，助力提升科学管理理念和内涵建设。第二期培训结束后，每位参训教学管理干部均提交了培训心得体会。

2．实施医教协同临床教师教学发展工程

潘懋元教授说过：“培养人才是高等教育的中心任务，衡量学校工作、能力的标准不是这所学校经济效益的多少，而是所培养出人才的数量和质量。”而对人才培养质量起决定作用的莫过于优良的教师队伍。如果说教学管理干部领导力提升工程是为提升教学管理人员的领导能力、道德水平和教学服务能力，医教协同临床教师教学发展工程则是学校为提升教师教学能力、提高育人水平的又一典型举措，两项工程现已成为齐齐哈尔医学院教师教学发展工作的品牌工程。

2017年7月，国务院办公厅印发了《关于深化医教协同进一步推进医学教育改革与发展的意见》，对临床教师提出了前所未有的挑战：要提高医学人才培养和高等医学教育质量，必须促进临床教师的发展，特别是教学发展，提升临床教师的教学投入。2018年9月17日，教育部、国家卫生健康委员会、国家中医药管理局印发了《关于加强医教协同实施卓越医生教育培养计划2.0的意见》（教高〔2018〕4号），文件中特别指出：完善考核评价机制，将教学工作量和人才培养质量，作为医务人员职称晋升、工作考评和绩效分配的重要指标。

为贯彻落实国家和省医教协同相关文件精神，齐齐哈尔医学院2017年11月制定了《医教协同临床教师教学发展工程实施方案》，明确培养目标与实施措施。自2017年12月至今，每年遴选一批，现已遴选四批共332位临床骨干教师，通过邀请国内外医学教育专家讲座、教学工作坊实操、小组研讨与观摩、临床技能考核与展示等形式，每个月开展一次培训活动，培养临床教师的医学教育理论、教学设计与教学方法、临床技能评估方法，在培训实施前后，对临床教师的教学职责意识进行调研访谈，跟踪培养效果。每期骨干教师以来自不同医院、不同科室的8～10人为建制，组建临床教师学习实践共同体，开展小组研讨活动；并以医教协同专项教研项目为驱动，激发临床教师的教学职责与教学研究意识，以项目促实践，以研究促反思。倡导教师每次培训结束之后在《教师发展工作档案簿》中撰写培训记录及反思过程；通过钉钉群作业空间发表学习体悟等。自第二期开始，临床骨干教师遴选范围由直属附属医院扩大到各非直属附属医院。2020年5月，第三期临床骨干教师开班式暨学术讲座于5月20日在线上云启幕。2021年6月，第三期结业暨第四期开班式举办，本期培训通过线上线下相结合的方式有序进行，通过不间断的学习与交流反思，在提升临床教师教学能力的同时也促进了各教学单位教学质量的同质化。

（二）用心用情的学生管理

1．设立党委信箱和校长信箱

齐齐哈尔医学院在网上办事大厅显著位置设立党委信箱和校长信箱，以一种方便、快捷而绿色的独特电子方式，能在有效的时间内收集和反馈大量信息，是学校领导密切联系师生，广泛听取师生意见、建议的重要渠道，是帮助师生解决问题和困难、维护和保障师生合法权益的重要平台。体现了决策者的民主姿态，而这种虚拟空间里形成的平等、公正、和谐的融洽氛围，体现了高校民主、人文的治学理念。学院办公室根据信件的性质和内容进行整理、分类，将来信转呈校领导或转送相关部门研究处理，并及时向反映人作出答复。信箱内容涉及教学管理、宿舍管理、食堂管理、教风考风、校园网建设、开源节流、后勤建设及安全保卫等校务管理的各个方面，充分发挥了师生参与办学的积极性，成为了师生咨询服务、答疑解难的重要平台。广大师生员工提出的很多建设性和改革性意见都被学校采纳，对学校依法办学和科学管理起到了积极的作用。

2．召开学生工作现场办公会议及学生代表座谈会

学生工作现场办公会是加强学校与学生之间沟通与交流的桥梁和纽带，也是体现学生主体地位的重要途径，更是有效解决学生学习、生活问题的重要形式。这样的工作形式创造了学生与学校党委书记、校长和各部门负责人直接面对面交流的机会，对学生们在学习生活中遇到的诉求和建议现场解答说明，对存在的问题尽快制定具体实施方案，顶层设计指导学校管理育人工作科学有序开展。

为强化“以学生为中心”的育人理念，助力学生成长成才，2021年，齐齐哈尔医学院领导班子成员两次带领与学生学习和生活密切相关的职能部门负责人召开学生工作现场办公会，倾听学生意见，解答学生困惑。2021年5月，学院院长方传龙、党委副书记崔光成、副院长毕红霞带领学院办公室、教务处、学生工作部、招生就业处、现代教育技术中心、后勤管理处、保卫处等部门负责人参加会议，针对同学们提出的关于考研辅导、少数民族学生学业压力、食堂餐饮服务、附属医院住宿条件等问题，提出了明确的解决办法和改进思路，并要求相关职能部门将座谈会征集到的学生意见进行整理归类，建立整改台账，做好后续推进落实工作。2021年9月，学院党委副书记崔光成、副院长史耀忠，党委办公室、学院办公室、学生工作部、教务处、后勤管理处、现代教育技术中心、保卫处、图书馆、团委等部门负责人召开学生代表座谈会，由普通学生、团委学生干部、汉族学生和少数民族学生等18人组成的学生代表畅谈了各自的意见和建议，并表示在疫情防控期间，更应该精诚团结、同舟共济，在不断的困难和磨炼中成熟、成长、坚强、进步。

3．独具特色的齐医早餐会

2014年7月，齐齐哈尔医学院印发了《学院领导与学生代表共进早餐会管理办法》（院政发

〔2014〕100号）。这是一个有温度的文件，学生通过网络报名与学校领导相约共进早餐，餐费全部由学院领导个人承担。校领导与学生共进早餐活动，了解学生的思想动态、学习状况以及学生对学院发展的意见和建议，发挥学生参与民主治校的作用。截至2021年5月，早餐会已经进行了39期，齐齐哈尔医学院的历届书记和校长们都不止一次与学生相约一个个暖胃又暖心的早晨，他们准备了丰盛的早餐和温馨的氛围，结合自己的经历和经验，在学习和生活上给同学们提出了如师亦友的建议；他们耐心倾听同学们的各种“吐槽”，不时提出自己的见解；他们讲述自己的大学生活感悟，鼓励同学们要在大学的集体生活中锻炼自己的各项能力，以便日后更好地融入社会；他们与同学聊起各自的家乡，让同学们感受到如在家一般的温暖；他们还告诫新同学，做医生讲究的是医德，一个人的品德决定了一个人的高度，作为医生，只有医术没有医德是万万不行的。作为新时代新青年，要做到德智体美劳全面发展，将来步入社会才能有更好的未来。

39期早餐会，是390位学生与学校领导们的敞开心扉和倾心诉说，也带来了390位朝气蓬勃的医学生对学校发展最朴实的想法与期待。未来齐医的早餐会将会继续举办下去。

4．学院领导走进课堂

学院领导与学生亲密接触，用平等的、探讨式的方式与学生交流，这样的课堂形式比在会场上作报告要更有亲和力。透过知识的讲授和近距离接触，学生可以直观体验学院领导岗位工作的另一种角色，感觉到他们既是关心关爱我们的领导，更是一个激励我们成长成才的榜样模范。榜样的力量是无穷的，他们的向心力会吸引我们不断地进步。

齐齐哈尔医学院方传龙校长在调任学院工作半年后，就走进新生课堂，以“感悟思想伟力 赓续红色命脉”为主题，围绕学习贯彻“七一”重要讲话精神和十九届六中全会精神、坚定四个自信，回顾齐医历史、弘扬齐医精神，肩负时代使命、勇做时代新人等方面，为2021级临床医学专业1～4班学生讲授了思政课。方传龙院长幽默风趣又内涵丰富的讲座引发了全体学生的共鸣和思考，现场掌声不断。通过这样的讲课形式，学生会更坚定学习信心，并把坚定理想信念、锤炼高尚品格、增强本领才干、积极投身医学实践，把成长为卓越医生作为一生的奋斗目标。

（刘春苗）

第八节 构建服务育人体系

一、强化服务育人职能，践行“三全育人”理念，为培养高素质应用型医药卫生人才做好服务保障

在高校，师生的衣、食、住、行、学等无不与后勤服务工作有着密切的联系，后勤服务工作是“没有讲台的课堂”，后勤员工是“不上讲台的教师”，是服务育人的主体，每个后勤员工高水平、高质量的服务，都能给学生起到榜样示范的作用和潜移默化的教育。后勤工作是学校教育工作的重要组成部分，其最终目的是为学校的发展服务，为教学服务，为师生们的学习、生活和工作服务。因此，学校后勤工作具有服务和育人的双重功能。

（一）服务育人与三全育人

习近平总书记指出，思想政治工作是学校各项工作的生命线。思想政治工作关系到办学方向、关系到育人根本，思想政治工作的主体不只是思政教师、辅导员等一线教学行政人员，还包括行

政后勤服务人员，要实现全员全过程全方位育人。“三全育人”是新时代高校贯彻落实立德树人的根本任务，同时也是开展思想政治教育的行动指引。随着高校内部的职能作用不断延伸，高校后勤服务育人的功能也越来越重要。“服务育人”主要是以“三服务，两育人”作为服务育人的重要组成部分。在新时代高校的后勤教育作用与培养当中，后勤服务的育人作用日益凸显和愈加重要。

高校的服务育人从广义上讲强调的就是服务理念，高校的任何一个部门都是与学生的方方面面息息相关的，教学、科研、机关、后勤等诸多部门的工作环节都是为学生服务的，都具有育人的功能；狭义上讲，服务育人重在强调教辅部门与后勤的服务的责任，尤其是后勤服务性的工作，为师生创造良好的工作与学习、生活环境，把对学生的关心与爱护体现在了具体的实际工作之中，从而达到育人目的。

为了实现后勤服务育人的功能，要首先从后勤队伍的建设、服务质量以及后勤服务育人的载体和服务育人环境等多个方面进行体系的建设和实践。对反映党和国家对于教育本质的规范进行深刻认识，同时契合了高校政治思想工作的发展规律，体现出高校中树立起立德育人的内在要求，对于如何培养人才、培养怎样的人才问题都进行了深度的探讨和研究。尤其是在后勤服务工作当中，全新的制度和全新的育人方式应该将学生作为主体，要求全体后勤人员参与到教育工作当中，这也是“三全育人”实行全员育人的教育宗旨。人才的培养离不开学校的后勤保障，在后勤服务工作当中，为了给人才的培养提供优质的服务，高校后勤工作人员应该做到及时更新服务观念，提升服务品质，具有以身作则的态度和以人为本的育人理念。利用创新的管理方式方法来进一步提升高校的后勤管理水平，从而完善校园的内部环境，也为学生营造一个适宜学习的环境。充分发挥高校后勤的育人功能，为提高优质服务和加强科学管理创新育人方式不断努力。

（二）高校后勤服务育人的作用

1．有利于加强和改进大学生思想政治教育

当前，高校对大学生的教育不再是单纯的老师的“教”和大学生的“学”，已从简单和单一的主客体关系向多层次和多元化方向发展。教师主要在课堂的主渠道发挥作用，而大学生的成长是覆盖全校园和全学习阶段的，这样就产生了教育过程中时间和空间的分离，使得后勤做到“管理育人”和“服务育人”成为必然。同时，多种沟通方式和教育载体的运用，给大学生提供了更多吸取知识、发展个性的空间，也要求后勤部门的工作，特别是管理育人和服务育人变得越来越重要，成为对大学生进行教育的重要补充，成为做好思想政治工作的重要阵地，甚至关系到学校工作的全局和社会稳定的大局。后勤人员作为“不上讲台的教师”，通过为大学生提供各种后勤管理和服务来达到育人的目的，依托于服务，是“服务育人”的德育工作者。

2．有利于培养大学生的职业精神和专业精神

大学是大学生走入社会进行职业生涯的前站，而后勤服务可以说是大学生在步入工作岗位之前进行职业精神教育的生活教材。后勤员工外在形象和内在素质的表现，后勤员工的业务技能和职业道德水准，特别是后勤员工面对大学生的一言一行、工作作风和服务态度，以及非学术的学识，都能感染大学生，使其受到教益。无形之中把后勤职工的优良品德、高尚情操和正确的人生观、价值观传递给大学生，从而提升大学生的职业化、专业化的工作水平和工作风貌。

3．有利于大学生正确认识社会主义核心价值体系

马克思主义指导思想、中国特色社会主义共同理想是以爱国主义为核心的民族精神和以改革创新为核心的时代精神，社会主义荣辱观是构成社会主义核心价值体系的基本内容。同样，后勤服务也可以让社会主义核心价值体系深入大学生心田。通过开设“营养套餐”“特价菜”“经济菜”服务窗口等创新形式，千方百计地调剂花样精工细作，确保大学生饭菜价格不上涨、质量不下降、分量不减少，让大学生感受党和政府的温暖，实实在在感受到党的伟大正确。通过开设“清真菜系窗口”，照顾高校日渐复杂的大学生群体的饮食，满足不同民族大学生的需求，充分发挥学院后勤服务的公益性及政治性作用，让大学生在无声中感受学校无微不至的关怀。用这些实际行动、工作标准告诉大学生如何有效地正确认识核心价值的内涵。

（三）齐齐哈尔医学院后勤服务育人案例

齐齐哈尔医学院后勤管理处自成立以来，以服务育人为核心价值追求，始终坚持“管理育人、服务育人、环境育人”作为后勤管理处的第一目标。后勤管理处在学院党政领导下，以日常工作的管理和服务为主要载体，探索后勤管理处服务育人功能的实现途径，通过开展多层次、多方位的育人实践活动，发挥教育、引导、感染的示范作用，努力培养广大学生高尚的思想道德、正确的行为规范，提升实践能力，促进学生身心健康发展、身体茁壮成长，为齐齐哈尔医学院构建“三全育人”体系、落实“立德树人”的根本任务贡献一份力量。

后勤服务是学院教学生活不可或缺的组成部分，为学院的教书育人创造了美丽整洁的校园、宽敞明亮的学习环境、平安温馨的生活氛围。在为广大学生服务的同时，通过后勤人员的言行举止、音容笑貌，对学生的学习与生活起到了潜移默化的“育人”作用。通过后勤人员的辛勤劳作，教育学生懂得勤俭节约、团结协作、自强自立、感恩彼此等。为了推进服务育人落地生效，后勤管理处加强了组织领导，建立健全了长效机制，制定了相应的规章制度，想方设法为学生办好事、办实事。后勤管理处下属的伙食科、总务科、基建科、房产科以学生为中心，全心全意地为学生服务。后勤服务育人的具体举措主要有：

1．加强饮食文化建设，增强学生的认同感和归属感

齐齐哈尔医学院食堂由春华城和秋实城两栋建筑构成，设有 6 个食堂，21 个特色档口，建筑面积共 10861 平方米，达到了普通高校建筑规划面积的指标。学院食堂承担着在校师生近 9000 人的就餐及各项餐饮服务接待任务。现有在编职工 5 人，临时聘用人员 213 人。

（1）切实加强组织领导，健全食品安全制度体系

学院建立了食品安全工作领导小组，学院院长方传龙同志任组长，主管后勤工作的副院长史耀忠同志担任副组长，后勤管理处处长任办公室主任。院长为学院食品卫生安全工作第一责任人，主管副院长全面负责学院食堂食品卫生安全工作，后勤管理处主管伙食工作副处长具体负责学院食堂的食品卫生安全工作，后勤管理处伙食科科长、采购员和各食堂经理担任食品安全管理员，伙食科科长负责食品安全事件及时报告工作，形成了分工明确、职责到岗、一级抓一级的垂直管理机制。疫情防控期间，学院及时修订了《齐齐哈尔医学院突发公共卫生事件专项应急预案》，进一步健全了食品安全管理制度体系。

（2）不断强化管理，提高服务意识和餐饮服务质量

学院食堂严格贯彻落实《黑龙江省教育厅等七部门关于进一步加强高等学校学生食堂工作的实施意见》《关于认真执行〈学校食品安全与营养健康管理规定〉的通知》《餐饮服务食品安全操作规范》等文件精神，不断强化学生食堂的日常管理，坚持日常卫生安全检查和抽查相结合，执行伙食原材料集中采购和准入机制；不断加强对各类食品原材料采购、运输、加工、销售全过程的检查、监督和指导，全方位确保食品安全。

严把食品原料采购和进货验收关。建立食品进货查验记录制度，进货时查验供货方的许可证和相关证明文件，并建立食品采购与进货验收台账，严禁采购腐败变质、霉变生虫、有毒有害、来历不明、未经检疫等国家禁止生产经营的食品原料及食品，坚持执行每周市场询价制度，做到进货渠道公开化。疫情防控期间，学院从未采购进口冷冻食材。

严把验收贮存关。持续加强食品原材料索证索票管理，建立食堂保管员、食堂经理、科室采购员三级验收体系，伙食科科长和后勤管理处有关人员不定期抽查食品原材料质量和数量，坚决

杜绝不符合食品加工要求的腐败变质、超过保质期的食品原材料流向食堂。库房食品原材料分区储存，隔墙离地，生熟食品分开保存。每年9月份开学前，伙食科对食堂的食品原材料进行彻底排查，更换临期食材。

严把食品加工关，严格执行食品加工操作流程规范。严格执行烹饪食品的温度和时间标准，确保食品炒熟煮透，严禁生熟混放。生熟切菜板、菜刀分开保存，每天每餐安排专职食品安全管理人员进行检查，严格按照食品安全操作规范从严要求，发现问题立即进行通报、处罚，责令整改落实。

严把食品留样关。各食堂由专人负责食品留样工作，每餐每样食品足量（125 g）留样，认真填写留样记录本。留样食品必须保留48小时后，方可倒掉。留样冰箱为专用设备，上锁并严禁存放与留样食品无关的其他食品。

严把保洁消毒关。各食堂餐具严格按照“一洗、二刷、三冲、四消毒、五烘干”的操作流程清洗消毒，餐盘经洗碗机清洗消毒后，用专用餐具存储柜保存。刀及菜板放入紫外线消毒柜消毒，确保消毒充分。餐具、用具保洁柜每日清洗，保持清洁。认真填写消毒记录。

严把添加剂使用关。严格执行食品添加剂的使用标准和适用范围，严格掌握食品添加剂的特点、用法和用量，不得超量投入，注重营养卫生，保证食用安全。严格执行食品添加剂“五专”（专人采购、专人保管、专人领用、专人登记、专柜保存）管理制度。

推行“明厨亮灶”。按照《关于加强黑龙江省学校食堂食材采购管理工作的通知》（黑教体函〔2019〕632号）要求，学校食堂建设了覆盖关键点位的视频监控系统，实现食堂食品库房、烹饪间、备餐间、专间、留样间、餐具饮具清洗消毒间等重点场所视频监控全覆盖。

（3）加强教育培训，提升从业人员疫情防护水平

学院始终高度重视餐饮从业人员的健康管理，疫情防控以来，学院进一步加强了餐饮服务人员健康排查、教育培训和日常管理工作，切实提高了食堂职工疫情防护水平和食品安全意识。免费为餐饮从业人员提供口罩等防护用品、用具，要求其做到勤洗手、勤消毒、佩戴口罩上岗，并保持安全距离。同时，每日坚持落实食堂员工的晨午晚检制度、因病缺勤登记与报告制度，严格做好食堂从业人员的健康体检工作和出勤员工体温监测工作，如实填写体温检测表，坚决做到有发热症状者不得上岗，及时就医，并做好登记和追访，确保身体健康后方可返岗复工。

（4）采取有效措施，稳定饭菜价格

为保持学生食堂饭菜价格稳定，学院适时启动平抑基金，保证饭菜价格、质量、数量在一定时期内保持平稳。充分发挥学生食堂的公益性、基础性和保障性作用，5个标准化食堂的饭菜价格由后勤管理处统一定价，高中低档菜品比例为3 ∶ 5 ∶ 2，保证每个食堂都有特价菜和免费汤。不断丰富菜品种类，满足师生多样化的饮食需求，深入开展“坚决制止餐饮浪费”的行动，通过提供小份菜、半份菜等措施，引导学生养成勤俭节约的良好习惯，坚决制止食品浪费。

2．加强绿色学校建设，彰显环境育人效应

齐齐哈尔医学院校园建设以人为本、生态优先，空气清新，绿树成荫，风景怡人，着重营造出绿色、宽松、和谐、健康的环境，是一座美丽的绿色、生态校园。

（1）组织机构与制度建设

学院领导高度重视，建立健全了组织机构与制度建设，先后印发了《齐齐哈尔医学院创建绿色学校实施方案》《齐齐哈尔医学院关于成立绿色学校创建工作领导小组的通知》等文件。由学院党委书记任组长的绿色学校创建领导小组，并明确了节约能源资源工作的管理机构和工作职责，在后勤管理处设立了绿色学校办公室，设置能源资源管理岗位，明确了由后勤管理处负责绿色学校创建工作及统计上报；并将节约能源资源纳入了学院的“十四五”发展规划。根据学院制定的创建实施方案，全院各单位、部门群策群力，为创建工作添砖加瓦。先后制定了《节水节电管理办法》《节水目标责任和考核制度》《齐齐哈尔医学院资源能源节约奖励制度》等规章制度，并且

在齐齐哈尔医学院财务收支预算及预算执行要求中安排了绿色校园建设专项资金。

（2）生态文明教育与绿色校园文化培育

后勤管理处先后开展了“寝”俭节约，点“滴”做起；世界水日，中国水周；节能减排，绿色校园；低碳环保共践行等活动。创建绿色校园节能知识答题活动；生态文明主题征文活动；践行节水行动，增加环保意识——参观重点节水单位活动；变废为宝活动。充分利用网站、微博、微信宣传生态文明知识。在电源开关、水龙头、宣传板等位置张贴提示标识，节约用水用电。目前，在我校绿色生活方式蔚然成风，广大师生对学校美好学习和生活环境的需求得到满足，获得感和幸福感显著提升。

（3）绿色运行与管理

学院的室内高效照明光源达到了100%，路灯和室外景观全部采用节能光源。室内公共区域采用了分时、分区、声控等智能控制措施。在图书馆、行政楼、教学主楼等部分楼宇通过玻璃幕墙充分利用自然光照明；定期巡查二次泵房、高层泵房等水处理设施，并有完整的记录，定期检测饮用水的水质，节水器具使用率达到100%，绿化采用雨水喷灌的高效浇灌方式，学院人均用水量远远小于我省高校用水额定标准；学院食堂采用了高效节能灶、高效油烟净化设备、高效自动洗碗机、感应出水口等节能餐饮设备，大力开展光盘行动，并提供半份食品及拼菜，实行点餐计量收费；大力推进和倡导无纸化办公，提倡重复使用纸张，提倡减少一次性纸杯的使用，少喝瓶装水，夏季控制空调的使用及温度的调节，公务用车单车每月统计油耗；办公用电器等设备除老旧没到报废年限以外，全部为耗能2级以上产品，电梯均采用变频和群控等节能措施。按照《公共机构能源资源计量器具配备和管理要求》，实行分户、分区、分项计量，并且记有台账，按照《公共机构能源资源消费统计调查制度》建立了消费台账，并且定期报送、公示，集中供热实施计量缴费；学院正在使用可降解一次性餐具，具有垃圾分类容器，并张贴投放提示，餐余、有害、医用、实验室垃圾由有资质的公司负责回收、清运、处置，近3年对既有设施的围栏、建筑保温、照明、配电、管网均有改造，所有新建建筑均采用了绿色建筑标准，所用材料均为绿色建材，学院采用市政集中供热，校园占地约110万平方米，绿化用地面积为53万平方米，绿地率为48.18%，校园现有乔灌木101种，其中乔木50种，37146棵，已达3.4株/100 m^2；学院运用校园一卡通管理系统、办公自动化系统、智慧校园系统；积极鼓励和倡导师生绿色出行。

（4）取得的成绩

荣获2019年齐齐哈尔市“高校节水示范基地”称号、2021年黑龙江省普通高等学校“绿色学校”称号。

3．提升基础建设，发挥环境育人作用

环境育人是学校全面推进素质教育的重要组成部分。学生们在校期间均生活在校园环境中，学生的精神面貌、文明举止、思想道德无不受环境的影响。庄严的建筑、优美的环境会使学生产生一种奋发图强的自尊、自爱意识，全体后勤人员努力创造一个良好的育人环境，让广大教职工和学生在工作、学习中耳闻目染，使其对学生们的文明举止、思想道德修养起着良好的熏陶作用。

（1）加强校园硬件设施建设，优化良好的育人环境

近年来，后勤管理处在学院党政的领导下加强基础设施的建设，先后建成了大学生活动中心和形态楼。

大学生活动中心建设项目总投资1.2亿元，建筑面积12495平方米，建筑高度23米，总占地面积4500平方米。该建筑为钢筋混凝土结构。一层由一个50米长、8泳道标准泳池及一个临时篮球训练馆组成，二层到四层由综合体育场馆及乒乓球馆、健身馆等组成，使教育资源得到了合理的配置，有利于学生德、智、体、美、劳全面发展，该项目的建设可以活跃校园文化、增强文化交流，改善校园环境，满足大学生日益增长的精神需求。为学生提供一个基础设施齐全的生活

环境，使学院成为学生愉快的生活家园、追求知识的殿堂。整体造型为一艘即将扬帆起航的帆船，寓意着自强不息、不怕困难、勇往前行的齐医精神。

形态楼建设项目总投资6500万元，建筑面积10075平方米，地下一层，地上四层。建筑结构为钢筋混凝土结构。项目的建设为改善学院在教学、科研、环境等方面起到了均衡发展的作用，进一步完善了学院的教学设施和功能，增强了学院的吸引力，提高了教学、科研水平，对巩固和扩大办学成果具有重要意义。

（2）加强校园精神文化建设，提高学生人文素质

浓厚的校园文化氛围是陶冶、引导、感染广大师生情操和提高素质的推动力量。

“社会主义核心价值观石林景观”所刻字体涵盖了自汉代以来的隶书、楷书、行书三种字体，体现了中国汉字几千年的演变过程。希望全体师生既要大力培育和践行社会主义核心价值观，又要传承和弘扬中华优秀传统文化。

爱园是学校老师在建校70周年之际捐款建造的。大爱乃大学之根，医学之魂，这处园林就是为了弘扬大爱而得名。

“思园”与“思源”谐音，意指不忘源头。“思”也是思考之意，学校希望学生们做到学而思、学而用、学而成。

“大医文化时光隧道”。分南北两组，分别刻有中外医学史上具有代表性的32位医药学家的主要贡献及至理名言。往来穿梭于大医文化时光隧道，犹如跨越时空、穿越历史，会在医学先驱们树起的丰碑中，感受医学的博大与仁爱，迸发出见贤思齐、成长成才的内在力量。

德园中的孙思邈和希波克拉底的石像，代表着中、西方医德的典范，勉励医学生要“精于医术、诚于品德”。

“仁园”矗立着一尊孔子铜像，“仁”是儒家思想的核心，也是中华优秀传统文化的重要组成部分。医乃仁术。修建“仁园”旨在弘扬仁爱精神，勉励师生怀仁济世、妙手仁心，将大医大爱发扬光大。

（3）重视学生公寓文化建设，实现育人空间全覆盖

学院学生公寓每4栋组成一个由连廊连接的单元，每个单位均设置休闲空间和学生自主自习室。在三个园区设置自习座位581个，在公寓园区公共区内设置了七处休闲会客桌椅和共享书架，给在公寓内自习的同学提供了便利条件，受到同学们的广泛好评。2018年，学生公寓安装了门禁系统，从技术层面解决了外来人员混入学生公寓的安全隐患。学院始终重视公寓卫生管理工作，学生公寓公共区卫生由专职保洁员负责，每两层宿舍楼安排一名保洁员，每个园区设置一名保洁班长负责自习室及连廊卫生。学院注重发挥学生自我管理的作用，制定了《寝室长及值日生职责》，要求寝室长带领同学做好寝室的卫生等工作，并对学生寝室进行定期检查，将检查结果反馈给各二级学院，由二级学院辅导办对较差的寝室进行教育督促整改。同时，学院还安排大学生公寓自我管理委员会的学生干部在课余时间到新生寝室进行走访宣传，重点强调安全卫生问题。

（4）加强警校合作，提升校园周边综合治理能力

按照《黑龙江省综治委学校及周边治安综合治理领导小组关于开展学校及周边综合治理专项整治行动实施方案》精神，学院制定了《齐齐哈尔医学院开展校园及周边治安综合治理专项整治工作实施方案》。2018年开展后勤整改以来，学院严格执行校园车辆管理、外来人员管理等工作制度，杜绝校园送餐，完善监控网络，加强校园巡逻，加大校园安全检查力度，全面加强校园环境综合整治。同时向齐齐哈尔市公安局报送了《齐齐哈尔医学院关于协助加强校园安全管理的报告》，积极主动联系地方公安机关协助学院加强校园安全管理，校园内部环境明显改善。

4．加强后勤人员的职业道德建设，发挥言行服务育人功能

齐齐哈尔医学院现有370余名后勤员工，在各个基层岗位上为全院的师生提供餐饮、建筑、

绿化、保洁、水、电、暖等方面的管理与服务，是直接面对师生的第一线。后勤员工的职业道德建设，包括服务态度都对师生产生着潜移默化的引导作用。

（1）忠于本职工作，全身心为师生服务

作为后勤工作人员，只有热爱本职工作，忠于本职工作，甘于奉献才能全身心地为师生服务。首先，要充分认识自己的职业地位和作用，牢固树立一心一意为教学、科研和广大职工服务的思想；其次，要以高度的责任感和主人翁精神，勤勤恳恳，在工作上尽职尽责、尽心尽力；再次，要坚持优质服务的职业目标，认真细致，热情周到，正确及时，勤于钻研，精益求精。所有后勤职工以“人梯”“蜡烛”精神，为教学、科研等提供物质保证，给学生、职工生活创造方便条件，为他人排忧解难。以工作为重，以助人为乐。

（2）工作中严于律己，以身作则

后勤管理处全体教职工用自己的高尚道德品质和优良的思想作风去熏陶和感染全院的师生员工。以身作则、身体力行。在道德情操上，言行一致，表里如一，富有正义感；在实际工作上，兢兢业业，吃苦耐劳，认真负责；在思想作风上，廉洁奉公，遵纪守法、守规；在言行举止上，讲求文明礼貌，言词文雅；在仪表上，整洁大方，微笑服务。

（3）发扬艰苦奋斗、勤俭节约的优良传统

“成由勤俭败由奢”“由俭入奢易，由奢入俭难”。后勤管理处全体教职工在工作中精打细算，修旧利废，少花钱、多办事，增收节支，杜绝浪费。做到人尽其责、物尽其用、财尽其力。

（4）团结一致，精诚合作

后勤工作服务广泛，内容多样，服务对象复杂，有些工作需要与其他职能部门联合行动，同时要取得广大师生员工的密切配合。第一，要从优质服务这个根本目的出发，分工协作，互助互学，互敬互爱；第二，要全心全意为教职工和学生的生活服务，要经常与他们沟通交流信息，主动征求意见，取得支持；第三，应当有宽广的胸怀，受到委屈时应以大局为重，暂时不被人理解时也要严于律己、宽以待人。

5．加强校园疫情防控，创造舒适的学习与生活环境

自2020年新冠疫情暴发至今，为切实做好新冠肺炎疫情防控工作，邀请市疾控中心学校卫生监测部门专家来院开展疫情防控知识专题讲座3次，培训人员为学生工作部、各二级学院、实验设备管理中心、后勤管理处等部门相关人员，培训内容从新冠肺炎防控知识、新学期开学要求、消毒技术指导及更新、重点场所防控要求、高校新冠肺炎防控指南、公民防疫行为准则（科普）、《中华人民共和国传染病防治法》、新冠疫苗接种禁忌等方面进行培训；卫生所和总务科对消杀人员、室内保洁人员及商服业主进行消杀和消杀人员正确穿脱防护服等相关知识培训和指导8次。通过培训和指导，使各相关部门消杀人员掌握的消杀知识更加全面、操作更加规范，确保师生员工的身体健康及生命安全。

为应对新冠疫情，总务科加大对校园环境卫生管理力度，全面做好全院消杀工作。先后制订了《齐齐哈尔医学院校园公共区域及室内通风消毒制度》《齐齐哈尔医学院疫情防控期间环境卫生检查通报制度》《后勤管理处消杀工作检查制度》《齐齐哈尔医学院学子浴池消毒管理制度》《后勤管理处疫情防控期间学子浴池管理制度》等，成立了2个专班——校园环境整治工作专班、防疫物资保障专班。

日常消杀按照市疾控中心指导进行，并做好消毒记录，有专人定期检查；对总务科管辖以外场所进行的消杀工作，总务科设专人定期检查消毒记录，记录不准确的现场指导或联系属地疾控中心专家给予指导。2020年至今，开展全院性大消杀6次，并在校园网上发布通知，总务科及时收集消杀相关图片并发送新闻，相关资料留存备查。

按照省市及学院相关要求，加强对校园快递消杀的监管力度，制定了《齐齐哈尔医学院校园商业服务场所管理方案》《校园商服管理制度》《校园商服消毒规范及要求》等；在每个快递网点门前粘贴风险提示牌，同时，利用校园广播为师生播放疫情期间收发快递的风险提示。2022 年春季开学后，多地暴发疫情，学院实行校园静态管理，其间，总务科制定了《校园静态管理期间快递消杀制度》，设立快递消杀专班，派 4 名管理员对校园快递网点现场监督消杀，保证快件消杀到位，防止病毒通过快递输入的风险，坚决杜绝物传人事件发生。

疫情防控期间制作各类防疫标识情况。“七步洗手法”宣传板 160 余个、“保持 1 米以上安全距离”标识贴约 250 个、安全距离圆点 3220 个、指引标识贴约 150 个、隔离观察室标识牌约 60 个、收取快件提示牌及其他标识约 30 个、制作消毒记录本 1500 余本等。

当今，我国管理学界流行一个理论，即“细节决定成败”，这对我们也有很多启示和现实意义。服务工作实际上是永无止境的，要分析服务对象的需求，想他人所想，急他人所急，增进与服务对象的亲近感，让服务对象获得充分的物质享受与精神愉悦。优质的后勤服务其实就是各个细节的总和。齐齐哈尔医学院后勤管理处的工作就是做好细节服务，坚持“以学生为中心”的理念，不断做好精细化、人性化的服务，不断提升学生对后勤服务的满意度。服务的真谛就是育人，“随风潜入夜，润物细无声”，在潜移默化的过程中蕴含着无声的教育，这种教育并不是知识的传授，并不能在书本中找到，是通过所有后勤人辛勤的劳动、无私的奉献，用实际的行动感染、培养、塑造担当民族伟大复兴大任的时代接班人，进而为教育强国、健康中国战略做出应有的贡献！

（魏大勇）

二、虚拟学习空间里的“三全育人”工作 ——基于智慧图书馆虚拟空间的建设与思考

（一）引言

随着教育信息化的快速发展及迭代更新，促进了多端融合的数字化学习环境和海量学习空间的快速发展，国家建设的服务大规模用户的混合云基础设施等，开启了学校数字化教学建设，“建设高质量的教育体系”，建成结构优化、安全可靠的教育新型基础设施体系成为国家建设的近期目标。教育新基建的启动有助于加快构建智能时代教育的新型生态系统，从多个维度对教育教学形成一种巨大的推动力。随着教育新基建的大规模开展，人工智能技术、5G 的广泛普及应用、线上及线下教学的衔接和切换，学生的网络虚拟学习空间得到了全方位拓展，学习平台的融合应用，使得学生的网络信息技能得到全面的提升，线下教学中的管理模式为学生提供了一个优良的学习和生活环境，与此同时，线上教学及自我学习也为学生开辟了多种网络虚拟新空间。

如何深刻认识和把握教育的先导和主导地位，如何在学生虚拟学习空间里做好“三全育人”工作，如何更好地驾驭人工智能、5G 以及未来不断出现的新的信息技术，让其为高等教育服务，在人工智能的广泛应用中下好“三全育人”的先手棋，是摆在高等学校“三全育人”工作中的重要问题。

（二）虚拟学习空间的建设及对医学生“三全育人”的意义

“三全育人”即全员育人、全过程育人、全方位育人，是中共中央、国务院《关于加强和改进新形势下高校思想政治工作的意见》的要求。教育新基建背景下的学习虚拟空间的建设促进了学生数字学习模式的发展与建设，同时也是“三全育人”工作的新目标、新过程、新方位，在新技术、教育发展的新内涵、新目标下中瞄准问题，提出新思路，预见性地提出问题的解决方案，是“三全育人”工作的新任务，解决好这个任务，对于建设高质量教育体系，更好地为国家培养社会

主义事业的建设者和接班人具有重要的意义。

1．教育新基建的新内涵推动教育信息化的迭代更新

《关于推进教育新型基础设施建设构建高质量教育支撑体系的指导意见》中，新基建的“新”主要体现在三个方面。新基建是相对于传统基建的，两者在内涵上有本质区别。传统基建大多指建筑的工程，新基建以信息网络为基础，根据国家发改委的表述，可以分为信息基础设施、融合基础设施和创新基础设施三类。

2．新基建赋能新型教育公共服务平台繁荣发展

教育新基建是对教育信息化现有发展基础的传承和创新，更加注重新一代信息技术的广泛应用，支撑以 5G、人工智能、云计算、区块链为代表的新一代信息技术与教育教学实践深度融合，培育教育信息化发展的新动能。

3．新机制下多端融合的数字化学习环境和海量学习空间的日益强大

推动教育新基建，要充分发挥各方力量，构建多方协同的教育供给新生态。要加强部际协同、部省联动和区域协调，促进算力资源、教育数据和教育应用的开放共享，实现集约部署和高效利用。

2021 年 7 月初，教育部在《关于推进教育新型基础设施建设构建高质量教育支撑体系的指导意见》中提出“互联网＋教育”大平台，成为教育高质量发展的数字底座，数字教育资源推动公共服务体系改革与创新得到鼓励和支持。优质教育资源普及共享得到推进，2010 年开始，我国就建设了教育资源公共服务平台，现已形成以“国家 - 省市”为生态链的教育资源公共服务平台体系，拥有海量优质的数字教育资源，不但在常态教学中保障了教育资源均衡，还在疫情期间为支撑在线教育实践发挥了战略作用。然而，海量资源的作用效果还有很大的提升空间。一方面，面对疫情后的常态信息化教学需求，承载海量资源的平台因缺乏体系服务的支撑而作用受限。另一方面，在“双减”背景下，仅靠资源平台也难以满足人们对适需、优质、个性的教育资源的需求与期待。从单一的资源提供转变为体系化教育服务，已成为推进基础教育高质量发展的必然趋势。

（三）教育新基建背景下的高校信息化发展为“三全育人”工作带来的契机及新问题

大数据与教育的结合成为时代发展的必然要求。“而我们的教育大数据应用经验是：大数据应用，最重要的不是技术应用问题，而是基于转型后的教育模式对思维和意识的理解；大数据应用的最重要的问题不是算法，而是对数据和场景的理解；算法并不是越‘高级’越好，解决实际问题最重要”。

1．新一代信息技术为在线教育及智慧服务带来了新动能及新问题

5G、大数据、人工智能等新一代信息技术助力的教育新基建为在线体系化教育服务提供了新动能。党的十九届五中全会明确提出“建设高质量的教育体系”，对教育行业的发展提出了更高的要求。教育行业是新型基础设施建设的一个典型场景，《指导意见》主要强调到 2025 年基本形成结构优化、节约高效、安全可靠的教育新型基础设施体系。教育新基建的启动有助于加快构建智能时代教育的新型生态系统，可在多个维度对教育教学形成助力。具有智能化、体系化服务能力的智慧云校也在不断升级虚拟在线学校，教育软基建的升级演化也为资源共享带来更多的可能性。教育新基建的建设，将会推动教育信息化向更高水平发展，智慧图书馆作为智慧校园的一个重要要素，应在建设过程中注重设计和完善，避免产生网络管理盲区。

2．虚拟空间的建设和服务给高校服务创新带来的契机及隐忧

无人值守的智慧化藏阅空间的建设将会进一步开放图书馆的资源和服务，会为学生带来更多的可利用时间，方便、快捷的高效服务不断升级和完善，将带给学生新的体验，会进一步引导需求和启发新需求，学生的想象力和创造力也得以提升。无人值守、自助和智慧藏阅空间的建设，将会淘汰传统服务模式中的落后成分，新的服务模式带动新的服务，新的服务推动新的发展契机，图书馆在现有服务的基础上，将会有更多的服务契机。图书馆是书刊阅览的场所，也是思想交流的场地，是医学教育的第二课堂和智慧教室，也是云服务的一个终端，是综合服务的基地，也是科研创新的空间，是文化休闲的场所，也是录播、直播的演播室，有声音、图像等更多的碎片化的知识库，更是学习评价和身心修复的最佳场所，信息技术应用下的图书馆将会提供多种多样的知识和服务，也会帮助人们展开想象的空间去尽情地创新和完善所研究的课题。

3．虚拟空间的建设和使用对医学生网络信息行为管理带来的新难点

高校图书馆应在技术与服务融合的前提下，为学生提供一个智能化的服务环境，对学生综合素质的提升具有重要的教育意义。基于RFID技术的无人值守智慧藏阅空间的服务设想会将图书馆的服务创新工作提高到一个新高度，学生在信息技术应用下的无人值守藏阅空间的自助式服务过程中，可以学习使用融合了RFID技术的各类自主式服务平台，在自助智慧平台的应用过程中自觉提升信息获取的能力，全面提升医学生的信息素质，养成文明借阅的良好习惯，但同时也会引发信息管理的新问题，学生网络信息行为也应全过程管理、全员参与和全方位地开展。

（四）虚拟空间设计与使用中的三全育人功能的设计和思考

平台是一种媒介，构成社会认知交往传播的基础生态。虚拟学习空间的设计和建设过程中要根据高等教育的规律，将高等教育的全过程、全员、全方位充分考虑周到，避免网络管理漏洞，避免因虚拟空间的设计和建立过程中的考虑不周而产生的功能缺失，设计层面应对虚拟空间的管理从无计可施到千方百计。

1．虚拟学习空间里的全过程育人机制研究

学生管理系统的设计是实际学生管理过程的映射和网络再现，设计时应结合实际，避免管理盲区，物理学习空间中的全员管理在虚拟空间中也不能落空，物理空间中学生管理的全方位也应在虚拟空间中设计到位，避免出现学生在物理空间中的行为管理很到位，而在虚拟学习空间里出现管理缺失，出现问题解决滞后的现象，这就需要在虚拟空间里融入物理空间的管理职能，并充分体现三全育人的理念。

（1）虚拟空间的建设原则

1）以学生为中心的原则

虚拟学习空间的设计要体现以学生为中心，在设计技术上也要采用相应的SOA架构，从系统的架构到具体虚拟学习空间的功能，都需与物理空间协调一致，甚至是功能上更加完善，大于物理空间的管理效果，要在尊重教育规律、尊重学生个人信息安全的基础上更加方便学生，在人工智能技术的应用下，实现人性化管理的功能，体现出以学生为中心的原则和效果。

2）人工智能技术的融合应用与预警机制的融合

人工智能技术的融合应用能够体现出智慧校园管理的效率，但是也要充分尊重和保护学生的个人信息，评估和设计学生的正常学习活动区域或数值，如有偏离值出现，可设计与辅导员及学生各级管理部门的联动提醒，综合评估后的偏离值产生预警提示，充分实现全员和全过程、全方位育人的功能，将三全育人的指导思想融入其中，让虚拟空间的设计和利用不至于出现学生管理的盲区。

3）课程管理与学生管理及后台技术管理人员的深度整合

三全育人中的全员管理，在虚拟学习空间的实现过程中应避免以往仅仅是后台管理人员和相关的计算机技术人员能够发现问题，在新技术融合应用下的虚拟空间的建设和运行中，应整合管理功能，实现辅导员及其他学生管理者与计算机后台管理人员的互动，以此实现物理空间和虚拟空间管理的一一对应性，避免物理空间的管理和虚拟空间管理的条块分割和各自为政现象，也避免因设计理念的缺乏而导致的管理功能的缺失。

4）虚拟空间中良好教育生态的模拟设计与实现

网络信息资源的安全管理及信息过滤是确保虚拟空间中教育生态的必要手段，在人工智能技术成为线上教学主要技术支撑的条件下，应在设计过程中充分考虑信息过滤和信息传播中后台设置管控的功能。网络信息传播速度快，各类信息和各种格式的文件汇聚在空间里，应事先预想到网络信息的传输和管理，确保虚拟空间里的教育及意识形态教育符合社会主义核心价值观。

（2）网络信息技术与“三全育人”教育理念的有机结合

1）将“三全育人”的理念体现在虚拟信息系统的设计过程中

科学技术是第一生产力，信息技术是管理手段，是促进高等教育事业发展的工具而不是教育的主宰，信息技术的应用应充分展示它服务于人的特点，而不是制约管理者，技术的凸显也是在人的智慧指导下，信息技术的应用要符合高等教育的需求，要服务于高等教育。“三全育人”的理念不仅在物理空间的教育中要发挥指导作用，在虚拟空间里同样要发挥与物理空间一样的作用，并起到主导作用。

虚拟学习空间作为智慧校园、智慧图书馆的一部分也应体现技术服务于人的特点，在利用信息技术的时候要充分考虑信息技术服务于“三全育人”的理念，“三全育人”的理念应成为虚拟空间建设的重要指导思想。在“三全育人”理念指导下的信息系统的设计及运行应该让学生更方便，信息更安全，信息生态更纯净，更符合社会主义核心价值观，更适应中国文化需要，更透明、更安全，避免想不到、责任不清，学生在网络空间中的信息环境不安全及信息生态浑浊等问题的发生。

2）与信息技术同步迭代更新

信息技术快速发展，平台的迭代更新速度很快，网络新技术及网络新生事物不断涌现，这需要在建设虚拟空间时考虑到软件之间的兼容和对接、技术的衔接和过渡，以及系统的可拓展性和可更新性，避免资金的浪费和虚拟空间服务的缺失和难以整合。

3）“三全育人”的理念与信息技术的有机结合

“三全育人”的理念是具有生命力的教育理念，“三全育人”的理念也将随着信息技术的进步而不断生长和强大，技术是“三全育人”理念的手段和工具，人工智能会将以学生为中心的理念演绎得更加人性化，说到底，技术都是工具，教育者是主体，全员参与教育也应在所有高校的虚拟信息空间中参与管理和服务。信息技术和“三全育人”的理念有机结合会为教育者和受教育者开辟一个新的空间，在这个空间里教育将会更加完善，而不是缺失。“三全育人”的理念应在信息系统设计和虚拟空间建设之初，完美嵌入全流程和全空间，并使得全员都在系统中有机结合，互相配合，将高等教育演绎得更加优秀和出色。

（3）虚拟空间是物理空间的映射和线上再现

1）三全育人工作是高等教育的出发点和落脚点

三全育人工作是高等教育的出发点和落脚点，虚拟空间更是在三全育人理念下的一个教育新场所，所有的教育及教育的所有过程和所有理念都应在虚拟空间完美展示，这个过程也是虚拟空间和物理空间的映射和线上再现。

2）虚拟空间及其应用的信息技术是三全育人的工具与手段

技术具有颠覆模式的能力，但是信息技术永远都是手段和工具，在三全育人理念下的智慧校园建设及无人值守智慧图书馆藏阅空间的建设和运行发挥的是教育手段的作用，对虚拟空间而言，真正的主宰是教育者和三全育人的理念。在设计和建设过程中，理念要发挥指导作用，流程和空间的功能都是理念下的教育手段和教育方法，是教育者的工具，也是被教育者的学习资源。

3）虚拟空间的建设将教育信息化建设不断升级和完善

教育新基建也是教育信息化发展建设的总内涵，教育信息化实现的技术和服务手段都是在教育新基建的建设内涵下逐一完善，信息技术逐步升级换代，教育的理念和三全育人的理念也应同步在升级的系统中，不应因升级换代而弱化或者是被替代，而应更加凸显三全育人的理念。随着虚拟空间的建设和发展完善，教育的职责和理念也应在虚拟学习空间中越来越完善和强大，功能越强大，理念越凸显，真正发挥三全育人的作用。

2．虚拟空间里的全方位育人理念及机制的思考与设计

虚拟空间的管理需要后台技术人员与学生管理人员及大学的后勤服务相关人员各有其权限，分别在虚拟空间里去履行工作职责，充分发挥服务育人的职责。在虚拟空间的服务育人方面必须要做到物理空间和虚拟空间的结合，要跳出技术看技术，技术仅是服务手段，人工智能下的虚拟空间的建设和完善应顾及服务育人队伍的相应权限，算法和程序都不应是服务育人的障碍。服务育人应跨越技术的丛林，普及应有的信息技术素养，适应人工智能及5G广泛应用下的服务育人环境，积极发挥全员全方位育人的职责。

（1）虚拟空间与物理空间的信息对称性原则

人工智能模拟技术应用的时候，也要考虑虚拟空间不仅是一个新事物，而且是物理空间的再现和升级，也是服务育人手段的延伸和加强，在这两个空间的管理和服务中，应考虑系统的完善性设计。首先，不能有管理漏洞和服务漏洞。其次，不能弱化或消耗管理和服务育人资源，应发挥增值效应，信息对称，彼此启发，使用方便，管理和服务易如反掌，信息和资源的对称、管理和服务的对称、功能和效率的对称，以及服务育人效果的相互补充都应考虑到位，设计合理。

（2）虚拟空间与全方位育人理念的一致性

以往对虚拟空间的管理更多的期待和权限基本是后台管理人员或者服务公司的技术人员，这种模式对于全方位育人来说是有缺憾的，并不是技术不能实现，而是设计理念的缺失，就技术本身谈技术的应用容易使技术限制教育功能的发挥和完善。而以人为本的教育理念和三全育人理念的结合，社会主义核心价值观的统领，以及立德树人大计贯穿，都会给信息化建设提出新问题。人工智能信息技术模拟的不仅是学习场景和生活场景，更主要的是参与演绎教育的根本，理念牵动系统，整合资源，这就要求虚拟空间与全方位育人的理念密切结合。

（3）虚拟空间里的全员育人权限的协同管理与预警机制

系统设计人员、后台管理人员、网监管理及高等学校的管理与服务人员应协同在人工智能技术应用下的虚拟空间，消除信息孤岛，合理联络提醒，互为补充和相互配合，在充分尊重个人信息的基础上，实现合理分工，权限合理，合理设计，消除隐患和漏洞，将虚拟空间的建设和功能演绎得更加适应未来发展需要并能满足应急需求，预警机制和数据统计也应及时和超前，合理设置偏离值，将教育信息化的效率落实在每一个虚拟的空间和角落，不让教育在网络上被动，而是要全方位积极主动。

1）整合信息孤岛，完美实现虚拟空间的对接与互动功能

信息化建设框架下的高等学校信息化系统，应明确包含学校的各类管理与服务的分系统，在统一整合平台上实现完美的对接和数据的共享、互动。因信息系统的建设差异和对接差异，信息孤岛还是长期存在的，获取信息与服务和管理对接都会产生很多死结，这就要求我们在虚拟空间中注重这些信息孤岛的效应，早发现早处理，早预见早避免，教育的主动权应在学校的各部门及各类学生管理机构中，而非受不够完善的技术应用所制约。人主导信息技术，虚拟空间的对接和互动也应在教育和技术完美结合的情况下去整合。

2）虚拟空间的后台管理权限的全方位覆盖与管控

虚拟空间的后台管理权限应重新整合，技术维护权限、学生管理权限和服务权限都分别权重，不能以技术维护权限制约管理与服务权限，不能让三全育人理念下的高等教育受教育信息化下的各类系统和平台的制约，信息技术的手段作用应时刻深入人心。人是系统的使用者，也是学生的管理者和服务者，学生在后台权限设置缺失的虚拟学习空间里，没有学校教育智能的管控和发挥，

就会出现漏洞失控现象，会出现很大问题，所以，新基建背景下的教育信息化要凸显教育者的主导地位，而不是技术的主导地位，要深刻认识和把握教育的先导地位。

（五）虚拟空间的建设是推动高校三全育人工作的生长点

教育新基建理念下的智慧图书馆系统是一个综合服务系统，人工智能技术的应用会使图书馆优良服务在新的信息环境中得到模拟和再现。一种数字文明和虚拟的服务场景会使得学生不断地提升以适应不断更新的文明服务的能力，数字模拟服务是为了让馆员的服务更加完美而富有更美好的馆员人格魅力，在人机互相尊敬的场景设计下，服务更温和、更规范。模拟与模仿都会具有教育的功能，文明和谐的数字文明会使得学生更加适应和习惯，在这种人工智能应用场景中，会将图书馆本身的人文服务展示得更加完美和规范，文明服务会换来用户的满意。友好的服务过程也是一个互相尊重和互相学习的过程，学生通过适应人工智能技术应用下的智慧服务，同时也会养成尊重知识、尊重服务、不断学习新知识、不断适应新服务的好习惯，学习和服务需求在不断地延伸和拓展，智慧图书馆的服务将不断地升级与完善，服务也将是一个富有生命力的新的生长点。

（六）案例：智慧图书馆虚拟服务空间的设计及其服务育人功能的发挥

图书馆智慧校园的建设应在学校智慧校园的建设框架下合理地设计图书馆的服务育人功能，合理地整合图书馆的服务功能和文献信息资源，将管理和服务、资源和人员以及图书馆服务的物理空间和网络虚拟服务空间完美结合。鉴于智慧图书馆建设还没有开始，在建设和论证中应将三全育人的理念结合其中，让智慧图书馆服务平台下的各数据库以及虚拟服务空间和学生虚拟学习社区都完美整合，既有高度的信息自由，又有网络信息资源的整合和过滤，既有管理和服务及服务对象的互动和高效沟通，又有无障碍服务的第一时间递送。资源的建设和完善，管理与服务的开展，都要统一在教育先导的思想上，都要体现三全育人的理念，都要实现高等学校图书馆的职能。

1．智慧图书馆建设的总体框架设计原则和理念

在智慧图书馆建设的框架设计中要体现教育主导，要在智慧图书馆框架下合理设计服务功能和服务流程。对于读者的管理，也要与学生管理部门和教务部门以及科研管理部门有对接和互动，每一个工作流程和服务流程都要体现和凸显三全育人的理念。

2．虚拟服务空间的功能设计和运行

虚拟空间的功能设计是一个反复谈及的问题，以需求为中心要和以学生为中心相结合，以方便快捷为目的，也要结合教育主导地位，以自由网络信息行为为目标，还要结合合理的管控，避免虚拟空间教育失控现象。同时注意信息安全，避免各类以破坏为目的的网络干扰和侵犯。虚拟空间的功能设计要将图书馆功能和三全育人的理念紧密结合，也要把服务育人功能与教育主导地位呼应好，以往的管理软件以及各类虚拟服务空间的建设是技术发挥主导地位，教育功能常常出现被技术牵制的现象，新基建下的教育信息化建设及图书馆虚拟智慧空间建设应将教育主导地位作为空间建设的原则，将服务育人功能结合到虚拟空间和信息系统的各个操作中。充分发挥教育主导作用，信息技术无论怎样发展进步，都将是三全育人的手段，虚拟空间则是教育的一个场所，要服从学校三全育人的理念和高校管理的需要。

3．资源利用平台上的虚拟社区的管理

虚拟社区的管理要将以往的仅是后台技术管理人员占主导地位凸显为教育占主导地位，三全育人的理念在虚拟空间里应实时发挥作用。信息资源的建设和管理、信息资源的整合和利用、信息资源的过滤和推送以及学生在虚拟社区中网络行为的管理和监督都应在三全育人理念的统领下发挥好新基建背景下教育信息化应有的积极作用和促进作用，避免在信息技术和人工智能技术面前无能为力和处于被动局面。虚拟空间建设的同时应完美结合三全育人理念，在任何一个过程和空间都有教育主导的功能，这样才能发挥好技术服务于教育、技术是手段、教育是主导的功能。

4．移动图书馆平台上虚拟服务空间的服务

移动图书馆作为虚拟空间的一种形式更加方便和快捷，而移动图书馆的框架是统一的，但这并不妨碍将三全育人的理念在移动图书馆里闪耀光芒，个性化、定制式是虚拟空间建设的最基本功能，图书馆虚拟空间的建设应和整体智慧校园的虚拟空间建设保持同步或超前，在系统设计时将三全育人的需求放在首位，这个理念将会使得各类虚拟空间的建设得到更好的升级迭代，会将以往不符合教育主导的纯技术主导产品更新和完善，甚至是重建。

5．服务育人功能的发挥

任何算法、任何计算机语言的应用都应符合教育的需要，不应是技术为王，而是教育为主导，网络信息资源的内容应是科学的和健康的、积极的、向上的，而不应是技术主导并兼有漏洞而成为教育的盲区或盲点，更不能是被利用的软肋和无人管控区。服务手段越来越趋于人工智能技术，那么，服务育人要瞄准人工智能及不断升级完善的网络信息空间，虚拟空间的信息传播能力大于物理空间，服务育人作用发挥得好不好也要去研究。服务育人的手段除了先进以外，有没有教育主导地位的缺失，这就需要在信息化建设的全过程都要将三全育人的理念逐一融进信息系统，让它成为信息系统建设的指导原则。服务育人也要实现线下和线上的一盘棋，信息对称、功能对称、理念对称，这样才能逐渐建立和完善虚拟空间的服务育人机制，才能将三全育人的理念在信息技术应用中不断创新发展，成为高校教育发挥主导地位的一个新亮点。

（张冬梅　文　丽）

三、在校园安防工作中践行服务育人理念

（一）当前高校存在的校园安全问题

高校肩负着培养人才、发展科技的重任，高校的发展直接影响国家民族复兴的百年大计。居安思危，构建安全稳定的校园环境是高校发展教育事业的基础。近年来，在属地和高校的共同治理之下，我国高校总体上秩序井然、安全态势良好。但是，复杂多变的社会形势、急剧膨胀的办学规模，特别是网络时代的到来，也涌现出一些新问题，高校面临着新旧叠加的双重安全挑战。高校历来是对社会浪潮最敏感、反应最迅速的前沿阵地。今天的校园安全影响因素已然从传统的相对单一的人身财产等治安事件扩展到大学生心理健康、校园内交通意外、实验用危化品管理、网络诈骗、舆情危机、食品安全、公共卫生等复杂、广泛的对社会影响深远的许多领域。复杂多变的社会形势、急速扩展的办学规模加上大学生超前的思想意识，使得一些矛盾因素隐藏于和谐校园表象之中，所以，高校依然面临着不少新旧叠加的安全挑战。

1．政治和意识形态安全问题

近年来，国内外政治形势错综复杂，比如新疆问题、乱港风波等，国外敌对势力亡我之心不死，煽动大学生，发表不实言论，妄图达到“和平演变”“西化”的政治阴谋，干扰了高校的和谐稳定工作。当代大学生有较高的政治热情，参与政治的愿望迫切，但是缺乏阅历，看待问题尚属片面，容易被利用并衍变为群体安全事件。

2．校园治安问题

高校校园面积广阔，校内楼宇众多，又实行开放式管理，校园与社会互相交叉渗透，进出人流、车流量大，治安、交通管理难度加大。校园周边环境复杂，节假日校门口出租车、黑车盘踞，周边商服林立，网吧、台球室、旅店、各种小吃摊容易将学生引入歧途，带来治安、食品卫生等

安全问题。

3．学生心理健康问题

当代大学生生活上物质丰富，但心理上较为幼稚、不独立、情绪化、抗挫能力差。面对情感、学业、就业等问题，自身不能良好地处理，从而引发心理健康问题，各种事故、案例频频发生，且出现上升的趋势。目前，大学生心理健康已成为高校学生工作的重点和难点。

4．网络安全问题

互联网大数据时代的发展，为大学生提供了学习交流的便利，同时也孳生出一些网络安全问题。其一，网络成瘾问题，大学生沉迷网络游戏、网络交友、网络购物，浪费金钱，荒废学业；其二，网络犯罪，互联网的拜金、色情、暴力以及其他不良信息扭曲了大学生的价值观念，使他们人格弱化，责任感缺失，甚至做出违法行为，如参与网上借贷、网络诈骗、网络赌博、散布反动言论等。

5．实验室安全问题

随着我国高等教育事业的快速发展，各高校都加大了实验室建设的投人，实验室安全管理面临的问题也越来越多，爆炸、火灾、中毒等事故时有发生，造成人员伤亡，财产损失，社会反响强烈。这些事故的发生暴露出高校实验室管理存在着安全责任不落实、实验人员违规操作、危险物品安全管理不到位、管理制度不健全、相关部门安全监管存在薄弱环节等问题。

（二）校园安全管理工作进一步规范

学院高度重视校园安全工作，在学院党委和行政的高度重视和直接领导下，积极贯彻落实上级文件精神，新冠肺炎疫情防控、安全生产专项整治、春季火灾防控、交通运输风险大排查隐患大整治、平安校园建设和常态化扫黑除恶专项斗争、安全专项整治等校园安全各项工作科学、有序、规范地开展。校园安全防控必须始终坚持“预防为主”的理念，制度制定有安全侧重点，明确职责和严肃惩罚措施，使校园安全管理在校园内部形成有效合力，营造和谐的工作氛围。

1．各项安全管理制度健全

2021 年，学院安全工作责任制度、会议制度、检查制度、情况通报、考核制度、校园活动报备管理、校园车辆管理等各项工作制度健全，日常工作开展过程中严格执行。结合工作实际情况，对《齐齐哈尔医学院安全工作量化考核实施细则》进行了修订。

2．“四不两直”安全检查制度

学院安全工作检查采取“四不两直”的方法，在全院范围内从安全管理、意识形态、消防安全、饮食安全、治安、交通、学生管理、特种设备、实验室、基建、防汛、周边环境等方面开展走访检查，查找问题，及时排查隐患，确保校园安全稳定。

3．安全隐患大排查大整治工作

按照省教育厅等 15 厅局联合下发的《全省校园安全专项整顿暨新一轮安全生产隐患大排查大整治行动方案》文件要求，制定了《齐齐哈尔医学院安全专项整顿暨新一轮安全生产隐患大排查大整治行动方案》，成立了工作领导小组，组织各单位、部门围绕 10 项排查重点、35 条具体排查内容开展了全面自检自查。对检查发现的消防、实验室、燃气等方面的安全隐患，建立隐患排查治理台账，立即进行了整改。工作开展期间，学院共派出检查组 6 个，检查人员 48 人，检查所属单位及重点部位数量 74 个，排查治理一般隐患 13 项，完成整改 13 项，整改完成率 100%。

4．双重预防机制建设

2020 年，省教育厅在黑龙江大学召开全省高校安全风险分级管控和隐患排查治理双重预防机制建设现场会，作为仅有的两所经验交流高校之一，学院在会上介绍了双重预防机制建设的经验做法，并在会后陆续接待了省内 12 所高校来院交流学习。学院在 2020 年完成安全风险分级管控和隐患排查治理双重预防机制建设工作的基础上，建立双重预防机制建设常态化工作机制，2021年“两台账、一图、一栏、一卡”建设进一步更新完善，划分风险等级，明确风险管控人员，制定具体风险防范措施。隐患排查整改过程中，建立完善“隐患排查治理台账”。绘制公共楼宇“安全风险四色分布图”5个，重点部位制作、张贴“重大安全风险公告栏”“岗位安全风险告知卡”及风险提示标志、安全警示标志1500余个。结合处级机构设置变化和处科级干部调整实际，“安全风险分级管控台账”重新梳理出安全风险点586个。多年来，学院高度重视安全工作，在全院形成了“工作一盘棋，分工不分家，安全一起抓”的工作格局，奠定了双重预防机制建设的坚实基础。

5．交通运输风险大排查隐患大整治工作

按照省教育厅《全省教育系统交通运输风险大排查隐患大整治专项行动工作方案》要求，制定了《齐齐哈尔医学院交通运输风险大排查隐患大整治专项行动工作方案》。工作开展以来，增设交通指示标识和警示标识，通过加强师生员工交通安全教育、校园及周边道路交通秩序维护、入校车辆管理、入校送货车辆专项安全整治、公务车辆及租用车辆安全管理等，进一步提高了师生员工的交通安全意识，加大了对外来送货车辆的管理力度。联合公安交管、交通运输等部门的多方力量共同开展工作，校园及门前道路交通秩序进一步改善。校园内未发生任何交通安全事故，工作取得了积极的成效。

6．强化消防安全管理

2021年，消防监控系统维修维护通过招标方式固定维保单位，消防设施设备故障及时进行维修维护，年底进行了检测并出具了检测报告。配备充足的消防器材，大学生活动中心配备灭火器120个，形态楼配备灭火器100个，各类实验室增设了灭火器、灭火毯、灭火沙箱等消防器材。对学院原有的2400余个灭火器进行了年检，均符合使用要求。对所有灭火器、消火栓粘贴了使用说明。日常工作开展过程中，现场处理消防安全隐患26处。指导、配合各单位、部门师生开展消防安全培训演练11次，培训人数1300余人次。同年年底，制定了《齐齐哈尔医学院冬春火灾防控工作方案》，召开专题会议进行了冬春火灾防控工作部署，全年迎接市消防部门来院消防检查2次。

7．实验室安全管理

学院严抓实验室建设与管理，聚焦实验室危化品安全、生物安全和特种设备安全，注重全生命周期管理，及时调整实验室安全管理领导小组和实验室生物安全管理委员会，与各二级单位签订安全责任状，完善仪器设备应急购置申请审批流程，修订并发放实验室安全手册。坚持“关键部位、关键领域、关键人员”的安全风险排查治理原则，全年实现了实验室安全零事故的目标。

8．安全工作年度量化考核

学院坚持安全工作考核制度，学院成立了以主管安全的副院长为考核组长，安全工作委员会成员单位二级学院书记、相关部门负责人和保卫处处级干部为成员的考核组，考核前，安委办对考核成员进行业务培训。考核过程依据《齐齐哈尔医学院安全工作量化考核标准》规定的4大项考核指标，通过查看材料、实地考察走访等方式，现场打分，对全校41个单位全面安全考核，对照考核成绩进行等级分类，考核结果向学院党委常委进行汇报，经审定，考核结果全校通报。

（三）加强人防、物防、技防建设，提高安保效能

人防、物防、技防是安全防范的三个范畴，“人防、物防、技防”三位一体的防范体系已经成为平安高校建设的重要依托。

1．“人防”建设

（1）“人防”的概念

这里所指的“人防”非人民防空，而是指安全防范中人员所起的作用。基础的人力防范是利用人们自身的传感器（眼、手、耳等）进行探测，发现妨害或破坏安全的目标，做出反应，用

声音警告、恐吓、设障、武器还击等手段来延迟或阻止危险的发生，在自身力量不足时还要发出求援信号，以期待做出进一步的反应，制止危险的发生或处理已发生的危险，例如巡逻巡视、应急处理、值班警卫等。落实人防，即配备内部安保人员，主要负责学校内部安全保卫和安全督察工作。

（2）“人防”建设的必要性

新形势下搞好高校保卫工作关键在人，面对新时代复杂多变的内外形势挑战，需要建设一支规范化、专业化的高素养高校保卫队伍，“人防”建设是解决保卫工作突出问题和挑战的关键所在，是高校保卫队伍管理制度化、保卫工作规范化和科学化发展的核心实力人才保障。要构建安防服务育人体系，安防人员建设是关键。安全保卫部（处）要坚持刀刃向内，不断自我革新，优化整合现有队伍，实现人岗匹配、各尽其能，提高积极性和服务意识。

（3）“人防”建设策略

各级领导必须深切认识到建设高素质的保卫队伍是关系到高校安定发展的关键问题，要提高政治站位，从学校发展的全局出发，做好以下几方面的工作：

1）加强高校保卫队伍正规化、规范化建设。明确高校保卫工作组织机构地位、重要性、机构设立、人员配置等相关内容，加强对高校保卫工作的重视程度，走正规化发展道路。

2）优化队伍结构，严格准入制度。提高保卫干部人事任用门槛，提高保卫队伍人员素质整体水平。具体来说，高校应本着德才兼备、年富力强的原则来配置保卫干部，确保人员配置充足得力，做到召之即来、来之能战。摒弃过去存在的“收容所”以及“养闲人”等问题。

3）进行思想和技能全面培训。建立一个以思想政治教育、综合业务能力培训、服务育人意识培养为主要内容的培训系统，使每个保卫干部都能够成为“一专多能”的综合性人才和“多面手”。定期开展安保人员体能训练、安全管理业务培训、警用器械使用培训、突发事件应急演练、消防灭火实战演练等“业务练兵”活动，邀请市公安局警务实战教官来院进行日常业务知识和突发事件处置培训。打造一支具备较高政治觉悟、较强业务能力、志愿服务师生、能够适应新时代信息化安防工作需要的综合人才队伍。

4）加强作风建设。在工作作风建设上，领导干部党员必须以身作则，带头履行职责，努力营造心齐、气顺、劲足、爱岗敬业的良好局面。实现“内强素质、外树形象”的工作目标。对违纪违法、给工作造成严重损失的人员决不姑息迁就，坚决予以严厉处罚。将思想上消极怠工、工作能力弱、没有上进心、考核成绩靠后的尽快分流，切勿强制留用，以免贻误工作。

5）加强安防人员服务育人理念培养。服务育人是指在管理服务工作中融入思想政治教育，把解决实际问题与解决思想问题相结合，充分发挥服务岗位的育人作用。服务育人理念和工作方式有利于拉近服务者与被服务者的心理距离和情感距离，通过一些细微、贴切的服务架构心灵的桥梁，更有利于顺利推进工作的开展和问题的解决，达到“润物细无声”的育人效果。

首先，要健全全员理论学习制度，用党的创新理论滋养育人初心，引领育才使命，切实用习近平新时代中国特色社会主义思想武装头脑，指导实践，真正形成全员合力育人的思想共识和行动自觉。

其次，保卫服务要认真梳理安全保障各类服务岗位所承载的育人功能，把全心全意为学生服务作为工作的出发点和落脚点，增强服务意识，提升供给能力，在工作职权范围内充分挖掘学生在学习、生活中的实际需求，构建和谐平安的校园环境。深化全员“三全育人”的理念，引导保卫职工真正把工作重点放在立德树人上，把目标落在育人效果上，用实际行动回答好“培养什么人，怎样培养人，为谁培养人”这个根本问题。

再次，要充分发挥领导干部、党员骨干等关键少数的主导作用，提升保卫部门在育人群体中的引领力和话语权。建立保卫服务各岗位的育人工作标准和规范，实现人人知晓育人职责、时时践行育人使命、处处彰显育人效果。

从次，树立保卫服务育人的先进典型，它可以为育人主体树立榜样，提供前进的目标和动力。培养服务育人示范岗，树立岗位育人先进典型，为大家提供学习的榜样，使安防育人工作扎扎实实地收到成效。还要加大奖励力度，激发人们争先创优的热情，鼓励人们更加努力地做好育人工作。

最后，服务育人理念培养要健全育人质量评价机制，把评估的落脚点放在育人效果上，激励与约束并重，把立德树人评价结果作为职称评定、职务晋级、绩效分配、评优评先等的重要依据，让育人链条动起来，让育人能量活起来，让育人优进劣出机制运转起来。

2．“物防”建设

（1）物防顾名思义就是通过物力进行安全防范。物防就是物理防范，由能保护防护目标的物理设施，如防盗门、围墙、铁丝网等构成，主要作用是阻挡和推迟罪犯作案。现代的物理防范，已经不是单纯的纯物质屏障的被动防范，而是越来越多地采用高科技的手段。一方面，使实体屏障被破坏的可能性变小，增大延迟的时间；另一方面，也使实体屏障本身增加探测和反应的功能。

（2）高校”物防”建设主要包括学校重点部位、重要区域、重点场所安装防护栏、防盗门和照明设施，加固、加高校园围墙，在校园内设置治安、消防、交通安全、食品卫生等安全设施。学院为安保人员装备必要的执勤、防护、抓捕等器械，如警棍、警棒、高光手电、防爆喷雾等。学院将校园北侧、东侧简易铁丝网护栏拆除改建为牢固、美观的铁栅栏，既阻挡了校外人员随意钻、翻进校挖野菜、遛狗或是其他不轨行为，也在疫情防控封校期间阻挡了学生出校的通道。学院西面临湖，风景优美，但师生在观湖、游湖过程中也存在安全隐患，学院在湖边沿线修建了铁质观湖围栏和木栈道，既保障了观湖师生的安全，也为校园风光增色不少。夏季的傍晚，医学院的湖边吸引了大量学生驻足。学院在莲花池，湖边、书山、学海等地均设有安全警示标语，提醒师生在游玩时注意个人安全。学院保卫部门设有专人轮岗，24 小时校园巡逻，巡逻人员配有电动巡逻车、对讲机、执法记录仪，全年无休保卫师生安全。校园北区有校园警务室，24 小时有人值班，报警电话 2663110，全校师生皆知，遇有异常情况可随时报警。警务室配有各种防护器具，如作战背心、警用强光手套、防割手套、防爆盾牌、橡胶警棍、喷雾等。室外物防设施要经常巡视，发现损毁及时上报维修，警用器械要记录购买、生产日期，定期检查，维修保养，确保需要时能派上用场，发挥作用。

3．“技防”建设

（1）技防就是社会公共安全范畴的技术安全防范的技防，如视频监控、电子防盗报警、防火安全报警等。人防和物防是古而有之的传统防范手段，它们是安全防范的基础，技防手段可以说是人防手段和物防手段的功能延伸和加强，是对人力防范和实体防范在技术手段上的补充和加强，使人力防范和实体防范在探测、延迟、反应三个基本要素中间不断地增加高科技含量，不断提高探测能力、延迟能力和反应能力，使防范手段真正起到作用，达到预期的目的。

（2）学院“技防”建设总体情况

由于上级主管部门和自身对安全的重视，各高校近年陆续在能力范围内投建了相应的技防系统。当前，高校主要采用的技防系统有视频监控系统、防盗报警系统、车辆道闸系统、电子巡更系统、消防联动控制系统、门禁系统等。

1）视频监控系统：视频监控系统由摄像、传输、控制、显示、记录 5 大部分组成。摄像机通过同轴视频电缆、网线、光纤将视频图像传输到控制主机，控制主机再将视频信号分配到各监视器及录像设备，通过控制主机，操作人可发出指令，对云台的上、下、左、右的动作进行控制，对镜头进行调焦变倍的操作，并可控制主机实现多路摄像机及云台之间的切换，利用特殊的录像处理模式，可对图像进行录入、回放、处理等操作。

学院自 2014 年开始投建视频监控项目，采用了福建星网锐捷安防科技有限公司的系列产品，包含视频监控管理平台、网络视频存储、网络高清视频解码器、核心交换机、接入交换机，组建了视频监控系统，截至当前，学院共安装了367个前端摄像头，还在根据情况不断扩充，力求做到校园重点区域全覆盖。校园重点公共区域，如校园周界、校园出入口、校园主干道及其交叉口、图书馆、办公楼、教学楼、体育场馆、食堂、宿舍等场所，视频监控系统全方位24小时不间断运行，可以自动存储视频，值班人员可通过监控客户端或监控中心的显示屏进行实时监看，及时发现异常现象，第一时间进行汇报并做出响应，还可以方便还原某个时间段的现场情况，对发生过的事件进行查阅，为公安机关取证和侦查提供重要帮助。

2）车辆道闸系统：车牌识别系统和车辆道闸的结合能够智能识别检测来访的车辆身份信息，当车辆通行时，视频画面会实时显示来访车辆，系统自动对车辆的车牌号码进行识别判断，如果车辆具备通行权限，系统会在界面中显示车辆的信息，并自动抬起闸杆给予放行，反之不予放行。这样不仅提高了对来访车辆的审查效率，提高车辆出入校园的通行速度，同时系统在运行过程中，计算机可以生成统计报表，进入校园的不同车型、车牌号和时间段一目了然，便于管理人员在需要时对相关信息进行查询。此外，还可以建立黑名单车辆信息库，将曾经进入学校滋事车辆车牌号输入其中，当其再次企图进入校园，智能道闸控制系统就会触发自动报警功能，锁定车辆，并及时报警处理，为降低校园安全隐患提供强有力的技术支撑。

3）消防联动控制系统：消防联动控制系统是指火灾探测器探测到火灾信号后，能自动切除报警区域内有关的空调器，关闭管道上的防火阀，自动关闭有关部位的电动防火门、防火卷帘门，按顺序切断非消防用电源，接通事故照明及疏散标志灯，停运除消防电梯外的全部电梯，并通过控制中心的控制器，立即启动灭火系统进行自动灭火。

我校现有建筑24幢，有消防泵房1处，400吨消防水池1处，18吨消防水箱2个，2台消防栓水泵，4台喷淋水泵，稳压罐3个。其中6栋建筑科技楼、部系楼、图书行政楼、动物实验中心、形态楼设有自动消防监控设备，全院设有消防监控室3处，分别在图书行政楼、大学生活动中心和形态楼。在已有独立区域的消防报警系统上建设消防联网监控系统，实现火灾自动报警设备的集中、统一监控管理，能够接收各类火灾自动报警信号，如感烟探测器、感温探测器、燃气探测器、手动报警按钮、消火栓按钮、信号阀、水流指示器、压力开关、红外光束感烟探测器等。消防监控中心24小时有人值班。系统可以实现火灾报警自动化，运行也较为稳定，能够满足我校消防安全管理需求。2021年全年充灌、更换灭火器2400余个，在原有基础上为全院实验室增配消防器材。年底对全院自动消防设施系统进行了专业检测并出具了合格检测报告。

4）宿舍门禁系统：门禁系统是由电磁锁、电源、软件结合在一起构成的系统，实现控制人员进出的管理。只允许指定的授权人员入内，该系统可记录下进入建筑物相关人员的身份、时间与活动等，大大提高了工作效率，节约人力，并且也确保了安防效果。我校学生公寓门禁已经投入使用，学生和工作人员须持校园卡方能进入公寓楼栋。该系统实现了自动联通、自动储存进出刷卡记录，改善了公寓的安保条件，提高了公寓的精细化管理水平，是智慧校园建设中校园一卡通平台又一新功能的拓展。

4．提升安保效能，必须做到三防并举

高校安防建设是一项需要人力、物力和科学技术共同推进的系统工程，没有一支结构合理、作风务实、素质过硬的人防队伍，安防工作就失去了根本保障；同样，缺乏先进的物防设备和技防手段，仅靠势单力薄的人防力量，也无法完成新形势下平安校园建设的任务。

基于此，高校需要建立以人防抓落实、以物防抓巩固、以技防抓提高的立体防护网，实现人防、物防、技防的深度融合与密切配合。具体而言，在人防层面，要着力构建体制健全、人员齐备、责任细分、专群结合、反应灵敏的安防工作组织体系，安防服务要以人为本，强调对学校师生的尊重与关心，将校园安全管理工作由“管理型”向“服务型”转变。树立服务意识，加强与师生之间的有效沟通，塑造良好形象，为校园安全管理工作争取尽可能多的支持。在物防层面，要加大物防设施建设和维护的经费投入，对校园的重点场所、关键地段和要害部门加装“安全可靠、操作简便、智能集成、经济实用”的设备，并确保物防安装率和功能完好率达到相应标准。在技防层面，与大数据相融合的智慧安防体系是新形势下安防建设的必然走向，不断增强高校安防工作科技水平。还有，要加强安全管理信息化建设，安全管理系统可以灵活地拆分成独立行使功能的模块，或全模块实施，或搭建成完整的安全生产信息化系统。也可以与其他系统相关联，组合成不同管理要求的安全管理系统。它既可以独立作为一个安全隐患排查整改的隐患排查系统，通过网络端与移动端APP配合，利用信息化手段实现风险隐患排查闭环管理的全程留痕，形成隐患排查治理全过程记录信息数据库；也可以作为一套，依据安全生产标准化的要求，通过风险研判和风险分级管控，形成风险四色图的安全管理系统，能够汇总大数据分析，形成安全预警系统；又可以对安全生产进行风险监测预警，掌握安全管理动向，进行决策。

（四）强化安全教育 提升安全意识

学校教育在传授专业知识的同时，还要重视引导学生树立正确的价值观，塑造完美的人格。新时代的育人工程除了传授专业知识，进行思想政治教育之外，还应包含安全知识教育，必须在基于“全员、全过程、全方位”的“三全育人”理念的大教育体系中，将其纳入高校人才培养框架。

1．大学生安全教育的重要性和必要性

（1）法治中国建设背景下维护校园稳定的重要举措

全面推进依法治国是治国安邦的基本方略。当前，大学生的法治意识薄弱，法律知识储备不足。既有大学生暴力、投毒伤害他人、违规使用电器引发火灾、跳楼、投湖等事件接连发生，也有大学生被诈骗、被诱拐传销等案件。究其原因还是学生的法律意识淡薄，安全防范意识差。通过安全教育，以达到学法保护自我与守法约束自我的双重统一。

（2）培养高素质、能力强的应用型人才的必然要求

大学教育培养的是符合社会需求的高素质、能力强的应用型人才，需要智商与情商的双成长。当前，校园出现的安全隐患，如电信网络诈骗、校园贷、传销和自杀自残事件等，正是当代大学生理想信念不坚定，受到功利主义、超前消费、个人主义等不良价值观和社会浮躁情绪的共同影响而发生的，也反映出大学生安全教育的滞后。只有及时有效地开展安全教育，提高大学生的自主安全防范意识，将安全知识内化于心，外化于行，才能培养出货真价实的人才。

（3）践行“三全育人”理念的重要体现

根据“三全育人”中的全员育人思想，全体教职工都应义不容辞地加入全员育人的网络体系，安全保卫人员也不例外。根据“三全育人”中的全方位育人思想，教育培养的领域要“横向到边”，覆盖课堂、公寓、校园活动、社会实践等各个阵地，融入教学、生活、工作等各个环节。以此类推，在安全管理服务工作中结合育人是可以尝试的切入口，如何更好地做到边管理边育人，边服务边育人，育人为重辅以管理，是值得进一步探索实践的。就保卫工作的性质而言，“育人”的内容主要是对学生进行安全防范教育、思想政治教育、法制教育和校纪校规教育，从而提高学生的综合素质，促进人格和谐发展。大学生群体的安全防范意识较薄弱，心智发育还处于完善中，社会阅历单薄，自我保护意识总体欠缺，根据“三全育人”中的全程育人思想，如要提高教育的有效性，安全教育也非常有必要贯穿于大学四年中。

2．安全教育的实施办法

（1）安全教育的指导思想

安全教育要使大学生做到“知法”“懂法”，掌握安全防范基本常识，提高安全防范意识；安全教育要增强大学生法制观念，了解法律赋予每个公民的权利和义务，引导他们正确处理纪律与自由的关系，在严格的规章制度和纪律的约束下，逐步养成遵纪守法的好习惯。安全教育是践行

总体国家安全观的重要体现，在总体国家安全视域下，大学生安全教育内容应该包括社会主义核心价值观、国防教育、爱国主义教育等。大学是大学生生活和精神独立的开始，大学教育应注重道德和精神培养，树立大学生对国家和社会的责任感。

（2）安全教育要形成合力，各部门联动配合

安全教育由保卫部门负责组织开展，在特殊时间节点如国家安全教育日、消防安全月、禁毒日、节假日前等集中进行宣传、讲座，各二级学院的主管学生工作的书记、辅导员等配合完成。大学生安全教育是一门需要理论和实践相结合的课程，课上开展警示教育增加防范技能，课下培养安全生活习惯，掌握应急自救能力。大学安全教育应该开展得系统全面，内容涵盖安全教育的方方面面，受众覆盖到每个年级、每个学生，因此，必须是保卫、学工、教务处等多个部门联合实施，教育处负责制定教学计划，设置课程，安排课时，保卫、学工组织人员按照上级要求和不同年级学生的实际需要设计课程内容组织人员进行授课，积极推进安全教育“进课堂、记学分”。

（3）安全教育内容要丰富，形式要多样

安全教育要想有成效，进行安全教育的保卫干部和学工部门的教师辅导员们要认真设计安全课程，多关注搜集安全事件案例，学习法律常识，教育学生知法懂法。对于安全教育的一些特定内容如毒品预防犯罪、网络诈骗、校园贷等，保卫部门可以邀请公安、法律、金融等相关专业人员来校讲座，用真实的案例、专业的知识吸引学生深入理解并引以为戒。另外，安全教育的实践活动如消防演练和突发事件应急演练等应邀请专业单位亲临指导，提高演练的专业性、技术性、实效性。大学生安全教育要融合治安、消防、国家安全、急救等综合性知识，模拟演练、模型展示和视频互动，增加趣味性和接受度。

（4）改变传统的“说教式”教育模式，主动占领网络教育阵地

“95后”“00后”生活在物质极大富裕、互联网极大发展的时代，其学习方式除常规的学校教育、家庭教育外，还有各种互联网学习，他们的学习方式不拘泥于课本、课堂，而是更喜欢实践式学习、体验式学习、网络学习等新的学习方式。因此，主动占领网络安全教育阵地，利用网络技术使得大学生安全教育管理更加立体化、多元化、动态化，对做好新时代大学生安全教育至关重要。高校应充分利用互联网的方式对安全教学模式、内容等进行重新建构，充分利用微信公众号、微信、微博、钉钉等平台进行相关安全教育，提高学生对安全教育的接触频数。

3．保卫处组织开展安全教育案例

案例

2021年10月20日下午，学院联合公安机关开展了2021级学生反诈专题宣讲活动（图4-58、图4-59）。齐齐哈尔市公安局建华分局反诈中队、北大街派出所10名干警来院，在教学主楼北区教室分10场次，为2021级学生进行了反诈防诈专题宣讲。宣讲过程中，公安干警结合实际案例，详细讲解了刷单诈骗、网贷诈骗、交友诈骗、“杀猪盘”诈骗、出租出售银行卡等不法分子常用的新型诈骗方式、手段和违法犯罪行为。教育广大学生不贪小利，不受言语诱惑，不透露自己及家人的相关信息；不轻信不明电话或手机短信，不轻信不法分子的花言巧语或危言耸听；不向陌生人或不明账户汇款转账；万一自己或亲友上当受骗，立即向公安机关报案。宣讲结束后，公安干警现场引导学生下载国家反诈中心APP，开启来电预警功能，防范被骗事件发生。

此次宣讲活动覆盖了2021级全体学生，公安干警与学生“面对面”交流，切实加强了学生的反诈防诈意识，提高了防范技能，对保护个人财产安全起到了积极的推进作用。

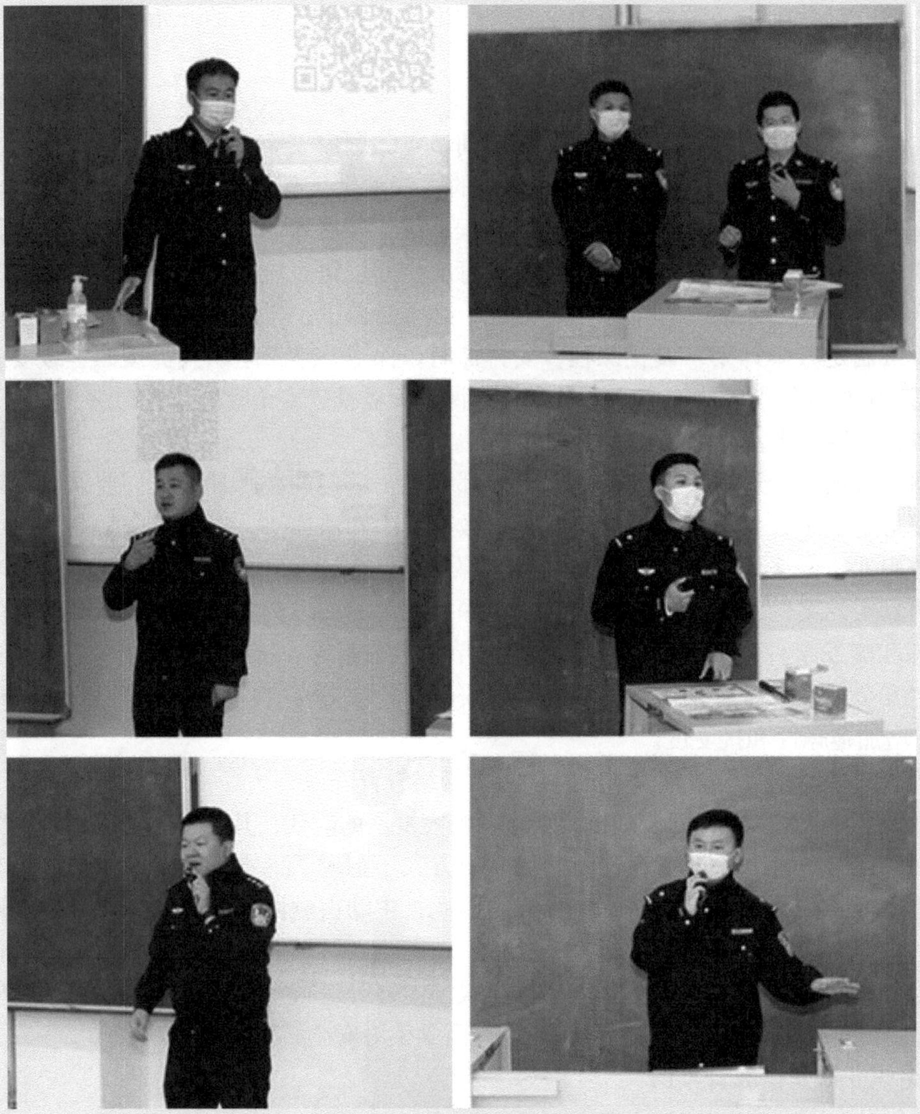

图 4-58　公安干警开展反诈防诈专题宣讲

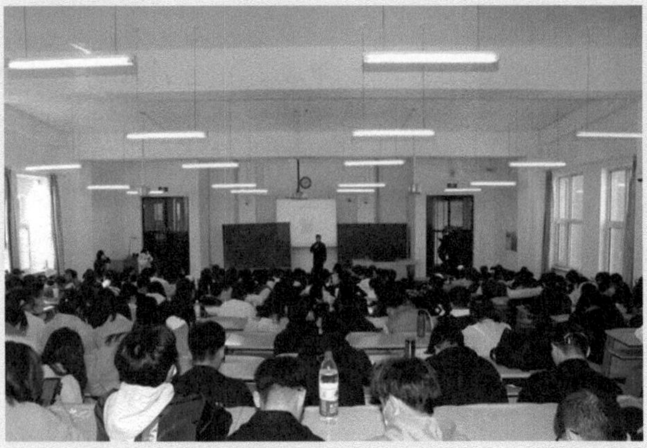

图 4-59　宣讲现场

案例

按照学院 2021 级硕士研究生入学教育工作安排，9 月 20 日上午，学院举办了 2021 级研究生安全教育专题讲座。保卫处处长孙立强担任主讲，2021 级全体研究生听取了讲座，讲座由研究生处副处长卢长方主持（图 4-60、图 4-61）。

讲座过程中，孙立强处长以《增强安全意识 提高防范技能——做校园安全的践行示范者》为主题，采取现场互动交流的方式，介绍了校园安全的基本概念，从自身安全防范基本知识，珍爱生命、远离毒品，扫黑除恶专项斗争三个方面，对政治安全、消防安全、治安安全、财产安全、交通安全、饮食安全、实验室安全、网络安全、国家安全、考试安全、大型活动安全等校园安全相关知识进行了详细讲解。通过分析发生在身边的真实案例，以案说法，剖析原因，教育学生在日常生活中要牢固树立安全防范意识，提高应急处置能力，合理释放心理压力，正确对待感情问题。同时，教育学生加强法律法规知识的学习，介绍了如何正确进行校园报警求助。他希望所有研究生从自身做起，从小事做起，发挥模范示范作用，做安全理念的奉行者、安全行为的表率者、安全制度的执行者、安全责任的落实者、安全文化的传播者，并承诺，保卫处将竭尽全力为广大学生安全保驾护航。

学院高度重视研究生安全教育工作，自 2019 年研究生招生以来，每年都将安全教育列入研究生入学教育内容，在校研究生无违法违纪行为发生，研究生安全教育取得实效。

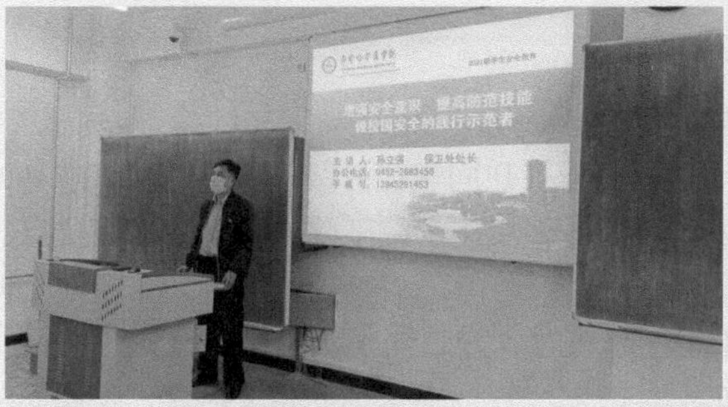

图 4-60　孙立强处长为 2021 级硕士研究生作安全教育专题讲座

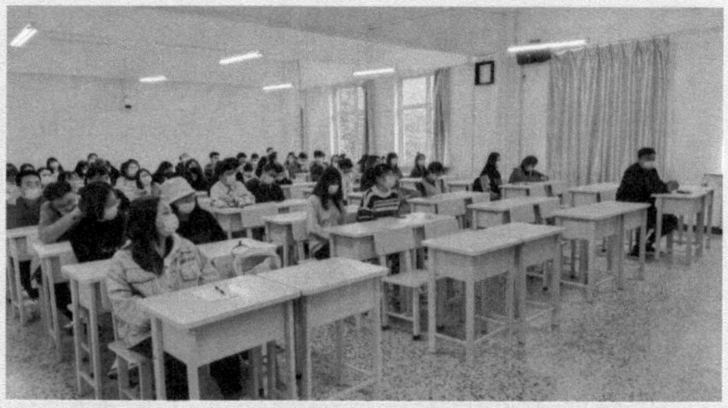

图 4-61　2021 级硕士研究生接受安全教育

（五）保卫处服务育人典型事例

事迹 1 【我为师生办实事】校警联合追回学生被骗钱款

2021 年 5 月 12 日下午，齐齐哈尔市公安局党委委员、副局长王勤芳和市公安局国保支队支队长常金国、副支队长王瑞昌、国保支队文保大队大队长张晓军专程来院，将我院学生报考驾校被骗钱款余款当面送还学生。在图书行政楼一楼大厅，王勤芳副局长、史耀忠副院长、常金国支队长、王瑞昌副支队长将被骗余款送到 4 名学生手中（图 4-62），对学生给予关爱的同时，提醒学生增强防范意识，避免再上当受骗。4 名学生对学院和公安机关表示衷心的感谢和崇高的敬意。史耀忠副院长代表学院将一面写有“服务师生办实事 警校协作促发展”的锦旗赠送给市公安局，表达学院的感谢。此次学生报考驾校被骗事件可追溯到 2018 年。当时，学生报考的某驾校负责人失联，该驾校后转手他人，但有 20 名学生不在转交名单范围之内，现驾校负责人拒不认账。学院保卫处及市公安局国保支队联系到原驾校负责人直系亲属和现驾校负责人，经数次沟通协调，达成事件处理意见。原驾校负责人亲属和现驾校负责人先后三次向学生退款，但仍有部分余款没有退还。被骗学生们一直期盼着这些余款能够早日归还。

2021 年 3 月，学院党委开展党史学习教育，将此事项列入“我为师生群众办实事”台账，由史耀忠副院长负责督办。史耀忠副院长明确指示：“学生利益不容侵犯，务必追回全部损失。”他带领学院保卫处负责人，与市公安局国保支队密切沟通，经多方努力，终于联系到现驾校负责人家庭所在地公安机关。迫于两地公安机关的双重压力，2021 年 5 月上旬，现驾校负责人将应退钱款余款全部交给市公安局国保支队。至此，学生被骗事件最终得到圆满解决。历时 3 年时间，累计为被骗学生追回钱款 36800 元，切实为学生解决了闹心事、烦心事（图 4-63）。

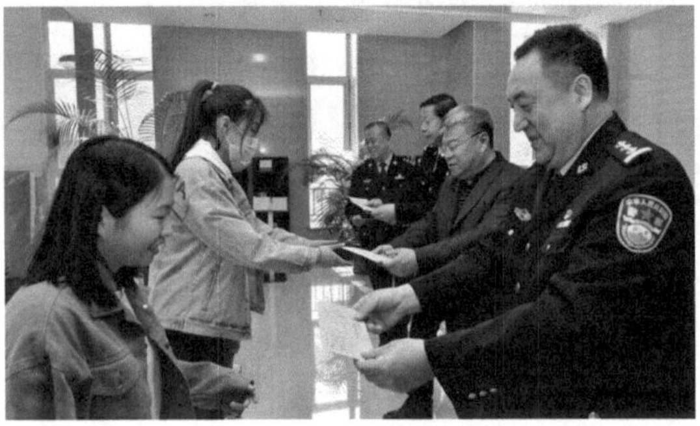

图 4-62　退还余款

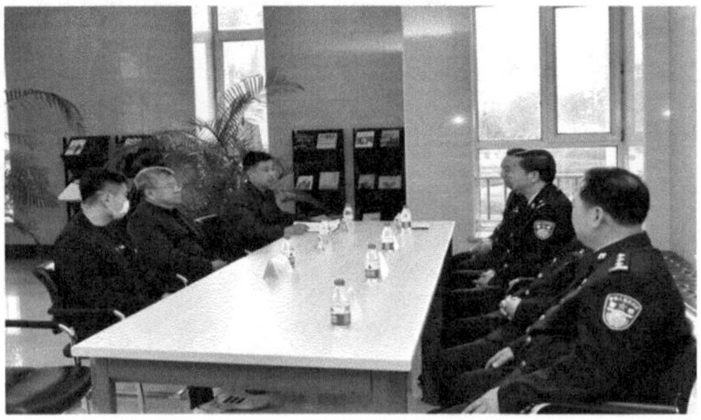

图 4-63　与公安局沟通

事迹 2 【我为师生办实事】校警紧密合作 护航齐医学子

9 月 17 日上午，学院公共卫生学院 2020 级预防医学专业安超同学在处级辅导员刘兴来老师的陪同下，向保卫处赠送了一面写有“恪尽职守 平安校园”的锦旗。学院副院长、党委常委史耀忠和保卫处处长孙立强、副处长王天翔接待了安超同学和刘兴来老师，并接受了锦旗。安超同学向学院和保卫处致以崇高的敬意和衷心的感谢。今年暑期离校时，安超同学不慎将自己入学时刚买的价值 6000 多元的笔记本电脑遗失在乘坐的网约车上。因无法查询乘坐车辆相关信息，安超同学和家人希望学院帮助查找。接到学生求助信息后，保卫处联合北大街派出所积极开展工作，采用多种技术手段，最终找回了学生遗失的笔记本电脑。得知笔记本电脑失而复得，安超同学和家人特意在家乡制作了两面锦旗，准备返校后送给学院和北大街派出所，以感谢学院和派出所的全力帮助（图 4-64、图 4-65）。

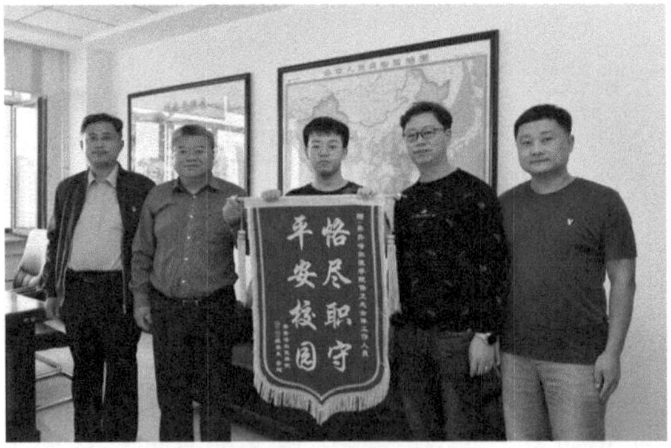

图 4-64　赠送锦旗（1）

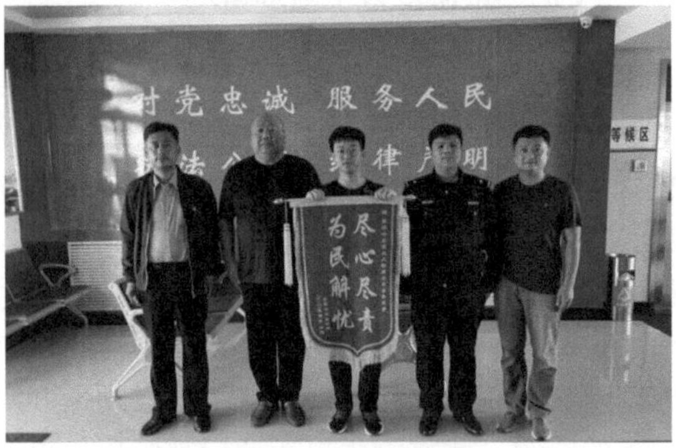

图 4-65　赠送锦旗（2）

史耀忠副院长了解事情经过后，与安超同学亲切交流并致以亲切的关怀，详细询问安超同学家庭情况和在校生活、学习情况。他表示，学院就是学生的家，学生日常生活中特别是安全方面遇到困难可以随时与保卫处取得联系。并要求保卫部门要继续全心全意地为学生服好务。随后，安超同学在刘兴来老师、孙立强处长的陪同下，到北大街派出所送上锦旗，表达了自己和家人的感激之情。

一直以来，学院高度重视学生的安全和利益，处处以学生的利益作为工作的出发点，在做好校内安全工作的同时，积极与属地公安机关合作共建，共同为学子们建立了一道安全屏障，校警携手为平安校园建设做出了重要贡献。

（肖　文）

第九节　构建资助育人体系

“以伟大国家之资，助万千贫困学子”“捐资助学是善举，兴学育人是美德”。

我国高校资助政策体系的发展，经历了人民助学金阶段（1952—1985年）、多元化资助政策探寻阶段（1986—1996年）、多元化资助方式并存阶段（1997—2007年）和建立健全资助政策体系阶段（2008年至今）。目前，为了能让家庭经济困难学生上得起大学，接受现代职业教育，贯彻党的方针政策，国务院决定“在全国建立健全资助政策体系”，主要是“针对普通本科高校等院校的家庭经济困难学生”，目的是“为了优化教育结构，实施科教兴国和人才强国战略，推进公共服务的均等化，构建和谐社会”，基本原则是“加大财政投入、经费合理分担、政策导向明确、多元混合资助、各方责任清晰”，主要目标是“按照《教育部等八部门关于加快构建高校思想政治工作体系的意见》的有关要求，精准认定家庭经济困难学生，健全四级资助认定工作机制，完善档案、动态管理。建设发展型资助体系，加大家庭经济困难学生能力素养培育力度”。这是促进教育公平和社会公正的又一件大事，促进了教育持续健康发展。

现阶段，资助体系、体制机制正是最为完备的时期，国家投入了足够的财力、人力，以确保求学路上“一个都不少”。但是，在具体的资助育人工作开展过程中，还有很多具体、细致的工作需要完善。

一、资助育人的基本内涵

（一）什么是资助育人

资助是指提供资金帮助他人，以资财钱物相助。

《现代汉语词典》对于育人的定义是：使人成长为社会需要的身心健康的人才。育即教育、培养；对受教育者进行德育、智育、体育、美育、劳育等多方面的教育、培养即为育人；育人的目的是使教育对象能全方面地发展。

资助育人是学生资助管理工作的一项重要内容，需引起各级资助管理部门的高度重视。在落实工作过程中，要把“育人”纳入学校整体德育计划，把“育人”与“资助”有机地结合起来，促进学生身心的健康发展。

资助育人的服务对象主要是家庭经济困难学生和家庭遭受突然变故的学生。对于普通高等学校来说，在具体的工作中，一要积极落实上级资助管理部门的各项政策，二要结合各自高校特点出台切合实际的工作措施，三要不遗余力地把帮扶与助学、帮扶与励志、帮扶与诚信结合起来，着力培养时代新人。

（二）资助育人的工作要求

关于资助育人的工作要求，教育部2017年《高校思想政治工作质量提升工程实施纲要》（教党〔2017〕62号）中明确指出，以习近平新时代中国特色社会主义思想为指导，紧紧围绕统筹推进“五位一体”总体布局和协调推进“四个全面”战略布局，坚持和加强党的全面领导，充分发挥中国特色社会主义教育的育人优势，以立德树人为根本，以理想信念教育为核心，以社会主义核心价值观为引领，以全面提高人才培养能力为关键，强化基础、突出重点、建立规范、落实责任，一体化构建内容完善、标准健全、运行科学、保障有力、成效显著的高校思想政治工作质量体系，形成全员全过程全方位育人格局，切实提高工作亲和力和针对性，着力培养德智体美劳全面发展的社会主义建设者和接班人，着力培养担当民族复兴大任的时代新人，不断开创新时代高校思想政治工作新局面。

按照坚持育人导向，突出价值引领；坚持遵循规律，勇于改革创新；坚持问题导向，注重精准施策；坚持协同联动，强化责任落实的原则。

（三）资助育人基本任务

构建资助育人质量提升体系。把“扶困”与“扶智”、“扶困”与“扶志”结合起来，建立国家资助、学校奖助、社会捐助、学生自助“四位一体”的发展型资助体系，构建物质帮助、道德浸润、能力拓展、精神激励有效融合的资助育人长效机制，实现无偿资助与有偿资助、显性资助与隐性资助的有机融合，形成“解困—育人—成才—回馈”的良性循环，着力培养受助学生自立自强、诚实守信、知恩感恩、勇于担当的良好品质。

（四）资助育人主要内容

全面推进资助育人。加强资助工作顶层设计，建立资助管理规范，完善勤工助学管理办法，构建资助对象、资助标准、资金分配、资金发放协调联动的精准资助工作体系。精准认定家庭经济困难学生，健全四级资助认定工作机制，采用家访、大数据分析和谈心谈话等方式，合理确定认定标准，建立家庭经济困难学生档案，实施动态管理。坚持资助育人导向，在奖学金评选发放环节，全面考查学生的学习成绩、创新发展、社会实践及道德品质等方面的综合表现，培养学生的奋斗精神和感恩意识。在国家助学金申请发放环节，深入开展励志教育和感恩教育，培养学生爱党爱国爱社会主义的意识。在国家助学贷款办理过程中，深入开展诚信教育和金融常识教育，培养学生的法律意识、风险防范意识和契约精神。在勤工助学活动开展环节，着力培养学生自强不息、创新创业的进取精神。在基层就业、应征入伍、学费补偿、贷款代偿等工作环节中，培育学生树立正确的成才观和就业观。创新资助育人形式，实施“发展型资助的育人行动计划”“家庭经济困难学生能力素养培育计划”，开展“助学·筑梦·铸人”“诚信校园行”等主题教育活动，组织国家奖学金获奖学生担任“学生资助宣传大使”。培育建设一批“发展型资助的育人示范项目”，推选展示资助育人优秀案例和先进人物。

（五）资助育人的意义

进入新时代，正视和回应人民对美好生活的期待，教育扶贫在促进教育领域的平衡、保障教育公平等方面发挥着重要的作用。党的二十大报告指出，“办好人民满意的教育。完善覆盖全学段学生资助体系”。需要立足新时代，加强和改进高校资助育人工作，充分发挥高校资助工作的强大育人功能，对于落实高校立德树人根本任务、提升高校人才培养质量至关重要。加强新时代高校资助育人，是丰富高校资助育人理论的内在要求，是形成高校全员、全过程、全方位育人格局的现实需要，是促进新时代大学生全面发展的重要途径。

1．丰富高校资助育人理论的内在要求

马克思主义反贫困理论是关于贫困问题理论阐释的科学学说，它涵盖了对贫困问题现象和本质的思考、解决贫困问题的方法和途径的理论探索。中国共产党历届中央领导集体将马克思主义反贫困理论与中国贫困问题的具体实践相结合，不断创新发展，在将马克思主义反贫困理论中国化后做出了新贡献。特别是党的十八大以来，习近平总书记加强顶层设计，把精准扶贫事业上升到国家战略高度，提出了扶贫开发重要思想。教育扶贫是打赢脱贫攻坚战的重要一役，更是阻断贫困代际传递的关键举措。学生资助是脱贫攻坚工作的重要措施。高校资助育人能够帮助贫困家庭子女获得接受高等教育的机会，将“扶困”与“扶智”“扶志”相结合，一方面通过专业知识帮扶、价值观引领、就业创业指导、心理健康教育引导，提高他们的科技文化素质和自我发展能力；另一方面，在育人过程中注重开展感恩教育、自强教育、奋斗教育、诚信教育，促进学生形成正确的人生观、价值观和世界观，为其一生成长培养良好的素质和精神状态。新时代，习近平同志关于教育扶贫工作以及精准扶贫的相关论述为我国高校资助育人提供了理论支撑与实践指导。当前，开展高校资助育人研究，一方面可以从理论上探索通过资助工作开展大学生思想政治教育的必要性和可能性，进一步明确资助育人的内涵功能，明确资助与育人之间的辩证关系，以马克思主义理论为指导，厘清高校资助育人的问题；另一方面，当前的高校资助育人研究偏重实践经验的总结，没有形成一定的指导高校资助育人实践的理论，难以满足高校学生资助和资助育人工作高效开展的现实需求。高校资助育人问题的深入研究有利于从学理视角深化资助育人的理论蕴含，发掘高校资助育人的思想政治教育创新性和实践性能力，进一步丰富高校的资助育人理论。

2．形成高校全员、全过程、全方位育人格局的现实需要

高校思想政治工作要紧密围绕“培养什么人、如何培养人以及为谁培养人”这个根本问题，始终坚持把立德树人作为中心环节，牢牢抓住全面提高人才培养质量这个根本任务和目标。党的二十大报告指出：“全面贯彻党的教育方针，落实立德树人根本任务，培养德智体美劳全面发展的社会主义建设者和接班人”。立德树人是高校的根本任务和中心环节，是高校的立身之本，高校各项工作都要紧紧围绕这个中心环节，努力实现这个根本任务。实现立德树人根本任务，人才培养是关键。2020 年 5 月，教育部等八部门联合印发了《关于加快构建高校思想政治工作体系的意见》，其中管理服务体系中提到了完善精准资助育人。思想政治工作是人才培养的关键。将资助育人作为新时代高校思想政治工作质量提升工程和高校思想政治工作体系的重要内容，充分表明了党和国家对高校资助育人工作的战略性思考，凸显了资助育人在高校人才培养过程中的地位与作用。高校资助育人具有道德品格塑造、理想信念引领、权责意识培育、精神动力激励以及素质能力拓展等功能，为学生的成长成才提供了丰富的实践方式，促进学生思想能力素质的综合提升，同时也与高校实践育人、文化育人、管理育人、服务育人相互联系、相互补充，是高校人才培养的重要途径，也是新时代高校全员、全程、全方位育人的重要内容。

3．促进新时代大学生全面发展的重要途径

马克思认为，人的全面发展包括人的需要、劳动能力、社会关系和自由个性的发展。他科学地阐释了人的全面发展的实现条件，包括自由时间的增多、高度发达的生产力以及合理的社会关系和社会制度。在党的二十大报告中，习近平总书记指出，“我们不断厚植现代化的物质基础，不断夯实人民幸福生活的物质条件，同时大力发展社会主义先进文化，加强理想信念教育，传承中华文明，促进物的全面丰富和人的全面发展”。中国特色社会主义进入新时代，以习近平同志为核心的党中央坚持以人民为中心的发展思想，为人的全面发展的实现提供了强大的物质基础、制度保障和空间条件。人的全面发展包括人的需要的全面发展，而教育是实现人的全面发展的重要途径，高校资助育人中“资助”就是为学生提供物质基础和精神基础，满足学生各种需要的重要方式，“育人”则是实现学生的品德、能力、个性、社会关系等全面发展的重要途径。新时代，高等教育进入了全面提升人才培养质量和内涵式发展的新阶段，高校资助作为高等教育的重要组成部分，与学生的学习生活息息相关，理应以立德树人为根本遵循，不断创新资助理念，拓展资助的内涵和外延，充分与“育人”相结合，切实促进新时代大学生的全面发展。

二、建立资助管理规范，完善勤工助学管理办法

（一）建立规范的学生资助工作常规

根据学生学习、成长不同阶段、不同时期的特点，制定指导性的年级学生资助工作常规，用于指导开展学生资助育人工作。

一年级，做好家庭经济困难学生入学绿色通道接待工作，发放新生入学爱心大礼包，精准开展家庭经济困难学生认定工作，协助做好国家助学贷款有关工作。

二年级，加强诚信教育和防诈骗教育，帮助学生树立正确的理财观念。

三年级，开展励志成长成才教育，召开成长励志分享会，教育引导学生克服当前困难，树立远大理想。

四年级、五年级，做好毕业前诚信教育和树立服务基层的理念，教育学生诚信还贷、立足基层、扎根一线，做有情怀、有仁心的医者。

（二）明确清晰的学生资助工作规范

结合学生每学年上下学期学习、生活特点，制定学期学生资助工作规范，用于指导开展学生资助育人工作。

工作项目	学期	
	第一学期	第二学期
1	报勤工助学计划、核定岗位	报勤工助学计划、核定岗位
2	新生绿色通道办理	诚信教育
3	家庭经济困难学生的认定并备案	建立特困生信用档案
4	贷、补学生生活学习情况了解	勤工助学岗位工资发放
5	勤工助学岗位工资发放	特困生经济状况核查
7	国家贫困学生励志奖学金、国家贫困学生助学金评定	贷款学生还贷工作
7	发放特困生临时困难补助	特殊群体思想教育工作
8	特殊群体思想教育工作	励志成长、成才教育
9	防诈骗主题教育活动	“温暖励志学子、铭记母校恩情”毕业生送温暖活动
10	少数民族学生临时困难补助评定	基层就业和应征入伍学生的学费补偿贷款代偿
11	“念亲恩、知孝道”温暖回家行活动	勤工助学考核，评选勤助之星和勤助能手
12	假期家访	假期家访

（三）落实和完善学生资助政策，精准资助、助困育人

1．扎实做好各项资助政策的落实与宣传工作

完善学生奖助学金评审监管机制和评审办法，确保评定工作的公平、公正、公开；多渠道宣传、落实国家的各项助学政策，提升工作标准化、精准化水平，努力推进资助工作从“一个都不能少”到“每个都要好”的转变，使资助政策深入人心。

2．加强家庭经济困难学生的认定与走访工作

以学生贫困证明与实际消费相结合为依据，开展家庭经济困难学生认定工作。定期到贫困学生家庭去走访，深入了解学生家庭情况，为精准扶贫和资助育人打下牢固的基础，切实把学院的温暖和关爱落到实处。

3．继续开展特色资助活动

一是积极开展国家助学贷款工作，开通绿色通道，确保家庭经济困难学生能够顺利入学。二是面向家庭经济困难学生开展勤工助学活动，缓解学生经济压力，锻炼学生的社会适应能力。三是做好国家专项经费资助工作，包括国家励志奖学金、国家贫困学生助学金等专项资金的评审和发放工作。四是开展针对性强、富有成效的特色资助工作，如开展爱心大礼包、冬季送温暖、“温暖励志学子、铭记母校恩情”奖励资助活动、温暖回家行、家访等资助活动，为部分学生家庭突发意外、少数民族家庭经济困难学生开展临时性补助工作等。五是拓宽渠道，积极联系社会各界友好人士帮扶资助家庭经济困难学生。六是做好基层就业、应征入伍学生的学费补偿贷款代偿等工作，培育学生树立正确的成才观和就业观。

4．开展助困育人教育工作

坚持“助困与扶志”“助困与自强”“助困与育人”相结合，开展学生资助诚信和感恩教育主题活动，着力培养学生自立自强、诚实守信、知恩回报、爱国担当的优秀品格。

（四）制定完善的勤工助学管理办法

勤工助学是指学生在学校的组织下利用课余时间，通过劳动取得合法报酬，用于改善学习和生活条件的实践活动。勤工助学是学校学生资助工作的重要组成部分，是提高学生综合素质和资助家庭经济困难学生的有效途径，是实现全程育人、全方位育人的有效平台。

为加强勤工助学工作规范管理，促进勤工助学活动健康、有序开展，保障学生合法权益，帮助学生顺利完成学业，发挥勤工助学育人功能，培养学生自立自强、创新创业精神，增强学生社会实践能力，根据《教育部 财政部关于印发〈高等学校勤工助学管理办法〉（2018 年修订）的通知》（教财〔2018〕12 号）等有关规定，各高校应结合实际制定学生勤工助学管理办法，按照学有余力、自愿申请、信息公开、扶困优先、竞争上岗、遵纪守法的原则，由学校在不影响正常教学秩序和学生正常学习的前提下有组织地开展。

三、健全四级资助认定工作机制

《教育部等六部门关于做好家庭经济困难学生认定工作的指导意见》（教财〔2018〕16 号）明确指出，精准认定家庭经济困难学生是做好学生资助工作的重要前提，是决定资助政策落实效果的基础性工作。高校要充分认识家庭经济困难学生认定工作的重要性，认定家庭经济困难学生应依据其家庭经济状况，不能加入其他非经济因素。要正确认识国家助学金、国家助学贷款等解困型资助项目对家庭经济困难学生“保基本、兜底线”的功能定位，坚决杜绝将“助学金”变成“奖学金”或用“助学金”代替“奖学金”的行为。

（一）重要意义

做好家庭经济困难学生认定工作，是贯彻落实党中央、国务院决策部署，全面推进精准资助，确保资助政策有效落实的迫切需要。近年来，我国学生资助政策体系逐步完善，经费投入大幅增加，学生资助规模不断扩大，学生资助工作成效显著，极大地促进了教育公平，为教育事业健康发展、脱贫攻坚目标如期实现提供了有力保障。

（二）认定对象

家庭经济困难学生认定工作的对象是指本人及其家庭的经济能力难以满足在校期间的学习、生活基本支出的学生。

（三）确立四级资助认定工作机制

各高校要建立健全四级资助认定工作机制。各高校要成立学校学生资助工作领导小组，领导、监督家庭经济困难学生认定工作；学生资助管理机构具体负责组织、管理全校家庭经济困难学生认定工作；院（系）成立以分管学生资助工作的领导为组长，班主任、辅导员代表等相关人员参加的认定工作组，负责认定的具体组织和审核工作；年级（专业或班级）成立认定评议小组，成员应包括班主任、辅导员、学生代表等，开展民主评议工作。各高校要将班级辅导员（班主任）、院（系）资助工作负责人作为认定工作的主要责任主体，理清岗位职责，建立问责机制。

四、实施“发展型资助的育人行动计划”

《高校思想政治工作质量提升工程实施纲要》（教党〔2017〕62 号）明确提出，“充分发挥课程、科研、实践、文化、网络、心理、管理、服务、资助、组织等方面工作的育人功能，挖掘育人要素，完善育人机制，优化评价激励，强化实施保障，切实构建‘十大’育人体系”。

1．国家奖助

构建以国家励志奖学金和国家贫困学生助学金为主要形式的国家资助渠道。

国家励志奖学金是为了激励普通本科高校、高等职业学校和高等专科学校的家庭经济困难学生勤奋学习、努力进取，在德智体美劳等方面全面发展，由中央和地方政府共同出资设立的，奖励资助品学兼优的家庭经济困难学生的奖学金。其奖励标准为每人每年 5000 元。

国家助学金是为了体现党和政府对普通本科高校、高等职业学校和高等专科学校家庭经济困难学生的关怀，由中央与地方政府共同出资设立的，用于资助家庭经济困难的全日制普通本专科（含高职、第二学士学位）在校学生的助学金。资助标准为全国平均每人每年 3000 元。具体标准：中央高校由财政部有关部门确定，地方高校由各省（自治区、直辖市）确定。

2．学校奖助

学校构建以学生临时困难补助为主，辅以新生爱心大礼包、冬季送温暖、温暖回家行、少数民族临时困难补助、“温暖励志学子、铭记母校恩情”奖励资助毕业生等资助活动，确保每个学生都能够顺利完成学业。

3．社会捐助

“捐资助学是善举，兴学育人是美德”。为鼓励和支持社会各界捐资助学，规范学校捐资助学，各高校应当制定社会捐资助学管理办法，明确各方的主体责任和资助流程，确保社会资金的有效利用。

4．实施“家庭经济困难学生能力素养培育计划”

各高校高度重视家庭经济困难学生资助工作，建立了以国家奖助学金、校设奖助学金、社会捐资奖助学金、生源地助学贷款、勤工助学、学费减免等为主的奖励资助体系，基本解决了家庭经济困难学生的学费和生活费问题。然而，经济资助不能从根本上帮助家庭经济困难学生成长成才，为了解决家庭经济困难学生心理素质不够高、人际交往能力不太强、社会适应能力一般等问题，达成帮困扶志、助学立人的目的，各高校还应制定经济困难学生综合素质能力提升计划。

（1）提升心理适应能力

一是要构建校、院、班三级心理健康教育队伍，各二级学院由一名辅导员兼任心理健康老师，在班级中设立心理委员，主要宣传心理健康知识。二是充分利用我校现有资源，邀请朋辈心理咨询室专业人才，积极组织开展相关的心理辅导座谈会。三是建立“早预防、早发现、早控制”的预警机制。四是鼓励家庭经济困难学生积极参加心理健康方面的讲座、（个体与团体）辅导、谈心、“5・25 心理健康日”等活动。五是通过励志教育、榜样引领为家庭经济困难学生树立标杆，发挥其引领和示范作用，培养家庭经济困难学生的自立、自强及自助意识。

（2）提升沟通、组织能力

学会了解与沟通对于大学生建立良好的人际关系很重要。许多家庭经济困难学生来到新的环境之后，因其自卑的性格，容易封闭自我，不懂得如何在人们面前展示自己，以及欠缺与他人沟通交流的能力和技巧。因此，应当积极引导家庭经济困难学生参加学院、学校的各类活动，在活动中把自己置身于人际交流的大舞台，不断地提升自我。一是积极开展素质拓展，通过团队合作，提升他们学会沟通交流的能力。二是建立由家庭经济困难学生群体组建的学生社团，引导他们在活动中发现自己的潜质、激发自己的能力。通过组织并参与服务社会、帮助他人的爱心活动，体会助人的乐趣，发现自己的价值，提升自信心。

（3）加强专业技能培养

大学生只有掌握一技之长，才能解决自己的谋生之道。很多家庭经济困难学生由于生活和人际关系相对封闭，主要精力常常集中在学习上。因此，要加强引导他们将重心转移到专业技能上，与此同时，各二级学院应多开展专业技能等竞赛活动，提供更多的专业比赛平台，并鼓励家庭经济困难学生主动参与其中，有助于他们增强其自信心和就业竞争力。

（4）加强社会实践的锻炼

大学生社会实践是在校大学生利用课余时间，用在大学学习到的理论知识进行社会实践活动，步入社会进行社会接触，是每个大学生必须要上的一门课程。鼓励家庭经济困难学生参加社团活动、志愿服务活动；担任班级、学院、学校学生干部，在实践中锻炼、在锻炼中全面提高自身素质能力，增强自信心。一是选拔困难学生担任学生干部，给他们提供更多的实践锻炼机会，让他们更多地参与到校园文化活动和社会实践活动中去。二是为家庭经济困难学生提供勤工助学机会。勤工助学岗位不仅可以帮助困难学生改善经济状况，更为他们提供了与人交流、接触社会的平台和机会。

（5）提升家庭经济困难学生的职业生涯规划能力

一是通过讲座、培训等方式帮助家庭经济困难学生树立职业生涯规划的理念，从而合理规划职业未来和确定人生方向。二是指导学生建立自己的职业前期档案，有助于家庭经济困难学生审视自己的职业目标，并养成规划意识。三是建设专门的信息渠道，来满足家庭经济困难学生对自己专业未来发展状况的需求。

（6）加强毕业生感恩诚信教育

重视感恩实践，将学校公益活动、大学生的社会实践与感恩教育相结合，鼓励家庭经济困难学生积极参加义务劳动、学雷锋活动、青年志愿者等感恩系列活动，通过参与社会活动培养感恩意识。

五、资助育人优秀案例

案例一：对身染沉疴学生的引导与帮扶

（一）案例主题

对于身患世界罕见疾病的学生，学院应积极通过多种途径对其日常学习、寝室生活、身体健康方面给予关照和帮扶，通过多种方式对其心态特征、思想行为方面进行梳理和引导，帮助患病同学勇敢面对苦难，顽强战胜疾病，直至顺利完成学业。

（二）案例背景

李 ××，男，1988 年生于黑龙江省伊春市，2008 年考入齐齐哈尔医学院临床医学专业学习。

李 ×× 同学在入学前患有“先天性线粒体减少症”。线粒体疾病是一种世界上非常罕见的先天性遗传疾病，常年无力，走路只能走五六分钟，目前尚没有特别有效的治疗方法和药物，只能进行维持治疗，这对他的身心造成了极大影响。

况且李 ×× 同学家住林区，他的父母都没有稳定的收入，为了给其治病，早已花尽家中的积蓄，无奈父母纷纷打工，但因当地经济不景气，两人赚到的微薄收入也无法填补永无休止的医药费，家里变得越发困难，全家生活压力和精神压力当时已经达到了极限。

（三）案例事件

李 ×× 同学在压力的重负下带着焦虑与恐惧进入了医学院，面对丰富多彩的校园生活和充满朝气的同学们，再想一想自己患有世界上都无法治愈的疾病和生活上的无助，顿时产生了强烈的自卑心理，不愿与同学交流，经常沉默寡言，脾气暴躁，并多次产生辍学的想法，在极度绝望时也曾产生过轻生的念头。

（四）解决问题的思路、方法及效果

1．经济上资助。辅导员老师了解到该生情况后，立即向上级领导做了汇报，学院领导批示，为其迅速办理了“绿色通道”，并允许其母亲来学校陪读，并无偿为他们准备了 1 间寝室，便于照顾李 ×× 同学的生活起居。同时，考虑到其母亲陪读没有经济来源，又为其母亲在学校中安排在学生公寓做 2 份临时工作，以缓解其家庭的经济压力和负担。入学以来，学院积极为其争取各种临时性的助学资金，并一直获国家一等助学金的资助。基本生活有了保障，身边有母亲照顾，有老师同学的关心关爱，有学工部门随时关注并能及时解决生活和学习等方面遇到的各种困难，李 ×× 同学虽然每天被疾病折磨，但并未因此放弃学业，而是重新树立了生活学习的勇气和信心。

2．思想上开解。经济来源固然能解决生活保障，而精神追求更是人生的重要航标，如果一个人失去了对生活的追求和向往，那就会自暴自弃，或消沉或颓废或绝望。为了消除李 ×× 同学这种不稳定情绪，老师们在李 ×× 同学的各方面给予高度关注，主动找其谈心、聊天，以随时掌握李 ×× 同学的心理动态。考虑到李 ×× 同学不能像其他同学一样参加体育课活动，他的班主任、辅导员就多次在办公室或寝室里与李 ×× 同学谈心，开导他，引导他要身残志坚，要有健康的心灵，要实现自己的人生价值，这样活着才有意义，帮助他树立信心，坚定信念完成学业。为了克服心理上的障碍，同学们尤其是班级的心理委员在生活上更是关心他、照顾他，经常与他一同进

行娱乐活动，让他开心愉快，帮助他减轻心理负担，这些同学还随叫随到，时常帮助解决日常学习生活中的难题。

在学院、老师、同学们的精心呵护下，李 ×× 同学不再为自己的疾病而懊恼，而是积极配合治疗，同时对自己的生活充满了渴望，他的脸上也常常挂着笑容，他经常鼓励自己的一句话是"没有过不去的火焰山"。李 ×× 同学真的成长了，变得坚强了。有时因治病而不得不耽误上课，但他从未放弃落下的课程，而是主动找同学为其补习。在身体允许的情况下，入学以来他也从未迟到早退过，而且尽自己所能积极参加班级的各项活动。通过自己的不懈努力和老师同学的帮助，他顺利通过了各学期的考试，先后获得三等奖学金一次、单项奖学金两次、五四"精神文明标兵"一次。在大一上学期就递交了入党申请书，希望自己早日加入中国共产党组织，在被党组织吸纳为"入党积极分子"后，他在学习上更加勤奋，始终以共产党员的标准严格要求自己。

这就是李 ×× 同学，一名身染沉疴的贫困大学生。他没有因为疾病而沉沦，没有因为贫困而放弃，而是自强不息，顽强拼搏，乐观地奔向自己理想的目标。

（五）李 ×× 同学案例的分析和启示

李 ×× 同学身患难以治愈的疾病，这给他的日常学习和生活都带来了常人难以想象的困难和愁苦，然而，在家长的关爱下，在学院领导、师长以及广大同学的热心帮助下，能调整心态，激励自我，重新燃起对学习生活的热爱和憧憬，他没有被病痛击垮，没有被繁重的学习任务压倒，而是以饱满的热情和勤奋的精神投入到美好的大学生活中，并取得了令人敬佩的成绩。

从李 ×× 同学的案例中，我们不难领悟到，即便身患重病的学生也同样充满着对生活、对人生的向往，但是，由于受病痛的折磨或经济的困扰，有时会出现茫然困惑的现象，此时，如果有组织、师长给予及时的帮助和引导，就会给他的学习和生活注入新的活力，带来新的希望，这对他的成长与发展有着巨大的推进作用。所以，学生工作者应该对这些特殊学生给予特殊的关注和帮扶，特别是思想精神上的支持和鼓励，这将对他们的大学成长和发展乃至其一生的前途命运产生巨大的助推作用。

（六）待探讨的问题

此案例是学校关心和爱护学生的一个例证，在学校里或许还存其他各种面临困难需要帮助的同学，我们在日常工作中或许还没有充分地掌握这些学生的准确信息，这就要求我们应进一步加强与学生的交往和沟通，完善大学生思想政治教育、心理健康教育和学校资助工作，让越来越多的特殊学生群体感受到学校的温暖。

案例二：让你的心灵洒满阳光

（一）案例主题

对于家庭经济困难学生，学院应密切关注，给予充分的帮助和指导，并且要多方位、全面地了解他们的具体情况，家庭经济困难学生往往伴随着个性过强、偏于执著等问题，因此，在经济帮扶的基础上，还要加强全方面的帮扶，让他们走出阴影，以积极的心态面对学习、生活。

（二）案例背景

张 ×× 同学，是来本学院实习的 2008 级学生，家庭经济状况困难，自己和妹妹上大学的费用都是靠贷款和父母打工的微薄收入。在日常工作中，辅导员会遇到很多贫困生，由于家庭经济以及自身、教育等各方面的原因，来到大学之后表现出各种心理问题，如严重自卑、过度自我封闭、过分自尊和敏感、依赖心理严重、有不良的攻击行为等。但是该同学心理比较健康，生活态度积极乐观，虽然学习成绩不错，态度端正，十分刻苦，经常熬夜看书，与同学相处也比较融洽。然而，该同学的身上还是存在一定的问题，比如该同学过于要强，经常不顾个人身体，起早贪黑学习；争强好胜，在评定奖学金、助学金的时候，尽管自己不符合标准，还是以家庭困难为理由，不厌其烦地向辅导员表达自己要得到此类奖助学金的想法，提出的要求无法得到满足的时候，就会在寝室、自习室等处大声哭闹。

由于是在大五才接手这个班级，师生之间的了解和信任还都没有很好地建立起来，我决定在充分了解事实的基础上，再拟定切实可行的解决方案。通过与班长、寝室同学、该生好友、该同学本人的谈话，以及和家长的电话沟通、对该生日常行为的观察，我发现该生的家庭经济确实困难，作为长女，从小就帮助父母照顾妹妹，也亲眼见到父母的辛苦操劳，这造就了她极强的上进心，使她决心在大学期间努力学习，以后找到理想的工作报答父母。但同时，过于急功近利的性格，也让她在个人利益方面不懂得任何谦让，一旦遇到涉及个人利益的问题，就会表露出必须争取到、不达目的誓不罢休的极端心理。

针对这一问题，我没有采取一味的说教，教导她要懂得照顾好自己的身体、学习之余多休息之类，而是时不时以聊天、讨论问题为名，约她一起吃饭，帮她改善伙食；暗地里给和她要好的同学补助，让这些同学有意无意地多给她加强营养。我还找到了她的室友，联合她的室友共同向她表示：睡眠不好会影响白天的正常学习，因此，大家相互包容迁就，不要在晚间大家都睡觉的时候开灯学习。在她的室友推心置腹的交流下，她逐渐改掉了晚间挑灯夜读的习惯，按时就寝。

要解决贫困生的问题，一味地“输血”是不够的，还要加强“造血”能力。我没有在她其他方面的条件不符合资助的情况下，仅仅根据她的家庭状况就给予她特权，而是帮她联系合适的家教和校内勤工助学，使她在经济上脱贫。此外，为了调整该生的心态，我通过主题班会的形式，宣讲在班集体内部、同学之间应有团结、平和、谦让的精神，让该生事先查找资料，用心准备，在会上发言，会后与之交流。平日与该生沟通时，有意无意地讲道理、举实例，我逐渐地感觉到，该生的极端心理有了很大改变。

（三）案例分析

1．家庭经济状况是造成贫困生心理问题的外部因素，无力缴纳学费，只有通过贷款维持学业；家庭的窘迫、家长的无能为力、借款的压力、还款的忧虑交织在一起，导致心理上始终矛盾重重。

2．个人性格是导致贫困生产生问题的重要原因，想通过大学改变命运的期望值非常高，这就造成了偏激的心理，认为在大学期间必须获得一切，如果不能如愿，就会感到命运对自己不公。

3．过分压抑自己的正常需要。以该生为代表的贫困生，为了节省，在衣物、饮食上过分压缩资金，导致外表寒酸、营养不良，生活费没节省下来多少，心灵和身体却受到了损害，使得生活走进了恶性循环。

（四）解决问题的思路、方法及效果

1．对于心思敏感、细腻的女学生，单纯地围绕“贫困”这一问题与其交流，不但不能取得效果，还会挫伤她的自尊心，因此，需要通过有意义的活动，如班会、文体活动等，培养她的思想道德素质与身心素质；另外，多与其谈人生、谈学习，潜移默化中给予其思想上的触动和熏陶。

2．联合、发动班级普通同学、班级干部，关怀她的心灵。由于她的自尊心很强，对于同学和老师物质上的帮助比较抵触，对她的精神上的帮助比物质上的帮助要有效得多，让她的心灵能够独立自强、健康成长也是长远之计。

3．学业上的指导和勤工助学相结合。注重学习，加强专业能力，为将来的就业打好基础；同

时介绍勤工助学工作给她，解决当前的经济困境。

（五）教育案例反思

1. 贫困生的帮扶是辅导员工作的重要课题，如何以正确的思路、正确的态度对待贫困生至关重要。如果单纯地同情他们，只会伤害他们本就脆弱的自尊心；但是如能采取侧面引导、学业指导、勤工助学、班会及活动相结合的方式，就能从整体上对他们进行有效的帮扶。

2. 不是所有的贫困生都有心理问题，大多数的贫困生心理还是比较健康的，绝不能戴着有色眼镜看人。部分贫困生表现得内向、自闭、自卑，言语表达能力也比较差，但是并不是所有的贫困生都是如此。面对个体，必须摆正心态，不能一听到“贫困”二字，就认为该学生有问题。当个体学生身上存在需要改善的问题时，帮助其积极面对，完善自我。

3. 对于贫困生的帮扶是一项有计划性的长期工程，在这个过程中，可能会有反复、会感受到对方的抵触情绪、会因为贫困生帮扶体系的尚不完善而感到压力重重，但是，要在力所能及的范围内帮助学生减轻经济上的压力，疏导学生的心理压力，在学业上给予关怀和指导，帮助其真正实现自立自强、健康快乐成长。

案例三：帮助学生在迷茫中找回人生目标

（一）案例主题

不知何时，迷茫、郁闷、无聊、空虚……成了一些大学生的口头禅，对于这种情况，我开始还不太理解，后来，通过与一些学生和学生工作经验丰富的老师的交谈，才了解到大学生中确实存在这种思想倾向。岁月匆匆，如果不及时走出这种迷茫状态，如果不立即加以解决，以后将越来越不能自拔，想走出迷茫就要付出更大的代价。通过五年的学生工作，我逐渐积累了一些帮助学生走出迷茫困顿、更好地树立人生目标的方法。

（二）案例背景

近几年，随着高校招生规模的迅速扩大，贫困大学生这个群体在高校中越来越突出。和其他的大学生相比，贫困大学生有许多优秀的品质，但同时，家庭贫困也造成了部分贫困大学生心理失衡，使他们在心理上成了一个不容忽视的弱势群体。当学业遇到问题，生活境遇再次变差，学生之间攀比严重等问题时，作为特困生，他们的思想会出现或多或少的波动，大部分同学深刻地理解了“学习改变命运”这句话的意思，但是仍然有一部分特困学生会在这些负性影响下对学习、生活、未来产生迷茫，失去奋斗目标。这种情况出现后必须要引起辅导员的重视，并能够根据不同学生的不同特质去解决问题。

（三）案例事件

2008 级妇产 2 班赵 ×× 同学是一名特困生，截至 2011—2012 学年，该生已经累计挂科 4 科，并于 2010 年 12 月 17 日来到辅导办找我要求退学。经过了解得知该生家住齐齐哈尔市郊区，父母没有工作，靠手工加工计件赚钱供赵 ×× 上学，同时，母亲还患有慢性病，需要常年吃药医治。赵 ×× 同学平时学习努力，遵守各项纪律，说话声音不大，和同学关系比较融洽，但内心很敏感。2010 年 12 月 17 日在辅导办南区 346 办公室，我和她第一次谈话时就发现该生性格内向、胆小，具有较大压力，自责心强。赵 ×× 说：“老师，我觉得我怎么学都学不好，平时学习挺努力，回家还要帮家里干活，但是到现在还有四门不及格的课，我都不知道怎么办了，我的学费很高，每年一到要交学费的时候我爸妈就唉声叹气。我觉得学习不好对不起他们，而且我也不知道能不能顺利毕业，毕业后能不能找到工作，我想还不如现在就退学，在家里和我爸妈一起干活，还能多赚一个人的钱，连找工作都省了。”

（四）解决问题的思路、方法及效果

根据学生的家庭现状，对赵 ×× 的实际进行分析开导：

1．启发式提问：为什么在知道学费较高的情况下还是选择医学院校？赵 ×× 回答：“因为现在社会医生地位高，而且薪资高，所以选择读医。”随着第一个问题的展开，我顺着学生的思路开始对她进行开导：父母在明知道学费较高的情况下也支持她学医，是希望她能够有一个美好的将来，有一份稳定的收入，不要像他们一样为了生活那样辛苦忙碌。知识改变命运这个道理对于她来讲是万分重要的真理，人生的转折关键就是大学这几年。

2．举例说明问题：用赵 ×× 父母加工计件，每个计件赚 2 元的工资和医生的工资进行对比，帮助计算，大学五年的学费在工作 3 ～ 5 年后就能赚回，并且工资会随着年限、职称等有所增加，经济负担只是暂时的，未来还是非常值得期待的。

3．关于学习成绩的探讨：学习成绩不理想并不一定是不努力的结果，在努力学习的情况下成绩仍然不理想，就要自己总结是否学习方法存在问题，摆正心态，针对具体情况找到正确的、适合自己的学习方法来提高学习效率。

（五）取得效果

赵 ×× 同学在此次谈话后，心理负担逐渐减轻，重新树立了人生目标。在 2011 年 4 月 21 日，我在女生寝室楼下遇到赵 ××，该生主动与我交谈说现在心态很好，觉得好好学习将来肯定会找到好的工作来改善父母的生活条件。虽然现在成绩提高不大，但是找到了正确的学习方法，学习起来比过去要轻松。在 2011 年 1 月曾接到该生母亲的电话，说该生之前退学想法强烈，家里父母干涉不了，与辅导员谈话后，感到情绪有明显改善，家长对于这种转变感到很欣慰。目前，该生已经顺利进入第三附属医院继续学习。

（六）分析与启示

家庭经济困难学生的心理问题主要表现在以下三个方面。

一是强烈的自卑意识和失落感。经济上的困难使贫困学生容易在学习上、生活上自我否定，认为自己是弱势群体而感到自卑。在校期间，家庭经济困难学生与其他同学有着明显的区别，他们生活节俭、学习认真；但是，由于成长环境、教育环境的不同，他们往往知识面较窄，学习上有困难，而且大多性格内向，这让他们产生了强烈的失落感，遇到打击容易产生自卑意识。

二是敏感的人际关系和孤独感。家庭经济困难学生在心理健康状况上表现出对人际关系很敏感，家庭经济困难使他们不愿意参加集体活动和加入学生组织，他们往往自我封闭、交往面狭窄。

三是迷茫的择业心态和恐惧感。随着社会竞争日趋激烈，家庭经济困难学生需要面对的一个重要问题便是就业，在职业选择和人生规划时他们不但要考虑自己的发展，而且还要想到家庭的经济问题，这给他们带来了现实的压力。加之有些学生对社会的认识片面，对社会感到不满、失望，这进一步加剧了他们的心理负担。

（七）待探讨的问题

1．正确引导其他学生对待特困学生不排斥、不歧视。

2．特困生学习压力问题要引起重视。

3．关注特困生心理状况，及时发现问题。

案例四：对身体患疾病且家庭贫困学生的引导帮扶

（一）案例主题

对于身患疾病且家庭贫困的学生，学院应该通过各种渠道和方法在日常生活、课余学习、心态调整，特别是思想政治等方面，有计划、有针对性地对其帮扶和教育，只有这样，才能更好地帮助患病同学顺利地进行大学生活。

（二）案例事件

1．李 ×× 同学基本情况

李 ××，男，1992 年 3 月出生于贵州省安顺市紫云县红光村，2010 年毕业于紫云民族中学，同年考入了齐齐哈尔医学院，就读于临床医学专业 2010 级 6 班。

该学生身患直肠息肉疾病。直肠息肉是指发生在直肠黏膜上的新生物，多因粪便慢性刺激而引起，为常见的肿瘤。此病患者食欲不振，并经常伴随便血和小腹剧痛，该同学因此引发了肠炎等并发症，出现多次昏厥现象，导致该同学身体素质直线下降，难以进行正常的学习生活和运动。但他并未因此病而放弃学业，而是更加努力，继续学业。

李 ×× 同学家中有父母、四个姐姐、一个弟弟和他，年迈的父母也有疾病在身，无任何经济来源，四个姐姐已经出嫁，弟弟因家里经济困难已辍学打工，而李 ×× 同学又因家里没有任何的积蓄，一直在忍受着病痛的折磨。

2．李 ×× 同学问题的解决方法及效果

2011 年 3 月，辅导员通过和同学们的交流以及与李 ×× 同学的交谈，得知李 ×× 同学在 2010—2011 年上半学年身患重病，并且家庭经济条件十分不好，李 ×× 同学曾经想过放弃治疗，辅导员对他进行心理疏导，鼓舞他坚持下去。同时，辅导员也与班委进行了协商，发动同学对李 ×× 同学伸出友爱之手。决定先将李 ×× 同学送往齐齐哈尔医学院第二附属医院进行有效治疗。在李 ×× 同学手术过后，每天都有同学在医院进行陪护并给他补习耽误的课程，辅导员也在百忙之中经常抽时间去看望李 ×× 同学，并告诉他：天将降大任于斯人也，必先苦其心志，劳其筋骨，饿其体肤。虽然病魔给你的身体和心理造成了很大的伤害，但这同时也是给了你一个磨炼自己的机会。我相信，你要是能把这段日子挺过去，那么你以后的路也就会相对平坦。现在你想战胜病魔最好的办法就是好好养病。李 ×× 同学让辅导员一番话说得幡然醒悟。

最后，李 ×× 同学终于摆脱了病痛的折磨，但辅导员考虑到其家庭经济原因，给其介绍了一份勤工俭学的工作，待其身体康复后也在业余时间找了一份工作，现在，他每天虽然很累，但是他还是感觉非常开心，他说他喜欢现在这样充实的生活。那个精神萎靡的他又变回了当年那个精神饱满的小伙子，而且常常帮助其他同学做一些他力所能及的事情，得到了大家的一致好评。后来，当别人问他坚持下来的动力是什么的时候，他总会说：“因为大家给我太多的爱了，我要好好活下去，我要以更多的努力回报他人，把这些爱传递下去！”

（三）案例思考

这些案例使我深深地体会到，要做好高等院校的教育工作，作为接触学生最多、了解学生最多的辅导员的工作是重中之重。辅导员只有在经常与学生不断的交流中分析每个同学的个案，用心去体贴、感化自己的学生，才能把高等院校的学生工作做好，用自己的爱心与耐心必能换来学生的认同。以上案例也使辅导员深深地体会到，一定要与同学经常交流，只有这样才能及时准确地掌握学生的信息，尤其是在建设和谐校园的今天，做好高等院校的学生教育、辅导工作迫切需要积极探索高校教育工作的新途径、新方法。

（孟令军）

第十节　构建组织育人体系

组织育人在高校思想政治工作中具有重要地位，是高校落实立德树人根本任务的重要途径，是“三全育人”工作的重要内容，是一项需要长期并持续发展的育人系统工程，能够全方位、间接性地渗透到育人过程中，达到“潜移默化、润物无声”的育人效果。

一、组织育人提出的背景和意义

组织育人的内容体系从1996年全国教育工作会议上首次提出的“三育人”概念，到2015年1月中共中央办公厅、国务院办公厅印发的《关于进一步加强和改进新形势下高校宣传思想工作的意见》中提出的“五育人”，到2017年中共中央、国务院印发的《关于加强和改进新形势下高校思想政治工作的意见》（中发〔2016〕31号）提出的“七个育人”的总体框架，再到2017年12月教育部颁布的《高校思想政治工作质量提升工程实施纲要》提出的“十大育人体系”，在进一步完善大学生思想政治教育体系的同时，也进一步丰富了组织育人的内涵，明确提出要“把组织建设与教育引领结合起来，强化高校各类组织的育人职责”，深刻分析思想政治教育中组织应当发挥的功能，厘清了组织育人的原则和方位，赋予了组织育人有机功能。在“大思政”格局下，学生各组织在思想政治教育过程中持续发挥着作用，充分发挥组织要素参与育人活动。

习近平总书记在全国高校思想政治工作会议上强调，要坚持把立德树人作为中心环节，把思想政治工作贯穿教育教学全过程，实现全程育人、全方位育人。“三全育人”的目标在“育人”，重心在“全”，离不开各部门、各组织的协同配合与相互支持。

高校在开展组织育人工作时，要将“三全育人”理念贯穿其中，在高校党委的直接部署和领导下，共青团、学生会、学生创新创业工作室、学生班级、宿舍等各类组织，要着力整合资源，发挥组织育人的联动和协同作用，确保新时代党的教育方针和育人目标得到全面贯彻落实。高校党委应该在广大教师中深入开展思想政治工作，将高校的育人主体和组织资源进一步对接、整合，激发组织资源在广大教师育人过程中的潜力，进一步激活教工党支部、教研室在育人工作中的作用，将第一课堂的知识体系深入到政治理论学习、党史国情教育、爱国主义教育、校园文化建设中，推动教学科研与组织育人的联动互动，从而进一步将“三全育人”落到实处。

二、组织育人的基本内涵

什么是组织？从广义上说，组织是指由诸多要素按照一定方式相互联系起来的系统。从狭义上说，组织就是指人们为实现一定的目标，互相协作结合而成的集体或团体，如党团组织、工会组织、企业、军事组织等。狭义的组织专门指人群而言，运用于社会管理之中。

什么是组织育人？组织育人是高校发挥组织优势，通过系列有目的、有计划的组织行为落实立德树人的根本任务，实现育人目标的行为。

三、高校组织育人现状

国内国际形势正在发生着深刻而复杂的变化，高校为适应发展环境新形势、意识形态领域新态势、信息化发展新趋势，思想政治教育体系也在不断地丰富和发展。但由于当代大学生受经济全球化、社会信息化、思想多元化的影响，以及受生活环境和学生身心发展等多方面因素的影响，学生的思想观念也在发生着变化，大多数学生呈现出个性特征明显、思想观念复杂、行为需求务实等特点，部分学生的理想信念模糊、价值取向多元，这就导致了高校开展思想政治教育的难度加大。因此，也给各类组织发挥思想引领、塑造价值观的育人功能带来了极大的挑战。高校组织育人现状主要表现在以下四个方面。

1．高校对组织育人缺乏顶层设计

高校对各类组织的育人职责，应该发挥的育人作用以及组织育人的政策保障机制等顶层设计不足，导致组织育人的内生动力不足、主体职责不清、功能定位不准、统筹协调能力不足等问题，从而导致组织育人的优势和作用不能得到充分发挥。比如，教研室更多地关注教学质量，对于思政元素如何有效融入教学内容思考不多、研究不深不透；党团工作更多地关注如何落实上级要求，不断加强科学化、标准化、规范化建设，对党团组织如何充分发挥育人功能思考不足。

2．高校各组织的育人职责划分不清

大多数高校对组织育人有规定，有要求，但是对各类组织的育人职责划分还不是很清晰，除党团的个别组织有明确的育人职责外，其他各类组织普遍没有明确的育人职责或育人要求，致使各类组织以及组织之间对于应该发挥的育人职责认识不清，制度措施的强制性力度不足。比如，学生会和各类学生社团等学生组织应该怎样发挥育人职责？是否有育人要求？实际上，学生组织更多地关注举办怎样的学生活动，注重活动的娱乐性，很少能够发挥组织育人的功能。

3．高校发挥组织育人的整体合力偏弱

从高校整体来看，各类组织应该是一个有机体，在发挥育人功能时应该各司其职、统筹协调、有机联动。然而，工作实践中，各类组织在发挥育人功能时缺乏整体性、联动性和互补性，有效衔接少、合力不足。有的组织也注重发挥育人功能，但思路不清、脉络不明，组织育人的教育目的直接、路径单一，很难激发学生参与的内生动力，致使组织育人的辐射面不广，力度远远不够。

4．高校尚未建立完善的组织育人体系

组织育人的实质是在开展组织活动时发挥潜移默化的育人功能，将组织的思想观念和文化内涵一点一滴地渗透到学生的思想层面，占领学生的意识领域，达到思想引领、行为规范和能力培养等育人功效。由于高校各类组织的文化和理念既有同质性，也有差异性，育人体系需要不断完善、相互交融，才能形成一套完整的组织体系，来保障组织育人功能的发挥，形成组织育人的长效机制。

四、高校组织育人实施路径

1．加强组织建设

学生组织是高校育人体系里最直接的抓手，学生各级组织在高校组织育人过程中发挥参与、领导、决策、组织实施等作用，是组织育人体系里的重要元素。加强组织建设，一要合理设置学生基层组织，随着各种因素的变化不断摸索和调整组织设置，厘清组织育人体系和脉络，无论纵向设置还是横向设置，都不能偏离高校“立德树人”的育人宗旨，要有利于组织育人功能的发挥和可持续性发展。二要选优配强干部队伍，从源头入手，选拔政治素质过硬、本领高强的党员干部作为组织育人主力军。三要加强党员干部的培训教育，提高他们的政治素养和业务能力，发挥好“火车头”示范带动、日常帮扶的模范育人作用，把育人融入平时的耳濡目染，达到润物细无声的育人效果。四要定期开展批评与自我批评来解决组织班子的自身问题，保持组织育人活力。

2．加强政治建设

习近平总书记指出：“办好我国高等教育，必须坚持党的领导，牢牢掌握党对高校工作的领导权，使高校成为坚持党的领导的坚强阵地。”这为高校党建工作指明了前进方向，提供了根本遵循。政治建设是党的根本性建设，也对高校组织发挥育人功能提出了最根本的要求，政治建设决定了组织育人的方向和效果。把政治建设抓好了，政治立场、政治方向、政治原则、政治道路就把握住了，组织的政治能力就得到了提高，组织的育人方向就把住了，这样才能实现高校肩负着的为党育人、为国育才的重要使命。

3．加强思想建设

思想是行动指南，思想建设是组织育人的源头活水，要想组织育人出效果，就要加强思想建设，要广泛运用理想信念教育、道德法纪教育、警示教育、先进典型教育等教育方式，确保通过系统化、立体化的思想教育，使每一名组织干部在思想建设中入脑入心、取得实效。保证各级组织具有坚定的理想信念、高尚的爱国情操、强烈的责任意识、敏锐的政治鉴别力、坚固的思想防线，方可在育人过程中用发展着的马克思主义指导新的实践，提高科学决策和解决问题的能力，培育学生贯彻党的基本理论、基本路线、基本纲领、基本经验的自觉性和坚定性，为组织育人提供源头活水。

4．加强制度建设

制度建设在目标指向上规范学生组织的外在言行举止，在方式方法上采取刚性约束手段，在功能作用上发挥着规范、教育引导作用，是组织育人的重要堡垒。没有规矩，不成方圆。本着于法周延、于事有效的原则，及时废止不适应的制度，完善已有制度，制定新制度，让组织育人有章可循、有据可依。一是在组织梳理的基础上，制定学生各级组织换届选举方案，保证学生各级组织换届选举规范有序，鲜明“德才兼备、以德为先”的用人导向；二是制定各部门岗位职责汇编和考核方案，结合岗位职责建立完善的干部考核评价体系，形成正面导向，培育有情怀、有担当、善于解决问题的学生干部；三是制定工作细则和培训方案，书面指导和课堂培训相结合，提升工作方法。

五、构建高校组织育人新体系

（一）强化党支部在组织育人体系中的主导地位

聚焦党建抓育人，坚持党支部的旗帜领航和核心堡垒作用，保障组织育人的政治导向性和全方位育人性。党支部指导团支部开展工作，用理论武装团员青年，用理想信念凝聚团员青年，切实打牢团员青年的思想基础，带动团支部建设；党支部依托班级、学生会和社团，拓展思想政治教育阵地，通过党性教育、理论学习、朋辈帮扶、对外交流、社会实践、开设精品活动等方面，增强组织育人的思想引领，培养青年学生高尚的爱国主义情操与家国情怀，带领广大青年增知识长才干，从根本上促进学生德智体美劳全面发展。学生党员和干部既是组织育人的主体，也是组织育人的客体，在学生各级组织中指导和带动其他学生组织共建，在育人过程中，也实现了自我育人功能，形成了育人和反育人的良性育人体系。

（二）以“党、团、班、学、社”为触角，将组织育人重心下移

党、团、班、学、社“五位一体”是相依并存的高校育人载体，是大学生活和学习中富有朝气、受到学生认可的集体，他们是学生中的优秀代表，具有良好的亲和力、吸引力与号召力，是

联系学生、服务学生、团结凝聚师生的桥梁和纽带，对于同龄人的思想行为特点、兴趣爱好及关注点最为熟悉，能够快速地反映时代变化和青年学生的思想行为状况。充分发挥这一有效功能，积极探索、有效延伸、全面覆盖，把思想政治工作贯穿于各项工作中，注重思想业务相结合，将“党、团、班、学、社”的学生组织育人触角深入到学生中去，全方位捕捉每个学生的思想动态，及时发声，形成良好的互帮、互助、共赢的运行模式，提升思想政治工作的实效性。

六、加强高校组织育人的经验做法——以齐齐哈尔医学院为例

(一)实施强基工程，加强组织的基础建设

1．加强基层党组织建设

贯彻落实《中国共产党普通高等学校基层组织工作条例》《中国共产党支部工作条例（试行）》《黑龙江省普通高等学校党支部建设标准》，全面落实党建工作责任制，加强党组织和党的工作有效覆盖，优化基层党组织设置，完善基层党组织发挥政治功能的机制和途径。深入推进党支部标准化、规范化建设，全面实行党支部书记与教研室（实验室、研究室、临床科室）主任、学术骨干“三位一体”配置模式，推动党支部书记普遍成为“双带头人”。创新工作载体和工作方式，加强分类指导，进一步激发调动基层党组织的活力，不断丰富党组织联系服务师生的有效途径。

2．加强共青团改革

贯彻落实《共青团中央改革方案》《黑龙江共青团省委改革方案》《高校共青团改革实施方案》，紧紧围绕保持和增强政治性、先进性、群众性，深入推进“三全育人”工作，切实加强和改进学校共青团各项工作和建设，推进学校共青团改革创新，着力健全和完善学校团委、二级院系团委（总支）、团支部的组织机构设置、人员配备和职能建设，不断提升组织活力，拓宽直接联系，服务引领青年学生的渠道和载体，进一步增强团组织的吸引力、凝聚力，切实提高服务学院中心工作和学生成长成才的能力水平，强有力地发挥共青团组织在学院思想政治工作和人才培养过程中的生力军作用。

3．加强班级建设

制定出台了《齐齐哈尔医学院班主任工作条例》，实行一名专职辅导员负责多个班级，每个班级配备一名班主任的管理机制。班主任是学校聘任到学生班级负责学生思想教育及日常管理工作的最基层管理者，是学校思想政治工作队伍的重要组成部分，是指导学生全面发展的人生导师。制定出台了《齐齐哈尔医学院学生先进班级、先进个人评选奖励办法》，根据班级数量化考核办法综合评定的成绩，通过每年评选先进班集体、优良学风班、三好学生、优秀学生干部、优秀毕业生等，引导学生强化集体观念和集体思维，促进学生成为思想过硬、学风严谨、基础扎实、成绩优异的合格医药卫生人才。

4．加强学生会建设

严格贯彻《关于推动高校学生会（研究生会）深化改革的若干意见》（中青联发〔2019〕9号文件）、《关于落实共青团和学联对高校学生会（研究生会）指导管理责任的若干规定（试行）》（中青联发〔2020〕4号）等文件精神，坚持正确政治方向、坚持学生主体地位、坚持依法依章程开展工作、坚持问题导向，全面深化校园两级学生会改革，进一步明确学生会的职能作用，理顺学生会工作任务，优化学生会组织架构，提高学生会工作效能。使学生会成为向青年学生宣传党和团的政策方针的阵地，成为全心全意为青年学生服务的组织。

5．加强学生社团建设

坚持把学生社团工作纳入学校思想政治工作和群团工作整体格局进行谋划部署，严格贯彻

《高校学生社团建设管理办法》文件精神，进一步加强对学生社团的排查和管理，实行学生社团年审制度，对年审合格的学生社团进行注册登记，对年审不合格的学生社团提出整改意见，限期整改。切实加强学校学生社团建设管理，学生社团依据法律法规、校纪校规、社团章程开展活动。积极创新载体形式，充分利用新媒体技术，不断增强社团活动的吸引力和感染力，充分发挥学生社团育人功能。

（二）实施领航工程，加强组织的政治建设

1．提高政治站位

认真贯彻落实中共中央《关于加强党的政治建设的意见》和《中共黑龙江省委关于坚决维护以习近平同志为核心的党中央权威和集中统一领导的具体意见》，牢固树立“四个意识”，坚定“四个自信”，坚持“两个确立”，做到“两个维护”，不断提升政治判断力、政治领悟力、政治执行力。自觉在思想上、政治上、行动上同以习近平同志为核心的党中央保持高度一致，切实把中央决策部署、省委工作要求落到实处。

2．提升政治能力

坚持和完善党委领导下的校长负责制，坚持党的领导贯穿办学治校、教书育人全过程，发挥党委总揽全局、协调各方作用，切实履行党委把方向、管大局、作决策、抓班子、带队伍、保落实的责任，不断完善领导班子议事决策机制，贯彻民主集中制原则，规范“三重一大”事项集体决策机制。加强党对学术组织的领导。健全党委统一领导、党政分工合作、协调运行的工作机制，健全二级党组织会议议事决策机制，增强二级学院党组织政治功能。

（三）实施铸魂工程，加强组织的思想建设

1．提升思想政治工作

始终把学习宣传贯彻习近平新时代中国特色社会主义思想作为首要政治任务，准确领会其核心要义，全面掌握贯穿其中的立场观点方法，把其作为校院两级理论学习中心组学习的重点内容，深入开展党史学习教育，做到“学史明理、学史增信、学史崇德、学史力行”，自觉践行社会主义核心价值观，进一步创新和改进思想政治工作方式方法，努力提高师生的思想道德素质、人文社科素养和政治理论水平。

2．落实意识形态工作责任制

进一步巩固马克思主义在学院意识形态领域的指导地位，健全工作机制，落实领导责任，不断增强政治意识、强化政治担当、提高政治能力，增强主流意识形态的凝聚力和吸引力。强化网络、自媒体等各类阵地管理和斗争意识，压实基层一线责任，织密风险管控责任网，加强对广大师生的政治引领，确保学院政治安全和校园稳定。

3．加强宣传思想工作

坚持“高举旗帜、围绕中心、服务师生、改革创新”的原则，自觉承担起举旗帜、聚民心、育新人、兴文化、展形象的使命任务。按照管好导向、管好队伍、管好阵地的要求，努力使我院领导干部成为宣传思想工作的有力组织者，教师成为社会主义核心价值观的自觉传播者，学生成为习近平新时代中国特色社会主义思想的坚定信仰者。

4．增强新闻宣传活力

充分运用“三微一端”等新媒体技术，创新媒体传播方式，不断增强新闻宣传工作者的脚力、眼力、脑力、笔力，转变新闻写作风格，提升新闻宣传活力。加强与外媒合作，建立学院与社会媒体的联动机制，运用好融媒体联盟，构建全媒体大宣传格局，弘扬主旋律、传播正能量，为学生健康成长营造良好的舆论氛围。

5．加强精神文明建设

大力弘扬和践行社会主义核心价值观，强化新时代爱国主义教育，加强公民道德建设和法治宣传教育，积极弘扬科学家精神。持续深化文明校园建设，丰富“大医文化”内涵，大力弘扬“自强不息、甘于奉献”的齐医精神，秉承“大学至善、大医精诚、崇尚学术、追求卓越”的办学理念，开展富有医学特色的学生社团、志愿服务、课外科研等活动，打造“一院一品”校园文化，发挥校园医学人文景观的育人作用。

6．凝聚事业发展合力

切实加强党委对统战、群团工作的领导，引导民主党派和统战团体为学院的改革发展建言献策、建功立业。增强共青团、学生会等群团组织的政治性、先进性、群众性，发挥联系学生的桥梁纽带作用。扎实做好离退休和校友会工作，充分调动各界人士参与学院建设发展的积极性和主动性，让每一个齐医人都能在学院事业发展中找到位置、贡献力量、实现价值。

（四）实施质量工程，加强组织的制度建设

1．加强制度体系建设

把制度建设贯穿基层党建全过程，从严落实“三会一课”、组织生活会、谈心谈话、民主评议党员、主题党日等制度，修订完善学院党建工作制度，形成上下贯通、完整配套、务实管用的制度体系。

2．健全抓基层党建长效机制

坚持“书记抓、抓书记”原则，大力实施基层党组织书记抓基层党建述职评议考核制度，坚持党建工作考核评估制度，坚持意识形态工作专项督查制度，坚持党风廉政建设责任制落实情况检查制度，大力开展院内巡察及政治生态建设成效考核，强化考核结果的运用，层层传导全面从严治党压力；健全“两代表一委员”、基层党务工作者、师生党员代表监督参与机制，健全完善“承诺事项”“问题清单”“任务清单”的“一承诺两清单”制度。

（五）实施保障工程，强化组织建设保障体系

1．提升素质能力水平

持续开展党支部书记“大学习、大练兵、大比武”活动，定期举办党务工作主题沙龙、党支部书记素质能力大赛，强化党务干部党的基本知识、纪律规矩和党建工作方法的学习，不断提高开展基层党建工作能力水平，进一步发挥组织育人功能。

2．提高基础保障水平

加大保障力度，严格落实组织建设经费保障；加强阵地建设，在实现二级学院“党员之家”全覆盖的基础上，进一步强化功能建设；充分利用全国党员管理信息系统推进学院党建信息化建设。建立基层党建基本台账年度统计制度。推进党务公开，扩大党内基层民主。

（六）实施引领工作，发挥典型示范作用

以建立党性体检长效机制为重点，按照“四讲四有”合格党员标准，设置信念指数、纪律指数、品行指数、作为指数四项“先锋指数”，每年结合民主评议，党员开展正反双向测评，激励师生党员对标争优；坚持党员亮身份，通过规范佩戴党员徽章、设立党员示范岗和党员寝室、选树典型人物等方式，发挥先进典型在育人中的示范作用，达到以身边人、身边事教育带动广大学生的目的。

附：基层党组织考核评估参考资料

中共齐齐哈尔医学院委员会基层党建工作考核评估实施办法（试行）

第一章　总　则

第一条　为贯彻落实党要管党、全面从严治党要求，充分发挥基层党委（党总支）的政治功能、党支部的战斗堡垒作用和共产党员的先锋模范作用，提高党建工作考核评估的科学性、准确性和规范性，激励学院各基层党组织扎实推进党的建设，根据《中国共产党章程》《中国共产党普通高等学校基层组织工作条例》等相关文件精神，结合学院实际，制定本办法。

第二条　学院基层党建工作考核评估要落实“围绕中心抓党建”“聚精会神抓党建”“把抓好党建作为最大政绩”的工作理念，以落实全面从严治党主体责任为主线，实行日常考核与年度考核相结合，组织考核与群众评价相结合，从严从实进行考核评估。

第三条　学院党委统一领导全院基层党建考核评估工作，由学院党委组织部牵头组织实施。

第四条　本办法适用于学院各基层党委（党总支）和党支部。

第二章　考核内容

第五条　基层党委（党总支）考核评估的主要内容包括：

（一）宣传执行党的路线方针政策及学院党委各项决定

（二）民主决策和班子建设

（三）思想政治工作

（四）党组织建设

（五）党员队伍建设

（六）党风廉政建设

（七）群团组织建设

（八）统战及人才工作

（九）党建工作保障体系建设

（十）主要业绩及工作创新

具体考核指标详见《齐齐哈尔医学院基层党委（党总支）党建工作考核评估指标体系》。

第六条　基层党支部考核评估的主要内容包括：

（一）宣传执行党的决议

（二）党支部建设

（三）党员队伍建设

（四）开展党内活动

（五）规章制度建设

（六）工作业绩及成效

具体考核指标详见《齐齐哈尔医学院基层党支部党建工作考核评估指标体系》。

第三章　考核方式

第七条　各基层党委（党总支）考核评估工作每年年底集中开展一次，主要包括基层党组织自评、学院党建工作考核评估小组实地考核、基层党组织书记述职评议考核等三个部分。

（一）自评

各基层党委（党总支）每年对本单位党建工作进行全面总结，对照考核指标体系和评分标准逐条逐项进行自查自评，撰写自评报告，自我评估打分，自评结果纳入基层考核评估结果。

（二）学院党建工作考核评估小组实地考核

学院党委组成党建工作考核评估小组，到各基层党委（党总支）通过群众满意度测评、现场查阅党建工作相关资料、组织座谈、个别访谈等方式，对基层党建工作进行专项检查，按照考核评估指标体系进行评分，评分结果纳入基层考核评估结果。

（三）基层党组织书记述职考评

学院党委每年年底召开基层党委（党总支）书记抓基层党建工作述职评议考核评估大会，集中开展述职评议考核评估，评分结果纳入基层考核评估结果。

第八条　各基层党委（党总支）要实事求是地开展自评工作，认真组织相关材料，对考核评估过程中有弄虚作假行为者，实行“一票否决”，考核评估结果为“不合格”。年度内发生重大事故或严重违法违纪行为，对学院造成不良影响的，考核评估结果为“不合格”。

第四章　评分标准

第九条　各基层党委（党总支）自评和学院党建工作考核评估小组实地考核，按照考核评估指标体系进行打分，满分为 100 分。

第十条　学院党建工作考核评估小组实地考核打分占总成绩的 50% 权重；基层党委（党总支）书记述职评议考核结果占 20% 权重；本单位群众满意度测评占 20% 权重；各基层党委（党总支）自评占 10% 权重。以上四项考核满分为 100 分，90 分及以上为“优秀”，90 分以下、80 分（含 80 分）以上为“良好”，80 分以下、60 分（含 60 分）以上为“合格”，60 分以下为“不合格”。

第十一条　各党支部考核评估工作与各基层党委（党总支）考核评估同时进行，具体办法参照基层党委（党总支）考核评分方式。

第十二条　各基层党委（党总支）考核评估工作由学院党委统一组织实施；各基层党支部考核评估工作实地考核部分由学院考核组负责，自评、群众测评及党支部书记述职评议由各基层党委（党总支）具体负责落实。

第五章　结果运用

第十三条　考核结果作为各基层党委（党总支）及主要负责人评优选先、干部年度考核、干部任用、责任追究等方面的重要参考。任期内考核“不合格”的基层党委（党总支），学院党委将对其主要负责人进行问责；考核“合格”的，学院党委将对其主要负责人进行谈话提醒。

第十四条　基层党支部考核结束后，各基层党委（党总支）要及时将自评、群众测评及党支部书记述职评议考核结果报学院党委组织部，由党委组织部负责汇总并反馈给基层单位。

第十五条　学院党委结合考核情况，研究制定加强学院基层党建工作的措施和方案。学院党委组织部对各基层党委（党总支）的党建考核评估结果进行分析研判，有针对性地向各单位提出反馈意见，指出差距和存在的问题，并责成相关单位限期整改。

附表 1：

齐齐哈尔医学院基层党委（党总支）党建工作考核评估指标体系

一级指标	二级指标	分值	考评内容	评分标准
一、宣传执行党的路线方针政策及学院党委各项决定（10 分）	传达上级党组织决议	2 分	发挥政治核心作用，传达党的路线、方针、政策，传达上级党组织和学院党委的决定、决议。	1．贯彻执行党的路线、方针、政策，传达上级党组织和学院党委的决定、决议及时准确，政令畅通。0 ~ 1 分 2．师生员工思想认识和政策理论水平不断提高，能够把思想和行动统一到党委的决策和工作部署上来。0 ~ 1 分
	贯彻落实各项决定决议	2 分	采取措施，贯彻上级党组织决议，按要求履行职责，开展工作。	1．严格落实学院各项决议和工作部署，能够结合本单位实际制定党建工作规划和年度计划。定期向学院党委汇报工作，重大事项及时报告。0 ~ 1 分 2．认真贯彻落实党中央、省委和学院党委组织开展的专题教育及实践活动，能够将上级决议和工作部署与本单位实际相结合，创造性地开展工作。0 ~ 1 分
	落实主体责任	6 分	健全领导机制，明确任务目标，切实落实主体责任。	1．健全党建工作领导机制。职责清晰，按照管党治党要求，明确任务目标，落实各级党组织书记抓基层党建的主体责任。0 ~ 1 分 2．分析研究党建工作。每半年至少召开 1 次党建工作会议，根据基层党建工作需要，及时召开专题会议，研究解决基层党建工作中的重要问题。0 ~ 2 分 3．重视书记抓基层党建述职评议工作，认真组织开展党支部书记述职评议考核工作。0 ~ 2 分 4．所属党支部述职评议成绩好。0 ~ 1 分（若出现不合格党支部，视情节扣除 0 ~ 6 分）
二、民主决策和班子建设（10 分）	规范执行会议制度和议事规则	3 分	规范执行会议制度和议事规则，推进民主决策、民主管理、民主监督。	1．二级学院严格执行党政联席会议制度、党委（党总支）会议制度和院长办公会议制度；附属医院严格执行党委领导下的院长负责制；其他单位严格执行党委（党总支）会议制度，研究和讨论本单位重大事项。0 ~ 1 分 2．规范执行会议制度和议事规则，议题明确、程序严谨、决策科学、责任分工清晰，会议记录详实规范。0 ~ 1 分 3．认真落实会议决议，监督落实执行情况，总结分析工作成效，改进工作。0 ~ 1 分
	领导班子和干部队伍建设	4 分	党政领导班子团结协作，履行职责，发挥作用。	1．党政领导班子职责明确，团结协作，积极谋划事业发展，凝聚力、战斗力强，师生满意度高。0 ~ 1 分 2．班子成员思想政治和业务素质高，工作能力强，表率作用好。0 ~ 1 分 3．做好本单位党政干部的教育培训和管理工作，重视干部的选拔和培养工作。0 ~ 1 分 4．开展批评与自我批评，民主生活会质量高，问题查摆整改到位。领导干部双重组织生活制度落实到位。0 ~ 1 分
	干部管理监督	3 分	严格执行干部管理监督各项规章制度。	1．干部日常管理规范，严格执行请销假制度及重大事项报告制度。0 ~ 1 分 2．督促和指导干部如实报告个人有关事项，监督干部社会兼职行为，发现问题及时报告。0 ~ 1 分 3．规范管理干部出国出境，督促干部及时上缴有关证件，集中管理。0 ~ 1 分

续表

一级指标	二级指标	分值	考评内容	评分标准
三、思想政治工作（15分）	理论武装	4分	严格执行理论中心组、师生员工理论学习制度，创新学习方式方法。	1．严格执行理论学习中心组学习制度，推进学习型领导班子、学习型党组织建设。0 ~ 2分 2．定期组织师生员工开展政治理论学习，用科学理论武装头脑，不断提高师生员工理论水平，进一步坚定理想信念。0 ~ 1分 3．创新方式方法，通过集体研讨、个人自学、辅导报告、主题实践活动等多种形式开展理论学习，学习效果好。0 ~ 1分
	思想引领	4分	加强思想引领，凝聚师生力量，营造和谐氛围。	1．加强思想引领，在师生员工中统一思想，提高认识，及时传达、解读学院的决议决定，凝聚力量，把学院党委的决策和工作部署变成师生员工的自觉行动。0 ~ 1分 2．改进思想政治工作方式方法，注重人文关怀和心理疏导，做好沟通协调，及时化解各种矛盾，营造和谐发展氛围。0 ~ 1分 3．推进“三全育人”工作，全面加强“课程思政”建设。0 ~ 2分
	意识形态工作	7分	落实意识形态责任制，强化意识形态阵地建设和管理，坚持正确的政治方向，自觉抵制不良言行。	1．把意识形态作为党政工作的重要内容，定期分析研判形势，定期在党内通报意识形态领域情况。0 ~ 1分 2．加强意识形态阵地建设和管理，充分发挥校园网络、宣传展板、微信公众号等阵地作用，弘扬主旋律。0 ~ 2分 3．加强对各种论坛、讲座、报告会的监督管理，加强主流引导，履行监督职责，做到守土有责、守土尽责。0 ~ 2分 4．成立教育与宗教相分离管理委员会，构建学院、二级单位、班级三级管理体系，做到底数清晰、管理到位。0 ~ 2分
四、党组织建设（20分）	组织机构	4分	加强基层党组织建设，机构设置合理、班子健全，及时换届，发挥作用。	1．二级党组织班子健全，分工明确、职责清晰，按期实施换届。0 ~ 2分 2．科学设置党支部，支委会健全，支部能够按期换届，按照“双带头人”标准选配党支部书记。0 ~ 1分 3．重视党务干部的业务培训工作，党务干部参训率高。0 ~ 1分
	党内组织生活	6分	严格党内组织生活，创新活动载体，做好党费收缴使用和管理。	1．二级党组织班子每年至少召开一次民主生活会，党支部党员组织生活常态化。0 ~ 2分 2．党支部每年至少召开一次组织生活会，定期开展民主评议党员，党员定期向党组织汇报等工作。0 ~ 1分 3．结合单位实际和工作特点，创建形式多样的活动载体，坚持每月开展1次内容丰富的主题党日活动，党日活动参与率高，质量好。0 ~ 2分 4．收缴党费专人负责，标准严格，账目清晰，手续完备，及时足额。0 ~ 1分

续表

一级指标	二级指标	分值	考评内容	评分标准
四、党组织建设（20分）	规章制度建设	5分	健全党组织工作、生活制度。	1．严格执行“三会一课”制度，指导监督党支部定期召开党员大会、支部委员会、党小组会，党课内容丰富、形式新颖。0 ~ 3分 2．结合本单位实际，建立健全党委（党总支）领导班子联系党支部、联系党员群众、民主评议、理论学习等党内各项规章制度。0 ~ 2分
	党支部建设	5分	党支部积极开展工作，定期开展党支部书记述职评议考核工作。	1．党支部工作计划、总结，党支部“一承诺两清单”建设情况。0 ~ 2分 2．二级党组织开展党支部书记述职评议考核工作情况。0 ~ 1分 3.《党支部工作纪实手册》使用情况。0 ~ 2分
五、党员队伍建设（10分）	发展党员工作	5分	落实发展党员责任制，做好发展党员工作。	1．本单位发展党员有年度计划和总结，突出做好在学科带头人、教学医疗科研骨干和大学生中发展党员工作。0 ~ 1分 2．严肃讨论审批环节，按要求召开党委会议讨论审批新党员和预备党员转正，程序严谨、手续规范、记录详实、材料齐全、报送及时。0 ~ 2分 3．扎实推进入党积极分子队伍建设，对入党积极分子的培养、教育和考察严谨有序，考察材料严格规范，按标准确定发展对象。0 ~ 2分
	党员教育管理	5分	严格党员教育管理、发挥模范带头作用。	1．党员教育有计划、有措施，形式新颖，实效性强，党员参与率高。“学习强国”平台学习年均达到4000分以上。0 ~ 1分 2．积极开展“创先争优”活动，充分发挥党员在教学、科研、管理、服务等工作中的先锋模范作用，选树模范典型。0 ~ 1分 3．严肃执行党纪党规，认真处置违纪党员和不合格党员。0 ~ 1分 4．组织关系接转及时，介绍信、回执规范。0 ~ 2分
六、党风廉政建设（10分）	反腐倡廉	5分	落实党风廉政建设责任，开展党风党纪教育，健全制度，促进廉政文化进校园。	1．全面落实“两个责任”和“一岗双责”，严明党的政治纪律和政治规矩，强化重点部位和关键环节监督检查，无违法违纪现象发生。0 ~ 2分（若有相关情况，视情节扣除1 ~ 5分） 2．深入开展党风廉政建设宣传教育活动，组织党员干部认真学习贯彻《中国共产党廉洁自律准则》《中国共产党纪律处分条例》等文件，党员干部廉洁自律意识强。0 ~ 1分 3．加强廉政制度建设。建立健全各项规章制度，进一步规范权力运行，贯彻落实民主集中制，充分发挥党代会、教代会及学术委员会在科学决策和民主监督中的重要作用，落实党务、院务公开。0 ~ 1分 4．开展基层党委（党总支）成员带头抓好分管单位或部门全体人员的学习、教育活动，每年至少听取1次廉政工作汇报；党政主要负责人每半年至少听取1次科室负责人关于落实党风廉政建设责任制情况的报告，每年至少作1次反腐倡廉专题报告；每年至少安排1次关于反腐倡廉理论学习中心组学习。0 ~ 1分

续表

一级指标	二级指标	分值	考评内容	评分标准
六、党风廉政建设（10分）	作风建设	5分	落实从严治党要求，抓好作风建设，坚持群众路线，践行“三严三实”，创建服务型党组织。	1．对党性党风党纪教育中查摆出来的问题整改到位，无违反中央八项规定精神和省委九项规定及师德师风、医德医风的行为。0～1分（若有相关情况，视情节扣除1～3分） 2．领导班子成员经常深入基层、开展调查研究，工作务实。0～1分 3．关心党员和群众的思想、工作和生活情况，虚心听取群众的意见和建议，维护群众的正当权利和利益，努力帮助他们解决实际困难。0～1分 4．学院本部加强师德师风建设，主动开展劳动纪律等监督检查，受理办理反映领导干部及教师工作作风的问题。整治教师违规收受学生及家长礼品礼金等行为活动情况；附属医院深入开展纠建行风工作，严格执行政府采购法及国家有关集中采购的规定，加强仪器设备、医药器材等大宗物资实施采购分类管理，实现采购决策、执行、管理相互分离。建立完善采购计划内控机制，加强对采购预算管理、计划实施、合同审核、采购验收等重要环节的监管。加强医德医风建设，建立健全有效的监督、考核、奖励和责任追究制度。0～2分
七、群团组织建设（5分）	共青团和学生会工作	2分	领导共青团、学生会开展活动、发挥作用。	1．将共青团工作纳入党建规划，每年专题研究1次共青团工作，配齐建强团委班子，支持共青团改革各项工作，指导共青团按照“对标定级”标准开展各项工作。0～1分 2．将学生会工作纳入党建整体格局，学生会干部经党委（党总支）会议审定，严格落实治会责任，定期听取学生会工作汇报，指导学生会工作。0～1分
	工会工作	3分	领导工会依法开展活动，按期组织召开教代会。	1．工会组织健全，维护教职工合法权益，组织开展健康有益活动，丰富师生员工文化生活，特色鲜明。0～1分 2．按期召开二级教代会，研究决策事关改革发展重大事项和教职工利益的重大问题。0～1分 3．支持教代会正确行使职权，在参与民主管理和民主监督、维护教职工的合法权益等方面发挥作用。0～1分
八、统战及人才工作（5分）	统战工作	3分	民主党派和无党派知识分子参与管理，发挥作用。	1．加强统战工作，关心党外人士的工作、学习和生活，支持民主党派依照章程开展工作。0～2分 2．联系党外人士，定期向民主党派和党外人士通报情况，征求意见，引导党外人士建言献策，参与学院管理，发挥作用。0～1分
	人才工作	2分	重视人才工作，创造有利于人才发挥作用的环境氛围。	1．坚持党管人才原则，重视人才引进、培养和使用，本单位人才队伍建设有规划。0～1分 2．落实人才相关政策，关心人才成长，注重培养选拔优秀人才，努力为人才解决困难，积极营造有利于人才发挥作用的环境氛围。0～1分

续表

一级指标	二级指标	分值	考评内容	评分标准
九、党建工作保障体系建设（5分）	二级党校建设	1分	发挥二级党校作用，开展教育培训工作。	加强二级党校建设，充分发挥二级党校作用，积极开展入党积极分子、党员的培训工作。创新培训方式方法，组织师生利用网络开展学习培训，注重理论联系实际，积极拓展实践教学。0 ~ 1分
	党建经费使用管理	1分	按规定使用党建经费。	严格按照党建工作经费使用要求，规范使用基层党建工作经费。党费实施联签报销，发挥党费的最大效能。严格审批程序，严禁挪用、弄虚作假、营私舞弊行为。0 ~ 1分
	党员之家建设	1分	加强党员之家建设，为党员开展活动创造条件。	按照有场所、有设施、有标志、有党旗、有书报、有制度的“六有”标准建立“党员之家”，为党支部活动提供固定场所。注重运用现代技术和信息化手段开展活动。场所在办公议事、开展党的活动中发挥较好的作用。0 ~ 1分
	安全稳定	2分	注重综合治理和安全稳定工作。	1．重视综合治理和安全稳定工作，有制度和预案，建立责任制。0 ~ 1分 2．无重大责任事故、群体性事件。0 ~ 1分（若有相关情况，视情节扣除1 ~ 2分）
十、主要业绩及工作创新（10分）	主要业绩	2分	党建工作业绩突出，选树先进典型。	党建工作成效显著，成绩优异，党组织和党员获得上级党组织表彰，先进集体和优秀个人涌现多，得到各级媒体宣传报道。0 ~ 2分
	工作创新	3分	结合实际抓党建，形成具有自身优势和特色的党建品牌。	党建工作思路清晰、勇于实践创新，党建活动紧密结合实际，突显优势与特色，党员参与面广，形成自身党建工作品牌。0 ~ 3分
	党建促发展成效	5分	坚持围绕中心抓党建，抓好党建促发展。	发挥党建的示范引领作用，年度内工作成效显著，内涵建设取得突出成绩。0 ~ 5分

附表2：

齐齐哈尔医学院党支部党建工作考核评估指标体系

一级指标	二级指标	分值	考评内容	评分标准
一、宣传执行党的决议（5分）	宣传政策	2分	宣传党的路线方针政策和决议，统一党员思想。	1．结合实际，宣传贯彻党的路线方针政策和上级党组织的决议。0 ~ 1分 2．支部党员对上级党组织决议理解透彻，认识清楚，在政治上、思想上和行动上与党中央保持一致。0 ~ 1分
	贯彻落实	3分	贯彻落实上级党组织决议的措施有力。	1．围绕学院及本单位中心工作，创造性地开展党建工作，支部工作有计划、有总结，推进各项工作有措施。0 ~ 2分 2．健全完善“一承诺两清单”制度，建立“承诺事项”“问题清单”和“任务清单”。0 ~ 1分

续表

一级指标	二级指标	分值	考评内容	评分标准
二、党支部建设（30分）	组织设置	6分	健全支部班子，支委会职责明确，发挥带动作用。	1．支部班子健全，岗位职责明确，团结合作，重大问题集体决策，形成合力。0 ~ 3分 2．支部按时换届，持续实施党支部书记队伍建设“三推两强”工程，推动教师党支部书记普遍成为“双带头人”；重点从优秀辅导员中选拔学生党支部书记；注重从党政部门处负责人中选拔机关后勤党支部书记。0 ~ 3分
	主体责任	12分	党支部书记抓党建工作认真负责，有凝聚力、影响力。	1．支部书记责任心强，履行书记抓党建工作主体责任，积极主动谋划支部工作，认真落实抓党建述职评议考核制度。0 ~ 5分 2．支部书记政治坚定、作风正派，在业务和管理工作中业绩突出、威信较高，起到表率作用。0 ~ 3分 3．支部书记参与本单位业务工作的研究讨论和决定，团结党员和群众，完成本单位各项工作任务，支持指导帮助群团组织开展工作。0 ~ 4分
	规范管理	12分	支部各项文书档案管理规范。	1．学习资料收集管理规范，党内各项统计信息准确，流动党员管理规范，党员、入党积极分子调动后，组织关系和考察等相关材料转接及时，手续齐整。0 ~ 3分 2．支部会议记录规范、详实。0 ~ 5分 3．支部按时足额收缴党费、定期核查党费，党费收缴凭证、账目准确清晰。0 ~ 4分
三、党员队伍建设（25分）	党员教育	5分	加强党员学习教育，提高思想教育的针对性、实效性。	1．突出政治教育，坚持用中国特色社会主义理论武装头脑，有计划地组织理论学习和业务学习，党员思想觉悟高，模范作用发挥好。0 ~ 1分 2．开展经常性的党课教育，改进学习教育方式方法，鼓励党员参与微党课，学习有考勤，支部有记录，党员有笔记。0 ~ 2分 3．采取有意义的方式为党员过“政治生日”。经常关心关怀党员身心健康状况，及时掌握具体情况。0 ~ 1分 4．教育形式灵活多样，通过形势政策报告会、研讨、座谈、党员自主学习等途径加强党员学习培训、学习效果明显，“学习强国”平台学习年均达到4000分以上。（学生党支部注重加强毕业生党员离校前教育，集中开展1次“重温入党志愿书，重温入党谈话，重温入党誓词”主题党日活动和“在校最后一堂党课”主题教育，强化毕业生党员身份意识）0 ~ 1分
	党员管理	10分	严格党内政治生活，严肃党的纪律，规范党员管理。	1．严肃党内政治生活，严格遵守党的政治纪律和政治规矩，组织党员参加组织生活和党的活动。0 ~ 2分 2．关心党员思想进步和提高，保障党员知情权、参与权；关怀帮扶生活困难党员，开展走访慰问活动。0 ~ 2分 3．严肃党的纪律，处置不合格党员。0 ~ 1分 4．定期开展组织生活会和民主评议党员，在党员中形成良好的批评与自我批评氛围，批评和自我批评有“辣味”。0 ~ 2分 5．注重加强对出国（境）学习党员的联系和教育管理；建立二级学院班子成员、党员学科带头人联系优秀青年党员教师制度。0 ~ 3分

续表

一级指标	二级指标	分值	考评内容	评分标准
三、党员队伍建设（25分）	党员发展	10分	加强积极分子的培养教育，发展党员工作程序规范，材料齐全完备。	1．入党积极分子队伍数量充足。认真做好入党积极分子的培养、教育和考察工作，考察写实表填写规范，写实性强。0～3分 2．制定并完成发展党员年度计划，突出做好在学科带头人、教学医疗科研骨干和大学生中发展党员工作。0～3分 3．认真落实发展党员工作细则，实行推优制、公示制、票决制和责任追究制。发展党员工作程序严谨、手续完备、材料齐全，会议记录和个人档案材料规范。发生党员入党志愿书丢失情况，取消党支部评优资格并追究党支部书记责任。0～2分 4．做好预备党员的培养教育和考察工作，督促预备党员定期向党组织汇报思想、学习和工作情况，及时做好预备党员转正工作。0～2分
四、开展党内活动（20分）	专题教育	5分	开展学习教育，创新学习教育方式方法。	认真贯彻落实党中央、省委组织开展的专题教育及实践活动，能够将上级决议和工作部署与本单位实际相结合，创造性地开展工作。0～5分
	主题党日	5分	发挥党员创造性，促进主题党日活动。	1．结合单位实际和工作特点，党支部每月相对固定1天开展主题党日活动，组织党员集中学习、过组织生活、进行民主议事和志愿服务，党日活动参与率高，质量好。0～3分 2．主题党日开展前，党支部应当认真研究确定主题和内容，开展后，应当抓好议定事项落实。0～2分
	对标争先创优	5分	实施“党支部规范化建设过程”。	1．着力加强党支部建设力度，把设置合理、制度完善、运行规范、活动频繁、档案齐全的党支部规范化建设要求落实到位。0～2分 2．党员能全面履行岗位职责，积极开展对标争先创优活动，坚持亮明身份，通过规范佩戴党员徽章、设立党员示范岗和党员寝室等方式发挥党员先锋模范作用。0～3分
	服务群众	5分	联系和服务群众，积极为群众解难题、办实事。	1．关心师生员工的疾苦，积极帮助解决工作、生活、学习中的实际困难，正确处理群众中的矛盾。0～3分 2．支部和党员在扶贫助困等活动中表现突出。0～2分

续表

一级指标	二级指标	分值	考评内容	评分标准
五、规章制度建设（10 分）	制度执行	7 分	认真执行“三会一课”制度、组织生活会、民主评议党员、谈心谈话等制度。	1．按规定至少每季度召开 1 次支部党员大会，每月召开 1 次支委会，每季度上 1 次党课，“三会一课”突出政治学习和教育，突出党性锻炼，以“两学一做”为主要内容，做到形式多样、氛围庄重。0 ~ 3 分 2．按规定召开组织生活会，会前认真征求党员及群众意见，会中开展深刻的批评与自我批评，会后整改落实到位。0 ~ 1 分 3．经常开展谈心谈话，支委之间、支委和党员之间、党员之间，每年谈心谈话一般不少于 1 次，应坦诚相见、交流思想、交换意见、帮助提高。0 ~ 1 分 4．按要求开展党性定期分析和民主评议党员工作。0 ~ 1 分 5．党员领导干部以普通党员身份参加所在党支部的组织生活，做到学习讨论在支部、党课讲在支部、组织生活过在支部、示范作用发挥在支部、工作检查指导到支部。0 ~ 1 分
	党内监督	3 分	健全党内监督制度，严格党员管理，落实党风廉政建设责任制。	1．有效对党员进行监督，及时了解和掌握党员情况，发现重要情况及时报告。0 ~ 2 分 2．组织党员积极参加党风廉政教育活动，经常对党员进行党规党纪教育，党内监督工作到位，支部无违纪党员。0 ~ 1 分（如有此情况，视情节扣除 0 ~ 3 分）
六、工作业绩及成效（10 分）	工作成效	5 分	党建工作业绩突出，获得上级党组织表彰，选树先进典型。	结合实际抓党建，形成具有自身优势和特色的党建品牌，党建工作成效显著，成绩优异，受到上级表彰，得到宣传报道。0 ~ 5 分
	推动发展	5 分	围绕中心抓党建，抓好党建促发展。	党支部战斗堡垒作用强，在本单位内涵建设工作中成绩显著，取得突破性成果和成绩，促进中心工作的发展。0 ~ 5 分

（肖锋刚　李　峰）

第五章

高等医学院校“三全育人”体系的评价

第一节 “三全育人”评价理论探究

2016年12月8日，习近平在全国高校思想政治工作会议上强调，“要坚持把立德树人作为中心环节，把思想政治工作贯穿教育教学全过程，实现全程育人、全方位育人”。2017年2月27日，中共中央、国务院印发《关于加强和改进新形势下高校思想政治工作的意见》，提出“坚持全员全过程全方位育人，把思想价值引领贯穿教育教学全过程和各环节，形成教书育人、科研育人、实践育人、管理育人、服务育人、文化育人、组织育人长效机制”。2018年5月25日，教育部办公厅发布关于开展“三全育人”综合改革试点工作的通知，同年9月确定了我国首批“三全育人”综合改革试点。“三全育人”是系统工程，这就决定了必须构建“三全育人”评价体系。“三全育人”评价是“三全育人”过程一个十分重要的环节，做好“三全育人”评价工作，对于较客观地认识“三全育人”现象与规律，实现“三全育人”过程的优化控制，客观认识大学生真实的思想、政治、品德、个性以及行为面貌，对于“三全育人”效率的提高与“三全育人”效果的增强，都具有重要的意义。如何建立有效的“三全育人”评价机制，是当前亟待解决的问题。

一、“三全育人”评价的内涵意义

中共中央国务院《关于加强和改进新形势下高校思想政治工作的意见》围绕新时代高校“培养什么人”“怎样培养人”“为谁培养人”的根本问题，全面部署和系统规划了“三全育人”，即“全员、全过程、全方位”一体化育人格局。在“三全育人”体系协同与长效机制的构建中，评价与反馈机制是非常重要的一环。

（一）“三全育人”评价的含义

高校“三全育人”评价体系是由“三全育人”评价对象所包含的一系列“三全育人”评价指标构成的，是“三全育人”长效机制的一个重要环节，是高校“三全育人”过程的有机组成部分，是对“三全育人”成效进行检验、评估，总结经验教训，并进一步指导、完善育人工作的有效途径。

（二）“三全育人”体系评价的本质

1．“三全育人”体系评价是一种非常重要的管理工具

三全育人体系评价是一种映射工具。通过科学的三全育人体系评价，将学生思想政治教育绩效科学、合理和准确地反映出来。具体来说，三全育人评价的实质就是将医学生思想政治教育绩效客观、实事求是地反映出来，不仅可以反映高等医学院校学生思想政治教育现状，而且可以了解医学生三全育人体系评价的运行状况与效率、目标实现程度与效果。三全育人体系评价是一种控制工具。虽然三全育人体系评价本身只是对医学生思想政治现实状况的综合反映，但是，医学生三全育人体系评价与既定的高校思想政治目标是直接联系的，通过各种公开的纵横对比，找出高等医学院校学生思想政治现状与预期之间的差距。更为重要的是，通过对三全育人体系评价结果的合理使用，对三全育人工作实施合理奖惩，势必会起到一定的控制效果。三全育人体系评价是一种持续改进工具。三全育人体系评价的过程就是医学生思想政治现状进行诊断的过程。对医学生进行三全育人体系评价不仅仅能够了解医学生思想政治绩效，更重要的是通过评价发现医学生三全育人体系评价中存在的问题，为医学生思想政治提供一个“实际怎样”和“应该怎样”的差距说明，为医学生三全育人体系评价创新提供“应当怎样”和“不应该怎样”的指向标，进而调适目标、改进评价，提高医学生思想政治水平。可以说，医学生三全育人体系评价既是一个管理过程的结束，又是一个新的发展阶段的开始，它能够促进高等医学院校医学生思想政治实现持续改进。

2．医学生三全育人体系评价是现代高校绩效评价的借鉴和发展

现代化的评价手段和技术的使用，使医学生三全育人体系评价对其他评价的借鉴具有了现实基础。更具体地说，现代高校绩效评价的兴起为医学生三全育人体系评价提供了沃土。医学生三全育人体系评价之所以能够在现代各种评价特别是高校绩效评价中吸取养分，这是由于诸多原因引起的。首先，医学生三全育人体系评价必须借助于一定的方式方法和技术手段才能得以实现，而现代化评价热浪的兴起，如组织绩效评价、企业绩效评价、个体绩效评价等，为医学生三全育人体系评价提供了技术借鉴。在其他考评中能够使用的技术和方式方法，由于评价的普遍性，使得医学生三全育人体系评价中的技术和方式方法的使用成为可能。其次，高校绩效评价和对其学生的评价直接推动了医学生三全育人体系评价的兴起。这是因为，医学生三全育人体系评价系统本身就是高校绩效评价的子系统。正如有的学者指出的，现代社会进入了评价社会，评价是现在社会生活的重要部分，对高校的评价也就自然而然地不断深入和推进。而高校的绩效和绩效评价，很重要的一个指标就是对培养学生质量的评价。虽然医学生三全育人体系与高校绩效评价之间有相通之处，它们之间也确实存在一定的联系，但差别还是客观存在的，所以，对医学生三全育人体系评价不能也不可能简单地套用其他评价的模式和方法，而只能在借鉴中发展，在发展中深入。

3．医学生三全育人体系评价是高等医学院校学生管理的重要环节

所谓医学生管理就是指高等医学院校对学生在入学到毕业在校阶段的管理，是对学生学习、生活、行为的规范，以及对学生在校期间权利与义务的规定。学生管理不仅包括学生的学籍、成绩和档案的管理，还包括对学生的行为规范、思想政治的管理。而对医学生三全育人体系进行评价，无疑是对医学生进行管理的有效手段和方式。有学者认为，学生管理是高校对学生在校内外的学习和生活进行计划、组织、协调、控制和评价的总称。这是从管理的定义引申而来的，但是也反映了学生管理的实质。因此，我们也同样将医学生管理定义为高等医学院校对学生的学习和生活所进行的计划、组织、协调、控制和评价。它是高校和其他管理者对学生进行管理和教育，使其德、智、体、美、劳等全方面得到发展的行为过程。因此，从这个意义上来说，三全育人体系评价是医学生管理周期中的重要一环。如果缺少该步骤，那么医学生管理的其他环节的有效运转是很困难的。

（三）“三全育人”评价的功能

1．引导功能

对“三全育人”进行评价，不仅能引导医学院校大学生行为取向，而且还能够引导学生树立正确的道德和政治素质价值取向。对医学院校进行“三全育人”评价，为高校教师、工作人员和学生提供了一个“实际怎样”和“应该怎样”的差距说明，并让他们领悟到“应当怎样”和“不应怎样”，从而引导教师和学生根据国家和社会的要求培养自身素质。医学院校“三全育人”评价强调对医学生立德树人的导向化，也就是说，对医学生评价要由终结性评价向过程性调控方向发展，由“标准核定”向“目标指导”方向发展，强调在医学生培养过程中，不仅要重视医学生培养结果，更要重视培养过程。随着社会进步发展，人们的人生观、价值观等思想道德取向也出现多样化。医学生作为社会成员的一部分，其思想、政治意识、人生观和价值观取向也呈现更多的指向性。如他们思想活跃，但又容易片面、脱离实际，有强烈的爱国热情，但参与意识淡薄，关心和拥护改革，但对具体改革方案又认识不足等。当然，如果医学生能够不断加强自身修养，克服不足、发扬优点，这对成长成才是有利的。但是，如果他们跌入冷漠、困惑与失落的不良心态中，则对医学生思想道德和政治素质的培养是不利的，这就需要“三全育人”评价发挥正确的引导功能，抑制医学生行为取向中的不良倾向。

2．激励功能

从三全育人主体角度分析，一方面，它冲击了在“三全育人”过程中得过且过的心理。通过对医学生三全育人工作进行评价，使医学生三全育人工作中的不合理行为或者不作为、乱作为等现象在三全育人体系评价中体现出来，给三全育人工作者带来压力，使他们改变心态，积极工作，防止了三全育人工作者“心理上的工作撤出”。另一方面，它能使三全育人工作者在被评价中定位自身。高等医学院校三全育人体系评价的实质是对医学院校三全育人工作者的能力和实力的认可，一个人越能肯定或被肯定自己的优势和潜力，越能在育人工作中找到位置，从而最大限度地实现自我价值。从医学生角度分析，能够让医学生知道自身的优点与不足，促进他们改进不足，发挥优势。同时，通过三全育人评价能让道德水平、政治素养水平高的医学生在育人过程中获得尊重，让有不良道德行为的医学生自我反省，力争获得别人的认同和尊重，从而形成良好的激励育人氛围。

3．反馈功能

对“三全育人”评价的过程实质上是一个对育人工作进行检测、评判、分析和比较的过程。从信息论的角度来看，还是一个信息的收集、筛选、分析、反馈和使用的过程。反馈功能是任何评价机制的重要功能，三全育人评价通过对自身运转情况的反馈来体现对学生管理的影响。总之，三全育人评价过程中种种数据和事实的反馈，既可以促进三全育人评价工作的进一步完善，也可以为三全育人工作的开展提供参考和依据，使得三全育人工作和管理工作更加科学合理。

以上三个方面是“三全育人”体系评价主要的功能。此外，“三全育人”体系评价还具有诊断、鉴定等其他功能。开展高校“三全育人”体系评价，要充分发挥它的各种功能，只有这样才能有效利用三全育人评价这一重要手段，端正教育思想，加强教学的科学管理，深化三全育人体系教学规律，不断创新、不断前进。

二、“三全育人”评价的理论基础

现代教育评价理论和企业质量管理理论的融合与发展，为高等医学院校三全育人体系评价提供了思想和理论基础，是建立三全育人体系评价的重要依据。

（一）马克思关于人全面发展的理论

马克思、恩格斯关于人的全面发展理论有着深刻丰富的内涵，一是人的“类特征”的全面发展，即人作为人类中的一分子的属性的发展，分为人的体力、智力和脑力等多方面的发展、人的劳动能力的发展。二是人的“社会特性”的全面发展，主要是指人和人之间的相互关系的和谐、人和人交往获得经验和知识等方面的发展。三是人的“个性特征”的全面发展，所谓个性特征即人感觉、需要、道德、心理、精神、观念和思维的发展。毛泽东在将中国传统与马克思主义结合的基础上提出，人的全面发展是德智体的全面发展，并且要从三育并重培养社会主义劳动者。邓小平则进一步提出，用教育与生产劳动相结合的方式推进人的全面发展，他把培养“四有新人”作为人的全面发展的标准，又创造性地提出大力发展生产力是实现人的全面发展的有效途径。高校肩负着培养时代新人的历史重任，必须确立正确的育人理念。因此，立德树人教育理念应运而生。思想政治工作的核心是育人，坚持学生主体地位，立足于提升学生的思想政治素养。我国社会主要矛盾发生变化，使高校育人工作面临新挑战，在思想政治教育领域表现为质与量之间的矛盾，制约教育水平提升。关于如何提升思想政治工作实效，习近平总书记强调，“把思想政治工作贯穿教育教学全过程，实现全程育人、全方位育人，努力开创我国高等教育事业发展新局面”。这标志着“三全育人”教育理念的确立。马克思关于人的全面发展理论是培养时代新人的科学指南，指导高校思想政治教育“三全育人”贯彻落实。“三全育人”的核心任务是“育人”，重点是解决高校思想政治工作的现实问题，打破高校育人工作壁垒，为时代新人创造无拘束的成长发展环境，激发学生的自觉能动性，提升学生的思想水平、政治觉悟和道德品质，提高掌控、社交、合作、协调能力，促进学生全面自由协调发展。

马克思关于人的全面发展理论，一是为“三全育人”体系评价提供了明确的方向。只有确立以学生全面发展为目标，“三全育人”体系评价的方向取向才是科学的，也只有以其为目标，“三全育人”体系评价才会取得良好的绩效。二是为“三全育人”体系评价的构建提供了指导思想。根据马克思人全面发展的理论，建构“三全育人”体系评价的着力点要置于社会的发展和需求，以及医学生“德智体全面发展”上，将能够反映医学生全面发展的指标在指标体系中重点赋分。三是马克思关于人的全面发展理论，有利于克服“三全育人”体系评价中的不良态度和评价方式方法，缓和评价主客体之间的矛盾。一般而言，由于“三全育人”体系评价主体处于优势地位，在“三全育人”体系评价过程中往往容易出现高高在上的姿势。如果以评价主体树立了人的全面发展思想，那么在评价过程中，势必会放下架子，采取合理的评价行为，为促进医学生的全面发展而努力。

（二）利益相关者理论

利益相关者最初出现在1708年，是指“赌注”或“押金”。其后，在哈佛法学院学者杜德在驳斥伯利时发表的一篇论文指出，“企业董事必须成为真正的受托人，他们不仅要代表股东的利益，而且要代表其他利益主体如雇员、消费者，特别是社区整体的利益”，蕴含了利益相关者的思想。斯坦福研究所1963年首次命名并给出利益相关者相关定义，“利益相关者就是指那些离开其支持，组织就无法生存的团体”。1984年，弗里曼出版《战略管理利益相关者管理的分析方法》一书，明确提出了利益相关者管理理论，并将利益相关者定义为“任何能够影响或被组织目标所影响的团体或个人”。针对这种广义的利益相关者概念的局限，20世纪90年代中期，美国经济学家布莱尔对利益相关者定义做了进一步演化——所有那些向企业贡献了专用性资产，以及作为既成结果已经处于风险投资状况的人或集团等是企业的利益相关者。此后，一些学者将利益相关者理论和分析方法应用到公司治理、企业治理和战略管理中，成为识别和分析一个组织行为影响的既定框架。

1．“三全育人”体系评价的创新涉及了多方利益主体，利益相关者理论为甄选评价主体和理顺主体之间的关系提供了分析框架。对利益相关者的界定是企业和政府绩效评价的基础，也是利益相关者理论的核心。同样，对高等医学院校“三全育人”体系评价的利益相关者的界定是有效开展医学生三全育人体系评价的基础。而利益相关者理论对于利益相关者的界定方法和程序，无疑在界定医学生三全育人评价利益主体的过程中具有重要意义。而且，该理论认为，不同的利益主体之间是对立统一的，有些利益主体之间存在共同利益，而有些利益主体之间的利益是相矛盾的，要提高企业绩效，必须梳理和处理好利益主体之间的关系。同理，理顺高等医学院校“三全育人”体系评价主体之间的关系极为重要。利益相关者理论无疑为我们的借鉴提供了框架。

2．利益相关者理论为分析高等医学院校“三全育人”体系评价主体、设计评价体系等相关研究提供理论支持。不同利益相关主体，由于利益要求不同，对同一评价对象，常常从自身利益出发，有不同的关注点，进而做出不同的评价。因此，医学生“三全育人”体系评价中应选取代表不同利益者的评价主体。借鉴利益相关者理论，我们可以将医学生“三全育人”体系评价主体划分为潜在利益相关者型评价主体、预期型利益相关者型评价主体和权威利益相关者型评价主体。一般来说，涉及不同利益的评价主体，它们所追求的目标不同，所以“三全育人”体系评价指标的设计也就不同。因此，在设计指标体系时，应根据不同利益相关主体的利益特点进行专门或综合的“三全育人”体系评价指标设计。

利益相关者理论为医学生“三全育人”体系评价责任的承担和风险的分担提供了理性思维指导。在医学生“三全育人”体系评价过程中，科学界定和合理划分评价主体，有利于责任的落实。由于医学生“三全育人”体系评价的复杂性和系统性，存在一定程度的评价风险。因此，如何落实各主体在医学生“三全育人”体系评价中的责任，降低其风险非常重要，在一定程度上事关医学生“三全育人”体系评价的实施成功与否。而利益相关者理论对利益相关者的理性界定、分析和审视，为落实医学生“三全育人”体系评价主体的责任提供了很好的借鉴。

（三）系统理论

系统论的思想和方法，使现代管理组织系统化、决策科学化、方法定量化、手段现代化。三全育人体系评价系统作为三全育人体系中保证体系的整体性、目的性、效益性的有机组成部分，它是实施目标和质量管理的重要环节和基本手段。三全育人体系评价通过拟定评价标准和指标体系，规划育人努力方向和奋斗目标，对高等医学院校三全育人工作起着指引、激励、检查和督导等作用。高等医学院校三全育人体系评价只有以系统论为核心的现代管理科学为指导，才能使评价建立在现代基础之上。三全育人体系评价中应运用系统论中的下列基本原理。

1．整体原理

系统论指出，任何对象都是一个“系统”，任何系统都是由相互作用、彼此依赖的若干部分组合成的有特定功能的有机整体。就高等教育来说，从宏观上看，高等医学院校三全育人体系评价是一个由多层次、多结构、多要素组成的、运转周期长的大系统。从微观上看，一所院校也是一个系统，该系统下面又有若干互相关联的子系统，每个子系统又由若干更小的系统组成。整体原理要求在研究任何一个系统时，都要把这一系统的整体作为研究对象，从整体与部分、部分之间的相互依赖、相互作用和相互制约的关系上，揭示系统的特征和运动规律。因此，在三全育人体系评价中，必须运用整体原理，具体来说，就是要把握以下几点：一是评价高等医学院校三全育人工作时，应以坚持把立德树人作为中心环节，把思想政治工作贯穿教育教学全过程，实现全程育人、全方位育人。主要看其培养什么样的人、如何培养人以及为谁培养人。二是评价高等医学院校三全育人水平时，要从评价其内部互相影响的各个子系统入手，从子系统的工作状态，综合考察整个系统的优劣，着眼于整体功能最佳。三是就教育教学评价自身而言，它也是一个复杂系统，由评价组织、评价指标体系、评价方法及评价程序等部分组成，也应作为一个统一的整体来考虑。总之，要应用系统论的整体原理，才能通过评价，把握高校教育教学整体目标实现的程度及整体功能发挥的水平。

2．反馈原理

它是指依靠执行系统回归的信息做出分析判断，对计划指令的再输出发生影响，起到调控作用，以达到预期目标。从控制论的角度来说，三全育人体系评价是自觉地通过反馈环节将过去未闭环的教育系统变成闭环控制的教育系统，以提高教育控制功能，使高校主动适应经济和社会发展。

反馈过程是信息的收集、加工和判断的过程。收集信息应力求多面性、系统性和客观性，切忌单一性、任意性和主观性。既要有教师的信息，又要有学生的信息；既要有校内信息，又要有外部的信息；既要有当前信息，又要有过去的信息。总之，要运用多种方法广泛收集那些能系统反映且具有实效的信息，力求信息的完整、准确。对于收集到的信息，要认真加工整理，去伪存真，以求条理清晰、简化和明确。只有获得灵敏、准确、有效的反馈信息，才能为正确决策提供可靠的依据，从而正确调控教学过程，向最优目标逼近。

3．有序原理

系统的有序性，是系统有机联系和正常运转的反映，具有稳定联系、纵横交错的立体网状模式的结构。“三全育人”是一个有机统一的系统，其评价体系是由多方面横向结构和多层次纵向结构组成的复杂的结构体系。高等医学院校三全育人体系内部的组成形态结构，是由多方面、多层次、多形式、多功能、多目标构成的动态系统。因此，高等医学院校三全育人体系评价，应根据有序原理，深入了解其各个子系统之间的关系、各个子系统和整个系统的关系，寻求诸要素之间的最佳结构，逼近整体优化的目标。

4．动态原理

对高等医学院校三全育人体系进行评价，必须运用动态原理，用该原理研究其发展变化的方向、方式和途径，探索其发展变化的动力、原因和规律。同时，还要求用动态的观点看待评价对象，不但要评价现有发展水平，还要评价其发展趋势和发展速度，挖掘其发展潜力。动态原理要求高教系统及每个子系统由封闭型转变为开放型。因此，要组织社会各界及用人单位参与大学教育教学评价，使高等教育全面发挥其功能，达到最优的教育目标。

除上述外，现代数学理论和方法、高等教育社会学、经济学、人类学和未来学等，都从不同角度为“三全育人”体系评价提供了广泛的理论依据。利用计量学的研究结果表明，数学方法将为教学评价开拓广阔的前景，因此，教育测量学应运而生。应用模糊数学，可使教学评价定量化研究取得突破性的进展。现代计算技术和电子计算机，为教育教学评价提供了现代手段；高等教育社会学主要研究高等教育对社会分层的影响和社会分层对高等教育的影响，以及高等教育机构平等问题，这种研究导致了高等学校分类分层的研究，从而为“三全育人”体系评价的分类分层提供了理论依据；高等教育经济学运用经济学原理和方法，研究高等教育与知识经济的相互关系，以及高教领域经济运动过程和规律。这有助于人们正确认识高等教育与知识经济发展的关系，促进两者的协调发展，提高教学管理水平。高等教育经济学中的“教育经济功能理论”“投入产出理论”“最大最小原则”及其社会效益标准等，对制定教育发展规划、建立适应知识经济社会发展的教育结构等都具有重要意义。因此，高等教育经济学对全面科学地指导大学教学评价有着不可或缺的重要作用；高等教育人类学用文化人类学、哲学人类学来研究教育与人、社会文化之间的相互关系。它能为大学教学评价活动提供更为广阔的思维背景；高等教育未来学是用未来学的理论和方法，研究大学教育发展趋势，预测大学发展的走向，探索和发展高等教育科学发展的理论、方法，为科学决策提供可靠依据和可供选择的方案。因此，它能为“三全育人”体系评价指明方向，提供评价依据。

三、“三全育人”体系评价研究的现状

“三全育人”评价体系是由“三全育人”评价对象所包含的一系列“三全育人”评价指标构成的，但由于“三全育人”涉及的范畴既有显性的，也有隐性的，给予一定评价指标量的规定性，其困难是显而易见的。高校“三全育人”评价体系包括对“三全育人”质量的检查、督导与评估，是整合创新高校“三全育人”体系的重要环节。然而，对于“三全育人”体系如何进行评价，仍然是一个难题。现有的高校“三全育人”评价体系缺乏科学性，还不够健全，还存在许多不尽如人意的现状：评价内容片面，只注重对学生政治理论课成绩的评定，缺乏对学生思想发展状况、道德认知与行为能力等方面的综合考查；评价结构有所偏颇，对理论知识考核和日常表现考核比重过大，而对学生思想品德的实践能力考核过少；评价主体单一，“三全育人”评价主体是思想政治理论课教师和辅导员，学生评价缺失；评价目的存在功利性等。一直以来，“三全育人”对大学生来说好像就是从思想道德修养与法律基础课程到毛泽东思想和中国特色社会主义理论体系概论等必修课程，上大课，听讲座，修学分，应付考试，等课程结束了，学分拿到了，思想品德课就及格了。直到现在，高校仍没有形成检查、督导、评估“三全育人”质量的评价标准，系统、完整的评价体系还未建立起来。因此，按照“整体构建学校‘三全育人’体系的研究与实验”要求，提出了构建“三全育人”评价体系的要求，“三级评价，体系健全；指标体系，科学简明；认真研究评价原则；正确把握评价方法”。因此，要建立一套科学规范、简明有效、易于操作的高校“三全育人”评价体系，对整个体系内或子体系内，从“三全育人”目标到“三全育人”效果进行评价，优化控制“三全育人”过程，提高“三全育人”效率，增强“三全育人”效果，以真正发挥“三全育人”评价的激励导向和综合教育功能。高校“三全育人”评价体系整合创新的主要内容，要组织多元化的评价主体，丰富立体化的评价内容，拓展多样化的评价形式。

（徐清刚）

第二节 “三全育人”评价途径

一、“三全育人”评价体系构建原则

原则是指导人们按照事物活动的规律进行实践活动的行动指南、方针与准则。“三全育人”体系评价原则是高校开展“三全育人”体系评价工作过程中必须遵循的基本准则与要求。它始终贯穿于整个评价工作的过程之中，既要反映“三全育人”工作的目的要求，又要符合高校自身发展的规律。它在评价活动中既有指导功能，又对评价具有规范功能。

（一）方向性原则

方向性原则是指高校三全育人体系评价要始终与教育的根本任务——“立德树人”的要求相一致，为大力培养和造就中国特色社会主义事业合格建设者和可靠接班人服务，是三全育人体系评价的根本原则。立德树人是教育的根本任务，培养什么人、如何培养人，是我国社会主义教育事

业发展中必须解决好的根本问题。三全育人的根本目的是把大学生培养成为中国特色社会主义事业的合格建设者和可靠接班人，大学生思想政治教育的方向性，决定了三全育人体系评价必须具有明确的方向性。

（二）人文性原则

人文性是指三全育人评价体系的构建应着眼于“培养什么样的人”“如何培养人”等人文关怀来制定评价标准，满足高校师生真善美的需要和学生成长成才成人的需要。三全育人工作评价要在学生制度建设、课程思政建设、实践活动等具体内容中关注学生的合理需求，评价信息的收集要增加学生评价的权重。在学校价值观教育管理、制度建设、思政课程效果、社会实践活动开展、全过程全方位育人的氛围等方面采用学生调查、访谈、座谈等评价方法，将学生的主体性落到实处。要重视学生的主观感受、情感共鸣和行为认同，突出学生全面发展的需要。

（三）整体性原则

整体性是指高校“三全育人”体系评价工作要全面反映高校教育整体情况，目标细化后能够全面、完备地涵盖并反映“三全育人”工作的目标。评价体系的构建必须整体把握的目标、任务和要求。评价内容不仅包括高校教育整体工作状况（组织领导、制度建设、教育教学、实践活动、文化建设等），还要包括高校“三全育人”的效果，包括高校学生认知、认同和践行情况，校园的精神风貌、师生反映，社会上家长、公共舆论和用人单位的反馈等。

（四）科学性原则

科学性原则是指“三全育人”评价体系设计科学合理，一方面，评价指标能够反映高校育人的内在要求，各项评价指标的拟定科学地反映了“三全育人”内在的逻辑关系；另一方面，各种具体指标始终与评估目的相一致，多方位、多角度地反映出“三全育人”工程的实施程度。高校“三全育人”评价体系的构建要符合教育规律、学生成长成才规律，要有科学、客观的尺度。首先，要从高校的现状和学生的实际出发，要考虑人力、物力、财力以及时间所允许的条件。其次，在评价上要坚持定量与定性相结合，要尽量使评价的具体内容能用数值表示。不能用具体数值测量的评价指标，要用定性的方法确定，做到界定清晰、表述严密，各项指标权重合理体现观测点在评价体系中的应有作用。最后，在评价时应采用科学的方法，防止主观臆断或一时兴起。

二、“三全育人”评价要素

按照系统论的观点，系统是“相互联系、相互作用诸要素的综合体”。系统是由两个或两个以上的要素相互作用而形成的统一整体。高校“三全育人”评价体系是一个由若干要素构成的复杂的、动态的系统。这些要素之间相互联系、相互作用，使“三全育人”评价体系呈现出特有的结构与功能。“三全育人”评价体系主要由评价主体、评价客体和评价介体三个要素构成。

（一）评价主体

评价的主、客体是解决“谁来评价”“评价谁”的问题，是评价过程的关键因素。主体是指实践者、认识者或任何对象性活动的行为者本身，而客体是指实践的对象或认识的对象或任何主体行为的对象本身。“主体、客体是一对关系范畴，并不是实体范畴。对它们一定要从关系思维的高度来把握，才能准确地理解和使用”。

高校“三全育人”评价体系的主体是“三全育人”工作利益相关者。借鉴国外先进的评价理论和实践，现代的评价是发展性评价。发展性评价是一种开放的评价，因此，教育行政部门、学校管理者、专家同行、教师、学生、社会用人单位等都应成为高校“三全育人”评价的主体。

教育行政机构代表国家和地方政府行政管理教育的权力，其中教育部从宏观上管理学校的思想政治教育，对学校的“三全育人”工作等负有全面的领导或指导责任，是评价的重要主体。此外，高校管理层对自己学校工作实行全面领导，履行办学治校的主体责任。高校领导既要对高校“三全育人”工作负有领导责任，也应成为所在学校“三全育人”评价的主体。

教师是高校“三全育人”实施路径最主要的组织者和操作者，是“立德树人”任务具体执行者、价值观教育政策方针的贯彻落实者，对学生价值观教育效果最有发言权。他们也是“三全育人”评价体系的主体。

高校学生是价值观教育的直接对象，他们可以通过评价指标体系进行自评、互评，了解价值观教育给他们认知、思想和行为带来的改变。现代教育评价的发展，越来越重视自我评价的重要地位和作用。在价值观教育评价中大学生的自我评价必将成为评价的发展趋势。

育人具有延时性，教育效果不是立竿见影的，很多时候在大学生毕业后参加工作的实践中才会发挥其应有的作用。因此，用人单位也是高校“三全育人”评价体系的一个主体。用人单位对毕业生和实习生品德、素质、能力的评价是育人效果评价的一个重要方面。

（二）评价客体

高校“三全育人”评价体系的客体是指评价的对象，它是“三全育人”评价体系的核心。评价客体可以概括为两个方面：一是高校“三全育人”工作的构建与实施过程；二是“三全育人”工作的育人效果。前者主要包括对高校“组织领导”“制度建设”“教育教学”“实践活动”“文化建设”的评价；后者主要包括学生的德智体美劳等方面的表现、毕业生的社会影响等方面的评价。各部分彼此互相联系、互相影响，成为高校“三全育人”体系评价的客体。

高校“三全育人”评价体系的核心内容是对育人效果的评价。高校“三全育人”目标是否达到，育人内容是否合适，育人的方法是否适当，大学生的表现是否进步，都最终集中地、综合地体现在育人效果上。因而，“三全育人”评价体系客体的核心内容是对育人效果的评价。育人效果主要体现在大学生经过学校“三全育人”工作影响下的大学学习阶段，思想、观念、行为的变化。它是对“三全育人”工作育人效果的检验，是“三全育人”工作的落脚点。因此，对受教育者的评价是价值观教育评价的中心环节。

对“三全育人”工作实施过程的评价是评价的内容。它包括领导决策体制、育人策略的落实、方法的实施和途径的实现等方面有效性的评判。

总之，高校“三全育人”工作过程及效果的评价，实际上是高校教育整体评价和个体评价的统一，二者构成了高校“三全育人”评价体系的统一过程。为提高“三全育人”体系评价的客观性和科学性，应准确地把握评价客体的属性。研究“三全育人”体系的教育目标、原则、内容、机制，总结相关理论和实践是评价的前提和基础工作。

（三）评价介体

评价介体是评价主体为实现评价目的，完成评价任务所采取的工具、手段、方式和方法。它是连接评价主体和评价客体，并使之发生作用的中介和纽带。构成高校“三全育人”评价体系的介体必须满足两个条件：第一，评价主体和客体能够借助介体发生作用。因为单靠评价主体和客体两个因素，彼此之间无法连接，就无法实现其功能。要确保评价的顺利实现，必须借助评价介体这个中介。第二，评价介体要以高校“三全育人”工作的整体目标、评价内容、评价标准、评价程序与方法为基础，并为评价主体所掌握，施加于评价客体，做出判断。“三全育人”工作评价介体是评价得以实现的重要体现，也是高校“三全育人”体系的核心所在。

三、“三全育人”体系评价内容

2018年，教育部在《关于开展“三全育人”综合改革试点工作的通知》文件中提出了“三全育人”的概念。“三全育人”即全员育人、全程育人、全方位育人。“三全育人”综合改革既是对当下育人项目、载体、资源的整合，更是对长远育人格局、体系、标准的重新建构。做好试点工作，不仅要巩固优势、扩大影响，更要破立并举、善于创新。通过改革试点，构建一体化育人体系，为办好中国特色社会主义大学、培养德智体美劳全面发展的社会主义建设者和接班人贡献力量。

由此可见，实施“三全育人”工作，最主要的目的是办好中国特色社会主义大学、培养德智体美劳全面发展的社会主义建设者和接班人。评价内容同样也应该注重大学建设和大学生德智体美劳等综合素质。

“三全育人”评价内容就是对评价对象的具体分析。由于研究者的研究视角不同，所以对于评价内容的概括方式也不尽相同。实施评价的主体不同，评价的侧重点也有所不同，由教育行政管理部门或相关的决策、咨询部门进行评价，评价内容侧重于三全育人实施所取得的成绩，如育人效果如何、外界评价如何等。当评价主体为学校，学校对自身三全育人工作的内部评价时，评价内容更侧重学校“三全育人”的实施方案，如学校各种育人体系的管理过程、相关师资建设、校园建设、教育教学资源与设备、校风校纪、校外联系情况、德育基地建设等方面。当评价主体为社会各界时，则评价侧重方面更多元化，如家长与用人单位会更侧重育人效果，尤其是专业能力、综合素质等。所以在确定评价内容时，要了解评价的主体是谁，才能进行更为科学的评价。

（一）育人效果评价

育人效果是高校“三全育人”工作实施情况的最直接的体现，是“三全育人”体系评价最为重要的内容。“三全育人”体系构建得如何，各种课堂育人、管理育人、服务育人等各个环节实施得如何，都应反映在育人效果上。育人效果，也就是评价客体——学生表现出的综合素质如何。可以从以下几个方面来进行衡量。

1．思想道德素质

思想道德素质是人们的思想意识状态按社会规范的要求所达到的水准，包括人生观、道德观、思想品质和传统文化习惯。人生观指人们对人生目的、意义和态度的基本看法，它是一个人从事一切活动的根本动力。道德是调整人们之间以及个人和社会之间关系的行为规范的总和，它没有强制的法律效力，而是依靠社会舆论的力量，依靠人们的信念、习惯、传统和教育的力量来维持。

思想道德素质的培育，就是学生的德育。当前理论界对德育评价内涵的认识比较一致，学者们普遍认为：“就本质而言，德育评价是一种价值判断，它是评价者根据一定的评价目的和评价标准，在综合、全面获取学生道德信息的事实判断的基础上，对学生道德品质作出价值判断的过程”。学界关于德育评价内涵的一致性观点，揭示了德育评价的本质，这有利于指导我们科学地开展德育评价研究与实践活动。

习近平总书记在全国教育大会上讲话说：培养什么人，是教育的首要问题。我国是中国共产党领导的社会主义国家，这就决定了我们的教育必须把培养社会主义建设者和接班人作为根本任务，培养一代又一代拥护中国共产党领导和我国社会主义制度、立志为中国特色社会主义奋斗终生的有用人才。这是教育工作的根本任务，也是教育现代化的方向目标。所以，在“三全育人”德育素质评价中，关于社会主义核心价值观的评价是非常重要的一部分。

教学是高校最本质的职能，学生职业道路的发展问题是学生、高校以及社会非常关注的一方面。职业发展离不开职业精神的支撑，所以，职业精神也是“三全育人”评价体系思想道德素质中非常值得关注的一方面。

职业精神是与人们的职业活动紧密联系，具有职业特征的精神与操守，从事这种职业就该具有精神、能力和自觉。

医学院校培养的是医学领域相关的人才，是为广大人民生命健康服务的，其职业精神也是“三全育人”培养非常重要的一方面。希波克拉底誓言是医学院的学生入学的第一课，简短而精炼的誓言，向世人公示了四条戒律：对知识传授者心存感激；为服务对象谋利益，做自己有能力做的事；绝不利用职业便利做缺德乃至违法的事情；严格保守秘密，即尊重个人隐私、谨护商业秘密。

我校“三导向”人才培养模式研究中，对医学生职业精神内容进行了探讨，可以作为进行医学院校学生职业精神评价的参考内容。该研究将医学生职业精神归纳为：①人道的职业态度；②利他的价值观；③人本的沟通艺术；④基于责任的法律意识；⑤基于愿景的团队精神；⑥基于伦理的行为自觉。

2．智能素质

智能素质是素质教育重要的一个方面，同时也应作为三全育人工程育人效果评价的重要方面。智能素质包括：①知识（科学文化基础知识和专业技术知识）；②智力（观察力、注意力、想象力、判断力等）；③能力（表达能力、操作能力、组织能力、管理能力等）。

在大学教育阶段，专业素养十分重要，学生的智能素质体现在专业学习的方方面面，对学生职业能力的评价也是十分重要的。

职业能力是指从事某种职业必须具备的，并在该职业活动中表现出来的各种能力的总和。职业能力是保证个体在当前以及未来立足社会的基础。对于医学院校来说，在能力本位的社会中，面对新的医疗执业环境和新的职业能力要求，培养医学生的核心技能，既是适应现代医疗市场和发展的需要，也是医学生可持续发展的要求。如何开发和培育医学生的职业能力，为他们提供最广泛的从业能力和终生发展基础，在现代医疗卫生事业发展中具有重大的战略意义。

美国毕业后医学教育认证委员会（ACGME）制定的住院医师六大核心能力评价标准：医学知识、临床医疗、人际和沟通能力、职业素养、基于实践的学习与改进、基于系统的实践。我国医学教育学者根据我国国情提出医生岗位胜任力的八大核心能力：临床技能与医疗服务能力、职业精神与素养、医患沟通能力、团队合作能力、疾病预防与健康促进、医学知识与终身学习能力、信息与管理能力、学术研究能力。医学生在本科学习阶段，对知识与技能的掌握是职业能力的基础。

目前，对于职业能力的测量与评价形式主要分为：终结性评价、形成性评价、总结性考核评价。在医学本科教育中，终结性评价运用时间较长、范围较广，形成性评价发展比较迅速，其评价方法也有很多，如临床教学中的床边测试、问诊技能录像评价等。在医学生平时的学习过程中，用适当的方法对自己相关能力进行测量与评价，能够帮助教师与学生发现教学与学习中的不足，有利于收集教学反馈、促进学生进行学习反思。

我校进行的三导向人才培养模式研究，将医学生执业能力划分为以下几个方面：①基础知识与临床应用贯通能力（学习和掌握医学相关知识、应用和贯通医学知识）；②实验技术与临床实践能力（临床环境下的实验技能、动手能力在临床中的应用）；③批判性思维与医学研究能力（创新思维能力、科研实验能力）；④临床思维与医学循证整合能力（循证实践能力、临床思维能力）；⑤信息素养与病人管理能力（信息技术应用能力、管理病人控制医疗费用、掌握外语应用能力）；⑥终身学习与专业提升能力（学习意愿与责任意识、规划和决策能力、自我评价能力）。在对医学生执业能力进行评价时，可据此作为评价指标。

3．其他核心素养

中国学生发展核心素养以培养“全面发展的人”为核心，分为文化基础、自主发展、社会参与3个方面，综合表现为人文底蕴、科学精神、学会学习、健康生活、责任担当、实践创新六大素养，具体细化为国家认同等18个基本要点。结合学生未来发展情况，其他核心素质还应该包括终身体育能力、审美能力、身心健康水平、人文素养、实践能力、全球视野、创新能力等情况。

（二）育人过程评价

从实施三全育人工程的角度来看，可以对整个育人过程进行评价。“三全育人”是系统工程，这就决定必须系统科学地进行评价顶层设计，构建评价体系。“三全育人”体系评价可分为全员评价、全过程评价、全方位评价的设计与实施。包括全时段育人、全方位育人、课程育人、科研育人、实践育人、管理育人、文化育人、网络育人、心理育人、服务育人、资助育人、组织育人等具体育人体系的设计与实施情况。具体包括各种育人体系的方案设计、制度保障和措施，如相关师资建设、校园建设、教育教学资源与设备、校风校纪、校外联系情况等。

四、“三全育人”体系的评价方法

方法是人们为了达到一定目的所采取的活动方式、程序和手段的总和。方法是完成任务的桥或船，没有科学的方法，就无法完成评价任务。高校“三全育人”评价方法是为了完成“三全育人”评价任务，在评价过程中采取的方式或手段。“三全育人”评价活动的复杂性和多阶段性，决定了评价方法的多样性和层次性。为实现“三全育人”评价活动的科学化和理论化，应从“三全育人”评价的实际工作和效果出发，选择合适的方法。

（一）定性评价方法

定性评价方法是对评价对象的整体及其性质进行分析、综合乃至鉴别和确认，以把握价值观教育的实践和价值。定性分析是价值观教育评价的重点。

定性评价的优点是操作方便，比较直观，弊端是评价的主观性较强，评价标准的客观性难以掌握。

定性评价常见的具体方法有访谈法、文献法。访谈法又称谈话法，是通过与被调查对象进行交谈而获取有关信息的方法。访谈法的缺点是，访谈者知识素养、价值观等会直接影响访谈效果；访谈获取的信息量大且杂，不便于统计使用，有些比较敏感的问题运用访谈法往往得不到真实的信息。文献法是通过对记载评价对象情况的现成资料（文件、档案等）进行分析而获得所需信息的方法。

（二）定量评价方法

定量评价方法是运用数据的形式，对评价对象表现出来的一些量的关系的整理和分析，从数量上相对精确地反映评价对象的局部或整体面貌。量化的优点是可操作化水平较高，比起定性分析要具体、准确得多。定量分析的缺陷是，很难测量所有参数以及参数之间形成的错综复杂的关系。

问卷法是以精心设计的书面调查项目或问题来收集信息的方法。问卷法需要注意的是要做好问卷编制工作，使其能够科学地反映“三全育人”工作的目的。

测验法是指用各种测量工具（教育、心理测验和其他量表）测定被评价对象的某些重要特性，从而收集有关评价信息的方法。测量法是根据某种规则把所观察的对象的属性予以数值化，以此表明被测对象通过作业和活动所达到的程度或量的多少的研究方法。测验法可用来收集学生的认知发展、学业成就、学习能力、体能等方面的资料。

需要注意的是，在评价中，应把定性分析和定量分析有机结合起来，实现定性分析与定量分析的辩证统一。

（三）综合评价法

综合评价法是指运用多个指标对多个参评单位进行评价的方法。其基本思想是将多个指标转化为一个能够反映综合情况的指标来进行评价。

（四）网络评价法

网络评价法就是利用现代网络进行评价的方法。它以计算机网络为平台，以“三全育人”有关信息的获取、交流、反馈、评价为手段，对教育的现状、效果及其发展趋势进行检测和评价。

（傅嫣然）

第三节 “三全育人”体系下的医学生自我评价

一、“三全育人”体系下医学生自我评价的内涵

（一）医学生自我评价的内涵

自我评价是心理学家们在研究自我的过程中逐渐明确的。早在1980年，美国心理学家詹姆斯（James W.）最先提出“自我”的概念，并使之成为学界研究的焦点问题之一。埃里克森（Erikson E. H.）最早深入探讨了自我发展的特征，他认为自我是以本我服务为出发点，但在为本我服务的过程中发展出它自身的各种功能，他强调自我对健康成长和适应的影响。埃里克森提出的“自我同一性”概念以及个体心理发展的八阶段理论，代表的就是转向社会文化领域的自我心理学的研究成果。随后，美国社会心理学家费斯汀格（Festinger L.）、库 利（Codey C. H.）等十分重视关于自我的社会化过程的研究。苏联心理学家伊·谢·科恩（Koh И. C.）在《自我论》中，将“自我”的内部结构进一步做了概念区分。他将自我的构成要素分为存在的“自我”、体验的“自我”和概念的“自我”。他认为，与概念的“自我”相对应的就是自我评价。

界定自我评价的一般内涵主要有三个视角：一是哲学的自我意识研究认为，自我评价可以唤醒主体的自觉，如“自我评价是个体构建人生价值导向、体验人生意义、进行目标选择的有效途径，强调目标对于个体的‘唤醒’和‘激活’，突出主体的‘觉醒’和‘自觉’”。主体通过自我评价这种“反照自己”的意识之光，使自我意识逐渐地由自在达到自觉。二是教育学的研究认为，自我评价是学生在自己的学习过程中对具体的学习任务或学习过程做出的自我判断，是一种学习性的自我评价。学生通过自我评价，发现自己的优势和不足，主动调节学习目标、学习方式和学习态度等。自我评价能够促进学习的自主性和积极性，提高学生的学习兴趣和学习成绩。三是发展心理学视角的相关研究认为，自我评价是主体对自己的思想、愿望、行为和人格特点的判断和评价，是自我意识的重要组成部分。

对于正处于人生重要发展阶段的大学生来说，自我评价是其自我认识能力发展的主要内容，

从根本上代表着大学生个体的自我认识水平。与此同时，大学生的自我评价是一个主动把自己和周围人或心目中的名人、楷模等进行比较，来对自己的自我状况进行自我审视和评价的过程，这种自我评价不仅是大学生审视自身特点和发展水平的需要，而且在很大程度上对其价值观念、道德行为和个性倾向的调整和发展产生重要影响。实际上，大学生身处内容丰富、形式多样的校园活动中和复杂多变的师生交往环境中，其自我评价能力的发展是建立在自身社会行为准则意识、自我发展观念和交往主观经验的基础上的。

（二）医学生自我评价的原则

1．知行统一的原则

医学生的个人行为与医学生的思政政治素质是密切相关的，同时，医学生的思政政治素质最终要通过个人行为来体现，二者相辅相成，缺一不可。在评价的过程中，要把二者统一结合起来，达到“知行合一”。这样才能避免出现医学生双重道德标准的情况，保证医学生言行一致，引导医学生把获得的道德观点和政治思想信念转化为实实在在的行为。

2．发展性原则

我们正处在一个不断变化发展的多元时代，现代思想政治教育的内容和方法也在不断变化发展。因此，对医学生个体的评价也在发展和完善中，且医学生本身就处在一个不断变化和发展的过程中，所以，评价也应指向医学生思想政治素质的发展。

3．全面、多元和形式多样的原则

医学生的思想政治素质是以多种方式、多种形态、多种类型展现出来的，这就要求评价应立足于医学生的各个方面，多方位、多角度地对医学生个体进行全面的评价。

（三）医学生自我评价的意义

1．自我评价影响着大学生理想和追求以及实现理想的途径

大学生正处在人生的黄金时代，处在一个精力充沛的发展阶段，他们如何评价自己，不仅为他们的成才确定了一个基础和前提，同时也制约着他们对自己未来目标的确定。大学生的自我评价决定着他们实现理想的途径。假如他们的自我评价认为自身在某方面的知识欠缺或者经验不足，阻碍了他们理想的实现，就会做出相应的努力。由此可见，自我评价影响着个体理想的确立、理想的发展轨迹以及实现路径。

2．自我评价影响着大学生的自信心并指导着大学生的行为

大学生思想政治教育的自我评价与自信心的确立有着密切的关系，对自己无信心和过分自信的现象同时也是自我评价现象，它取决于个体正确评价自己的程度。对自己的信心是建立在正确评价自己的力量和潜力的基础之上的。自我评价使大学生在与他人的比较中发现自身弱点和长处，了解自我与社会期待、社会标准之间的差距，从而调整自我的发展方向，控制和改进自我的角色活动范围，纠正或强化自我的某些特点。自我评价的这种调节作用是基于大学生的自觉，因而对大学生行动的影响是深远的。

3．自我评价影响着大学生与周围环境的关系以及他们相互间的人际关系

大学生思想政治教育的自我评价实质上决定了他们对待周围环境的基本态度以及方式、方法，决定了他们自己对自我在周围环境中角色和地位的定位和认识。由于自我评价调节着大学生的行动，因而不难理解，大学生的自我评价影响着大学生与周围环境的关系，以及他们相互的人际关系。

4．自我评价在促进大学生社会化发展方面发挥着重要作用

大学阶段是大学生社会化发展的关键期，其间，大学生自我评价发挥着积极的社会功能。如通过准确的体质和健康状况自我评价，引导大学生采取促进健康的积极行为；在对心理健康的积极影响方面，良好的自我评价对于大学生积极情感的建立、提升幸福感发挥着积极的作用。

5．自我评价在一定程度上促进了大学生自我教育的发展

自我教育就是在思想政治教育过程中，教育对象根据社会发展和自身发展的要求，产生自我学习的意识，再通过深刻的自我意识、调整自我选择、树立自我调控和科学自我评价等方式，利用自己已有的教育知识，在学习过程中克服错误思想和行为，使自己的政治倾向和思想品德不断完善、发展，不断发挥教育的主体作用，将一定的思想道德内化为自身的品质，自己教育自己，自己督促自己，不断提升自身。一切教育活动都离不开教育主体的自我教育，脱离了自我教育的教育活动都很难达到教育希望的成效。

（四）医学生自我评价的现状

大学生自我评价按照与自己实际情况的相符程度分为三种类型，即相符的、过低的、过高的自我评价。过低的自我评价会降低大学生的社会要求水平，导致对个人能力的怀疑、不确定情绪，限制大学生对生活的美好向往，缺乏自信心，这就可能会引起内心冲突，限制个体潜能的尽情发挥。而过高的自我评价必然会与学校、用人单位、公众舆论等对大学生的评价相矛盾，遭到学校、用人单位和公众舆论的反对；同时，过高的自我评价在实际生活中常常使得自我产生失落感、挫败感，眼高手低的结果是使大学生产生不公平感，觉得委屈，这样会引起情绪的波动。只有相符的自我评价才能使大学生确立正确的成长成才方向和理想追求，并满怀信心地去为之奋斗。

罗小兰在《大学生自我评价偏差与心理健康》中指出，当代大学生自我评价存在一定的问题，主要表现在两个方面，即自我评价偏高和自我评价偏低，认为大学生因为社会阅历浅，对社会的认识和判断能力不够成熟，一部分学生表现为高估自己的能力，产生骄傲情绪，盲目乐观，往往行动目标是力不能及的，表现出自我评价偏高；还有一部分大学生是低估自己的能力，产生消极情绪，过于悲观，从而降低对自己的要求，表现为自我评价偏低。杨林杰在《大学生自我评价问题研究》中认为，大学生自我评价偏差除了表现为自我评价偏高和偏低之外，还具有自我评价的不稳定性，认为有一部分学生当自己表现出色时，高估自身优势；当自己在生活、学业上表现不佳时，却往往妄自菲薄、缺乏自信。

二、“三全育人”体系下医学生自我评价方法

《孟子集注》中提道：“事必有法，然后可成。师舍是则无以教，弟子舍是则无以学”。由此可见，方法在教育教学过程中的重要性。何为方法？“方法是人们在认识世界和改造世界的过程中为达到预期目的所采用的手段或方式”。方法是一个动态的历史范畴，会随着时代的变化、发展而发生相应的改变，因此，它必然要受到实践活动主体、客体及环境性质的影响和制约，所以适用于不同主体、客体或环境的方法也就不可能完全一样，而是具有很大的灵活性。针对“三全育人”体系下医学生自我评价方法阐述如下。

（一）档案袋评价法

1．档案袋评价法的概念

关于档案袋的概念，是指用拉力适当的纸张生产出来的供人们使用的容纳物，可以用于资料信息的收集与整理。最初，档案袋经常用于收集艺术家的艺术作品。后来，档案袋被逐渐运用到各个领域，在企业和政府单位有人事档案袋，在学校有学习档案袋等。随着网络时代的到来，在传统档案袋的基础上衍生出了电子档案袋。

关于档案袋评价的概念，是指利用档案袋这一工具，通过收集与评价对象相关的信息并进行整理分析，形成一份能够体现评价对象特征的具有其代表性的档案袋，通过这一档案袋实现对评价对象的评价。简单地说，就是将形成的代表评价对象的档案袋作为评价的依据和凭证。

关于档案袋评价法的概念，是指一种利用档案袋对评价对象进行评价的方法，属于一种过程性评价方法。最早应用于教育领域的档案袋评价法是在哈佛大学教育学院开展的教育研究项目——零点项目。在零点项目中，学生按照学习目标进行努力，采取这种叫作档案袋的方法对学生的学习过程进行评价。后来，档案袋评价法特指在学校教育上对学生的学习状况和轨迹进行评价的方法，又称为“学习档案评价法”“成长记录袋评价法”。

2．档案袋评价法的特征

档案袋评价法关注学生的整体学习过程，引导学生进行自我反思、自我教育和自我成长，具有自主性、灵活性等主要特征。

（1）档案袋评价法具有自主性。档案袋评价法的自主性是指强调以学生为主体去建构充满个性化的学习轨迹，回顾和反思自己的成长历程。在进行档案袋评价的过程中，学生不再仅仅作为评价对象，而是自主地对自己的学习过程进行记录与评价。这样充分发挥了学生的主观能动性，尊重了学生的独立人格。在评价操作过程中给学生一定的自由发挥空间，引导学生一步步更加深入地认识自我，清楚认识到自己的心理和学习状态，以此来促进学生自发地向更好的方向发展。

（2）档案袋评价法具有灵活性。灵活性体现在档案袋评价法在不同学科中可以采取灵活的方式以适应不同学科的特点，在不同类型的课程中采用不同类型的档案袋进行评价。还体现在面对不同类型的学生时，采取侧重点不同的档案袋类型对其进行学习评价。按照具体问题具体分析的原则，档案袋评价法可以满足不同特点的学习评价需求，存在一定可操作的自主空间。

3．档案袋评价法应用的必要性

当前，课程改革进入了新的阶段。各学科由以知识为中心转变为强调学生的价值塑造。近年来，教育部出台各种文件提出构建全员育人、全过程育人、全方位育人的三全育人体系。在这种课程改革的浪潮下，也要求教育评价模式与之相呼应，要关注学生核心素养的培养和全面发展。所以，档案袋评价法逐渐被运用，以实现三全育人，落实立德树人根本任务。

学生不能只是被动地接受评价，而是要发挥一定的主观能动性，主动地进行自我评价、自我管理、自我教育。学生不仅需要认真制作档案袋，更主要的是要运用好档案袋评价的结果，使档案袋成为记录和反映自己学习成果的重要工具，并且利用这一工具更好地实现自我完善。

（二）行为体验法

1．行为体验法的概念

行为，即举止行动，是指受思想支配而表现出来的外表活动。体验，即亲身经历，是指通过亲身实践所获得的经验。“行为体验”的教学策略意在强化学生参与学习的过程。学生的学习不仅仅要经历阅读、听讲的过程，更要经历“外表活动”，如演示、实验、制作、调查、小组活动……力求使学生在“动中学”“做中学”。简言之，“行为体验”是强调亲身“做”的一种方式。

行为体验法以学生的成长、成才的需要为出发点，将理论学习与行为实践相结合，拓展学生的视野，提升学生对社会的认识，增强学生对生活的热情。它所关心的不仅是学生可以经由教学而获得多少知识、认识多少事物，更在于人生目的和意义可以经由教学活动而获得彰显和扩展。

2．行为体验法的特征

一是突出实践行动，强调心理体验，重在思想认识的提高。行为体验式课型强调的是，文化知识学习与思想品德修养相统一、理论学习与社会实践相统一、全面发展与个性发展相统一。要求学生要走出课堂，通过实际行动获得真实的“心理体验”。这就改变了学生只重视书本知识学习而忽视行为修养，只重视考试分数而忽视精神境界提高的倾向。在行为体验的过程中，学生作为体验者所感受到的是一个凝聚着的、统一完整的感知整体，这种感知是和人的价值、生命的意义以及现实生活紧密联系在一起的，因此，往往能够深深地触动学生的思想和灵魂。

二是行为体验的方式是多种多样的，既有在课堂上以某一社会热点问题进行讨论研究的，也有走出校门进行社会活动实践的，既有对某一理论进行深入探讨求证的，也有直接参与某项实际工作获得体验的。所有项目都是学生根据自己的兴趣和能力、对问题的关注度以及自身的特点进行自主选择，每一项体验活动都是由学生独立组织完成，为学生创造了自主学习的氛围和空间，使学生有了展示思想认识和各种能力的舞台，关注学生的自主性、独立性、创造性以及精神成长与人格健全。

3．行为体验法的作用

（1）促进学生知情意行的统一与发展。行为体验法从问题着眼，让医学生带着问题走上讲台、走进社区、走入医疗机构，通过行为实践获得体验，进而促进学生主动思考来提高思想认识，加深对科学理论知识的理解，逐步形成正确的理想信念，自觉规范个体的道德行为。在整个教学过程中，学生都在主动自觉地调动自身认知、情感、意志和行为等内在精神因素，努力思考、辨别真善美与假恶丑，反思自己的认识和行为，对培养自身形成良好的道德人格理想有了积极的追求和向往。

（2）有利于师生的双向交流，相互学习，促进教学相长。教学是“教”与“学”两方面的统一，是行为体验式教学理念的关键所在。行为体验式教学特别强调学生要以实际行动到生活实践中去体验，获得真实的感受，从中体验到人生的意义与价值。在教学过程中，教师宏观指导，围绕着教学的主要内容给予学生一些参考意见或建议，由学生自行设计行为体验的具体实施方法。很多设计都是由学生们集思广益形成的，常常会出现教师与学生都始料不及的问题，这就促进了教师为了帮助学生解答疑难问题而去做进一步的思考和研究；而学生往往因为发现了自己难以回答或难以解决的问题而引发深入探究的心理，于是形成了教师与学生之间信息的双向反馈与沟通，促进了教学相长。

4．推行行为体验活动的措施

（1）开展岗位体验，增加展示自我机会。正如艾伦·赖安指出的：“自由教育在本质上并不必然是非职业性的……在自由教育与培养学生的职业能力之间并不存在对立，而是在为就业提供一种宽泛的普适性能力的教育与为某一特定职业而进行的训练之间存在着分野”。在班干部任用上让所有学生都有锻炼的机会，本着“大胆张扬，充满个性”的原则，建立班级干部委员会，让学生个个有体验的机会，提高学生为他人服务的意识。在班级干部岗位中体验奉献，同时也给学生提供了展示能力的平台。

（2）开展相关的拓展活动。组织“感恩”“身边的雷锋”等主题活动，如模拟父母进行角色扮演来体会养育之恩，以班集体为单位和敬老院或者医院病房联谊，帮助无人照顾的老弱病残，通过帮助他人获得自我肯定和快乐，使每个人的个性品质得到充分发展和完美展现。正是在相关拓展活动中，大学生在个体认识和情感的推动下，控制某些心理欲望、行为习惯，自觉克服困难，实现目标。

（3）开展学科体验。学科体验能激发学生的学习兴趣和创新思维的培养，一方面能将书本上的专业知识活学活用，促进学生专业知识更系统、更全面；另一方面，强化了动手能力和实践操作能力，激发学生对专业的爱好，学习动机得以加强。在学科体验中鼓励学生标新立异，用发散性思维解决问题，大胆创新和改革，培养学生的创新能力。

（三）目标对照法

所谓目标对照法，就是纵向比较评估，即根据原来决策的目标，对工作加以总结，同预定的目标加以对比、分析，找出成绩和不足的方法。它是目标管理法在高校教育评价中的具体运用。目标管理是20世纪50年代美国著名管理学家彼得·杜拉克首先提出的一种管理理论，其含义是以目标为导向，激励、调动组织及其成员参与和实施目标的积极性。纵向比较评估是将评价对象放在自身的发展过程中，进行历史和现实的比较，看其发展的相对位置是进步了还是退步了，其效果是增强了还是削弱了。目标对照法主要应落实三个基本环节。

1．确立预期目标

评价目标，是指评价主体在一定时期内进行各项活动所要达到的预期结果。高校“三全育人”教育是促进大学生的思想政治修养和道德品质养成的教育，具有相对的灵活性和稳定性，其教育的总体目标是“着力培养德智体美劳全面发展的社会主义建设者和接班人”。

2．考查实际效果

大学生在接受思想政治教育课程教学之后，在政治素质与品德特征上的变化，体现在大学生的认知、情感以及行为上的变化。大学生自己要对本人先后的表现进行比较、记录下来，并为以后的评价工作提供客观依据。高校思想政治教育的效果更多地体现在大学生的日常行为、思想道德等方面。因此，书面记录应以尽可能客观为原则，即尽可能符合大学生一贯的真实表现，而不是一时片刻“突发奇想”的偶然之举。

3．实行纵向比较

所谓纵向比较，是比较同一对象的思想在不同时期内的发展变化的方法。大学生对自己从入学到毕业各阶段的分析、对自身毕业后的持续调查分析等，都需要他们对自身的思想行为实行纵向比较。这不仅有利于及时发现新情况、新问题，并根据其变化规律，及时做好工作，力求避免不良的发展趋势，增强自我评价的主动性。在实施纵向比较的过程中需要注意坚持认真、严格、客观和公正的原则，不以个人好恶或得失进行判断。

（四）实践评估法

1．实践评估的重要性

马克思主义认为，实践是人们形成正确认识和能力的根本途径，人只有在改造客观世界的同时才能更好地改造主观世界。“人类的生产活动是最基本的实践活动，是决定其他一切活动的东西”。

2．实践评估的主要内容

所谓实践评估法，主要是通过社会实践的客观结果来衡量和检验高校思想政治教育实际效果的方法，这种方法是高校思想政治教育评价中最重要、最根本的方法。

3．实践评估的实施

自我总结法，从根本上说，就是对改造客观世界的情况进行科学的分析研究，从中得出经验教训，引出规律性的东西，以指导人们今后的行动。自我总结，是指评价者在评价过程中，特别是在教育活动告一段落后，就自身的行为及其效果在思想上进行的反思或反省。自我总结也是一种自我评估，既可以在总结会上作自我肯定或自我批评，也可以进行书面自我总结。

三、“三全育人”体系下医学生自我评价的内容

教育部等八部门2020年发布了《关于加快构建高校思想政治工作体系的意见》，明确指出：加强政治引领、厚植爱国情怀、强化价值引导，深化实践教育、繁荣校园文化、促进心理健康，

以培育和践行社会主义核心价值观为主线，全面提升高校思想政治工作质量。这为高等医学院校“三全育人”评价提供了根本遵循，也为“三全育人”体系下医学生自我评价指明了方向，其基本内容包括对自己的身心素质、社会职责、人际关系和为人品质、社会实践等方面的个人境况和特点所进行的评估和判断。

（白艳晶）

第四节 “三全育人”体系下的学校评价

一、“三全育人”体系下学校评价的现实依据

（一）以习近平新时代中国特色社会主义教育根本任务论为指导

党的十八大以来，习近平总书记多次发表关于教育的重要论述，形成了新时代中国特色社会主义教育思想。习近平的教育思想中突出强调了“立德树人”的教育理念，特别是在党的十九大报告指出：“要全面贯彻党的教育方针，落实立德树人的根本任务”。2018 年，在全国教育大会上，习近平总书记强调“健全立德树人落实机制，扭转不科学的教育评价导向，从根本上解决教育评价指挥棒的问题”，这充分显示了立德树人在整个教育事业中的核心地位，不仅契合了“三全育人”的教育目标，而且为“三全育人”评价提供了基本遵循。

（二）以思想政治教育相关文件为遵循

以习近平同志为核心的党中央高度重视培养中国特色社会主义事业的合格建设者和可靠接班人，把高校思想政治工作摆在突出位置上，对加强高校思想政治工作作出了一系列重大部署。2016 年全国高校思想政治工作会议、2018 年全国教育工作会议的相继召开，2018 年北京大学师生座谈会、2019 年学校思想政治理论课教师座谈会的重要讲话，《关于加强和改进新形势下高校思想政治工作的意见》《高校思想政治工作质量提升工程实施纲要》等专项文件的相继印发，更是对新时代高校思想政治工作的推进做了明确指导。习近平总书记在全国高校思想政治工作会议上的重要讲话指出：“把思想政治工作贯穿教育教学全过程，实现全程育人、全方位育人”。《高校思想政治工作质量提升工程实施纲要》明确提出，“健全高校思想政治工作质量评价机制，研究制定高校思想政治工作评价指标体系，创新评价方式，探索引进第三方评价机构”。

二、“三全育人”体系下学校评价的内容

为充分发挥学校各学院的教育引导作用，调动学生们的热情和积极性，使“三全育人”教育取得实效，在加大教育引导力度的同时，激发受教育者的内驱力。“三全育人”体系下学校评价主要包括对学生的评价、对班级的评价、对辅导员的评价和对二级学院的评价四个方面。评价的主要方式有查阅材料、走访调研、访谈座谈、问卷调查等。在具体进行评价工作时，针对评价对象的不同类型、不同层次，结合实际进行评价。同时，要把多种方法结合起来，使得评价的结果更加客观公正。

（一）对学生的评价

1．新时代下赋予学生评价以时代内容

对学生评价的内容着重强调以下几点：一是诚信品质。测评学生对自己、对他人、对社会是否信守约定。二是团队精神。考查学生的全局意识、集体观念、合作精神和协作能力。三是沟通能力。考查学生是否有良好的人际关系，能否和他人和谐相处。四是个性发展。评价的目的在于发现和挖掘学生在思想道德素质方面的个人潜质和个性特长。五是人文素质。考查学生对传统医学优良精神现象的继承和发扬。

2．学生评价的内容

学生评价主要指经过“三全育人”的教育后，学生在知识、情感、行为上发生的变化，主要观测学生理性认知、情感认同和实践行为三个方面。理性认知主要考查学生是否理解“三全育人”教育内容，是否理解习近平新时代中国特色社会主义思想的内容，是否理解民族精神和时代精神的内涵、意义；情感认同主要考查学生是否对中国特色社会主义道路充满信心，是否信任党的领导，是否信赖以习近平同志为核心的党中央，是否有爱国之心、报国之志，是否有改革创新思维，是否养成良好的道德意识和品德修养；实践行为主要考查学生在日常学习生活中是否把社会主义核心价值观作为行为准则。

（二）对班级的评价

1．班级评价的定义

班级量化评价就是利用强化原理，把各级教育要求和行为规范的内容量化为一定的分值，然后对班级工作进行考核记分的一种评价方法。这种方法充分发挥了整体评价激励功能，引导和促进班级学生全面发展。

2．班级评价的意义

班级评价是高校大学生思想政治教育工作的重要环节。加强班级评价，营造良好的学习和生活氛围，有利于学生的健康成长和全面发展；有利于发挥学生的主人翁意识与自主管理意识，增强学生自我约束力，规范自身言行；有助于发挥班级学生干部的积极性，增强班级管理的针对性；有利于加强学校大学生思想政治教育的实效性。

3．班级评价的内容

班级评价主要从班级思想政治状况、班级建设、班级活动、特色与创新四个方面进行。班级评价内容是服务于班级管理工作的规范化、制度化，它不是一成不变的，这种评价只是加强大学生“三全育人”评价的一个环节，它需要在实践过程中，从学校和班级的实际出发，与时俱进，开拓创新，不断健全与完善。

（三）对辅导员的评价

1．辅导员评价的意义

（1）调动辅导员工作积极性的基础。通过对辅导员的评价，鼓励先进、督促落后，这样能够使辅导员自身把外部压力转换为内在动力，通过纵向、横向比较，增强自信心，迸发出工作热情。

（2）提高辅导员素质的重要方式。通过评价帮助辅导员了解自己工作中的不足以及需要改进的方面，了解学生群体对自己工作的满意程度，愿意通过客观真实的反馈审视工作中的不足，进一步优化工作成效。

（3）对辅导员的评价是推进辅导员队伍发展的保证。辅导员是开展大学生思想政治教育的骨干力量，是学生日常思想政治教育和管理工作的组织者、实施者、指导者。辅导员应当努力成为学生成长成才的人生导师和健康生活的知心朋友。通过评价，鼓励辅导员努力工作，勤奋钻研业务，促进辅导员队伍合理流动，实现辅导员队伍动态平衡，逐步实现辅导员整体队伍素质的提高。

2．实施辅导员评价的原则

（1）导向性原则。评价不是最终目的，而是一种手段。其根本目的是通过评价促进辅导员工作的完成，激发其工作积极性，提高其工作水平和效率，进一步促进辅导员的专业化、职业化发展。

（2）重点突出原则。对辅导员的评价，一定要有侧重点。一是责任心，要把辅导员这个岗位作为职业去认真对待，要有责任去做好本职工作。二是工作成绩。客观准确地考核辅导员的工作完成情况，实行奖惩分明的考核。

（3）个性化原则。评价内容除了常规的考核项目外，还应该设置个性化的考核项目，充分预留辅导员特长展现的空间。寻找辅导员岗位和每个人能力兴趣之间的最佳契合点，同时要激发辅导员各自专业的特长，使其能够灵活地运用于学生教育管理过程中，总之，要注重发展辅导员的个性。

（4）可操作性原则。在制定考核的量化指标时，要深入辅导员队伍，充分了解他们的实际情况，从而制定出目标明确的评价指标，指导辅导员的日常工作和评价组织者打分。

3．辅导员评价的内容

对辅导员的评价可以从以下几个方面开展：一是角色形象。考察辅导员日常工作中相关素质的体现，综合衡量一名辅导员的工作能力和素质。二是学生事务管理。主要包括指导学生假期社会实践和志愿服务工作，开展安全教育，及时化解矛盾和问题，指导学生挑战杯、课外科技竞赛等活动，做好突发事件的预案、处理和疏导。三是思想引领。辅导员在学生思想政治上的教育，包括切实解决学生提出的问题、及时答复，开展第二课堂活动，经常召开主题班会，开展形式多样的思想政治教育活动，深入班级、课堂和宿舍，经常与学生谈心谈话。四是咨询辅导。辅导员在开展深度辅导工作过程中对学生进行指导和帮助。概括为熟悉了解帮困措施、助学贷款等各项帮困政策，积极开展心理健康知识普及和教育，完成各项日常事务咨询，指导学生职业生涯规划，及时传递创业就业信息。五是学生组织建设。辅导员指导党团建设、做好党员的培养和考察。六是学业帮扶。体现在引导学生掌握科学的学习方法、指导学生制定学习目标、所带的学生考试及格率和四六级通过率情况以及创建良好的班级学风，熟悉学生原有的学习基础，并以此为基础循序渐进地提高。

（四）对二级院系学生工作的评价

1．开展二级院系学生工作评价的意义

开展“三全育人”二级院系评价工作有利于规范二级院系的学生思想政治教育，对院系学生思想政治教育的方方面面提出明确而又规范的标准；同时，评价的实施还会产生一种文化氛围，引导教育工作者按照评价标准完成工作任务。评价工作的进行有利于引导院系学生思想政治教育的方向，使其明确未来的重点和用什么行之有效的方法。另外，还有利于消除传统的教育观念，把新的学生思想政治教育理念和策略渗透到日常教育管理工作中。

2．开展二级院系学生工作评价的原则

（1）导向性原则。开展院系学生评价工作坚持科学发展观，体现时代精神，只有这样才能适应当代高校人才培养的需要，从而使得院系大学生思想政治教育充满生机活力。评价工作并不是漫无目的的，必须要适应社会发展的需要，遵守大学生思想政治教育的整体要求，同时，还要积极引导大学生的思想政治素质与社会和学校的要求相适应，具有导向性。否则，其评价就会失去了意义。

（2）系统性原则。评价工作要符合学校对各部门思想政治教育工作的要求，还要与各院系自身特点相结合。在制定相关评价指标时，要考虑全面，不能遗漏任何一个指标，而且各指标之间相互配合紧密，这就是所谓的系统性。

（3）可操作性原则。在制定指标时必须坚持过程的透明度，重视与评价活动有关的院系和人员的想法、需要，尤其是要留意反对的意见。还要注意制定的指标必须是从实际情况出发，坚持指标的实用性、可行性。

3．二级院系学生工作评价的内容

高校二级院系学生的工作评价要抓住体现立德树人成效的“牛鼻子”，要充分体现学生的成长体验和发展获得感。重点考核组织保障、思想政治教育、心理健康教育、创新实践活动、队伍建设等。

（徐清刚）

第五节　“三全育人”社会评价体系

一、“三全育人”社会评价的内涵

（一）“三全育人”社会评价的含义

社会评价实质上是一种价值判断。评价就是评定价值，是对客体满足主体需要程度的价值判读活动，这是所有评价活动共有的，否则就不是评价了。大学社会评价的主体是除政府和高校之外的社会力量。这些社会力量既可能是个体的，也可能是团体的；既可能具有一定的权威性，也可能并没有多少权威性；既可能是民间的，也可能是半官方半民间的组织或机构。大学社会评价的对象是大学生毕业进入社会后的方方面面的表现。这些表现反映了学校的办学水平与教学质量。大学社会评价主要以社会需求为目的，评价者无论是个人、公众还是社会机构，在评价时都需要站在社会整体的角度进行判断，或依据社会个体的需要进行判断。学者李德顺认为，社会评价是指从一定的社会角度来考察和评定现象的社会价值，判断现象对社会的作用之善恶、美丑、功过及其程度。社会评价是以社会身份反映现象的社会价值。

以往对大学生综合素质的评价主要是通过学校和学生的自我评价来完成，当学校与社会互动越来越强时，社会评价就成为充实和完善现有的评价体系所必需的，只有通过社会评价，才能反映出社会发展对当代大学生综合素质的客观要求，使医学院校及时调整培养模式、改革课程结构等，满足社会对大学生的综合素养的要求。建立对大学生综合素质的社会评价体系，将使评价理论更加完整，从而使得社会对大学及大学生的认识更为准确。社会评价主要是通过学生走进社会后的反馈来评价学校对大学生综合素质的水平，通过社会需求的满足度来评价学校的培养能力，这就要求学校必须面对社会对学生综合素质的需求，努力提高学校的教育管理水平和教师教学能力，培养德智体美劳全面发展的社会主义和谐社会的建设者。

（二）“三全育人”社会评价的特点

1．评价主体多元性

社会力量作为评价的主体，其涉及面是十分广泛的。不仅包括社会上专业的民间机构和团体，还包括社会上广泛的独立个体或群体，如家长、校友、用人单位、新闻媒体、行业协会等。实际上，社会任何人都可以针对大学三全育人效果表达自己的看法，都可以针对三全育人工作做出自己的价值判断。这是因为大学三全育人教育直接或间接地与社会多种力量发生联系，牵涉社会多方群体的利益和需求。

2．评价目标多样性

由于评价的主体是多方面的，不同评价主体会根据自己的需求与利益进行评价。通常来说，由政府来进行三全育人评价，评价的目标在于了解三全育人的效果，对学校三全育人工作进行监管与指导。学校进行三全育人评价则是为了推动自身三全育人工作，提升三全育人效果。而社会评价的主体是多元的，其目的和需求也不尽相同，这就决定了社会评价的目标是多样的。它既可能是为了社会对大学育人工作的问责，满足社会对高校运行的知情权和自由表达权，也可能是为满足家长、用人单位对学校及毕业生的选择的需求。

3．评价内容复杂性

“三全育人”即全员育人、全过程育人、全方位育人，育人是多方面的、多角度的，所以，三全育人的评价内容也是复杂的。如以学校作为评价客体，则应该注重对学校开展三全育人的种种工作环节作为评价内容，对教书育人、科研育人、实践育人、管理育人、服务育人、文化育人、组织育人长效机制等方面进行评价。而如果以学生作为评价客体，则应该注重对育人效果的评价，注重对大学生德育、理想信念、社会主义价值观、岗位胜任力、综合能力等方面的评价。社会评价的主体也是多样的，会根据自身的需求与利益从不同的方面进行评价，所以“三全育人”社会评价内容具有复杂性。

4．评价标准差异性

政府评价主要从管理者的角度强调投入和产出的效率，学校评价主要从人才培养的角度，突出育人效果与教育质量标准，而社会评价的标准具有差异性。社会上不同的个体、群体、组织的利益不同，对学校及学生有着不同的需求。

5．评价过程复杂性

主体的多元性和目的的多样性决定了“三全育人”体系社会评价过程存在繁简的差异。一般而言，民众评论、街谈巷议等自发的社会评价大多从自身利益考虑，多从表面上直观地进行评判，具有较强的感性特点，这样的社会评价过程是相对简单的。但由教育管理部门等专业组织进行的专业性评价，从评价准备到评价的具体实施，以及评价结果的分析等都需要有理性的思考和专门的计划。往往需要确立标准，建立指标体系，形成成熟的评价方案等。

（三）“三全育人”体系社会评价的意义

1．科学确立学生综合素质培养，尤其是德育、社会主义核心价值观教育的地位。高校“三全育人”体系评价研究既揭示了学生综合素质教育的价值，也强化了人们对开展培育和践行活动重要意义的认识。当党政机关、各级领导、人民群众都深刻地理解和认识到教育的重要意义和地位时，它也就能如同经济工作、文化工作以及科学技术工作等的价值一样，得到社会公正的评价与承认。

2．推动高校“三全育人”体系社会评价的科学化。高校“三全育人”科学化就是克服高校进行“三全育人”评价时依靠主观思辨与经验描述的不足，评价主体多元化，可以从多角度对高校“三全育人”工作进行评价，使评价更加客观。帮助高校发现“三全育人”工作中存在的薄弱环节和问题，从而改善提高育人效果。

二、“三全育人”社会评价的方法

本书以学校的角度进行社会评价设计，设定的评价主体主要是家长、用人单位、公众舆论，其评价对象是学校的大学生综合素质各方面的表现。评价方式主要有问卷调查、实地考察、访谈座谈和调查表查询。数据采集由学校相关部门完成。

1．问卷调查。家长、用人单位、公众舆论等对学校培养出来的学生是否满意，以及大学生的思想政治教育状况、职业能力等综合素质情况是否适应社会各方面的需求，对于学生的思想政治素质、道德教育效果、心理素质等这些现成的统计数据指标，可通过问卷调查来获取。

2．实地考察。医学院校是面向社会来培养医药行业发展的高素质技能性人才，高校要与家长、用人单位、公众舆论保持紧密联系，进行实地考察，深入了解，尽可能多地取得第一手资料，增加评价的客观性和可信度。

3．访谈、座谈。访谈是直接通过与评价对象面谈来获取评价数据的一种方法。这种方法是在观察评价对象外在表现的基础上，针对有关事项进行对话用的。座谈是学校与部分评价主体进行集体谈话。访谈、座谈都是学校直接接触评价对象、评价主体的方法，这更加有利于学校家长对子女成长的要求，了解用人单位对人才的需求以及公众舆论对学生的认可度。

4．调查表查询。调查表是指利用相关数据报表来获取数据资料的一种方法。由于学校与家长、用人单位并不是时时刻刻可以直接接触的，而学校要想知道自己培养出的学生能否为家长所满意，以及能否满足企业文化精神的要求，可采取的方法之一就是进行调查表查询。

三、“三全育人”社会评价的内容

社会评价主体主要包括家长评价、用人单位评价、公众舆论评价。社会评价与大学生自我评价相结合，来对大学生思想政治教育进行评价，要比单纯的本学校、本系统评价更加客观、公正和权威。对于学校而言，社会评价就是大学生思想政治教育的坐标系。

（一）家长评价

学生在接受教育后表现出的言行是家长做出评价的重要依据，而对大学生的综合素质教育将直接决定着他们的言行如何，家长是最了解也是最关注学生的人，是大学生思想政治教育的重要感应者，家长对学生思想政治教育的发展具有特别重要的意义。但是，大学生的言行无论对也好，错也罢，在父母这里总是会被包容，为了大学生的健康成长，我们需要家长评价客观反馈。结合医学院校的立校宗旨，建立大学生“三全育人”家长评价指标，将有助于学校大学生综合素质教育的发展，促进大学生健康成长。评价的内容应当包括思想道德、职业能力、人际交往、自身素养、身心发展等。在进一步设计评价指标时，应体现细节的特性，深入到家庭细节去对学生的综合素质教育进行了解，通过可表现的形式来反映学生的内心思想，为“三全育人”实践活动指引方向。

（二）用人单位评价

用人单位评价是指学生参加社会实践、实习和走上工作岗位后，用人单位针对学生在工作期间的表现给予的反馈。用人单位评价不同于家长评价，它缺乏家长评价的宽松性、宽容性、引导性，而增强了现实性、参考性、督促性。医学院校大学生综合素质如何，将会在用人单位这里得到检验，并给予客观真实的反馈。医学院校的毕业生主要的就业单位是医院、医药公司、疾控中心等与医疗相关的机关、企事业单位，对学生综合素质的评价也应该体现这些用人单位的特点。

用人单位评价指标的设置应以医学院校的立校宗旨为依据，结合现实社会的发展提出，包括思想道德、职业能力、公共素养、工作表现、身心状况等，根据这些内容进一步划分，使其更具体地反映毕业生在其岗位的表现如何，如对医院来说，应该以医生是否做到“以病人为中心”、医患关系处理得如何作为其思想道德方面评价非常重要的一部分。

（三）公众舆论评价

公众舆论评价是指用人单位与媒体报道对于学校、学生的认可度反馈，这种认可度即我们平常所说的口碑和品牌效应。学生从学校走上社会后，他们的一言一行都代表着学校的教育成效，而这种一言一行更多的是大学生综合素质的外在表现，学生被社会所认可，就证明“三全育人”工作是成功的，通过三全育人工作，促进了学校与学生的共同发展。

四、“三全育人”社会评价提升路径

（一）确定科学的社会评价内容

评价指标体系的设计是开展对大学生综合素质社会评价的基本前提，也是开展社会评价活动的关键环节，更是实现其科学性和实践性相统一的钥匙。准确评价大学生的综合素质，精确的定量要求难以达到。通过采用科学的模糊性语言，设置科学的模糊性评价指标和评价等级，采取定性评价与定量评价相结合但以定性评价为主的方法，反而能够得出相对准确的理性判断。在制定社会评价的指标体系时，要广泛征询社会、用人单位和学生的意见，并参考用人部门的人事考核标准，要比较全面地反映学生在进入社会后综合素质的表现。首先，组织小范围内的评价试点，然后修订指标体系，保证评价指标体系的科学性和相对稳定性。参考国内外多所学校和多位学者的研究与实践，建立“三全育人”社会评价指标体系。

（二）选择适当的方式进行社会评价

社会评价由于评价实施的主体与实施途径并非唯一，因而可以采用不同的评价方式，主要有三种互为补充的评价方式可供选择：①建立用人单位信息反馈数据库。首先，要选择学生参加实习和毕业生就业评价监测点，形成较为稳定的社会评价反馈网。可以根据学校学生实习或就业分布情况，比如按照毕业生的数量和层次、地理分布的普遍性、毕业生工作岗位结构的代表性等，选择有典型意义的监测点。其次，与用人单位共同组建监测点的评价小组，设立较为稳定的联络员，并对评价人员进行必要的培训。最后，制度化社会评价体系，以确保评价活动能够长期稳定持续地开展下去。在网络媒体与通信技术发达的今天，要充分利用网络技术，利用校园网平台，建立用人单位信息反馈数据库，搭建相应网站，创设迅捷高效的调查与反馈手段，以提高社会评价工作效率。②开展大型社会调查反馈活动，主要是针对毕业生展开。学校可以每隔 2 ～ 3 年，专门组织人员与监测点的评价人员进行一次直接对话，获得更为生动、具体、直接的感性认识。可以通过和媒体合作，以访谈的形式，也可以进行问卷调查来了解社会对学生的评价和对学校的建议。③各种随机调查反馈方式，主要是针对参加社会实践的学生展开。可以利用教师到实习基地、用人单位开展合作或用人单位到学校的机会进行一些访谈与实地调研，这些调查材料也都可以进入信息库，作为评价信息储存。

（三）做好评价反馈机制和归因分析

将收集到的评价结果进行统计分析，并将分析结果及时反馈到相应的管理部门、用人单位等。

学校管理部门根据评价结果，做出归因分析，找出在"三全育人"工作中存在的问题，并分析造成问题的主要原因。当明确相应培养环节中存在的主要问题和原因后，采取相应措施，对大学生的培养模式与方法进行调整，加强相应的薄弱环节，提高培养质量，使培养出的大学生更好地符合"三全育人"的社会要求。

（傅嫣然）

第六节　"三全育人"体系评价长效机制的构建

高等医学院校"三全育人"评价的重要作用和特点决定了评价不是一次性的、偶然的活动，而是一项长期的系统工程。为进一步推进"三全育人"评价理论和实践成果的转化，需要从高等医学院校"三全育人"评价的未来发展出发，探索适合医学教育"三全育人"评价的长效机制，保证评价工作的制度化、科学化、规范化和可操作化，开创高等医学院校"三全育人"评价的新局面。为建立能够有效运转并产生预期目的的评价长效机制，应置身于中国特色社会主义进入新时代的历史方位，贯彻习近平总书记相关讲话精神以及党和国家思想政治教育的方针政策，紧紧抓住"立德树人"的根本宗旨，立足"三全育人"教育实际，适应高等医学院校学生全面发展、成长成才的实际需要，从理念保障、学理支撑、技术支持、环境保证四个方面入手。

一、树立科学评价观

构建"三全育人"评价机制时，理念居于主体地位，发挥主导功能，充当整个评价机制的指南针。只有在科学理念保障下，才能构建起稳定长效的机制，进而发挥评价机制的积极作用。

（一）充分把握建立评价机制的重要价值

教育部于2017年发布了《高校思想政治工作质量提升工程实施纲要》，提出"形成全员全过程全方位育人格局，切实提高工作亲和力和针对性，着力培养德智体美全面发展的社会主义建设者和接班人"。教育部、国家卫生健康委员会、国家中医药管理局于2018年发布《关于加强医教协同实施卓越医生教育培养计划2.0的意见》，提出"把德育作为医学人才培养的首要内容，将思想政治教育和职业素养教育贯穿教育教学全过程，进一步加强以医学职业道德、职业态度和职业价值观为基本内容的职业素质教育"。教育部等八部门2020年发布了《关于加快构建高校思想政治工作体系的意见》，明确指出"建立多元多层、科学有效的高校思政工作测评指标体系，完善过程评价和结果评价相结合的实施机制"。高等医学院校的"三全育人"评价必须紧紧围绕医教协同实施卓越医生教育、思想政治教育的总体部署和培育时代新人的要求，以长效性的评价工作推动思想政治教育任务的完成，以高效有序的机制保障思想政治教育质量的稳步提升。

（二）坚持"以人为本"的价值取向

高校"三全育人"教育及其教育评价的开展都与人有着密切的关系，评价机制的构建应坚持"以人为本"的评价理念，将人本理念、思想和精神贯彻到"三全育人"教育评价的各个环节、层面，让评价充分彰显人文性。评价的指导思想和目的充分体现尊重人、理解人、关爱人、培养人的基本原则；评价内容的确定要把"以人为本"纳入评价视角，体现对大学生现状和未来发展的关注和关怀；评价方式方法的选择上要摒弃“技术至上”和“工具至上”，加强与大学生的人文交流和人文关怀，更加细致地研判大学生的心理特征和认知认同程度。

（三）树立发展性评价理念

一是要以促进大学生全面发展为指导思想。评价的目的不是做出评价，而在于发挥发展、激励、诊断功能，引导大学生认识自我、完善自我、发展自我。高校“三全育人”教育不仅需要国家教育行政部门的评价以及学校自身的评价，更需要社会评价以及学生自我评价。二是要注重定性评价与定量评价相结合。高校“三全育人”教育评价应在定性分析的同时注重定量分析，建立多元化的评价指标体系，对评价对象进行全面评价。三是重视评价结果的形成性评价。评价程序应由目标方案的制定、方案的实施、评价结果的分析和反馈等环节构成，不断循环，持续改进。发展性“三全育人”教育评价关注“三全育人”教育效果的提升，着眼于未来，一个评价周期的结束意味着“三全育人”教育发展的新起点，从而为高校“三全育人”教育评价提供可持续发展的强大动力。

（四）强化公正评价理念

公正性是评价的灵魂和生命，是全社会应树立的理想和信念，“三全育人”教育评价中必须树立“公正”理念。一是切实保证评价目标公正。在评价中理清评价目标，然后在整个运行实施中都要紧盯目标不放，在评价目标面前人人平等。二是秉承评价的程序公正。评价方案和评价指标要依据国家教育方针政策，要根据不同类型、不同层次学校制定符合各类学校实际的评价方案。评价指标、评价过程和评价结果全部公开，建设评价信息化平台，做到评价工作公开、公平和透明。三是努力达成评价结果公正。引入评价监督机制、社会评价、外部评价、第三方评价，营造平等、民主、公正的评价文化氛围。评价结果及时向评价对象、社会和公众公开，把评价结果和教育资金投入、奖励等结合起来，有效调动高校积极性，形成外部约束机制。

二、深化评价的基础理论研究和应用研究

高校“三全育人”评价理论研究，不仅是对“三全育人”评价认识的深化，也为构建、完善高校“三全育人”评价长效机制提供持久的学理支撑。应以马克思主义理论和方法为指导，立足“三全育人”实际，大力推进评价理论研究。

（一）加强基础理论研究

深入研究“三全育人”评价的基本蕴含和实质、重要地位和意义，深入分析“三全育人”评价活动中各要素、各环节之间的相互联系，构建科学的评价体系。具体包括高校“三全育人”评价的理论基础、现实依据、遵循原则、发展规律、特征研究、功能研究等。

（二）重视实践应用研究

研究工作遵循理论—实践—理论的思路，深化理论研究的同时应重视实践应用研究。为了解“三全育人”计划和活动是否为学校和学生带来积极的变化，要进行一系列研究。首先，研究学校“三全育人”的实践，分析取得的教育成效，梳理“三全育人”中存在的不足及原因，思考并探索提高“三全育人”实效的策略。其次，科学设计“三全育人”评价指标体系和评价内容，着眼于长效机制的评价指标体系，既是科学的、充满人文关怀的，又是开放的、可持续发展的，并且在评价实践中不断修正、完善。最后，在实践基础上创新评价方式方法。要立足于党和国家对思想

政治教育的要求和大学生成长成才的实际需求，在实践中探索和尝试高校“三全育人”评价的新方式新方法，以期达到评价的可视化、可操作、可推广、可延伸。

三、积极运用现代化评价技术

评价技术是指为实现评价目的和功能而采用的评价技能、手段和工具。随着“互联网+”时代、“大数据时代”的到来，高校教育评价应利用信息技术的智能性、便捷性、交互性、开放性，为收集整理评价信息、破解评价困境、克服评价难题提供技术保障。

（一）实现评价信息的数字化

高校“三全育人”评价是对“三全育人”活动及其效果进行的价值判断活动，需要充分地收集资料和信息。信息技术的发展能够实现评价信息的数字化，可以从各种信息网络检索数据，并以数据压缩存储、磁盘存储等形式保存。智能化工具的应用，既为评价节省评价成本，也有利于促进评价完整性和科学化。“三全育人”评价是一项全新的研究项目，目前尚未在高校中大规模开展，如果借助网络信息系统、数字化信息处理技术、多媒体终端以及信息数据库等信息技术，可以提高评价效率，也可以利用网络信息化技术手段建立评价专题网站，提供更为广阔的信息平台。

（二）充分利用大数据平台构建评价机制

自从2011年世界知名思想库麦肯锡（MGI）提出“大数据”一词，大数据就从计算机领域向各学科和领域渗透。大数据时代为高校“三全育人”评价提供了崭新的视野——牢固树立大数据思维方式，借大数据之力，推动评价机制的不断创新。大数据时代，学生利用互联网留下的数据足迹具有可视化的特点，可以帮助评价者清晰地看到更全面的信息，这就为深度挖掘和科学分析数据背后的隐含信息提供了基础资料，为“三全育人”评价研究提供一种新的研究范式，为“三全育人”的科学化奠定了坚实基础。高校要高度重视并主动开展对大量、多维数据信息的收集、整理、分析，建立“三全育人”数据中心和大数据应用团队，提高大数据与“三全育人”的融合度，在学生海量信息分析与运用基础上，建立学生“三全育人”发展档案，为“三全育人”决策提供参考。

四、营造评价文化

评价文化包括评价的理念、思想意识和群体文化氛围等，以潜在的形式对评价工作产生影响。评价文化一旦形成，就会形成一种无形的力量，对高校“三全育人”工作和大学生的发展产生微妙的、潜移默化的影响。评价文化的形成不是自发产生的，也不是一蹴而就的，需要高校管理者、教师等全体教职员工开展多种多样的宣传和持久的培养。为了高校“三全育人”评价的顺利实施，应自觉加强评价人文环境的创设。

（一）加强评价的校外利益相关方参与

“世界各国和各地区教育发展的经验证明，学校发展的质量越来越多地依赖于社会的广泛参与，只有全社会各方面力量的协调合作，才能建立起一个旨在提高教育质量的健全的学校网络，才能促进学校的成功”。高校“三全育人”评价也不是孤立进行的，必须走向开放，与政府、学校、家庭、社会、用人单位广泛合作，注重学校、家庭和社会的结合，关注家长、媒体、用人单位的评价，建立基于社会力量的第三方评价机构，形成评价合力，为评价创造良好的环境和条件。

（二）创造和建设“我要评”的评价文化

高校要提高自我要求评价的积极性、主动性，以积极的姿态参与到“三全育人”教育评价中，按照“三全育人”评价要求完成评价，梳理不足，反思改进，积极配合相应单位对高校的外部评价，使“三全育人”评价有序、高效地开展。评价中要贯彻“以人为本”的理念，调动教师、学生的积极性。评价中坚持实事求是的原则，坚决反对弄虚作假。将评价文化作为校风的组成部分，利用“三全育人”评价的契机进一步促进学校优良校风的建设。

（白艳晶）

参考文献

[1] 李思雨，李铁英．中美高校思想政治教育比较之内容比较［J］．白城师范学院学报，2017，31（09）：65-69．
[2] 余廷文．中日思想政治教育比较研究［D］．贵阳：贵州师范大学，2005．
[3] 王文学．对素质教育中加强"三育人"工作的思考［J］．中国冶金教育，2000，3：14-16．
[4]《毛泽东著作选读》北京：人民出版社，1986．
[5] 邓小平文选（第三卷）[M]．北京：人民出版社，1993．
[6] 李英敏，田苗，韩晓雨．新时代高校"三全育人"工作的新思考［J］．科教文汇，2020（5）：4-5，14．
[7] 王婧．当代中国马克思主义大众化与大学生思想政治教育理论研讨会述要［J］．高校理论战线，2008，12：58-59．
[8] 坚持立德树人思想引领 加强改进高校党建工作［N］．人民日报，2014-12-30（1）．
[9] 田苗，李英敏，谷岳奕．学生成长需求视角下的"三全育人"实效性研究［J］．科教文汇，2020，5：35-36．
[10] 王婷婷．"三全育人"视域下高职院校职业生涯规划教学改革思考［J］．科技经济导刊，2017，5：171，266．
[11] 李东洋．中国医学院校医德教育问题探析［D］．长春：吉林大学，2015．
[12] 周建于，黎华丽．医科院校三全育人工作格局路径探究——以昆明医科大学药学院为例［J］．国际公关，2020，5：88，90．
[13] 高杨，曹文超，王廷华．新时代加强医学生医德培养的现实意义与价值［J］．中国中医药现代远程教育，2019，17（15）：146-148．
[14] 艾楚君，黄文韬．"三全育人"的价值意蕴、现实困境与破解路径［J］．长沙理工大学学报（社会科学版），2020，35（3）：51-59．
[15] 魏宏森，曾国屏．系统论—系统科学哲学．北京：清华大学出版社，1995．
[16] 邱伟光，张耀灿．《思想政治教育学原理》．北京：高等教育出版社，1999．
[17] 袁欣怡，王廷华，高杨，等．新时代医学院校"三全育人"工作的探讨与研究［J］．中国中医药现代远程教育，2020，18（14）：7-9．
[18] 杨翾．"三全育人"视域下医学院校文化育人的实现路径研究［J］．科教文汇（中旬刊），2020，7：9-10．
[19] 包鹏举，孙瑶，马同军，等．"三全育人"背景下医德教育贯穿医学生培养全过程的实践路

径探索［J］．锦州医科大学学报（社会科学版），2020，18（02）：109-112．
[20] 陈青之．中国教育史［M］．福州：福建教育出版社，2009．
[21] 周采．外国教育史［M］．上海：华东师范大学出版社，2008．
[22] 门宏悦，曹军，刘洋，等．构建研究生思想政治教育“三全育人”模式［J］．沈阳农业大学学报：社会科学版，2012，14（2）：4．
[23] 吴国友．以全员育人理念促学生全面发展．光明日报，2016 年 10 月 05 日 07 版．
[24] 周文彰，岳凤兰．“四个统一”是师德师风建设的时代要求．人民论坛网，2018 年 3 月 12 日．
[25] 程平．中国体育教师形象的变迁．华中师范大学社会科学Ⅱ辑，2014．08．
[26] 徐锦芬，雷鹏飞．社会文化视角下的外语课堂研究．现代外语，2018，4：563-573．
[27] 徐林林，滕琳，吴琳．基于社会文化理论的教师书面差距性反馈个案研究．外语学刊，2019，5：63-68．
[28] 康沛竹，艾四林．建设高素质思政课教师队伍．中国高校社会科学，2019，3：15-18．
[29] 赵培举．加强师德师风建设 培养高素质教师队伍．中国高等教育，2013，Z2：66-68．
[30] 朱玉东．论教师的教育专业素质及其培养．中国教育学刊，2003，12：54-57．
[31] 林华坤．“三全育人”下的高校后勤服务育人体系探索．高校后勤研究，2021，3：5-7．
[32] 刘兵．高校后勤服务育人功能及实践研究．北京化工大学社会科学Ⅱ辑，2020．2．
[33] 朱志慧．新时代加强高校后勤服务育人工作研究．高校后勤研究，2021，1：67-69．
[34]《中华人民共和国教育法》（2021 年修订）．
[35] 徐锦芬．高校英语课程教学素材的思政内容建设研究［J］．外语界，2021，2：18-24．
[36] 杨华．我国高校外语课程思政实践的探索研究——以大学生“外语讲述中国”为例［J］．外语界，2021，02：10-17．
[37] 李秀英，寇金南，关晓薇，等．新时代大学英语课程思政：“明德”与“思辨”——以《新时代明德大学英语综合教程 3》为例［J］．中国外语，2021，2：39-46．
[38] 蔡基刚．课程思政视角下的大学英语通识教育四个转向：《大学英语教学指南》（2020 版）内涵探索［J］．外语电化教学，2021，1：27-31+4．
[39] 刘建达．课程思政背景下的大学外语课程改革［J］．外语电化教学．2020，6：38-42．
[40] 叶俊，盘华．“四个自信”视域下大学英语课程思政功能的实现路径［J］．学校党建与思想教育，2020，20：45-46+49．
[41] 夏文红，何芳．大学英语“课程思政”的使命担当［J］．人民论坛，2019，30：108-109．
[42] 陈雪贞．最优化理论视角下大学英语课程思政的教学实现［J］．中国大学教学．2019，10：45-48．
[43] 蓝洁．“课程思政”背景下基于产出导向法的大学英语课程设计例析［J］．阴山学刊，2021，2：100-106．
[44] 项敏．课程思政在高职英语教学改革中的缺失及对策［J］．英语广场，2020，6：51-52．
[45] 黄孜隽．大学英语课程思政教学设计初探［J］．海外英语，2020，19：58-59．
[46] 陈静．“课程思政”理念下的高职英语课程建设［J］．海外英语，2020，20：223-224．
[47] 马鼎．大思政格局视野下高职英语“课程思政”实施路径［J］．智库时代，2019，48：179-180．
[48] 陈昕．高校英语教学“课程思政”有效策略分析［J］．现代英语，2020，2：17-19．
[49] 李静．课程思政融入《现代大学英语》课程的可行性探究［J］．散文百家（新语文活页），2019，10：67．
[50] 李敏霞，学园．课程思政在大学英语教学中的实践［J］．2019，10：28-29．

[51] 谢媛媛．高职英语课程思政有效实施的心理因素研究［J］．大学，2021，44：74-76.
[52] 杜佳洋．课程思政理念指导下的商务英语课堂设计探索［J］．科教文汇（中旬刊），2021，4：187-188.
[53] 马昕．立德树人理念下大学数学类课程中的思政探索与实践［J］．湖北开放职业学院学报，2020，33（24）：59-61.
[54] 彭双阶，徐章韬．大学数学课程思政的课堂教学实现［J］．中国大学教学，2020，12：27-30.
[55] 邓瑞娟，陈倩倩，李艳午．大学数学课程思政的探索和实践［J］．宁波工程学院学报，2020，32（03）：100-104.
[56] 郭冬，闵杰，郑吴亭．“大学数学”课程思政改革的优劣势与实现路径［J］．教育教学论坛，2020，44：70-72.
[57] 孙涛，裴丽芳．高等数学中的哲学思想［J］．高师理科学刊，2015，35（04）：61-64.
[58] 吴楠．《高等数学》课程思政建设探讨［J］．河北工程大学学报（社会科学版），2020，37（04）：61-65.
[59] 邢喜民．数学史与大学数学课程思政［J］．科技视界，2020，33：44-45.
[60] 张敏．《高等数学》融入课程思政的教学探究［J］．科技风，2020，26：64-65.
[61] 浙江省教育厅．融合与重构［M］．杭州：浙江工业大学出版社，2021.
[62] 董伟康，张鸿来．医学院校推进课程思政建设方法研究［J］．南京中医药大学学报（社会科学版），2020，21（03）：220-224.
[63] 吴楠．《高等数学》课程思政建设探讨［J］．河北工程大学学报（社会科学版），2020，37（04）：61-65.
[64] 吴晖琴，周林林．大学数学课程思政的“触点”和教学体系建设［J］．现代职业教育，2020，49：112-113.
[65] 吴珞．大学数学课程思政推进方法初探［J］．高教学刊，2020，4：72-74.
[66] 吕亚男．从数学文化视角探讨高等数学与课程思政的有机融合［J］．西部学刊，2019，4：97-100.
[67] 金玉子，李鑫．高校数学“课程思政”教学改革研究［J］．智库时代，2019，45：232+234.
[68] 秦厚荣，徐海蓉．大学数学课程思政的“触点”和教学体系建设［J］．中国大学教学，2019（09）：61-64.
[69] 刘明鼎，姚中华，齐贵美．课程思政视域下高等数学过程性考核的问题与对策［J］．天津中德应用技术大学学报，2021，3：114-118.
[70] 刘艳凤，张玥，梁俊凤．习近平青年思想对医学生成才的现实指导意义［J］．医学教育研究与实践，2020，28（02）：312-315.
[71] 李焦明．如何实施“课程思政”［N］．中国科学报，2019-09-04（004）.
[72] 朱延河，王涛，李帆，等．课程思政在机能实验教学中的评价分析与改革探讨——基于西安交通大学医学部医学生问卷调查的统计分析［J］．医学教育研究与实践，2020，28（04）：652-656.
[73] 周艳丽，孔平．课程思政融入医用高等数学教学的探究［J］．卫生职业教育，2019，37（17）：62-64.
[74] 闵建中，孔平，阮俊斌，等．医学院校“数学文化”课程的整体设计——以上海健康医学院为例［J］．科教导刊，2021，4：163-165.
[75] 杨盛力，李悔，丁卉，等．医学生对课程思政认知现状调查研究［J］．中国高等医学教育，

2021，3：5-6.
[76] 张玥，赵妍双，郭政，等．新时代医学院校课程思政建设的课程论问题与解释［J］．中国高等医学教育，2021，3：17-18.
[77] 吴九如，陈永智，张欣．思政育人在医学院校专业课堂中的融入初探［J］．科学咨询（科技·管理），2021，5：144-145.
[78] 黄英．医学院校“课程思政”立德树人多维路径研究［J］．锦州医科大学学报（社会科学版），2021，19（02）：52-56.
[79] 李冰雪．课程的文化育人功能及其实现路径［J］．江苏教育研究，2021，Z1：7-12.
[80] 项红专．论文化育人的价值［J］．中国德育，2018，23：27-30.
[81] 张立学．以文化人：大学文化育人研究［D］．北京交通大学，2019.
[82] 叶立军，王思凯．学科育人指向的课堂教学特征及策略研究［J］．教学与管理，2021，33：96-98.
[83] 侯晓静．基于工作过程导向的教案评价指标体系研究［J］．教育科学论坛，2019，12：52-56.
[84] 孙可歆，李艳，郭素红，等．课件、教案及讲稿三者在高校教学中的应用体会［J］．中国科技信息，2013，4：150.
[85] 李广玉，田研．大学数学课程思政构建路径研究［J］．高教学刊，2021，7（27）：181-184.
[86] 高中喜，王转德，谢云荪．课程思政在高等数学教学中的探索与实践［J］．高等数学研究，2021，24（04）：93-95+98.
[87] 赵东红，魏海瑞，刘林．大学数学公共课程思政元素挖掘初探［J］．大学数学，2021，37（03）：46-52.
[88] 习近平．坚持中国特色社会主义教育发展道路培养德智体美劳全面发展的社会主义建设者和接班人［N］．人民日报，2018-09-11.
[89] 中共中央、国务院．关于加强和改进新形势下高校思想政治工作的意见［Z］．中发［2016］31号．参见《人民日报》，2017-02-28.
[90] 教育部办公厅．教育部关于印发《高等学校课程思政建设指导纲要》的通知［Z］．教高〔2020〕3号.
[91] 蒙丽媛．从“思政课程”到“课程思政”做“三全育人”践行者［J］．智库时代，2020，03：154-155.
[92] 王秀景．高校课程教学与思想政治教育同向同行机制研究［J］．现代教育科学，2018，05：88-92.
[93] 王习胜．“三全育人”合理性的逻辑诠释［J］．思想理论教育，2019，03：52-56.
[94] 刘瑞，周海亮．以立德树人为根基的高校“三全育人”工作机制建构研究［J］．学校党建与思想教育，2019，3：82-84.
[95] 赵鹤玲．新时代高校“课程思政”建设的现状及对策分析［J］．湖北师范大学学报（哲学社会科学版），2020，40（01）：108-110.
[96] 赵继伟．关于“思政课程”与“课程思政”辩证关系的思考［J］．思想政治课研究，2018，05：51-55.
[97] 郑敬斌，孙雅文．思政课与其他课程同向同行的逻辑前提、现实梗阻与实践指向［J］．高校辅导员，2019，04：29-33.
[98] 林泉伶．“课程思政”：新时代高校思想政治教育新途径研究［D］．南京邮电大学，2019.
[99] 王岩，冯爱玲．高校思想政治“三全育人”模式组成要素解析［J］．高教学刊，2018，16：

163-164+167.
[100] 艾楚君，黄文韬．“三全育人”的价值意蕴、现实困境与破解路径 [J]．长沙理工大学学报（社会科学版），2020，35（03）：51-59.
[101] 郭涵，高来举．关注高校不同年级学生特点推进学风多层次阶梯式建设 [J]．创新教育，2013，34：153.
[102] 杨涵．从“思政课程”到“课程思政”—论上海高校思想政治理论课改革的切入点 [J]．扬州大学学报（高教研究版），2018，22（02）：98-104.
[103] 奚迪．高校课程思政平台建设的意义及对策研究 [J]．教书育人（高教论坛），2019，12：57-59.
[104] 高燕．课程思政建设的关键问题与解决路径 [J]．中国高等教育，2017，Z3：11-14.
[105] 何玉海．关于“课程思政”的本质内涵与实现路径的探索 [J]．思想理论教育导刊，2019，10：130-134.
[106] 李东坡．“课程思政”建设中思政元素的挖掘与运用研究 [J]．高校辅导员，2020，04：19-23.
[107] 吴林龙，王立仁．论德育实效测评的困境与出路 [J]．学校党建与思想教育，2014，03：25-28+39.
[108] 徐海红．大学生思想政治教育实效性评价及其标准探析 [J]．思想政治教育研究，2010，06：56-59.
[109] 吴岩．让课程思政建设在全国高校刮起一股新风「EB/OL]．人民网—教育频道，http：//edu.people.com.cn/nl/2020/0611/c367001-31743663.html.
[110] 朱梦洁．“课程思政”的探索与实践—以专业课为视角 [D]．上海外国语大学，2019.
[111] 罗仲尤，段丽，陈辉．高校专业课教师推进课程思政的实践逻辑 [J]．思想理论教育导刊，2019，11：138-143.
[112] 江颉，罗显克．新时代高校“课程思政”建设的路径探究 [J]．中国职业技术教育．2018，32：84-87.
[113] 唐汉卫．学校立德树人的全面渗透：意蕴、实践与优化 [J]．中国电化教育，2020，10：1-6.
[114] 王嘉，张晋．立德树人的科学内涵与现实要求 [J]．中国电化教育，2020（08）：1-6+40.
[115] 张铭凯，靳玉乐．论立德树人的实践逻辑与推进机制 [J]．中国电化教育，2020，08：7-13.
[116] 邵惠敏．构建“三全育人”体系落实“立德树人”根本任务 [J]．区域治理，2019，46：182-184.
[117] 罗成翼．论新时代高等教育的根本任务——学习习近平关于立德树人重要论述的思考 [J]．思想理论教育导刊，2020，01：15-18.
[118] 郑燕林，任增强．落实课程思政的策略与举措——以《教育传播学》课程为例 [J]．中国电化教育，2021，3：46-51.
[119] 齐砚奎．全课程育人背景下高校课程思政建设的理论思考 [J]．黑龙江高教研究，2020，38（01）：124-127.
[120] 谢幼如，邱艺，黄瑜玲，等．智能时代高校课程思政的设计理论与方法 [J]．电化教育研究，2021，42（04）：76-84.
[121] 李伟胜．以教育活动为着力点建设立德树人的能力系统 [J]．中国电化教育，2021，07：62-68.
[122] 罗飞．新时代高校落实立德树人的实施路径及价值分析 [J]．现代商贸工业，2021，42

(35)：90-91.
[123] 高亮，张文宣．“双一流”建设背景下立德树人的内涵与实践路径［J］．教育观察，2021，10（41）：50-52+56.
[124] 刘芬，邵毅，何燕．高校流行病学教学中的课程思政教育探索［J］．医学教育管理，2021，7（S1）：49-53.
[125] 王敏珍，郑山，白亚娜，等．新医科背景下《流行病学》课程思政的探索与实践［J］．医学教育研究与实践，2020，28（6）：1043-1046.
[126] 张彩萍，庞雅琴，廖建英，等．以岗位胜任力为导向的流行病学线下教学课程思政反思［J］．实用医技杂志，2020，27（8）：1099-1101.
[127] 周莉，徐瑛，卓扬，等．同向同行：高校课程思政视域下流行病学教学改革初探［J］．卫生职业教育，2019，37（21）：45-46.
[128] 江晓玲，俞守义，陈清．流行病学教学中的人文思想教育［J］．医学教育探索，2006，12：1127-1128.
[129] 韩云峰，谢志平，李雯婷，等．《流行病学》课程教学中渗透融合人文教育的设计与实践［J］．全科医学临床与教育，2021，19（12）：1057-1059.
[130] 石岩，王学俭．新时代课程思政建设的核心问题及实现路径［J］．教学与研究，2021（9）：91-99.
[131] 李洁．实时动态教学在超声诊断学教学中的应用价值［J］．临床医药文献电子杂志，2016，3（23）：4713-4714.
[132] 姜玉新，张运．超声医学高级教程［M］．北京：人民军医出版社，2012.
[133] 任卫东，常才．超声诊断学［M］．3 版．北京：人民卫生出版社，2013.
[134] 周永昌，郭万学．超声医学［M］．5 版．北京：科技文献出版社，2006.
[135] 陈丽波，冯海艳，郭锋，等．志强者智达——超声诊断学课程思政建设的实践与探索［J］．中国实验诊断学，2021，8（25）：1263-1265.
[136] 刘升长，翁美芝，舒青龙，等．加强基础医学课程思政教学：促进医学人才培养，以医学基础课程生物化学教学为例［J］．课程教育研究，2018，37（1）：139-140.
[137] 赵珍，王琼，刘星愉．医学院校课程思政存在问题及解决路径［J］．卫生职业教育，2021，39（11）：23-25.
[138] 翁丽华，杜光强．多元文化背景下大学生理想信念教育的现状与对策［J］．黑龙江高教研究，2012，30（6）：116-118.
[139] 中华人民共和国教育部．高等学校课程思政建设指导纲要［OL］．2020.05.28.http：//www.moe.gov.cn/srcsite/A08/s7056/202006/t20200603-462437.html.
[140] 纪元，张桓，李秀媛，等．医学生人文素养培育融入思政课教学机制研究［J］．现代职业教育，2021，8（36）：22-23.
[141] 付八军．论大学教师的社会职责［J］．黑龙江高教研究，2011，201（1）：7-10.
[142] 谢帆，赵同领，李孟璐．高等医学院校课程思政教学改革探索与实践 - 以广西医科大学为例［J］．教育现代化，2020，7（100）：18-21.
[143] 宫维明．“课程思政”的内在意涵与建设路径探析［J］．思想政治课研究，2018，6（1）：66-69.
[144] 肖苹．基于课程思政的医学生职业素养培养策略［J］．西部素质教育，2020，6（11）：89-90.
[145] 刘学民，曹晓菲．“课程思政”视阈下的医学专业课类型化 课程改革模式探索［J］．当代教

育实践与教学研究，2020，6（1）：89-90.
[146] 刘红霞，徐耀琳，闫悦．课程思政教学模式在高职医学影像专业中的应用研究［J］．河南教育（高教版），2021，2（1）：55-57.
[147] 方立江．关于思想政治理论课专题式教学设计与实践的思考［J］．教育教学论坛，2017，2（19）：62-66.
[148] 尹艳辉，赵志峰，梁晓杰．问题专题式教学在思政课教学中的应用［J］．吉林医药学院学报，2020，41（3）：232-233.
[149] 林颖．基于专题式翻转教学法的高校思政课教学模式创新研究——以《马克思主义基本原理概论》为例［J］．创新创业理论研究与实践，2019，2（20）：138-140.
[150] 王玉生，“中外教育简史”课程思政的两个生成路径［J］．绍兴文理学院学报（教育版），2019，39（1）：7-10.
[151] 郝坤安，郝琦．高校思想政治理论课参与式教学模式探析［J］．教书育人：高教论坛，2017，8（12）：97-99.
[152] 莫颖华，冯白茹，万欣．探究新冠肺炎疫情背景下课程思政在药剂学教学中的实施［J］．广东化工，2020，47（24）：206-207.
[153] 王能东．高校思想政治理论课教师核心教学能力研究［M］．北京：人民日报出版社，2018.
[154] 郑远．新时代医学院校思想政治理论课教师队伍建设研究［J］．中国多媒体与网络教学学报（上旬刊），2020，20（9）：151-154.
[155] 张刚，吴云虎，孙士玲．医学影像学课程思政的探索与实践［J］．课程教学，2020，4（2）：122-123.
[156] 何津岩，袁立军，孙雨霞，等．构建医学生思想政治教育教学体系的探索与实践——以天津医科大学为例［J］．医学教育管理，2020，6（5）：447-451.
[157] 李婉露，王雄伟．医学生思想政治理论课教学实效性探析——基于医学院校的实证调查［J］．高教刊，2019，6（20）：105-107.
[158] 曾婷婷，郑沁，金咏梅，等．构建多元化教学模式提升医学检验学生综合素质［J］．检验医学与临床，2015，12（15）：2291-2293.
[159] 徐瑞，刘春梅．医学教育与思想政治教育协同作用探析［J］．医学教育管理，2020，6（S1）：43-45.
[160] 武元婧．医学院校思政课教师教学能力提升路径及措施研究［J］．新疆医科大学学报，2021，44（5）：640-642.
[161] 刘红，胡兵，陈雨娜，等，医学影像技术专业课程思政建设探索与实践［J］．卫生职业教育，2021，10（39）：20-22.
[162] 王哲芳．微时代大学生思想行为特点与引导策略［J］．泉州师范学院学报，2020，38（4）：32-36.
[163] 王小郴．新词语“带入感”和“代入感”比较及流行预测［J］．智库时代，2020，11（16）：195-197.
[164] 闫彦，张颖，温海霞，等，“课程思政”融入生理学教学的实践与探索——以一堂课程思政示范课为例［J］．医学教育研究与实践，2021，29（3）：429-432.
[165] 习近平在北京大学师生座谈会上的讲话［N］．人民日报，2018-05-03（2）.
[166] 何秋霞．立德树人在高校创新创业教育中的价值引领［J］．哈尔滨职业技术学院学报，2021，6：74-76.
[167] 王哲．“立德树人”视阈下高校精细化教学管理实施路径探析［J］．教书育人，2021，11：

32-35.
[168] 金政．高校学生个人能力评估在创业教育中的应用［J］．内蒙古师范大学学报（教育科学版），2014，27（10）：79-81.
[169] 陈传仕．高校学生专业能力评估系统的设计与实现［M］．济南：济南大学出版社，2018.
[170] 宋国英，韩富贵，张炳臣，等．以提升能力为抓手培养医学生信息素养［J］．卫生职业教育，2019，37（3）：3-5.
[171] 申笑颜，李楠，王馨语，等．数学建模竞赛对医学生学习态度和自学能力的影响［J］．教育现代化，2019，105：163-165.
[172] 唐翠兰，袁强，黄续，等．以学科竞赛为依托全面提高医学生临床技能的探索［J］．浙江医学教育，2013，2：8-9.
[173] 贾翠平，王艳春，霍俊爽．依托学科竞赛平台提升高等医学院校大学生创新创业能力［J］．中国高等医学教育，2018，6：26-27.
[174] 罗剑宏，谭子君．百端互动：国内高校大学生创新创业模式［J］．高校教育管理，2013，3：104-108.
[175] 高晓杰，曹胜利．创新创业教育——培养新时代事业的开拓者——中国高等教育学会创新创业教育研讨会综述［J］．中国高教研究，2007，7：91-93.
[176] 陈升，倪敬，张云．“竞赛＋项目＋论文”的大学生创新实践能力培养体系的构建［J］．教育现代化，2018，46：78-81.
[177] 宋运娜，何兰，马飞等．“项目＋竞赛”教学模式对医学生创新创业教育的启发［J］．卫生职业教育，2019，24：33-34.
[178] 李华．“竞赛＋项目＋创业”递进式创新创业人才培养模式构建［J］．高教学刊，2019，10：42-46.
[179] 浙江省教育厅．创新固本，格物致知——浙江省高校实践育人理论与实践［M］．杭州：浙江工商大学出版社，2021.
[180] 黄兆信．中国高校创新创业教育质量评价研究［M］．北京：人民出版社，2020.
[181] 关颖，吴昕明，张国霞．高职院校学生培养方向探究——以广东某职业学院为例［J］．内蒙古师范大学学报（教育科学版），2021，4：53-55.
[182] 刘春一．地方高校研究生参加创新创业竞赛现状及改善措施研究［J］．教育教学论坛，2019，49：90-91.
[183] 张跃根．临床医学专业构建综合能力本位教学模式研究［M］．重庆：西南师范大学出版社，2004.
[184] 宫毅敏，林镇国．创业竞赛对提升学生创新创业能力的影响——基于创业竞赛参赛意愿调查问卷的数据挖掘分析［J］．中国高校科技，2019，12：57-59.
[185] 浙江省教育厅．行走的课堂——浙江省高校实践育人理论与实践［M］．杭州：浙江工商大学出版社，2021.
[186] 罗东辉，罗坤．医学本科生应该具备的基本能力和对应的课程体系设置［J］．新疆医科大学学报，2014，37（6）：811-813.
[187] 石桐，李瑞丽，杨波．科研育人在研究生教育中存在的问题及对策研究——结合某高校具体做法［J］．高教学刊，2021，9：66-69.
[188] 陆锦冲．高校科研育人：内涵．方向．途径［J］．高等农业教育，2012，9：3-5.
[189] 杜倩，潘成菊．“三全育人”视阈下高职院校科研育人创新路径探究［J］．黑龙江科学，2021，12（21）：18-19.

[190] 谢天宇．以品牌思维探索高校科研育人工作模式——以海南大学药学院为例［J］．才智，2021，27：150-153．
[191] 陈思，王斌伟．中国高校“三全育人”研究回顾与展望：一个文献综述［J］．湖北社会科学，2021，8：142-150．
[192] 赵银丽，王金荣，苏兰利．基于“三全育人”教育理念的高校科研育人模式研究——以河南工业大学为例［J］．河南工业大学学报（社会科学版），2021，37（4）：112-116．
[193] 张接发，胡友根，莫荣妹．“三全育人”视阈下的大学生诚信教育路径研究［J］．现代职业教育，2021，33：1-3．
[194] 范翔．坚持立德树人，深化“三全育人”改革［J］．中国发展观察，2021，15：48-49+31．
[195] 刘志坚．“三全育人”视阈下高校校友协同育人的系统探究［J］．南京理工大学学报（社会科学版），2021，34（4）：88-92．
[196] 廖佚．高职院校“三全育人”建设路径探析［J］．现代农村科技，2021，06：109-110．
[197] 龚建康，王邦艳，师睿，等．新建地方本科高校理工类专业科研育人体系的构建［J］．广东化工，2021，48（7）：263-264．
[198] 余馀，张云怀，柴毅，等．“三全育人”背景下高校实验室实践育人的探索与实践［J］．高等建筑教育，2021，30（2）：177-181．
[199] 李根，赵岩．科学家精神融入高校“三全育人”的价值意蕴与实践路径［J］．高校学生工作研究，2020，2：95-101．
[200] 黎桦．“三全育人”背景下科研与教学协同育人机制融合研究［J］．湖北第二师范学院学报，2021，38（1）：92-96．
[201] 张亚光，曾丹旦．“三全育人”视域下高校科研育人探究［J］．学校党建与思想教育，2021，1：91-93．
[202] 辛玉芳，赵文芳．高校“三全育人”的最后一公里——科研团队［J］．科技视界，2020，35：9-10．
[203] 史惠，钱晖，许文荣．“三全育人”背景下本科生科研立项实施新思考［J］．试题与研究，2020，31：27-28．
[204] 周建于，段文越，罗梅．“三全育人”视域下医药专业院系科研育人体系构建与路径研究——以昆明医科大学药学院为例［J］．教育教学论坛，2020，40：281-283．
[205] 梁军，尹贤彬．研究生“一体两翼”的三全育人机制实现路径［J］．桂林师范高等专科学校学报，2020，34（3）：99-102．
[206] 张坤，田仲金，刘晋禹．高校“双一流”建设背景下的“三全育人”模式探析［J］．高校学生工作研究，2019，2：103-108．
[207] 孟雷，王美．地方院校三全育人的价值意蕴与实践路径［J］．关东学刊，2020，2：146-152．
[208] 邓国彬．新时代高校“三全育人”格局体系构建［J］．社会科学家，2020，3：141-145．
[209] 刘畅．坚持立德树人，实现“三全育人”［J］．山西青年，2020，1：171+173．
[210] 王娇楠．“三全育人”视域下的双创育人路径探索——打通科研与实践育人全过程［J］．改革与开放，2019，24：111-113．
[211] 程立平，李彦娇，李静婷．新时代地方本科院校科研育人实践与探索［J］．农村经济与科技，2019，30（23）：307-309．
[212] 周卫琪，陈龙，蔡英凤．“三全育人”视角下研究生培养长效机制探析［J］．科教导刊（中旬刊），2019，32：53-54．

[213] 方磊，何军邀．“三全育人”视域下高校协同创新科研育人的模式研究［J］．长江丛刊，2019，19：145-146+149．
[214] 习近平谈治国理政［M］．北京：外交出版社，2014．
[215] 费尔巴哈哲学著作选集（上）［M］．北京：商务印书馆，1981．
[216] 黑格尔．精神现象学（上）［M］．贺麟，译．北京：商务印书馆，1983．
[217] 马克思恩格斯文集［M］．北京：人民出版社，2009．
[218] 郑永廷．思想政治教育学方法论［M］．2 版．北京：高等教育出版社，2010．
[219] 马克思恩格斯选集［M］．北京：人民出版社，2012．
[220] 陈万柏，张耀灿．思想政治教育学原理［M］．3 版．北京：高等教育出版社，2015．
[221] 吴国友．高校思想政治教育工作创新与实践探索［M］．北京：中国文史出版社，2015．
[222] 孙鸿达．高校思想政治教育理论与实践研究［M］．北京：新华出版社，2015．
[223] 王学俭．思想政治教育理论与实践问题的研究视角［M］．北京：中国人民大学出版社，2017．
[224] Nancy Catty．The Theory and Practice of Education（1934）［M］．Taylor and Francis，2017．
[225] 习近平．决胜全面建成小康社会 夺取新时代中国特色社会主义伟大胜利［M］．北京：人民出版社，2017：40-41．
[226] 王宗霞，薄茹，刘佳．医学院校创业教育中第二课堂教学模式的探索［J］．黑龙江高教研究，2016，23（9）：164-166．
[227] 白丽，王涛，郭利军，等．科研作为医学生第二课堂教学的实践［J］．中国病原生物学杂志，2014，9（4）：387-389．
[228] 曹颖瑛，朱臻宇，柴逸峰，等．第二军医大学创新教育中存在的问题及对策［J］．药学服务与研究，2014，14（4）：301-303．
[229] 王德国，王立榕．把社会主义核心价值观教育融入医学伦理学教学的思考［J］．中国医学伦理学，2014，27（4）：464-466．
[230] 史兆新．科研诚信论［D］．南京师范大学，2019．
[231] 科学技术部《关于在国家科技计划管理中建立信用管理制度的决定》［J］．江苏政报，2004，18：34-35．
[232] 王锋．科学不端行为及其成因剖析［J］．科学学研究，2002（1）：11-16．
[233] 汪俊．成果共享视角下科研不端行为的治理机制［J］．中国科学基金，2015，29（5）：359-364．
[234] 黄宝东．基于道德强度分析的学术不端行为成因及对策研究［J］．湖北社会科学，2014，11：112-114．
[235] 徐绍华．防治高校学术腐败的思考［J］．学术探索，2012，4：162-166．
[236] 解本远．大数据时代的科研不端治理［J］．首都师范大学学报（社会科学版），2016，2：75-80．
[237] 赵君，鄢苗．科研不端行为的概念特征、理论动因与影响因素［J］．中国科学基金，2016，30，3：243-249．
[238] 蒋来，詹爱岚．高校科研活动中的不端行为及对策研究［J］．中国科学基金，2015，29（1）：30-36．
[239] 王雅芬．科研不端行为的界定及其防范与治理［J］．研究与发展管理，2007，4：133-137．
[240] 李真真，黄小茹．中国科研诚信面临的突出问题及解决路径［J］．科学与社会，2017，7（3）：107-120．

[241] 刘辉．科研诚信问题研究［D］．吉林大学，2011．
[242] 曹南燕，尼古拉·斯丹尼克．促进研究诚信：定义、当前的认识和未来方向［J］．科技与法律，2009，2：61-71．
[243] 郭金明，范君．论研究生科研诚信教育的性质［J］．安徽理工大学学报（社会科学版），2016，18（6）：34-38．
[244] 张丹丹．美国研究生负责任研究行为教育研究［D］．河北大学，2015．
[245] 韩莉娜，江笑颜．面向科技咨询专家的信用管理模式研究［J］．科技创新发展战略研究，2019，3（4）：1-6．
[246] 关于印发《国家科技计划（专项、基金等）严重失信行为记录暂行规定》的通知［EB/OL］．［2021-12-27］http：//www.most.gov.cn/xxgk/xinxifenlei/fdzdgknr/fgzc/gfxwj/gfxwj2016/201604/t20160407_125044.html．
[247] 中共中央办公厅 国务院办公厅印发《关于深化职称制度改革的意见》［EB/OL］．［2021-12-27］http：//www.gov.cn/zhengce/2017-01/08/content_5157911.htm#1．
[248] 中办、国办印发《关于进一步加强科研诚信建设的若干意见》［EB/OL］．［2021-12-27］http：//www.gov.cn/xinwen/2018-05/30/content_5294938.htm．
[249] 中共中央办公厅 国务院办公厅印发《关于进一步弘扬科学家精神加强作风和学风建设的意见》［EB/OL］．［2021-12-27］http：//www.gov.cn/zhengce/2019-06/11/content_5399239.htm．
[250] 张瑞芹，孙翠勇，张金华．以人文关怀能力培养为核心的护生第二课堂设计［J］．中国护理管理，2014，14（12）：1291-1293．
[251] 李忠军．“铸魂育人”是思想政治教育本质核心内涵的探讨［J］．思想政治教育导刊，2015，28（10）：104-108．
[252] 安美忱，张卫国．高校第二课堂教育探析［J］．教育探索，2016，21（5）：91-93．
[253] 邓晶．高校第二课堂对大学生学习方式的影响研究——以“985 高校”学术科技创新活动为例［J］．高教探索，2018，15（1）：11-15．
[254] 魏晶，贾曦，刘栋．以促进发展为目标的大学生综合素质评价——第二课堂成绩单建设理念与实践［J］．中国电化教育，2018，17（9）：132-137．
[255] 李兴华，满泽阳，施佳欢．高校第二课堂思想引领模式对“双一流”建设中“立德树人”的意义研究［J］．吉首大学学报（社会科学版），2018，39（S1）：114-121．
[256] 李丽，周广，臧欣昱．创新高校第二课堂育人体系的实践探索［J］．思想政治教育研究，2019，35（4）：112-116．
[257] 陈玲，陶好飞，谢明昊．论第二课堂在人才培养过程中的作用——以高校一二课堂学习联动为中心［J］．北京师范大学学报（社会科学版），2019，12（5）：13-23．
[258] 吴疆鄂，唐明毅，聂清斌．高校共青团“第二课堂成绩单”运行机制探究［J］．学校党建与思想教育，2019，12（10）：91-93．
[259] 李发武．高校第二课堂体系的构建与创新［J］．学校党建与思想教育，2019，15（10）：94-96．
[260] 陶好飞，陈玲，黄戈林．高校“第二课堂成绩单”制度关键结构及发展研究［J］．新疆师范大学学报（哲学社会科学版），2019，40（4）：137-144．
[261] 陈宗章．国家治理现代化视域下高校思想政治教育制度建设探究［J］．思想教育研究，2021，15（1）：32-37．
[262] 翟洪江，王岩，袁媛，等．高影响力教育活动理念指导下高校第二课堂建设对策研究［J］．黑龙江畜牧兽医，2020，19（5）：144-147．

[263] 周家岫．重大突发公共卫生事件背景下的医学生“专业思政”实现途径探讨［J］．产业与科技论坛，2021，20（3）：250-251．
[264] 刁传秀，徐玉梅．新时代“健康中国战略”融入医学生思想政治教育的价值遵循［J］．中国卫生事业管理，2021，38（2）：135-138．
[265] 李庆林，刘江恒，曹德品，等．生态共同体理论视域下医学院校反思性实践育人模式的建设路径探究［J］．中华医学教育杂志，2022，42（1）：1-5．
[266] 王慧君，杜永洪，白晋，等．“三全育人”背景下高校创新型本科人才培养的改革与实践：以重庆医科大学生物医学工程学院为例［J］．中华医学教育探索杂志，2021，20（11）：1263-1266．
[267] 马顺元，李奎刚．新时代医学院校课程思政的探索［J］．卫生职业教育，2022，40（2）：19-20．
[268] 蔡昱．发展的马克思主义道德哲学问题式下医德教育范式的转型——医德的现实化与“践行性的道德实践能力”［J］．中国医学伦理学，2021，34（5）：527-532．
[269] 王迈，王福琳，张路霞．重视提升临床医生数据素养面向未来培养临床数据科学家［J］．中华内科杂志，2022，61（3）：243-245．
[270] 曹永福．当代医学伦理学视野中的医疗职业伦理、生命伦理与健康伦理［J］．医学与哲学，2021，42（19）：1-4．
[271] 尹秀云．医德教育的德性论路径之思考［J］．医学与哲学，2021，42（13）：19-23．
[272] 赵会丽，张大鹏，王登芹，等．医学人文实践能力培养路径探索［J］．中国校医，2021，35（1）：70-76，80．
[273] 肖延龄，岳春梅，龙晓华，等．三全育人视阈下融思政教育于临床带教的探索与实践研究［J］．中国中医药现代远程教育，2021，19（22）：54-57．
[274] 王建新．“医教协同”视域下高职医学生医德培养的实践探索［J］．卫生职业教育，2021，39（20）：63-65．
[275] 董国利，陈锴，涂生芬，等．“双轨合一”培养模式下西南某医科大学临床医学硕士专业学位研究生临床综合能力现状及影响因素分析［J］．医学与社会，2021，34（4）：83-88．
[276] 辛娟，刘昌，余奕津，等．新冠肺炎疫情背景下医学生医德教育的思考与路径［J］．中国医学伦理学，2021，34（5）：626-629，656．
[277] 陈文佳，林娜．医学生早期接触临床教学模式的探讨［J］．中国病案，2020，21（12）：95-97．
[278] 李肃娜，刘义章．新时期高等院校医学生的人文道德素质及医学职业道德素质教育的问题探讨［J］．中西医结合心血管病电子杂志，2020，8（31）：182，187．
[279] 朱普庆．回归“人本”原点以塑造新时代医学人文思想——以“抗疫”人文精神为范例［J］．医学与法学，2021，13（2）：62-64．
[280] 毛燕，蒋建华．论新时代医学生敬业价值观的培育及其路径［J］．中国医学人文，2020，6（10）：47-50．
[281] 周陈晨，胡业勋，王彦博．新医科战略下医学人才培养的法治教育重要性解析［J］．四川大学学报（医学版），2022，53（1）：58-62．
[282] 李庆林，刘江恒，曹德品，等．生态共同体理论视域下医学院校反思性实践育人模式的建设路径探究［J］．中华医学教育杂志，2022，42（1）：1-5．
[283] Huang Dongya，Li Qiang，Lu Zipeng，et al．From "step-up" to "step-jump"：a leap-forward intervention for infected necrotizing pancreatitis［J］．中华医学杂志英文版，2022，135（3）：

285-287.
[284] 蔡昱. 当代美德伦理学的缺陷和医德培养的关键 [J]. 医学与哲学，2021，42（13）：8-13.
[285] 景涛，王海东，何国祥. 浅谈临床实习教学中对医学生临床能力的培养 [J]. 中国现代医学杂志，2004，14（20）：157，159.
[286] 陈富周，李年丰，周宋秋，等. 医学生医德教育创新的实践与体会 [J]. 中国现代医学杂志，2003，13（24）：148.
[287] 钱立洁，贺志忠，胡亚凡. 医德教育与训练 [J]. 中国现代医学杂志，2002，12（3）：108-109.
[288] 李辉，杨风菊. 疫情拐点谈高职高等数学课程思政教学 [J]. 卫生职业教育，2021，39（24）：23-24.
[289] 中共中央国务院. 关于加强和改进新形势下高校思想政治工作的意见 [N]. 人民日报，2017-02-27（1）.
[290] 豆勇超. 课程思政研究：回溯与展望 [J]. 南京中医药大学学报（社会科学版），2021，22（4）：249-255.
[291] 王燕，史凌云. PBL 联合 PDCA 教学法在护理带教中的应用 [J]. 中国继续医学教育，2020，21（12）：30-32.
[292] 何衡. 高职院校从“思政课程”走向“课程思政”的困境及突破 [J]. 教育科学论坛，2017（30）：29-32.
[293] 袁颖，朱国福，杨柏灿. 立足文化内涵 实施课程育人——中药学教学中课程思政的探索 [J]. 中医教育 ECM. 2018，37（4）：27-30.
[294] 康红蕾，罗国华. 课程思政融入医学院校研究生课程体系探索 [J]. 南京中医药大学学报（社会科学版），2021，22（4）：256-260.
[295] 王洁，李雪斌，黄秀峰. 基于医患关系探讨加强医学生临床实习期课程思政教育必要性 [J]. 右江民族医学院学报，2020，42（5）：655-657.
[296] 隋聪，吴俊华. “以学生为中心”的 PDCA 循环管理模式在骨科临床实践教学管理中的应用与思考 [J]. 中国医学教育技术，2021，34（1）：30-31.
[297] 王群，杨伟，林蕾. PDCA 质量改进循环理论在医学检验专业临床实习带教中的探索与实践 [J]. 检验医学与临床，2021，18（24）：3638-3640.
[298] 刘晓梅，石斌娅，赵晓君，等. 医院陪护人员专业知识与技能培训效果评价 [J]. 中华现代护理杂志，2019，25（36）：4807-4809.
[299] 熊霞. 基于 PDCA 循环理念下的高职院校教学质量诊断与改进机制分析 [J]. 职业时空，2016，12（4）：12-14.
[300] 王玉华，赵静静. PDCA 循环在临床护理教学质量改进中的应用 [J]. 中华护理教育，2016，13（6）：453-455.
[301] 田珍，秦兴方. PDCA 循环在高校线上教学质量管理中的应用研究 [J]. 科教文汇，2021，29：46-47.
[302] 吕光洙，姜华，王蒙. 日本大学治理改革—PDCA 在国立大学法人评价中的应用 [J]. 现代教育管理，2017，12：113-118.
[303] 孟彤宣. 基于 PDCA 管理模式的发电企业全面预算管理 [J]. 经济师，2021，7：280-281.
[304] 贺勇，黄墨轩，杨梅. 基于 PDCA 循环的会计师事务所审计质量控制研究 [J]. 财务管理，2021，1：8-17.
[305] 潘莉，甘娜，朱莉莉. 运用 PDCA 改进医院环境质量和医院感染的效果分析 [J]. 当代医

学，2021，27（2）：188-190.
[306] 冯秋菊，王月静，李侨．基于 PDCA 循环建立突发重大疫情下防护用品管理体系［J］．现代医院，2021，21（3）：443-447.
[307] 张小雪，黄宇博．PDCA 循环护理对胰腺癌根治术患者术后生活质量和并发症的影响［J］．中国肿瘤临床与康复，2021，28（1）：98-101.
[308] 李海俏，陈秋凤，黄玉玲．PDCA 循环管理促进医院重点监控药品合理应用［J］．中国处方药，2021，19（1）：43-44.
[309] 魏兴福．PDCA 模式在《资产评估》课程教学中的应用研究［J］．南昌教育学院学报，2019，3：101-104.
[310] 何立佳．PDCA 循环在高校体育课教学中的应用［J］．石家庄职业技术学院学报，2020，32（2）：77-80.
[311] 廖君，刘敬忠，杜理平．PDCA 循环理论在持续改进实习教学中的运用［J］．创新，2008，5：108-109.
[312] 张家忠．“双元制”临床实习 PDCA 模式在高职临床实习质量管理中应用［J］．吉林医学，2010，31（20）：3387-3388.
[313] 张兰胜．PDCA 循环法在肿瘤学临床教学中的应用价值［J］．继续医学教育，2021，35（11）：56-58.
[314] 克热曼・牙库甫，哈力旦・艾山，阿米娜・具拉提．PDCA 循环模式用于妇科护理临床带教中的价值［J］．新疆医学，2021，51（12）：1423-1425.
[315] 杨涵，李莉，陈先祥．PDCA 循环法在医学实习教学管理中的应用［J］．湖北医药学院学报，2017，36（1）：86-88.
[316] 崔莉，迟海涛，刘春娥．课程思政结合 PDCA 循环模式在医学教育中的应用［J］．中国医药导报，2021，17（1）：73-77.
[317] 李明哲．医学高职院校思政课融入医学专业精神的探析［J］．卫生职业教育，2015，14：18-19.
[318] 习近平在全国高校思想政治工作会议上强调：把思想政治工作贯穿教育教学全过程 开创我国高等教育事业发展新局面［N］．人民日报，2016-12-09（001）.
[319] 教育部临床医学认证专业委员会．中国本科医学教育标准——临床医学专业［M］．北京：北京大学医学出版社，2018.
[320] 黄悦．以湖北医药学院“思政 4S 团”为例———浅谈以思政教育引领医学生树立正确医德理念［J］．青年时代，2019，1：63-34.
[321] 牟芳芳，国海东，郭春霞，等．医学专业课程思政工作中教学目标设置与实施的探索［J］．中医教育，2019，6：63-66.
[322] 叶佳．新时代高校“三全育人”的工作机制研究［J］．高教学刊，2019，15：46-48.
[323] 周丰生．“大思政”格局下高校实践课堂育人现状分析［J］．教育观察，2018，7：38-41.
[324] 马克思恩格斯选集（第 1-4 卷）［M］．北京：人民出版社，1995.
[325] 列宁选集（第 1-4 卷）［M］．北京：人民出版社，1995.
[326] 李欣．新时代高校校园文化载体育人研究［M］．桂林：广西师范大学，2021.
[327] 塞缪尔・亨廷顿，劳伦斯・哈里森．文化的重要作用：价值观如何影响人类进步［M］．程克雄，译．北京：新华出版社，2010.
[328] ［英］理查德・道金斯．自私的基因［M］．卢允中，译．北京：中信出版社，2018.
[329] 习近平．关于全面从严治党论述摘编［M］．北京：中央文献出版社，2016.

[330] 蔡洁．红色文化在大学生理想信念教育中的价值及其实现路径研究—以山东高校为例［D］．山东：青岛科技大学，2019．
[331] 阮秋生．论医学生职业道德教育［J］．心理医生，2016，22（16）：253-255．
[332] 教育部网站．统筹推进世界一流大学和一流学科建设总体方案（国发〔2015〕64 号）［EB/OL］．（2015-11-5）．http：//www.moe.gov.cn/jyb_xxgk/moe_1777/moe_1778/201511/t20151105_217823.html．
[333] 习近平在全国高校思想政治工作会议上强调：把思想政治工作贯穿教育教学全过程开创我国高等教育事业发展新局面［N］．人民日报，2016-12-9（1）．
[334] 季爱民，何丹．论家书文化的育人功能及其实现［J］．学校党建与思想教育，2016，13：64-66．
[335] 曹斌．《傅雷家书》中的家庭启蒙教育哲学［J］．牡丹江教育学院学报，2012，5：33-37，65．
[336] 中共教育部党组关于印发《高校思想政治工作质量提升工程实施纲要》的通知［Z］．教党〔2017〕62 号，2017-12-4．
[337] 教育部．教育部等八部门关于加快构建高校思想政治工作体系的意见［Z］．教思政〔2020〕1 号，2020-4-22．
[338] 路丽梅，王群会，江培英，等．新编汉语辞海［M］．北京：光明日报出版社，2012．
[339] 习近平．在北京大学师生座谈会上的讲话［N］．人民日报，2018-05-03（02）．
[340] 习近平：全面贯彻落实党的教育方针 努力把我国基础教育越办越好［J］．紫光阁，2016，10：7．
[341] 景石红．高校校园文化育人方法探究［J］．新西部，2020，1：114-115．
[342] 习近平．把人民健康放在优先发展战略地位 努力全方位全周期保障人民健康［N］．人民日报，2016-08-21．
[343] 张健，黄华兴，陈城．新时代背景下医学生全程医德教育的途径［J］．医学与社会，2019，32（6）：127-130．
[344] 张立方．传统医德在当代医德教育中的价值启示及实现路径［J］．中国医学伦理学，2019，32（4）：520-524，530．
[345] 刘思彤，孔令杉，赵楠，等．中国传统医德对医学生人文素养的教育启示［J］．中国医学伦理学，2019，32（12）：1599-1602．
[346] 黄俊兴．高考命题落实立德树人价值引领的现实意义和实现路径［J］．福建师范大学学报（哲学社会科学版），2021，1：160-167．
[347] 杨萍．新时代大思政格局下“立德树人”医德教育模式创新性构建方法研究［J］．卫生职业教育，2020，38（22）：27-28．
[348] 姜喜任．论习近平关于继承和弘扬传统文化的三个方针［J］．思想政治教育研究，2018，34（6）：139-143．
[349] 宋伟，张德祥．坚定文化自信传承优秀传统文化［J］．中国高等教育，2017，7：85-91．
[350] 张姝，亓光．中华传统文化视角下医学生社会主义核心价值观的培育路径［J］．药学教育，2017，2：2-7．
[351] 欧阳军喜，崔春雪．中国传统文化与社会主义核心价值观的培育［J］．山东社会科学，2013，3：16-18．
[352] 曹鹏，李艳波，孔令杉，等．德育视角下医学生健全人格的塑造［J］．中国医学伦理学，2018，31（11）：88．

[353] 叶玉梅，许蓉，王磊．生命教育视域下医学生职业精神的培养［J］．医学教育管理，2017，3（5）：40-42．
[354] 吕晔，刘慧，尹晓然，等．新冠肺炎流行期间医学生职业认同现状调查分析［J］．中国医学伦理学，2020，33（8）：25-26．
[355] 闻德亮，由新冠肺炎疫情防控引发的医学教育思考［J］．中国高教研究，2020，5：43-47，77．
[356] 卢芳国．医学生必读育人故事 50 例［M］．北京：中国中医药出版社，2021：173．
[357] 刘晓涵．“互联网 +”时代高校网络思政育人的解构与重塑［J］．漯河职业技术学院学报，2022，21（1）：99-104．
[358] 王江．“三全育人”视域下高校网络思想政治教育实践路径研究［J］．教育教学论坛，2022，5：32-35．
[359] 何滕凡．短视频视域下高校“1+N”网络育人模式的构建［J］．中国电影报，2022 年 2 月 23 日第 11 版．
[360] 朱清．高校网络育人的融合发展路径——以教育融媒体建设为背景［J］．今传媒，2022，(3)：149-152．
[361] 陈秀梅．新媒体视域下高校网络思政育人工作的机遇与挑战——以太原理工大学土木工程学院官方公众号为例［J］．现代商贸工业，2022，10：163-164．
[362] 韩楚奇．新媒体视域下高校网络育人工作路径探究［J］．传媒论坛，2021，4（22）：41-43．
[363] 柳小丽．新时代高校网络育人工作的思考与实践——以温州医科大学为例［J］．温州医科大学学报，2022，52（2）：163-166．
[364] 俞海侠．大学新生心理问题调查与探讨［J］．辽宁行政学院学报，2008，7：138-142．
[365] 徐静雯，张慧．多系统伙伴关系下的大学生心理育人体系的建构［J］．创新创业理论研究与实践．2021，20：167-169．
[366] 卢爱新．对我国高校心理育人本土化模式发展的思考［J］．学校党建与思想教育，2020，16：36-38．
[367] 李全学．高校心理育人工作体系建设探究［J］．现代交际，2019，22：194-195．
[368] 吴杰，郭本禹．高校心理健康教育发展新方向：基于循证实践的心理健康教育［J］．黑龙江高教研究，2020，4：108-111．
[369] 姜力铭，田雪涛，任萍，等．人工智能辅助下的心理健康新型测评［J］．心理科学进展，2022，30（1）：157-167．
[370] 张晗，贾甜远，骆方，等．面向网络文本的 BERT 心理特质预测研究［J］．计算机科学与探索，2020，15（8）：1459-1468．
[371] 吴先超．“三全育人”视阈下大学生心理健康教育模式创新研究［J］．学校党建与思想教育，2019，18：81-83．
[372] 马建青，石变梅．30 年来高校思想政治教育对心理健康教育发展的影响探析［J］．思想理论教育，2018，01：97-102．
[373] 潘莉，董梅昊．高校心理育人面临的现实难题及其突破［J］．思想理论教育，2019，03：90-94．
[374] 习近平谈治国理政（第 2 卷）［M］．北京：外文出版社，2017．
[375] 宋耀新，史倩．后疫情时期高校心理育人途径研究［J］．思想政治 教育研究，2021，37（4）：155-156．
[376] 朱平．高校“三全育人”体系协同与长效机制的建构——以全员育人为中心的考察［J］．

思想理论教育，2019，2：96-101.
[377] 陈虹，潘玉腾．立德树人视域下高校心理育人价值及其实现路径 [J]．思想理论教育，2019，05：86-89.
[378] 刘建军．论高校思想政治工作的育人格局 [J]．思想理论教育，2017，03：15-20.
[379] 樊富珉．我国团体心理咨询的发展：回顾与展望 [J]．清华大学学报（哲学社会科学版），2005，6：62-69.
[380] 马建青，杨肖．心理育人的内涵、功能与实施 [J]．思想理论教育，2018，09：87-90.
[381] 习近平在全国教育大会上强调 坚持中国特色社会主义教育发展道路培养德智体美劳全面发展的社会主义建设者和接班人 [N]．人民日报，2018-09-11.
[382] 佘双好．中国高校心理健康教育模式的生成与发展 [J]．学校党建与思想教育，2016，4：27-31.
[383] 陈虹．新时代高校心理育人内涵、困境与应对 [J]．思想理论教育导刊，2019，7．110-113.
[384] 谌彦彦，陈垣．高等教育管理思想研究（1926—1952）[D]．曲阜师范大学，2020.
[385] 昝晓彤．郭秉文高等教育管理思想研究 [D]．浙江师范大学，2021.
[386] 王东红，高雪．新时代高校管理育人：内涵、特征及优化路径 [J]．现代教育管理，2021，11：19-25.
[387] 罗燕．学校管理：古代优秀管理思想之今用 [D]．广西师范大学，2007.
[388] 韩琳，刘康乐．《老子》的管理思想及其现代意义 [J]．重庆职业技术学院学报，2006，3：76-78.
[389] 朱政．高校管理育人的现状及路径探析 [J]．中国成人教育，2015，9：26-29.
[390] 何伟强．关于教育管理人性理论的反思与建构 [D]．浙江：浙江师范大学，2005.
[391] 曾丹．高校内部治理背景下管理育人实践探索 [J]．大学，2021，22：66-68.
[392] 西迁精神：科技自立自强的革命精神 https：//www.sxdaily.com.cn/2021-11/13/content_ 9307394.html
[393] 张国．一位大学校长的励志试验 [N]．中国青年报 2012-10-24（01）.
[394] 郑艳阳，邹德勋，宋来新．把握新时代高校思想政治工作内涵强化凝聚管理育人和服务育人合力 [J]．北京教育（高教），2020，11：82-85.
[395] 孟文庆，曹竞，王小健．“三全育人”理念框架下高校安全教育功能探析 [J]．北京教育（高教），2020，11：92-94.
[396] 赵爱民，董盛昌，熊伟．新时代高校安全教育模式实践探究 [J]．消防界，2021，18：122-123.
[397] 张言顺．平安校园建设下的高校安全教育探微 [J]．科学咨询（教育科研），2021，37：45-46.
[398] 陈赟，郑林．新形势下高校保卫干部队伍建设探究 [J]．科技资讯，2019，31：236-238.
[399] 易连云，邹太龙．大数据驱动下的高校平安校园建设研究 [J]．中国电化教育，2019，8：57-61.
[400] 成伟．高校安全技术防范系统及发展趋势探讨 [J]．计算机产品与流通，2019，9：182，185.
[401] 安力，徐士政．浅谈高校安全技术防范体系建设研究 [J]．安防科技，2010，6：3-7.
[402] 林传銮，郑昱铭．平安校园建设下高校技防系统建设思路研究 [J]．高校后勤研究，2021，5：38-42.
[403] 罗泽荣．新时代高校思想政治工作守正创新的思维路径探析 [J]．惠州学院学报，2021，

10：21-26.
[404] 王立岩．绩效考核体系在高校中的重构 [J]．理论界，2020，07：220-221.
[405] 裴祉鉴．地方高校工勤人员绩效考核初探 [J]．科技文汇，2019，08：9-10.
[406] 王娜．新时代高校全员育人常态化的制度路径研究 [J]．思想政治教育，2020，06：111-114.
[407] 张洋．“三全育人”视域下高校推进“全员育人”实现路径及保障机制问题研究 [J]．辽宁省交通高等专科学校学报，2021，6：61-65.
[408] 袁川，孙一鸣．国外教师职业道德建设的经验及其启示 [J]．教育探索，2020，12：88-93.
[409] 田洪生．高校教师教书育人道德规范、高校教师教书育人道德素养的提升 [J]．作家天地，2021，6：193-194.
[410] 胡学梅．当前高校群众监督机制的探讨 [J]．新闻天地，2010，7：81-82.
[411] 田康顺．加强保卫队伍建设 促进高校教育改革 [J]．渭南师范学院学报，2001，6：149-150.
[412] 杨晓慧．高等教育“三全育人”：理论意蕴、现实难题与实践路径 [J]．中国高等教育，2018，18：6.
[413] 张秀荣．对新时期高校育人工作的探索 [J]．长春工程学院学报（社会科学版），2002，2：57-59.
[414]《教育部等六部门关于做好家庭经济困难学生认定工作的指导意见》教财〔2018〕16 号
[415]《高校思想政治工作质量提升工程实施纲要》教党〔2017〕62 号
[416]《教育部 财政部关于印发〈高等学校勤工助学管理办法〉教财〔2018〕12 号
[417] 陈宝生．学生资助要在脱贫攻坚中发挥更大作用 [N]．人民日报．2019-3-1（13）
[418] 习近平．决胜全面建成小康社会 夺取新时代中国特色社会主义伟大胜利——在中国共产党第十九次全国代表大会上的报告（2017 年 10 月 18 日）[N]．人民日报，2017-10-28（1）.
[419] 习近平谈扶贫 [N]．人民日报（海外版），2016-09-01.
[420] 习近平在中央扶贫开发工作会议上强调：脱贫攻坚战冲锋号已经吹响 全党全国咬定目标苦干实干 [N]．人民日报，2015-11-29.
[421] 潘樱稚．国外高校资助模式启示 [J]．当代教育论坛，2011，8：115-117.
[422] 方锦花，苗春霞．浅析中外高校资助育人工作 [J]．教育与职业，2015，11：38-40.
[423] 宋娟，姜海洋，王文丽，等．中外高校资助工作比较研究 [J]．北京邮电大学学报（社会科学版），2011，12：117-120.
[424] 邝洪波，高国伟．新时代高校资助育人精准化工作探究 [J]．学校党建与思想教育，2021，2：66-67，89.
[425] 王娜．实现高校精准资助面临的问题及其解决路径 [J]．思想理论教育，2018，7：102-105.
[426] 赵贵臣，肖晗．诚信教育融入高校资助育人体系的路径 [J]．思想教育研究，2021，1：155-159.
[427] 毕鹤霞．国内外高校贫困生认定与研究述评 [J]．比较教育研究，2009，1：62-66.
[428] 姜绪范，苏大鹏．借鉴国外经验建立大学生“资助包”制度 [J]．中国成人教育，2007，24：31-32.
[429] 乔冬梅，李正凤．中外基础研究资助规模、结构与方式比较研究 [J]．中国科技论坛，2006，5：92-96.
[430] 宋传盛．新时代高校资助育人的现实意义与实践路径．盐城师范学院学报（人文社会科学版），2020，7：112-118.

[431] 唐闻捷，郑节霞，王占岳，等．资助工作要始终贯彻“不打折、不伤害、不忘记”[J]．中国高等医学教育，2010，4：45-46．
[432] 陈近．邵逸夫捐资助学的心路历程［J］．教育评论，2010，5：128-130．
[433] 杨春燕．新时代高校组织育人体系研究［J］．科教导刊（上旬刊），2020，16：20-21．
[434] 路丽梅．辞海（上册）[M]．北京：光明日报出版社，2012．
[435] 王茂胜．思想政治教育评价论［M］．北京：中国社会科学出版社，2006．
[436] 张耀灿．高校思想政治理论课教育教学质量监测体系研究［M］．北京：经济科学出版社，2014．
[437] 荀振芳．大学教学评价的价值反思［M］．北京：中国海洋大学出版社，2006．
[438] 李晓东．发展心理学［M］．北京：北京大学出版社，2013．
[439] 马克思恩格斯选集（第1卷）[M]．北京：人民出版社，2012．
[440] 习近平．在纪念五四运动100周年大会上的讲话［M］．北京：人民出版社，2019．
[441] 林崇德．发展心理学［M］．3版．北京：人民教育出版社，2018．
[442] 陈新汉．自我评价论［M］．上海：上海人民出版社，2011．
[443] 时蓉华．现代社会心理学［M］．上海：华东师范大学出 版社，2013．
[444] 黄希庭．人格心理学［M］．杭州：浙江教育出版社，2002．
[445] 郑永廷．思想政治教育方法论［M］．北京：高等教育出版社，1999．
[446] 邱伟光，张耀灿．思想政治教育学原理［M］．北京：高等教育出版社，1999．
[447] 陈秉公．思想政治教育学原理［M］．北京：高等教育出版社，2006．
[448] 林崇德．发展心理学［M］．杭州：浙江教育出版社，2002．
[449] 关于培育和践行社会主义核心价值观教育的意见．人民日报．2014-12-24（001）．
[450] 王之康．厦门大学高等教育发展研究中心主任别敦荣：本科教学评估须加强理论与队伍建设．中国科学报，2017-11-14（007）．
[451] 王翔翔．档案袋评价法在中学德育中的应用及其优化研究［D］．湖南大学，2019．
[452] 欧庆丽．当代大学生思想道德评价问题研究［D］．山东大学，2018．
[453] 刘建亚．当今大学生思想行为特点及其成才教育拓展研究［D］．中南大学，2013．
[454] 赵祖地．高校德育评估研究［D］．南京师范大学，2014．
[455] 张亚丹．大学生思想政治教育价值论［D］．西南大学，2011．
[456] 孙春兰．大学生自我评价能力的培养研究［D］．山东师范大学，2011．
[457] 田欢．疫情防控背景下高校思想政治工作质量提升研究［D］．南昌大学，2021．
[458] 隋芳莉．高校社会主义核心价值观教育评价研究［D］．哈尔滨工程大学，2019．
[459] 祝福恩，隋芳莉．党领导经济社会发展工作机制的创新——学习党的十八届五中全会《建议》[J]．理论探讨，2016，4：114-117．
[460] 习近平在全国教育大会上强调 坚持中国特色社会主义教育发展道路 培养德智体美劳全面发展的社会主义建设者和接班人．党建，2018（10）：4-6．
[461] 冯刚．思想政治教育工作质量评价的时代特征［J］．思想教育研究，2018，05：67-71．
[462] 占志勇．系统论视域下高等教育运行机制之创新［J］．学术交流，2012，08：202-205．
[463] 杨运鑫，罗红．教育评价的公正性及其促进［J］．社会科学家，2013，10：110-113．
[464] 郑燕林，柳海民．大数据在美国教育评价中的应用路径分析［J］．中国电化教育，2015，7：25-31．
[465] 张新梅．大数据背景下高校思想政治教育的评价机制研究［J］．鄂州大学学报，2017，24，6：69-71．

[466] 卢立涛，井祥贵．促进发展性学校评价在我国实施的条件保障 [J]．教育科学研究，2011，9：45-51．

[467] 黄向敏，李佳孝．高等学校教育评价存在的问题与对策初探 [J]．内蒙古师范大学学报（教育科学版），2009，22（7）：38-40．

[468] 陈华栋，布晨明．高校思想政治工作质量评价的缘起判定与指标构建 [J]．上海交通大学学报（哲学社会科学版），2020，28（6）：122-132．

[469] 隋芳莉．构建高校社会主义核心价值观教育评价长效机制研究 [J]．思想政治教育研究，2021，37（3）：63-67．

[470] 罗小兰．大学生自我评价偏差与心理健康 [J]．教育与职业，2005，6：58-59．

[471] 杨青松．试析德育过程的自我评价 [J]．学校党建与思想教育，2001，11：37-38．

[472] 谭晓斐．思想政治教育视角下的大学生自我评价研究综述 [J]．黑龙江教师发展学院学报，2020，39（5）：107-109．

[473] 万美容．谋求德育方法的新发展 [J]．思想・理论・教育，2005，7：29-30+58．

[474] 闫玉，董丁戈．“行为体验式课型”在高校思想政治理论课中的运用 [J]．思想理论教育导刊，2012，8：73-75．

[475] 黄建军．高校思想政治教育课程评价的目标对照方法 [J]．思想教育研究，2008，1：69-72．

[476] 杨林杰．大学生自我评价问题研究 [J]．陕西青年职业学院学报，2017，1：60-62．

[477] 李彬．自我评价与大学生发展 [J]．江苏高教，2004，4：101-103．

[478] 陈新汉．自我评价活动和自我意识的自觉 [J]．上海大学学报，2006，13（5）：85-91．

[479] 李静．指向自我调节学习的学生自我评价研究述评 [J]．全球教育展望，2018，47（8）：48-58．

[480] 简磊．核心自我评价研究进展 [J]．十堰职业技术学院学报，2009，22（2）：29-33．

[481] 孔荣，刘婷．宿舍学习氛围与大学生学业倦怠的关系：核心自我评价的中介与调节作用 [J]．山西高等学校社会科学学报，2020，32（9）：34-37．

[482] 杨连生，谭晓斐．大学生自我评价的内涵、特点及教育对策 [J]．教育科学，2021，37（4）：76-81．

[483] 吕政阳，胡明辉．大学生思想政治教育绩效评估的内容和方法致思 [J]．辽宁行政学院学报，2010，12（8）：88-89．

[484] 李吉桢．基于学生满意度的高校辅导员工作评价体系研究 [J]．教师教育论坛，2020，33（3）：84-89．

[485] 李洪波，李宏刚．大学生思想政治教育工作评价的困境与反思—基于学生工作的视角 [J]．学校党建与思想教育，2018，11：8-10+14．

[486] 师志鸿．高校学生工作评价指标体系的建立与权重计算 [J]．内蒙古财经大学学报，2020，18（2）：16-20．